# 急诊与重症医学

亚　俊　李尚品　张兆东　主编

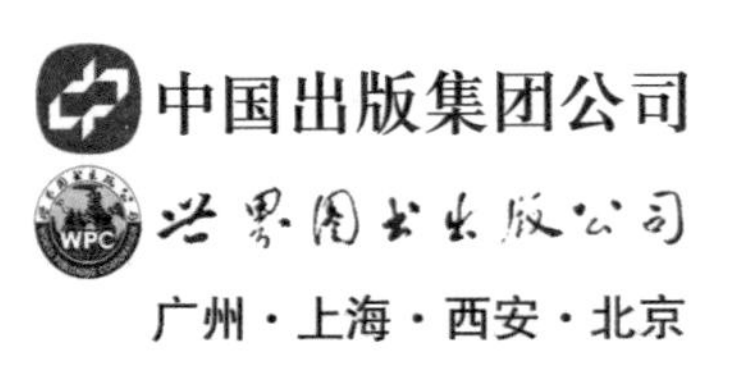


广州·上海·西安·北京

图书在版编目（CIP）数据

急诊与重症医学 / 亚俊，李尚品，张兆东主编. -- 广州 ：世界图书出版广东有限公司，2021.7

ISBN 978-7-5192-8777-1

Ⅰ. ①急… Ⅱ. ①亚… ②李… ③张… Ⅲ. ①急性病－诊疗－医学院校－教材②险症－诊疗－医学院校－教材 Ⅳ. ①R459.7

中国版本图书馆 CIP 数据核字（2021）第 145224 号

书　　名　急诊与重症医学
　　　　　JIZHEN YU ZHONGZHENG YIXUE
主　　编　亚　俊　李尚品　张兆东
责任编辑　曹桔方
装帧设计　天顿设计
责任技编　刘上锦
出版发行　世界图书出版有限公司　世界图书出版广东有限公司
地　　址　广州市新港西路大江冲 25 号
邮　　编　510300
电　　话　020-84460408
网　　址　http://www.gdst.com.cn
邮　　箱　wpc_gdst@163.com
经　　销　各地新华书店
印　　刷　三河市嵩川印刷有限公司
开　　本　787mm × 1092mm　1/16
印　　张　34. 75
字　　数　863 千字
版　　次　2021 年 7 月第 1 版　2021 年 7 月第 1 次印刷
国际书号　ISBN 978-7-5192-8777-1
定　　价　280.00 元



咨询、投稿：020-84460408　gdstcjf@126.com

# 主编简介

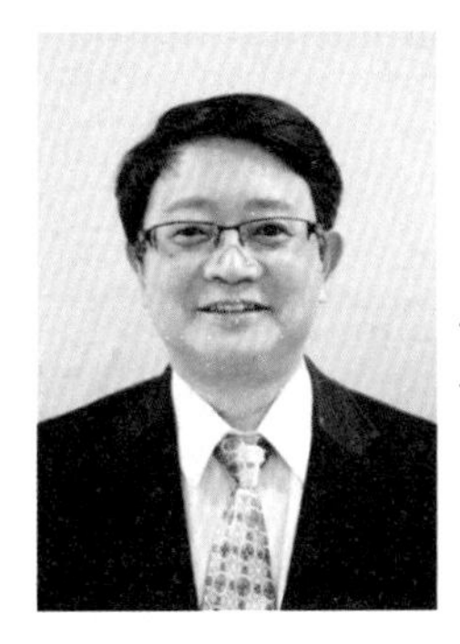

亚俊，毕业于昆明医学院（现昆明医科大学）临床医学专业，医学学士学位。云南大学附属医院（云南省第二人民医院）急诊外科副主任医师，中华医学会会员，云南省医师协会创伤分会会员。

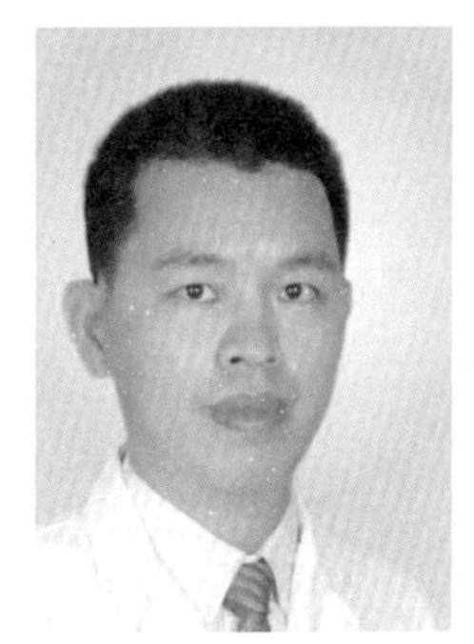

李尚品，毕业于广东医科大学临床医学专业。广东省中山火炬开发区医院急诊科主治医师，擅长心血管系统及神经系统急危重症早期救治。

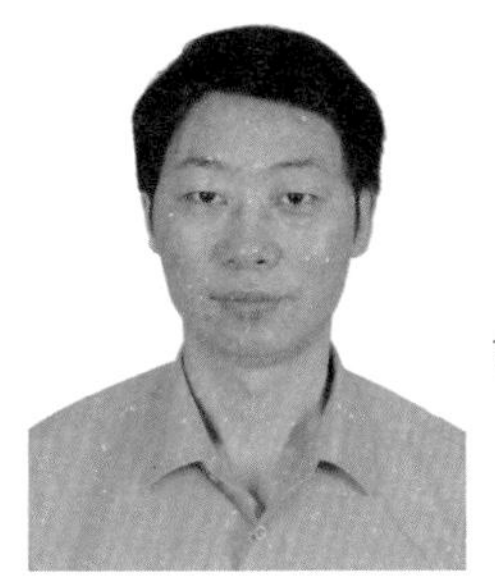

张兆东，毕业于南京医学院临床医学专业，医学学士学位。中国人民解放军南部战区空军医院急诊科副主任医师，主要从事骨伤、心血管等方面的诊治。

# 编 委 会


**主　编**

亚　俊　李尚品　张兆东

**副主编**

李晓玲　张爱芝　王　伟　张　伟

袁启鸿　黄景阳　马　瑞　邵瑞玲

**编　者**（以姓氏笔画为序）

丁伟伟　平邑县人民医院

马　瑞　山西医科大学第二医院

王　伟　长治医学院附属和平医院

王彦莉　河北省邯郸市永年区第一医院

亚　俊　云南大学附属医院

朱建军　信宜市人民医院

李尚品　广东省中山火炬开发区医院

李晓玲　山西医科大学第一医院

张　伟　中国人民解放军东部战区总医院（秦淮医疗区）

张少雷　河南中医药大学第一附属医院

张兆东　中国人民解放军南部战区空军医院

张爱芝　山西医科大学第二医院

邵瑞玲　天津市北辰区中医医院

徐名雄　东莞三局医院

袁启鸿　昆明市经开人民医院

黄景阳　潍坊市第二人民医院

彭　宁　贵阳市第一人民医院

# 前　言

目前，随着我国社会的快速发展与进步，经济水平和生活水平的提高，急危重症患者也不断增多，病情更加复杂，这对医务工作者的救治水平提出更高要求，而急救能力的提高对提高抢救成功率、降低死亡率和致残率起着举足轻重的作用。为了提高医务工作者危急重症的救治水平，特编此书。

急诊和重症是医务工作者在临床实践中不可避免的难题，要求医务工作者具备在第一时间内识别和处理急症的能力，从而赢得抢救时间，提高抢救成功率。编写本书的目的是为各层次医务工作者提供急危重症临床实践的诊治思维，力求在第一时间制订最佳的处理方案。全书内容详实，结构严谨，适用于各层次医务工作者使用。

由于时间和编写水平有限，本书若有不足和疏漏之处，敬请各位读者不吝赐教，以期再版时修订完善。

# 目　　录

# 第一章　休克

## 第一节　脓毒症与脓毒性休克

感染是指微生物入侵机体组织，在其中生长繁殖并引起从局部到全身不同范围和程度的炎症反应。全身炎症反应综合征（SIRS）是指任何致病因素作用于机体所引起的全身炎症反应。脓毒症是指由感染引起的全身炎症反应，即 sepsis＝infection＋SIRS。严重脓毒症是指脓毒症伴有器官功能不全、组织灌注不良或低灌注。低灌注或灌注不良包括乳酸酸中毒、少尿或急性意识状态改变。脓毒性休克又称为感染性休克，是指严重脓毒症患者在给予足量液体复苏后仍存在组织低灌注（无法纠正的持续性低血压状态或血乳酸浓度≥4mmol/L）。脓毒性休克可以被认为是严重脓毒症的一种特殊类型。

### 一、病因与病理生理机制

#### （一）病因

1.病原菌因素

引起脓毒症和脓毒性休克的病原微生物大多为细菌，曾经认为革兰阴性细菌为最常见，如绿脓杆菌、不动杆菌、大肠埃希菌、铜绿假单胞菌、肠杆菌、嗜麦芽假单胞菌、克雷伯杆菌、痢疾杆菌和脑膜炎球菌等；现随着革兰阳性菌的分离培养率越来越大，认为革兰阳性菌和革兰阴性菌的比例大多一致，如金葡菌、粪链球菌、肺炎链球菌、产气荚膜杆菌等。此外，真菌、病毒（如流行性出血热、巨细胞病毒性肺炎等）、支原体、寄生虫等亦可引起脓毒性休克。

2.宿主因素

原有慢性基础疾病，如肝硬化、糖尿病、恶性肿瘤、白血病、烧伤、器官移植，以及长期接受肾上腺皮质激素等免疫抑制剂、抗代谢药物、细菌类药物和放射治疗或应用留置导尿管或静脉导管者可诱发脓毒性休克。老年人、婴幼儿、分娩妇女、大手术后体力恢复较差者是易发生人群。依照目前的情况，病原菌仅仅起着扳机的作用，脓毒症的病因更多归因于宿主对病原菌的反应失调，从根本上更多地往免疫失调方面考虑。

#### （二）病理生理机制

脓毒症起源于进入宿主血液中的微生物或毒素，使得宿主对其产生免疫反应。因此，脓毒症的病理生理涉及病原微生物侵袭和宿主对炎症的反应，损害宿主多个脏器，并最终导致多器官功能衰竭。

1.微生物侵袭

包括革兰阴性菌、革兰阳性菌、真菌、寄生虫、病毒等。革兰阴性菌主要的免疫反应介质是脂多糖(LPS),是一种细菌壁的成分;而革兰阳性菌主要是其细胞壁的肽聚糖和其释放的外毒素。

2.宿主方面

活化的巨噬细胞和$CD_4^+$ T细胞释放TNF-α和IL-1,并且导致更多第二介质的释放来活化炎症反应,形成瀑布样连锁反应;而补体系统中C5a在最初的脓毒症刺激后2小时出现,并刺激巨噬细胞更进一步地产生炎症介质;其他的炎症因子包括巨噬细胞迁移抑制因子(MIF)、高迁移率蛋白族1(HMGB1)等。在正常情况下,炎症反应能很好地保持平衡,并且对宿主克服感染的影响很重要。然而,在特定情况下,炎症不会受到局限,而会扩散。

3.血管血流稳定性失衡

在正常情况下,血管流层存在抗凝成分。组织因子是一种45KD的蛋白,结合于细胞膜,在正常情况下不与血液接触,它的表达依赖于细胞因子IL-6,由单核细胞、内皮细胞、多形核细胞等产生。在脓毒症中组织因子的表达增多导致组织因子依赖的凝血活化,并且相应的抗凝功能减弱,导致血管内栓塞的形成,这也是弥散性血管内溶血(DIC)的病因。

4.内皮细胞功能不全

内皮细胞涉及调节血管紧张、凝血、免疫反应等多种病理生理功能,其调节血管紧张功能通过产生多种血管活性物质,包括NO、依前列醇和内皮素。NO是一种有效的血管舒张物质。有炎症时,内皮细胞在其表面表达黏附分子,包括血小板内皮细胞黏附分子-1(PECAM-1)、细胞间黏附分子-1(ICAM-1)、血管细胞黏附分子-1(VCAM-1)等,这些黏附分子可导致淋巴细胞的黏附,从而在局部抗炎,但是淋巴细胞会产生细胞因子进一步引起内皮细胞的损害。

5.循环系统功能不全

脓毒症时循环系统不能运转足够的氧到组织。细菌和毒素的作用可导致中毒性心肌炎。细胞线粒体、溶酶体功能障碍和体内代谢紊乱、酸中毒对心肌产生抑制。心肌收缩力在脓毒性休克开始时即有下降,但心输出量却随着左室舒张末压的增加而增加。脓毒症导致血管舒张、收缩平衡得到破坏,最终导致微循环障碍。

6.呼吸系统功能不全

临床常表现为急性呼吸窘迫综合征(ARDS),是由多种原因促成的严重血流通气分布异常,包括:①肺泡微循环灌注存在而有通气障碍,如肺泡萎陷、肺间质和肺泡水肿、肺炎症等;②肺泡通气良好而有灌注障碍,如回心血量少、心排量降低、肺动脉痉挛、肺微循环栓塞等造成肺血流灌注减少;③肺泡微循环和通气均有障碍。

7.神经系统功能不全

脑组织耗氧量很高,对缺氧特别敏感,轻者烦躁不安,重者昏迷抽搐,但脑血管舒缩范围较小,其血流灌注主要取决于供应脑的动静脉血压差。休克早期脑血管代偿性舒张,故脑灌注尚能维持,当休克加重时,血压明显下降,脑灌注不良,即可产生脑水肿,进一步加重脑灌注不足。患者意识可反映中枢神经系统微循环血流灌注量减少情况,但酸碱、水电解质失衡和代谢产物积蓄对意识有一定影响。

8.消化系统功能不全

由于灌注不足，胃肠道和肝脏可发生缺血缺氧、充血水肿，并发生出血和微血栓形成，肝细胞因内毒素和缺血缺氧而发生坏死，免疫细胞功能低下，可导致免疫麻痹的状态，并且可造成细菌和毒素的异位。

9.泌尿系统功能不全

肾的血流量很大，正常达1000～1500mL/min，占全身血流量的25%，休克时血流产生重新分配，出现肾小动脉收缩，肾灌注量减少，造成少尿或无尿，肾缺血又引起肾小管坏死，影响尿液的浓缩和稀释及酸化功能。低比重尿（＜1.010）及尿pH＞5.5，提示肾小管缺损，存在碳酸氢钠渗漏或远曲小管分泌$H^+$障碍。

10.造血系统改变

由于内毒素引起的中毒症状，可表现为骨髓造血抑制和凝血障碍。骨髓造血抑制或破坏增加可表现为粒细胞下降、血小板下降、贫血等；凝血障碍由于微血栓形成及血小板破坏增加、生成减少所致，可造成各项凝血指标异常，严重时临床出现DIC表现。

11.内分泌功能不全

内分泌功能不全包括肾上腺功能不全、血管紧张素不足和胰岛素缺乏三个方面：①肾上腺皮质激素涉及多种生理通路，包括血管紧张、血管渗透性、全身血液分布，重症患者的内环境紊乱会损害下丘脑-垂体-肾上腺轴的正常反馈与调节功能，从而导致血浆皮质激素水平的不足；②血管紧张素是由神经垂体在低血压和低血容量时分泌，但脓毒症时常常低于正常，可能是由于脓毒症时患者压力反射减弱，从而减少血管紧张素的产生，并增加其代谢；③重症患者血糖常常是增高的，而内分泌因素对应激的反应、细胞因子增加胰岛素抵抗、胰岛分泌细胞的损伤，都是导致高血糖的原因。

## 二、脓毒性休克的三大特征

脓毒性休克常常表现为混合性的休克，包括低血容量性、心源性、分布性三个方面的改变。

1.低血容量性

脓毒性休克时免疫细胞释放炎症介质到循环系统，导致内皮细胞表面损伤，使得血管内液体漏出到血管外，流向组织间，使得循环系统血容量降低。

2.心源性

脓毒性休克时心室舒张常常作为一个补充性机制，导致舒张末期的容积增加，以致于当心肌功能不全时，高的心输出量能持续存在；导致心功能抑制的重要的炎症介质是TNF-α、IL-1和NO；已经报道几乎所有脓毒性休克的患者均有心电图改变的表现，然而，在脓毒性休克的血流动力学方面心肌抑制是典型的但不是主导的特征。

3.分布性

脓毒性休克自身被定义为外周组织的血流分布不均、组织低灌注，尽管心输出量为正常乃至增高；这个被称为“分布性休克”血流的分布不全既能发生在大循环，也可发生在微循环中。

## 三、诊断

### (一)诊断标准

1.脓毒症的诊断标准

脓毒症是机体对感染的反应失调而导致危及生命的器官功能障碍,其2016年的诊断标准(Sepsis 3.0)如下:

感染+器官功能障碍=浓毒症

|

序贯器官衰竭评分(SOFA)≥2

将Sepsis 2.0中的20余条指标筛选出预测Sepsis患者不良预后最有效的有3个指标:呼吸、神志改变、收缩压(SBP),这3个指标被命名为Quick SOFA。对于ICU以外的地方,可通过快速序贯器官衰竭评分(qSOFA)即可做出脓毒症的诊断,只要符合下述3项中2项指标:①呼吸>22次/分;②神志改变即格拉斯哥昏迷指数(GCS)评分<13分;③收缩压(SBP)≤100mmHg。

2.脓毒性休克的诊断标准

因此,脓毒性休克的诊断需满足:①有怀疑的感染存在;②符合快速序贯器官衰竭评分(qSOFA)≥2分的标准;③SOFA评分在感染前基线的基础上≥2分;④在给予足量液体复苏后仍存在组织低灌注,必须用药物纠正的低血压,使得平均动脉压(MAP)>65mmHg以及血乳酸浓度≥2mmol/L。

### (二)临床表现

1.常伴有严重感染基础

应注意急性感染、近期手术、创伤、中毒、烧伤、中暑、出血、栓塞、严重营养不良和免疫力低下、器官功能减退或重症胰腺炎以及传染病流行病史。

2.意识障碍

临床上休克早期表现为烦躁不安,以后转为抑郁淡漠,晚期嗜睡昏迷。

3.外周微循环灌注障碍

皮肤、黏膜及甲皱微循环能反映外周血流灌注情况,休克时皮肤、黏膜的色泽、温度、湿度发生变化,可表现为皮肤湿冷,甚至有花斑样改变。因微血管痉挛造成甲皱毛细血管袢数目减少,周围渗出明显,血流呈断线、虚线或淤泥状,血色变紫。脓毒性休克时有条件的可监测血液温度、肛门直肠温度和皮肤腋下温度之差,正常情况相差0.5~1℃,如大于2~3℃则提示外周微血管收缩,皮肤循环血流灌注不足。临床上根据四肢皮肤暖冷差异又可分为“暖休克”和“冷休克”。

4.肾脏功能受损

患者可有少尿或无尿,低比重尿(<1.010)及尿pH>5.5。

5.肺功能减退

动脉血氧分压($PaO_2$)、氧饱和度($SaO_2$)和呼吸改变是脓毒性休克时肺功能减退的可靠指标,主要表现在呼吸急促、$PaO_2$和$SaO_2$下降,皮肤和口唇发绀等缺氧表现。

6.心脏

心肌收缩力减退，心排血量减少，血压下降、脉压小、冠状动脉灌注不足，心肌缺血、缺氧等造成心功能损害，急性心力衰竭和心律失常发生，进一步加重休克。

7.胃肠和肝

可发生腹胀、肠麻痹、应激性溃疡及胃肠黏膜糜烂、出血等表现。肝功能损害常表现为各项酶和胆红素升高、凝血因子合成障碍、低蛋白血症。

8.造血系统

可出现粒细胞减少、贫血、血小板降低以及凝血障碍和DIC表现。

9.眼底改变

眼底检查可见小动脉痉挛、小静脉淤血扩张，动静脉比例由正常2∶3变为1∶2或1∶3，严重时有视网膜水肿，颅内压增高者可出现视盘水肿。

### （三）血流动力学变化

脓毒性休克的血流动力学是体循环阻力下降、心排出量正常或增高、肺动脉高压，从而导致血压下降，属于分布性休克的一种类型。血流分布异常性休克有低前负荷型和正常前负荷型两类，前者属低排高阻型（低动力型），后者为高排低阻型（高动力型）。

1.体循环阻力下降

病理性动脉扩张是脓毒性休克的主要血流动力学特点。脓毒症性休克发生低血压的主要原因是阻力血管的扩张。

2.心排出量

心排出量增加或正常是脓毒性休克的主要表现形式，与心室扩张和外周血管阻力降低有关。而脓毒性休克逐渐恢复，患者心室容积逐渐减少，心排出量也恢复正常。

3.肺动脉压高压

可能与感染引起肺损伤有关。

应当注意以下两点：①所有引起体循环阻力明显降低的疾病均可出现上述变化；②不是所有的脓毒性休克患者均表现典型血流动力学特点，当合并心功能衰竭的患者，体循环阻力可能不低，心排出量不高，甚至降低。

### （四）实验室检查

1.细菌学检查

应尽早进行病原菌检查并即时进行抗感染治疗。血培养及药敏试验对所有感染患者都是必需的。除非胸片完全排除肺部感染，否则呼吸道分泌物的革兰染色及培养也是必需的。其他培养包括粪、尿、伤口、导管、置入假体、胸腔积液、腹水、脓肿或窦道的引流液、关节腔积液等。细菌性检查有助于感染的病原学诊断。对于有脑膜刺激征、头痛及意识障碍的患者应该行腰穿及脑积液培养。可使用1、3-β-D葡聚糖、甘露聚糖和抗甘露聚糖抗体检测鉴别侵袭性念珠菌感染。

2.血象检查

脓毒性休克的白细胞总数多升高，中性粒细胞增加，核左移。但如感染严重，机体免疫抵抗力明显下降时，其白细胞总数可降低。血细胞压积和血红蛋白增高，提示血液浓缩。感染中毒严重或并发 DIC 时，血小板进行性下降。

3.心功能检查

利用心肌酶谱、脑钠肽(BNP)等有助于判断患者心室容量大小、有无心肌梗死，对于预后意义重大。

4.肝脏评价

包括血清总胆红素、血清谷丙转氨酶、门冬氨酸氨基转移酶、血白蛋白等。

5.肾功能

肾衰竭时，尿比重由初期偏高转为低而固定，血肌酐和尿素氮升高，尿与血的肌酐浓度之比＜1∶5，尿渗透压降低，尿/血浆渗透压的比值＜1.5，尿钠排出量＞40mmol/L。临床上，尤其应该警惕尿量多、比重低和尿素氮、肌酐增高的“非少尿性肾衰”。

6.血气分析

$PaCO_2$ 早期由于呼吸代偿而可有轻度下降，呈呼吸性碱中毒，常有低氧血症、代谢性酸中毒。呼吸性碱中毒合并代谢性酸中毒见于各类型休克。动脉血乳酸浓度是反映休克程度和组织灌注障碍的重要指标，需 2～4 小时监测一次。

7.血清电解质

血钠和氯多偏低，血钾高低不一。

8.止凝血指标

多有异常改变，应动态监测，高度警惕 DIC 发生。

### (五)影像学检查

包括便携式 X 线检查、CT 检查、B 超等，可以对休克类型的确定提供依据；连续几日的胸片对比对病情进展有很大的帮助；CT 检查还可以有效地提供特殊病原体的诊断提示；床边超声还有利于医务人员行穿刺抽胸腔积液、腹液，行细菌培养，明确病原体类型。

## 四、治疗

### (一)初始复苏:早期目标导向治疗(EGDT)

在进行早期复苏的最初 6 小时内，复苏目标包括以下方面：①中心静脉压(CVP)8～12mmHg；②平均动脉压(MAP)＞65mmHg；③尿量＞0.5mL/(kg·h)；④中心静脉(上腔静脉)氧饱和度($ScvO_2$)或者混合静脉氧饱和度($SvO_2$)分别≥70％或者＞65％。

首选晶体液作为初始复苏液体，以输注晶体液≥1000mL 开始(最初 3 小时内至少 30mL/kg)，若患者仍需要大量的晶体液复苏，可加用白蛋白。由于肾脏毒性和凝血功能障碍等，目前不推荐使用羟乙基淀粉来进行脓毒性休克的液体复苏。根据血压、心率、尿量及肢体末梢温度的监测调整补液量。当 CVP 达 8～12mmHg，但 $SvO_2$ 或 $ScvO_2$ 仍未达标时，应输注浓缩红细胞使红细胞比容(Hct)大于 30％或输注多巴酚丁胺尽快达到复苏目标。当血小板＜$5\times10^9$/L 时，应立即给予血小板悬液 1～2U。血小板在$(5\sim30)\times10^9$/L，且有明显出血倾向时，应考虑输注血小板。

但最新的 Meta 分析表明，早期目标导向性治疗（EGDT）并不能改善患者的预后。

《脓毒症与脓毒性休克处理国际指南（2016）》推荐意见：①脓毒症和脓毒性休克是临床急症，推荐立即开始治疗与复苏（BPS）；②对脓毒症所致的低灌注进行液体复苏，需要在起始 3 小时内输注至少 30mL/kg 的晶体液（强推荐）；③推荐进行补液试验，若血流动力学指标持续改善，则可以继续输注液体（BPS）；④在早期液体复苏及随后的血容量扩充时，推荐选择晶体液（强推荐），建议使用平衡液或者生理盐水进行液体复苏（弱推荐）；当需要大量的晶体液时，建议可以加用白蛋白（弱推荐）；不建议使用羟乙基淀粉进行血容量扩充（强推荐）；⑤在完成初始液体复苏后，需要反复评估血流动力学状态以指导进一步的液体使用（BPS）；如果临床检查无法得出明确的诊断，推荐进一步的血流动力学评估（如评价心功能）以判断休克的类型（BPS）；⑥对于需要使用血管活性药物的脓毒性休克患者，推荐初始的目标平均动脉压为 65mmHg（强推荐）；⑦乳酸升高是组织低灌注的标志，对此类患者建议使用乳酸来指导复苏，使其恢复至正常水平（弱推荐）。

### （二）控制感染

控制感染是脓毒性休克的基础治疗措施。对于可疑脓毒症或脓毒性休克的患者，推荐只要不明显延迟抗微生物治疗，应先常规进行包括血培养在内的合适的微生物培养。

1.感染源控制

对于诸如坏死性筋膜炎、腹膜炎、胆管炎、肠梗死之类的感染急症，应及早对可能的感染灶进行解剖学定位或鉴别诊断，并尽可能采取措施控制感染源（12 小时内）。严重感染的感染源控制，应注意采用损伤最小的引流措施，可经皮穿刺引流脓肿，必要时手术引流。如果怀疑留置导管是感染性休克的感染灶，应在建立其他血管通路后拔除。

《脓毒症与脓毒性休克处理国际指南（2016）》推荐意见：①对于需要紧急控制感染源的脓毒症或脓毒性休克患者，推荐尽早明确或者排除感染的解剖学位置。之后任何用于控制感染源的措施，要和药物及其他合理措施一起尽快实施（BPS）；②当血管内导管是可能的感染源时，推荐在建立其他血管通路后迅速拔除（BPS）。

2.抗病原微生物治疗

《脓毒症与脓毒性休克处理国际指南（2016）》推荐意见：①在识别脓毒症或脓毒性休克后，推荐在 1 小时内尽快静脉给予抗生素治疗（强推荐）；②推荐使用一种或者更多的抗生素进行经验性的广谱治疗，以期覆盖所有可能的病原体，包括细菌及可能的真菌或者病毒（强推荐）；③推荐一旦确认病原微生物并获得药敏结果和（或）临床情况已充分改善，需要缩小经验性抗生素治疗的范围（BPS）；④对于非感染原因引起的严重炎症状态（如严重胰腺炎、烧伤），不推荐持续的全身预防性抗生素（BPS）；⑤抗生素的剂量优化策略应基于目前公认的药效学/药代动力学原则及药物的特性（BPS）；⑥对脓毒性休克的早期处理中，建议经验性联合使用至少两种不同种类的抗生素以覆盖最可能的细菌病原体（弱推荐）；⑦对于大多数其他严重感染，包括菌血症及没有休克的脓毒症患者，建议不应常规使用联合方案进行持续的治疗（弱推荐）：对于中性粒细胞减少的脓毒症/菌血症，反对常规进行联合治疗（强推荐）；⑧对于脓毒性休克，如果初始启动了联合治疗而在之后的几天内临床症状好转/感染缓解，推荐停止联合方案的降阶梯治疗。这适合于目标性（培养阳性的感染）和经验性（培养阴性的感染）的联合治疗（BPS）；

⑨建议对于导致脓毒症和脓毒性休克的大多数严重感染，使用抗生素治疗 7～10 天是足够的（弱推荐）；⑩建议对下列患者使用长时程的抗生素治疗是合理的，包括临床改善缓慢、感染源难以控制、金黄色葡萄球菌相关的菌血症、某些真菌及病毒感染以及像中性粒细胞减少症在内的免疫缺陷患者（弱推荐）；⑪建议对于某些患者使用更短疗程的抗生素治疗是合理的，尤其是腹腔或者尿路感染导致的脓毒症以及解剖上非复杂性肾盂肾炎在感染源得到有效控制后、临床症状得到迅速缓解的患者（弱推荐）；⑫推荐对于脓毒症及脓毒性休克患者，每日评估抗生素降阶梯治疗的可能（BPS）；⑬建议检测降钙素原（PCT）水平，有助于缩短脓毒症患者抗生素使用的疗程（弱推荐）；⑭对于初始怀疑脓毒症、但之后感染证据不足的患者，建议 PCT 水平可作为终止经验性抗生素使用的证据（弱推荐）。

按"降阶梯治疗"实行"重拳出击全面覆盖"原则，可选用碳青霉稀类（美罗培南、亚胺培南等）、替加环素、氨基糖苷类、多粘菌素等联合用药，疗效较高，应尽早应用。而对于真菌感染，目前棘白菌素类（如卡泊芬净、阿尼芬净）被推荐为早期有血流动力学不稳定的非中性粒细胞减少患者的侵袭性念珠菌感染的一线治疗。

### （三）循环障碍的支持治疗

心血管支持治疗在脓毒性休克中被分为 3 个部分：容量复苏、血管活性药物治疗、正性肌力药物治疗。

1.容量复苏

早期液体复苏使用 20mL/kg 的晶体液冲击（0.9%氯化钠或林格溶液）后若血流动力学恢复，则更进一步的液体复苏变得不必要，而对于需要大量晶体液才能维持 MAP 的患者考虑加用白蛋白，液体复苏的初始治疗目标是使 CVP 至少达到 8mmHg（机械通气患者需达到 12mmHg）。对怀疑有血容量不足的患者进行快速液体复苏时，应根据心脏充盈压（或者肺动脉楔压）与血流动力学的改善情况调整补液速度。2014 年 Critical Care Medicine 发表的回顾性研究指出，脓毒性休克发病 1 小时内充分液体复苏极为重要，1 小时复苏量超过 1L、1～6 小时内复苏量超过 2.4L 且 6～24 小时内复苏量超过 1.6～3.5L 液体的患者病死率更低，而血管活性药物在脓毒性休克发生后 1～6 小时内应用，其病死率最低。脓毒性休克时均有血容量不足，推荐首选晶体液进行液体复苏。

2.血管活性药物治疗

使用血管活性药物使 MAP 保持在＞65mmHg，以保证低血压时能维持组织灌注。可以利用超声评估下腔静脉变异率，从而判断容量反应性。血流动力学监测的 Ea′指标，即脉压差变异率（PPV）与每搏输出量变异率（SVV）的比率（PPV/SVV），可以帮助我们判断血管张力：若 Ea′＞2.0，则反应血管张力增加；若 Ea′＜0.9，则提示血管张力显著下降。

血管活性药物在脓毒性休克发生后 1～6 小时内应用病死率最低。另外，在达到 MAP 治疗目标时应该考虑到患者既往基础病。脓毒性休克患者推荐将去甲肾上腺素作为首选血管加压药物，静脉用 4～8μg/（kg・min）；只有当患者心律失常发生风险低、存在显著的左室收缩功能低下或心率显著减慢，才考虑使用多巴胺作为去甲肾上腺素的替代，多巴胺静脉用量常为 5～20μg/（kg・min）。不推荐将肾上腺素、去氧肾上腺素或抗利尿激素作为脓毒性休克的首选血管加压药物，因为对内脏血管有害。建议可以加用血管加压素（最大剂量 0.03U/min）（弱推荐)或者肾上腺素(弱推荐)以达到目标的平均动脉压或者加用血管加压素(最大剂量0.03U/min)(弱推荐)以减少去甲肾上腺素的剂量。反对将低剂量的多巴胺作为肾脏保护药物。在充分的液体复苏及使用血管活性药物之后,如果仍然存在持续的低灌注,建议使用多巴酚丁胺(弱推荐)。

3.正性肌力药物治疗

心脏充盈压增高和低心排血量提示心功能不全。循环容量充足、MAP 达标但低灌注征象持续存在,可在升压药基础上加用多巴酚丁胺,但不以此增加心脏指数达超常水平。研究发现,使用多巴酚丁胺将脓毒症患者的氧输送提高到超常水平并没有益处。左西孟旦作为一种钙增敏剂,可使射血容量(SV)、心排出量(CO)和心脏指数(CI)增加,而心率和心肌耗氧量无明显变化,若液体复苏充足、MAP 达标后 CO 仍低,可考虑使用左西孟旦。

### (四)纠正酸中毒

酸中毒可引起高钾血症,还可通过 $H^{+}$ 和 $Ca^{2+}$ 的竞争作用直接影响血管活性药物的疗效,并影响心肌收缩力。酸中毒还使肝素灭活加速,肝血管阻力增加,影响内脏血灌注并促进 DIC 发生。休克时纠正酸中毒十分重要,纠正酸中毒可增强心肌收缩力,恢复血管对血管活性药物的反应性,防止 DIC 的发生。可根据血气分析及二氧化碳结合力补充碱性液体,常用药物有5%碳酸氢钠(首选)、乳酸钠(肝功能损害者不宜采用)和 THAM 液(适用于需限钠患者)。

纠正酸中毒的根本措施在于改善组织的低灌注状态。对于低灌注导致的乳酸酸中毒,如果 $pH>7.15$,不建议使用碳酸氢钠来改善血流动力学或者减少血管活性药物的剂量。

### (五)肾上腺皮质激素

严重感染时,因为低皮质醇水平的出现,下丘脑-垂体-肾上腺轴激活。同时,受体对激素的敏感程度增高,都有利于改善机体代谢和微循环状况,从而对器官起到保护作用。但若过量给予外源性糖皮质激素,会引起下丘脑-垂体-肾上腺轴负反馈抑制。糖皮质激素有减轻毒血症和稳定细胞膜和溶酶体膜的作用,大剂量时还能:①增加心搏量,降低外周阻力,扩张微血管,改善组织灌流;②维护血管壁、细胞壁和溶酶体膜的完整性,降低脑血管通透性,抑制炎症渗出反应;③稳定补体系统从而抑制过敏毒素、白细胞趋化聚集、黏附和溶酶体释放;④抑制花生四烯酸代谢,控制脂氧化酶和环氧化酶产物的形成;⑤抑制垂体 β-内啡肽的分泌;⑥维持肝线粒体正常氧化磷酸化过程。严重感染和脓毒休克患者往往存在相当肾上腺皮质功能不全,机体对促肾上腺皮质激素释放激素(ACTH)反应改变,并失去对血管活性药物的敏感性,因此需要应用糖皮质激素。虽然大剂量、短疗程糖皮质激素能够阻止脓毒性休克时炎症反应的瀑布样释放,但不能提高患者的生存率,且不良反应明显,已被摒弃。2009 年的一项脓毒症激素治疗的荟萃分析结果提示,应用糖皮质激素总体上不能改善 28 天生存率,但对长期(≥5 天)应用小剂量糖皮质激素(氢化可的松≤300mg/d)患者进行亚组分析,却发现其生存率得以改善,同时低量激素也没有增加胃肠道出血及院内双重感染的风险。

《脓毒症与脓毒性休克处理国际指南(2016)》推荐意见:对于脓毒性休克,如果充分的液体复苏及血管加压药物治疗能够恢复血流动力学稳定,不建议静脉使用氢化可的松。如果无法达到血流动力学稳定,建议静脉使用氢化可的松,剂量为每天 200mg。

### （六）血液制品

一旦发现成人组织低灌注难以减轻，如心肌缺血、严重低氧血症、急性出血、发绀型心脏病或乳酸酸中毒，应在血红蛋白下降低于 7.0g/dL（70g/L）时输注红细胞，使血红蛋白维持在 7.0～9.0g/dL（70～90g/L），不推荐使用促红细胞生成素作为脓毒症相关性贫血的特殊治疗。在没有出血或有计划的侵入性操作时，如果凝血实验正常，不应该用新鲜冷冻血浆。当有凝血因子缺乏（凝血酶原时间、活化部分凝血活酶时间或国际标准化比率延长）、活动性出血或外科手术或侵入性操作前，可考虑输注新鲜冷冻血浆。当血小板计数为 $<10\times10^9/L$，无论是否有出血，都应输注血小板；当血小板计数为 $(10\sim20)\times10^9/L$，并且有明显出血危险时，可以考虑输注血小板；对于活动性出血、外科手术或者侵入性操作，血小板计数需要达到 $>50\times10^9/L$。

对于脓毒症或脓毒性休克患者，不建议静脉使用免疫球蛋白。

### （七）血糖控制

对于 ICU 的脓毒症患者，推荐使用基于流程的血糖管理方案，在两次血糖＞180mg/dL 时，启用胰岛素治疗。目标是控制血糖≤180mg/dL，而不是≤110mg/dL。在接受胰岛素治疗时，需每 1～2 小时监测一次血糖，直到血糖和胰岛素用量稳定后可每 4 小时监测一次。注意避免低血糖的发生。推荐对床旁检验或毛细血管血测得的血糖值要谨慎解读，因为这些测量方法可能无法准确反映动脉血或血浆的糖水平；如果患者有动脉置管，建议使用动脉血而不是毛细血管血进行血糖的床旁检验。

### （八）营养支持

《脓毒症与脓毒性休克处理国际指南（2016）》推荐意见：①对于脓毒症和脓毒性休克患者，在能够接受肠内营养的情况下，反对早期单独使用肠外营养或者肠外联合肠内营养，应该早期启动肠内营养；②对于脓毒症或脓毒性休克的危重症患者，如果早期肠内营养不耐受，推荐在最初 7 天内静脉输注葡萄糖联合可耐受的肠内营养，反对早期使用全肠外营养或者肠外营养联合肠内营养治疗；③对于脓毒症或脓毒性休克患者，如果可以耐受肠内营养，建议早期启动肠内营养，而不是完全禁食或者静脉输注葡萄糖；④对于脓毒症或脓毒性休克的危重症患者，建议早期可以采用滋养性/低热量肠内营养或者足量的肠内营养。如果早期启动滋养性/低热量肠内营养，则应根据患者的耐受性，逐步增加肠内营养的量；⑤反对使用 ω-3 脂肪酸作为脓毒症或脓毒性休克危重患者的免疫补充剂；⑥不建议对脓毒症或脓毒性休克的危重患者常规监测胃残余量，但对于喂养不耐受或者存在高误吸风险的患者，建议监测胃残余量；⑦对于脓毒症或脓毒性休克的危重患者，如果喂养不耐受，建议使用促胃肠动力药物；如果喂养不耐受或者存在高误吸风险，建议留置幽门后喂养管；⑧对于脓毒症或脓毒性休克患者，反对进行静脉补硒治疗；反对应用谷氨酰胺治疗；不建议使用精氨酸治疗。

### （九）脓毒性休克多器官功能障碍的防治

1.肾脏替代治疗

《脓毒症与脓毒性休克处理国际指南（2016）》推荐意见：①对于脓毒症合并急性肾损伤的患者，建议连续性肾脏替代治疗（CRRT）或者间断性肾脏替代治疗（弱推荐）；②对于血流动力学不稳定的脓毒症患者，建议使用连续性 CRRT，有助于液体平衡的管理（弱推荐）；③对于脓毒症合并急性肾损伤的患者，如果仅有肌酐升高或者少尿而无其他透析指征时，不建议进行肾脏替代治疗(弱推荐)。

2.脑水肿的防治

脑缺氧时,易并发脑水肿,出现神志不清、抽搐和颅内压增高体征,甚至发生脑疝。应及早给予血管解痉剂、抗胆碱类药物、渗透性脱水(如甘露醇、白蛋白)、利尿、降温与肾上腺皮质激素等。

3.DIC的治疗

DIC的诊断一经确立后,采用肝素或低分子肝素,并适当输注新鲜血浆、全血及血小板。在DIC后期、继发性纤溶成为出血的主要原因时,可加用抗纤溶药物。

4.应激性溃疡的防治

感染性休克患者可以使用$H_2$受体阻滞剂或质子泵抑制剂PPI来预防应激性溃疡导致的上消化道出血,但也要考虑到胃内pH升高可能增加呼吸机相关性肺炎的风险。上消化道出血风险最大的脓毒症患者最能从预防应激性溃疡中获益。对于无消化道出血风险的患者,反对进行应激性溃疡的预防(BPS)。

### (十)静脉血栓预防

《脓毒症与脓毒性休克处理国际指南(2016)》推荐意见:①对于没有禁忌证的患者,推荐使用普通肝素或者低分子肝素进行静脉血栓栓塞症(VTE)的预防(强推荐);②如果没有使用低分子肝素的禁忌证,推荐使用低分子肝素而不是普通肝素来预防VTE(强推荐);③建议尽可能采用药物联合机械性装置预防VTE(弱推荐);④当存在药物的禁忌证时,建议使用机械性VTE预防策略(弱推荐)。

# 第二节 心源性休克

心源性休克(CS)系指由于心功能障碍导致器官组织低灌注的临床综合征,是心泵衰竭最严重的临床表现。由于心脏排血功能衰竭,不能维持其最低限度的CO,导致血压下降,重要器官和组织供血严重不足,引起全身性微循环功能障碍,从而出现一系列以缺血、缺氧、代谢障碍及重要器官损害为特征的病理生理过程。心源性休克两个主要特征是低血压和全身低灌注,单纯的低血压而无低灌注,则不应诊断为心源性休克。急性心肌梗死(AMI)、心肌炎、心肌病、心脏压塞、严重心律失常或慢性心力衰竭终末期等均可导致心源性休克,而AMI最为常见。AMI所致心源性休克的发生率7%~10%,其病死率高达50%。AMI合并心源性休克的患者中80%有广泛心肌损害,梗死面积超过40%,其余患者可能有机械性缺损,如室间隔缺损、乳头肌断裂或严重的右室心肌梗死等。心源性休克患者的预后取决于早期确诊,维持血流动力学稳定,积极有效的治疗。

## 一、病因和发病机制

### (一)病因

心源性休克包括左室泵衰竭、右室泵衰竭、急性瓣膜反流及心脏破裂,左室泵衰竭占到了心源性休克病因的78.5%，平均左心室射血分数<30%。AMI及其所致的泵衰竭引起的心源性休克发生率高(占75%)，因而对心源性休克患者应该常规判断是否是冠状动脉病变引起；同样在AMI患者中，应该重视有无进展为休克的早期征象，尤其是心率>75次/分以及有无心力衰竭的体征。AMI者，入院时10%～15%发生心源性休克，50%的心源性休克发生在AMI后6小时内，25%发生在AMI的1天后。心源性休克病因可分为4类：

1.心肌收缩力减低

心肌收缩力的大小取决于其结构完整性、能量供给和利用及兴奋收缩、耦联正常与否。

(1)心肌能量代谢障碍：心脏要保持其正常的泵功能，必须有充足的ATP供应；ATP主要依赖于底物的有氧氧化。见于：①能量生成障碍，如重度贫血、冠心病、维生素$B_1$缺乏等；②能量利用障碍，如肌球蛋白头部ATP酶活性降低。

(2)心肌结构的破坏：由于心肌结构的完整性遭到破坏，损害了心肌收缩的物质基础，故心肌的收缩性减弱；如严重的急性二尖瓣反流、室间隔穿孔和心脏游离壁破裂/心脏压塞等。见于：急性暴发性心肌炎、原发性及继发性心肌病和大面积心肌梗死等。AMI病程中，心排血量降低程度与梗死范围直接相关，当梗死面积超过左心室肌40%时，极易发生休克，若梗死面积<30%，则较少发生休克。

(3)心肌兴奋-收缩耦联障碍-钙离子运转失常：心肌兴奋、收缩耦联的过程即是心肌细胞的电活动转变为机械活动的过程，$Ca^{2+}$起着至关重要的中介作用。任何影响$Ca^{2+}$转运、分布、结合的因素均可引发心肌兴奋-收缩耦联障碍。包括：①心肌去极化时细胞质内钙离子浓度降低；②细胞外液的$H^+$和$K^+$浓度升高，从而影响$Ca^{2+}$转运；③心肌内去甲肾上腺素含量减少、作用减弱。

2.心室射血障碍

由心脏负荷过度引起，如急性肺梗死、乳头肌或腱索断裂、瓣膜穿孔所致严重的心瓣膜关闭不全、严重的主动脉口或肺动脉口狭窄。

3.心室充盈障碍

包括急性心脏压塞、严重瓣膜狭窄、心房肿瘤或球形血栓嵌顿在房室口、心室内占位性病变、限制型心肌病等。心室舒张功能障碍，心室得不到足够血液充盈，CO下降导致心力衰竭。

4.心脏直视手术后低排综合征

心功能差、手术造成心肌的损伤、心内膜下出血，心脏手术纠正不完善，心律失常，手术造成的某些解剖学改变，如人造球形主动脉瓣置换术后引起左室流出道梗阻和低血容量等导致心排血量锐减而休克。

患者可同时存在多种病因，如急性心肌梗死并发室间隔穿孔或乳头肌断裂，其心源性休克既有心肌收缩力减低，又有室间隔穿孔或乳头肌断裂引起的血流动力学紊乱因素共存，在寻找病因时不可以偏概全。

### (二)发病机制

心源性休克发生时，机体调动一系列代偿性机制来维持正常循环状态。皮肤、骨骼肌、肾及内脏血管明显收缩，以保持冠状动脉和脑血管充分的血流供应。由于交感神经张力增加而使得心率与心肌收缩力增加，CO也相应增加；血容量的增加是通过激活肾素-血管紧张素-醛固酮(RAA)系统来实现。休克早期这些代偿机制可以维持临界性血压和CO。然而,随着代偿功效丧失将出现心力衰竭和休克的临床症候群。左心舒张期末压力(LVEDP)的增加可导致急性肺淤血,产生左心衰竭的临床表现:呼吸困难,肺部啰音,心音呈现奔马律,末梢循环障碍,急性肺水肿。动脉血气分析表现低氧血症。血流动力学监测显示CI减低。

泵功能衰竭是产生心源性休克的关键因素。泵功能衰竭时,要维持正常排血量,最大限度地利用Frank-Starling原理,必须适当提高LVEDP,一般认为最适宜的LVEDP是14~18mmHg,少数可达20mmHg;LVEDP过度增高,超过25mmHg时,则会产生肺淤血;LVEDP超过30mmHg时,可产生急性肺水肿。当机体提高LVEDP也不能维持足够的心排出量,CI<2.0L/(min·$m^2$)时,将出现器官和组织灌注不足的临床表现。AMI时,坏死及严重损伤的心肌,在心室收缩时,不参与收缩,还可引起运动不协调,甚至反而向外膨出,产生所谓矛盾运动现象,进一步加剧心脏血流动力学障碍。

## 二、临床表现

1.原发病的症状和体征

如胸闷、胸痛、气促,心脏扩大、心前区抬举感,心律失常、心音遥远、出现第三和(或)第四心音、心脏杂音,颈静脉充盈或怒张,肺部细湿啰音,急性心肌梗死患者有典型的心电图及心肌酶学改变。

2.血压

动脉收缩压≤80mmHg,舒张压<60mmHg,原为高血压患者的收缩压≤90mmHg或由原水平降低30%以上。

3.循环不良体征

皮肤苍白、发绀或出现花斑,皮肤湿冷,手背、足背静脉塌陷,脉搏细速,胸骨部位皮肤指压恢复时间大于2秒等。

4.意识精神状态改变

烦躁不安、焦虑、反应迟钝,昏睡甚至昏迷。

5.其他

呼吸深快、心动过速(并发缓慢型心律失常者除外)、尿量减少。

## 三、辅助检查

心源性休克是临床急症,需要在休克状态导致不可逆的重要器官损伤前迅速进行评估并尽早开始治疗,准确而迅速的病史采集和体格检查有助于了解、诊断原发病。注意排除低血容量、出血、脓毒血症、肺动脉栓塞、主动脉夹层等。对患者的神志情况、尿量、皮肤状况、肺部啰音等的监测有助于监测病情。

1.心电图检查

心电图检查应该即时进行,可以确立心肌梗死的部位、范围,同时应进行心电监护,评估心率、心律,及时发现各种心律失常。

2.连续性血压检测

包括床边无创连续性血压监测及动脉内插管测压，血压监测有助于对病情严重性、预后及治疗效果进行评估。由于休克状态下血管收缩以及各种血管活性药物的使用，无创测压值往往低于实际值，因此采用动脉内插管测压较准确，多做桡动脉内插管测压。

3.超声心动图检查

超声心电图检查有助于确诊心源性休克并排除其他原因所致的休克，能够反映总体及局部心肌的收缩功能，可以发现乳头肌断裂、急性二尖瓣反流、室间隔破裂或室壁瘤的破裂、心脏压塞等。

4.侵入性血流动力学监测

侵入性血流动力学监测能够排除血容量不足等情况，对治疗方法的选择、疗效及预后的判断有重要作用。常用指标有：

(1)CVP：CVP＜2cm$H_2O$ 时提示存在血容量不足，CVP＞15cm$H_2O$ 提示右心功能不全，多数心源性休克患者 CVP 升高，二尖瓣反流、肺动脉栓塞、慢性阻塞性肺部疾病(COPD)、血容量过高时 CVP 也会升高。

(2)LVEDP：LVEDP 升高提示左室射血功能障碍及心室顺应性下降，LVEDP 越高，提示心源性休克越严重，测定 LVEDP 可能诱发严重的室性心律失常，常采用测定肺毛细血管楔压(PCWP)来间接反映 LVEDP。

(3)PCWP：心源性休克时 PCWP 常高于 15mmHg，PCWP 在 18～20mmHg 时提示存在轻度肺淤血，21～25mmHg 时提示中度肺淤血，26～30mmHg 时提示重度肺淤血，31～35mmHg 提示出现肺水肿，超过 36mmHg 提示重度肺水肿。对个别患者，由于左室舒张功能下降，为维持最佳的心室充盈压，PCWP 可高于 15mmHg。

(4)右心房压力(RAP)：心源性休克患者 PCWP 升高，但 RAP 一般仅稍升高或正常，合并右心功能不全或心脏压塞时 RAP 明显升高。

(5)CI、CO、SVR：CI＜2.2L/(min・$m^2$)提示存在心源性休克，CI＜1.8L/(min・$m^2$)提示严重的心源性休克，动态观察 CI、CO、外同血管阻力(SVR)可以了解心脏收缩功能及体循环血管阻力。

(6)其他指标：通过右心内导管监测血氧饱和度，在室间隔破裂时由于动静脉血混合右心内血氧饱和度升高；出现巨大的 V 波提示存在严重的二尖瓣反流；右室心肌梗死时右室充盈压明显升高但 PCWP 正常甚至下降。

5.冠脉造影

进行急诊冠脉造影可以发现致梗死的血管，有助于判断预后，左前降支或多支病变患者发生心源性休克可能性更大，预后更差，在造影同时进行经皮穿刺冠脉腔内成形术(PTCA)或支架植入的重建冠脉血流对治疗有重要作用。

6.其他指标

血常规、电解质、心肌酶学、凝血功能等应即时进行检测及动态监测，有助于监测病情，了解心肌梗死程度并指导治疗方案。动脉血气分析可以提示是否存在呼吸功能衰竭。血乳酸水平检测可以反映休克持续的时间及循环障碍的程度。胸部 X 线拍片可以发现肺水肿等情况。

## 四、诊断

1.休克诊断标准

1982 年 2 月全国急性“三衰”会议制订的休克诊断试行标准为：①有诱发休克的病因；②意识异常；③脉细速，超过 100 次/分或不能触及；④四肢湿冷，胸骨部位皮肤指压阳性(指压后再充盈时间＞2 秒)，皮肤花纹、黏膜苍白或发绀，尿量＜30mL/h 或无尿；⑤收缩压＜80mmHg；⑥脉压＜20mmHg；⑦原有高血压者收缩压较原水平下降 30%以上。

凡符合以上①以及②、③、④中的两项，和⑤、⑥、⑦中的一项者，可诊断为休克。

2.心肌损伤所致心源性休克的诊断

心源性休克(CS)为心室泵衰竭导致心排出量锐减，出现靶器官的低灌注状态，其核心为心室泵衰竭诱发的血流动力学紊乱伴有组织灌注不足。表现为持续性(超过 30 分钟)低血压(如收缩压＜80～90mmHg或者平均动脉压低于基线水平 30mmHg 或者需要药物或机械支持使血压维持在 90mmHg 左右)伴有心脏指数(CI)严重降低[无器械支持时＜1.8L/(min·$m^2$)或器械支持时＜2.0～2.2L/(min·$m^2$)]、心室充盈压升高(左心室舒张末压＞18mmHg 或右心室舒张末压＞10～15mmHg)。临床上出现心率增快、肢端湿冷、尿少、呼吸困难和神志的改变，短期预后直接与血流动力学紊乱程度相关。肺动脉漂浮导管和(或)多普勒超声心动图检查有助于 CS 诊断的确立。

(1)急性心肌梗死并发心源性休克：通常由于大面积心肌坏死或合并严重机械性并发症(例如室间隔穿孔、游离壁破裂、乳头肌断裂)所致。同时具备心肌梗死及休克的临床表现，血流动力学监测提示 PCWP＞15mmHg，CI＜2.2L/(min·$m^2$)，右室心肌梗死并发心源性休克的血流动力学指标：SBP＜80mmHg，MAP＜70mmHg，RAP≥6.5mmHg，RAP＞PADP，PCWP≤15mmHg，CI≤1.8L/(min·$m^2$)。需注意其他原因除外导致的低血压，如低血容量、药物导致的低血压、心律失常等。

(2)急性弥散性心肌炎并发心源性休克：好发于儿童及青壮年，常有病毒感染史，常伴有心律失常、晕厥等，体格检查发现有心动过速、心律失常、心脏扩大、心音遥远等，心电图有 ST-T 改变，心肌酶升高，肌钙蛋白 T 升高，但无急性心肌梗死的动态改变，病毒学检测阳性，心肌活检发现心肌炎性改变及检测出病毒 RNA/DNA 片断。

(3)心脏直视手术后低心排综合征：心脏直视手术后出现 CI 下降、SVR 升高。补充血容量、应用正性肌力药物及行主动脉内球囊反搏(IABP)有效。

3.其他原因所致心源性休克的诊断

(1)重度二尖瓣狭窄：有风湿性心脏病、心房内黏液瘤、巨大血栓堵塞二尖瓣开口等病史，体格检查发现有二尖瓣狭窄的体征，无心肌梗死的心肌酶学改变及心电图改变，超声心动图发现二尖瓣狭窄表现。

(2)严重心律失常：多见于持续快速性室性心律失常，有相应的临床表现及心电图表现，无心肌梗死的心肌酶学改变及心电图改变，复律后休克随之纠正。

(3)心脏压塞:突然发生,可由于主动脉夹层破入心包,Marfan综合征主动脉瘤破入心包、心脏介入手术损伤心包等造成,表现为急性心脏压塞,超声心动图、X线检查有助于诊断,心包穿刺具有诊断及治疗作用。

(4)大面积肺梗死:突发胸痛、气促、发绀、咯血、右心功能不全,有长期卧床、手术创伤等病史及外周血管内血栓形成的证据如下肢深静脉血栓形成,胸部X线拍片检查、高分辨率CT、核素扫描及肺动脉造影有助于确诊。

## 五、鉴别诊断

1.与其他类型休克的鉴别

(1)脓毒性休克:有畏寒、发热等感染征象,常合并其他器官损伤的表现,心脏损害可出现心功能不全、心肌酶学及心电图改变,无心肌梗死的心肌酶学改变及心电图改变,血常规白细胞总数及中性粒细胞水平增加,血培养提示血行性病原体感染。

(2)低血容量性休克:有大量失血或体液丢失病史,血常规发现红细胞比容增加或血红蛋白水平显著下降,血流动力学检测提示CVP、CI、PCWP等都降低,SVR升高,补充血容量治疗有效。

(3)过敏性休克:有过敏史或致敏原接触史,起病急,迅速出现喉头水肿、心肺受损等表现,大剂量激素、肾上腺素能受体激动剂、抗过敏治疗有效。

(4)神经源性休克:有脑、脊髓受损史或腰麻平面过高史,查体发现有神经系统定位体征。

2.其他疾病

(1)急性重症胰腺炎:可于病初数小时内发生休克,既往有胰腺炎或胆道疾病史,发作时有明显的胃肠道症状及腹膜刺激征,心电图可发现一过性Q波和ST-T改变,但无典型的急性心肌梗死的心电图动态改变,心肌酶变化不大而淀粉酶显著升高。

(2)肾上腺危象:严重乏力、低血压甚至休克,常伴有恶心、呕吐、腹痛、腹泻等消化道症状,实验室检查提示低血糖及电解质紊乱,常规抗休克治疗效果欠佳,给予大剂量激素治疗有效。

(3)糖尿病酮症酸中毒:糖尿病病史,伴有感染、脱水、停用胰岛素等诱因,除血压降低外伴有呼吸深快,带酮味,血糖显著升高,血及尿酮体阳性,血气分析提示酸中毒,大量补液及小剂量胰岛素治疗有效。

## 六、治疗

心源性休克的治疗包括对病因的治疗以及对休克的纠正。可导致心源性休克可能的原发病应及时对因治疗,如:针对心肌梗死及时进行溶栓治疗或其他冠脉血流重建治疗;心律失常者及时进行抗心律失常治疗,争取迅速复律;心脏压塞时及时进行心包穿刺或其他手术治疗等。

### (一)基本治疗

包括补充血容量、纠正电解质紊乱及酸碱失衡、维持气道通畅及氧合、镇痛镇静、防治心律失常等。

1.补充血容量

在心源性休克患者，除非合并肺水肿，否则应进行液体复苏，但由于心脏泵功能衰竭，应在血流动力学监测各种指标的指导下严格控制补液。尽快建立静脉通道包括中心静脉置管、漂浮导管置入等，监测CVP、PCWP，CVP及PCWP较低时提示血容量不足，可适当补充晶体液或胶体液，CVP及PCWP在正常范围时补液应谨慎，必要时采用补液试验(10分钟内试验性静脉给予100mL液体观察血流动力学指标、循环状况、尿量等)指导补液，如CVP≥18cm$H_2O$、PCWP>18mmHg时则提示血容量过高或肺淤血，应停止补液并使用血管活性药、利尿剂等。右室、下壁心肌梗死时出现低血压，应增加补液恢复血压，PCWP稍高于18mmHg可以接受，不作为停止补液的指征。

2.纠正电解质紊乱及酸碱失衡

低钾、低镁会增加发生室性心律失常的危险，酸中毒会影响心肌收缩力，需要及时纠正。

3.维持气道通畅及氧合

常规给予鼻导管或面罩吸氧，必要时进行气管插管及呼吸机辅助呼吸。

4.镇痛镇静

常用吗啡，如收缩压较低可选用芬太尼，可减轻交感神经兴奋、降低氧需求量、降低前后负荷等。

5.心律失常

心律失常所致心源性休克，通过抗心律失常治疗可纠正休克状态，其他病因所致心源性休克如出现心律失常时应及时纠正，包括抗心律失常药的应用、电复律或安装临时起搏器。

6.药物

硝酸酯类、β受体阻断剂、血管紧张素转换酶抑制剂(ACEI)等药物有助于改善心肌梗死预后，但在心源性休克时可加重低血压，故以上药物在患者病情稳定前应暂停使用。为控制静脉补液量，应尽量进行微泵静脉给药。

### (二)改善心脏功能及外周循环状况

心源性休克患者存在泵衰竭及外周循环衰竭，除一般抗休克治疗外，应针对以上情况进行治疗。如患者血容量足够仍出现组织低灌注，则应给予正性肌力药物加强心肌收缩力治疗及血管活性药物支持治疗。

1.正性肌力药物

原则上应选用增加心肌收缩力而不会大幅增加心肌耗氧、维持血压而不加快心率甚至导致心律失常的药物。

(1)多巴酚丁胺：为选择性$\beta_1$-肾上腺素能受体激动剂，可以在不显著增加心率及外周血管阻力的情况下增加心肌收缩力及心排出量，较少增加心肌耗氧，同时降低LVEDP，在急性心肌梗死、肺梗死等所致心源性休克患者可作为首选正性肌力药，常用剂量5～15μg/(kg·min)，逐渐调整给药速度至血流动力学指标改善，但连用72小时以上会出现受体耗竭导致药效下降。

(2)强心甙：有可靠的正性肌力作用，但由于心源性休克时缺血和正常心肌在交感神经兴奋及儿茶酚胺释放等影响下心电活动不稳定性增加，合并氧合不足及低钾低镁时则更不稳定，可诱发严重心律失常，而且损伤心肌对药物反应下降，对洋地黄类毒性增加，故在心源性休克时强心甙应用有所限制，仅在其他药物效果欠佳及合并快速性室上性心律失常时使用，应用时剂量减少，并应选用短效制剂如毛花苷丙等。

(3)磷酸二酯酶抑制剂：通过抑制磷酸二酯酶Ⅲ的活性从而减少cAMP降解，cAMP增加活化胞膜通道令钙离子动员增加，心肌细胞内钙离子浓度增加而令其收缩功能增强，对血管特别是肺循环血管有一定的扩张作用，半衰期长，其正性时相作用及致心律失常作用较小。常用药物有氨力农及米力农，后者效果更强，应用时首先给予以负荷量随后继续静脉维持，氨力农负荷量0.5～0.75mg/kg静脉注射(大于10分钟)，继以5～10μg/(kg・min)静脉滴注，每日总剂量不超过10mg/kg；米力农负荷量25～50μg/kg静脉注射(大于10分钟)，继以0.25～0.50μg/(kg・min)静脉滴注。此类药物不宜长期维持。常见不良反应有低血压和心律失常。

(4)钙离子通道增敏剂：左西孟旦是一种钙增敏剂，通过结合于心肌细胞上的肌钙蛋白C促进心肌收缩，还通过介导ATP敏感的钾通道而发挥血管舒张作用和轻度抑制磷酸二酯酶的效应。其正性肌力作用独立于β肾上腺素能刺激，可用于正接受β受体阻滞剂治疗的患者。临床研究表明，急性心衰患者应用本药静脉滴注可明显增加CO和每搏量，降低PCWP、全身血管阻力和肺血管阻力；冠心病患者不会增加病死率。

用法：首剂12～24μg/kg静脉注射(大于10分钟)，继以0.1μg/(kg・min)静脉滴注，可酌情减半或加倍。对于收缩压＜100mmHg的患者，不需要负荷剂量，可直接用维持剂量，以防止发生低血压。

(5)重组人B型利钠肽(rhBNP)：国内制剂商品名为新活素，国外同类药名为萘西立肽。用法：先给予负荷剂量1.5μg/kg，静脉缓慢推注，继以0.0075～0.0150μg/(kg・min)静脉滴注；也可不用负荷剂量而直接静脉滴注。疗程一般3天，不超过7天。

2.血管活性药物

包括拟交感神经药(多巴胺、多巴酚丁胺、去甲肾上腺素、间羟胺等)、血管扩张药(硝酸甘油、硝普钠等)等。

以多巴胺、多巴酚丁胺为主的升压药和正性肌力药物是药物支持CS的中心环节，但以增加心肌氧耗和能量消耗为代价而改善血流动力学，临床上应尽可能小剂量使用以维持冠状动脉和重要脏器的灌注直至IABP置入或休克缓解。大剂量的升压药已被证实降低存活率，可能与其潜在的血流动力学恶化和直接的心脏毒性作用有关。ACC/AHA推荐去甲肾上腺素用于更加严重的低血压患者(SBP≤70mmHg)。

多巴胺曾是心源性休克时首选的血管活性药，同时兼有正性肌力作用。小剂量[≤2.5μg/(kg・min)]兴奋$DA_1$受体，改善肾、脑、冠脉血流，同时兴奋突触前膜上的$DA_2$受体，减少内源性去甲肾上腺素释放；中剂量[2.5～10μg/(kg・min)]兴奋$\beta_1$受体，令肾血流增加同时又令心肌收缩力增加，心率加快，心排出量增加，外周血管阻力变化不一；大剂量[＞10μg/(kg・min)]兴奋外周多数血管α受体，致血管收缩，血压升高。在心源性休克时多采用中剂量，达到大剂量时仍然不能使血压升高，则可加入间羟胺一同使用，多巴胺由于会增加心率及外周血管阻力，可能会加重心肌缺血。间羟胺与去甲肾上腺素作用类似，但较之弱而持久，对α受体、β受体都有作用，可用于协同多巴胺升高血压。必要时可同时应用多巴酚丁胺。无效时和严重低血压时可用去甲肾上腺素 0.5～1.0mg 加入 5%葡萄糖液 100mL 以 2～8μg/min 的速度静脉滴注。

单独使用血管扩张剂可使心排出量增加和左室充盈压下降，但由于冠状动脉灌注压也明显降低，血管扩张剂会导致心肌灌注进一步恶化，加重循环恶化。因此血管扩张剂仅在各种升压措施处理后血压仍不升，而 PCWP 增高（PCWP＞18mmHg）、心排血量低[CI＜2.2L/(min·$m^2$)]或周围血管显著收缩致四肢厥冷并有发绀时使用。而且应与正性肌力药物联合应用。硝普钠从 15μg/min 开始，每 5 分钟逐渐增加至 PCWP 降至 15～18mmHg；硝酸甘油从 10～20μg/min 开始，每隔 5～10 分钟增加 5～10μg/min，直至左室充盈压下降。对有心动过缓或房室传导阻滞的 CS，可用胆碱能受体阻滞剂如山莨菪碱静滴。一般情况下血管扩张剂与正性肌力药和主动脉内气囊反搏术联合应用，能增加心排出量，维持或增加冠状动脉灌注压。

3.利尿剂

主要用于控制肺淤血、肺水肿，同时有助于改善氧合，但可能对血压产生影响。

**（三）机械循环支持**

1.主动脉内球囊反搏(IABP)

这是对 CS 患者机械支持治疗的主要手段，是维持血流动力学稳定的有效措施，主要通过舒张期球囊充气以改善冠状动脉和外周血流灌注，收缩期球囊放气使后负荷明显减轻，从而提高左心室功能。

IABP 适应证：①血流动力学不稳定，患者需要循环支持以做心导管检查，冠状动脉造影以发现可能存在的外科手术可纠正的病变或是为冠状动脉旁路移植术（GABG）或经皮冠状动脉介入治疗（PCI）；②对内科治疗无效的；③患者有持续性心肌缺血性疼痛，对 100%氧吸入、β 受体阻滞剂和硝酸酯治疗无效的患者。因此，只要条件允许，应尽快在血运重建前置入 IABP。美国心脏学会、美国心脏病学会和欧洲心脏病协会均将置入 IABP 列为药物治疗无效 CS 的Ⅰ类适应证。但并非所有患者均对 IABP 有血流动力学反应，也并非所有患者均能从 IABP 中获益，如高度狭窄的冠状动脉并未显示血流灌注增加。但有反应者提示预后良好。既往 IABP 并发症高达 10%～30%，现已明显降低，尤其是在 IABP 置入量高的中心。大样本人群研究显示，总并发症和严重并发症的发生率为 7.2%和 2.8%。主要包括肢端缺血、主动脉夹层、股动脉破裂、感染、溶血、血栓形成及栓塞等。出现该并发症的主要危险因素为女性、身材小和外周血管疾病；禁忌证包括主动脉瓣反流、主动脉夹层和外周血管疾病。

2.左心室辅助设备(LVAD)

LVAD 借助外置的机械设备，暂时地、部分地代替心脏的功能，有助于组织的灌注，等待心功能的恢复，并打断心源性休克时的恶性循环，是心源性休克的重要治疗措施。左心室辅助设备以外科手术方法或导管方法从机体取血。常用的取血部位为左心室和左心房，将血以一定的压力回到升主动脉。左心室辅助设备常可作为心脏移植的过渡，对何种患者需果断使用左心室辅助设备尚需进一步研究。传统的左室辅助装置的安置需体外循环下手术经胸植入，近年来经皮左室辅助装置开始（PLVAD）逐渐应用于临床。目前临床运用比较成熟的 PLVAD 有两种，一种经股静脉、股动脉途径建立左房股动脉引流途径，另一种经股动脉植入微型轴流泵，直接建立左室-升主动脉引流途径。研究随机比较了 PLVAD 和 IABP 在急性心梗并发心源性休克中的疗效，PLVAD 治疗组初级终点心脏指数及肾功能明显改善，血清乳酸水平降低，改善左室功能，但 30 天死亡率无明显差别。基础研究结果显示，LVAD 应用后可逆转心肌重构过程，并可改善心肌细胞 β 肾上腺素能受体信号功能，这些基础研究的发现均提示 LVAD 可能改善心衰及心源性休克患者的预后。

### （四）血流重建治疗

心源性休克最主要的病因是急性心肌梗死，重建冠脉血流对恢复心肌供血及心肌功能有关键性的意义，包括溶栓治疗和血管重建等。

### （五）特殊情况的心源性休克治疗

1.右室心肌梗死

约 30％的下壁心肌梗死患者合并右室心肌梗死，患者表现为低血压、颈静脉充盈怒张、肺野清晰，右胸导联的心电图检查可发现典型的 ST-T 改变，右心内导管检查可发现 RAP 及右室舒张末压（RVEDP）升高及 PCWP 正常或下降，CO 下降，超声心动图提示右室心肌收缩力下降。右室心肌梗死患者发生心源性休克，其预后稍好。预防和治疗原则是维持有效的右心室前负荷，避免使用利尿剂和血管扩张剂。若补液 500～1000mL 后血压仍不回升，应静脉滴注血管活性药（例如多巴酚丁胺或多巴胺）。合并房颤及房室传导阻滞（AVB）时应尽早治疗，维持窦性心律和房室同步十分重要。右心室梗死患者应尽早施行再灌注治疗。

2.左心室游离壁破裂

左心室游离壁破裂占心肌梗死住院死亡率的 15％，患者表现为循环“崩溃”伴电机械分离，且常在数分钟内死亡。亚急性左心室游离壁破裂（即血栓或粘连封闭破裂口）患者常发生突然血流动力学恶化伴一过性或持续性低血压，同时存在典型的心脏压塞体征，超声心动图检查发现心包积液（出血），宜立即手术治疗。

3.室间隔穿孔

表现为临床情况突然恶化，并出现胸前区粗糙的收缩期杂音。彩色多普勒超声心动图检查可定位室间隔缺损和评估左向右分流的严重程度。如无 CS，血管扩张剂（例如静脉滴注硝酸甘油）联合 IABP 辅助循环有助于改善症状。外科手术为对 STEMI 合并室间隔穿孔伴 CS 患者提供生存的机会。对某些选择性患者也可行经皮导管室间隔缺损封堵术。

4.乳头肌功能不全或断裂

AMI 乳头肌功能不全或断裂常导致急性二尖瓣反流，表现为突然血流动力学恶化，二尖瓣区新出现收缩期杂音或原有杂音加重（左心房压急剧增高也可使杂音较轻）；X 线胸片示肺淤血或肺水肿；彩色多普勒超声心动图可诊断和定量二尖瓣反流。肺动脉导管表现肺毛细血管嵌入压曲线巨大 V 波。宜在血管扩张剂（例如静脉滴注硝酸甘油）联合 IABP 辅助循环下尽早外科手术治疗。

# 第三节 失血性休克

失血性休克是各种创伤和疾病引起的急性失血所导致循环血容量短期内丢失超过机体应急代偿能力而出现的有效循环血量与心排血量减少，继而引起组织灌注不足、细胞代谢紊乱和功能受损的一系列病理生理过程，是休克最常见的一种类型，系最具有代表性的低血容量性休克。失血性休克的主要病理生理改变是有效循环血容量急剧减少，导致组织低灌注、无氧代谢增加、乳酸性酸中毒、再灌注损伤以及内毒素易位，最终导致多器官功能障碍综合征（MODS）。其主要死因是组织低灌注以及大出血、感染和再灌注损伤等。近 30 年来，失血性休克的治疗已取得较大进展，然而，其临床死亡率仍然较高。

## 一、病因与发病机制

### （一）病因

任何部位的大出血均可导致失血性休克，常见的病因有：严重的创伤、骨折所致的外出血和内脏（如肝脾）破裂引起的内出血；各种原因如消化性溃疡、食管胃底静脉曲张破裂、急性胃黏膜病变、消化道恶性肿瘤等所致的消化道出血；支气管扩张、肺结核、肺癌导致的大咯血；泌尿系统结石、肿瘤等导致的血尿；女性生殖系统病变导致的阴道出血及异位妊娠破裂出血。

### （二）发病机制

大量失血导致有效循环血容量不足，触发机体各系统器官产生一系列病理生理反应，维持灌注压，保证心、脑重要器官的血液供应。

低血容量导致交感神经兴奋，儿茶酚胺释放增加。儿茶酚胺一方面可以收缩血管，尤其选择性地收缩皮肤、肌肉及内脏血管，保证心、脑重要脏器的血液供应。其中动脉系统收缩使外周血管阻力升高以维持血压；毛细血管前括约肌收缩导致毛细血管内静水压降低，从而促进组织间液回流；静脉系统收缩驱使血液回流，增加回心血量。另一方面，儿茶酚胺可以增加心肌收缩力，加快心率，增加心排出量。低血容量可以激活肾素-血管紧张素-醛固酮系统，醛固酮分泌增加，同时刺激压力感受器促使垂体后叶分泌抗利尿激素，从而加强肾小管对钠和水的重吸收，使尿量减少，保存体液。

上述代偿反应在休克的早期对于维持血流动力学稳定，保证心、脑等重要生命器官的血液灌注起到非常关键的作用，但也具有潜在的风险，并且随着休克的进展，上述代偿反应最终会导致脏器功能受损。一方面，这些代偿机制使血压在休克早期维持正常，导致若以血压下降作为判定休克的标准，必然延误对休克的早期认识和救治。另一方面，对心、脑血供的保护的代偿机制是以牺牲其他脏器血供为代价，持续肾脏缺血可以导致急性肾损害，胃肠道黏膜缺血可以诱发细菌、毒素移位，内毒素血症与缺血-再灌注损伤诱发大量炎性介质释放入血，更进一步促使休克向不可逆阶段发展。

组织细胞缺氧是休克的本质，这是近年来对休克认识里程碑式的进展。休克时微循环严重障碍，组织低灌注和细胞缺氧，葡萄糖有氧代谢受阻，无氧酵解增强，ATP 生成显著减少，乳酸生成显著增多，导致乳酸性酸中毒，进而造成组织细胞和重要生命器官发生不可逆性损伤，直至发生MODS。

## 二、临床表现

原发病变出血的临床表现：胃肠道、呼吸道、泌尿道、生殖道等空腔脏器大量出血，由于出血一般均排出体外，诊断较为容易。腹腔内实质脏器破裂出血，如有外伤史，诊断相对容易。但肝癌结节破裂、自发性脾破裂出血等疾病，患者可以有腹痛、腹腔积液相关的体征，甚至腹膜刺激征，但是老年患者上述症状可以不明显，而以休克为首发和突出表现，临床上容易误诊、漏诊。异位妊娠破裂出血及黄体破裂出血，见于年青女性，多有剧烈腹痛，阴道后穹窿穿刺抽出血液可确诊。胸腔出血可由外伤、肿瘤、胸膜粘连带撕裂等疾病引起，患者表现为胸痛，随着出血量的增多，逐渐出现呼吸困难，叩诊浊音，呼吸音降低，确诊在于胸腔穿刺抽出血液。骨折出血也可引起休克，尤其以骨盆、股骨骨折最为多见，短期内出血量可达1000～2000mL以上，血液主要积聚于组织间隙而外观不明显，尤其是对于不能提供外伤病史的老年人，发生失血性休克而又找不到确切出血灶时，要想到骨折导致大出血的可能性。

除了原发病变部位出血的临床表现之外，失血性休克突出的表现是“SP”征-皮肤苍白、四肢湿冷、虚脱、脉搏细弱、呼吸困难。按照病情的严重程度分为三期：

①休克早期：患者神志清楚，但烦躁不安，皮肤苍白，肢端湿冷，心率增快，但收缩压正常或偏低，舒张压升高，脉压差减小，尿量减少；②休克中期：表情淡漠、反应迟钝，随着病情的进展出现昏迷，呼吸浅快，心音低钝，脉搏细速，浅表静脉塌陷，血压下降，甚至测不到，皮肤湿冷发绀，少尿甚至无尿；③休克晚期：出现弥散性血管内凝血(DIC)和多脏器功能衰竭。

DIC表现为广泛部位的出血，可累及皮肤、黏膜和内脏，并加重脏器功能障碍。急性肾衰竭尿量明显减少或无尿，尿比重固定，血肌酐升高及电解质和酸碱平衡紊乱。急性心力衰竭出现呼吸困难，心率加快，心音低钝，双肺湿啰音，可有心律失常。急性呼吸窘迫综合征表现为逐渐加重的呼吸困难，影像学显示双肺透过度降低，不能完全用胸腔积液、大叶/肺不张或结节病变解释，在呼气末正压(PEEP)或持续气道正压(CPAP)＞5cm$H_2O$的情况下氧合指数＜300mmHg，并需除外静水压升高导致的肺水肿。肝功能衰竭可以引起肝性脑病、黄疸等。

成人的血容量约占体重的7%(或70mL/kg)，血容量随着年龄和生理状况而改变，高龄人的血容量约占体重的6%，儿童血容量占体重的8%～9%，新生儿血容量占体重的9%～10%。大量失血可以定义为24小时内失血超过患者的估计血容量或3小时内失血量超过估计血容量的一半。

## 三、失血性休克的临床评估与监测

(1)组织灌注不足的临床评估休克多伴有组织灌注不足的临床体征，目前皮肤、肾脏、脑三个器官能够较为容易地进行组织灌注的临床评估。皮肤灌注不足表现为皮温降低、湿冷、苍白或发绀；尿量是反映肾灌注较好的指标，可间接反映循环状态，当每小时尿量低于0.5mL/kg时肾脏灌注不足；脑灌注不良表现为反应迟钝、定向力障碍以及不同程度的意识障碍。

值得注意的是，虽然血压下降（定义为收缩压<90mmHg，平均动脉压<65mmHg 或较基础血压下降 40mmHg 以上）在休克患者中非常常见，但并不是诊断休克的必要条件，休克早期一系列的代偿机制导致血管收缩，维持血压于正常水平，而此时组织灌注及氧供已经显著下降。有研究表明，收缩压低于 95mmHg 对于诊断中等量失血的敏感性仅有 13%，诊断大量失血的敏感性仅有 33%。

对未控制出血的失血性休克维持"允许性低血压"，即维持平均动脉压（MAP）在 60～80mmHg。

（2）反映组织低灌注的生化指标动脉血乳酸浓度是反映组织缺氧高度敏感的指标之一，一般以 2mmol/L 为界值，动脉血乳酸增高常较其他的休克征象先出现，是早期诊断休克非常重要的指标。持续动态的动脉血乳酸监测对判定组织缺氧情况的改善、指导液体复苏及预后评估有重要意义，建议在最初的 8 小时之内每 2 小时进行一次血乳酸监测，之后每 8～12 小时监测一次。如果在治疗早期，血乳酸水平显著下降，提示患者死亡风险显著降低。

混合静脉血氧饱和度（$SvO_2$）是指从肺动脉或右心房取血所测得的血氧饱和度，正常值为 70%～75%，是反映组织氧输送和氧消耗平衡的指标。$SvO_2$ 监测对于指导感染性休克液体复苏及判断预后有重要的价值，但对低血容量休克的指导意义缺少有力的循证医学证据。

胃肠黏膜 pH（pHi）和二氧化碳分压（$PgCO_2$）的监测：pHi 和 $PgCO_2$ 能够反映肠道组织的血流灌注情况和病理损害，同时能够反映出全身组织的氧合状态，对评价胃肠道黏膜内的代谢情况，评估复苏效果有一定的价值。

（3）实验室监测

①血常规监测：动态观察红细胞计数、血红蛋白（Hb）及红细胞比容（Hct）的数值变化，可了解血液有无浓缩或稀释，对低血容量休克的诊断和判断是否存在继续失血有参考价值。Hb 低于 70g/L，应给予输血治疗。

②电解质监测与肾功能监测。

③凝血功能监测：常规凝血功能监测包括血小板计数、凝血酶原时间（PT）、部分凝血活酶时间（APTT）、国际标准化比值（INR）和 D-二聚体等。若 PT 和（或）APTT 延长至正常值的 1.5 倍，即应考虑凝血功能障碍。

（4）有创血流动力学监测：有创血流动力学监测对于选择适宜的治疗策略，评估患者对于液体复苏的治疗效果有帮助。

①血压：一般来说，有创动脉血压（IBP）较无创动脉血压（NIBP）高 5～20mmHg。低血容量休克时，由于外周血管阻力增加，NIBP 测压误差较大，IBP 测压较为可靠，可连续监测血压及变化。

②心脏前负荷相关指标的监测：中心静脉压（CVP）和肺动脉楔压（PAWP）分别是反映右心室及左心室前负荷最常用的指标，除此之外，超声心动图测定心室舒张末容积也是反映心脏前负荷的指标之一。上述指标用于监测容量状态和指导补液，有助于了解机体对液体复苏的反应性，及时调整治疗，并有助于已知或怀疑存在心力衰竭的休克患者的液体治疗，防止输液过多导致的肺水肿。但需要注意的是上述指标均有局限性，不应该单独依靠一个指标指导液体复苏，动态观察指标的变化可能较单一节点的监测更有意义。近年来有较多研究表明受多

种因素的影响，CVP和PAWP与心脏前负荷的相关性不够准确，结合一些新的指标包括收缩压变化率(SPV)、每搏量变化率(SVV)、脉压变化率(PPV)、血管外肺水(EVLW)、胸腔内总血容量(ITBV)，指导失血性休克时患者的液体管理可能比传统方法更为可靠和有效，尤其是接受正压通气的患者，SPV、SVV与PPV则可能具有更好的容量状态评价作用。

③心功能和心排出量(CO)监测：连续地监测每搏输出量(SV)与CO，有助于动态判断容量复苏的临床效果与心功能状态。经胸多普勒超声心动图虽然不能提供连续的监测信息，但仍是判断心功能和心排出量的最佳床旁监测手段。对于失血性休克的患者，不建议常规应用肺动脉导管进行心功能监测。

## 四、诊断

失血性休克的早期诊断对预后至关重要，其诊断应当根据临床表现、血流动力学和生化指标等方面进行综合考虑。传统的诊断主要依据为病史、症状、体征，包括精神状态改变、皮肤湿冷、收缩压下降(＜90mmHg或较基础血压下降＞40mmHg)或脉压差减少(＜20mmHg)、尿量＜0.5mL/(kg·h)、心率＞100次/分、中心静脉压(CVP)＜5mmHg或肺动脉楔压(PAWP)＜8mmHg等指标。对于多发创伤和以躯干损伤为主的失血性休克患者，床边超声可以早期明确出血部位，从而早期提示手术的指征；CT检查比床边超声有更好的特异性和敏感性。氧代谢与组织灌注指标对失血性休克早期诊断有更重要参考价值。

## 五、治疗

### (一)治疗原则

(1)低血容量性休克的治疗首要措施是迅速补充血容量，短期内快速输入生理盐水、平衡液、全血或血浆、白蛋白以维持有效循环血量。

(2)补足血容量后血压仍低时，可使用升压药物，如多巴胺等。

(3)迅速查明原因，止血或防止体液继续丢失。

(4)药物止血或纠正体液丢失无效时，应在补充血容量的同时尽快手术治疗。

(5)补充电解质和维生素等。

### (二)病因治疗

低血容量性休克所导致的组织器官损害的程度与体液丢失量和持续时间直接相关，尽快纠正引起体液丢失的病因是治疗低血容量性休克的基本措施。创伤或失血性休克的患者，应尽可能缩短创伤至止血的时间，能够改善患者预后，提高存活率。对于出血部位明确的失血性休克患者，早期进行手术或介入止血非常必要，早期手术止血可以提高患者的生存率。只有早期发现、早期诊断才能进行早期处理，对于多发伤和以躯干伤为主的失血性休克患者，床边超声可以早期明确出血部位从而早期提示手术的指征；CT检查有更好的特异性和敏感性。

### (三)液体复苏

液体复苏治疗时可以选择两种液体：晶体溶液(如生理盐水和等张平衡盐溶液)和胶体溶液(如白蛋白和人工胶体)。由于5%葡萄糖溶液可以很快分布到细胞内和间隙，因此不推荐用于复苏治疗。

(1)晶体液液体复苏治疗常用的晶体液为生理盐水、乳酸林格液和醋酸电解质平衡液。在理想情况下，输注晶体液后会进行血管内外再分布，约有25%存留在血管内，而其余75%则分布于血管外间隙。因此低血容量性休克时若以大量晶体液进行复苏，可以引起血浆蛋白的稀释以及胶体渗透压的下降，同时出现组织水肿。生理盐水优点是等渗，但含氯高，大量输注可引起高氯性代谢性酸中毒；乳酸林格液优点在于电解质组成接近生理，为轻度低渗，同时含有少量的乳酸，一般情况下，其所含乳酸可在肝脏迅速代谢，大量输注乳酸林格液应该考虑到其对血乳酸水平的影响。高张盐溶液通过使细胞内水进入循环而扩充容量，在出血情况下，应用高张盐溶液可以改善心肌收缩力和扩张毛细血管前小动脉；对存在颅脑损伤的患者，由于可以很快升高平均动脉压而不加剧脑水肿，因此高张盐溶液可能有很好的前景。高张盐溶液主要的危险在于医源性高渗状态及高钠血症，甚至因此而引起的脱髓鞘病变，但并发症发生率低；目前，还没有足够证据证明高张盐水作为复苏液体有利于低血容量性休克治疗。

(2)胶体液包括血浆、白蛋白、明胶、右旋糖酐和羟乙基淀粉。羟乙基淀粉是人工合成的胶体溶液，主要由高分子量的支链淀粉组成，最常用其6%生理盐水溶液，其渗透压约为300mOsm/L；输注1L羟乙基淀粉能够使循环容量增加700～1000mL，扩容效应能维持4～8小时；羟乙基淀粉在体内主要经肾清除，分子质量越小，肾清除越快；平均分子质量越大，取代程度越高，在血管内的停留时间越长，扩容强度越高，但是其对肾功能及凝血系统的影响也就越大；在使用安全性方面，包括对肾功能的影响、对凝血的影响以及可能的过敏反应并且具有一定的剂量相关性。临床应用的人工胶体还包括：明胶和右旋糖酐，也可以达到容量复苏的目的。白蛋白是一种天然的血浆蛋白质，在正常人构成了血浆胶体渗透压的75%～80%，正常血清蛋白含96%的白蛋白，分子量约66000～69000D；每克白蛋白在血管内可与18mL液体结合，输入2小时后只有不到10%的白蛋白移出血管，但是外源性白蛋白半衰期仅不到8小时。

(3)输血及输注血制品在低血容量性休克中应用广泛，输血也可能带来一些不良反应甚至严重并发症。失血性休克时，丧失的主要是血液，但是，补充血容量时，并不需要全部补充血液，关键是应抓紧时机及时进行容量复苏；患者Hb<70g/L，应考虑输血；重度失血性休克治疗的早期应注意积极纠正凝血功能的异常，复苏时红细胞与新鲜冷冻血浆的输注比例应为1∶1。

(4)液体的选择胶体溶液和晶体溶液的主要区别在于两者分布容积不同。对于创伤、烧伤和手术后的患者，各种胶体溶液和晶体溶液复苏治疗并未显示对患者病死率有不同的影响。晶体液复苏所需的容量明显高于胶体液，两者在肺水肿发生率、住院时间和28天病死率等方面均无明显差异。应用人血白蛋白对于低白蛋白血症患者有益，可以降低患者病死率；用人血白蛋白进行容量复苏是安全的，对于合并颅脑创伤的患者，病死率明显降低。分子质量大的人工胶体溶液在血管内的停留时间长，扩容效应可能优于白蛋白，但尚缺乏大规模临床研究给予证实。

(5)进行液体复苏刻不容缓，输液速度应快到足以迅速补充丢失的液体，以维持组织灌注。因此，必须迅速建立至少两条大内径的快速外周静脉通路，肺动脉导管和中心静脉三腔导管的内径不足以进行容量复苏。在复苏前可进行容量负荷试验以对输液速度及容量进行指导。容量负荷试验的目的在于量化输液时的心血管反应，快速纠正容量缺失，尽可能减少容量超过负荷的风险和可能发生的不良反应，尤其是肺水肿，应该积极用于血流动力学不稳定的危重症患者。

### （四）使用血管活性药物

低血容量性休克患者一般不常规使用血管活性药，该类药物可以加重器官灌注不足和器官缺血缺氧；仅在足够的液体复苏后仍存在低血压或者输液还未开始的严重低血压患者，才使用血管活性药。

### （五）纠正酸中毒

低容量性休克时，有效循环血量减少，导致组织灌注不足，产生代谢性酸中毒，其严重程度与血容量缺失程度及持续时间有关。研究发现，BE增加与低血压、凝血时间、高创伤评分相关，BE的变化可以提示早期干预治疗的效果；约有80%的患者有碱缺失，当BE＜－15mmol/L时，患者死亡率可达到25%。血乳酸水平在24～48小时恢复正常的患者病死率为25%，48小时后仍未恢复正常的患者病死率可达86%，早期持续高乳酸水平与创伤后发生MODS明显相关。快速发生的代谢性酸中毒还可能引起严重的低血压、心律失常和死亡。临床常用碳酸氢钠能短暂改善休克时的酸中毒，但是，不主张常规使用；代谢性酸中毒的处理应着眼于病因处理、容量复苏等干预治疗，在组织灌注恢复过程中酸中毒状态可逐步纠正，过度的血液碱化使氧解离曲线左移，不利于组织供氧。因此失血性休克的治疗中碳酸氢钠只用于紧急情况或pH＜7.15。

### （六）肠黏膜屏障功能的保护

低容量性休克时，肠道低灌注、缺血缺氧发生早且严重。肠黏膜屏障功能迅速减弱，肠腔内细菌或内毒素向肠腔外转移，即细菌移位或内毒素移位，该过程在复苏后仍可持续存在。近年来，人们认为肠道是外科应激的中心器官，肠道的缺血再灌注损伤是休克、创伤病理生理发展的共同通路。保护肠黏膜屏障功能，减少细菌与内毒素移位，已成为低血容量性休克治疗和研究的热点。

### （七）体温控制

严重低血容量性休克常伴有顽固性低体温、严重酸中毒和凝血障碍。失血性休克合并低体温是疾病危重的临床征象之一，低体温（＜35℃）往往伴随更多的血液丢失和更高的病死率。低体温还可影响血小板功能、降低凝血因子活性、影响纤维蛋白形成。因此，低体温是出血和病死率增加的独立危险因素。但是，在合并颅脑损伤的患者控制性降温和正常体温相比显示出一定的积极效果，可降低患者的病死率，促进神经功能恢复。严重低血容量性休克伴低体温的患者应维持正常体温。入院时GCS评分在4～7分的低血容量性休克患者3小时内开始控制性降温。

### （八）限制性液体复苏

未控制出血的失血性休克是低血容量性休克的一种特殊类型，常见于严重创伤（贯通伤、血管伤、实质性脏器损伤、长骨和骨盆骨折、胸部创伤、腹膜后血肿等）、消化道出血、妇产科出血等。未控制出血的失血性休克患者死亡的原因主要是大量出血导致严重持续的低血容量性休克甚至心搏骤停。在早期积极复苏可引起稀释性凝血功能障碍；血液过度稀释，血红蛋白降低，减少组织氧供；血压升高后，血管内已形成的栓塞凝血块脱落，造成再出血。因此，应进行限制性液体复苏，即在活动性出血控制前应给予小容量液体复苏，在短期允许的低血压范围内维持重要脏器的灌注和氧供，避免早期积极复苏带来的不良反应。另外，大量的晶体液复苏还增加继发性腹腔间隔综合征的发病率。对于非创伤性未控制出血的失血性休克，如：消化道出血的失血性休克患者，早期输血组再出血率明显增加。但早期限制性液体复苏是否适合各类失血性休克，需维持多高的血压，可持续多长时间尚未有明确的结论。对于颅脑损伤患者，合适的灌注压是保证中枢神经组织氧供的关键；颅脑损伤后颅内压增高，此时若机体血压降低，则会因脑血流灌注不足而引起脑组织缺血性损害，加重颅脑损伤。因此，对于合并颅脑损伤的严重失血性休克患者，宜早期输液以维持血压正常，必要时应使用血管活性药物，将收缩压维持在正常水平，以保证颅内灌注压，而不宜延迟复苏。允许性低血压在老年患者应谨慎使用，有高血压病史的患者也应视为禁忌。

# 第四节 过敏性休克

过敏性休克是由特异性过敏原作用于致敏机体而引起的主要经 IgE 介导的Ⅰ型变态反应，在短时间内发生的一种强烈的累及多器官的临床症状群。过敏性休克的临床表现与程度因机体反应性、抗原进入量及途径等而有很大差别，通常突然发生，而且剧烈，难以预见，若不及时处理，常可危及生命。过敏性休克通常是人体对某些食物、毒液或药品过敏而产生，往往因循环衰竭而迅速进入休克状态。过敏性休克还将出现急性喉头水肿、气管痉挛、气管卡他样分泌、肺泡内出血、非心源性高渗出性的肺水肿等一系列可迅速导致呼吸系统功能障碍的严重病变，可以在 5～10 分钟内死亡。

## 一、病因和发病机制

### （一）病因——过敏原

（1）异种（性）蛋白内泌素（胰岛素、加压素），酶（糜蛋白酶、青霉素酶），花粉浸液（猪草、树、草），食物（蛋清、牛奶、坚果、海味、巧克力），抗血清（抗淋巴细胞血清或抗淋巴细胞丙种球蛋白），职业性接触的蛋白质（橡胶产品）等。

（2）多糖类，如葡聚糖铁。

（3）药物如抗菌药物（青霉素、头孢霉素、两性霉素 B、硝基呋喃妥因），局部麻醉药（普鲁卡因、利多卡因），维生素（硫胺素、叶酸），诊断性制剂（碘化 X 线造影剂、碘溴酞），职业性接触的化学制剂（乙烯氧化物）等。

（4）昆虫叮咬。以膜翅目的昆虫最为常见，蜂类毒素也是原因之一，如蜜蜂、黄蜂、虎头蜂等。

### （二）发病机制

过敏原初次进入体内诱发机体产生抗体（IgE），结合到肥大细胞（结缔组织）和嗜碱性粒细胞（血液）表面后机体处于致敏状态，相应的过敏原再次进入机体，与被 IgE 致敏的肥大细胞和嗜碱性粒细胞结合，同时与靶细胞表面的 IgE 结合，激活的靶细胞、肥大细胞和嗜碱性粒细胞迅速脱颗粒释放大量的组胺，导致体循环血管扩张，血管通透性增加，低血压、血管性水肿、气管痉挛、皮肤瘙痒及黏液分泌增多。青霉素引起的过敏性休克就属于典型的Ⅰ型变态反应，阿片类药物及碘显影剂经血管进入体内，直接刺激肥大细胞脱颗粒变化释放组胺。阿司匹林等非甾体抗炎药(NSAIDs)通过抑制环氧化酶途径，有利于花生四烯酸逆转进入脂质氧化途径而生成磷脂化炎性介质，造成机体致敏。组胺进一步引起细胞膜磷脂的分解代谢，导致多种重要的炎性介质的释放，如白三烯类化合物、前列腺素、血栓素 $A_2$ 及缓激肽等，共同参与致炎作用。白三烯 $C_4$、$D_4$ 及 $E_4$ 又称为慢反应物质，具有增加血管通透性及气管痉挛，白三烯 $B_4$ 增强嗜酸性粒细胞及白细胞的趋化作用。前列腺素 $D_2$ 造成气管痉挛，而血栓素及缓激肽具有激活补体、凝血及纤溶系统的作用。

引起的原因以药物注射为最多，口服药物亦可引起，但较少。另外，在输全血、血浆或免疫球蛋白的过程中，偶然也可见到速发型的过敏性休克。病因有：①供血者的特异性 IgE 与受者正在接受治疗的药物(如青霉素 G)起反应。②选择性 IgA 缺乏者多次输注含 IgA 血制品后，可产生抗 IgA 的 IgG 类抗体；当再次输注含 IgA 的制品时，有可能发生 IgA-抗 IgA 抗体免疫复合物，发生Ⅲ型变态反应引起的过敏性休克。③静脉滴注的丙种球蛋白(丙球)制剂中含有高分子量的丙球聚合物，可激活补体，产生 C3a、C4a、C5a 等过敏毒素；继而活化肥大细胞，产生过敏性休克。少数患者在应用药物如鸦片酊、右旋糖酐、电离度高的 X 线造影剂或抗生素(如多粘菌素 B)后，主要通过致肥大细胞脱颗粒作用，发生过敏性休克的临床表现。有些药物如“碘显影剂”、阿片类药物、NSAIDs 等并不产生 IgE 抗体，不存在过敏原与抗体反应，即通过非免疫机制而发生的过敏性休克症状与体征称之为过敏样反应。

### (三)病理改变

由于毛细血管扩张、通透性增加、血浆外渗，可以表现为急性肺部淤血与过度充气、喉头水肿(最重要的致死原因)，同时可伴有内脏充血、肺间质水肿和出血；显微镜下可见气道黏膜下极度水肿，小气道内分泌物增加，支气管黏膜充血、黏液堵塞及上皮细胞脱落，肺间质内血管充血伴嗜酸性粒细胞浸润；约 80%死亡病例合并有心肌灶性坏死或病变，可见嗜酸性粒细胞和肥大细胞浸润。脾、肝与肠系膜血管也多充血伴嗜酸性粒细胞浸润，少数病例还可有消化道出血等。还可出现点状出血(眼周、结膜和心肌)、脑水肿、皮肤血管水肿性红斑，脾、肾和肠系膜动脉分布区域的低灌注也是过敏性休克的典型标志。

## 二、临床表现

患者接触过敏源后迅速发病。按症状出现距过敏源进入的时间不同，可分为两型。①急发型过敏性休克：休克出现于过敏源接触后 0.5 小时之内，约占 80%～90%，多见于药物注射、昆虫蛰伤或抗原吸入等途径。此型往往病情紧急，来势凶猛，预后较差。如青霉素过敏性休克常呈闪电样发作，出现在给药后即刻或 5 分钟内。②缓发型过敏性休克：休克出现于过敏源接触后 0.5 小时以上，长者可达 24 小时以上，约占 10%～20%。多见于服药过敏、食物或接触物过敏。此型病情相对较轻，预后亦较好。

过敏性休克有两大特点，一是有休克表现即血压急剧下降到 80/50mmHg 以下，患者出现意识障碍；二是在休克出现之前或同时，常有一些与过敏相关的症状。主要表现有：①由喉头或支气管水肿与痉挛引起的呼吸道阻塞症状，是本症最多见的表现，也是最重要的死因。患者出现喉头堵塞感、胸闷、气急、呼吸困难、窒息感、发绀等；②循环衰竭症状：如心悸、苍白、出汗、脉速而弱、四肢厥冷、血压下降与休克等。有冠心病背景者在发生本症时由于血浆的浓缩和血压的下降，常易伴发心肌梗死；③神经系统症状：如头晕、乏力、眼花、神志淡漠或烦躁不安、大小便失禁、抽搐、昏迷等；④消化道症状：如恶心、呕吐、食管梗阻感、腹胀、肠鸣、腹绞痛或腹泻等；⑤皮肤黏膜症状：往往是过敏性休克最早且最常出现的征兆，包括一过性的皮肤潮红、周围皮痒，口唇、舌部及四肢末梢麻木感，继之出现各种皮疹，重者可发生血管神经性水肿。还可出现喷嚏、水样鼻涕、刺激性咳嗽、声音嘶哑等。

## 三、辅助检查

过敏性休克的诊断与治疗一般不需影像学检查等辅助检查。除常规心电图检查外，辅助检查主要用于评估反应的严重程度或在诊断不详时用于支持诊断或鉴别诊断。

1.血常规检查

血常规检查主要包括红细胞、血红蛋白、白细胞及白细胞分类计数和血小板等。

2.血液生化指标

测定血电解质（电解质异常可导致休克或由休克引起）、肝肾功能、淀粉酶、心肌酶谱、凝血功能、血乳酸等。

3.氧合情况

动脉血气或混合静脉血气分析（测量氧合、通气、酸碱状态），血氧饱和度监测等。

4.尿液分析与监测

主要有尿常规、尿脱落细胞检查等。

5.其他检查

床边 X 线检查、床边超声和超声心动图等检查。

## 四、诊断

（1）本病发生很快，必须及时做出诊断。凡在接受（尤其是注射）抗原性物质或某种药物或蜂类叮咬后立即发生全身反应，而又难以药品本身的药理作用解释时，就应马上考虑到本病的可能。

（2）过敏性休克的诊断不依赖于实验室检查和特殊检查，根据病情有明确用药史或接触变应原史，迅速发生上述的特征性临床表现，即可做出过敏性休克的诊断。但在诊断时应注意除外以下情况：

①迷走血管性昏厥：多发生在注射后，尤其患者有发热、失水或低血糖倾向时。患者常呈面色苍白、恶心、出冷汗，继而可昏厥，容易被误诊为过敏性休克。但此症无瘙痒或皮疹，昏厥经平卧后立即好转，血压虽低但脉搏缓慢，这些与过敏性休克不同。迷走血管性昏厥可用阿托品类药物治疗。

②遗传性血管性水肿:这是一种由常染色体遗传的缺乏补体C1酯酶抑制物的疾病。患者可在一些非特异性因素(例如感染、创伤等)刺激下突然发病,表现为皮肤和呼吸道黏膜的血管性水肿。由于气道的堵塞,患者也常有喘鸣、气急和极度呼吸困难等,与过敏性休克颇为相似。但本症起病较慢,不少患者有家族史或自幼发作史,发病时通常无血压下降,也无荨麻疹等,据此可与过敏性休克相鉴别。如果有药,血管性水肿可用C1酯酶抑制因子替代治疗,否则,可用新鲜冰冻血浆治疗。

## 五、治疗

一旦出现过敏性休克,力争现场抢救,因为过敏性休克是闪电般的过程,发病急而凶险,但治疗后缓解亦很快,故做过大样本综述的药理专家均强调应立即现场抢救。

### (一)一般处理

(1)立即脱离或停止进入可疑的过敏物质。如过敏性休克发生于药物注射之中,应立即停止注射,并可在药物注射部位之近心端扎止血带,视病情需要每15～20分钟放松止血带一次,防止组织缺血性坏死。如属其他过敏源所致,应将患者撤离致敏环境或移去可疑过敏源。

(2)即刻使患者取平卧位,松解领裤等扣带。如患者有呼吸困难,上半身可适当抬高;如意识丧失,应将头部置于侧位,抬起下颌,以防舌根后坠堵塞气道;清除口、鼻、咽、气管分泌物,畅通气道,面罩或鼻导管吸氧(高流量)。严重喉头水肿有时需行气管切开术:严重而又未能缓解的气管痉挛,有时需气管插管和辅助呼吸。对进行性声音嘶哑、舌水肿、喘鸣、口咽肿胀的患者推荐早期选择性插管。

(3)对神志、血压、呼吸、心率和经皮血氧饱和度等生命体征进行密切监测。

### (二)药物治疗

明确一线用药和二线用药:吸氧、输液和肾上腺素是一线用药;而糖皮质激素、抗组胺药物等是二线用药。

1.肾上腺素

(1)立即肌内注射0.1%肾上腺素0.3～0.5mL,小儿每次0.02～0.025mL/kg。由药物引起者最好在原来注射药物的部位注射,以减缓药物吸收。如需要,可每隔15～20分钟重复1次。皮下注射的吸收和达到最大血浆浓度的时间均很长,并且因休克的存在而明显延缓,故抢救过敏性休克时,主张肌内注射肾上腺素。如第一次注射后即时未见好转或严重病例,可用肌注量的1/2～2/3稀释于50%葡萄糖液40mL中静脉注射。肾上腺素能通过α受体效应使外周小血管收缩,恢复血管的张力和有效血容量;同时还能通过β受体效应缓解支气管痉挛,阻断肥大细胞和嗜碱性粒细胞炎性介质释放,是救治本症的首选药物。如呼吸、心搏停止,立即行心肺复苏术。一般经过1～2次肾上腺素注射,多数患者休克症状在0.5小时内均可逐渐恢复,但是肾上腺素的好处也须与它对老年人和某些病变的不利影响结合考虑,如脑血管病、冠心病、高血压、糖尿病、甲状腺功能亢进、心肌病、窄角青光眼等,在这些情况下,肾上腺素可能引发心肌梗死、脑卒中、脑水肿等。静脉用药强调要有持续心电监护,防止高血压危象和室颤。

对链霉素引起的过敏性休克,有学者认为应首选钙剂,可用10%葡萄糖酸钙或5%溴化钙10～20mL稀释于25%～50%葡萄糖液20～40mL中缓慢静注;0.5小时后如症状未完全缓解，可再给药1次。

(2)立即为患者建立静脉通道(最好两条)，用地塞米松10～20mg或氢化可的松300～500mg或甲泼尼龙120～240mg加入5%～10%葡萄糖液500mL中静滴或先用地塞米松5～10mg静注后，继以静滴。糖皮质激素对速发相反应无明显的治疗效果，但可以阻止迟发相过敏反应的发生。因严重支气管痉挛致呼吸困难者，可用氨茶碱0.25g稀释入25%葡萄糖液20～40mL中缓慢静注。

(3)补充血容量：过敏性休克中的低血压常是血管扩张和毛细血管液体渗漏所致。对此，除使用肾上腺素等缩血管药物外，必需补充血容量以维持组织灌注。宜选用平衡盐液，一般先输入500～1000mL，以后酌情补液。注意输液速度不宜过快、过多，以免诱发肺水肿。

(4)应用升压药：经上述处理后，血压仍低者，应给予升压药。常用多巴胺20～40mg静注或肌注或用较大剂量加入液体中静滴；或用去甲肾上腺素1～2mg加入生理盐水250mL中静脉滴注。

(5)加用抗组胺药物：如异丙嗪25～50mg肌注或静滴或苯海拉明20～40mg肌注或$H_2$受体阻滞剂(如西咪替丁300mg口服、肌注或静滴)等。

(6)吸入β肾上腺素能药：如有明显支气管痉挛，可以喷雾吸入0.5%沙丁胺醇溶液0.5mL，以缓解喘息症状。吸入沙丁胺醇对由于使用β受体阻滞剂所致的支气管痉挛特别有效。注意：一些发生濒死哮喘的过敏反应患者，应该接受重复剂量的支气管扩张剂而不是肾上腺素。

(7)胰高血糖素的使用：胰高血糖素有不依赖于β受体的变力性、变时性和血管效应。胰高血糖素也可引起内源性儿茶酚胺的释放。用β受体阻断剂的患者在治疗过敏性休克心血管效应时肾上腺素和其他肾上腺素能药物的效果可能较差，这些患者胰高血糖素可能有效。此时，除使用较大剂量肾上腺素外，还应使用胰高血糖素，1～10mg静脉或肌内注射(代表性用法是1～2mg，每5分钟一次)。患者过量使用β受体阻断剂时建议使用较大剂量。

**(三)病因治疗**

过敏性休克往往可以预防，最好的病因治疗是周密的预防，杜绝过敏性休克的发生。因此，过敏性休克的特异性病因诊断对本症的防治具有重要意义，进行过敏源测验应该：①在休克解除后；②在停用抗休克及抗过敏药物后；③如做皮肤试验，最好先由斑贴、挑刺等试验开始，严格控制剂量，并准备好必要的抗休克药物。应注意：少数皮试阴性患者仍有发生本症的可能。曾对叮咬、刺螫、食物或其他不可避免的因素产生严重过敏反应的患者有使用肾上腺素自动注射器的指征，它可以做成包括口服抗组胺药的抗过敏急救盒。

**(四)防治并发症**

过敏性休克可并发肺水肿、脑水肿、心搏骤停或代谢性酸中毒等，应予以积极治疗。

休克改善后，如血压仍有波动者，可口服麻黄碱25mg，每日3次。如患者有血管神经性水肿、风团或其他皮肤损害者，可口服泼尼松20～30mg/d，抗组胺类药物如氯苯那敏(扑尔敏4mg，3次/天)、阿司咪唑(息斯敏10mg，1次/天)等。同时对患者应密切观察24小时，以防过敏性休克再次发生。

# 第五节 神经源性休克

神经源性休克是指在创伤、剧烈疼痛等强烈神经的刺激下，引起某些血管活性物质（如缓激肽、5-羟色胺等）释放增加，导致周围血管扩张、微循环淤血、全身有效循环血容量突然减少而引起的休克。

## 一、病因与发病机制

### （一）病因

1.严重创伤、剧烈疼痛刺激

当胸腹腔或心包穿刺时，周围血管扩张，大量血液淤积于扩张的微循环血管内，反射性的血管舒缩中枢被抑制，导致有效血容量突然减少而引起休克。

2.药物应用

许多药物可破坏循环反射功能而引起低血压休克如氯丙嗪、降血压药物（神经节阻滞剂、肾上腺素能神经元阻滞剂和肾上腺受体拮抗剂等）。

3.麻醉药物、腔镜检查等

麻醉药物（包括全麻、腰麻、硬膜外麻醉）均可阻断自主神经，使周围血管扩张，血液淤积，发生低血压休克。尤其当患者已有循环功能不足因素存在时，应用上述药物更易出现低血压。

### （二）发病机制

强烈的神经刺激，如创伤、剧烈疼痛等引起某些血管活性物质（如缓激肽、5-羟色胺等）释放增加，导致周围血管扩张，微循环淤血，有效循环血容量突然减少而引起的休克。此类休克也常发生在脑损伤或缺血、深度麻醉、脊髓高位麻醉或脊髓损伤交感神经传出通路被阻断时。在正常情况下，血管运动中枢不断发出冲动，传出的交感缩血管纤维到达全身小血管，维持血管一定的张力。当血管运动中枢发生抑制或传出的缩血管纤维被阻断时，小血管张力丧失，血管扩张，外周阻力降低，大量血液聚集在血管床，回心血量减少，血压下降，出现休克。这种休克发生常极为迅速，具有很快逆转的倾向，大多数情况下不发生危及生命的、持续严重的组织灌流不足。

## 二、临床表现

（1）休克早期面色苍白，烦躁不安，四肢湿冷、出冷汗，疼痛、恶心、呕吐；心率快、脉搏有力，血压不稳定、忽高忽低、脉压小；口渴，尿少。

（2）休克期表情淡漠，反应迟钝，意识模糊，脉搏细速；收缩压≤80mmHg（10.64kPa），脉压＜20mmHg（2.66kPa）；表浅静脉血管萎陷，尿量＜20mL/h。严重的休克患者呼吸急促，甚至昏迷，收缩压＜60mmHg（7.98kPa），甚至测不出，无尿等。

（3）休克晚期皮肤黏膜内脏出血，常见有消化道出血和血尿，发生心力衰竭、急性呼吸衰竭，急性肾衰竭、急性肝衰竭等。

## 三、诊断

诊断依据包括：①有强烈的神经刺激，如创伤、剧烈疼痛；②头晕、面色苍白、出汗、疼痛、恶心；③胸闷、心悸、呼吸困难；④脉搏细速、血压下降。

## 四、治疗

### （一）治疗原则

治疗原则：①去除神经刺激因素、立即平卧；②迅速皮下或肌内注射肾上腺素；③快速补充有效血容量；④应用肾上腺皮质激素；⑤维持正常血压；⑥病因治疗。

### （二）用药原则

用药原则：①发生神经源性休克时，立即应用肾上腺素，迅速液体复苏；②病情较重者可应用地塞米松；③收缩压低于80mmHg(10.64kPa)，应用血管活性药物，如多巴胺或间羟胺等；④酌情使用镇痛、镇静药物。

### （三）急救措施

1.体位

平卧位，下肢应略抬高，以利于静脉血回流，如有呼吸困难可将头部和躯干抬高15°～30°，以利于呼吸。

2.呼吸道

保持呼吸道通畅，尤其是休克伴昏迷者。方法是将患者颈部垫高，下颌抬起，使头部最大限度后仰，并偏向一侧，以防呕吐物和分泌物误吸入呼吸道。

3.体温控制

给体温过低的患者保暖，但对伴有高度发热的患者应给予降温。

4.镇痛镇静

因创伤骨折所致的休克给予镇痛及骨折固定，烦躁不安者可给予适当的镇静剂等。

5.患者转院

尽快将患者送往有条件的医院抢救，对休克患者搬运越轻越少越好；运送途中应有专人护理，随时观察病情变化，给予吸氧及静脉输液等急救措施。

# 第六节 创伤性休克

创伤性休克是指机体遭受到严重创伤的刺激和组织损害，通过“血管-神经”反射所引起的以微循环障碍为特征的急性循环功能不全以及由此导致组织器官血流灌注不足、缺氧和内脏损害的综合征。

## 一、病因病机

机体遭受严重创伤后，由于大出血、剧烈疼痛、组织坏死分解产物的释放和吸收、创伤感染等有害因素作用，可致机体正常生理功能紊乱，严重时就导致休克。

1.失血

失血是创伤造成血流灌注不足引起休克的最常见的原因。休克的失血量随着年龄、性别、健康状况以及失血的速度而有所不同。一般来说，1次突然失血量不超过总血量的1/4(约1000～1250mL)时，机体通过神经体液的调节，可代偿地维持血压在正常范围；如失血达到总血量的1/3(约1500mL)以上时，由于大量血液流失，有效循环血量减少，微循环灌注不足，加上血红蛋白丢失，造成全身组织和器官的缺氧，重要脏器机能紊乱和组织代谢失调，即发生休克。

因此，对严重创伤要有全面认识，尤其对失血量，必须有充分的估计。两处大骨折，失血量可达总血量的20%～40%。成人股骨干一处骨折可失血500～1500mL，严重骨盆骨折失血量可达2500～4000mL。此外，大量血浆和细胞间液外渗，对循环功能同样有不良影响，如严重挤压伤。

一般来说，失血量超过总量的1/4时就可能导致休克，但伤员对急性失血的耐受能力差异颇大。对一次性的大量失血，必须考虑到潜在休克的危险，而给予及时的治疗。

2.神经内分泌功能紊乱

严重创伤及所伴随发生的症状，如疼痛、恐惧、焦虑及寒冷、神经麻痹等，都可对中枢神经产生不良刺激。如果这些刺激强烈而持续时，可进一步扩散到皮层下中枢而影响神经内分泌功能，导致反射性血管舒缩功能紊乱，因而末梢循环的阻力增大，以致大量血液瘀滞在微血管网中，有效循环量减少而发生休克。

3.组织破坏

严重的挤压伤可导致局部组织缺血和组织细胞坏死。当压力解除后，由于局部毛细血管破裂和通透性增高，可导致大量隐性出血和血浆渗出，组织水肿，有效循环量下降；组织细胞坏死后，释放大量酸性代谢产物和钾、磷等物质，引起电解质的紊乱。其中某些血管活性物质被吸收后，对血管通透性和舒缩功能有危害，使血浆大量渗入组织间隙中和瘀滞在微血管内，有效循环量进一步下降，亦可引起休克。

4.细菌毒素作用

创伤继发严重的感染，细菌产生大量的内、外毒素，这些毒素进入血液循环，可引起中毒反应，并通过血管舒缩中枢或内分泌系统，直接或间接地作用于周围血管，从而使血循环在动力学上发生紊乱，小动脉和毛细血管循环障碍，有效循环量减少，动脉压下降，导致中毒性休克。此外，毒素直接损害组织及增加毛细血管的通透性，造成血浆的丢失，使创伤性休克的演变加速和程度加重。

## 二、诊断

### (一)创伤性休克的诊断

病史、症状、临床特点以及脉压等方面均需考虑。创伤性休克患者均有较严重的外伤或出血史，有“5P”征表现，即皮肤苍白、冷汗、神志淡漠、脉搏微弱、呼吸急促；收缩压在100mmHg

(13.3kPa)以下;脉压一般小于30mmHg(4kPa)。凡遇到严重创伤患者,均应考虑到发生休克的可能,如发现患者精神兴奋,烦躁不安,出冷汗,心率快,脉压缩小,尿量减少等,即应认为已处于休克早期,如患者口渴,神志淡漠,反应迟钝,皮肤苍白,出冷汗,四肢发凉,呼吸浅而快,脉搏细速,收缩压降至90mmHg(12kPa)以下和尿量少等,患者已进入休克抑制期。

### (二)急性创伤性凝血病的诊断

创伤引起血小板和凝血因子丢失、低体温和酸中毒等,导致血小板数量减少和功能障碍,凝血因子消耗且活性降低,大量输液导致血液稀释等,都将加重凝血功能障碍,表现为PT、APTT延长,甚至出现DIC。创伤性凝血病缺乏特异性症状和体征,临床上可以根据创面、浆膜表面、皮肤切缘、血管穿刺处等部位的广泛渗血来进行初步判断,同时观察凝血、纤溶等相关指标。1994年美国病理学家学会推荐APTT＞60秒、PT＞18秒及凝血酶时间(TT)＞15秒即可诊断为创伤性凝血病。2010年欧洲创伤出血高级处理特别工作组发布的“严重创伤出血及凝血病管理指南”进行了更新,推荐动态监测创伤性凝血病相关的指标APTT、PT、TT、INR等,同时应测定血栓弹力图(TEG)辅助诊断凝血病并指导治疗。

### (三)临床监测

通过对休克患者的监测,既可以进一步确诊,又可以较好地判断病情并指导治疗。

1.一般监测

(1)精神状态:能够反映脑组织灌流的情况,患者神志清楚,反应良好,表示循环稳定,神志淡漠或烦躁,头晕,眼花或从卧位改为坐位时出现晕厥,常表示循环血量不足,休克依然存在。

(2)肢体温度、色泽:反映体表灌流的情况,四肢温暖,皮肤干燥,轻压指甲或口唇时,局部暂时缺血呈苍白,松压后迅速转红润,表明休克好转;四肢皮肤苍白、湿冷,轻压指甲或口唇时颜色变苍白,松压后恢复红润缓慢,仍处于休克状态。

(3)血压:休克代偿期时,血压保持或接近正常,应定期测血压并进行比较;血压逐渐下降,收缩压低于90mmHg(12kPa),脉压小于20mmHg(2.67kPa),提示为休克状态;血压回升,脉压增大,表明休克好转。

(4)脉率:脉搏细速常出现于血压下降前,有时血压虽然仍低,但脉搏有力,手足温暖,多表示休克趋于好转。休克指数=脉率/收缩血(mmHg),可以帮助判定有无休克及其程度,休克指数为0.5,一般表示无休克;在1.0～1.5,表示存在休克;在2.0以上,表示休克严重。

(5)尿量:是反映肾血流灌注状况的指标,借此也可反映重要器官的血流灌注的情况。留置导尿管,观察每小时尿量,尿量＜25mL/h,比重增加,表明肾动脉痉挛或血容量不足;血压正常,但尿量仍少,比重降低,则可能已发生急性肾衰竭(ARF),尿量＞30mL/h,表示休克纠正。

2.复苏指标监测

(1)动脉血乳酸:可直接反映患者休克、低灌注以及无氧代谢严重程度,且对组织缺氧具有较高灵敏度,乳酸清除率可预测创伤性休克患者的预后。

(2)中心静脉血氧饱和度($ScvO_2$):$ScvO_2$可用于评估组织氧利用程度,与血乳酸相比,其对评估患者病情严重程度具有更高的灵敏度,是一项早期监测指标,$ScvO_2$达到70%可作为创伤性休克患者限制性液体复苏终点。

(3)组织血氧饱和度:组织血氧饱和度是一项有效的休克严重程度评估指标,而其预测

MODS 的发生或患者预后、评估严重躯干创伤患者组织灌注状况的价值较高；具有连续性和无创等优点。

(4)血流动力学监测：监测指标可用于液体管理，如：SPV、PPV、SVV、EVLW、ITBV 等指标，较传统方法更加可靠，具有更好的容量状态评估作用。

(5)肠黏膜酸碱度值：机体处于缺血及缺氧状态时，胃肠黏膜受损概率较高。相对于血乳酸，肠黏膜酸碱度在评估组织灌注方面灵敏度更高。小肠黏膜酸碱度监测可早期发现，患者全身监测指标完全恢复正常但胃肠组织灌注不足的“隐性代偿性休克”；可有效评估创伤失血性休克患者复苏是否完全。

## 三、病情判断

### (一)快速进行伤情的评估

医护人员立即进行生命体征、经皮血氧饱和度($SpO_2$)监测、意识状态评估等。伤情严重度在创伤患者整个抢救过程中非常重要，对生命威胁最大的创伤要优先予以处理，还可用于评判伤员的预后。

### (二)创伤严重度评分(ISS)

多发伤严重度评估运用最广泛的是 ISS，是针对 6 个损伤部位(头颈、胸部、腹部、脊柱、四肢和体表)分为 1～5 分，然后对三个损伤最重的脏器评分进行平方，其平方之和即为 ISS 分值，分值范围 0～75 分，分值越高损伤越重。ISS＞16 分确定为严重创伤；严重创伤危及生命定为极重度创伤，ISS＞25 分。ISS 评分不能充分反映胸腹部脏器损伤情况，也不能反映出年龄和患者伤前健康状况对预后的影响。

### (三)改良早期预警评分(MEWS)

MEWS 是对患者心率、收缩压、呼吸频率、体温和意识状态进行评分。一旦分值达到一定标准即“触发”水平，必须尽快进行更积极的医疗处置。MEWS 评分为 4～5 分是病情严重程度变化的一个最佳截断点；一般认为，MEWS 评分在 4 分以下，患者病情较轻；而达 4 分以上则病情严重。MEWS 评分分值与急性创伤患者伤情及病死率呈正相关。

### (四)休克的监测

出现下列情况多表示抗休克治疗有效：①神志清楚，安静不烦渴，对答切题，无缺氧症状；②血压基本稳定，收缩压＞100mmHg，不需升压药物维持，脉压 30～50mmHg，CVP 6～12cm$H_2O$；③脉搏有力，脉率 70～90 次/分，恢复到或接近伤前水平，呼吸平稳，12～18 次/分；④Hb≥100g/L，Hct≥35%，四肢末梢温暖，皮肤无潮湿粗糙；⑤尿量≥60mL/h，尿色和尿比重正常。

## 四、治疗

及时去除休克原因，尽可能缩短受伤与手术治疗的时间间隔，补足丢失的血容量，纠正酸中毒，血压恢复正常，循环衰竭即可得到纠正，对尚未查明出血部位的休克伤员应立即完善相关检查，如胸、腹、骨盆等部位的超声和 CT 检查。严重创伤对患者的生命产生极大的威胁，必须及时给予有效生命支持。

## (一)创伤性休克的治疗原则

①处理危及生命的伤情,如伤口失血过多,可立即处理伤口、止血;②液体复苏、补充血容量、纠正酸中毒;③给予强心利尿、抗感染;④吸氧、镇痛、镇静治疗等;⑤其他原因,可先给予紧急抢救,同时准备手术治疗。

## (二)维持生命体征平稳,处理创伤

迅速果断地处理威胁患者生命的伤情,包括开放气道、建立静脉通路、包扎、止血、有效止痛等。对创伤给予紧急处置,诸如:固定骨折、填塞伤口暂时止血,在休克控制后再进一步处理创伤。对盆腔骨折导致的失血性休克,应立即进行骨盆闭合和稳定手术;对于接受了骨盆稳定处理后血流动力学仍进行性恶化者,早期进行血管栓塞术或进行手术填塞止血。

## (三)液体复苏

恢复组织器官的血流灌注,又不至于过多地扰乱机体的代偿机制和内环境是复苏的平衡点。出血尚未控制的伤员不再进行复苏,而是争取时间紧急运送,直至具备进行止血手术条件时开始液体复苏。相对轻的出血,不予复苏或延迟复苏,比立即复苏更好。严重出血性休克,应是边复苏边运送,但复苏应该是“有限地低度干预”,即只给予少量的液体,使血压维持在较低水平,即允许性低血压,一般是 SBP:70～90mmHg(9.33～12.27kPa)。

### 1.复苏原则

①对有休克表现的患者,可用晶体液或人工胶体溶液维持 MAP 在 70mmHg 左右;②第一阶段,活动性出血期,从受伤到手术止血约 8 小时,用晶体液和浓缩红细胞复苏,不主张用过多的胶体液,以免引起过多的血管外液扣押,对后期复苏不利;③第二阶段,强制性血管外液体扣押期,伤后 1～3 天,在保证心、肺功能的前提下积极复苏,维持足够有效的循环血量,但不主张过多输注胶体液,特别是白蛋白,也不主张用大量利尿剂,尿量控制在 20～40mL/h;④第三阶段,血管再充盈期,此期功能逐渐恢复,大量组织间液回流入血管,应减慢输液速度和减少输液量,酌情使用利尿剂。

### 2.复苏措施

①保持呼吸道通畅,给氧或机械通气;心电监护,维护心泵功能。②控制出血,进行紧急生命救治,可采取暂时性控制出血,如填塞止血、出血点压迫止血,快速简便血管修复止血法,侧壁修补、结扎;主要任务是恢复有效血容量,维持血流动力学稳定,迅速输入晶体液、全血、红细胞,使 Hct>35%;纠正代谢性酸中毒,提高碱贮备,补充碳酸氢钠,使动脉血 pH 恢复正常;提高 $PaO_2$,使 CI>3.5L/min,$SpO_2$>94%;广谱抗菌药物预防和控制感染,加强器官功能支持。③采用复温设施恢复机体热平衡,覆盖加热到 40℃的空气对流毯;输液导管均需接有精确加热控制装置,使输入液体保持在 40℃。

### 3.复苏程序

创伤性休克复苏程序的重点是保持呼吸道通畅及充分供氧,早期快速、足量扩容,迅速止血;急救复苏对于提高外伤性患者的生存率具有重要的作用和意义。急救复苏原则:①尽早去除引起休克的原因;②尽快恢复有效循环血量,将前心脏负荷调整至最佳水平;③纠正微循环障碍;④增强心脏功能;⑤恢复人体的正常代谢。

### (四)限制性液体复苏

针对有活动性出血的创伤性休克患者,建议采用损伤控制限制性液体复苏,通过控制液体输注的速度,使机体血压维持在一个较低水平的范围内,直至彻底止血。

1.作用机制

过量补液会造成:①血压升高,加重出血;②血液过度稀释,不易形成新的凝血块,降低机体的凝血功能或使已形成的凝血块脱落,引发再出血;③导致 Hb 降低,不利于氧的携带和运送;④引起肺水肿,不利于氧的弥散等。

2.注意事项

①限制性液体复苏的适用范围是在彻底止血前,有活动性出血的休克患者,特别是胸部和心脏外伤者;对于严重的脑外伤患者要慎用,因为合并颅脑损伤的严重多发伤患者,大多伴有休克和低血压情况,当务之急是手术清创,彻底止血;②MAP 的选定要注意个体化差异,重视伤情的特殊性;MAP 太高时,大量补液扩容会加重脑水肿和出血,MAP 降太低会影响脑部的血流灌注;一般以 MAP 50~60mmHg 为标准指导补液量和速度,有高血压史的患者 MAP 最好能维持于伤前的 2/3;③掌握好限制性液体复苏的时限;采取限制性液体复苏是把创伤后失血性休克引起对机体的损害降低到最小程度的权宜之计,而不是限制性液体复苏的时间越长越好;④限制性液体复苏过程中仍应强调,必须尽快查明活动性出血情况,尽快处理;⑤持续顽固性严重创伤失血性休克患者的抗休克治疗,要进行持续的液体复苏,同时注意纠正凝血功能、酸中毒,维持患者体温正常;⑥建议液体复苏开始就以一定比例输注浓缩红细胞、冷冻血浆和新鲜浓缩血小板;⑦监测复苏效果,观察患者的血压和心率、碱剩余、血乳酸、组织血红蛋白氧饱和度等指标来评估机体的代谢状态。

### (五)损伤控制性复苏(DCR)

对于创伤性休克引起大量失血、失液者,止血比紧急复苏更紧迫。DCR 整合了止血性复苏、允许性低血压和损伤控制性外科(DCS)的相关理念,旨在有效抗休克和预防“致死三联征”的发生。DCR 的理念来源于 DCS,DCS 是指有效地避免创伤患者发生低体温、酸中毒和凝血功能障碍等危及生命的生理功能紊乱的外科原则,其核心思想是提高患者的生存率。DCR 策略是控制严重创伤和出血,降低病死率,包括 DCS、允许性低血压、止血复苏、识别和预防低体温、纠正酸中毒及纠正凝血病等。

### (六)合理输注血液及血制品

对大出血或凝血病有明显出血者,如 PT、APTT>正常对照 1.5 倍,可使用新鲜冷冻血浆(FFP),初始剂量为 10~15mL/kg,随后可能需要追加。对于接受大量输血治疗的患者,按照输血治疗方案进行分层研究发现,接受 FFP∶红细胞(RBC)比值(中位数为 1∶1.4)输血的患者生存率为 81%,采用中等比值(中位数为 1∶2.5)的患者生存率为 66%,而接受低比值(中位数为 1∶8)治疗的患者生存率为 35%。虽然血浆、血小板及 RBC 补充治疗一般不应该基于任何固定公式,但许多观察性研究的结果提示重度创伤、大量血液补充及凝血异常患者在以接近 1∶1∶1 的比例输注 FFP(单位)、血小板(单位)和 RBC(单位)的情况下(即损伤控制方法)生存率获得提高。

### （七）急性创伤性凝血病

创伤凝血病在创伤的极早期、接受大量液体治疗之前就可能发生，并且和预后密切相关。防治措施包括：①防治低体温；②合理选择用于复苏的液体；③纠正酸中毒；④允许性低血压复苏；⑤早期积极补充凝血因子，恰当使用止血药物；⑥损伤控制外科的实施；⑦适当补充钙剂；⑧警惕后期的血液高凝状态和血栓形成，预防脓毒症的发生。

### （八）血管活性药物

创伤性休克治疗的关键不是升血压，而是改善微循环血流。临床上合理应用血管活性药物可以通过解除微循环血管痉挛，使血管内径恢复，血流重新变得畅通，阻断休克的恶性循环，保证治疗的成功。在抗休克治疗时，如果扩容治疗难以恢复组织灌注，那么血管活性药物就成为提升血压，增加组织灌流等血流动力学处理的主要措施。临床常用的血管活性药物有：肾上腺素、多巴胺、去甲肾上腺素、血管加压素、山莨菪碱、酚妥拉明等。小剂量联合应用、缓慢增加、逐渐减量是临床应用血管活性药物的原则。

# 第二章　呼吸系统常见急危重症

## 第一节　急性上呼吸道感染

急性上呼吸道感染是鼻腔、咽或咽喉部急性炎症的总称。大多数由病毒引起，少数为细菌所致。其发病不分年龄、性别、职业和地区。全年皆可发病，冬春季较多。可通过含有病毒的飞沫或被污染的用具传播，多数为散发性，但常在气候突变时流行。由于病毒的类型较多，人体对各种病毒感染后产生的免疫力较弱且短暂，并无交叉免疫，同时在健康人群中有病毒携带者，故一个人一年内可有多次发病。

### 一、病因

急性上呼吸道感染约有70％～80％由病毒引起。可有鼻病毒、副流感病毒、埃可病毒、柯萨奇病毒、呼吸道合胞病毒、腺病毒、流感病毒甲、乙、丙型等。细菌感染可直接感染或继发于病毒感染之后，以溶血性链球菌为最常见，其次为肺炎球菌、葡萄球菌、流感嗜血杆菌、偶或为革兰阴性细菌。其感染主要表现为咽炎或扁桃体炎。上述的病原体（病毒和细菌）在人体受凉、淋雨、过度疲劳等诱因使全身或呼吸道局部防御功能降低时，原已存在于上呼吸道的或从外界侵入的病毒或细菌可迅速繁殖，引起本病。尤其是老幼体弱或患有慢性呼吸道疾患，如鼻窦炎、扁桃体炎者，更易诱发。

### 二、病理

组织学上可无明显病理改变，亦可出现上皮细胞的破坏。可有炎症因子参与发病，使上呼吸道黏膜血管充血和分泌物增多，伴单核细胞浸润，浆液性及黏液性炎性渗出。继发细菌感染者可有中性粒细胞浸润及脓性分泌物。

### 三、临床表现

根据病因不同，临床表现可有不同的类型：

1.普通感冒

为病毒感染引起，俗称“伤风”，又称急性鼻炎或上呼吸道卡他。起病较急，主要表现为鼻部症状，如喷嚏、鼻塞、流清水样鼻涕，也可表现为咳嗽、咽干、咽痒或灼热感，甚至鼻后滴漏感。咳嗽、咽干和鼻后滴漏感与病毒诱发的炎症介质导致的上呼吸道传入神经高敏状态有关。2～

3 天后鼻涕变稠。可伴咽痛、头痛、流泪、味觉减退、呼吸不畅、声嘶等。有时由于咽鼓管炎使听力减退。一般无发热及全身症状或仅有低热、不适、轻度畏寒、头痛。检查可见鼻腔黏膜充血、水肿、有分泌物，咽部轻度充血。如无并发症，一般经 5～7 天痊愈。

2.急性病毒性咽炎和喉炎

①急性病毒性咽炎多由鼻病毒、腺病毒、流感病毒、副流感病毒，以及肠道病毒、呼吸道合胞病毒等引起。临床特征为咽部发痒和灼热感，咽痛不明显。当吞咽疼痛时，常提示有链球菌感染。咳嗽少见。流感病毒和腺病毒感染时可有发热和乏力。体检咽部明显充血和水肿，颌下淋巴结肿大且触痛。腺病毒咽炎可伴有眼结膜炎。②急性病毒性喉炎多由流感病毒、副流感病毒及腺病毒等引起。临床特征为声嘶、讲话困难、咳嗽时疼痛，常有发热、咽痛或咳嗽。体检可见喉部水肿、充血，局部淋巴结轻度肿大和触痛，可闻及喉部的喘息声。

3.急性疱疹性咽峡炎

常由柯萨奇病毒 A 引起，表现为明显咽痛、发热，病程约 1 周。检查可见咽充血，软腭、腭垂、咽及扁桃体表面有灰白色疱疹及浅表溃疡，周围有红晕，以后形成疱疹。多于夏季发作，多见于儿童，偶见于成人。

4.急性咽结膜炎

主要由腺病毒、柯萨奇病毒等引起。临床表现有发热、咽痛、畏光、流泪，咽及结合膜明显充血。病程 4～6 天，常发生于夏季，由游泳传播，儿童多见。

5.急性咽扁桃体炎

多由溶血性链球菌，次为流感嗜血杆菌、肺炎球菌、葡萄球菌等引起。起病急、明显咽痛、畏寒、发热、体温可达 39℃以上。检查可见咽部明显充血，扁桃体肿大、充血，表面有黄色脓性分泌物，颌下淋巴结肿大、压痛，肺部无异常体征。

## 四、辅助检查

1.血象情况

病毒性感染时，白细胞计数多正常或偏低，淋巴细胞比例升高；细菌感染时，白细胞计数常增多，有中性粒细胞增多和核左移现象。

2.病原学检查

因病毒类型繁多，且明确类型对治疗无明显帮助，一般无须明确病原学检查。细菌培养可判断细菌类型并做药物敏感试验以指导临床用药。

## 五、诊断

根据鼻咽部的症状和体征，结合周围血象和阴性胸部 X 线检查可做出临床诊断，一般无须病因诊断。特殊情况下可行细菌培养或病毒分离或病毒血清学检查等确定病原体，但须与初期表现为感冒样症状的其他疾病鉴别。①过敏性鼻炎：临床上很像"伤风"，所不同者起病急骤、鼻腔发痒、喷嚏频繁、鼻涕呈清水样，无发热，咳嗽较少。多由过敏因素如螨虫、灰尘、动物皮毛、低温等刺激引起。如脱离过敏原，数分钟至 1～2 小时内症状即消失。检查：鼻黏膜苍白、水肿，鼻分泌物涂片可见嗜酸性粒细胞增多。②流行性感冒：常有明显的流行。起病急，全身症状较重，高热、全身酸痛、眼结膜炎症明显，但鼻咽部症状较轻。病毒分离或血清学诊断可供鉴别。③急性传染病前驱期症状：如麻疹、脊髓灰质炎、脑炎、肝炎等在患病初期常有上呼吸道症状，在这些病的流行季节或流行区应密切观察，并进行必要的实验室检查，以资鉴别。

## 六、治疗

1.对症治疗

病情较重或年老体弱者应卧床休息，忌烟、多饮水，室内保持空气流通。如有发热、头痛，可选用复方阿司匹林、吲哚美辛（消炎痛）、去痛片等药；咽痛可用各种喉片如溶菌酶片、健民咽喉片或中药六神丸等口服；声音嘶哑，可用超声雾化治疗；鼻塞、流涕可用1％麻黄碱滴鼻。

2.抗菌药物治疗

普通感冒无须用抗菌药物，除非有白细胞升高、咽部脓苔、咯黄痰和流鼻涕等细菌感染证据。常选青霉素、第一代头孢菌素、大环内酯类或喹诺酮类。极少数需要根据病原菌选用敏感的抗菌药物。

3.抗病毒药物治疗

如无发热，免疫功能正常，发病不超过2天，一般无须应用。对于免疫缺陷患者，可早期常规使用。①利巴韦林（病毒唑）：10～15mg/(kg·d)分2次静脉滴注；或0.8～1.0g/d分3～4次口服。妊娠妇女和即将妊娠的妇女禁用。②奥司他韦：75mg口服，每日2次，共5天。利巴韦林和奥司他韦有较广的抗病毒谱，对流感病毒、副流感病毒和呼吸道合胞病毒等有较强的抑制作用，可缩短病程。

4.中医中药治疗

具有清热解毒和抗病毒作用的中药都可选用，有助于改善症状，缩短病程。可供选用的中成药有清热解毒口服液、双黄连口服液、痰热净注射液等。

# 第二节　急性气管-支气管炎

急性气管-支气管炎是由感染、物理化学刺激或过敏引起的气管-支气管黏膜的急性炎症。临床主要症状有咳嗽和咳痰。常见于寒冷季节或气候突变之时诱发，也可由急性上呼吸道感染蔓延而来。

## 一、病因

可以由病毒、细菌直接感染，也可因急性上呼吸道感染的病毒或细菌蔓延引起本病。常见病毒是腺病毒、鼻病毒、冠状病毒、流感病毒、呼吸道合胞病毒和副流感病毒等；常见细菌为流感嗜血杆菌、肺炎链球菌、卡他莫拉菌等；衣原体和支原体感染有所增加。常在病毒感染的基础上继发细菌感染。物理与化学性刺激如过冷空气、粉尘、某些刺激性气体等，均易引起本病。

对细菌、蛋白质或寒冷空气过敏也可发病。寄生虫如钩虫、蛔虫等幼虫在肺脏移行时，也可以引起支气管炎。儿童有反复急性气管-支气管炎发作者，应排除少见疾病如囊性纤维化肺病或低免疫球蛋白血症的可能性。

## 二、病理

气管、支气管黏膜充血水肿，淋巴细胞和中性粒细胞浸润；同时可伴纤毛上皮细胞损伤、脱落；黏液腺体肥大增生。合并细菌感染时，分泌物呈脓性。

## 三、临床表现

起病较急，常先有急性上呼吸道感染症状，如鼻塞、喷嚏、咽痛、声嘶等。全身症状轻微，仅有轻度畏寒、发热、头痛及全身酸痛等。咳嗽开始不重，呈刺激性，痰少。1～2 天后咳嗽加剧，痰由黏液转为黏液脓性。部分病例常在晨起、晚睡体位改变，吸入冷空气或体力活动后，有阵发性咳嗽；有时甚至终日咳嗽。剧咳时可伴恶心呕吐或胸腹肌痛。当伴发支气管痉挛，可出现程度不等的气促，伴胸骨后发紧感。体检两肺呼吸音增粗，散在干、湿性啰音。啰音的部位常不恒定，咳痰后可减少或消失。急性气管，支气管炎一般呈自限性，发热和全身不适可在 3～5 天消退，咳嗽有时延长数周方痊愈。如迁延不愈，日久可演变为慢性支气管炎。有慢性阻塞性肺病等基础疾病患者，病情较重，可有发绀、气急等症状，好转也延缓。

## 四、辅助检查

血白细胞计数多无明显改变。继发感染较重时，白细胞可升高。痰涂片培养可发现致病菌。X 线胸片检查大多数正常或肺纹理增粗。

## 五、诊断

本病主要应与流行性感冒、急性上呼吸道感染等疾病相鉴别。此外，支气管肺炎、肺结核、肺癌、肺脓肿、麻疹、百日咳等多种肺部疾病可伴有急性支气管炎的症状，应详细检查，以资鉴别。

## 六、治疗

### 1.对症治疗

有全身症状时应适当休息，注意保暖，多饮水。咳嗽无痰或少痰，可用喷托维林（咳必清）25mg、右美沙芬 10～30mg 或可待因 15～30mg，每日 3 次口服。痰稠不易咳出时，可口服氨溴索 15～30mg 或溴已新（必嗽平）8～16mg，每日 3～4 次；或用生理盐水超声雾化吸入。较为常用的为兼顾止咳和化痰的棕色合剂，也可选用中成药止咳化痰。出现哮鸣音时，可服用氨茶碱 0.1g，特布他林（博利康尼）2.5mg或沙丁胺醇（舒喘灵）2.4mg，每日 3 次。高热可用复方阿司匹林等。

2.抗菌药物治疗

有细菌感染证据时应及时应用。可首选新大环内酯类、青霉素类,亦可选用头孢菌素类或喹诺酮类等药物。美国CDC推荐服用阿奇霉素(0.5g/d)5天,克拉霉素(0.5～1.0g/d,分2次口服)7天或红霉素(1～2.0g/d,分3～4次用)14天。多数患者口服给药即可,症状较重者可经肌内注射或静脉滴注给药。少数患者需要根据病原体培养结果用药。

## 第三节　急性重症哮喘

急性重症哮喘是指支气管哮喘急性发作、一般常规治疗无效,哮喘症状仍持续存在或继续恶化;或哮喘呈暴发性发作,从哮喘发作后短时间内即进入危重状态,支气管极度痉挛,黏膜水肿和黏液栓形成导致严重的呼吸困难和呼吸衰竭。重症哮喘的住院死亡率高达3.35%～5.82%,因此重症哮喘诊断一旦成立,应立即采取强有力的治疗措施以降低哮喘的病死率。

### 一、病因

重症哮喘发生的有关因素主要有呼吸道感染,包括病毒、细菌、肺炎支原体和衣原体;抗原或刺激性物质持续存在或突然大量暴露;长期应用糖皮质激素过早减量或停用;长期单独使用短效$\beta_2$受体激动剂使$\beta_2$受体功能下调,加重气道炎症和高敏状态;中度哮喘发作未得到及时有效处理;精神过度紧张;缺氧和二氧化碳潴留所致酸中毒加重支气管痉挛;痰栓阻塞小气道或并发肺不张;阿司匹林或其他非甾体类抗炎药物的使用;并发气胸、纵隔气肿、肺不张等。

### 二、病理

病理可见肺膨胀及肺气肿,肺柔软疏松有弹性,支气管及细支气管内含有黏稠痰液及黏液栓。支气管壁增厚、黏膜肿胀充血形成皱襞,黏液栓塞局部可出现肺不张。显微镜下可见气道上皮下有肥大细胞、肺泡巨噬细胞、嗜酸性粒细胞、淋巴细胞与中性粒细胞浸润。气道黏膜下组织水肿,微血管通透性增加,支气管内分泌物贮留,支气管平滑肌痉挛,纤毛上皮细胞脱落,基底膜露出,杯状细胞增殖及支气管分泌物增加等病理改变。

### 三、病理生理

重症哮喘的病理生理改变主要是由于广泛支气管平滑肌痉挛、支气管黏膜及黏膜下嗜酸细胞性炎症、水肿和气道内黏液栓形成所致管腔狭窄,气道阻力增加,吸入气多于呼出气,肺泡过度充气,内源性呼气末正压(PEEPi)增大,导致吸气功耗增大。由于气道阻塞部位和程度不一,各部肺泡潴留气量不同,肺内气体分布不均,肺泡内压不等,对肺泡周围毛细血管血流灌注产生不同影响,导致血流分布不均,通气血流比值失调。痰栓所致肺小叶不张和肺实质炎症增加肺内分流,进一步加重通气血流比值失调,导致低氧血症。动脉血氧降低,刺激颈动脉窦和主动脉体化学感受器,使呼吸频率增加,呼吸幅度加大。哮喘发作初期,通气可代偿性增加,动脉血二氧化碳分压降低；重症哮喘发作时其气道阻力进一步增加，可大于健康对照组的10～20倍，此时呼吸肌不仅要克服强大的气道阻力，还要克服肺弹性回缩力和胸部弹性回缩力，持续时间一长，易产生呼吸肌疲劳，使肺通气量降低，二氧化碳分压逐步上升。

此外，在重症哮喘，因肺泡过度充气，用力呼气时，胸膜腔内压更高，右心回心血量减少，在强有力的负压吸气期，回心血量增加，右心充盈，室间隔移向左心室，致使舒张期左心室充盈不全；同时吸气期巨大负压不利于收缩期心室排空，相当于心室后负荷增加，使吸气期收缩压下降，出现奇脉。肺过度充气会加重吸气肌肉的负荷，降低肺的顺应性。PEEPi也是增加呼吸肌肉负荷的一个重要因素，肺过度充气时膈肌血流减少。哮喘持续状态患者若血清肌酐和乳酸水平升高可能提示呼吸肌肉的疲劳，此时若气道阻塞不迅速解除，潮气量将进行性下降，最终将会发生呼吸衰竭。

## 四、临床表现

1.急性重症哮喘的症状

多数患者表现为端坐前弓位，呼吸短促，喘鸣，一口气不能完成一句话，常有焦虑或烦躁，大汗淋漓。

2.急性重症哮喘的体征

(1)呼吸系统：呼吸浅快(≥30次/分)，胸部由于过度充气而变得饱满，双肺可闻满布的哮鸣音。当气道极度痉挛或患者情况衰竭而无力呼气时，哮鸣音反而减弱甚至消失，表现为所谓“沉默胸”。呼吸肌疲劳征象常提示哮喘严重发作。长时间气喘可导致呼吸肌疲劳而出现吸气时下胸部和上腹部吸气时矛盾性内陷、胸式呼吸和腹式呼吸交替出现和吸气三凹征。发绀在一般哮喘发作中并不常见，一旦出现多为急性重症哮喘的征象。

(2)心血管系统：由于低氧血症、肺血管阻力增加以及精神紧张可导致心动过速(≥120次/分)。此外，由于胸腔内压波动幅度随呼吸动度增加而增大，临床上可观察到奇脉。不明显奇脉只有在听诊血压时方能发现，当听到收缩压动脉音时，停止水银柱下降，观察并记录呼气和吸气时水银柱的波动，如收缩压在吸气期较呼气期下降10mmHg以上，有诊断价值，急性重症哮喘常＞25mmHg。但是当哮喘极重度发作，呼吸肌过度疲劳，患者呼吸变得浅快而不能使胸腔内压大幅度波动时，奇脉就会消失。

(3)神经系统：患者可出现烦躁不安，嗜睡，意识模糊，甚至昏迷。

(4)由于严重的呼吸困难而不能正常进食甚至饮水，再加上呼吸道非显性失水和汗液增加，重症哮喘患者每日摄入水量约700mL，而排出水量约2700mL，从而导致不同程度的脱水，表现为皮肤弹性降低，口舌干燥，痰液黏稠不易咳出甚至形成痰栓阻塞气道。

## 五、辅助检查

1.床旁肺功能测定

峰值呼气流速(PEFR)，其准确性取决于用力呼气前吸气的深度和用力呼气的速度，一般连续测量3次，以最佳1次为准。在初步使用解痉剂后如测定值低于预计值的50％，成人＜

100L/min 或反应持续时间<2 小时，昼夜变异率>30%，应视为严重哮喘发作。

$$\text{PEFR 24 小时变异率} = \frac{\text{PEF 最高值} - \text{PEF 最低值}}{\text{PEF 最高值}} \times 100\%$$

2.动脉血气分析

当患者对初始治疗无反应或哮喘症状进行性恶化时应及时检查血气。当 $PaO_2$ < 60mmHg，$PaCO_2$ 升高>45mmHg 时，提示呼吸衰竭。呼吸衰竭提示 $PaCO_2$ 将进一步升高，有可能需要气管插管。

3.血清生化检查

患者因使用激素、$\beta_2$ 受体激动剂、呼吸性碱中毒以及进食减少等因素而有不同程度的低钾血症。低钾增加了心律失常的危险性，应尽早发现并纠正。

4.X 线检查

不建议作为常规检查。但如果怀疑有并发症，如气胸、纵隔气肿、肺不张或肺炎等或心脏疾病时，应该进行胸部 X 线检查。

5.超声心电图

急性重症哮喘有时很难与急性左心衰竭相鉴别，并发心律失常是导致哮喘症状不易缓解的原因之一。超声心动图有助于鉴别诊断，尤其是 50 岁以上的患者。

## 六、鉴别诊断

哮喘主要应与下列疾病鉴别：①左心衰竭引起的呼吸困难。若一时难以鉴别，可雾化吸入 $\beta_2$ 受体激动剂或静脉注射氨茶碱缓解症状后进一步检查。忌用肾上腺素或吗啡。②慢性阻塞性肺疾病（COPD）。③上气道阻塞：中央型支气管肺癌、气管支气管结核、复发性多软骨炎等气道疾病或异物气管吸入，导致支气管狭窄或伴发感染时，可出现喘鸣或类似哮喘样呼吸困难。依据病史，尤其是出现吸气性呼吸困难，结合胸部影像、支气管镜检查等，可明确诊断。④变态反应性支气管肺曲菌病（ABPA）：常以反复哮喘发作为特征，可咳出棕褐色黏稠痰块或咳出树枝状支气管管型。痰镜检或培养可查及曲菌。胸部 X 线或 CT 检查有相应改变。血清总 IgE 显著升高。

哮喘重度发作还应注意与肺栓塞、张力性气胸、过度通气综合征等相鉴别。

## 七、治疗

哮喘急性发作的治疗取决于发作的严重程度以及对治疗的反应。治疗的目的在于尽快缓解症状、解除气流受限和低氧血症，同时还需要制定长期治疗方案以预防再次急性发作。

### （一）紧急处理

1.吸氧

采用鼻导管或面罩控制性吸氧，根据指脉氧调整吸入氧流量，维持血氧饱和度在 93%～95%。

2.短效 $\beta_2$ 受体激动剂（SABA）

SABA 是控制哮喘急性发作的首选药物。该类药物支气管解痉作用强、起效快（数分钟）但维持时间较短（4～6 小时），常用的药物有沙丁胺醇（salbutamol，舒喘灵）和特布他林

(terbutalin,博利康尼)。可通过压力定量气雾剂(MDI)的储雾罐反复给药,第一个小时每20分钟给药一个剂量(沙丁胺醇100～200μg,特布他林250～500μg)。重症哮喘建议通过射流雾化装置给药。在初始治疗时连续雾化给药,随后根据需要间断给药(沙丁胺醇2.5mg/0.5mL,特布他林5mg/2mL,每4小时1次)。但应注意严重高血压、心律失常、心率＞120次/分时应慎用,大剂量使用$\beta_2$受体激动剂可引起低血钾,应注意补充钾。

3.异丙托溴铵(异丙托品)

为短效吸入型抗胆碱能药物(SAMA),主要用于哮喘急性发作的治疗,多与$\beta_2$受体激动剂联合应用,有协同作用,尤其适用于夜间哮喘及多痰的患者。异丙托溴铵与SABA联合应用,可最大程度缓解支气管痉挛和减少过量使用单一药物的不良反应以及哮喘患者的住院率。第1小时雾化吸入异丙托溴铵0.5mg/2mL,沙丁胺醇2.5mg/0.5mL,每20分钟1次。

4.全身糖皮质激素的应用

全身糖皮质激素的应用可加速急性哮喘的改善速度。氢化可的松琥珀酸钠、泼尼松、泼尼松龙和甲泼尼龙为推荐的全身使用的糖皮质激素。地塞米松因作用时间长,对丘脑-垂体-肾上腺轴抑制作用较大,一般不作推荐,但在缺乏上述药品时,可考虑使用。口服糖皮质激素和静脉给药疗效相当。对于多数无激素依赖患者推荐泼尼松或泼尼松龙0.5～1mg/(k·d),疗程一般5～7天。对正在使用或最近刚刚停用口服糖皮质激素者可通过静脉给药。少数患者病情控制后可序贯口服给药,疗程一般5～7天。有激素依赖倾向者应延长给药时间,控制哮喘症状后改为口服给药,并逐渐减少激素用量。

5.茶碱

尽管目前在临床治疗重症哮喘时仍在静脉使用茶碱,但短效茶碱治疗哮喘发作或恶化还存在争议,因为它在舒张支气管方面,与足量使用速效$\beta_2$受体激动剂比较无任何优势,但是它可能改善呼吸驱动力。对于近期未使用过茶碱类药物的患者,可首先使用负荷量氨茶碱(4～6mg/kg),缓慢静脉推注,注射时间应＞20分钟,然后给予维持量0.6～0.8mg/(k·h)。多索茶碱不良反应少,对氨茶碱有不良反应者可选用,静脉注射(0.2g/12h)或静脉滴注(0.3g/d)。由于茶碱的“治疗窗”窄以及茶碱代谢存在较大的个体差异,可引起心律失常、血压下降,甚至死亡,在有条件的情况下应监测其血药浓度,及时调整浓度和滴速。茶碱有效安全血药浓度范围应在6～15mg/L。影响茶碱代谢的因素较多,如发热性疾病、妊娠,抗结核治疗可以降低茶碱的血药浓度;而肝脏疾患、充血性心力衰竭以及合用西咪替丁或喹诺酮类、大环内酯类等药物均可影响茶碱代谢而使其排泄减慢,增加茶碱的毒性作用,应引起临床医师的重视,并酌情调整剂量。

6.镁剂

静脉应用硫酸镁不作为哮喘治疗的常规治疗,但对最大呼气第一秒呼出的气量的容积($FEV_1$)＜25%～30%预计值的患者,对于初始治疗失败,持续低氧血症,在20分钟内输注硫酸镁2g可以减少一部分患者入院率。

7.抗生素

抗生素不推荐用于单纯哮喘急性加重。感染通常是哮喘急性加重的起因,而这种感染多半是由病毒引起,很少为细菌性,治疗重症哮喘常规使用抗生素并不能加快症状的缓解,如果确有细菌感染的依据(发热,黄脓痰,肺炎的影像学证据),使用抗生素仍有必要。

8.纠正水、酸碱失衡和电解质紊乱

重症哮喘,尤其是哮喘持续状态的患者,由于长时间的过度通气和进食减少容易形成脱水、气道分泌物浓缩形成痰栓,导致气道阻塞是哮喘死亡的主要原因之一,所以充分水化在治疗急性重症哮喘中占有不可忽视的地位,此时如患者心脏情况许可,每日适当补充液体,有助于纠正脱水、稀释痰液和防治痰栓形成。每日静脉补液量2500～3000mL。但对临床上无明显脱水的哮喘患者,则应避免过量补液,过多的补液并不能降低呼吸道分泌物的粘稠度,也不可能增加分泌物的清除,反而可造成血管内静水压的增加,降低血浆胶体渗透压,增加肺水肿的危险。尤其在哮喘急性发作的情况下,胸腔内的负压急剧增加,更易造成液体渗出的增加。重症哮喘患者由于抗利尿激素分泌增多,可出现低钾、低钠,如补液量过多可加重低钾、低钠,故大量补液时更应注意防止电解质紊乱。

重症哮喘患者由于缺氧、呼吸困难、呼吸功的增加等因素使能量消耗明显增加,往往合并代谢性酸中毒。由于严重的气道阻塞造成$CO_2$潴留,又可伴发呼吸性酸中毒。在酸血症的情况下,细支气管和肺血管发生痉挛,使气道阻力和通气/血流比例失调加剧。此外,在酸血症的情况下,许多支气管扩张剂均不能充分发挥疗效,故及时纠正酸中毒尤为重要。临床上通常把pH低于7.2作为补碱指征。但补充碳酸氢钠中和氢离子后可生成$CO_2$,从而加重$CO_2$潴留。所以,临床上以呼吸性酸中毒为主的酸血症,应以改善通气为主。如pH失代偿明显、且不能在短时间内迅速改善通气,以排出$CO_2$,则可补充少量5%碳酸氢钠40～60mL,使pH升高到7.2以上,以代谢性酸中毒为主的酸血症可适当增加补碱量。

### (二)紧急处理后病情监测和治疗

在紧急处理后1～2小时,应重复PEFR检查,然后每日测量3～4次,并以表格记录。如治疗有效PEFR值会逐渐增加,PEFR昼夜变异率在起初会有所增大,但会随气道阻塞的改善而逐渐缩小,如PEFR变异率大幅度波动持续,意味着病情不稳定,需要继续严密监护和延长紧急治疗方案。动脉血气分析在紧急处理后1～2小时亦有必要重复以确定吸氧浓度使动脉血氧分压维持在60mmHg以上,氧分压恢复到正常水平的速度要比患者自觉症状和PEFR的恢复慢,一般需要数天甚至数周。如果患者自觉症状和客观测量的数据证实病情已有明显好转,在紧急处理后48～72小时,可将静脉注射激素和氨茶碱改为口服泼尼松和氨茶碱控释片,改雾化吸入$\beta_2$受体激动剂为定量气雾吸入或口服。约1/3到1/2的急性重症哮喘患者可在1～3天内迅速恢复,但多数患者需要1周或更长。经紧急处理后24小时,如症状仍无缓解趋势,应考虑转入监护室准备实施人工机械通气。

### (三)机械通气的应用

对于常规药物治疗症状持续不缓解的重症哮喘,机械通气是十分有效的治疗手段。无创机械通气在哮喘治疗中的地位较低,如果应用无创通气,应严格检测患者情况,情绪激动的患者不应使用无创机械通气,更不可使用镇静剂。若无效应及早行气管插管机械通气。尽管只有大约1%的重症哮喘需要进行人工通气,但是未能及时实施是造成哮喘死亡的原因之一,在呼吸、心跳停止前使用其预后要比呼吸、心跳停止后好而且使用周期短。多数学者认为重症支气管哮喘患者进行机械通气治疗可以达到下述目的:①迅速纠正严重的低氧血症和高碳酸血症以及由此产生的一系列对机体的损害；②为支气管舒张剂等药物综合治疗取得疗效赢得时间；③让疲劳的呼吸肌得到充分的休息和恢复。

1.机械通气的适应证

①意识进行性恶化，患者出现谵妄、昏迷，不能有效保护自身气道的通畅；②呼吸困难进行性加重，自主呼吸微弱甚至停止；③呼吸肌衰竭，导致通气不足、二氧化碳潴留，$PaCO_2 \geq 45mmHg$；④经过积极、充分、全面的药物治疗，病情无好转仍呈进行性恶化趋势。其中，①、②条属绝对适应证，必须尽快行气管插管机械通气治疗，③、④条为相对适应证，需结合实际情况而定。临床具体应用时要灵活掌握，强调动态观察，适应证可适当放宽，估计病情发展机械通气治疗不可避免的患者，争取早插管、早拔管，减少并发症及死亡率。

2.气管插管的时机

决定气管插管的一个重要因素是看患者的临床状态以及对治疗的反应，若在强有力的解痉平喘治疗下，病情仍进行性加重，患者表现为极度疲劳、呼吸频率下降、说话困难、意识状态不佳，不能自行排痰，即使其 $CO_2$ 不高，pH 也在可接受范围，也应立即进行气管插管机械通气。

3.人工气道的方式

常用人工气道方式有经口和经鼻气管插管，支气管哮喘进行人工通气时，多数在 72 小时内撤机，现多主张采用经口气管插管，避免使用经鼻插管，哮喘患者常有鼻息肉和鼻窦疾病，使经鼻插管发生困难或插管时发生鼻腔大出血。经口插管应选用管径较大的 8mm 气管插管，以减少无效腔和阻力，方便吸痰。

4.机械通气初始参数的设置

见表 2-3-1。

表 2-3-1 急性重症哮喘患者机械通气初始参数

| 呼吸频率 | 10～15/min |
|---|---|
| 潮气量 | 8～10mL/kg |
| 分钟通气量 | 8～10L/min |
| PEEP | $0cmH_2O$ |
| 吸气流量 | ≥100L/min |
| I∶E | ≥1∶2～4 |
| 吸氧浓度 | 1.00(短时使用) |
| 模式 | 同步间歇指令通气(SIMV) |

出于对过高吸气峰压所造成严重损害的担忧，支气管哮喘患者进行机械通气治疗时，遵循“保证足够氧合而限制气道峰压”的原则，采取“控制性低通气”或“允许性高碳酸血症”(PHC)通气策略。在机械通气的初期，参数设置提倡使用相对较小的潮气量(8～10mL/kg)，保证吸气峰压低于 $40 \sim 50cmH_2O$，较小的分钟通气量(8～10L/min)，使血的碳酸控制在可接受水平。较高的吸气流速(100L/min)和较高的吸呼比(1∶2～4)可延长呼气时间以减少功能残气量和内源性 PEEP。低氧血症在短时间内可通过提高 $FiO_2$ 来实现，为迅速缓解缺氧，$FiO_2$ 可

超过 60%,甚至短时间(30 分钟以内)吸纯氧。高 $FiO_2$ 和大通气量对过强的自主呼吸也有抑制作用,使之易于与机械通气同步。长时间持续机械通气时,为避免发生氧中毒,$FiO_2$ 应小于 50%。初期不主张使用 PEEP,因为 PEEP 可加重肺泡过度充气,有导致气压伤的危险。

机械通气模式应根据患者意识状态、自主呼吸频率与深度情况而定。对于无自主呼吸患者,可采用控制通气模式(VC)。自主呼吸过分亢进,难以与机械通气同步的患者,也可先经药物抑制自主呼吸后再采用上述通气方式。对于自主呼吸节律平稳的患者应采用同步间歇指令通气(SIMV)或压力支持通气(PSV),机控通气频率和支持压力水平的设定应根据患者吸气肌功能情况及病情、病程来调整,应由大到小逐渐降低,直至脱离呼吸机。

5.PEEP 的应用

危重哮喘患者肺充气过度,在呼气末期由于呼气肌收缩使胸腔内压加大,气道易陷闭,造成气体滞留,呼气末肺容量增加,肺弹性回缩力增加,在肺泡内产生正压,称为内源性呼气末正压(PEEPi)。当患者吸气时,为克服 PEEPi,需增加吸气肌做功。采用 PEEP 保持呼气末气道内正压,可扩张气道、降低吸气阻力,减少吸气肌的负荷做功,同时可避免由于进一步肺充气过度所产生的 PEEPi,改善通气/血流比值。PEEP 本身并不构成通气模式,它是一种辅助功能,可应用于 PSV、SIMV 等各种通气模式中。在初期设置参数和模式使用后,患者仍有显著的呼吸困难或仍需要大于 50% $FiO_2$ 才能将 $SaO_2$ 维持在 90%以上,可考虑使用 PEEP。机械通气之初可逐步增加 PEEP 直至出现明显机械性气道扩张作用,如能监测 PEEPi,PEEP 应调至低于 PEEPi 的水平。为避免过高 PEEP 对循环系统的不良影响,最大值不要超过 $20cmH_2O$。特别应当注意的是,当治疗有效、气道阻力下降后应及时降低 PEEP,以减少气压伤发生的机会。

6.镇静剂与肌松剂的应用

重症支气管哮喘患者在进行气管插管机械通气的时候,如果出现患者躁动不安、严重人机对抗,致使通气量严重不足、缺氧加重时可考虑选用镇静剂及肌松剂以促进人机配合,减少患者呼吸做功,降低气道峰压。但如果患者神志清楚,应尽量告知患者机械通气的必要性,以取得患者自主呼吸与通气机的配合,避免使用镇静剂或肌松剂,从而可尽早脱离机械通气。

(1)镇静剂的应用:地西泮(安定)为临床常用的镇静剂之一,具有镇静、催眠和中枢性骨骼肌松弛作用,且能增强箭毒及三碘季胺酚的肌肉松弛作用,大剂量可抑制呼吸,常规用量为 10～20mg 静推,4 小时可重复一次,该药在体内有蓄积作用。

(2)肌松剂的应用:如给予镇静剂后仍不能消除患者自主呼吸与通气机之间的拮抗,此时可加用肌松剂。肌松剂的主要作用是干扰神经肌肉接头处的神经冲动传导过程,致使骨骼肌松弛。推荐使用非去极化剂类神经肌肉阻断剂,如泮库溴铵,静脉注射后 3～4 分钟后即可显效,持续时间为 30 分钟左右,一般初量为 0.08mg/kg,维持剂量 0.01～0.02mg/kg。维库溴胺是近年来应用于临床较理想的非去极化型肌松剂,不诱发组胺释放,无积蓄作用,初量为 0.08～0.1mg/kg,1 分钟内显效,维持时间 15～30 分钟,维持剂量 0.01～0.015mg/kg,随着剂量增加,作用持续时间延长。

### (四)氦-氧混合气体吸入

氦为低质量稀有气体,其质量为空气的 0.14 倍,为氧的 0.12 倍。哮喘患者气流速度增高,近端气道以涡流为主。在涡流情况下气道两端的压力消耗($\Delta P$)可用以下公式表示:$\Delta P = K\rho L/\pi r^2 \times V_2$,式中 $L$ 为气道长度,$r$ 为半径,$V$ 为流速,$K$ 为常数,$\rho$ 代表气体的质量。也就是说 $\Delta P$ 与 $p$ 成正比。另根据涡流系数原理,氦气比空气不易产生涡流。根据这些道理,吸入氦-氧混合气体比呼吸空气或吸入氧气时气道阻力要明显降低,结果减少了呼吸功氧耗量、二氧化碳产量,可防止呼吸肌疲劳的发生。氦气使二氧化碳弥散较氮氧混合气的 $CO_2$ 弥散快4～5倍,又可使吸入气体在肺内分布均匀,有助于改善通气/血流比值失调。行此疗法时 $FiO_2$ 在25%～40%,流量为12L/min,据报道多数患者面罩吸入 He-$O_2$ 混合气体后20分钟就可有明显好转,与药物治疗合用,可能使某些患者避免机械通气。

**(五)机械通气的撤离**

哮喘的机械通气治疗需时较短,大部分在72小时之内,一般不会发生撤机困难。当患者哮鸣音明显减少、呼吸音趋于正常、神志清醒、气道阻力(某些呼吸机附有监测装置)接近正常,即可试验停机。停止机械通气1小时,低流量吸氧条件下($FiO_2$ 小于30%)能维持 $PaO_2 >$ 65mmHg,$PaCO_2 <$ 45mmHg,患者没有出现其他不适,即可拔除人工气道。对于体弱、一般状态差或有并发症发生的患者,撤机过程可能长一些,可经过PSV、SIMV或PSV加SIMV的方式来过渡,并注意能量与蛋白质的补充。

# 第四节　支气管扩张

支气管扩张是指近端中等大小支气管由于管壁的肌肉和弹性成分的破坏,导致其管腔形成异常的、不可逆性扩张、变形。本病多数为获得性,多见于儿童和青年。大多继发于急、慢性呼吸道感染和支气管阻塞后,患者多有童年麻疹、百日咳或支气管肺炎等病史。临床特点为慢性咳嗽、咳大量脓痰和(或)反复咯血。近年来随着卫生条件的改善和营养的加强,抗菌药物的早期应用以及麻疹、百日咳疫苗预防接种的普及,由于儿童期感染引起的支气管扩张已明显减少。

## 一、病因与发病机制

1.支气管-肺组织感染和阻塞

婴幼儿百日咳、麻疹、支气管肺炎是支气管-肺组织感染所致支气管扩张最常见的原因。由于儿童支气管管腔较细狭,管壁较薄弱,易阻塞,反复感染可引起支气管壁各层组织,尤其是平滑肌和弹性纤维遭到破坏,削弱了管壁的支撑作用。在咳嗽时管腔内压力增高,呼吸时胸腔内压的牵引,逐渐形成支气管扩张。支气管周围纤维增生、广泛胸膜增厚和肺不张等牵拉管壁,也是引起支气管扩张的重要因素。此外,肿瘤、异物吸入或管外肿大的淋巴结压迫,也可导致远端支气管-肺组织感染而致支气管扩张。总之,感染引起支气管阻塞,阻塞又加重感染,两者互为因果,促使支气管扩张的发生和发展。

2.支气管先天性发育缺损和遗传因素

临床较少见，如Kartagener综合征(支气管扩张伴鼻窦炎、内脏转位)、与遗传因素有关的肺囊性纤维化和遗传性 $\alpha_1$-抗胰蛋白酶缺乏症。

3.机体免疫功能失调

类风湿性关节炎、系统性红斑狼疮、溃疡性结肠炎、Crohn病、支气管哮喘和泛细支气管炎等疾病可伴有支气管扩张，提示支气管扩张可能与机体免疫功能失调有关。

## 二、病理和病理生理

支气管-肺组织感染引起的支气管扩张多见于两肺下叶，且以左肺下叶和舌叶最为常见。可能是由于左下叶支气管细长、与主支气管夹角大、且受心脏血管压迫，引流不畅。因左舌叶支气管开口接近下叶背段，易受下叶感染累及，故左下叶与舌叶支气管常同时发生扩张。下叶感染时易累及左舌叶。上叶支气管扩张一般以尖、后段常见，多为结核所致，由于引流通畅，一般以咯血多见而少有脓性痰，故也称为“干性支气管扩张”。右肺中叶支气管细长，周围有多簇淋巴结，可因非特异性或结核性淋巴结肿大而压迫支气管，引起右中叶不张，称中叶综合征，也是支气管扩张的好发部位。

支气管扩张依其形状改变可分为柱状和囊状两种，亦常混合存在。显微镜下的改变为支气管管壁增厚、支气管黏膜表面溃疡形成，柱状纤毛上皮鳞状化生或萎缩，杯状细胞和黏液腺增生；受累管壁的结构，包括软骨、肌肉和弹性组织破坏并被纤维组织替代；支气管管腔扩大，内聚稠厚脓性分泌物，其远端的外周气道被分泌物阻塞或被纤维组织闭塞。支气管扩张易发生反复感染，炎症可蔓延到邻近肺实质，引起不同程度的肺炎、小脓肿或肺小叶不张以及伴有慢性支气管炎的病理改变。炎症可致支气管壁血管增多或支气管动脉和肺动脉的终末支扩张与吻合，形成血管瘤，可出现反复大量咯血。

支气管扩张的呼吸功能改变取决于病变的范围和性质。病变局限者，肺功能测定可在正常范围。柱状扩张对呼吸功能的影响较轻微，囊状扩张病变范围较大时，可并发阻塞性肺气肿及支气管周围肺纤维化，表现为以阻塞性为主的混合性通气功能障碍，引起低氧血症和高碳酸血症。少数患者病情进一步发展，出现肺动脉高压、并发肺源性心脏病。

## 三、临床表现

支气管扩张可发生于任何年龄，但以青少年为多见。大多数患者在幼年曾有麻疹、百日咳或支气管肺炎迁延不愈病史，一些支气管扩张患者可能伴有慢性鼻窦炎或家族性免疫缺陷病史。

1.症状

典型的症状为慢性咳嗽、大量脓痰和(或)反复咯血。其表现轻重与支气管病变及感染程度有关。

(1)慢性咳嗽、大量脓痰：痰量与体位改变有关，晨起或夜间卧床转动体位时咳嗽、咳痰量增加。这是由于支气管扩张部位分泌物积储，改变体位时分泌物刺激支气管黏膜引起咳嗽和排痰。病情严重程度可用痰量估计：每天少于10mL为轻度，每天在10～150mL为中度，每天多于150mL为重度。感染急性发作时，黄绿色脓痰明显增多，每日可达数百毫升。如有厌氧菌感染，痰与呼吸有臭味。感染时痰液静置于玻璃瓶内有分层特征：上层为泡沫，泡沫下为脓性成分，中层为黏液，底层为坏死组织沉淀物。引起感染的常见病原体为铜绿假单胞菌、金黄色葡萄球菌、流感嗜血杆菌、肺炎链球菌和卡他莫拉菌。

(2)反复咯血：半数以上患者有程度不等的反复咯血，可为血痰或大量咯血，咯血量与病情严重程度、病变范围可不一致。发生在上叶的“干性支气管扩张”，反复咯血为唯一症状。

(3)反复肺部感染：其特点是同一肺段反复发生肺炎并迁延不愈，出现发热、咳嗽加剧、痰量增多、胸闷、胸痛等症状。一旦大量脓痰排出后，全身症状明显改善。反复继发感染可有全身中毒症状，如发热、食欲下降、乏力、消瘦、贫血等，严重时伴气促、发绀。

2.体征

轻症或干性支气管扩张体征可不明显。病变典型者可于下胸部、背部的病变部位闻及固定、持久的粗湿啰音，呼吸音减低，严重者可伴哮鸣音，部分慢性患者伴有杵状指(趾)。出现肺气肿、肺心病等并发症时有相应体征。

## 四、辅助检查

1.影像学检查

①胸部平片：早期轻症患者常无异常，偶见一侧或双侧下肺纹理增多或增粗，典型者可见多个不规则的蜂窝状透亮阴影或沿支气管的卷发状阴影，感染时阴影内可有平面。②CT扫描：高分辨CT(HRCT)诊断的敏感性和特异性均可达到90%以上，现已成为支气管扩张的主要诊断方法。特征性表现为管壁增厚的柱状扩张或成串成簇的囊样改变。③支气管造影：是确诊支气管扩张的主要依据。可确定支气管扩张的部位、性质、范围和病变的程度，为外科决定手术指征和切除范围提供依据。但由于这一技术为创伤性检查，现已被CT取代。

2.其他检查

纤维支气管镜有助于鉴别管腔内异物，肿瘤或其他阻塞性因素引起的支气管扩张，还可进行活检、局部灌洗等检查。肺功能测定可以证实由弥散性支气管扩张或相关的阻塞性肺病导致的气流受限。痰涂片及痰培养可指导抗生素治疗。急性感染时血常规白细胞及中性粒细胞增高。血清免疫球蛋白和补体检查有助于发现免疫缺陷病引起呼吸道反复感染所致的支气管扩张。

## 五、诊断

根据反复发作的咳嗽、咳脓性痰、咯血的病史和体征以及儿童时期诱发支气管扩张的呼吸道感染史，结合X线、CT检查，临床可做出诊断。如要进一步明确病变部位和范围，可作支气管造影。

## 六、治疗

治疗原则是防治呼吸道反复感染，保持呼吸道引流通畅，必要时手术治疗。

1.清除痰液，畅通呼吸道

包括稀释脓性痰和体位引流，必要时还可经纤维支气管镜吸痰。

(1)稀释脓性痰：可选用祛痰药或生理盐水20mL加α-糜蛋白酶5mg，超声雾化吸入，使痰液变稀，易于排出。支气管痉挛可影响痰液排出，如无咯血，可选用支气管舒张剂，如口服氨茶碱0.1g，每天3～4次或其他茶碱类药物。必要时可加用$\beta_2$受体激动剂或抗胆碱药物喷雾吸入。

(2)体位引流：有助于排除积痰，减少继发感染和全身中毒症状。对痰多、黏稠而不易排出者，有时其作用强于抗生素治疗。

(3)纤维支气管镜吸痰：体位引流无效时，可经纤支镜吸痰及用生理盐水冲洗稀释痰液，也可局部滴入抗生素。必要时在支气管内滴入1/1000肾上腺素消除黏膜水肿，减轻阻塞，有利于痰液排出。

2.控制感染

控制感染是支气管扩张急性感染期治疗的主要措施。根据痰液细菌培养和药敏试验结果，选用有效抗菌药物。一般轻症者可口服阿莫西林或氨苄西林或第一、二代头孢菌素，氟喹诺酮类或磺胺类抗菌药。重症者，尤其是假单孢属细菌感染者，常需第三代头孢菌素加氨基糖苷类药联合静脉用药。如有厌氧菌混合感染者加用甲硝唑(灭滴灵)或替硝唑。

3.咯血的处理

如咯血达中等量(100mL)以上，经内科治疗无效者，可行支气管动脉造影，根据出血小动脉的定位，注入吸收性明胶海绵或聚乙烯醇栓或导入钢圈行栓塞止血。

4.手术治疗

病灶范围较局限，全身情况较好，经内科治疗后仍有反复大咯血或感染，可根据病变范围做肺段或肺叶切除术，但术前须明确出血部位。如病变范围广泛或伴有严重心、肺功能障碍者不宜手术治疗。

## 七、护理

1.生活护理

患者居室应经常通风换气，换气时注意保护患者避免受凉。室内温湿度适宜，温度保持在22～24℃，相对湿度保持在50%～60%，保持气道湿润，利于纤毛运动，维护气道正常的廓清功能。因患者慢性长期咳嗽和咳大量脓性痰，机体消耗大，故应进食营养丰富的饮食，特别是供给优质蛋白，如：蛋、奶、鱼、虾、瘦肉等。加强口腔护理，大量咳痰的患者，口腔内残有痰液，易发生口腔感染及口腔异味，因此，应嘱患者随时漱口，保持口腔清洁。

2.心理护理

应为患者提供一个良好的休息环境，多巡视、关心患者，建立良好的护患关系，取得患者的信任，告知患者通过避免诱因，合理用药可以控制病情继续进展，缓解症状；相反，焦虑会加重病情。并教育家属尽可能地陪伴患者，给予患者积极有效的安慰、支持和鼓励。

3.治疗配合

(1)病情观察：慢性咳嗽、咳大量脓性痰、反复咯血、反复肺部感染是支气管扩张的主要临床表现，痰量在体位改变时，如起床时或就寝后最多每日可达100～400mL，痰液经放置数小时后可分三层，上层为泡沫，中层为黏液，下层为脓性物和坏死组织，当伴有厌氧菌感染时，可有恶臭味。有50%～70%支气管扩张患者有咯血症状，其咯血量差异较大，可自血痰到大咯血，应注意观察，及时发现患者有无窒息的征兆。

(2)体位引流

①应根据病变的部位和解剖关系确定正确的体位。通过调整患者的体位，将患肺置于高位，引流支气管开口向下，以利于淤积在支气管内的脓液随重力作用流入大支气管和气管而排出。病变位于上叶者，取坐位或健侧卧位。病变位于中叶者，取仰卧位稍左侧。病变位于舌叶者，取仰卧位稍向右侧。病变位于下叶尖段者，取俯卧位。②体位引流每日2～4次，每次15～20分钟，两餐之间进行。如痰液黏稠可在引流前行雾化吸入，并在引流时用轻叩患者背部，使附于支气管壁的痰栓脱落，促进引流效果。

②引流过程中注意观察患者反应，如发现面色苍白、出冷汗、头晕、脉率增快、血压下降及有大咯血等，应立即停止引流，并采取相应措施。

(3)咯血的护理：根据咯血量临床分为痰中带血、少量咯血(＜100mL/d)、中等量咯血(100～500mL/d)或大量咯血(＞500mL/d或1次300～500mL)。

①咯血量少者适当卧床休息，取患侧卧位，以利体位压迫止血。进食少量温凉流质饮食。

②中等或大量咯血时应严格卧床休息，应用止血药物，必要时可经纤维支气管镜止血或插入球囊导管压迫止血。

③大量咯血时取侧卧或头低足高位，预防窒息，并暂禁食。咯血停止后进软食，忌用咖啡、浓茶等刺激性食品。备好抢救物品及各种抢救药物。

④观察再咯血征象，如患者突感胸闷、气急、心慌、头晕、咽喉部发痒、口有腥味并烦躁、发绀、神色紧张、面色苍白、冷汗、突然坐起，甚至抽搐、昏迷、尿失禁等，提示再咯血的可能。应立即置患者于头低足高侧卧位，通知医师并准备抢救。大咯血时可因血块堵塞大气管而致窒息或肺不张，故须立即将口腔血块吸出，抽吸同时辅以轻拍背部，使气管内的血液尽快进入口腔。

4.用药护理

合并严重感染时可根据细菌药敏选用抗生素，用法用量应遵医嘱，并及时观察药物过敏反应、毒副作用。局部用药，如：雾化吸入，及时协助患者排出痰液。咯血患者常规留置套管针，建立有效的静脉通路。大咯血时遵医嘱应用止血药，如垂体后叶素，用药过程中注意观察止血效果和不良反应，如发现患者出现惊慌、面色苍白、腹痛等，除通知医师外立即减慢滴速。及时给予氧气吸入，备好抢救物品。如：吸引器、简易呼吸器、气管插管、呼吸机、急救药品等。

5.健康教育

(1)患有其他慢性感染性病灶如慢性扁桃体炎、鼻窦炎、龋齿等患者，应劝其积极治疗，以防复发。

(2)指导患者有效咳嗽进行体位排痰,可指导患者将以往确定的病变肺叶和肺段置于高位,引流支气管开口向下,使痰液顺体位流至气管,嘱患者深呼吸数次,然后用力咳嗽将痰液咳出,如此反复进行。

(3)指导患者和家属了解疾病的发生、发展和治疗、护理过程及感染、咯血等症状的监测。

(4)嘱患者戒烟,注意保暖,预防感冒,并加强体育锻炼,增强机体免疫力和抗病能力。

(5)建立良好生活习惯,养成良好的心态,防止疾病的进一步发展。

# 第五节　结核性胸膜炎

结核性胸膜炎可发生于任何年龄,青壮年最为多见。胸膜炎常为单侧,双侧者常提示为血行播散性结核所致。积液量多为少量至中等量。由于结核性胸膜炎渗液中的蛋白质较高,易导致胸膜粘连及肥厚。

## 一、病因和发病途径

结核性胸膜炎的致病菌是结核分枝杆菌。引起结核性胸膜炎的途径有:①肺门淋巴结核的细菌经淋巴管逆流至胸膜;②邻近胸膜的肺结核病灶破溃,使结核分枝杆菌或结核感染的产物直接进入胸膜腔内;③急性或亚急性血行播散性结核引致胸膜炎;④机体的变应性较高,胸膜对结核毒素出现高度反应引起渗出;⑤胸椎结核和肋骨结核向胸膜腔溃破。既往认为结核性胸腔积液系结核毒素过敏的观点是片面的,因为胸膜针刺活检或胸腔镜活检已经证实80%结核性胸膜炎壁层胸膜有典型的结核病理改变。因此,结核分枝杆菌直接感染胸膜是结核性胸膜炎的主要发病机制。

## 二、病理

早期胸膜充血,白细胞浸润,随后为淋巴细胞浸润占优势。胸膜表面有纤维索性渗出,继而出现浆液性渗出。由于大量纤维蛋白沉着于胸膜,可形成包裹性胸腔积液或广泛胸膜增厚。胸膜常有结核结节形成。

## 三、临床表现

大多数结核性胸膜炎为急性起病。其症状主要表现为结核的全身中毒症状和胸腔积液所致的局部症状。结核中毒症状主要表现为发热、畏寒、出汗、乏力、纳差、盗汗。局部症状有胸痛、干咳和呼吸困难。胸痛多在疾病早期,位于胸廓呼吸运动幅度最大的腋前线或腋后线下方,呈锐痛,随深呼吸或咳嗽而加重。数天后由于胸腔内积液逐渐增多,胸痛逐渐减轻或消失。积液对胸膜的刺激可引起反射性干咳,体位转动时更为明显。积液量少时仅有胸闷、气促,大量积液压迫肺、心和纵隔,则可发生呼吸困难。积液产生和聚集越快、越多,呼吸困难越明显,甚至可有端坐呼吸和发绀。

体征与积液量和积聚部位有关。积液量少者或叶间胸膜积液的胸部体征不明显，或早期可闻及胸膜摩擦音。积液中等量以上时患侧胸廓稍凸，肋间隙饱满，呼吸运动受限。气管、纵隔和心脏向健侧移位。患侧语音震颤减弱或消失，叩诊浊音或实音。听诊呼吸音减弱或消失，语音传导减弱。由于接近胸腔积液上界的肺被压缩，在该部听诊时可发现呼吸音不减弱反而增强。如有胸膜粘连与胸膜增厚时，可见患侧胸廓下陷，肋间隙变窄，呼吸运动受限，语音震颤减弱，叩诊浊音，呼吸音减弱。

## 四、辅助检查

### （一）实验室检查

结核性胸膜炎初期，血中白细胞总数可增高或正常，中性粒细胞占优势，之后白细胞计数正常，并转为淋巴细胞为主。红细胞沉降率增快，血 C 反应蛋白（CRP）升高。

胸腔积液外观多为草黄色或深黄色，可为混浊性，易凝固；20%左右为血性胸腔积液。胸腔积液检查提示为渗出液，细胞学分类急性期以中性粒细胞占优势，而后以淋巴细胞占优势。绝大多数患者胸腔积液间皮细胞计数＜5%。胸腔积液蛋白定量多大于 30g/L，如大于50g/L，则更支持结核性胸膜炎的诊断。

胸腔积液腺苷脱氨酶（ADA）水平增高有助于结核性胸膜炎的诊断，其敏感性和特异性均可达到 90%左右。不同的研究中 ADA 用于诊断结核性胸膜炎的界值不同，可波动于 30～70U/L，国内大多使用ADA＞45U/L 作为支持结核性胸膜炎的依据。胸腔积液 ADA 水平越高，患结核性胸膜炎的可能性就越大。需要注意的是，胸腔积液 ADA 水平在脓胸和类风湿性胸膜炎患者中亦可增高；此外，在一些罕见的疾病如 Q 热和布鲁杆菌病患者中也可增高。

胸腔积液干扰素-γ 水平增高亦有助于结核性胸膜炎的诊断。国外研究显示，胸腔积液干扰素-γ＞3.7U/mL 诊断结核性胸膜炎的敏感性和特异性均可达到 98%。脓胸患者胸腔积液干扰素-γ 水平亦可增高。

胸腔积液 CRP≥30mg/L，血清≥60mg/L 或胸液/血清比值≥0,45 强烈提示为结核性胸膜炎。

胸腔积液结核性抗原和抗体的测定特异性不高，限制了其临床应用。

结核性胸膜炎患者胸腔积液涂片找抗酸杆菌的阳性率低于 5%，培养阳性率也仅为10%～20%。如果行胸腔镜下胸膜活检组织的结核分枝杆菌培养，则阳性率可大于 70%。

### （二）胸膜针刺活检

胸膜针刺活检是诊断结核性胸膜炎的重要手段。活检的胸膜组织除了可行病理检查外，还可行结核分枝杆菌的培养。壁层胸膜病理检查有肉芽肿病变提示结核性胸膜炎的诊断，虽然其他的疾病如真菌性疾病、结节病、土拉菌病和类风湿性胸膜炎均可有肉芽肿病变，但 95%以上的胸膜肉芽肿病变为结核性胸膜炎所致；如为干酪性肉芽肿病变则可确定为结核性胸膜炎。如胸膜活检未能发现肉芽肿病变，活检标本应该加做抗酸染色。结核性胸膜炎患者第 1 次胸膜活检约 60%的患者可发现结核肉芽肿病变，活检 3 次可达到 80%左右。如活检标本行结核分枝杆菌培养加上病理检查，则诊断的阳性率可达到 90%。胸腔镜直视下胸膜活检的阳性率和特异性更高。

### (三)X线检查

胸腔积液在300mL以下时,后前位X线胸片可能无阳性发现。少量积液时肋膈角变钝,积液量多在500mL以上,仰卧位透视观察时,由于积聚于胸腔下部的液体散开,复见锐利的肋膈角。也可患侧卧位摄片,可见肺外侧密度增高的条状影。中等量积液表现为胸腔下部均匀的密度增高阴影,膈影被遮盖,积液呈上缘外侧高、内侧低的弧形阴影。大量胸腔积液时,肺野大部呈均匀浓密阴影,膈影被遮盖,纵隔向健侧移位。

部分结核性胸膜炎可表现为特殊类型,常见的有:①叶间积液:液体积聚于一个或多个叶间隙内。表现为边缘锐利的梭形阴影或圆形阴影,在侧位胸片上显示积液位置与叶间隙有关。②肺下积液:液体主要积聚于肺底与膈肌之间,常与肋胸膜腔积液同时存在。直立位时,表现为患侧膈影增高,膈顶点由正常的内1/3处移到外1/3处,中部较平坦。左侧肺底积液表现为膈影与胃泡之间的距离增大,患侧肋膈角变钝。如怀疑肺下积液,嘱患者患侧卧位20分钟后作胸透或胸片检查,此时液体散开,患侧肺外缘呈带状阴影,并显出膈肌影。带状阴影越厚,积液越多。③包裹性积液:系胸膜粘连形成的局限性胸腔积液。肋胸膜腔包裹性积液常发生于下部的后外侧壁,少数可发生在前胸壁。X线征象直立位或适当倾斜位时可显示底边贴附于胸壁、内缘向肺野凸出的边界锐利、密度均等的梭形或椭圆形阴影,阴影边缘与胸壁呈钝角。④纵隔积液:系纵隔胸膜腔的积液。前纵隔积液表现为沿心脏及大血管边沿的阴影,右前上纵隔积液阴影颇似胸腺阴影或右上肺不张阴影。取右侧卧位,左前斜30°位置20～30分钟后,摄该体位的后前位胸片,显示上纵隔阴影明显增宽。前下纵隔积液需与心脏增大阴影或心包积液相鉴别。后纵隔积液表现为沿脊柱的三角形或带状阴影。

胸部CT对特殊类型的积液的诊断敏感性和特异性很高,可较清楚地显示胸腔积液和纵隔积液,有很好的临床诊断价值,并可引导穿刺。

### (四)超声波检查

超声探测胸腔积液的灵敏度高,定位准确,并可估计胸腔积液的深度和积液量,指导穿刺部位的定位。超声还有助于胸腔积液和胸膜增厚的鉴别。

## 五、诊断及鉴别诊断

结核性胸膜炎的确诊需要胸腔积液或胸膜活检标本中找到结核分枝杆菌,或胸膜活检有典型结核性肉芽肿病变;然而根据病史和临床表现,以及胸腔积液中ADA或干扰素-γ水平增高,临床上也可以诊断结核性胸膜炎。结核性胸膜炎须与细菌性肺炎、类肺炎性胸腔积液以及恶性胸腔积液等进行鉴别。

### (一)细菌性肺炎

结核性胸膜炎的急性期常有发热、胸痛、咳嗽、气促,血白细胞升高,需与细菌性肺炎相鉴别。肺炎患者的咳嗽多伴有咳痰,肺部有实变体征或有湿性啰音,胸部X线检查表现为肺部炎症浸润阴影或实变影,痰涂片或培养常可发现致病菌。结核性胸膜炎则以干咳为主,胸部体检及X线检查表现为胸腔积液的体征和影像学改变,部分患者PPD皮试可呈阳性结果。

### （二）类肺炎性胸腔积液

患者大多先有细菌性肺炎、肺脓肿和支气管扩张合并感染等肺部炎症表现，然后出现胸腔积液。积液量一般不多，通常见于病变的同侧。患者血白细胞升高，中性粒细胞增加伴核左移。胸腔积液检查外观可为草黄色或脓性，白细胞总数明显增高，以中性粒细胞为主，葡萄糖和 pH 降低，培养可有病原菌生长。

### （三）恶性胸腔积液

多继发于肺癌、乳腺癌、淋巴瘤等的胸膜直接侵犯或转移，以及恶性胸膜间皮瘤，其中以肺癌胸膜转移所致的恶性胸腔积液在临床上最为常见。

### （四）其他原因的胸腔积液

结核性胸膜炎有时还需与系统性红斑狼疮性胸膜炎、类风湿性胸膜炎以及各种原因所致的漏出性胸腔积液等鉴别，这些疾病均有各自明显的临床特点，鉴别一般并不困难。

## 六、治疗

结核性胸膜炎的治疗包括一般治疗、胸腔穿刺抽液和抗结核药物治疗。

### （一）一般治疗

体温 38℃以上可卧床休息，一般患者可以适当起床活动。总的休息时间大约以体温恢复正常、胸腔积液消失后再持续 2～3 个月为佳。此外，给予营养支持和对症治疗。

### （二）胸腔穿刺抽液

由于结核性胸膜炎患者胸腔积液的蛋白含量高，容易引起胸膜粘连，故原则上应尽快抽尽胸腔积液。胸腔抽液有以下作用：①减轻中毒症状，加速退热。②解除肺脏和心脏血管受压，改善呼吸及循环功能。③防止胸膜粘连、增厚。大量胸腔积液者每周抽液 2～3 次，直至胸腔积液完全消失。临床上患者的首次抽液不要超过 700mL，以后每次抽液量不应超过 1000mL，最多不要超过 1500mL。如抽液过快、过多，可由于胸腔内压力骤降发生复张后肺水肿（RPE）和循环衰竭，表现为剧咳、气促、咳大量泡沫状痰，双肺满布湿性啰音，动脉血氧分压（$PaO_2$）下降，X 线检查显示肺水肿征。应立即吸氧，密切监测循环和呼吸状况，控制液体入量，必要时给予持续气道正压（CPAP）机械通气，酌情应用利尿药和糖皮质激素。若抽液时发生头晕、冷汗、心悸、面色苍白、脉细等表现应考虑“胸膜反应”，应立即停止抽液，使患者平卧，必要时皮下注射 0.1％肾上腺素 0.5mL，密切观察病情，注意血压变化，防止休克。目前也有学者主张早期给予胸腔插管引流（可用细导管），可减少胸膜增厚和胸膜粘连等并发症。

### （三）抗结核药物治疗

其原则与方法和活动性肺结核相同。强化期一般予以异烟肼（INH）、利福平（RFP）、吡嗪酰胺（PZA）和乙胺丁醇（EMB）联合治疗 2 个月；巩固期予以 INH 和 RFP 治疗 4 个月。剂量：INH 0.3g/d，顿服；RFP 0.45～0.6g/d（体重＜50kg 用 0.45g/d，≥50kg 用 0.6g/d），顿服；PZA 1.5g/d，顿服；EMB 0.75g/d，顿服。治疗过程必须注意抗结核药物的副作用，如肝功能损害、周围神经炎、过敏反应等，发生时应根据情况减量或停用。

结核性胸膜炎不主张常规使用糖皮质激素，因其有许多副作用。当大量胸腔积液、吸收不满意或结核中毒症状严重时可用泼尼松 30mg/d，至胸腔积液明显减少或中毒症状减轻时每周减少 5～10mg，一般 4～6 周停药。减药太快或用药时间太短，容易产生胸腔积液或毒性症状的反跳。

胸腔内注射抗结核药物或糖皮质激素没有肯定意义。口服抗结核药物在胸腔积液中的浓度已经足够，胸腔内注射药物对促进胸腔积液吸收以及预防胸膜增厚与不用药物者没有显著差异。胸腔内注入肝素可预防胸膜增厚。

## 第六节　恶性胸腔积液

恶性胸腔积液：恶性肿瘤引起的胸腔积液，大多数病例可以在胸腔积液中找到恶性肿瘤细胞，如果胸腔积液伴纵隔或胸膜表面转移性结节，无论在胸腔积液中能否找到恶性细胞，亦可诊断恶性胸腔积液。恶性胸腔积液最常见的为肺癌、乳腺癌和淋巴瘤。

### 一、病因与发病机制

#### （一）血管通透性增加

壁层和（或）脏层胸膜转移瘤破坏毛细血管从而导致液体或血漏出或肿瘤细胞分泌大量 VEGF，导致胸膜血管通透性增加，渗出增加。

#### （二）淋巴引流障碍

肿瘤堵塞胸膜表面的淋巴管，引起胸腔内液体吸收障碍。

#### （三）胸膜腔渗透压升高

胸膜上肿瘤细胞坏死，降解的内蛋白进入胸腔，胸膜腔内的胶体渗透压增高。

#### （四）其他

肿瘤引起肺不张导致胸膜腔内压降低；侵袭腔静脉或心脏，静脉回流障碍引起胸膜毛细血管静水压增高。

### 二、临床表现

大部分患者多为肿瘤晚期的恶病质表现，如体重下降、消瘦、乏力、贫血等。大约 1/3 的肿瘤性胸腔积液患者临床上无明显症状，仅在查体时发现胸腔积液。其余 2/3 患者主要表现为进行性加重的呼吸困难、胸痛和干咳。呼吸困难的程度与胸腔积液量的多少、胸液形成的速度和患者本身的肺功能状态有关。当积液量少或形成速度缓慢，临床上呼吸困难较轻，仅有胸闷、气短等。若积液量大，肺脏受压明显，临床上呼吸困难重，甚至出现端坐呼吸、发绀等；积液量虽然不很大，但在短期内迅速形成，亦可在临床上表现为较重的呼吸困难，尤其是在肺功能代偿能力较差的情况下更是如此。大量胸腔积液的患者喜取患侧卧位，这样可以减轻患侧的呼吸运动，有利于健侧肺的代偿呼吸，缓解呼吸困难。肿瘤侵袭胸膜、胸膜炎症和大量胸腔积液引起壁层胸膜牵张均可引起胸痛。壁层胸膜被侵袭时多是持续性胸痛；膈面胸膜受侵时，疼痛向患侧肩胛放射;大量胸液牵张壁层胸膜引起的往往是胀满和隐痛。咳嗽多为刺激性干咳,由胸腔积液刺激压迫支气管壁所致。

在体格检查时可发现患侧呼吸运动减弱,肋间隙饱满,气管向健侧移位,积液区叩诊为浊音,呼吸音消失。

明确有转移癌的患者病程中出现胸腔积液时,对积液的诊断往往不是很重要。以治疗原发肿瘤为主,在没有出现呼吸症状之前,应采取系统的全身治疗。当积液引起患者呼吸窘迫而需要局部治疗时,在治疗开始前对胸腔积液应有明确诊断。

没有恶性肿瘤的患者新出现胸腔积液时,应首先寻找引起漏出液的潜在病因。彻底地排除心力衰竭、结核等原因引起特发性胸腔积液,胸腔穿刺并对胸腔积液进行生化分析及瘤细胞检查或进行闭式胸膜活检,一般均能确诊恶性胸腔积液。

## 三、辅助检查

1.常规检查

恶性胸腔积液一般为渗出液。渗出性胸腔积液的特点是蛋白含量超过 3g/100mL 或比重超过 1.016。在一些长期胸膜腔漏出液患者,由于胸腔内液体吸收的速率大于蛋白吸收的速率,胸液内蛋白浓度也会增高,易与渗出液相混淆,所以检查胸腔积液和血清中蛋白质和乳酸脱氢酶(LDH)水平,对于区分渗出液与漏出液有 99%的正确性。胸腔积液具有下列一个或多个特征即为渗出液:①胸腔液体蛋白/血清蛋白＞0.5;②胸腔积液 LDH/血清 LDH＞0.6;③胸腔积液 LDH＞血清 LDH 上限的 2/3。

大部分胸腔渗出液因含白细胞而呈雾状,渗出性胸腔积液的细胞学检查白细胞计数在 $(1\sim10)\times10^9/L$,白细胞计数 $<1\times10^9/L$ 为漏出液,而 $>1\times10^9/L$ 为脓胸。胸液中以中性粒细胞为主提示炎性疾病,以淋巴细胞为主时则多见于进展性结核病、淋巴瘤和癌症。红细胞计数超过 $1\times10^{12}/L$ 的全血性胸液见于创伤、肺梗死或癌症。

胸液中葡萄糖水平低于血糖水平见于结核病、类风湿关节炎、脓胸及癌症。胸液 pH 值通常与动脉血 pH 值平行,但在类风湿关节炎、结核病和癌性胸液中通常低于 7.20。

2.细胞学检查

在癌性胸腔积液患者中,大约 60%患者第 1 次送检标本中就能查到癌细胞,如果连续 3 次分别取样,则阳性率可达 90%。在分次取样时抽取几个标本有助于提高诊断率,因为在重复抽取的标本中含有较新鲜的细胞,早期退变的细胞在前面的胸腔穿刺中被去除。癌症导致的胸腔积液的机制除了直接侵袭胸膜外,还包括淋巴管或支气管阻塞、低蛋白血症。应当注意的是淋巴瘤患者的胸腔积液细胞学检查不可靠。

3.X 线检查

少量胸腔积液时,液体积聚在胸膜腔的最低部位——肋膈角,X 线胸像上可表现为肋膈角变平,此时估计胸腔积液量约在 200mL。中等量胸腔积液时,立姿后前位 X 线胸像上可见到液体超过膈面以上,呈现内侧低、逐渐向外侧升高变陡的典型的渗液曲线。这一分界线是 X 线投照密度改变的过渡区,并不真正代表胸内液体存在的状态。渗液曲线的形成是由于靠近侧胸壁的液体恰好与X线呈切线关系，故液面的高度可以完全显示出来，而在由肺组织存在的胸腔的中部和内侧，液体存在于肺脏的前、后方，而且肺在胸液中悬浮的状态是纵隔侧较宽厚，越向外侧肺组织渐薄，即X线投照胸内液体的厚度在内侧最薄，而越向外侧越厚，同时有肺组织衬托，即使胸腔内积液的平面是在同样的高度，而X线胸像上显示液面自外向内逐渐变低。在侧位胸像上，中等量胸腔积液表现为横贯前后胸腔的弧形渗液曲线，前后方高，中间低。当患者接受胸腔穿刺检查和治疗后，气体可溢入胸腔，在X线胸像上表现为液气平面。大量胸腔积液时渗液曲线的弧形液面超过肺门上缘，X线胸像上仅在肺尖部的内侧见到以小部分透亮的肺组织，亦可表现为患侧完全不透亮；同时患侧胸廓饱满，肋间隙增宽，肋骨平举；心脏影向健侧移位，气管向健侧移位；在左侧大量胸腔积液时，膈肌拱形圆顶在呼气相向下逆转运动，而在吸气相膈肌拱形圆顶向上移动，形成膈肌的矛盾运动，这种现象仅发生在左侧，尤其是在胃泡明显时在透视下可以清楚地观察到。右侧膈肌下有肝脏可以阻止右侧膈肌的逆转。

4.胸部CT检查

可以清楚地显示胸腔内液体的存在以及液体量的多少。仰卧位时，液体积聚在胸腔背侧，可以见到肺脏被压缩的情况，Housefield单位为1～15，视胸液内容不同而有一些差异。同时，CT能对胸腔积液的病因有所提示，如肺内肿瘤、胸壁肿瘤，尤其是在患者接受人工气胸后进行CT检查可以提高肿瘤侵袭胸壁和纵隔诊断的准确性。一般来说，胸膜钙化常提示良性病变，如结核性胸膜炎、化脓性胸膜炎，胸膜间皮瘤患者偶见胸膜钙化斑；Montalvo提出4个有助于恶性肿瘤胸膜转移诊断的CT征象：①环状胸膜增厚；②结节状胸膜增厚；③壁层胸膜增厚＞1cm；④纵隔胸膜受侵袭。

5.超声检查

胸腔积液在超声检查上呈液性暗区，同时能显示液平的宽度、范围、距体表的深度以及胸腔积液的内部结构、液体回声的特征、病变的范围以及与邻近组织的关系，另外，在超声的引导下，可以准确地进行胸液穿刺、进行胸膜或胸膜下肿物的穿刺活检。一般认为，超声诊断胸腔积液的准确性(92%)要优于X线胸像(68%)。

6.胸腔镜检查

①抽吸、收集胸腔积液，做细胞学检查；②探查胸膜腔，并对胸膜、肺和心包的可疑病变进行活检，而其他检查方法不能很好地显示出这些小结节；③对可疑的纵隔或肺门淋巴结采样进行组织学检查或培养。另外，对癌性胸腔积液患者在进行胸腔镜检查的还可同时施行胸膜粘连术。

胸腔镜能在直视下准确获取病变组织，使其对各种胸膜恶性疾患的诊断有很高的敏感性，达到80%～100%，同时很少有假阴性结果。在一项胸腔镜、胸穿细胞学、闭式胸膜活检的比较研究中，Loddenkemper报告其诊断敏感性分别为95%、62%和44%。Menzies和Charbonneau在其102例不明原因胸液的前瞻性研究中报告，胸腔镜对胸膜恶性疾病的诊断的准确性为96%，敏感性为91%，特异性为100%。

胸腔镜在胸膜间皮瘤的诊断中能够在直视下准确取得标本，故诊断正确性极高。与开胸活检相比，胸腔镜能获取同样高质量的组织标本供诊断用，同时，胸腔镜亦可对恶性肿瘤进行准确的临床分期。

对癌症患者的VATS或胸腔镜检查总体来讲是有效和耐受良好的。但是,胸穿及闭式胸膜活检相对来讲创伤更小,可以在床旁进行,并且可对约2/3的患者做出明确诊断。临床将VATS用于那些胸穿或闭式胸膜活检不能明确诊断的患者。

## 四、治疗

是否进行积极的治疗取决于恶性胸腔积液所产生的呼吸症状的程度。如果患者没有呼吸症状或已经到终末期,不需要进行特殊的局部治疗。当临床情况不明朗时,适合进行单纯胸穿。如果去除胸腔内一定量的胸腔积液后患者的呼吸症状不能得到改善,可能患者的病情是由于潜在的肺部疾病引起,如肺气肿、原发或继发的肺部恶性肿瘤。在这种情况下,也不宜进行局部治疗。

对引起胸腔积液的肿瘤的化疗和放疗有助于消除胸腔积液并改善呼吸道症状。由淋巴瘤、肺癌及乳腺癌阻塞淋巴管产生的胸腔积液,放射治疗可以去除阻塞病因,重建并改善胸液动力学,效果显著。对于影响呼吸动力学、威胁生命的胸腔积液,在未找到其他有效治疗方法之前胸腔穿刺有助于控制症状。

1.胸腔穿刺

胸腔穿刺操作简单,能暂时缓解临床症状,但是,96%的患者癌性胸腔积液在1个月内再发,平均再发时间为4.2天。反复穿刺,可能导致低蛋白血症,并由此引起血浆胶体渗透压降低,加速胸腔液体的产生。另外,进展期癌肿患者通常处于分解代谢状态,胸液内蛋白的丢失可加重恶病质和营养不良。反复胸腔穿刺尚可引起脓胸、气胸、支气管胸膜瘘和包裹性胸腔积液等并发症。胸腔穿刺的目的是确定病因,确定胸液再积聚的趋势、受累侧肺脏的复张能力以及缓解呼吸道症状。

2.胸膜粘连术

对放射治疗和化学治疗无效的且有临床症状的肿瘤性胸腔积液需要在胸膜腔进行局部治疗,包括消除胸腔积液、闭合胸膜腔,防止胸液积聚,以缓解症状。1965年Thorsrud发现在肿瘤性胸腔积液患者的胸腔内注射化疗药物用于阻止肿瘤的种植,而在尸检中证实胸膜间隙几乎完全被纤维性粘连所封闭,并阻止了胸液的再积聚。最常用的化疗药物包括博来霉素、氮芥、阿霉素、氟尿嘧啶和顺铂等,其中博来霉素为最常用的化疗药品,用于胸膜粘连的1个月内平均成功率达到84%。

四环素、多西环素(强力霉素)作为有效的硬化剂曾被广泛应用,但有疼痛、发热等并发症。应用化学胸膜粘连时,应首先进行胸腔插管,尽量排尽胸液以免硬化剂被稀释并保持脏壁层胸膜相互接触,然后经胸腔引流管注入1%利多卡因15mL,随后注入用30mL生理盐水溶解的多西环素(强力霉素)500mg,再用25mL盐水冲洗胸管,夹闭后,嘱患者变换体位以便使硬化剂均匀分布于胸膜间隙。在以后的放射标记四环素的研究中发现,四环素在胸腔内的扩散在注药后数秒内即完成,改变体位对分布没有影响。但是如果肺脏未完全膨胀,患者变换体位就有可能提高硬化剂的扩散。

滑石粉可以引起严重的反应性胸膜炎,无论是2g干粉或2～5g盐水浆,其应用的成功率可高达96%。通过胸腔引流管将调成稀糊状的滑石粉注入，对那些有症状的癌性胸液并且预计生存期很短的患者来说，滑石粉胸膜粘连术是理想的方法，但此法不适于患良性疾病的年轻患者和那些预计将来可能需要胸部外科手术的患者。

临床报道中药制剂如鸦胆子乳剂、榄香烯乳，胸膜腔内注射亦有较好的胸膜粘连的效果，其作用原理尚不十分清楚，但这两种药物除能引起胸膜粘连外，尚有一定的抗癌作用，在应用时可以同时加用2%普鲁卡因，以免注入时引起疼痛。

3.手术治疗

（1）外科胸膜融合及胸膜切除术：采用开放性胸膜切除或胸膜划痕的方法可控制胸腔积液复发，其有效率达95%，但由于需要胸廓切开，且有23%的并发症发生率和6%～18%的死亡率，故较少采用。对于预期有较长生存期、其他消除胸液的方法又不能奏效、并且存在胸膜增厚肺脏膨胀受限的患者，可以采用这种术式。

当呼吸症状出现和（或）胸穿可减轻呼吸窘迫时，意味着患者的生活质量可以通过使被压缩的肺复张而得到改善。这就需要采取一系列治疗措施。放置胸腔闭式引流是标准的第一步骤。接下来可以通过胸管注射化学硬化剂产生胸膜腔炎症，从而使脏、壁层胸膜形成纤维索性粘连，胸膜固定，消灭胸膜腔以治疗胸腔积液。尽管一些医师在放置胸管后很快开始这一步，但学者认为在胸管放置3天胸腔引流小于每天250mL后开始更好。这时由于积液减少而使脏、壁层胸膜间隙减小。当然，过长的等待也是不适宜的，硬化治疗可以在3天后开始而不管引流量的多少。

（2）视频辅助下胸腔手术：有些患者，在一些报道中最高达30%，通过胸管注射不同硬化剂而使胸膜固定的方法不能解决其胸腔积液，从而出现永久性或复发性胸腔积液。这样就需要其他的治疗手段。

VATS探查及引流可以彻底清除常规胸管所不能清除的包裹性积液，同时进行术中滑石粉喷撒，使其均匀地覆盖于全部胸膜上，这样就可以产生完全的粘连从而成功地形成胸膜固定。随着经验的增加，这种方法可能会成为首选的诊断及治疗方法。在目前，VATS多在至少一次通过胸管胸膜固定失败后进行。这种方法非常有效。在一个34例报告中，VATS下滑石粉喷撒成功控制了32例患者胸腔积液。在另外一个前瞻性研究中，85例采用胸腔闭式引流博来霉素或四环素硬化治疗，39例采用胸腔镜抽吸所有积液后滑石粉喷撒治疗。分析两组患者生存期情况，90天时VATS组患者成功率为95%，博来霉素为70%而四环素组为47%。尽管这些差异中一部分是由于滑石粉的效果优于其他硬化剂所造成的，但这项研究结果仍可说明VATS方法可取得更高的成功率。即使疾患较重的患者组成功率也较高。

VATS壁层胸膜切除是现有最积极的治疗方法。假如这种方法可以取得与开胸胸膜切除同样的效果，它将是效果最肯定的方法。但是相对滑石粉喷撒法来讲，大范围的手术切开可导致一定的出血。考虑到VATS及滑石粉喷撒法的有效性及此类患者衰弱的全身情况，胸膜切除术只适用于少数情况下经过精心选择的病例。

（3）胸-腹分流：胸-腹膜或胸膜-静脉分流术是适用于有适应证的患者的另外一种治疗手段。Denver胸-腹分流装置是一个带瓣膜的泵腔和有孔的胸腔、腹腔硅胶管组成。用人工挤压的方法，使胸液逆腹腔-胸腔压力梯度转运，瓣膜保证液体不能反向流动。这些装置很少作为首选，但适用于胸腔闭式引流或VATS硬化剂治疗彻底失败或仅部分成功从而产生永久性包裹性积液或因心肺功能不全无法承受开胸术的患者。

这些装置在局部麻醉下放置，并且它们的疗效也被肯定。但是，它需要患者或其家人定时挤压皮下的储液囊而使液体流动。如果做不到这些，则疗效很差，与腹腔积液的腹膜-静脉分流中压力驱动液体流动不同，在胸膜腔和腹膜腔或体静脉间无适当的压力梯度，因此，几乎没有自发的液体分流。

Ponn 等曾对 17 例顽固性胸腔积液患者应用胸腹分流装置，其中 15 例为癌症患者，所有患者的临床症状均得到不同程度的缓解。胸-腹分流装置容易被胸腔积液内的沉渣和脱落的组织所堵塞，另外，肿瘤随胸液引流入腹腔形成肿瘤的种植是胸-腹分流装置在应用过程中所遇到的棘手问题。

# 第七节　肺炎

肺炎是指终末气道、肺泡和肺间质的炎症，可由病原微生物、理化因素、免疫损伤、过敏及药物所致。

## 一、病因和发病机制

正常的呼吸道免疫防御机制（支气管内黏液-纤毛运载系统、肺泡巨噬细胞等细胞防御的完整性等）使气管隆凸以下的呼吸道保持无菌。是否发生肺炎决定于两个因素：病原体和宿主因素。如果病原体数量多，毒力强和（或）宿主呼吸道局部和全身免疫防御系统损害，即可发生肺炎。病原体可通过下列途径引起肺炎：①空气吸入；②血行播散；③邻近感染部位蔓延；④上呼吸道定植菌的误吸。肺炎还可通过误吸胃肠道的定植菌（胃食管反流）和通过人工气道吸入环境中的致病菌引起。

## 二、分类

肺炎可按解剖、病因或患病环境加以分类。

### （一）解剖分类

1.大叶性（肺泡性）

肺炎病原体先在肺泡引起炎症，经肺泡间孔向其他肺泡扩散，致使部分肺段或整个肺段、肺叶发生炎症改变。典型者表现为肺实质炎症，通常并不累及支气管。致病菌多为肺炎链球菌。X 线胸片显示肺叶或肺段的实变阴影。

2.小叶性（支气管性）

肺炎病原体经支气管入侵，引起细支气管、终末细支气管及肺泡的炎症，常继发于其他疾病，如支气管炎、支气管扩张、上呼吸道病毒感染以及长期卧床的危重患者。其病原体有肺炎链球菌、葡萄球菌、病毒、肺炎支原体以及军团菌等。支气管腔内有分泌物，故常可闻及湿性啰音，无实变的体征。X 线显示为沿肺纹理分布的不规则斑片状阴影，边缘密度浅而模糊，无实变征象，肺下叶常受累。

3.间质性肺炎

以肺间质为主的炎症，可由细菌、支原体、衣原体、病毒或肺孢子菌等引起。累及支气管壁以及支气管周围，有肺泡壁增生及间质水肿，因病变仅在肺间质，故呼吸道症状较轻，异常体征较少。X线通常表现为一侧或双侧肺下部的不规则条索状阴影，从肺门向外伸展，可呈网状，其间可有小片肺不张阴影。

### （二）病因分类

1.细菌性肺炎

如肺炎链球菌、金黄色葡萄球菌、甲型溶血性链球菌、肺炎克雷伯杆菌、流感嗜血杆菌、铜绿假单胞菌肺炎等。

2.非典型病原体所致肺炎

如军团菌、支原体和衣原体等。

3.病毒性肺炎

如冠状病毒、腺病毒、呼吸道合胞病毒、流感病毒、麻疹病毒、巨细胞病毒、单纯疱疹病毒等。

4.肺真菌病

如白念珠菌、曲霉菌、隐球菌、肺孢子菌等。

5.其他病原体所致肺炎

如立克次体（如Q热立克次体）、弓形虫（如鼠弓形虫）、寄生虫（如肺包虫、肺吸虫、肺血吸虫）等。

6.理化因素所致的肺炎

如放射性损伤引起的放射性肺炎，胃酸吸入引起的化学性肺炎或对吸入或内源性脂类物质产生炎症反应的类脂性肺炎等。

### （三）患病环境分类

由于细菌学检查阳性率低，培养结果滞后，病因分类在临床上应用较为困难，目前多按肺炎的获得环境分成两类，有利于指导经验治疗。

1.社区获得性肺炎（CAP）

是指在医院外罹患的感染性肺实质炎症，包括具有明确潜伏期的病原体感染而在入院后平均潜伏期内发病的肺炎。

2.医院获得性肺炎（HAP）

亦称医院内肺炎，是指患者入院时不存在，也不处于潜伏期，而于入院48小时后在医院（包括老年护理院、康复院等）内发生的肺炎。HAP还包括呼吸机相关性肺炎（VAP）和卫生保健相关性肺炎（HCAP）。

## 三、病理

病原体直接抵达下呼吸道后，滋生繁殖，引起肺泡毛细血管充血、水肿，肺泡内纤维蛋白渗出及细胞浸润。除了金黄色葡萄球菌、铜绿假单胞菌和肺炎克雷伯杆菌等可引起肺组织的坏死性病变易形成空洞外，肺炎治愈后多不遗留瘢痕，肺的结构与功能均可恢复。

## 四、临床表现

肺炎的临床表现变化较大，可轻可重，决定于病原体和宿主的状态。常见症状为咳嗽、咳痰或原有呼吸道症状加重，并出现脓性痰或血痰，伴或不伴胸痛。病变范围大者可有呼吸困难、呼吸窘迫。多数患者伴有发热。老年患者的临床表现可不典型，有时仅表现为食欲减退、体力下降、精神状态异常等。早期肺部体征可无明显异常，重症患者可有呼吸频率增快，鼻翼翕动、发绀。肺实变时有典型的体征，如触诊语颤增强，叩诊浊音或实音，听诊可有管状呼吸音或湿性啰音。并发胸腔积液者患侧胸部叩诊浊音，触觉语颤减弱，呼吸音减弱。外周血白细胞总数和中性粒细胞比例通常升高。但在老年、重症患者、免疫抑制等患者可不出现血白细胞总数升高、甚至下降。急性C反应蛋白、降钙素原和血沉可升高。X线影像学可表现为边缘模糊的片状或斑片状浸润影。

## 五、鉴别诊断

肺炎常需与下列疾病鉴别：

1.肺结核

多有全身中毒症状，如午后低热、盗汗、疲乏无力、体重减轻、失眠、心悸等。X线胸片见病变多在肺尖或锁骨上、下，密度不均，消散缓慢，且可形成空洞或肺内播散。痰中可找到结核分枝杆菌。一般抗菌药物治疗无效。

2.肺癌

多无急性感染中毒症状，有时痰中带血丝。血白细胞计数不高，若痰中发现癌细胞可以确诊。肺癌可伴发阻塞性肺炎，经抗生素治疗后炎症消退，肿瘤阴影渐趋明显或可见肺门淋巴结肿大，有时出现肺不张。若经过抗生素治疗后肺部炎症不易消散或暂时消散后于同一部位再出现肺炎，应密切随访，必要时进一步作CT、MRI、纤支镜和痰脱落细胞等检查，以免贻误诊断。

早期表现与肺炎链球菌肺炎相似。但随着病程进展，咳出大量浓臭痰为肺脓肿的特征。X线显示脓腔及气液平，易与肺炎相鉴别。

4.肺血栓栓塞症

多有静脉血栓的危险因素，如血栓性静脉炎、心肺疾患、创伤、手术和肿瘤等病史，可发生咯血、晕厥，呼吸困难较明显，颈静脉充盈。X线胸片示区域性肺纹理减少，有时可见尖端指向肺门的楔形阴影。动脉血气分析常见低氧血症及低碳酸血症。D-二聚体、CT肺动脉造影(CTPA)、放射性核素肺通气/灌注扫描和MRI等检查可助鉴别。

5.非感染性肺部浸润

如肺间质纤维化、肺水肿、肺不张、肺嗜酸性粒细胞浸润症和肺血管炎等。

## 六、诊断标准

1.CAP临床诊断标准

(1)社区发病。

(2)肺炎相关临床表现:①新近出现的咳嗽、咳痰或原有呼吸道疾病症状加重,伴或不伴脓痰、胸痛、呼吸困难及咯血;②发热;③肺实变体征和(或)闻及湿性啰音;④外周血白细胞>$10\times10^9$/L或<$4\times10^9$/L,伴或不伴细胞核左移。

(3)胸部影像学检查显示新出现的斑片状浸润影、叶或段实变影、磨玻璃影或间质性改变,伴或不伴胸腔积液。

符合(1)、(3)及(2)中任何1项,并除外肺结核、肺部肿瘤、非感染性肺间质性疾病、肺水肿、肺不张、肺栓塞、肺嗜酸粒细胞浸润症及肺血管炎等后,可做出诊断。

2.HAP临床诊断依据

其临床诊断依据是X线检查出现新的或进展的肺部浸润性阴影加上下列三个临床征候中的两个或以上可以诊断为肺炎:①发热超过38℃;②血白细胞增多或减少;③脓性气道分泌物。但HAP的临床表现、实验室和影像学检查特异性低,应注意与肺不张、心力衰竭和肺水肿、基础疾病肺侵犯、药物性肺损伤、肺栓塞和ARDS等相鉴别。早期诊断有赖于对HAP的高度警惕性,高危人群如昏迷、免疫功能低下、胸腹部手术、长期ICU住院、人工气道和机械通气者、长期糖皮质激素和免疫抑制剂治疗者,出现原因不明发热或热型改变;咳嗽咳痰或症状加重、痰量增加或脓性痰;氧疗患者所需吸氧浓度增加或机械通气者所需每分钟通气量增加,均应怀疑HAP可能,及时进行X线检查。

**表2-7-1 常用CAP严重程度评分系统及其特点**

| 评分系统 | 预测指标和计算方法 | 风险评分 | 推荐 |
|---|---|---|---|
| CURB-65评分 | 共5项指标,满足1项得1分:<br>(1)意识障碍;<br>(2)尿素氮>7mmol/L;<br>(3)呼吸频率≥30次/分;<br>(4)收缩压<90mmHg或舒张压≤60mmHg;<br>(5)年龄≥65岁 | 评估死亡风险<br>1~1分:低危<br>2分:中危<br>3~5分:高危 | 简洁,敏捷性高,易于临床操作 |
| CRB-65评分 | 共4项指标,满足1项得1分:<br>(1)意识障碍;<br>(2)呼吸频率≥30次/分;<br>(3)收缩压<90mmHg或舒张压≤60mmHg;<br>(4)年龄≥65岁 | 评估死亡风险<br>0分:低危,门诊治疗<br>1~2分:中危,建议住院或严格<br>随访下院外治疗;<br>≥3分:高危,应住院治疗 | 适用于不方便进行生化检测的医疗机构 |

续表

| 评分系统 | 预测指标和计算方法 | 风险评分 | 推荐 |
| --- | --- | --- | --- |
| PSI 评分 | 年龄(女性－10 分)加所有危险因素得分总和：<br>(1)居住在养老院(＋10 分)<br>(2)基础疾病：<br>肿瘤(＋30 分)；<br>肝病(＋20 分)；<br>充血性心力衰竭(＋10 分)；<br>脑血管疾病(＋10 分)；<br>肾病(＋10 分)<br>(3)体征：<br>意识状态改变(＋20 分)；<br>呼吸频率≥30 次/分(＋20 分)；<br>收缩压＜90mmHg(＋20 分)；<br>体温＜35℃或≥40℃(＋15 分)；<br>脉搏≥125 次/分(＋10 分)<br>(4)实验室检查：<br>动脉血 pH＜7.35(＋30 分)；<br>血尿素氮≥11mmol/L(＋20 分)；<br>血钠＜130mmol/L(＋20 分)；<br>血糖＞14mmol/L(＋10 分)；<br>血细胞比容(Hct)＜30％(＋10 分)；<br>$PaO_2$＜60mmHg(或指氧饱和度＜90％)(＋10 分)<br>(5)胸部影像：<br>胸腔积液(＋10 分)<br>评估死亡风险 | 低危：<br>Ⅰ级(＜50 分，无基础疾病)；<br>Ⅱ级(≤70 分)；<br>Ⅲ级(71～90 分)；<br>中危：<br>Ⅳ级(91～130 分)<br>高危：<br>Ⅴ级(＞130 分)<br>Ⅳ和Ⅴ级需要住院治疗 | 判断患者是否需要住院的敏感指标，且特异性高；评分系统复杂 |
| CURXO 评分 | 主要指标：<br>(1)动脉血 pH＜7.30；<br>(2)收缩压＜90mmHg<br>次要指标：<br>(1)呼吸频率≥30 次/分；<br>(2)意识障碍；<br>(3)血尿素氮≥11mmol/L；<br>(4)$PaO_2$＜54mmHg 或指氧合指数＜250mmHg；<br>(5)年龄≥80 岁；<br>(6)X 线胸片示多叶或双侧肺受累 | 符合 1 项主要指标或 2 项以上次要指标，为重症 CAP | 用于预测急诊重症 CAP 的简评分方法 |

续表

| 评分系统 | 预测指标和计算方法 | 风险评分 | 推荐 |
|---|---|---|---|
| SMART-COP评分 | 下列所有危险因素得分总和：<br>收缩压＜90mmHg(＋2分)；<br>X线胸片示多肺叶受累(＋1分)；<br>血清白蛋白＜35g/L(＋1分)；<br>呼吸频率≥30次/分(＞50岁)或＞25次/分(≤50岁)(＋1分)；<br>心率≥125次/分(＋1分)；<br>新发的意识障碍(＋1分)；<br>低氧血症(＋2分)：<br>$PaO_2$＜70mmHg或指氧饱和度＜93%或氧合指数＜333mmHg(≤50岁)；<br>Pa02＜60mmHg或指氧饱和度＜90%或氧合指数＜250mmHg(＞50岁)；<br>动脉血pH＜7.35(＋2分) | 0～2分：低风险<br>3～4分：中度风险<br>5～6分：高风险<br>7～8分：极高风险 | ＞3分提示有需要呼吸监护或循环支持治疗的可能性 |

## 七、评估肺炎严重程度

1.肺炎病情严重程度评估

CAP病情严重程度评估，对于选择适当的治疗场所、经验性抗感染药物和辅助支持治疗至关重要。任何评分系统都应结合患者年龄、基础疾病、社会经济状况、胃肠功能及治疗依从性等综合判断。

2.肺炎住院治疗标准

中国成人社区获得性肺炎诊断和治疗指南(2016年版，下简称新指南)建议使用CURB-5评分作为判断CAP患者是否需要住院治疗的标准，CURB-65评分共5项指标，满足1项得1分：①意识障碍；②尿素氮＞7mmol/L；③呼吸频率＞30次/分；④收缩压＜90mmHg或舒张压≤60mmHg；⑤年龄≥65岁。评分0～1分：原则上门诊治疗即可；2分：建议住院或在严格随访下的院外治疗；3～5分：应住院治疗。

3.重症肺炎诊断标准

肺炎严重性决定于三个主要因素：局部炎症程度、肺部炎症的播散和全身炎症反应程度。新指南的重症CAP诊断标准如下：主要标准：①需要气管插管行机械通气治疗；②脓毒症休克经积极液体复苏后仍需要血管活性药物治疗。次要标准：①呼吸频率≥30次/分；②氧合指数≤250mmHg(1mmHg=0.133kPa)；③多肺叶浸润；④意识障碍和(或)定向障碍；⑤血尿素氮≥7.14mmol/L；⑥收缩压＜90mmHg需要积极的液体复苏。凡符合1项主要标准或≥3项次要标准可诊断为重症CAP，需密切观察，积极救治，有条件时应收入ICU治疗。

## 八、病原学诊断

门诊接受治疗的轻症CAP患者不必常规进行病原学检查，对于门诊治疗失败、聚集性发病以及住院（和住ICU）的患者，应尽量在使用或更换使用抗感染药物前采集病原学检测标本，争取尽早目标性抗感染治疗。

1.痰标本采集、送检和实验室处理检查

痰液是最方便和无创性病原学诊断的标本，但易遭到口咽部细菌的污染。因此，痰标本质量的好坏、送检及时与否、实验室质控如何，将直接影响细菌的分离率和结果的解释。①采集：需在抗生素治疗前采集标本。嘱患者先行漱口，并指导或辅助患者深咳嗽，留取脓性痰送检。无痰患者检查分枝杆菌或肺孢子菌可用高渗盐水雾化导痰。②送检：一般要求在2小时内送检，延迟送检或待处理标本应置于4℃保存，且在24小时内处理。③实验室处理：挑取脓性部分涂片作瑞氏染色，镜检筛选合格标本（鳞状上皮细胞＜10个/低倍视野。多核白细胞＞25个/低倍视野或两者比例＜1∶2.5）。用血琼脂平板和巧克力平板两种培养基接种合格标本，必要时加用选择性培养基或其他培养基。痰定量培养分离的致病菌或条件致病菌浓度≥$10^7$cfu/mL，可认为是肺炎的致病菌；＜$10^4$cfu/mL，则为污染菌；介于两者之间，建议重复痰培养；如连续分离到相同细菌，浓度在$10^5$～$10^6$cfu/mL，两次以上，也可认为是致病菌。

2.经纤维支气管镜或人工气道吸引

受口咽部细菌污染的机会较咳痰为少，如吸引物细菌培养浓度＞105cfu/mL可认为是致病菌，低于此浓度则多为污染菌。

3.防污染标本毛刷（PSB）

若所取标本培养细菌浓度≥$10^3$cfu/mL，可认为是致病菌。

4.支气管肺泡灌洗（BAL）

如灌洗液细菌浓度≥$10^4$cfu/mL，防污染BAL标本细菌浓度≥$10^3$cfu/mL，可认为是致病菌。

5.经皮细针抽吸（PFNA）和开胸肺活检

敏感性与特异性均很好，但因是创伤性检查，容易引起并发症，如气胸、出血等，应慎用。临床一般用于对抗生素经验性治疗无效或其他检查不能确定者。

6.血和胸腔积液培养

是简单易行的肺炎病原学诊断方法。肺炎患者血和痰培养分离到相同细菌，可确定为肺炎的病原菌。如仅血培养阳性，但不能用其他原因如腹腔感染、静脉导管相关性感染等解释，血培养的细菌也可认为是肺炎的病原菌。胸腔积液培养的细菌可认为是肺炎的致病菌，但需排除操作过程中皮肤细菌的污染。

## 九、治疗

### （一）治疗原则

抗感染治疗是肺炎治疗的最主要环节。细菌性肺炎的抗菌治疗包括经验性治疗和目标性治疗。前者主要根据本地区和单位的肺炎病原体流行病学资料，选择可能覆盖病原体的抗生素；后者是依据病原学的培养结果或肺组织标本培养或病理结果以及药物敏感试验结果，选择体外试验敏感的抗生素。此外，还要根据患者年龄、基础疾病、临床特点、实验室及影像学检查、疾病严重程度、肝肾功能、既往用药和药物敏感性情况选择抗生素和给药途径。

(1)对于门诊轻症 CAP 患者，尽量使用生物利用度好的口服抗感染药物治疗。建议口服阿莫西林或阿莫西林/克拉维酸治疗；青年无基础疾病患者或考虑支原体、衣原体感染患者可口服多西环素或米诺环素；我国肺炎链球菌及肺炎支原体对大环内酯类药物耐药率高，在耐药率较低地区可用于经验性抗感染治疗；呼吸喹诺酮类可用于上述药物耐药率较高地区或药物过敏或不耐受患者的替代治疗。

(2)对于需要住院的 CAP 患者，推荐单用 β-内酰胺类或联合多西环素、米诺环素、大环内酯类或单用呼吸喹诺酮类。对于需要入住 ICU 的无基础疾病青壮年罹患重症 CAP 的患者，推荐青霉素类/酶抑制剂复合物、三代头孢菌素、厄他培南联合大环内酯类或单用呼吸喹诺酮类静脉治疗，而老年人或有基础病患者推荐联合用药。

(3)重症肺炎的治疗首先应选择广谱的强力抗菌药物，足量、联合用药。重症 CAP 常用 β-内酰胺类联合大环内酯类或氟喹诺酮类；青霉素过敏者用氟喹诺酮类和氨曲南。HAP 可用氟喹诺酮类或氨基糖苷类联合抗假单胞菌的 β-内酰胺类、广谱青霉素/β-内酰胺酶抑制剂、碳青霉烯类的任何一种，必要时可联合万古霉素、替考拉宁、利奈唑胺或替加环素。

(4)对有误吸风险的 CAP 患者应优先选择氨苄西林/舒巴坦、阿莫西林/克拉维酸、莫西沙星、碳青霉烯类等有抗厌氧菌活性的药物或联合应用甲硝唑、克林霉素等。

(5)流感流行季节注意流感病毒感染，常规进行流感病毒抗原或核酸检查，并应积极应用神经氨酸酶抑制剂(奥司他韦)抗病毒治疗，不必等待流感病原检查结果，即使发病时间超过 48 小时也推荐应用，并注意流感继发金黄色葡萄球菌感染，必要时联合治疗 MRSA 肺炎的药物。

(6)首剂抗感染药物争取在诊断肺炎后尽早使用。经治疗后达到临床稳定，可以认定为初始治疗有效。经初始治疗后症状明显改善者可继续原有抗感染药物治疗，对达到临床稳定且能接受口服药物治疗的患者，改用同类或抗菌谱相近、对致病菌敏感的口服制剂进行序贯治疗。抗感染治疗一般可于热退 2～3 天且主要呼吸道症状明显改善后停药，但疗程应视病情严重程度、缓解速度、并发症以及不同病原体而异，不必以肺部阴影吸收程度作为停用抗菌药物的指征。通常轻、中度 CAP 患者疗程 5～7 天，重症患者需要7～10 天或更长疗程。临床稳定标准需符合下列所有 5 项指标：①体温≤37.8℃；②心率≤100 次/分；③呼吸频率≤24 次/分；④收缩压≥90mmHg；⑤氧饱和度>90%(或者动脉氧分压≥60mmHg，吸空气条件下)。

### (二)不同人群 CAP 患者初始经验性抗感染治疗

2016 年新指南中对不同人群 CAP 患者初始经验性抗感染治疗的建议如下：

1.门诊治疗(推荐口服给药)

(1)无基础疾病青壮年患者：常见病原体为肺炎链球菌、肺炎支原体、流感嗜血杆菌、肺炎衣原体、流感病毒、腺病毒、卡他莫拉菌。推荐方案：④氨基青霉素、青霉素类(青霉素、阿莫西林等)/酶抑制剂复合物(不包括有抗假单胞菌活性的青霉素类如哌拉西林、替卡西林);②一代、二代头孢菌素;③多西环素(强力霉素)或米诺环素;④呼吸喹诺酮类(左氧氟沙星、莫西沙星等);⑤大环内酯类:(阿奇霉素、克拉霉素)。

(2)有基础疾病或老年人患者:常见病原体为肺炎链球菌、流感嗜血杆菌、肺炎克雷伯菌等肠杆菌科菌、肺炎衣原体、流感病毒、RSV 病毒、卡他莫拉菌。推荐方案:①青霉素类/酶抑制剂复合物;②二代、三代头孢菌素(口服);③呼吸喹诺酮类;④青霉素类/酶抑制剂复合物、二代头孢菌素、三代头孢菌素联合多西环素、米诺环素或大环内酯类。

2.需入院治疗、但不必收住 ICU 的患者(可选择静脉或口服给药)

(1)无基础疾病青壮年:常见病原体为肺炎链球菌、流感嗜血杆菌、卡他莫拉菌、金黄色葡萄球菌、肺炎支原体、肺炎衣原体、流感病毒、腺病毒、其他呼吸道病毒。推荐方案:①青霉素G、氨基青霉素、青霉素类/酶抑制剂复合物;②二代、三代头孢菌素、头霉素类、氧头孢烯类;③上述药物联合多西环素、米诺环素或大环内酯类;④呼吸喹诺酮类;⑤大环内酯类。

(2)有基础疾病或老年人(>65 岁):常见病原体为肺炎链球菌、流感嗜血杆菌、肺炎克雷伯菌等肠杆菌科菌、流感病毒、RSV 病毒、卡他莫拉菌、厌氧菌、军团菌。推荐方案:①青霉素类/酶抑制剂复合物;②三代头孢菌素或其酶抑制剂复合物、头霉素类、氧头孢烯类、厄他培南等碳青霉烯类;③上述药物单用或联合大环内酯类;④呼吸喹诺酮类。

3.需入住 ICU 的重症患者(推荐静脉给药)

(1)无基础疾病青壮年:常见病原体为肺炎链球菌、金黄色葡萄球菌、流感病毒、腺病毒、军团菌。推荐方案:①青霉素类/酶抑制剂复合物、三代头孢菌素、头霉素类、氧头孢烯类、厄他培南联合大环内酯类;②呼吸喹诺酮类。

(2)有基础疾病或老年人:常见病原体为肺炎链球菌、军团菌、肺炎克雷伯菌等肠杆菌科菌、金黄色葡萄球菌、厌氧菌、流感病毒、RSV 病毒。推荐方案:①青霉素类/酶抑制剂复合物、三代头孢菌素或其酶抑制剂的复合物、厄他培南等碳青霉烯类联合大环内酯类;②青霉素类/酶抑制剂复合物、三代头孢菌素或其酶抑制剂复合物、厄他培南等碳青霉烯类联合呼吸喹诺酮类。

4.有铜绿假单胞菌感染危险因素的 CAP,需住院或入住 ICU(推荐静脉给药)

常见病原体为铜绿假单胞菌、肺炎链球菌、军团菌、肺炎克雷伯菌等肠杆菌科菌、金黄色葡萄球菌、厌氧菌、流感病毒、RSV 病毒。推荐方案:①具有抗假单胞菌活性的β-内酰胺类抗生素(如头孢他啶、头孢吡肟、哌拉西林/他唑巴坦、头孢哌酮/舒巴坦、亚胺培南、美罗培南等);②有抗假单胞菌活性的喹诺酮类;③具有抗假单胞菌活性的β-内酰胺类联合有抗假单胞菌活性的喹诺酮类或氨基糖苷类;④具有抗假单胞菌活性的β-内酰胺类、氨基糖苷类、喹诺酮类三药联合。

### (三)重症肺炎的对症支持治疗

重症肺炎治疗除了针对病原体的抗感染治疗外,维持水电解质酸碱平衡、纠正低蛋白血症、营养支持非常有必要;同时可辅助雾化、体位引流、胸部物理治疗;对于存在低氧血症的患者应给予氧疗,维持血氧饱和度在 90%以上,需呼吸支持的患者应及时进行机械通气,使患者恢复有效通气并改善氧合。

### （四）肺炎治疗后的评价、处理和出院标准

大多数CAP患者在初始治疗后72小时临床症状改善，但影像学改善滞后于临床症状。应在初始治疗后72小时对病情进行评价，部分患者对治疗的反应相对较慢，只要临床表现无恶化，可以继续观察，不必急于更换抗感染药物。

1.初始治疗后评价的内容

初始治疗后评价应包括以下5个方面：①临床表现：包括呼吸道及全身症状、体征；②生命体征：一般情况、意识、体温、呼吸频率、心率和血压等；③一般实验室检查：包括血常规、血生化、血气分析、C反应蛋白、降钙素原等指标；④微生物学指标：可重复进行常规微生物学检查，必要时采用分子生物学和血清学等方法，积极获取病原学证据；⑤胸部影像学：临床症状明显改善的患者不推荐常规复查胸部影像；症状或体征持续存在或恶化时，应复查X线胸片或胸部CT确定肺部病灶变化。

2.初始治疗有效的判断及处理

经治疗后达到临床稳定，可以认定为初始治疗有效。临床稳定标准需符合下列所有5项指标：①体温≤37.8℃；②心率≤100次/分；③呼吸频率≤24次/分；④收缩压≥90mmHg；⑤氧饱和度≥90%（或者动脉氧分压≥60mmHg，吸空气条件下）。

初始治疗有效的处理：①经初始治疗后症状明显改善者可继续原有抗感染药物治疗；②对达到临床稳定且能接受口服药物治疗的患者，改用同类或抗菌谱相近、对致病菌敏感的口服制剂进行序贯治疗。

3.初始治疗失败的判断及处理

初始治疗后患者症状无改善，需要更换抗感染药物或初始治疗一度改善又恶化，病情进展，认为初始治疗失败。临床上主要包括两种形式：①进展性肺炎：在入院72小时内进展为急性呼吸衰竭需要机械通气支持或脓毒性休克需要血管活性药物治疗；②对治疗无反应：初始治疗72小时，患者不能达到临床稳定标准。其原因可能有：①出现局部或全身并发症，如肺炎旁积液、脓胸、肺脓肿、ARDS、静脉炎、败血症及转移性脓肿是初始治疗失败的危险因素；②治疗方案未覆盖重要病原体（如金黄色葡萄球菌、假单胞菌）或细菌耐药（耐药肺炎链球菌或在治疗中敏感菌变为耐药菌）；③特殊病原体感染（结核分枝杆菌、真菌、卡氏肺囊虫、病毒等）；④非感染性疾病误诊为肺炎；⑤存在影响疗效的宿主因素（如免疫抑制）等，应进行相应处理。

4.出院标准

患者诊断明确，经有效治疗后病情明显好转，体温正常超过24小时且满足临床稳定的其他4项指标，可以转为口服药物治疗，无须要进一步处理的并发症及精神障碍等情况时，可以考虑出院。

### （五）几种特殊类型的肺炎

1.病毒性肺炎

我国免疫功能正常成人CAP检测到病毒的比例为15.0%～34.9%，常见病毒有流感病

毒、副流感病毒、鼻病毒、腺病毒、人偏肺病毒及呼吸道合胞病毒等。2009年以来，新甲型H1N1流感病毒已经成为季节性流感的主要病毒株，与季节性病毒株H3N2共同流行。近年来，我国亦有人感染禽流感（H5N1、H7N9和H10N8）和输入性中东呼吸系统综合征病例。结合流行病学（如流行季节和疫区旅行史等）和临床特征早期诊断、早期抗病毒（48小时内）及合理的支持对症治疗是降低病死率的关键手段。主要呼吸道病毒性肺炎的流行病学、临床特征及治疗见表2-7-2。

表2-7-2　主要呼吸道病毒性肺炎的流行病学及临床特征

| 呼吸道病毒 | 流行病学特点 | 临床特征 | 影像学特征 | 抗病毒治疗 |
| --- | --- | --- | --- | --- |
| 甲型H1N1流感病毒、H3N2流感病毒 | 流行季节北方为11月底至次年2月底，南方另一个高峰为5～8月；流感大流行可发生在任何季节；高危人群包括老年（年龄≥65岁）、基础疾病、肥胖、免疫功能抑制、妊娠中期以上妊娠妇女等。经空气、飞沫和直接接触传播，潜伏期一般为1～7天，多为2～4天 | 发热、咳嗽，白细胞正常或减低，淋巴细胞减低，CRP < 20mg/L，肌酸激酶/乳酸脱氢酶可有升高，部分患者进展迅速，可出现持续高热、严重呼吸困难和顽固性低氧血症 | 重症者双肺磨玻璃或斑片结节状浸润影，可伴有实变 | 奥司他韦、扎那米韦、帕拉米 |
| 人感染禽流感病毒 | 人对禽流感病毒缺乏免疫力，与不明原因病死家禽、活禽市场或禽流感确诊患者密切接触者为高暴露人群。主要经接触病死禽及其污染的物品和环境传播，H5N1存在少数非持续的人间传播。潜伏期一般在7天以内 | 与流感病毒肺炎相似，但白细胞/淋巴细胞减低更为多见，谷丙转氨酶/乳酸脱氢酶/肌酸激酶升高更明显。H7N9感染患者咯血及凝血功能异常更常见 | 与流感病毒肺炎相似 | 与流感病毒肺炎相同 |
| 腺病毒 | 流行季节为每年2～5月；无基础病的青壮年多见。潜伏期3～8天。HadV-55、HadV-11、HadV-7为较常见血清型 | 与流感病毒肺炎相似，在免疫正常人群中更常见于青壮年 | 重症者以肺实变为主，可伴有磨玻璃或斑片影，可为单侧或双侧、多叶 | 西多福韦 |
| 呼吸道合胞病毒 | 是婴儿和幼儿下呼吸道感染最重要的病原体，在成人中多见于高龄、有心肺基础疾病、免疫抑制者。潜伏期4～5天 | 与流感病毒肺炎相似 | 特征性表现为结节影、树芽征伴支气管壁增厚 | 利巴韦林静脉或口服（不常规推荐） |

续表

| 呼吸道病毒 | 流行病学特点 | 临床特征 | 影像学特征 | 抗病毒治疗 |
|---|---|---|---|---|
| 中东冠状病毒 | 人群普遍易感，需特别注意有沙特阿拉伯、阿联酋等疫区工作或旅游史；或与中东冠状病毒肺炎（MERS）确诊患者有密切接触者。潜伏期2～14天 | 发热伴畏寒寒战、咳嗽、气短、肌肉酸痛；腹泻、恶心呕吐、腹痛等胃肠道症状较为常见；部分患者伴有血小板减少、淋巴细胞减少；乳酸脱氢酶及肌酐升高 | 以双侧胸膜下和基底部肺组织受累为主的广泛磨玻璃影，可伴有实变影。亦可有胸腔积液、小叶间隔增厚等表现 | 利巴韦林联合干扰素 |

2.军团菌肺炎

军团菌肺炎在CAP中所占比例为5%。军团菌肺炎常发展为重症，住院的军团菌感染者近50%需入住ICU，病死率达5%～30%。易感人群包括老年、男性及吸烟者、伴有慢性心肺基础疾病、糖尿病、恶性肿瘤、免疫抑制、应用肿瘤坏死因子-α拮抗剂等。流行病学史包括接触被污染的空调或空调冷却塔以及被污染的饮用水、温泉洗浴、园艺工作、管道修理、军团菌病源地旅游史等。当成人CAP患者出现伴相对缓脉的发热、急性发作性头痛、非药物引发的意识障碍或嗜睡、非药物引起的腹泻、休克、急性肝肾功能损伤、低钠血症、低磷血症、对β-内酰胺类抗菌药物无应答时，要考虑到军团菌肺炎的可能。军团菌肺炎胸部影像相对特异性的表现是磨玻璃影中混杂着边缘相对清晰的实变影。虽然临床症状改善，影像学在短时间内仍有进展（1周内）或肺部浸润影几周甚至几个月后才完全吸收也是军团菌肺炎的影像学特点。对于免疫功能正常的轻、中度军团菌肺炎患者，可采用大环内酯类、呼吸喹诺酮类或多西环素单药治疗；对于重症病例、单药治疗失败、免疫功能低下的患者建议喹诺酮类药物联合利福平或大环内酯类药物治疗。

3.社区获得性耐甲氧西林金黄色葡萄球菌（CA-MRSA）肺炎

目前我国大陆CA-MRSA肺炎较少，仅限于儿童及青少年少量病例报道。CA-MRSA肺炎病情严重，病死率高达41.1%。易感人群包括与MRSA感染者或携带者密切接触者、流感病毒感染者、监狱服刑人员、竞技类体育运动员、近期服兵役的人员、男性有同性性行为者、经静脉吸毒的人员、蒸汽浴使用者及在感染前使用过抗菌药物的人群。CA-MRSA肺炎病情进展迅速，其临床症状包括类流感症状、发热、咳嗽、胸痛、胃肠道症状、皮疹，严重者可出现咯血、意识模糊、ARDS、多器官衰竭、休克等重症肺炎表现。也可并发酸中毒、弥散性血管内凝血、深静脉血栓、气胸或脓胸、肺气囊、肺脓肿及急性坏死性肺炎。CA-MRSA肺炎影像学特征为双侧广泛的肺实变及多发空洞。流感后或既往健康年轻患者出现空洞、坏死性肺炎，伴胸腔积液快速增加、大咯血、中性粒细胞减少及红斑性皮疹时需疑诊CA-MRSA肺炎。糖肽类或利奈唑胺是CA-MRSA肺炎的首选药物。

4.老年CAP

目前将老年CAP定义为≥65岁人群发生的肺炎。老年CAP的临床表现可不典型，有时仅表现为食欲减退、尿失禁、体力下降、精神状态异常等，而发热、咳嗽、白细胞/中性粒细胞增高等典型肺炎表现不明显，容易漏诊和误诊。呼吸急促是老年CAP的一个敏感指标。当老年人出现发热或上述不典型症状时，应尽早行胸部影像学检查以明确诊断。肺炎链球菌是老年CAP的主要病原体，但对于伴有基础疾病的老年患者（充血性心力衰竭、心脑血管疾病、慢性呼吸系统疾病、肾衰竭、糖尿病等），要考虑肠杆菌科细菌感染的可能。此类患者应进一步评估产ESBL肠杆菌科菌的危险因素，有产ESBL耐药菌感染高风险的患者可经验性选择头霉素类、哌拉西林/他唑巴坦、头孢哌酮/舒巴坦、厄他培南或其他碳青霉烯类。相关危险因素包括：有产ESBL肠杆菌定植或感染史、前期曾使用三代头孢菌素、反复或长期住院史、留置医疗器械以及肾脏替代治疗等。

5.吸入性肺炎

吸入性肺炎是指食物、口咽分泌物、胃内容物等吸入到喉部和下呼吸道所引起的肺部感染性病变，不包括吸入无菌胃液所致的肺化学性炎症。吸入性肺炎多由隐性误吸引起，约占老年CAP的71%。诊断吸入性肺炎时应注意以下几点：①有无吸入的危险因素（如脑血管病等各种原因所致的意识障碍、吞咽困难、牙周疾病或口腔卫生状况差等）；②胸部影像学显示病灶是否以上叶后段、下叶背段或后基底段为主，呈坠积样特点。吸入性肺炎多为厌氧菌、革兰阴性菌及金黄色葡萄球菌感染，治疗应覆盖以上病原体，并根据患者病情严重程度选择阿莫西林/克拉维酸、氨苄西林/舒巴坦、莫西沙星、碳青霉烯类等具有抗厌氧菌活性的药物或联合应用甲硝唑、克林霉素，待痰培养及药敏试验结果回报后进行针对性目标治疗。

# 第八节　肺脓肿

肺脓肿是由于多种病因所引起的肺组织化脓性病变。早期为化脓性炎症，继而坏死形成脓肿。临床特征为高热、咳嗽和咳大量脓臭痰。胸部X线显示一个或多个的含有气液平面的空洞，如为多个直径小于2cm的空洞则称为坏死性肺炎。多发生于壮年，男多于女。自抗生素广泛使用以来，本病的发生率已明显降低。

## 一、病因与发病机制

急性肺脓肿的感染细菌常为上呼吸道、口腔的定植菌，包括需氧、厌氧和兼性厌氧菌。90%的患者合并有厌氧菌感染，毒力较强的厌氧菌在部分患者可单独致病。常见的其他病原体包括金黄色葡萄球菌（金葡菌）、化脓性链球菌、肺炎克雷伯杆菌和铜绿假单胞菌。大肠埃希菌和流感嗜血杆菌也可引起坏死性肺炎。根据感染途径，肺脓肿可分为以下类型：

1.吸入性肺脓肿

病原体经口、鼻咽腔吸入，为肺脓肿发病的最主要原因。扁桃体炎、鼻窦炎、齿槽脓溢或龋齿等脓性分泌物，口腔、鼻、咽部手术后的血块，齿垢或呕吐物等，在酒醉、神志昏迷、全身麻醉等情况下经气管被吸入肺内，造成细支气管阻塞，病原菌即可繁殖致病。有一部分病例未能发现明显的吸入性诱因,可能由于受寒、过度疲劳、全身免疫力低下、熟睡等原因,平时可能不引起致病的少量口腔污染分泌物吸入肺内而发病。本型常为单发性,其发生与解剖结构及体位有关。由于右总支气管较陡直,且管径较粗,吸入性分泌物易吸入右肺,故右肺发病多于左肺。在仰卧时,好发于上叶后段或下叶背段,在坐位时,好发于下叶后基底段。右侧位时,好发于右上叶前段和后段形成的腋亚段。病原体多为厌氧菌。

2.血源性肺脓肿

皮肤创伤、感染、疖痈、骨髓炎、产后盆腔感染、亚急性细菌性心内膜炎等所致的败血症和脓毒血症,病原菌(多数为金葡菌)、脓毒栓子,经小循环带至肺,引起小血管栓塞、发炎和坏死,形成脓肿。病变常为多发性,无一定分布,常发生于两肺的边缘部。

3.继发性肺脓肿

在肺部其他疾病基础上,如某些细菌性肺炎(金葡菌、铜绿假单胞菌和肺炎克雷伯杆菌等)、支气管扩张、支气管囊肿、空洞性肺结核等产生继发感染而发病。支气管肺癌或误吸异物阻塞支气管,诱发引流支气管远端肺组织感染而形成肺脓肿。亦有肺癌本身迅速增长,以致血供不足,发生中央型坏死伴发感染形成脓肿。肺部邻近器官感染病变如膈下脓肿、阿米巴肝脓肿扩散蔓延穿破膈肌进入肺部,引起肺脓肿。此外,肾周围脓肿、脊柱旁脓肿、食管穿孔等,穿破至肺亦可形成脓肿。

## 二、病理

感染物阻塞细支气管,小血管炎性栓塞,致病菌繁殖引起肺组织化脓性炎症、坏死,形成肺脓肿,继而坏死组织液化破溃到支气管,脓液部分排出,形成有气液平的脓腔,空洞壁表面常见残留坏死组织。病变有向周围扩展的倾向,甚至超越叶间裂波及邻接的肺段。若脓肿靠近胸膜,可发生局限性纤维蛋白性胸膜炎,发生胸膜粘连;如为张力性脓肿,破溃到胸膜腔,则可形成脓胸、脓气胸或支气管胸膜瘘。肺脓肿可完全吸收或仅剩少量纤维瘢痕。如急性肺脓肿治疗不彻底或支气管引流不畅,导致大量坏死组织残留脓腔,炎症迁延 3 个月以上则称为慢性肺脓肿。脓腔壁成纤维细胞增生,肉芽组织使脓腔壁增厚,并可累及周围细支气管,致其变形或扩张。

## 三、临床表现

吸入性肺脓肿患者多有齿、口、咽喉的感染灶或上述降低呼吸道局部、全身抵抗力的诱因。起病急骤,患者畏寒、发热,体温多呈弛张热或(和)稽留热,达 39～40℃,全身关节及肌肉酸痛,乏力,胃纳差。伴咳嗽,随感染加重,痰量则逐渐增加。从干咳转为咳黏液痰或黏液脓痰。如感染不能及时控制,于发病后 10～14 天,咳嗽加剧,脓肿溃破入支气管,突然有大量脓痰及脓肿坏死组织咳出,痰量每日可达 300～500mL。约 1/3 患者伴有不同程度的咯血,偶有中、大量咯血而突然窒息致死。伴随大量脓痰的咳出,全身中毒症状明显减轻,热度迅速下降。腐臭脓痰提示厌氧菌感染,但无臭痰液亦不能排除厌氧菌,因为如微嗜氧和厌氧链球菌感染并不产生腐臭痰。典型肺脓肿痰静置后可分三层,上层为黏液及泡沫,中层为浆液,下层为脓块及坏死组织。如炎症波及局部胸膜可引起胸痛；病变范围较大，可出现气急。肺脓肿破溃到胸膜腔，可出现突发性胸痛、气急，出现脓气胸。部分患者缓慢发病，仅有一般的呼吸道感染症状。血源性肺脓肿多先有原发病灶引起的畏寒、高热等全身脓毒血症的症状，经数日至两周才出现肺部症状，如咳嗽、咳痰等，通常痰量不多，极少咯血。慢性肺脓肿患者有慢性咳嗽、咳脓痰、反复咯血、继发感染和不规则发热等，常呈贫血、消瘦、慢性消耗病态。肺脓肿的体征与肺脓肿的大小和部位有关，病变较小或位于肺脏的深部，可无异常体征；病变较长，脓肿周围有大量炎症，叩诊呈浊音或实音，听诊呼吸音减低，有时可闻湿啰音；血源性肺脓肿体征常阴性；慢性者有杵状指(趾)。

## 四、辅助检查

1.血象情况

白细胞计数可达 $20\times10^9$/L 以上，中性粒细胞分数＞0.8～0.9，核明显左移，常有中毒颗粒。慢性者血细胞无明显改变，但可有轻度贫血。

2.病原学检查

痰液涂片革兰染色检查，痰、胸腔积液和血培养，包括厌氧菌培养和药敏试验，有助于确定病原菌和选择有效的抗生素。尤其是胸腔积液和血培养阳性时对致病菌的诊断价值更大。

3.X 线检查

肺脓肿的 X 线表现根据类型、病期、支气管的引流是否通畅以及有无胸膜并发症而有所不同。吸入性肺脓肿在早期化脓性炎症阶段，其典型的 X 线征象为大片浓密模糊炎性浸润阴影，边缘不清，分布在一个或数个肺段，与细菌性肺炎相似。脓肿形成后，大片浓密炎性阴影中出现圆形透亮区及液平面。在消散期，脓腔周围炎症逐渐吸收，脓腔缩小而至消失，最后残留少许纤维条索阴影。慢性肺脓肿脓腔壁增厚，内壁不规则，周围炎症略消散，但不完全，伴纤维组织显著增生，并有程度不等的肺叶收缩，胸膜增厚。纵隔向患侧移位，其他健肺发生代偿性肺气肿。血源性肺脓肿在一肺或双肺边缘部有多发的散在小片状炎症阴影或边缘较整齐的球形病灶，其中可见脓腔及液平面。炎症吸收后可呈现局灶性纤维化或小气囊。并发脓胸者，患侧胸部呈大片浓密阴影；若伴发气胸则可见液平面。侧位 X 线检查，可明确脓肿在肺脏中的部位及其范围大小。

4.CT 检查

CT 能更准确定位及区别肺脓肿和有气液平的局限性脓胸、发现体积较小的脓肿和葡萄球菌肺炎引起的肺气囊，并有助于作体位引流或外科治疗。

5.纤维支气管镜检查

应列为常规，可达诊断和治疗双重目的。若为支气管肿瘤，可摘取作活检，考虑外科根治手术；还可取痰液标本行病原学检查。如见到异物可摘(取)出，使引流恢复通畅。亦可借助纤支镜吸引脓液和病变部注入抗生素，促进支气管引流和脓腔的愈合，以提高疗效与缩短病程。

## 五、诊断

对有口腔手术、昏迷呕吐、异物吸入后，突发畏寒、高热、咳嗽和咳大量脓臭痰等病史的患者，其血白细胞总数及中性粒细胞显著增高，结合胸部X线表现，可做出诊断。有皮肤创伤感染、疖、痈等化脓性病灶或静脉吸毒者患心内膜炎，出现发热不退并有咳嗽、咳痰等症状，胸部X线检查示有两肺多发性小脓肿，可诊断为血源性肺脓肿。血、痰培养，包括厌氧菌培养及药敏试验，对确定病因诊断和抗菌药物的选用有重要价值。肺脓肿应注意与以下疾病相鉴别：

1.细菌性肺炎

早期肺脓肿与细菌性肺炎在症状及X线表现上很相似。细菌性肺炎中肺炎链球菌肺炎最常见，常有口唇疱疹、铁锈色痰而无大量脓臭痰；X线胸片示肺叶或肺段实变或呈片状淡薄性病变，边缘模糊不清，但无脓腔形成。其他有化脓性倾向的葡萄球菌、肺炎克雷伯杆菌肺炎等，痰或血的细菌培养与分离可做出鉴别。当用抗菌药物治疗后仍高热不退、咳嗽、咳痰加剧并咳出大量脓臭痰时应考虑为肺脓肿。

2.支气管肺癌

支气管肺癌阻塞支气管常引起远端肺化脓性感染而形成肺脓肿。但其形成肺脓肿的病程相对较长，有一个逐渐阻塞的过程，中毒症状不明显，脓痰量亦较少。阻塞性感染由于支气管引流不畅，抗菌药物疗效不佳。因此，对40岁以上出现同一部位反复肺部感染，且抗生素治疗效果不满意的患者，应考虑支气管肺癌引起阻塞性肺炎的可能，可送痰液找癌细胞和做纤支镜检查，以明确诊断。肺鳞癌本身亦可发生坏死液化形成癌性空洞，但无急性起病和明显中毒症状，临床多有刺激性咳嗽和咯血，胸部X线片示空洞常呈偏心、壁较厚、内壁凹凸不平，一般无液平面，空洞周围无炎症反应，外壁呈分叶状，有脐样切迹或细小毛刺。由于癌肿经常发生转移，故常见到肺门淋巴结肿大。纤支镜和痰脱落细胞学检查可明确诊断。

3.空洞性肺结核继发感染

发病缓慢，病程长，常伴有结核毒性症状，如午后低热、乏力、盗汗、长期咳嗽、咯血等。病灶多位于肺上部。胸部X线片示空洞壁较厚，其周围可见结核浸润病灶或伴有斑点、结节状病变，空洞内一般无液平面，有时伴有同侧或对侧的结核播散病灶。痰中可找到结核分枝杆菌。但是一旦并发细菌化脓性感染时，急性感染症状和体征就会非常突出，阳性结核分枝杆菌也可以因化脓性感染细菌的大量繁殖而难以检出，因此，没有过去典型结核病病史或临床表现的病例，极易将结核性空洞继发感染误诊为肺脓肿。如一时不能鉴别，按急性肺脓肿治疗控制急性感染后，胸片即可显示纤维空洞及周围结核病变，痰结核分枝杆菌也可能转阳。

4.肺囊肿继发感染

继发感染时，囊肿内可见气液平，周围炎症反应轻，无明显中毒症状和脓痰。而且随感染的控制，炎症消散，囊肿壁薄、光洁整齐为其特征。若有感染前的X线片相比较，则更易鉴别。

## 六、治疗

肺脓肿的治疗原则是抗菌药物治疗和脓液引流。

### （一）抗菌药物治疗

急性吸入性肺脓肿多为厌氧菌感染，一般都对青霉素敏感，青霉素常为首选药物。仅脆弱拟杆菌对青霉素不敏感，但对林可霉素、克林霉素和甲硝唑敏感。青霉素剂量根据病情，轻症

120 万～240 万 U/d，严重者 1000 万 U/d 分次静脉滴注。在有效抗生素治疗下，体温约 3～10 天可下降至正常。此时可将静脉给药转换为肌注。若青霉素疗效不佳，可用林可霉素 1.8～3.0g/d分次静脉滴注或克林霉素 0.6～1.8g/d 或甲硝唑 0.4g，每日 3 次口服或静滴。血源性肺脓肿多为葡萄球菌和链球菌感染，可选用耐 β-内酰胺酶的青霉素类或头孢菌素，对 MRSA 则需用万古霉素或替考拉宁。如为阿米巴原虫感染，则用甲硝唑治疗。如为革兰阴性杆菌，则可选用第二、三代头孢菌素、类，可联用氨基糖苷类抗生素。如庆大霉素（16 万～24 万 U/d）、阿米卡星（丁胺卡那霉素，0.4～0.6g/d）、妥布霉素（160～240mg/d）等。有条件时最好参考细菌培养和药敏试验结果调整和选择抗生素。

抗生素疗程一般为 8～12 周左右或直至临床症状完全消失，X 线片显示脓腔及炎性病变完全消散，仅残留条索状纤维阴影为止。

### （二）脓液引流

祛痰药如氯化铵 0.3g，鲜竹沥 10～15mL，每日 3 次口服，可使痰液易咳出。痰浓稠者，可用气道湿化如蒸汽吸入，超声雾化吸入等以利痰液的引流。体位引流排脓是缩短病程、加速病灶愈合、提高治愈率的重要环节，对一般情况好、发热不高的患者，使脓肿部位处于高位，在患部轻拍，每日 2～3 次，每次 10～15 分钟。但对脓液甚多且身体虚弱者体位引流应慎重，以免大量脓痰涌出，不及时咳出而造成窒息。有明显痰液阻塞征象，可经纤支镜冲洗并吸引。贴近胸壁的巨大脓腔，可留置导管引流和冲洗。合并脓胸时应尽早胸腔抽液、引流。

### （三）外科手术治疗

适应证有：①肺脓肿病程超过 3 个月，经内科治疗脓腔不缩小或脓腔过大（＞5cm）估计不易闭合者；②大咯血经内科治疗无效或危及生命；③伴有支气管胸膜瘘或脓胸经抽吸、引流和冲洗疗效不佳者；④支气管阻塞疑为支气管肺癌者。

# 第九节 慢性阻塞性肺疾病急性加重

慢性阻塞性肺疾病（COPD）是一种具有气流受限特征的疾病，气流受限不完全可逆、呈进行性发展，与肺部对有害气体或有害颗粒的异常炎性反应有关。在漫长的病程中，反复急性加重发作，病情逐渐恶化，呼吸功能不断下降，最终导致呼吸衰竭，以致死亡。因此加强对 COPD 急性加重期（AECOPD）的判定与治疗是治疗和控制 COPD 进展的关键。

## 一、病因

1.基本原因

（1）吸烟：吸烟既是 COPD 重要的发病因素，也是促使 COPD 不断加重的诱发因素。吸烟者肺功能的异常发生率高，$FEV_1$ 的年下降率较快，死于 COPD 的人数较非吸烟者明显多。

（2）职业性粉尘和化学物质：当职业性粉尘及化学物质（烟雾、过敏原、工业废气及室内空气污染等）的浓度过大或接触时间过久，均可导致 COPD 发生，进而使气道反应性增加，使

COPD 急性加重。

(3)空气污染:化学气体如氯、氧化氮、二氧化硫等,对支气管黏膜有刺激性和细胞毒性作用。空气中的烟尘或二氧化硫明显增加时,COPD 急性发作显著增多。其他粉尘如二氧化硅、煤尘、棉尘、蔗尘等也刺激支气管黏膜,使气道清除功能受损害,为细菌侵入创造了条件。烹调时产生的大量油烟和生物燃料产生的烟尘与 COPD 发病有关,生物燃料所产生的室内空气污染可能与吸烟具有协同作用,可引起 COPD 急性发作。

(4)感染:呼吸道感染是 COPD 发病和加剧的另一个重要因素,肺炎链球菌和流感嗜血杆菌可能为 COPD 急性发作的主要病原菌。病毒也对 COPD 的发生和发展起作用。儿童期重度下呼吸道感染和成年时的肺功能降低及呼吸系统症状发生有关。

(5)气道功能受损:吸烟、氯气污染、有害颗粒均损害支气管纤毛上皮;支气管黏膜过度产生黏液,抑制分泌物的正常排泄;巨噬细胞和中性粒细胞的吞噬功能受损,影响下气道的清除功能。

(6)社会经济地位:COPD 的发病与患者社会经济地位相关,社会经济地位相对差的人群发病率较高,这可能与各自的生活环境、空气污染的程度不同、营养状况、医疗水平不同等因素有关。

2.诱发因素

常见诱发因素有:①寒冷、气候变化或受凉;②空气污染;③劳累、精神刺激等;④上呼吸道感染,大约 2/3 的病例由感染所致,其中非典型微生物和病毒感染约占 1/3。COPD 急性加重的诱因与引起 COPD 发病因素往往一致,这些因素促使 COPD 发生、发展,因此避免这些诱发因素,可预防 COPD 的发生,对于 COPD 患者来说,可预防急性加重的发作,避免病情恶化。

## 二、病理生理

COPD 是一种具有气流受限特征的疾病,其气流受限不完全可逆,呈进行性发展,与肺部对有害气体或有害颗粒的慢性异常炎性反应有关,慢性炎性反应累及全肺,在中央气道(内径>2～4mm)主要改变为杯状细胞和鳞状细胞化生、黏液腺分泌增加、纤毛功能障碍,临床表现为咳嗽、咳痰;外周气道(内径<2mm)的主要改变为管腔狭窄,气道阻力增大,延缓肺内气体的排出,使患者呼气不畅、功能残气量增加。其次,肺实质组织(呼吸性细支气管、肺泡、肺毛细血管)广泛破坏导致肺弹性回缩力下降,使呼出气流的驱动压降低,造成呼气气流缓慢。这两个因素使 COPD 患者呼出气流受限,在呼气时间内肺内气体呼出不完全,形成动态肺过度充气(DPH)。由于 DPH 的存在,肺动态顺应性降低,其压力容积曲线趋于平坦,在吸入相同容量气体时需要更大的压力驱动,从而使吸气负荷增大。DPH 时呼气末肺泡内残留的气体过多,呼气末肺泡内呈正压,称为内源性呼气末正压(PEEPi)。由于 PEEPi 存在,患者必须首先产生足够的吸气压力以克服 PEEPi,才可能使肺内压低于大气压而产生吸气气流,这也增大了吸气负荷。肺容积增大造成胸廓过度扩张,并压迫膈肌使其处于低平位,造成曲率半径增大,从而使膈肌收缩效率降低,辅助呼吸肌也参与呼吸。但辅助呼吸肌的收缩能力差,效率低,容易发生疲劳,而且增加了氧耗量。COPD 急性加重时上述呼吸力学异常进一步加重,氧耗量和

呼吸负荷显著增加，超过呼吸肌自身代偿能力，使其不能维持有效的肺泡通气，从而造成缺氧及 $CO_2$ 潴留，严重者发生呼吸衰竭。

## 三、临床表现

COPD 急性加重是患者就医住院的主要原因，但目前尚无明确的判断标准。一般来说，是指原有的临床症状急性加重，包括短期咳嗽、咳痰、痰量增加、喘息和呼吸困难加重，痰呈脓性或黏液脓性，痰的颜色变为黄色或绿色提示有细菌感染，有些患者会伴有发热、白细胞升高等感染征象。此外，亦可出现全身不适、下肢水肿、失眠、嗜睡、日常活动受限、疲乏抑郁和精神错乱等症状。

## 四、辅助检查

1.脉搏血氧饱和度($SaO_2$)

一般而言，当 $SaO_2$＞92%时，$PaO_2$ 可维持在 60mmHg 以上。但是，脉搏血氧饱和度监测也存在局限性，首先其准确性受多种因素影响，例如低血压、组织灌注不良时所测得的 $SaO_2$ 偏低，血中碳氧血红蛋白增高时（一氧化碳中毒）结果偏高；其次，$SaO_2$ 的变化与 $PaO_2$ 并不平行，当 $SaO_2$ ＞90%时，氧离曲线处于平坦部分，此时用 $SaO_2$ 不能很好评估 $PaO_2$ 水平，因此，仍需通过动脉血气分析了解 $PaO_2$ 情况。脉搏血氧饱和度监测可以减少动脉血气分析的次数，但是不能完全取代之。

2.经皮氧分压($PtcO_2$)和经皮二氧化碳分压($PtcCO_2$)

利用经皮氧分压电极和二氧化碳分压电极紧贴于患者皮肤，电极直接测定加温后皮肤表面的血氧分压和二氧化碳分压，根据 $PtCO_2$ 和 $PtcCO_2$ 的变化来了解动脉血氧分压和二氧化碳分压情况。影响皮肤性质和传导性的因素，如年龄、皮肤厚度、水肿、局部循环情况或应用血管扩张剂等因素均可影响测定的准确性。此外，由于测定中需加热至 43℃，因此在同一部位放置电极的时间不能超过 4 小时，否则可引起皮肤灼伤。目前，该方法尚未作为常规监测指标。

3.动脉血气分析

动脉血气分析对于了解患者的氧合和通气状况、有无酸碱失衡、指导药物治疗和调节机械通气参数具有重要价值。其准确度好，是目前临床上常用的监测指标。不过由于该检查需要采集动脉血，因此不可能连续监测。

4.床旁 X 线摄胸片

对于 COPD 呼吸衰竭的患者可常规进行，但不如标准后前位胸片的质量高。根据胸片可以了解肺部病变的部位、范围及其变化，有无气胸、胸腔积液或肺不张，以及气管插管或中心静脉置管位置等。

5.病原学检查

如痰培养（标本来源于咳痰、经气管插管或气管切开吸痰、经纤支镜抽取的气道分泌物）、肺泡灌洗液培养、血培养、胸水细菌培养以及军团菌抗体、支原体抗体等检查，对于明确诊断及指导治疗均有意义。

6.血象

COPD呼吸衰竭患者合并感染或感染加重时,可见白细胞计数和(或)中性粒细胞增多。

7.肺功能

肺功能是判断气流受限的客观指标,重复性好,对COPD的诊断、严重度评价、疾病进展、预后和治疗反应等均有重要意义。COPD呼吸衰竭患者一般肺功能很差,目前已有多种小型便携式肺功能测定仪用于床旁肺功能监测,这些肺功能仪体积小、重量轻、操作简便,只要求患者吹一口气,就可测量出多项呼气和吸气指标,对判断病情很有帮助,可用于危重患者呼吸功能的评价。

8.营养

COPD呼吸衰竭患者病情较重,常因摄入不足和呼吸功增加、发热等因素,引起能量消耗增加,多数存在混合性营养不良,会降低机体免疫功能和引起呼吸肌无力,导致感染不易控制,加重呼吸衰竭。故应通过监测体重、皮褶厚度、白蛋白、氮平衡等评价营养状况,及时处理。

9.其他

酸碱失衡和缺氧、二氧化碳潴留和机械通气密切相关,应常规监测,此外还应进行肝肾功能、电解质、凝血功能、液体出入量以及血流动力学如中心静脉压、肺毛细血管楔压等的监测。

## 五、治疗

### (一)药物治疗

AECOPD常用的药物有三类,即支气管扩张剂、糖皮质激素和抗菌药物。

1.支气管扩张剂

首选短效支气管扩张剂为$\beta_2$受体激动剂,若效果不显著,建议加用抗胆碱能药物(如异丙托溴铵等)。临床上常用短效支气管扩张剂雾化溶液有:①吸入用硫酸沙丁胺醇溶液;②异丙托溴铵雾化吸入溶液;③吸入用复方异丙托溴铵溶液。对短效支气管扩张剂疗效不佳以及某些较为严重的AECOPD患者,可静脉使用茶碱或氨茶碱。茶碱除了有支气管扩张,改善呼吸肌功能,增加心输出量,减少肺循环阻力,兴奋中枢神经系统作用外,还有一定的抗炎作用,但茶碱类药物的血药浓度个体差异较大,治疗窗窄,临床使用24小时后,需监测茶碱的血浓度,以避免茶碱中毒。目前有部分文献报道,甲基黄嘌呤药物因较多的不良反应不建议使用。

2.糖皮质激素

研究表明AECOPD患者应用糖皮质激素可缩短康复时间,改善肺功能和氧合,降低早期病情反复和治疗失败的风险,缩短住院时间。推荐应用泼尼松每天40mg治疗5天。口服激素与静脉应用激素疗效相当,雾化吸入布地奈德8mg与全身应用泼尼松龙40mg疗效相当。单独雾化吸入布地奈德虽然较昂贵,对于一些慢阻肺急性加重的患者可以作为替代口服激素治疗的方法,新近研究提示糖皮质激素对于血嗜酸粒细胞水平低的急性加重患者的治疗效果欠佳。

3.抗菌药物

慢阻肺急性加重患者如果存在呼吸困难加重、痰量增多和脓性痰三个基本症状;或含脓性痰增多在内的两个基本症状；或需要有创或无创机械通气治疗，应接受抗生素治疗。抗生素的选择常需根据当地的细菌耐药情况决定，推荐使用疗程为5～7天。

AECOPD患者通常可根据是否存在铜绿假单胞菌感染危险因素分成2组。A组：无铜绿假单胞菌感染危险因素；B组：有铜绿假单胞菌感染危险因素。如患者无铜绿假单胞菌危险因素则推荐使用阿莫西林/克拉维酸，也可选用左氧氟沙星或莫西沙星等。对于有铜绿假单胞菌危险因素的患者，如能口服，则可选用环丙沙星或左旋氧氟沙星。需要静脉用药时，可选择环丙沙星或（和）抗铜绿假单胞菌的B内酰胺类，同时可加用氨基苷类抗菌药物。

长期应用广谱抗菌药物和糖皮质激素易继发深部真菌感染，还应密切观察真菌感染的临床征象并采用防治真菌感染措施。

10%～20%的AECOPD患者可能会对初始经验治疗反应不佳。治疗失败的原因可能与以下因素有关：①导致治疗失败最常见的原因是初始经验治疗未能覆盖引起感染病原微生物，如铜绿假单胞菌、金黄色葡萄球菌（包括MRSA）、不动杆菌和其他非发酵菌；②长期使用糖皮质激素的患者可能发生真菌感染；③引起感染的细菌可能为高度耐药的肺炎链球菌；④进行有创机械通气治疗的患者并发院内感染。对于这部分初始经验治疗失败的患者，还应分析导致治疗失败的其他原因。常见的原因有不适当的药物治疗及其他非感染因素如肺栓塞、心力衰竭等。对于治疗反应不佳者，应采取以下处理措施：①寻找治疗无效的非感染因素；②重新评价可能的病原体；③更换抗菌药物，使之能覆盖铜绿假单胞菌、耐药肺炎链球菌和非发酵菌或根据微生物学检测结果对新的抗菌药物治疗方案进行调整。

### （二）呼吸支持治疗

1.控制性氧疗

氧疗是AECOPD住院患者的基础治疗。无严重合并症的AECOPD患者氧疗后易达到满意的氧合水平（$PaO_2$>60mmHg或$SaO_2$>90%）。但吸入氧浓度不宜过高，需注意可能发生潜在的$CO_2$潴留及呼吸性酸中毒。给氧途径包括鼻导管或Venturi面罩，其中Venturi面罩更能精确地调节吸入氧浓度。氧疗30分钟后应复查动脉血气，以确认氧合满意，且未引起$CO_2$潴留和（或）呼吸性酸中毒。

2.机械通气

AECOPD患者并发呼吸衰竭可以使用无创通气（通过鼻或面罩）或有创机械通气（通过经口气管插管或气管切开）（表2-9-1，表2-9-2）。当慢阻肺患者出现急性呼吸衰竭且无绝对禁忌证时，无创机械通气可以改善通气、减少呼吸功，降低气管插管的需求，缩短住院时间，改善生存率，应为首选通气模式。对于有NIV禁忌或使用NIV失败的严重呼吸衰竭患者，一旦出现严重的呼吸形式、意识、血流动力学等改变，应及早插管改用有创通气，有创机械通气作为无创机械通气的补救治疗措施，存在呼吸机相关肺炎（尤其是多重耐药菌流行时）、气压伤、气管切开和呼吸机依赖等风险。

表2-9-1　无创机械通气的应用指征

| 具有下列至少一项 |
| --- |
| 1.呼吸性酸中毒（$PaCO_2$≥6.0kPa或45mmHg且动脉pH≤7.35） |

续表

| 具有下列至少一项 |
|---|
| 2.严重呼吸困难且具有呼吸肌疲劳或呼吸功增加的临床征象或二者皆存在，如辅助呼吸肌的使用、腹部矛盾运动或肋间凹陷 |
| 3.应用氧疗后仍存在持续性低氧血症 |

表 2-9-2　有创机械通气的应用指征

| 具有下列至少一项 |
|---|
| 1.不能耐受 NIV 或 NIV 失败 |
| 2.呼吸或心搏骤停 |
| 3.意识丧失、镇静无效的精神运动性躁动 |
| 4.大量误吸或持续呕吐 |
| 5.持续性气道分泌物排出困难 |
| 6.严重的血流动力学不稳定，补液和血管活性药无效 |
| 7.严重的室性或室上性心律失常 |
| 8.存在危及生命的低氧血症患者且不能耐受 NIV |

常用 NIV 通气模式包括：持续气道正压（PAP）、压力/容量控制通气（PCV/VCV）、比例辅助通气（PAV）、压力支持通气＋呼气末正压（PSV＋PEEP），其中以双水平正压通气模式最为常用。使用 NIV 通气时，呼吸机参数调节采取适应性调节方式：呼气相压力（EPAP）从 2～4cm$H_2O$ 开始，逐渐上调压力水平，以尽量保证患者每一次吸气动作都能触发呼吸机送气；吸气相压力（IPAP）从 4～8cm$H_2O$ 开始，待患者耐受后再逐渐上调，直至达到满意的通气水平或患者可能耐受的最高通气支持水平。

常用的有创机械通气模式包括辅助控制通气、同步间歇指令通气（SIMV）、PSV 及新型通气模式如 PAV 等。可采取限制潮气量（目标潮气量达到 7～9mL/kg）和呼吸频率（10～15 次/分）、增加吸气流速（＞60L/min）等措施以促进呼气，同时给予合适水平的外源性 PEEP（4～6cm$H_2O$），降低吸气触发功耗，改善人机的协调性。有创通气过程中，应评估 AECOPD 的药物治疗反应以及有创通气呼吸支持的效果，评估患者自主呼吸能力和排痰状况。同时尽可能保持患者自主呼吸存在，缩短机械控制通气时间，从而避免因呼吸肌群损伤导致的呼吸机依赖，减少困难撤机。AECOPD 并发肺部感染得以控制，脓性痰液转为白色且痰量明显下降、肺部啰音减少、临床情况表明呼吸衰竭获得初步纠正后，如果吸氧浓度小于 40%，血气接近正常，pH＞7.35，$PaCO_2$＜50mmHg，通常可以考虑拔管，切换成为无创通气呼吸支持。有创与无创序贯性机械通气策略有助于减少呼吸机相关性肺炎的发生与早日撤机。

### （三）其他辅助治疗

注意维持液体和电解质平衡；注意营养治疗，对不能进食者需经胃肠补充要素饮食或给予静脉高营养；注意痰液引流，积极排痰治疗（如刺激咳嗽、叩击胸部、体位引流等方法）；识别并治疗伴随疾病（冠状动脉粥样硬化性心脏病、糖尿病、高血压等合并症）及并发症（休克、弥散性血管内凝血和上消化道出血等）。

# 第十节　肺栓塞

肺栓塞(PE)指的是肺动脉及(或)分支由于内源性或外源性栓子堵塞所致肺循环障碍的一组临床和病理生理综合征。由于肺栓塞中的栓子99%为血栓性质，故临床上又把肺栓塞称为肺动脉血栓栓塞症。80%～90%肺动脉血栓栓塞的栓子来源于下肢深静脉血栓形成，因此临床上又把肺栓塞和深静脉血栓形成(DVT)划归于静脉血栓栓塞症(VTE)，并认为PE和DVT是VTE的两种不同临床表现形式。肺栓塞中的非血栓性质的栓子常见于严重骨折，尤其是长骨或骨盆多发性骨折致脂肪组织损伤导致的脂肪栓；长时间心肺复苏致胸骨损伤所引起的骨髓栓；肺癌、肝癌、肾上腺癌等癌症浸润静脉所致的癌栓；难产、剖宫产时发生的羊水栓；外伤及操作失误使空气迅速进入循环所致的气栓等。肺栓塞可单发或多发，但常发生于右肺和下叶。当栓子堵塞肺动脉，如果其支配区的肺组织因血流受阻或中断发生出血或坏死，称之为肺梗死(PI)。由于肺组织同时接受肺动脉、支气管动脉和肺泡内气体三重供氧，因此肺动脉阻塞时临床较少发生肺梗死。

## 一、病因

肺栓塞的栓子99%是属血栓性质的，血栓形成的基本条件是血流淤滞，血液高凝状态及血管内皮损伤，凡符合上述条件的任何危险因素均可致血栓形成。这些危险因素包括原发性及继发性危险因素，原发性危险因素一般指的是血液中一些抗凝物质及纤溶物质先天性缺损，如Ⅴ因子突变，蛋白C缺乏，活性蛋白抵抗，先天性异常纤维蛋白原血症，蛋白S缺乏，抗凝血酶Ⅲ(ATⅢ)缺乏等。凡40岁以下无明显原因反复多次发生DVT者，应警惕患者缺乏上述凝血或纤溶物质，应作进一步检查。临床常见为继发性危险因素，常见为高龄、长期卧床、经济舱综合征、高血压、高脂血症、冠心病、严重心衰、糖尿病、肾病综合征、脑卒中、妊娠、肥胖等疾患，常可致机体凝血、纤溶系统功能失调及血管内皮损伤，严重创伤(骨折)、外科大手术(尤其是骨科手术)；恶性肿瘤和口服避孕药等。另外随着医学科学技术的发展，心导管、内镜等有创性检查及治疗技术的广泛开展，大大增加了DVT-PE的发生，因此应充分重视上述危险因素将有助于对PE的早期识别。

## 二、病理生理

肺栓塞所致病理生理改变主要表现在血流动力学、呼吸功能及血管内皮功能方面，其变化程度主要取决于既往是否有心肺血管疾病及肺动脉堵塞的范围和速度。PE致呼吸功能影响表现在以下几个方面：①肺栓塞后堵塞部位肺仍保持通气，但无血流，肺泡不可充分地进行气体交换，致肺泡无效腔增大，导致肺通气血流比例失调，低氧血症发生；②PE时由于低氧血症及肺血管内皮功能损伤，释放内皮素、血管紧张素Ⅱ，加之血栓中的血小板活化脱颗粒释放5-羟色胺、缓激肽、血栓素A、二磷酸腺苷、血小板活化因子等大量血管活性物质，均可使肺动脉血管收缩，致肺动脉高压等；③PE时由于肺动脉压力增加，右心负荷加重，右心房压力增加，可致未闭合卵圆孔开放，发生右心功能不全；④PE 部位肺泡表面活性物质分泌减少，毛细血管通透性增加，肺泡内及间质液体渗出，致肺泡萎陷及肺不张发生。PE 致血流动力学变化表现如下：由于肺栓塞致栓塞部位肺血流量减少，机械性肺毛细血管前动脉高压，加之肺动脉、冠状动脉反射性痉挛，使肺毛细血管床减少，肺循环阻力增加，肺动脉压力上升，使右心负荷加重，心排血量下降。又由于右心负荷加重致右心压力升高，室间隔左移，使主动脉与右室压力阶差缩小及左心室功能下降，致脑动脉及冠状动脉供血不足，患者可发生脑供血不足、脑梗死、心绞痛、心功能不全等。

## 三、临床表现

PE 发生后临床表现多种多样，可涉及呼吸、循环及神经系统等多个系统，但是缺乏特异性。其表现主要取决于栓子的大小、数量、与肺动脉堵塞的部位、程度、范围，也取决于过去有无心肺疾患、血流动力学状态、基础心肺功能状态、患者的年龄及全身健康状况等。较小栓子可能无任何临床症状。小范围的 PE（面积小于肺循环 50％的 PE）一般没有症状或仅有气促，以活动后尤为明显。当肺循环＞50％突然发生栓塞时，就会出现严重的呼吸功能和心功能障碍。多数患者因呼吸困难、胸痛、先兆晕厥、晕厥和（或）咯血而疑诊为急性肺栓塞。

1.症状

①不明原因的呼吸困难及气促，尤以活动后明显，为 PE 最重要、最常见症状，发生率为 80％～90％。②胸痛：为 PE 常见的症状，发生率为 40％～70％，可分为胸膜炎性胸痛（40％～70％）及心绞痛样胸痛（4％～12％）。胸膜炎性胸痛常为较小栓子栓塞周边的肺小动脉，局部肺组织中的血管活性物质及炎性介质释放累及胸膜所致。胸痛多与呼吸有关，吸气时加重，并随炎症反应消退或胸腔积液量的增加而消失。心绞痛样胸痛常为较大栓子栓塞大的肺动脉所致，是梗死面积较大致血流动力学变化，引起冠状动脉血流减少，患者发生典型心绞痛样发作，发生时间较早，往往在栓塞后迅速出现。③晕厥：发生率为 11％～20％，为大面积 PE 所致心排血量降低致脑缺血，值得重视的是临床上晕厥可见于 PE 首发或唯一临床症状。出现晕厥往往提示预后不良，有晕厥症状的 PTE 死亡率高达 40％，其中部分患者可猝死。④咯血约占 10％～30％，多于梗死后 24 小时内发生，常为少量咯血，大咯血少见，多示肺梗死发生。⑤烦躁不安、惊恐甚至濒死感：多提示梗死面积较大，与严重呼吸困难或胸痛有关。⑥咳嗽、心悸等。各病例可出现以上症状的不同组合。临床上有时出现所谓“三联征”，即同时出现呼吸困难、胸痛及咯血，但仅见于 20％的患者，常常提示肺梗死患者。急性肺栓塞也可完全无症状，仅在诊断其他疾病或尸检时意外发现。

2.体征

①呼吸系统：呼吸频率增加（＞20 次/分）最常见；发绀；肺部有时可闻及哮鸣音和（或）细湿啰音；合并肺不张和胸腔积液时出现相应的体征。②循环系统：心率加快（＞90 次/分），主要表现为窦性心动过速，也可发生房性心动过速、心房颤动、心房扑动或室性心律失常；多数患者血压可无明显变化，低血压和休克罕见，但一旦发生常提示中央型急性肺栓塞和（或）血流动力学受损；颈静脉充盈、怒张或搏动增强；肺动脉瓣区第二心音亢进或分裂，三尖瓣可闻收缩期

杂音。③其他：可伴发热，多为低热，提示肺梗死。

3.DVT的症状与体征

下肢DVT的主要表现为患肢肿胀、周径增大、疼痛或压痛、皮肤色素沉着，行走后患肢易疲劳或肿胀加重。但半数以上的下肢DVT患者无自觉症状和明显体征。应测量双侧下肢的周径来评价其差别，大、小腿周径的测量点分别为髌骨上缘以上15cm处，髌骨下缘以下10cm处。双侧相差＞1cm即考虑有临床意义。

## 四、辅助检查

1.动脉血气分析

尽管血气分析的检测指标不具有特异性，但有助于对PE的筛选。为提高血气分析对PE诊断的准确率，应以患者就诊时卧位、未吸氧、首次动脉血气分析的测量值为准。由于动脉血氧分压随年龄的增长而下降，所以血氧分压的正常预计值应按照公式$PaO_2$(mmHg)＝106－0.14×年龄(岁)进行计算。70％～86％的患者示低氧血症及呼吸性碱中毒，93％的患者有低碳酸血症，86％～95％的患者肺泡-动脉血氧分压差$P_{(A-a)}O_2$增加(＞15mmHg)。

2.血浆D-二聚体测定

为目前诊断PE及DVT的常规实验室检查方法。急性血栓形成时，凝血和纤溶系统同时激活，引起血浆D-二聚体水平升高，如＞500μg/L对诊断PE有指导意义。D-二聚体水平与血栓大小、堵塞范围无明显关系。由于血浆中2％～3％的血浆纤维蛋白原转变为血浆蛋白，故正带入血浆中可检测到微量D-二聚体，正常时D-二聚体＜250μg/L。D-二聚体测定敏感性高而特异性差，阴性预测价值很高，水平正常多可以排除急性PE和DVT。在某些病理情况下也可以出现D-二聚体水平升高，如肿瘤、炎症、出血、创伤、外科手术以及急性心肌梗死和主动脉夹层，所以D-二聚体水平升高的阳性预测价值很低。本项检查的主要价值在于急诊室排除急性肺栓塞，尤其是低度可疑的患者，而对确诊无益。中度急性肺栓塞可疑的患者，即使检测D-二聚体水平正常，仍需要进一步检查。高度急性肺栓塞可疑的患者，不主张检测D-二聚体水平，此类患者不论检测的结果如何，均不能排除急性肺栓塞，需行超声或CT肺动脉造影进行评价。

3.心电图检查

心电图改变是非特异性的，常为一过性和多变性，需动态比较观察有助于诊断。窦性心动过速是最常见的心电图改变，其他包括电轴右偏，右心前导联及Ⅱ、Ⅲ、aVF导联T波倒置(此时应注意与非ST段抬高性急性冠脉综合征进行鉴别)，完全性或不完全性右束支传导阻滞等；最典型的心电图表现是$S_{Ⅰ}Q_{Ⅲ}T_{Ⅲ}$(Ⅰ导联S波变深，S波＞1.5mm，Ⅲ导联有Q波和T波倒置)，但比较少见。房性心律失常，尤其是心房颤动也比较多见。

4.超声心动图检查

在提示诊断、预后评估及排除其他心血管疾患方面有重要价值。超声心动图具有快捷、方便和适合床旁检查等优点，尤其适用于急诊，可提供急性肺栓塞的直接和间接征象，直接征象为发现肺动脉近端或右心腔(包括右心房和右心室)的血栓，如同时患者临床表现符合PTE，可明确诊断。间接征象多是右心负荷过重的表现，如右室壁局部运动幅度降低；右室和(或)右房扩大；室间隔左移和运动异常；近端肺动脉扩张；三尖瓣反流速度增快等。既往无心肺疾病的患者发生急性肺栓塞，右心室壁一般无增厚，肺动脉收缩压很少超过35～40mmHg。因此在临床表现的基础上，结合超声心动图的特点，有助于鉴别急、慢性肺栓塞。

5.胸部X线检查

PE时X线检查可有以下征象:①肺动脉阻塞征:区域性肺血管纹理纤细、稀疏或消失，肺野透亮度增加；②肺动脉高压征及右心扩大征:右下肺动脉干增宽或伴截断征，肺动脉段膨隆以及右心室扩大；③肺组织继发改变:肺野局部片段阴影，尖端指向肺门的楔形阴影，肺不张或膨胀不全，肺不张侧可见膈肌抬高，有时合并胸腔积液。

6.CT肺动脉造影

CT肺动脉造影具有无创、快捷、图像清晰和较高的性价比等特点，同时由于可以直观的判断肺动脉阻塞的程度和形态以及累及的部位和范围，因此是目前急诊确诊PE最主要确诊手段之一。CT肺动脉造影可显示主肺动脉、左右肺动脉及其分支的血栓或栓子，不仅能够发现段以上肺动脉内的栓子，对亚段或以上的PE的诊断价值较高，其诊断敏感度为83%，特异度为78%～100%，但对亚段以下的肺动脉内血栓的诊断敏感性较差。PE的直接征象为肺动脉内的低密度充盈缺损，部分或完全包围在不透光的血流之间(轨道征)或者呈完全充盈缺损，远端血管不显影。间接征象包括肺野楔形密度增高影，条带状的高密度区或盘状肺不张，中心肺动脉扩张及远端血管分支减少或消失等。同时也可以对右室的形态和室壁厚度等右心室改变的征象进行分析。

7.放射性核素肺通气灌注扫描

本项检查是二线诊断手段，在急诊的应用价值有限，通常禁用于肾功能不全、造影剂过敏或者妊娠妇女。严重肺动脉高压，中度以上心脏内右向左分流及肺内分流者禁用此诊断方法。典型征象是与通气显像不匹配的肺段分布灌注缺损。其诊断肺栓塞的敏感性为92%，特异性为87%，且不受肺动脉直径的影响，尤其在诊断亚段以下肺动脉血栓栓塞中具有特殊意义。

8.肺动脉造影

肺动脉造影是公认诊断PE的金指标，属有创性检查，不作为PTE诊断的常规检查方法。肺动脉造影可显示直径1.5mm的血管栓塞，其敏感性为98%，特异性为95%～98%。肺动脉造影影像特点为:直接征象为血管腔内造影剂充盈缺损，伴或不伴轨道征的血流阻断；间接征象为栓塞区域血流减少及肺动脉分支充盈及排空延迟。多在患者需要介入治疗如导管抽吸栓子、直接肺动脉内溶栓时应用。

9.磁共振肺动脉造影(MRPA)

单次屏气20秒内完成MRPA扫描，可直接显示肺动脉内栓子及肺栓塞所致的低灌注区。与CT肺动脉造影相比，MRPA的一个重要优势在于可同时评价患者的右心功能，对于无法进行造影的碘过敏患者也适用，缺点在于不能作为独立排除急性肺栓塞的检查。

10.下肢深静脉检查

对于PE来讲这项检查十分重要，可寻找PE栓子的来源。血管超声多普勒检查为首选方法，可对血管腔大小、管壁厚度及管腔内异常回声均可直接显示。除下肢静脉超声外，对可疑的患者应推荐加压静脉超声成像（CUS）检查，即通过探头压迫静脉等技术诊断 DVT，静脉不能被压陷或静脉腔内无血流信号为 DVT 的特定征象。CUS 诊断近端血栓的敏感度为 90%，特异度为 95%。

11.遗传性易栓症相关检查

建议对以下情况患者进行遗传性易栓症筛查：①发病年龄较轻（<50 岁）；②有明确的 VTE 家族史；⑧复发性 VTE；④少见部位（如下腔静脉，肠系膜静脉，脑、肝、肾静脉等）的 VTE；⑤无诱因 VTE；⑥女性口服避孕药或绝经后接受雌激素替代治疗的 VTE；⑦复发性不良妊娠（流产，胎儿发育停滞，死胎等）；⑧口服华法林抗凝治疗中发生双香豆素性皮肤坏死；⑨新生儿暴发性紫癜。中国人最常见的遗传性易栓症是抗凝蛋白缺陷，建议筛查抗凝血酶、蛋白 C 和蛋白 S 的活性，对于活性下降者有条件应进行相关抗原水平测定以明确抗凝蛋白缺陷的类型。对于哈萨克、维吾尔等高加索血统的少数民族除了筛查上述项目外，还应检测凝血因子 VLeiden 突变和 PTG20210A 突变。上述检测未发现缺陷的 VTE 患者，建议进一步检测血浆同型半胱氨酸（MTHFR 突变），血浆因子Ⅷ、Ⅸ、Ⅺ和纤溶蛋白缺陷等。

## 五、诊断

PE 的临床表现多样，有时隐匿，缺乏特异性，胸片、心电图和常规化验和血气分析很难提供确诊的依据，而 CT 肺动脉造影、通气灌注扫描和肺动脉造影也很难在基层推广和应用。因此检出 PE 的关键是提高诊断意识，对怀疑肺栓塞的患者采取“三步走”策略。首先进行临床可能性评估，然后进行初始危险分层，最后逐级选择检查手段明确诊断。

1.临床可能性评估

常用的临床评估标准有加拿大 Wells 评分和修正的 Geneva 评分，二者简单易懂，所需临床资料易获得，适合基层医院。最近，Wells 和 Geneva 评分法则均进一步简化，更增加了临床实用性，有效性也得到证实（表 2-10-1、表 2-10-2）。

表 2-10-1　急性肺栓塞临床可能性评估的 Wells 评分标准

| 项目 | 原始版（分） | 简化版（分） |
| --- | --- | --- |
| 既往肺栓塞或 DVT 病史 | 1.5 | 1 |
| 心率≥100 次/分 | 1.5 | 1 |
| 过去 4 周内有手术史或制动史 | 1.5 | 1 |
| 咯血 | 1 | 1 |
| 肿瘤活动期 | 1 | 1 |
| DVT 临床表现 | 3 | 1 |
| 其他鉴别诊断的可能性低于肺栓塞 | 3 | 1 |

表 2-10-2　急性肺栓塞临床可能性评估的 Geneva 评分标准

| 项目 | 原始版(分) | 简化版(分) |
|---|---|---|
| 既往肺栓塞或 DVT 病史 | 3 | 1 |
| 心率 | | |
| 75～94 次/分 | 3 | 1 |
| ≥95 次/分 | 5 | 2 |
| 过去 1 个月内手术史或骨折史 | 2 | 1 |
| 咯血 | 2 | 1 |
| 肿瘤活动期 | 2 | 1 |
| 单侧下肢痛 | 3 | 1 |
| 下肢深静脉触痛和单侧肿胀 | 4 | 1 |
| 年龄＞65 岁 | 1 | 1 |

2.初始危险分层

对可疑急性肺栓塞的严重程度进行初始危险分层以评估其早期死亡风险(住院或 30 天病死率)。主要根据患者当前的临床状态，只要存在休克或持续低血压即为可疑高危急性肺栓塞。休克或持续性低血压是指收缩压＜90mmHg 和(或)下降≥40mmHg，并持续 15 分钟以上，排除新发心律失常、血容量下降、脓毒血症。如无休克或持续性低血压则为可疑非高危急性肺栓塞。

(1)伴休克或持续性低血压的可疑急性肺栓塞：此类患者临床可能性评估分值通常很高，为可随时危及生命的可疑高危急性肺栓塞患者。诊断首选 CT 肺动脉造影，如因患者或医院条件所限无法行 CT 肺动脉造影，则首选床旁超声心动图检查，以发现急性肺高压和右心室功能障碍的证据。对于病情不稳定不能行 CT 肺动脉造影者，超声心动图证实右心室功能障碍即可启动再灌注治疗，无须进一步检查，如发现右心血栓则更支持急性肺栓塞的诊断。

(2)不伴休克或持续性低血压的可疑急性肺栓塞：首先进行临床可能性评估，在此基础上决定下一步诊断策略。对于临床概率为低、中或急性肺栓塞可能性小的患者，进行血浆 D-二聚体检测，可减少不必要的影像学检查和辐射。临床急性肺栓塞可能性小的患者，如 D-二聚体水平正常，可排除急性肺栓塞；临床可能性为中的患者，如 D-二聚体阴性，需进一步检查；临床可能性为高的患者，需行 CT 肺动脉造影明确诊断。

## 六、鉴别诊断

由于 PE 的症状和体征均缺乏特异性，还可同时见于其他多种疾病，故人们常称 PE 为具有多种临床表现的潜在致死性疾病，因此 PE 应与下述常见疾病进行鉴别：冠心病、急性冠脉综合征、心肌炎、肺炎、胸膜炎、主动脉夹层、支气管哮喘、肺不张、慢性阻塞性肺气肿、原发性肺动脉高压及急性呼吸窘迫综合征(ARDS)等。在临床实践过程中，如熟知 PE 的临床表现特点，并将 PE 作为鉴别诊断的主要考虑内容，就会大大减少 PE 的误诊率及漏诊率。

## 七、治疗

### (一)急性 PE 的治疗

1.一般性治疗

(1)绝对卧床休息 2～3 周,保持大便通畅,避免用力,以防血栓脱落。

(2)密切监测患者的生命体征,动态监测心电图、动脉血气分析。

(3)对症治疗如胸痛、烦躁给予吗啡;缺氧予以吸氧;心衰按心衰治疗等。

(4)对合并下肢深静脉血栓形成的患者应绝对卧床至抗凝治疗达到一定强度(保持国际标准化比值在 2.0 左右)方可,并应用抗生素控制下肢血栓性静脉炎和预防肺栓塞并发感染。

(5)危险度分层:对疑诊或确诊急性肺栓塞的患者应进行初始危险度分层,出现休克或持续性低血压的血流动力学不稳定为高危患者,一旦确诊,应迅速启动再灌注治疗。肺栓塞严重指数(PESI)或其简化版本主要用以区分中危和低危患者。对中危患者,需进一步评估风险。超声心动图或 CT 血管造影证实右心室功能障碍,同时伴有心肌损伤生物标记物肌钙蛋白升高者为中高危,应严密监测,以早期发现血流动力学失代偿,必要时启动补救性再灌注治疗。

2.溶栓治疗

溶栓治疗是高危 PE 患者的一线治疗方案。对于出现休克或低血压的高危 PE 患者,只要不存在溶栓治疗绝对禁忌证,均应给予静脉溶栓治疗(Ⅰ类,证据级别 A);而对于非高危患者,不建议常规进行溶栓治疗,只建议对中危患者选择性应用溶栓治疗(Ⅱb 类,证据级别 B);而对于低危患者,不建议行溶栓治疗(Ⅲ类,证据级别 B)。

溶栓治疗可迅速溶解血栓,恢复肺组织灌注,逆转右心衰竭,增加肺毛细血管血容量及降低病死率和复发率。欧美多项随机临床试验证实,溶栓治疗能够快速改善肺血流动力学指标,提高患者早期生存率。国内一项大样本回顾性研究证实,尿激酶或重组组织型纤溶酶原激活剂(rt-PA)溶栓联合抗凝治疗急性肺栓塞,总有效率达 96.6%,显效率为 42.7%,病死率为 3.4%,疗效明显优于对症治疗组和单纯抗凝治疗组。另外,国内外也有大量临床试验高度肯定了第 3 代溶栓剂重组人组织型纤溶酶原激酶衍生物(r-PA)静脉溶栓治疗急性肺栓塞的方法。

(1)临床常用溶栓药物及用法:我国临床上常用的溶栓药物有尿激酶和 rt-PA 以及 r-PA。目前我国大多数医院采用的方案是 rt-PA 5～100mg 持续静脉滴注,无须负荷量。国内的研究表明,半量(50mg)rt-PA 溶栓治疗急性肺栓塞与全量相比有效性相似且更安全,尤其是体重＜65kg 的患者出血事件明显减少。尿激酶治疗急性肺栓塞的国内推荐用法为 20000U/(kg·2h)静脉滴注。r-PA 的化学名称是瑞替普酶,是目前国内临床上唯一的第 3 代特异性溶栓药,目前大多数研究推荐 r-PA 18mg(相当 10MU)溶于生理盐水静脉推注＞2 分钟,30 分钟后重复推注 18mg。也有研究推荐 r-PA 18mg 溶于 50mL 生理盐水静脉泵入 2 小时,疗效显著优于静脉推注 r-PA 和静脉尿激酶的疗效。

(2)溶栓禁忌证

①绝对禁忌证:出血性卒中;6 个月内缺血性卒中;中枢神经系统损伤或肿瘤;近 3 周内重

大外伤、手术或头部损伤；1个月内消化道出血；已知的出血高风险患者。

②相对禁忌证：6个月内短暂性脑缺血发作(TIA)；应用口服抗凝药；妊娠或分娩后1周；不能压迫止血部位的血管穿刺；近期曾行心肺复苏；难以控制的高血压(收缩压＞180mmHg)；严重肝功能不全；感染性心内膜炎；活动性溃疡。对于危及生命的高危急性肺栓塞患者大多数禁忌证应视为相对禁忌证。

(3)溶栓时间窗：肺组织氧供丰富，有肺动静脉、支气管动静脉、肺泡内换气三重氧供，肺梗死的发生率低，即使发生也相对较轻。急性肺栓塞溶栓治疗的主要目的是尽早溶解血栓疏通血管，减轻血管内皮损伤，减少慢性血栓栓塞性肺高压的发生。急性肺栓塞发病48小时内开始行溶栓治疗，疗效最好，对于有症状的急性肺栓塞患者在6～14天内溶栓治疗仍有一定作用。

(4)溶栓注意事项：①溶栓前应行常规检查，血常规、血型、APTT、肝肾功能、动脉血气、超声心动图、胸片、心电图等作为基线资料，用以与溶栓后资料对比判断疗效。②备血，并向家属交代病情，签署知情同意书。③使用尿激酶溶栓期间勿同时使用普通肝素，rt-PA溶栓时是否停用普通肝素无特殊要求，输注过程中可继续应用。④使用rt-PA时，可在第1小时内泵入50mg，如无不良反应，则在第2小时内序贯泵入另外50mg。溶栓开始后每30分钟做1次心电图，复查动脉血气，严密观察生命体征。⑤溶栓治疗结束后，每2～4小时测定APTT，水平低于基线值的2倍(或＜80秒)时，开始规范的肝素治疗。常规使用普通肝素或低分子量肝素。由于溶栓的出血风险以及有时可能需立即停用并逆转肝素的抗凝效应，推荐溶栓治疗后数小时继续给予普通肝素，然后可切换成低分子量肝素或磺达肝癸钠。如患者在溶栓开始前已接受低分子量肝素或磺达肝癸钠，普通肝素输注应推迟至最近一剂低分子量肝素注射后12小时(每天给药2次)或最近一剂低分子肝素或磺达肝癸钠注射后24小时(每天给药1次)。

3.抗凝治疗

抗凝疗法为PE的基本治疗方法，可有效防止血栓再度形成和复发，同时可使自身纤溶机制溶解已存在的血栓，有效阻止静脉血栓的进展，预防早期死亡和VTE复发。

(1)肠道外抗凝剂：对于高或中度临床可能性的患者，等待诊断结果的同时应给予肠道外抗凝剂。普通肝素、低分子量肝素或磺达肝癸钠均有即刻抗凝作用。初始抗凝治疗，低分子量肝素和磺达肝癸钠优于普通肝素，发生大出血和肝素诱导血小板减少症(HIT)的风险也低。而普通肝素具有半衰期短，抗凝效应容易监测，可迅速被鱼精蛋白中和的优点，推荐用于拟直接再灌注的患者以及严重肾功能不全(肌酐清除率＜30mL/min)或重度肥胖患者。低分子量肝素和普通肝素主要依赖抗凝血酶系统发挥作用，如有条件，建议使用前和使用中检测抗凝血酶活性，如果活性下降，需考虑更换抗凝药物。

①普通肝素：首先给予负荷剂量2000～5000IU或80U/kg静脉注射，继之以18U/(kg·h)持续静脉滴注。抗凝必须充分，否则将严重影响疗效，增加血栓复发率。在初始24小时内需每4～6小时测定活化的部分凝血活酶时间(APTT)1次，并根据APTT调整普通肝素的剂量，使其尽快达到并维持于正常值的1.5～2.5倍。应用普通肝素可能会引起HIT，在使用的第3～5天必须复查血小板计数。若需较长时间使用普通肝素，应在第7～10天和14天复查血小板计数，普通肝素使用2周后则较少出现HIT。若患者出现血小板计数迅速或持续降

低>50%或血小板计数<$100×10^9$/L,应立即停用,一般停用10天内血小板数量开始恢复。②低分子量肝素:所有低分子量肝素均应按体重给药。一般不需常规监测,但在妊娠期间需定期监测抗Ⅹa因子活性,其峰值应在最近一次注射后4小时测定,谷值应在下次注射前测定,每天给药2次的抗Ⅹa因子活性目标范围为0.6～1.0U/mL,每天给药1次的目标范围为1.0～2.0U/mL。③磺达肝癸钠:磺达肝癸钠是选择性Ⅹa因子抑制剂,2.5mg皮下注射,每天1次,无须监测。其清除随体重减轻而降低,对体重<50kg的患者慎用。严重肾功能不全(肌酐清除率<30mL/min)的患者,可造成磺达肝癸钠体内蓄积而增加出血风险,应禁用。中度肾功能不全(肌酐清除率30～50mL/min)的患者应减量50%。

(2)口服抗凝药:应尽早给予口服抗凝药,最好与肠道外抗凝剂同日。50多年来,维生素K拮抗剂(VKA)一直是口服抗凝治疗的基石,其中以华法林为国内最常用。华法林通过抑制依赖维生素K凝血因子(Ⅱ、Ⅶ、Ⅸ、Ⅹ)合成发挥抗凝作用。通常初始与普通肝素、低分子量肝素或磺达肝癸钠联用。推荐初始剂量为1～3mg,某些患者如老年、肝功能受损、慢性心力衰竭和出血高风险患者,初始剂量还可适当降低。为达到快速抗凝的目的,应与普通肝素、低分子量肝素或磺达肝癸钠重叠应用5天以上,当国际标准化比值(INR)达到目标范围(2.0～3.0)并持续2天以上时,停用普通肝素、低分子量肝素或磺达肝癸钠。近年来大规模临床试验为非维生素K依赖的新型口服抗凝药(NOAC)用于急性肺栓塞或VTE急性期治疗提供了证据,包括达比加群、利伐沙班、阿哌沙班和依度沙班。达比加群是直接凝血酶抑制剂,利伐沙班、阿哌沙班和依度沙班均为直接Ⅹa因子抑制剂。目前这类药物在主要有效性事件(复发症状性VTE或致死性急性肺栓塞)方面不劣于华法林,而主要安全性事件(大出血或临床相关的非大出血)发生率更低。但以上4种新型口服抗凝药均不能用于严重肾功能损害的患者。新型口服抗凝剂价格昂贵,且无拮抗剂,虽然利伐沙班2009年就已经批准预防关节置换后的DVT形成,但2015年刚在中国批准治疗DVT预防急性肺栓塞的适应证,因预防和治疗剂量不同,目前仅在少数大的医学中心使用,尚需积累更多的安全性和疗效的数据。

(3)抗凝治疗时程:急性肺栓塞患者抗凝治疗的目的在于预防VTE复发。目前证据表明急性肺栓塞患者应接受至少3个月的抗凝治疗。抗凝治疗6或12个月与3个月相比患者急性肺栓塞复发风险相似。长期抗凝可降低VTE复发风险约90%,但同时大出血风险每年增加1%以上,长时程抗凝治疗应因人而异。

①有明确诱发危险因素的急性肺栓塞:一些暂时性或可逆性危险因素,如手术、创伤、制动、妊娠、口服避孕药或激素替代治疗,可诱发VTE,称为有明确诱发危险因素的急性肺栓塞。此类患者,如已去除暂时性危险因素,推荐口服抗凝治疗3个月。

②无明确诱发危险因素的急性肺栓塞:无明确诱发危险因素的急性肺栓塞患者的复发风险较高,应给予口服抗凝治疗至少3个月。此后,根据复发和出血风险决定抗凝治疗时程。可根据下列情况鉴别患者是否具有长期高复发风险:a.既往有1次以上VTE发作;b.抗磷脂抗体综合征;c.遗传性血栓形成倾向;d.近端静脉残余血栓;e.出院时超声心动图检查存在持续性右心室功能障碍。此外,VKA停用1个月后D-二聚体阴性预示VTE不易复发。

目前,尚无评价接受抗凝治疗的VTE患者出血风险评分体系。基于现有证据,出血危险因素主要有:a.高龄(尤其>70岁);b.既往胃肠道出血史;c.既往出血性或缺血性卒中史;d.慢性肾脏疾病或肝脏疾病;e.联用抗血小板治疗;f.其他严重急性或慢性疾病;g.抗凝治疗管理不善;h.未严格监测凝血功能。

对于首次发作的无诱因急性肺栓塞且出血风险低者,可考虑长期抗凝治疗。对于复发的无诱因DVT或急性肺栓塞患者,建议长期抗凝治疗。血栓形成倾向分子携带者、系统性红斑狼疮患者、蛋白C或蛋白S缺陷者、纯合型凝血因子VLeiden突变或纯合型凝血酶原G20210A(PTG20210A)突变者,在首次无诱因VTE发作后均需长期抗凝治疗。长期抗凝并不意味终生抗凝,仅指抗凝治疗时程不限于急性发作后3个月,对于这些患者需定期评估,根据复发和出血风险决定是否停止抗凝治疗。

③肿瘤合并急性肺栓塞:活动期肿瘤是VTE复发的重要危险因素,最初12个月的复发率约20%,肿瘤患者发生急性肺栓塞后应接受长期抗凝治疗。建议给予VTE合并肿瘤患者至少3~6个月的低分子量肝素治疗。6个月后给予何种治疗方案尚不明确,建议只要肿瘤仍处于活动期,即应长期给予低分子量肝素或华法林治疗。

④长期抗凝治疗的药物选择:大部分患者可长期应用华法林,肿瘤患者长期应用低分子量肝素更为安全有效。新型口服抗凝剂达比加群、利伐沙班和阿哌沙班治疗VTE的长期抗凝效果较常规华法林治疗更安全,可替代后者用于长期抗凝治疗。标准口服抗凝治疗结束后,长期阿司匹林治疗可使无诱因DVT或急性肺栓塞患者复发风险降低30%~35%。虽然降低复发风险的效果不及口服抗凝剂的一半,但阿司匹林相关的出血发生率很低,对不能耐受或拒绝口服抗凝药者,可考虑口服阿司匹林。

4.肺动脉血栓摘除术

由于大块血栓所致PE急性期死亡率达32%,其中发病1小时内死亡达11%,死因为猝死、休克及呼吸循环衰竭。因此对于大块PE患者,肺动脉血栓摘除术是迅速有效改善呼吸循环功能障碍的有效方法。其适应证:①急性大面积PE;②血流动力学不稳定,尤为伴循环衰竭(右心衰竭)或休克者;③肺动脉主干、主要分支完全堵塞,且有溶栓治疗禁忌证或溶栓等内科治疗无效的患者;④训练有素的解入治疗梯队。

5.经皮导管介入治疗

经皮导管介入治疗可去除肺动脉及主要分支内的血栓,促进右心室功能恢复,改善症状和存活率,适用于溶栓绝对禁忌证的患者。介入方法包括猪尾导管或球囊导管行血栓碎裂,液压导管装置行血栓流变溶解,抽吸导管行血栓抽吸以及血栓旋切。对无溶栓禁忌证的患者,可同时经导管溶栓或在机械捣栓基础上行药物溶栓。

### (二)深静脉血栓形成的治疗

由于70%~90%的PE栓子来源于深静脉血栓形成的栓子脱落,其中90%以上来源于下肢深静脉及盆腔静脉血栓,故对于急性PE治疗同时必须兼顾深静脉血栓形成的治疗,否则PE易复发。

1.一般性治疗

①卧床2~3周,以防止血栓脱落。②患肢抬高消肿促进血液循环。③抗感染:主要为$G^+$菌,应用相应抗生素。

2.针对血栓的特殊治疗

包括抗凝、溶栓和取栓治疗。

3.静脉滤器

不推荐急性肺栓塞患者常规置入下腔静脉滤器。在有抗凝药物绝对禁忌证以及接受足够强度抗凝治疗后仍复发的急性肺栓塞患者，可选择静脉滤器置入。观察性研究表明，静脉滤器置入可减少急性肺栓塞患者急性期病死率，但增加 VTE 复发风险。尚无证据支持对近端静脉有漂浮血栓的患者常规置入静脉滤器。永久性下腔静脉滤器的并发症很常见，但较少导致死亡，早期并发症包括置入部位血栓，发生率可达 10%。上腔静脉滤器置入有导致严重心脏压塞的风险。晚期并发症包括约 20%的 DVT 复发和高达 40%的血栓后综合征。无论是否应用抗凝剂及抗凝时程的长短，5 年后下腔静脉堵塞的发生率约 22%，9 年后约 33%。非永久性下腔静脉滤器分为临时性和可回收性，临时性滤器必须在数天内取出，而可回收性滤器可放置较长时间。置入非永久性滤器后，一旦可安全使用抗凝剂，应尽早取出。长期留置滤器的晚期并发症发生率在 10%以上，包括滤器移位、倾斜、变形，腔静脉穿孔，滤器断裂，碎片栓塞以及装置本身血栓形成。

# 第十一节　肺水肿

任何原因引起肺组织液体量过度增多和渗入肺泡，引起气体交换障碍，称为肺水肿。临床主要表现为极度的呼吸困难、发绀、咳白色或血性泡沫痰；两肺布满对称性湿啰音；影像学表现为以肺门为中心的蝶状或片状模糊阴影。

## 一、病因和发病机制

引起肺水肿最常见的原因是左心室心力衰竭，其次为肾衰竭、成人呼吸窘迫综合征(ARDS)、肺部感染和过敏反应。肺水肿的发病机制可用 Starling 理论来解释。肺血管外的液体(EVLW)由血管滤出进入组织间隙的量，主要由肺毛细血管静水压(Pmv)、肺毛细血管胶体渗透压(Pmv)、肺间质胶体渗透压(πpmv)、肺间质静水压(πpmv)四个因素所决定。当 EVLW 趋向组织间隙增多时，可发生肺水肿。

$$EVLW=\{(SA\times Lp)[(Pmv-Ppmv)-of(\pi mv-\pi pmv)]\}-Flymph$$

其中，EVLW：肺血管外液体含量；Pmv：肺毛细血管静水压；Ppmv：肺间质静水压；πmv：肺毛细血管胶体渗透压；πpmv：肺间质胶体渗透压；SA：滤过面积；Lp：水流体静力传导率；σ：蛋白反射系数；Flymph：淋巴回流量。

因此，发生肺水肿的机制主要包括：

### (一)肺毛细血管静水压(Pmv)升高

正常值为 8～10mmHg，与肺毛细血管外静水压即肺间质静水压(Ppmv)相抗衡，Pmv 升高越多二者相差越大，越容易引起毛细血管内液体渗出增多。主要见于二尖瓣狭窄，左心衰，肺静脉闭塞或狭窄以及过量静脉输液等。

### （二）肺间质静水压（Ppmv）降低

正常值为−10～−8mmHg。其降低主要见于胸腔和组织间隙负压增高，如胸腔积液或气胸时抽液、抽气过快等医源性因素。

### （三）肺毛细血管胶体渗透压（πmv）降低

正常值为25～28mmHg，由血浆蛋白形成，是对抗Pmv的主要压力。πmv降低可导致毛细血管内液体渗出，见于肝硬化、肾病综合征等血浆蛋白产生或丢失过多时。

### （四）肺间质胶体渗透压（πpmv）升高

正常值为12～14mmHg，主要取决于间质中具有渗透性、活动的蛋白质浓度，它受反射系数σf和毛细血管内液体净滤过率Qf的影响，是调节毛细血管内液体流出的重要因素。

### （五）肺毛细血管通透性增加

肺毛细血管内液体通过增大的毛细血管内皮间隙渗入肺泡，常见于重症肺炎、休克、脓毒症、成人呼吸窘迫综合征（ARDS）等。

### （六）淋巴回流障碍

主要见于恶性肿瘤造成的淋巴管受压。

## 二、病理和病理生理

### （一）病理

1.肉眼

可见肺表面苍白、含水量增多，肺切面有大量液体渗出。

2.镜下

显微镜下可将肺水肿分为三期：①间质期：肺水肿早期表现，液体局限在肺泡外血管及传导气道周围的疏松结缔组织，可见支气管、血管周围腔隙和叶间隔增宽、淋巴管扩张；②肺泡壁期：液体进一步潴留，蓄积在厚的肺泡毛细血管膜一侧，肺泡壁进行性增厚；③肺泡期：充满液体的肺泡壁丧失环形结构而出现褶皱。当肺泡腔内液体蛋白与肺间质内容相同时，提示表面活性物质破坏、上皮丧失滤网能力。

### （二）病理生理

肺水肿可导致肺顺应性、弥散、通气/血流比值等病理生理改变，从影响正常的肺通气及换气功能。间质水肿主要由于弥散距离增加影响氧的弥散，而肺泡水肿则可明显加重通气/血流比例失调。同时由于肺间质积液刺激感受器，导致呼吸浅速，进一步增加每分钟无效腔通气量，减少呼吸效率、增加呼吸功耗。当呼吸肌疲劳不能代偿性增加通气和保证肺泡通气量后，即出现$CO_2$潴留和呼吸性酸中毒。此外，肺水肿间质期即可表现为血流动力学改变。间质静水压升高可压迫附近微血管，增加肺循环阻力而升高肺动脉压力。低氧和酸中毒还可直接收缩肺血管，进一步恶化血流动力学，最终加重右心负荷，引起心功能不全。

## 三、临床表现

1.先兆症状

恐惧，面色苍白，心动过速，血压升高，出冷汗。

2.间质性肺水肿

呼吸急促，端坐呼吸，咳嗽，胸闷，颈静脉怒张，喘鸣。听诊双肺可闻及干啰音或少量湿啰音。

3.肺泡性肺水肿

更严重的呼吸困难，口唇、甲床发绀，咳嗽，咳出大量的粉红色泡沫痰；听诊双肺满布大、小水泡音及哮鸣音，心尖区可闻及奔马律、收缩期杂音；心界向左下扩大，可有心律失常和交替脉。晚期出现休克、神志模糊。

## 四、辅助检查

1.X 线胸片

(1)肺水肿早期：X 线胸片主要特点是肺上部，特别是肺尖部血管扩张和淤血，有显著的肺纹理增加。

(2)间质性肺水肿：主要特点表现在 X 线片上肺血管、支气管、淋巴管的肺纹理增多、增粗和边缘模糊不清，可见到 Kerley 线，据其发病过程和程度不同又分成 A、B、C 线。A 线多见于肺上、中部，是参差不齐走向肺门的不分叉约长 4cm 的线性阴影。B 线为短而轮廓清晰、水平走向的线状阴影，多见于肺下部的肋膈角。C 线为细而交错的线状阴影，可见于肺野的任何部位，但最常见于肺中央与基底部。A、C 线常见于急性发作的病例，而 B 线则常见于发病慢的病例。因间质内积液，故肺野密度普遍增高。

(3)肺泡性肺水肿：主要是肺泡状增密阴影，相互融合呈不规则片状模糊影，弥漫分布或局限于一侧或一叶或见于肺门两侧，由内向外逐渐变淡，形成所谓“蝴蝶状”典型表现。

2.动脉血气分析

(1)肺间质水肿：$PaCO_2$ 下降，pH 增高，呼吸性碱中毒。

(2)肺泡性肺水肿：$PaCO_2$ 升高和(或)$PaO_2$ 下降，pH 下降，表现为低氧血症和呼吸性酸中毒。

3.心电图检查

窦性心动过速或各种心律失常，心肌损害，左房、左室肥大等。

4.心衰标志

物 B 型利钠肽(BNP)及其 N 末端 B 型利钠肽原(NT-proBNP)，其临床意义如下：

(1)心衰的诊断和鉴别诊断：如 BNP＜100ng/L 或 NT-proBNP＜400ng/L，心衰可能性很小，其阴性预测值为 90%；如 BNP＞400ng/L 或 NT-proBNP＞1500ng/L，心衰可能性很大，其阳性预测值为 90%。如 BNP/NT-proBNP 水平正常或偏低，几乎可以除外急性心衰的可能性。

(2)心衰的危险分层：有心衰临床表现，BNP/NT-proBNP 水平显著增高者，属高危人群。

(3)评估心衰的预后：临床过程中这一标志物持续走高，提示预后不良。

5.血流动力学监测

漂浮导管主要表现为左室舒张末压、肺毛细血管楔压(PCWP)增高，PCWP≥18mmHg。当 PCWP 在 18～20mmHg 时为轻度肺淤血；当 PCWP 在 20～25mmHg 时为中度肺淤血；当 PCWP 在 26～30mmHg 时为严重肺淤血；当 PCWP 超过 30mmHg 时出现肺水肿。

6.超声心动图检查

左室射血分数降低，左室舒张末容积升高，室壁运动减弱等。

## 五、治疗

1.纠正缺氧

缺氧使毛细血管通透性增加引起肺水肿，而肺水肿形成后更加重了肺毛细血管缺氧，形成恶性循环，故纠正缺氧是治疗肺水肿的首要措施。可将氧气先通过70%酒精湿化后吸入，也可用1%硅酮溶液代替酒精，降低泡沫的表面张力减少泡沫破裂，改善肺通气功能。轻度缺氧患者可用鼻导管或面罩给氧，每分钟6～8L；重度低氧血症患者，采用无创或气管插管呼吸机辅助通气治疗，同时保证呼吸道通畅。

2.改善静脉回流

患者应取半卧位或坐位，两腿下垂，以减少静脉回流，减轻心脏负荷，缓解呼吸困难。也可用止血带轮流缚扎四肢(1次/15分钟)，减轻肺水肿，有效地减少静脉回心血量，待症状缓解后逐步解除止血带，但此法禁用于休克以及贫血患者。

3.治疗原发病

消除诱因，如高血压采取降压措施；选择有效抗生素控制感染；积极治疗各种影响血流动力学的快速性或缓慢性心律失常；应用硝酸酯类药物改善心肌缺血；糖尿病伴血糖升高者应有效控制血糖水平，又要防止出现低血糖；对血红蛋白低于70g/L的贫血患者，可输注浓缩红细胞悬液。

4.急性心源性肺水肿的药物治疗

(1)正性肌力药物：应用适当的正性肌力药物使左心室能在较低的充盈压下维持或增加心排血量，表现为剂量相关性的心肌收缩力增强，同时可以降低房颤时的心率，延长舒张期充盈时间，使肺毛细血管平均压下降。此类药物适用于低心排血量综合征。对伴有症状性低血压或心输出量降低伴有循环淤血的患者，可缓解组织低灌注所致的症状，保证重要脏器的血供。血压较低、对血管扩张药物及利尿剂不耐受或反应不佳的患者尤其有效。

①洋地黄类：此类药物能轻度增加心输出量和降低左心室充盈压；对急性心源性肺水肿患者的治疗有一定帮助。一般应用毛花甙C 0.2～0.4mg缓慢静脉注射，2～4小时后可以再用0.2mg，伴快速心室率的房颤患者可酌情适当增加剂量。②多巴胺：250～500μg/min静脉滴注。剂量个体差异较大，一般从小剂量开始，逐渐增加剂量，短期应用。③多巴酚丁胺：该药短期应用可以缓解症状，但并无临床证据表明对降低病死率有益。用法：100～250μg/min静脉滴注。使用时注意监测血压，常见不良反应有心律失常，心动过速，偶尔可因加重心肌缺血而出现胸痛。正在应用β-受体阻滞剂的患者不推荐应用多巴酚丁胺和多巴胺。④磷酸二酯酶抑制剂：米力农，首剂25～50μg/kg静脉注射(5～10分钟缓慢静注)，继以0.25～0.50μg/(kg·min)静脉滴注。此类药物可使心肌细胞内cAMP水平和$Ca^{2+}$增加，可使血管平滑肌细胞内$Ca^{2+}$减少，所以既可以增加心肌收缩力，同时还可以扩张动、静脉。常见不良反应有低血压和心律失常。剧烈咳嗽或伴胸痛时可予可待因15～30mg口服。烦躁不安，谵妄者可服安

定 5mg 或水合氯醛 1～1.5mg，不应用抑制呼吸的镇静剂。

(2)血管扩张剂：急性心源性肺水肿患者应用血管扩张药，可降低外周血管阻力和主动脉阻抗，提高左心室排血的效应，减低左心室充盈压，从而降低心脏前后负荷。收缩压＞110mmHg 的急性心源性肺水肿患者通常可以安全使用；收缩压在 90～110mmHg 的患者应谨慎使用；收缩压＜90mmHg 的患者禁忌使用。此类药在缓解肺淤血和肺水肿的同时不会影响心排血量，也不会增加心肌耗氧量。下列情况禁用血管扩张药物：①收缩压＜90mmHg 或持续低血压并伴症状，尤其有肾功能不全的患者，以避免重要脏器灌注减少。②严重阻塞性心瓣膜疾病患者，例如主动脉瓣狭窄，有可能出现显著的低血压。二尖瓣狭窄患者也不宜应用，有可能造成心输出量明显降低。③梗阻性肥厚型心肌病。常用药物种类和用法如下：①硝酸酯类药物：此类药在减少每搏心输出量和不增加心肌氧耗情况下能减轻肺淤血，特别适用于急性冠状动脉综合征伴肺水肿的患者。静脉应用需经常测量血压，防止血压过度下降。硝酸甘油静脉滴注起始剂量 5～10μg/min，每 5～10 分钟递增 5～10μg/mm，最大剂量 100～200μg/min；或舌下含服每次 0.3～0.6mg。硝酸异山梨酯静脉滴注剂量 5～10mg/h，亦可舌下含服每次 2.5mg。②硝普钠：适用于严重肺水肿、原有后负荷增加患者。临时应用从小剂量 10μg/min 开始，可酌情逐渐增加剂量至 50～250μg/min，静脉滴注，疗程不要超过 72 小时。由于其强效降压作用，应用过程中要密切监测血压，根据血压调整合适的维持剂量。停药应逐渐减量，并加用口服血管扩张剂，以避免反跳现象。③rhBNP：奈西立肽。为了缓解因急性失代偿性心力衰竭而入院患者的呼吸困难，如果不存在症状性低血压，作为利尿剂治疗的一种辅助，可以考虑静脉内使用奈西立肽。其主要药理作用是扩张静脉和动脉(包括冠状动脉)，从而减低前、后负荷，在无直接正性肌力作用情况下增加心输出量。该药并非单纯的血管扩张剂，还可以促进钠的排泄，有一定的利尿作用；还可抑制 RAAS 和较高神经系统，阻滞急性心衰演变中的恶性循环。应用方法：先给予负荷剂量1.500μg/kg，静脉缓慢推注，继以 0.0075～0.0150μg/(kg・min)静脉滴注；也可不用负荷剂量而直接静脉滴注。疗程一般 3 天，不超过 7 天。

(3)利尿剂：急性心源性肺水肿应用利尿药的治疗目的有两种：①使心脏前负荷减轻，缓解体循环和肺循环充血症状。②纠正由代偿机制造成的水钠潴留。首选呋塞米，先静脉注射 20～40mg，继以静脉滴注5～40mg/h，其总剂量在起初 6 小时不超过 80mg，起初 24 小时不超过 200mg。应加用噻嗪类和(或)醛固酮受体拮抗剂：氢氯噻嗪 25～50mg，每日 2 次或螺内酯 20～40mg/d。应注意低血压、低血容量、低血钾、低血钠等情况，并根据尿量和症状的改善状况调整剂量。

(4)镇静剂：主要应用吗啡。吗啡可消除患者的焦急情绪，又可反射性地扩张周围血管，减少回心血量，从而降低肺毛细血管静水压。用法为 2.5～5.0mg 静脉缓慢注射，亦可皮下或肌内注射。伴 $CO_2$ 潴留者则不宜应用，因可产生呼吸抑制而加重 $CO_2$ 潴留，应密切观察疗效和呼吸抑制的不良反应。伴明显和持续低血压、休克、意识障碍、COPD 等患者禁忌使用。老年患者慎用或减量。亦可应用哌替啶 50～100mg 肌内注射。

(5)支气管解痉剂：一般应用氨茶碱 0.125～0.25g，以葡萄糖水稀释后静脉推注(10 分钟)，4～6 小时后可重复一次；或以 0.25～0.5mg/(kg・min)静脉滴注。亦可应用二羟丙茶碱

0.25～0.5g 静脉滴注，速度为 25～50mg/h。此类药物不宜用于冠心病如急性心肌梗死或不稳定性心绞痛所致的急性心衰患者，不可用于伴有心动过速或心律失常的患者。

6.急性心源性肺水肿的非药物治疗

（1）主动脉内球囊反搏（IABP）：是机械性辅助循环方法之一，适用于严重心衰出现急性心源性肺水肿，甚至心源性休克的患者，可增加冠脉血流灌注，减少心肌做功，减轻心脏负荷，减少心肌氧耗，从而改善心功能。

（2）机械通气：急性心源性肺水肿患者行机械通气的指征。①出现心跳呼吸骤停，进行心肺复苏时；②合并Ⅰ型或Ⅱ型呼吸衰竭。机械通气的方式有无创呼吸机辅助通气、气管插管机械通气。

（3）血液净化治疗：急性心源性肺水肿出现高容量负荷，如严重的外周组织水肿，且对襻利尿剂和噻嗪类利尿剂抵抗；或伴有肾功能进行性减退，血肌酐＞500μmol/L 者，可行血液净化治疗。

（4）心室机械辅助装置：急性心源性肺水肿经常规药物治疗无明显改善时，有条件的可应用此种技术。此类装置有：体外模式人工肺氧合器（ECMO）、心室辅助泵（如可置入式电动左心辅助泵、全人工心脏）。

7.急性心源性肺水肿的基础疾病治疗

（1）缺血性心脏病所致的急性心源性肺水肿。①抗血小板治疗：对于合并急性心肌梗死和不稳定心绞痛的患者，要给予阿司匹林和氯吡格雷等强化抗血小板治疗；而对于无急性心肌梗死和不稳定性心绞痛的患者，口服阿司匹林即可。②抗凝治疗：对于急性心肌梗死和不稳定性心绞痛等患者，可根据相应指南给予低分子肝素或普通肝素等抗凝治疗。③改善心肌供血和减少心肌耗氧的治疗，应口服和静脉给予硝酸酯类药物。④他汀类药物治疗。⑤对于因心肌缺血发作而诱发和加重的急性心源性肺水肿（主要表现有胸痛、胸闷等症状，心电图有动态的缺血性 ST-T 改变），如果患者血压偏高、心率增快，可在积极控制心衰的基础治疗上慎重应用口服甚至静脉注射 β-受体阻滞剂，以利于减慢心率和降低血压，从而减少心肌耗氧量，改善心肌缺血和心功能。⑥对于 ST 段抬高急性心肌梗死，若在溶栓和急诊介入治疗时间窗内就诊并有溶栓和介入治疗指征，且在评价病情和治疗风险后，可予急诊介入治疗或静脉溶栓治疗。但此时介入治疗风险较大，必要时在应用 IABP 支持下行介入治疗更安全。⑦合并低血压和休克者，如有条件可积极给予 IABP 或 ECMO 等机械辅助支持治疗，有助于提高抢救成功率。⑧除急诊介入治疗外，冠状动脉造影和血运重建治疗应在急性心肺水肿得到有效缓解后进行。

（2）高血压所致的急性心源性肺水肿：患者应在 1 小时内将平均动脉压较治疗前降低 25％，2～6 小时降至 160/100～110mmHg，24～48 小时内使血压逐渐降至正常。优先考虑静脉给予硝酸甘油，亦可应用硝普钠。呋塞米等襻利尿剂静脉给予能起辅助降压之效。乌拉地尔适用于基础心率很快、应用硝酸甘油或硝普钠后心率迅速增加而不能耐受的患者。

（3）心瓣膜病所致的急性心源性肺水肿：任何内科治疗和药物均不可能消除或缓解心瓣膜病变及其造成的器质性损害。此种损害可促发心肌重构，最终导致心衰。在疾病逐渐进展过程中，一些因素尤其伴快速心室率的房颤、感染、体力负荷加重等均可诱发心衰的失代偿或发生急性心衰。因此，对于此类患者早期采用介入或外科手术矫治是预防心衰的唯一途径，部分无症状的心瓣膜病患者亦应积极考虑采用，以从根本上改善其预后。风湿性二尖瓣狭窄所致的急性肺水肿常由快速心室率的房颤诱发，有效地控制房颤的心室率对成功治疗急性心源性肺水肿极其重要。可应用毛花甙 C 0.4～0.6mg 缓慢静脉注射，必要时1～2 小时后重复一次，剂量减半。效果不理想者，可加用静脉 β-受体阻滞剂，宜从小剂量开始（普通剂量之半），酌情增加剂量，直至心室率得到有效控制。此外，还可静脉使用胺碘酮，药物无效者可考虑电复律。一旦急性心衰得到控制，病情缓解，应尽早考虑介入术或外科手术，以解除瓣膜狭窄。

（4）急性重症心肌炎所致的急性心源性肺水肿：

①积极治疗急性肺水肿：血氧饱和度过低患者予以氧气疗法和人工辅助呼吸。伴严重肺水肿和心源性休克者应在血流动力学监测下应用血管活性药物。②药物应用：糖皮质激素适用于伴有严重心律失常（主要为高度或三度房室传导阻滞）、心源性休克、心脏扩大的患者，可短期应用。α 干扰素和黄芪注射液用作抗病毒治疗。维生素 C 静脉滴注以保护心肌免受自由基和脂质过氧化损伤。由于细菌感染是病毒性心肌炎的条件因子，治疗初期可使用青霉素静脉滴注。但药物治疗的疗效因缺少临床证据而难以评估。③非药物治疗：严重的缓慢性心律失常伴血流动力学改变者应安置临时起搏器；伴严重泵衰竭患者可采用心室辅助装置；血液净化疗法有助于清除血液中大量的炎症因子、细胞毒性产物以及急性肝肾功能损害后产生的代谢产物，避免心肌继续损伤。

# 第十二节　大咯血

咯血指喉部以下呼吸道出血，经口腔咯出的症状。大咯血一般指咯血量大，1 天内咯血量达 300mL 或一次咯血量在 100mL 以上的咯血，也有认为引起患者窒息或出血性休克的咯血亦可视为大咯血。大咯血时由于出血急骤、量多或病史诉说不清，有时不易与呕血鉴别，需详细询问有关病史，做细致的体格检查，才能做出正确诊断。咯血者血是咯出的，有喉痒感，血呈弱碱性、泡沫状、色鲜红，常混有痰液，咯血后数天内仍有血痰，可呈暗红色，肺部常可闻及啰音或有肺部疾病或心脏病史。呕血者血是呕出的，有恶心感，血多呈酸性、暗红色或咖啡渣样，可混有食物，易凝成块状，呕血后数天内常排黑便，患者常有胃病或肝病病史，可与咯血进行鉴别。

## 一、病因、发病机制和临床表现

咯血一般见于气管和支气管疾病、肺部疾病及某些全身性疾病。气管和支气管疾病咯血者，全身症状一般不严重，胸部 X 线检查基本正常或仅有肺纹理增粗。肺脏病变所致咯血者，常有明显全身症状，X 线检查肺部有病变阴影。引起咯血的疾病种类虽多，但最常见的疾病是肺结核、支气管扩张（简称“支扩”）、肺脓肿、支气管癌，其次是肺寄生虫病、支气管结石、心血管疾病（特别是二尖瓣狭窄）、结缔组织疾病、钩端螺旋体病等。除咯血外无其他临床表现、无异常胸部 X 线征的咯血病例约占 10％以上，诊断比较困难，其主要原因可能为：①气管或支气管的非特异性溃疡或非特异性炎症，多为小量咯血，有时咯血量较多，支气管镜检查有助诊断。②气管或支气管静脉曲张，多见于右上叶支气管开口处或隆突部位，常引起大咯血，无痰，可经支气管镜检查发现。③肺血管的小动脉瘤、支气管小动脉粥样硬化破裂、肺动静脉瘘破裂。④小块肺栓塞，常不易被发现，一般有心脏病、静脉血栓形成、外伤史或为长期卧床的慢性病患者。⑤早期支气管癌、肺结核、轻度支气管扩张者。纤维支气管镜检查、胸部计算机 X 线断层摄影(CT)已广泛应用于临床，结合患者临床表现进行综合分析，可明显提高咯血病因的确诊率。

## （一）支气管疾病

### 1.支气管扩张

支气管扩张是引起咯血的常见病因。约 90% 支气管扩张患者在病程中有不同程度的咯血，因感染致支气管内肉芽组织充血及损伤小血管而致咯血或因扩张的支气管内形成假血管瘤破裂引起大咯血，后者出血量大，每次达 300～500mL 以上，血色鲜红，因动脉血管弹性好，收缩力强，常能骤然止血。

结核性支气管扩张主要表现为咯血，咳嗽、咳痰不多，故有称为“干性支气管扩张”。结核性支气管扩张咯血可少量或大咯血，多见于纤维增殖性肺结核患者，由于纤维瘢痕牵扯而引起支气管扩张。病灶大多位于两肺上叶，尤以右上叶后支、左上叶尖后支多见。此类患者由于病灶在上叶，支气管引流相对较好，所以平时较少咳嗽及咳痰，可与非结核性支气管扩张鉴别，CT 检查或支气管造影可确诊。

除结核性支气管扩张主要表现为咯血外，支气管扩张患者的主要症状是咳嗽、咳痰，且多为脓性痰，每天可多达数百毫升，痰液静置后可分为 3 层：上层为泡沫状黏液，中层为较清的浆液，下层为脓液及细胞碎屑。咳嗽、咳痰常与体位变动有关，晨起或卧床后咳嗽、咳痰增多，合并感染时症状加重，咯血也常见。

支气管扩张患者病程长，往往从儿童时期开始，有麻疹、百日咳、流行性感冒等继发支气管肺炎史，以后持续或间断咳嗽、咳痰至现在，病史虽长，但患者全身状况良好。以往确诊有赖支气管造影检查，造影前需行痰结核杆菌检查，以排除结核性支气管扩张，一般应在咯血停止后 2 周进行该检查。目前，胸部高分辨率 CT 检查已代替支气管造影。

### 2.支气管癌

常见于中年以上男性，癌组织血管丰富且易坏死，一半以上患者有咯血，多为少量咯血，特别是间歇性血丝痰，少数因肿瘤侵蚀大血管引起致死性大咯血，肺癌患者常有刺激性咳嗽及胸痛，胸部 X 线检查、CT 检查及纤维支气管镜检查有助确诊。

### 3.良性支气管肿瘤

不多见，包括支气管腺瘤、平滑肌瘤、乳头状瘤、错构瘤、纤维瘤，软骨瘤、脂肪瘤更罕见。良性肿瘤一般引起少量咯血或血痰，偶有大咯血者，患者一般情况良好，肿瘤生长缓慢，胸部 X 线检查及 CT 扫描可助诊断。

### 4.支气管内异物

可引起支气管黏膜炎症，形成肉芽，血管增生，引起出血。一般出血量不大，常为血丝痰或小量出血。胸部 X 线、CT 检查，尤其是支气管镜有助于确诊。

5.支气管结石

本病不多见，常有反复咯血，若支气管内结石引起支气管壁较大的血管损害，可发生大咯血，患者有曾咳出结石史是重要诊断线索。X线检查发现支气管结石阴影，以右中叶根部多见，结石远端有阻塞性肺不张或肺部感染，支气管造影见支气管阻塞近端有钙化影存在可助诊断。CT检查和支气管镜检查可确诊。

## （二）肺脏疾病

1.肺结核

肺结核是我国的常见病、多发病，多见于青壮年，咯血是肺结核病的常见症状，有时是首发症状。咯血量可多可少，多者一次可达500mL以上，多见于浸润型肺结核、慢性纤维空洞型肺结核及干酪性肺炎。大咯血多为肺动脉分支破损所致，特别是空洞内形成的小动脉瘤破裂更常见。此类咯血来势凶险，由于洞壁纤维化，血管不易收缩止血或血块虽填塞空洞压迫血管暂时止血，但血块溶解后可再次咯血。

肺结核患者常有低热，特别是有午后潮热、疲乏、食欲缺乏、体重减轻、盗汗、心悸等全身中毒症状。结合痰结核杆菌检查及胸部X线检查或胸部CT扫描结果，诊断并不困难。

2.肺脓肿

约50%急性肺脓肿患者有咯血，常伴有大量脓痰或脓血样痰，有寒战、发热、血白细胞增多等感染中毒症状；慢性肺脓肿由于脓肿壁小动脉被侵蚀破坏或残留于空洞内的血管破裂，均可招致危及生命的大咯血。慢性肺脓肿者脓血痰或脓痰较多，有时每天可达300～500mL，有臭味，患者多有杵状指，有时与空洞型肺结核、肺癌易混淆，需注意鉴别。

此外，肺和支气管疾病如慢性支气管炎、支气管内膜结核、细菌性肺炎、肺真菌病、肺寄生虫病、恶性肿瘤肺转移、肺囊肿、尘肺病等偶可引起大咯血。

## （三）心血管系统疾病

1.风湿性心脏病

二尖瓣狭窄由于肺淤血而常出现少量咯血。如支气管黏膜下层静脉曲张破裂，则可发生大咯血。此因肺静脉与支气管静脉间侧支循环存在，肺静脉压力升高使支气管黏膜下层的小静脉压力升高，导致静脉曲张与破裂出血。

2.肺血栓栓塞症

由于肺动脉栓塞引起出血，患者除咯血外，可有低热、晕厥、呼吸困难、胸痛、烦躁不安、惊恐甚至濒死感。常有下肢或盆腔血栓性静脉炎、骨折、手术后、脑卒中、心房颤动等病史。胸部X线、CT检查和肺动脉造影可鉴别。

此外，肺动脉高压症、肺动静脉瘘等疾病也可引起大咯血。

## （四）全身性疾病及其他

1.肺出血型钩端螺旋体病

无黄疸型钩端螺旋体病因肺部毛细血管扩张、充血，管壁肿胀、疏松或坏死，可引起致命性大咯血。患者尚可出现肌炎，特别是腓肠肌疼痛、结膜炎、淋巴结肿大及肝、肾功能损害等。咯血量与感染轻重有关。

2.流行性出血热

偶可引起大咯血。因全身小动脉和毛细血管损害,除咯血外,还有发热,皮肤黏膜广泛出血、鼻出血、呕血、便血及血尿、血压下降,肝、肾功能损害等。

3.血液病

某些血液病如血小板减少性紫癜、白血病等可引起咯血,偶有大咯血,患者尚有血液学异常及呼吸道以外的出血情况。

4.贝赫切特病(白塞病)

又称眼-口-生殖器综合征,以男性居多,病程呈周期性加剧和缓解,全身大小血管均可受累,肺部血管炎可致反复咯血,也可因多发性肺梗死而引起咯血。

5.结缔组织疾病

系统性红斑狼疮(SLE)可引起咯血,多为少量咯血;结节性多动脉炎偶可发生大咯血,因肺部血管炎、管壁坏死损害所致。韦格纳肉芽肿病(肉芽肿性多血管炎)主要病变为鼻、鼻窦、鼻咽部或气管、支气管、肺坏死性肉芽肿,病灶常有明显坏死性血管炎改变,并有空洞形成,空洞内的血管破裂或弥散性肺泡出血可引起咯血,甚至大咯血。结缔组织疾病患者常有多系统多器官损害。血液免疫学检查如风湿病指标和血管炎指标有助于诊断。

6.特发性肺含铁血黄素沉着症

是一种原因不明的少见慢性疾病,患者有反复咯血及肺内出血,常因大咯血而窒息死亡。胸部 X 线检查可见两肺弥散性小斑点状阴影,以肺门及中下肺野居多,血象呈缺铁性贫血,痰及胃液中找到含铁血黄素的巨噬细胞可助诊断。

7.肺出血-肾炎综合征

病因未明,患者血中抗肾小球基底膜抗体作用于肺泡毛细血管基底膜和肾小球毛细血管基底膜而引起肺和肾的出血性疾病,咯血常为首发症状,且反复出现,严重者可有大咯血。辅助检查有肾功能异常和抗肾小球基底膜抗体阳性。

## 二、临床表现

(1)长期慢性咳嗽、大量脓痰,与体位变化有关,反复咯血,肺部持续存在局限性湿啰音者,应考虑支气管扩张或肺脓肿。

(2)患者有午后潮热、消瘦、乏力、盗汗等中毒症状,在锁骨上下、肩胛间区闻及湿啰音者,应想到肺结核咯血的可能。

(3)既往曾咳出结石史,最近突发大量咯血,需注意支气管结石所致的咯血。

(4)大咯血患者伴有心功能不全表现,应考虑心瓣膜病或先天性心脏病导致肺动脉高压引起咯血,心脏听诊在二尖瓣区闻及舒张期雷鸣样杂音,则可诊断二尖瓣狭窄引起咯血。

(5)咯血患者突然躁动、神情紧张、胸闷气急、发绀,应注意血块阻塞引起窒息;患者面色苍白、出冷汗、四肢厥冷、脉细速,应考虑出血性休克。

## 三、辅助检查

1.胸部X线检查

正、侧位胸片可发现肺部病灶；胸部CT扫描更可帮助发现肺部隐蔽区的细小病灶，并可帮助确定病灶性质（实性、囊性、炎性、血管性等）。

2.痰液检查

痰细菌学检查有助炎症、结核的诊断，怀疑肿瘤者应行痰脱落细胞检查。

3.纤维支气管镜检查

可确定出血部位，窥见气管及四级以内支气管情况，如发现病变，可在病变部位取活检或行细胞刷检查，行细菌学和细胞学检查，有助咯血的病因诊断。

4.支气管造影及选择性支气管造影检查

一般需在咯血停止2周后进行，并需排除支气管内膜结核才可考虑。可了解支气管有无扩张、狭窄、阻塞以及病变范围。

5.选择性支气管动脉造影

不但可用于检查和诊断，通过造影可发现出血部位；也可通过支气管动脉选择性填塞，能有效地治疗顽固性咯血。

## 四、治疗

### （一）一般治疗

1.卧床休息

大咯血患者原则上应就地抢救，避免不必要的搬动或因转院途中颠簸而加重咯血引起窒息。患者应绝对卧床休息，取患侧卧位。

2.镇静

咯血患者大多精神紧张、恐惧，医务人员应关心患者，消除其紧张情绪，必要时可给予镇静剂，如地西泮（安定）2.5mg，每天3次或5～10mg，肌内注射。

3.镇咳

一般不用镇咳剂，但如咯血伴有频繁剧烈咳嗽，可给予可待因0.03g，每天2～3次或给予含可待因制剂，如联邦止咳露10mL，每天3次，但禁用吗啡，以免抑制咳嗽反射和呼吸中枢，致使血块不能咳出而窒息。

4.输血

持续大咯血致循环血容量不足，收缩压降至90mmHg以下者，需考虑输血，既可补充循环血容量，又可增加凝血因子，有助止血。

5.加强护理和观察

要密切监测患者的血压、脉搏、呼吸和体温。要做好抢救窒息的器械准备工作。

### （二）止血药物的应用

止血药品种繁多，可根据患者具体情况选用，以帮助止血。

1.垂体后叶素

该药疗效迅速而显著，有收缩肺细小动脉和毛细血管作用，减少肺血流量，从而减少咯血，是治疗大咯血的首选止血药。一般以垂体后叶素5～10U，加入10%或25%葡萄糖液40mL中缓慢静脉推注；再以10～20U，加入5%葡萄糖液500mL中缓慢静脉滴注维持，至咯血停止后2～3天止。用药过程中若出现头痛、心悸、恶心、出汗、面色苍白及排便感时，应减慢注射速度。冠心病、高血压、心力衰竭及妊娠妇女应慎用。

2.普鲁卡因

用于对垂体后叶素有禁忌者，它具有扩张血管、降低肺循环压力及中枢安定作用。一般给予50mg，加入25%葡萄糖液20～40mL中静脉推注；再以150～300mg，加入5%葡萄糖液500mL中静脉滴注维持，使用前应做皮试。

3.纠正凝血障碍药物

这类药物种类很多，主要通过抑制蛋白溶酶原的激活因子，使纤维蛋白溶酶原不能激活为纤维蛋白溶酶，从而抑制纤维蛋白溶解，达到止血作用，一般用于持续咯血患者，但其止血效果不如前述药物明显，因多数咯血患者并无凝血障碍。

(1)氨基已酸(EACA)：EACA 6g，加入5%葡萄糖液250mL中静脉滴注，每天2次。

(2)对羧基苄胺(PAMBA)：PAMBA 100～200mg，加入25%葡萄糖液40mL中静脉推注，每天1～2次；或PAMBA 200mg，加入5%葡萄糖液500mL中静脉滴注。

(3)氨甲环酸(AMCA)：AMCA 250mg，加入25%葡萄糖液40mL中静脉推注，每天1～2次；或AMCA 750mg，加入5%葡萄糖液500mL中静脉滴注。

(4)巴特罗酶(立止血)：该药对纤维蛋白原的降解有选择性作用，它只能将纤维蛋白原水解释出纤维蛋白肽A而生成可溶性纤维蛋白Ⅰ单体；在出血部位生理性凝血过程形成的凝血酶作用下，纤维蛋白Ⅰ单体迅速继续降解出纤维蛋白肽B而生成纤维蛋白Ⅱ单体，进而聚合成纤维蛋白Ⅱ多聚体；在出血部位生理性凝血过程形成凝血因子的作用下，纤维蛋白Ⅱ多聚体迅速形成稳定的纤维蛋白，在出血部位发挥凝血作用。每次1000U，肌内注射、静脉推注或喷洒于出血病灶局部。

(5)鱼精蛋白：本药为肝素拮抗剂，使肝素迅速失效，加速凝血过程；也用于有凝血功能障碍和肝功能不全的咯血患者。常用剂量为鱼精蛋白50～100mg，加入25%葡萄糖液40mL中缓慢静脉推注，每天1～2次。部分患者可出现过敏反应，宜注意。

4.其他药物

(1)卡巴克洛(安络血)：对毛细血管通透性有强大抑制作用，并可增加毛细血管抵抗力和加速管壁回缩作用。每次10mg，每天1～2次，肌内注射；或10mg，每天3次，口服。

(2)阿托品：能扩张周围血管，减少肺脏血量，达到控制咯血目的。有报告治疗34例(肺结核19例、支气管扩张10例、支气管炎5例)，给予阿托品0.5mg，每8小时1次，肌内注射，结果显效19例、有效13例、无效2例，总有效率94.1%，除口干外无其他不良反应。

(3)芦丁C片：加强血管壁紧张度、减少渗出，每次2片，每天3次，口服，对咯血治疗有辅助作用。

### （三）经支气管镜止血

对持续咯血、出血部位不明确者，可考虑在咯血暂时缓解的间歇期行硬质气管镜或纤维支气管镜检查，既可明确出血部位，也可通过支气管镜进行止血治疗。

（1）通过硬质气管镜放入填塞气囊止血和防止血液扩散至健侧肺。

（2）经纤维支气管镜将聚乙烯导管经活检孔插入至出血部位支气管，注入4℃生理盐水，留置1～2分钟后吸出，连续数次，最后注入凝血酶溶液5mL（10万U/L）或肾上腺素（1∶2000）1～2mL，有助止血。

### （四）支气管动脉造影和栓塞治疗

适用于其他方法都未能止血的反复咯血患者。经股动脉插管，将导管插入，先做支气管动脉造影，可见病变部位支气管动脉分支增生、扩张、变形，并与肺动脉分支交通，并有出血征象。将导管插入至该段血管腔内，注入吸入性明胶海绵或联四氟乙烯栓子（直径0.5～2.0μm）10多个，形成栓塞，以控制支气管动脉出血，能较快达到止血目的。部分病例以后因新生血管可再度出血。栓塞治疗的主要并发症为脊髓炎（由填塞剂误入脊椎血管引起）。

### （五）人工气腹

大咯血患者经以上治疗未能止血，且病灶在两肺中下叶者可考虑采用人工气腹治疗，首次注气量1000～1500mL，必要时隔1～2天重复注气1次。肺组织纤维硬变者效果差。目前人工气腹已较少在临床用。

### （六）手术治疗

反复大咯血、出血部位明确且无手术禁忌者，应考虑急诊手术止血。手术指征：①24小时咯血量超过600mL；②一次咯血量达200mL，24小时内仍反复咯血；③曾有咯血窒息史者。手术禁忌证：①两肺弥漫病变或咯血部位不明确者；②全身情况及肺功能差不能耐受手术者；③凝血功能障碍者。必须注意术前应行支气管镜检查，明确出血部位。

### （七）咯血窒息的抢救

大咯血患者出现以下情况应警惕窒息出现：①咯血突然减少或停止；②胸闷、烦躁、恐惧或神情呆滞、喉头作响、大汗淋漓、全身发绀等；③一侧或双侧肺呼吸音消失。

窒息一旦出现，应立即组织抢救，争分夺秒，清除呼吸道内凝血块，恢复呼吸道通畅和正常呼吸。抢救措施包括：

（1）体位引流：倒置患者，使躯干与床面成45°～90°，迅速清除口、咽部血块，拍击胸背部，使堵塞的血块咯出。

（2）用导管经鼻腔插至咽喉部，借助吸引器吸出血液（块），并刺激咽喉部，使患者用力咯出堵塞于气管内的血液（块）。如有必要，可在直接喉镜下用硬质气管镜直接插管，通过吸引和冲洗，以便迅速恢复呼吸道通畅；如估计需较长时间做局部治疗者，应行气管切开。

（3）高浓度吸氧[吸入氧浓度（$FiO_2$）40%～60%]或高频喷射通气给氧；应用呼吸中枢兴奋剂。

（4）窒息解除后的相应治疗，包括纠正代谢性酸中毒、控制休克、补充循环血容量、治疗肺不张及呼吸道感染等。

# 第十三节　急性呼吸窘迫综合征

急性呼吸窘迫综合征(ARDS)是一类由肺内肺外各种危险因素诱发的肺内毛细血管渗漏导致间质水肿乃至肺泡水肿,且肺内病变不均质的难治性缺氧性疾病,急性起病,以呼吸窘迫为临床表现,影像上表现为双肺渗出的临床综合征。其定义由于认识的原因,先后出现了成人呼吸窘迫综合征,急性肺损伤,白肺,湿肺,婴儿肺等各种名称,1994 年欧美专家共识对 ARDS 和急性肺损伤进行了定义,2012 年柏林定义取消了急性肺损伤,给出了包含时间、危重程度、呼气末正压参数在内的新的 ARDS 标准。

## 一、病因

1994 年美欧共识将 ARDS 的危险因素分为两类:直接损伤因素(即原发于肺部、直接对肺造成损伤的因素)和间接损伤因素(原发于肺外,通过急性全身炎症反应引发 ARDS)。直接损伤因素如肺炎、误吸、肺挫伤、脂肪栓塞、溺水、再灌注损伤等;间接损伤因素则有脓毒症、重度创伤(多发伤)、休克、急性胰腺炎、心肺分流、弥散性血管内凝血、烧伤、输血等。

许多研究都发现,因直接肺损伤因素而造成 ARDS 的比重更大。而在直接损伤因素中,肺炎又是其中最常见的原因,其次是误吸和肺挫伤。细菌、病毒、真菌等肺炎均可能引起 ARDS。Lew 等首次分析了 199 例严重急性呼吸综合征(SARS)患者,发现 ALI/ARDS 的发病率为 23%。近期曾暴发的甲型 H1N1 流感中,13%～20%的患者进入重症监护室治疗且大多数达到 ARDS 的诊断标准,H1N1 在 2009—2010 年成为了 ARDS 的一个重要病因。间接损伤因素中,脓毒症则最为多见。其他肺外因素如创伤、多次输血、误吸(胃内容物)、吸入易燃物烟雾等均被证实与 ARDS 的发生有强烈的相关性。另外,一些不常见的危险因素如骨髓、器官移植(包括移植抗排斥药物),烧伤等也受到了关注;酒精滥用、糖尿病等也是 ALI/ARDS 发生的危险因素之一。

研究认为,直接和间接因素所致的 ALI/ARDS 可能在致病机制、病理形态、呼吸力学以及对治疗的反应上均有差异。因而分析危险因素不仅有助于 ALI/ARDS 的预防和早期诊断,还可能在疾病个体化治疗方面有益。但由于危险因素的严格定义,许多与 ALI/ARDS 发生有关的危险因素并未得到关系上的确证,这还有赖于进一步的流行病学研究。

## 二、临床表现

1.起病情况

ARDS 多于原发病起病后 7 天内发生,约半数发生在 24 小时内。起病急剧而隐袭,尤其是在基础疾病发生后的 12～72 小时内,常被原发病症状所掩盖,极易漏诊误诊。

2.主要临床表现

ARDS 多见于脓毒血症、严重创伤、休克、误吸、急性胰腺炎等原发病发展过程中。发病早期易与肺部感染或右心衰竭相混淆。呼吸急促窘迫,一般大于 28 次/分,吸气时可见到锁骨上窝、胸骨上窝下陷,呼吸呈进行性增快,达 50～60 次/分。但是并非所有的患者呼吸次数大于

28次/分，一些老弱病残患者，呼吸频率超过20次/分，也应引起注意。咯血痰，可有不同程度的咳嗽，少量咳痰及咯血，咳血水样痰是ARDS的典型症状之一；缺血症状，发绀，缺氧的症状并不被吸氧治疗而改善；发热，多见于脓毒血症及脂肪栓塞引起的ARDS。发病早期可以没有肺部啰音，但是随着疾病的进展，湿啰音逐渐增多。烦躁不安或淡漠，曾有报道约51%的ARDS患者可出现烦躁、神志恍惚或淡漠。

3.既往病史

常有原发病，可分为肺内、肺外因素疾病。直接肺损伤因素：严重的肺部感染、胃内容物吸入、肺挫伤、吸入有毒气体、淹溺、氧中毒等。间接肺损伤因素：脓毒血症、严重的非胸部创伤、严重的胰腺炎、大量的输血、体外循环、DIC等。具有这些基础疾病的患者，出现相应的临床症状体征，均应引起警惕。

## 三、体格检查

(1)一般情况：急性病容，呼吸急促，随着病情的进展，可以出现“三凹征”，发绀，可有不同程度的发热。有外伤史者，可有外伤的表现。其他基础病者，有相应的临床表现。

(2)感染者多有发热。

(3)肺部早期可无啰音，随着病情的进展，可闻及干湿啰音，后期可出现肺实变体征。

## 四、辅助检查

1.血常规检查

ARDS早期，白细胞(WBC)可一过性下降，随着病情的进展，WBC回升至正常，感染期间WBC可显著高出正常范围。

2.血气分析检查

ARDS早期 $PaO_2$ 明显低于正常，低氧血症即使吸入高浓度氧，也难以纠正，$PaO_2$ < 50mmHg，是重要的诊断依据。氧合指数($PaO_2/FiO_2$) < 200mmHg，有助于诊断。早期ARDS可以出现过度通气，$PaCO_2$ 一般低于正常，如怀疑ARDS，同时又出现 $PaO_2$ 和 $PaCO_2$ 同时降低，是早期ARDS的诊断依据。如 $PaCO_2$ 升高，提示病情严重，预后不良；早期ARDS，pH升高，显示呼吸性碱中毒，病程晚期，因代谢性酸中毒合并呼吸性酸中毒，pH值往往降低。

3.X线胸片和胸部CT检查

肺损伤的程度、损伤的类型、严重程度、治疗措施和有无并发症不同，X线表现不同。CT扫描可显示病变从头向足以及从腹向背两个方向上形成的密度递增征象，仰卧位时，腹侧肺野透亮度接近正常，而实变影位于背侧脊柱两旁，中间区域则呈现磨玻璃样改变。

(1)早期：ARDS发病24小时之内，患者表现为显著的呼吸困难，常有发绀表现，胸片多无异常或肺纹理增粗，边缘模糊，提示有一定的间质性肺水肿改变，重症者可有小片状模糊阴影。

(2)中期：发病的1～5天，临床表现为急性呼吸窘迫症状，持续性缺氧，X线胸片显示肺实变为主要特征，表现为两肺的散在的大小不等、边缘模糊、浓密的斑片状阴影，常融合成片，呈现均匀致密磨玻璃影，有时有支气管充气相，心影边缘清晰，肺实变成区域性，重力性分布，以中下肺野和肺外带为主，区别于心源性肺水肿。

(3)晚期：发病多在5天以上，临床症状进行性加重，呼吸窘迫，烦躁不安或神志模糊，X线表现为两肺大片密度均匀的磨玻璃样改变，支气管充气相明显，心影边缘不清或消失，呈“白肺”表现。

当病情好转时，病变吸收先从肺泡开始，其次是间质，少数留下不同程度的间质性纤维化。

4.心脏功能检查

除非患者存在心脏基础疾病或严重炎症反应引起的ARDS可能并发感染性心肌炎或心肌功能受损，否则通常情况下ARDS患者心脏功能正常。可通过超声、胸阻抗、唯截流、PiCCO等监测手段对心脏功能如心指数等进行评估，有助于协助鉴别诊断。

5.血流动力学监测

(1)使用漂浮导管，亦称肺动脉导管(PAC)，可通过监测肺动脉嵌顿压(PAWP)协助排除心力衰竭。因PAWP间接反映左心房压力。如PAWP>20～25mmHg提示肺渗出性病变与心源性因素有关。PAWP在5～10mmHg提示肺渗出性病变与心源性因素的相关性不大。

(2)PiCCO(经肺热稀释脉搏轮廓持续心排血量测定)，它能全面反映血流动力学参数和心脏舒缩功能的变化。该方法可测定血管外肺水(EVLW)及肺血管通透性指数(PVPI)。EVLW是指肺组织内液体的相对含量；若EVLW升高，且PVPI升高，提示存在肺毛细血管渗漏。此外，PiCCO还可监测全心射血分数(GEF)、心功能指数(CFI)、左心室收缩力指数(dPmx)，均为评价心脏收缩功能指标，有助于协助鉴别肺渗出性改变及严重低氧血症是否与心脏因素有关。

(3)超声检查：肺部超声可用于监测血管外肺水。若肺部超声提示双侧前胸可见超声肺彗星尾征(如激光束一样起自胸膜线直达超声机荧屏底部的垂直强回声线，随肺滑动而移动)为主时，提示存在间质性肺水肿。心脏超声可以评价心脏的收缩力和泵血能力，有助于协助鉴别肺渗出性改变及严重低氧血症是否与心脏因素有关。

## 五、诊断

ARDS的临床表现主要为呼吸窘迫、呼吸衰竭及肺水肿征象，其临床特点：发病前几天多有严重创伤、烧伤、感染、大手术史，突然出现呼吸急促、呼吸困难，可咯水样血痰，可见低氧血症，即使吸入高流量氧，也不能纠正。

2012年提出的柏林诊断标准：

1.时限

具有已知临床损害或呼吸症状新发或加重后1周内出现。

2.影像学改变

X线或CT影像学表现为双肺致密影，不能完全以胸腔积液、肺不张或结节解释。

3.肺水肿

无须测定肺动脉楔压，无法用心力衰竭或体液超负荷完全解释的呼吸衰竭则可被认为存在ARDS。若不存在危险因素，则需要进行客观评估(例如超声心动图)以排除流体静力型肺水肿。

4.氧合状态

如果海拔高于1000m，校正因子应计算为$PaO_2/FiO_2$×(大气压力/760)

(1)轻度：$200<PaO_2/FiO_2\leqslant300$mmHg，且呼气末正压(PEEP)或持续气道正压(CPAP)≥5$cmH_2O$。

(2)中度：$100<PaO_2/FiO_2\leqslant200$mmHg，且PEEP≥5$cmH_2O$。

(3)重度：$PaO_2/FiO_2\leqslant100$mmHg，且PEEP≥5$cmH_2O$。

## 六、鉴别诊断

注意与一些临床表现和辅助检查相似的疾病相鉴别。

1.心源性肺水肿

见于各种原因引起的急性左心功能不全，其病理基础是由于左心功能衰竭，导致肺循环流体静压升高，液体漏出肺毛细血管，故水肿液蛋白含量不高。因此不易形成透明膜。ARDS则因肺泡毛细血管膜损伤，通透性增加，水肿液蛋白含量高。

2.非心源性肺水肿

有明确的大量输液、快速输液，抽胸腔积液过多过快，肺水肿的症状、体征出现快，X线的表现出现也快，并且是临床诊断的重要依据，表现为：肺纹理增多变粗，吸氧后改善较快。

3.急性肺栓塞

骤然起病，呼吸急促，烦躁不安，咯血，发绀，血气分析呈$PaO_2$和$PaCO_2$下降，与ARDS相似，但是病史有下肢深静脉血栓形成的病史、肿瘤、羊水栓塞等病史。多有胸闷、胸痛或咯血。体检可有心动过速、肺动脉第二心音亢进伴分裂、肺部湿啰音、胸膜摩擦音或胸腔积液体征等，但并非特异。实验室检查：D-二聚体的升高。若多次小于500μg/L，一般可排除急性肺栓塞。超声心动图可提示右心功能不全或肺动脉主干有血栓存在或肺动脉高压、右心室壁运动减弱。典型的心电图表现为：Ⅰ导联S波加深，R波变小，ST段呈现J点降低，T波多直立。Ⅲ导联Q波变大，T波倒置(即$S_{Ⅰ}Q_{Ⅲ}T_{Ⅲ}$改变)，胸导联顺钟向转位，并呈动态变化。胸部薄层增强CT、选择性的肺动脉造影和同位素核素扫描可以助于鉴别。

4.张力性自发性气胸

起病急，起初突发的胸痛，呼吸困难，急促严重，烦躁不安，有发绀、出汗、休克表现。典型的气胸体征表现为：患者胸腔饱满，肋间隙膨隆，气管及心尖搏动向健侧移位，呼吸运动减弱或消失，叩诊呈鼓音，语音震颤及呼吸音减弱或消失。左侧气胸是心脏浊音界叩不清，左侧气胸时肝脏浊音界叩不清。X线表现为：萎陷的肺组织缩向肺门，可见气胸线。张力性气胸时可见纵隔向健侧移位。

5.急性心肌梗死

出现以急性左心衰为主的临床表现，如突发的胸闷、呼吸困难、窒息感、胸骨后压榨性疼痛持续1小时以上，心源性哮喘发作，甚至端坐呼吸、出冷汗、头晕等。实验室检查：①CPK于梗死后4～8小时后升高，24小时达高峰，72小时恢复正常。CPK升高还可以见于心肌炎、肺梗死、糖尿病等。②LDH 发病 1～2 天升高,3～6 天达高峰,8～14 天恢复正常。心肌炎、肺梗死、肝炎也可见其升高。③心电图改变:急性早期,ST 段抬高、T 波高尖。24～48 小时达高峰,并出现病理性 Q 波,同时伴有 ST 段弓背向上抬高。

## 七、治疗

### (一)治疗原则

(1)尽早明确诊断,早期治疗。

(2)积极治疗原发病。如创伤的处理,脓毒症的积极抗感染。

(3)同时给予积极的抗感染、控制并发症。

(4)改善通气和组织供氧,防止肺损伤的进一步发展是主要的原则。

### (二)治疗方法

1.病因治疗

首先积极治疗原发病,去除引起 ARDS 的因素。

2.基础治疗

(1)积极控制感染:控制感染是重要的措施之一。此病约 95%的患者合并感染,发病初期死亡原因 40%左右为感染。感染部位明确或不明确,血培养阳性者,按照血培养结果选择抗生素;血培养阴性者,经验性广谱抗生素的使用,必要时抗真菌、抗病毒药物的联合使用,抗病毒治疗疗程一般 7～14 天。在第一周,多为院外获得性感染致病菌,以葡萄球菌、肺炎链球菌、流感嗜血杆菌等致病力相对强,应重拳出击,选用抗菌活性强的 β 内酰胺类抗生素联合抗球菌和抗病毒药物,如碳青霉烯类抗生素联合万古霉素、奥司他韦(达菲)或更昔洛韦等。第二～四周,多继发医院获得性致病菌,以多重耐药的铜绿假单胞菌、鲍曼不动杆菌、肠杆菌属等为主,治疗上碳青霉烯类抗生素、加酶抑制剂抗生素联合喹诺酮、氨基糖苷类治疗,根据痰培养药敏结果调整药物,加用抗真菌药物治疗。

(2)积极的支持治疗:患者尤其是合并感染者,呈高消耗状态,积极的支持疗法可缩短恢复时间,静脉输注丙种球蛋白、胸腺肽可有助于提高机体体液和细胞免疫。

(3)严格的液体管理:控制入量,在监测血压、尿量的情况下,保持 500～1000mL 体液负平衡。在 ARDS 的急性期,肺的管理“干一些”比“湿一些”更有利肺部的气体交换,尽管潜在的不足有导致肺部分泌物黏稠、不易排除,但是前者更有利于 ARDS 的肺康复。有临床研究证实,严重 ARDS 早期应用 CVVH 过滤掉大量的炎症介质和水分,有利于肺的换气功能好转,整体治愈率增加。此外,有必要适当增加机体胶体渗透压。因为 ARDS 时,大量蛋白渗出至血管外及合成不足,均导致机体胶体渗透压降低,可加重肺间质渗出。若不能测定机体胶体渗透压,可以血液中白蛋白达到正常状态为准,输注适量白蛋白,提高血液胶体渗透压,有助于减轻肺水肿。

(4)内屏障维护:胃肠道是全身最大的免疫器官,亦是导致 ARDS 继发肺部感染致病菌的来源。多器官功能不全多合并胃肠道功能障碍,这是由于卧床时间长可致全身及胃肠道运动减少、营养物质的不均衡、大量应用广谱抗生素,致使胃肠道菌群失调、胃肠道的屏障功能减弱,大量胃肠道存在的毒素和致病菌可通过胃肠道及其减弱的胃肠道屏障,通过淋巴管道进入肺,引起肺部感染。因此应尽早经胃肠道进食,给予正常胃肠道需要的活菌,恢复胃肠道的运动,给予谷氨酰胺以有助于胃肠道黏膜屏障的修复;同时摄入适量纤维素,可溶性的纤维可作为底物在胃肠道被细菌分解为脂肪酸;不溶性纤维可作为各种胃肠道代谢的载体,促进胃肠道正常运动。

3.药物治疗

至目前为止,前列腺素、吸入一氧化氮(NO)、表面活性物质、酮康唑、利索茶碱、乙酰半胱氨酸及鱼油在临床试验中均未显示出具有显著改善患者死亡率的作用。

(1)糖皮质激素:应用于ARDS仍存在争议。激素可抑制花生四烯酸代谢,从而抑制细胞膜上的磷脂代谢;抑制血小板聚集及微血栓的形成;具有广泛的抗炎、减轻毛细血管的通透性;减少炎症介质的释放;增加肺表面活性物质的合成,减少肺不张。目前的共识是,短程大剂量糖皮质激素不能改善ARDS患者的预后;而小至中等剂量糖皮质激素有助于促进ARDS病情缓解。因此,对于中度及重度ARDS患者早期(<72小时)可考虑持续小剂量糖皮质激素静脉滴注维持:首剂甲泼尼龙1mg/(kg·d),静脉滴注后持续静脉滴注维持14天。第15至21天减量至0.5mg/(kg·d),第22至25天减至0.25mg/(kg·d),第26至28天减至0.125mg/(kg·d)。若患者在第1至14天内拔管,则根据第15天后的减量方案治疗。然而,小剂量激素对于是否有助于减少ARDS(特别是脓毒症相关ARDS)患者脏器功能不全、改善生存率仍未完全阐明。

(2)他汀类(3-羟基-3-甲基-戊二酰辅酶A还原酶抑制剂):近期的研究发现,他汀类除有降脂作用外,还具有抑制炎症介质释放和血小板聚集、抗凝、抗氧化、改善内皮功能等作用。前期的实验显示他汀类药物可减轻ARDS患者肺部炎症细胞浸润、炎症因子水平,改善肺呼吸力学、氧合,但其确切疗效仍有待大规模多中心随机对照研究证实。

(3)肌松药:其主要作用机制可能与减轻呼吸机相关性肺损伤、抗炎及改善通气血流比值有关。有临床研究显示,早期ARDS应用肌松药阿曲库铵治疗2天,明显降低校正后的90天的病死率,机械通气时间及ICU入住时间缩短,目前建议有选择地对部分严重的早期ARDS患者采用肌松药治疗。

4.呼吸支持治疗

机械通气是治疗ARDS的主要方法。

首先保持呼吸道的通畅,常规吸氧通常难以纠正进行性低氧血症,因此对于中度和重度的ARDS患者应给予及时的无创或有创通气治疗。

(1)无创正压通气(NPPV):预计病情能够短期缓解的早期ARDS患者,可考虑应用NPPV治疗,合并免疫功能低下的ARDS患者早期可首先试用NPPV治疗。无创机械通气期间,须严密监测患者的生命体征,开始NPPV 1~2小时后复查动脉血气,若治疗无反应或患者出现神志不清、休克、呼吸道自洁能力差,应及时改为有创机械通气。持续气道正压通气(CPAP)和双水平正压通气(BiPAP)是NPPV常用的两种模式,以后者最为常用。BiPAP的参数设置包括吸气相气道压力(IPAP)、呼气相气道压力(EPAP)及后备控制通气频率。IPAP/EPAP设置均从较低水平开始,患者耐受后再逐渐上调,直到达满意的通气和氧合水平或调至患者可能耐受的水平,可应用较高的 EPAP(4～12cm$H_2O$)。

(2)有创机械通气:治疗 ARDS 时避免或减少机械通气引起肺损伤的常用通气策略如下。

①小潮气量($V_T$):大 $V_T$ 或高气道压是肺损伤和肺泡内皮屏障损伤的原因。目前认为用 4～6mL/kg 可以改善血流动力学和减少肺并发症。临床上亦可用气道平台压(Pplat)或有效静态肺顺应性选择适当的 $V_T$。

②允许性高碳酸血症(PHC)通气的原则:由于 $V_T$ 减少,因而可能出现高碳酸血症。目前认为机械通气所致的肺损伤后果高于低通气所致的高碳酸血症。高碳酸血症引起的低氧血症可补充氧来纠正;一定水平的机械低通气并不表明通气衰竭的加重;机械通气期间,呼吸性酸中毒没有明显的不良反应,$PaCO_2$ 的逐渐增加患者多可耐受;PHC 可有轻度的代偿性酸中毒,但对肺血管阻力、体循环阻力、心脏排血指数、氧运送量无影响。

(3)ARDS 患者通气模式的选择:目前的临床研究还没有证实何种通气模式对 ARDS 治疗最好。

①压力控制通气(PCV):目前 ARDS 患者的机械通气治疗推荐应用压力控制通气,因为 PCV 时人-机容易同步,提供的吸气流量为减速波型,有利于气体交换和氧合增加,并可保证非均质的肺内各区带的气道压不超过预定吸气压值。当选择 PCV 模式时,一般可先选择最大吸气压(气道峰压)30～35cm$H_2O$,施加 5～8cm$H_2O$ 的 PEEP,然后逐步增加 PEEP 水平,维持最大吸气压不变,此时可以出现 $V_T$ 减少,直到出现某一点,肺的潮气顺应性从增加到降低,则此 PEEP 值即理想的 PEEP。所设置的最大吸气压和 PEEP 的压力之差则是用于产生潮气量的压力。

②容量控制通气(VCV):ARDS 患者若选择 VCV 模式来控制通气,则必须预设最小潮气量(6～8mL/kg),采用减速波形,预设较低的压力报警线(＜35～40cm$H_2O$),密切监测气道平台压。

③补充自主呼吸的通气模式:这些模式包括成比率辅助通气(PAV)、气道压力释放通气(APRV)和双相气道正压(BIPAP)。这些模式的优点是通气较自然,可以降低气道峰压;血流动力学较稳定,对重要器官的血供、功能影响小;有利于塌陷肺泡开放;人-机同步较好,可减少镇静剂、肌松剂的应用。这种模式的缺点是模式新,一般的通气机缺乏这些模式,其优势仍须大量的临床研究证实。

④高频振荡通气(HFOV)是一种高通气频率、应用低潮气量(1～4mL/kg PBW)的通气方式,其通气频率至少为机体常规机械通气的 4 倍,潮气量接近或小于解剖无效腔。其采用较高的平均气道压以复张萎陷的肺泡而维持较高的肺容积,使肺内气体分布最大限度地处于均匀状态而有利于氧合的改善。由于该通气模式减少局部肺过度扩张和终末气道反复开闭所造成的肺损伤,所以被认为是一种较为理想的肺保护性通气模式。重度 ARDS,建议尽快于 12～24小时改用 HFOV。研究证明,该模式可以明显改善氧合,但病死率较常规机械通气没有明显减少。此外,HFOV 由于使用较高的平均气道压,可能会出现低血压、中心静脉压(CVP)升高。因此,高频振荡通气治疗 ARDS 仍有争议,临床开展不多。

(4)PEEP 的临床应用:ARDS 的病理生理过程是部分肺泡过分膨胀,而部分肺泡塌陷,肺部病变分布不均,在实变肺与正常肺的交界处可产生很高的切力,尤其是潮气量过大时更为明显,过渡的牵拉使肺微血管渗透性显著升高形成肺水肿。恰当的 PEEP 可增加肺容量和防止肺泡塌陷,通过平衡局部力学避免肺组织过渡的牵拉所致的肺损伤,保护肺表面活性物质,降低心排血量而导致肺血管渗透压降低。因此 PEEP 可减少肺内分流和改善氧合。此外,恰当的 PEEP 可明显抑制肺脏局部炎性因子的释放。

适当的 PEEP 能有效提高 $PaO_2$,改善动脉氧和降低氧浓度,而过高的 PEEP 会增加气压伤,过低的 PEEP 起不到最好的改善通气效果。因此,寻找最佳 PEEP 极为重要,目前的共识认为以低拐点$+2cmH_2O$ 较为合适。一般是 PEEP 从 $3\sim5cmH_2O$ 开始,逐渐增加至合适的水平,常用的 PEEP 为 $5\sim18cmH_2O$。有研究利用经热稀释脉搏轮廓持续心排血量测定(PiCCO)技术指导 PEEP 发现,ELWI<14mL/kg 的 ARDS 患者,高水平 PEEP($\geqslant12cmH_2O$)并未额外获益;但 ELWI≥14mL/kg 者,高水平 PEEP($\geqslant12cmH_2O$)能更大限度改善患者氧合情况。目前仍建议根据呼吸力学个体化设定 PEEP。

①肺泡充张的判定——临床寻找最佳 PEEP:从病理生理上,应使肺泡处于充张状态,从临床上讲,应具备较好的氧合、最小的呼吸机相关性肺损伤和最小循环系统的影响。值得注意的是 PEEP 可以增加肺功能残气量,但是这并不能说明使肺泡复张,只意味着扩张了那些原来已经膨胀的肺泡,而肺泡复张则指在呼气末原来萎陷的肺泡张开。最简单和最早的判定方法是 PEEP 应用后的 $PaO_2$ 的变化,还有最大氧输送、最大静态顺应性、P-V 曲线的曲折点方法判定。

②最大氧输送:在 ARDS 的早期,由于大量的肺泡萎陷,致使肺泡的通气血流比例(V/Q)失调,氧合功能下降,进而使全身的氧输送下降,PEEP 的应用一方面使肺的氧合功能改善,有利于氧输送提高,但同时由于提高了胸膜腔内压,导致心脏泵功能能力下降,氧输送下降,因此在寻找最佳 PEEP 时需兼顾氧输送及循环,此外还需警惕呼吸机相关性肺损伤的发生。

③最大的静态顺应性:早期的 ARDS,由于肺泡萎陷、间质水肿,肺残气量减少,致使肺静态顺应性下降。PEEP 有助于萎陷肺泡复张,静态顺应性增加。因此最佳 PEEP 应是能使最大静态顺应性达到最佳比例状态。但是实验表明提高氧合与肺泡是否复张有关,与最大静态顺应性无关。

④最佳动脉血气值:它能提示使肺达到最佳氧合状态时所对应的 PEEP 值。但血气分析不能提示是否存在肺过度膨胀以及是否存在气道压力过高。

⑤P-V 曲线上的低拐点的判定:静态 P-V 曲线的低拐点代表的是绝大多数肺泡在某一压力范围内开始复张,致使肺泡的顺应性有一个较大的增加。亦有研究认为,PEEP 的设置应在施行肺复张使塌陷肺泡开放后进行,根据该方法设定 PEEP 比应用 P-V 曲线上的低折点设定 PEEP 能更好改善 ARDS 患者的氧合,肺容积增加,血流动力学影响不大。

(5)反比通气(IRV):是限制过高的高气道压力的另一种方法,正常的吸气和呼气时间比例为 1∶(2~3),所谓的反比通气是吸气时间延长超过呼气时间,使患者在呼气末尚未结束时,开始下一次的吸气,这时肺内依然存在着向外的压力,这时的压力称为内源性 PEEP(PEEPi)。

IRV 的优点:①吸气流速减低;②最大吸气峰压下降;③平均气道内压升高;④因呼气不充分,产生内源性 PEEP,发挥与外加 PEEP 类似的作用。由于患者吸气时间明显延长,因此对于肺顺应性较差的肺，气道压不至于过高，减少了由于高峰压值导致的肺损伤；换气时间亦延长，有利于改善氧合。IRV 可在 VCV 或压力控制通气（PCV）中应用。越来越多的证据表明对那些常规方法不能维持氧合的 ARDS，IRV 可明显改善气体交换，但一般多主张在 PEEP 无效时才考虑应用，例如 PEEP＞15cm$H_2O$ 而氧合仍然无明显改善或用 PEEP 时 PAP 太高时，可考虑用 IRV。

IRV 的缺点是：由于反比通气是非正常状态的通气，患者往往感到不适，需应用镇静剂甚至肌松剂将其本身的呼吸打断，对患者整体干预较大，由于呼气时间不足，往往导致二氧化碳的潴留。

气道压力释放通气（APRV）和双相气道正压（BiPAP）模式是 IRV 的进一步改良，其优点是除具有 IRV 的优点外，还具有通气较自然、血流动力学较稳定，对重要器官的血供、重要器官的功能影响小；有利于改善和促进不张和萎陷的肺泡复原；人-机同步较好，可保留患者自主呼吸，减少镇静剂、肌松剂的应用，是目前治疗 ARDS 常用的方式。其原理是在持续气道正压通气（CPAP）的基础上，呼气时通过压力释放活瓣定时释放压力，使 FRC 减少，呼出容积增加。应用 APRV 时通气量增加量取决于 APRV 的频率，PEEP 的释放梯度以及释放时间、肺顺应性、气道阻力等。

（6）俯卧位通气：由于 ARDS 患者病变的分布有一定的重力依赖性，即下肺区和背侧肺区病变重，上肺区和前侧肺区病变轻微。俯位使肺静态顺应性增加，有利于不同部位肺泡的膨胀和气体交换。研究发现，俯卧位通气能有效地改善其氧合状况，而不至于产生明显不良反应，是治疗 ARDS 的一种简单有效的辅助方法。完全的俯卧位，每次 3～6 小时，每天 1 次。俯卧位通气可引起患者不适、气管插管或切开套管脱落，从而可能造成患者呼吸通道循环不稳定等，因此只能在病情允许并充分镇静下，医护工作者严密地监测下进行。

（7）肺复张手法（RM）：是临床治疗 ARDS 的一种肺开放措施，肺复张手法是指在限定时间内通过维持高于常规通气的压力或容量使得陷闭状态的肺泡重新开放。RM 可使生理无效腔减少，改善一部分 ARDS 患者的氧合，减少血管外肺水。

实施肺复张手法最简单的方法有多种：①采用大多数呼吸机都有的“叹气”功能。②采用控制性肺膨胀（SI），即采取 CPAP 模式下，间断地将平均气道压在 3～5 秒内升高到 30～40cm$H_2O$，持续 30～60 秒后，再恢复到实施 SI 前的压力水平，还有 APRV 模式下的 SI。③递增 PEEP。

实施 RM 时应注意的问题：在 ARDS 早期肺水肿明显时应用此手法效果好。中晚期 ARDS 或者直接肺部病变（严重的肺炎、外伤）导致的 ARDS，由于肺实质的严重损伤，实变或明显纤维化形成，RM 效果有限。若肺复张不能引起陷闭的肺泡开放，则将进一步加重低氧合，其原因是肺内分流增加。可复张肺容积高者，肺复张成功率较高；可复张肺容积越少，则肺复张效果不佳。对肺复张无反应者继续进行肺复张操作，可能进一步加重肺损伤且导致循环不稳定。有研究发现假如 ARDS 肺对 RM 有反应，即氧合有改善，其肺泡液的清除也增加；假若对 RM 无反应，即氧合无改善，其肺泡液的清除减少。如果吸入氧浓度较高，复张后的肺泡可能会因为高氧吸入而再次萎陷。因此，复张后吸入氧浓度应尽可能降低至可以维持基本氧合的最低水平。关于采用 RM 的时限及压力水平，目前没有统一的定论。如果 RM 持续时间过长，压力幅度过大，则会引起气压伤及剪切伤。常用的RM持续时间为15～30秒，压力水平为25～40cm$H_2O$；施行RM后，应加用PEEP维持肺泡开放。因此，寻找可以维持肺泡的复张的最佳PEEP同样重要。

然而，目前仍缺乏强有力的依据证实肺复张可改善ARDS病死率。此外，肺复张可引起颅内压增高，脑灌注减少，因此对于合并有颅脑疾病所致颅内压增高者，需谨慎施行RM。

5.肺外气体交换

应用肺外气体交换的目的是让ARDS患者已受疾病损伤的肺充分休息，减少呼吸机所致肺损伤，给肺组织提供修复愈合的机会。

(1)体外膜肺氧合(ECMO)：其工作原理是将体内的静脉血引出体外，经过膜式氧合器氧合重新注入患者动脉或静脉系统。其作用减少对呼吸机的要求，避免长期高浓度氧吸入和高气道吸入压所致的肺损伤。ARDS患者在以下情况下可考虑应用ECMO：原发病可逆的急性患者；严重通气/换气功能障碍，在吸纯氧条件下，氧合指数($PaO_2/FiO_2$)<100，肺泡动脉氧分压差[$P(A-a)O_2$]>600mmHg；Murray肺损伤评分≥3.0；pH<7.2；年龄<65岁；传统机械通气时间<7天；无抗凝禁忌；对持续的积极治疗无禁忌者。但存在以下情况时不适宜应用ECMO：严重脑损伤、长时间重度休克，代谢性酸中毒BE<－5mmol/L大于12小时；尿少<0.5mL/(kg·h)大于12小时；乳酸>10mmol/L大于10小时；呼吸机使用时间过长，新生儿10天，成人7天以上；预计ECMO不能使其获得较好的生活质量；多脏器功能衰竭；严重感染；恶性肿瘤；不可治愈的肺部疾患。

(2)体外二氧化碳去除($ECCO_2R$)：是改进版的ECMO技术，即是通过把静脉血引出至体外的膜氧合器进行氧合和排出$CO_2$后再把血液引回静脉血或动脉血中，其目的是促进$CO_2$排出。

ECMO、$ECCO_2R$技术可以让肺得到暂时的休息和恢复，但其费用且技术要求高，目前只作为常规通气失败的援救手段。

6.细胞治疗

根据ARDS的发病机制，若能加速或促进受损肺泡上皮和肺毛细血管内皮细胞修复，则理论上能够改善ARDS病程转归及预后。随着干细胞工程学的发展，目前认为间充质干细胞有望成为ARDS干细胞治疗的首选细胞类型。动物实验显示间充质细胞能有效降低血管内皮和肺泡上皮的通透性，减轻肺水肿，增加肺泡液体清除率。但目前仍处于动物实验阶段，其有效性仍有待安全可靠的临床试验证实。

## 第十四节　急性呼吸衰竭

呼吸衰竭是由于外呼吸功能严重障碍，机体不能维持足够的气体交换出现缺氧或(和)二氧化碳潴留，导致一系列生理功能和代谢紊乱的临床综合征。其诊断依赖于动脉血气分析：在海平面静息状态呼吸空气的条件下，动脉血氧分压($PaO_2$)低于60mmHg或伴有动脉血二氧化碳分压($PaCO_2$)高于50mmHg，排除心内解剖分流和原发于心排出量降低等导致的低氧因素。

## 一、病因

完整的呼吸过程由相互衔接并同时进行的外呼吸、气体运输和内呼吸三个环节来完成。参与外呼吸即肺通气和肺换气的任何一个环节的严重病变，都可导致呼吸衰竭。

### （一）气道阻塞性病变

气管-支气管的炎症、痉挛、肿瘤、异物、纤维化瘢痕，如慢性阻塞性肺疾病（COPD）、重症哮喘等引起气道阻塞和肺通气不足或伴有通气/血流比例失调，导致缺氧和 $CO_2$ 潴留，发生呼吸衰竭。

### （二）肺组织病变

各种累及肺泡和（或）肺间质的病变，如肺炎、肺气肿、严重肺结核、弥散性肺纤维化、肺水肿、矽肺等，均致肺泡减少、有效弥散面积减少、肺顺应性减低、通气/血流比例失调，导致缺氧或合并 $CO_2$ 潴留。

### （三）肺血管疾病

肺栓塞、肺血管炎等可引起通气/血流比例失调或部分静脉血未经过氧合直接流入肺静脉，导致呼吸衰竭。

### （四）胸廓与胸膜病变

胸部外伤造成连枷胸、严重的自发性或外伤性气胸、脊柱畸形、大量胸腔积液或伴有胸膜肥厚与粘连、强直性脊柱炎、类风湿性脊柱炎等，均可影响胸廓活动和肺脏扩张，造成通气减少及吸入气体分布不均，导致呼吸衰竭。

### （五）神经肌肉疾病

脑血管疾病、颅脑外伤、脑炎以及镇静催眠剂中毒，可直接或间接抑制呼吸中枢。脊髓颈段或高位胸段损伤（肿瘤或外伤）、脊髓灰质炎、多发性神经炎、重症肌无力、有机磷中毒、破伤风以及严重的钾代谢紊乱，均可累及呼吸肌，造成呼吸肌无力、疲劳、麻痹，导致呼吸动力下降而引起肺通气不足。

## 二、分类

在临床实践中，通常按动脉血气分析及病理生理的改变进行分类。

### （一）按照动脉血气分析分类

1.Ⅰ型呼吸衰竭

即缺氧性呼吸衰竭，血气分析特点是 $PaO_2$＜60mmHg，$PaCO_2$ 降低或正常。主要见于肺换气障碍（通气/血流比例失调、弥散功能损害和肺动-静脉分流）疾病，如严重肺部感染性疾病、间质性肺疾病、急性肺栓塞等。

2.Ⅱ型呼吸衰竭

即高碳酸性呼吸衰竭，血气分析特点是 $PaO_2$＜60mmHg，同时伴有 $PaCO_2$＞50mmHg，系肺泡通气不足所致。单纯通气不足，低氧血症和高碳酸血症的程度是平行的，若伴有换气功能障碍，则低氧血症更为严重，如 COPD。

### (二)按照发病机制分类

可分为通气性呼吸衰竭和换气性呼吸衰竭，也可分为泵衰竭和肺衰竭。驱动或制约呼吸运动的中枢神经系统、外周神经系统、神经肌肉组织(包括神经-肌肉接头和呼吸肌)以及胸廓统称为呼吸泵，这些部位的功能障碍引起的呼吸衰竭称为泵衰竭。通常泵衰竭主要引起通气功能障碍，表现为Ⅱ型呼吸衰竭。肺组织、气道阻塞和肺血管病变造成的呼吸衰竭，称为肺衰竭。肺组织和肺血管病变常引起换气功能障碍，表现为Ⅰ型呼吸衰竭。严重的气道阻塞性疾病(如COPD)影响通气功能，造成Ⅱ型呼吸衰竭。

## 三、病理生理

### (一)低氧血症和高碳酸血症的发生机制

各种病因通过引起肺泡通气不足、弥散障碍、肺泡通气/血流比例失调、肺内动-静脉解剖分流增加和氧耗量增加五个主要机制，使通气和(或)换气过程发生障碍，导致呼吸衰竭。

临床上单一机制引起的呼吸衰竭很少见，往往是多种机制并存或随着病情的发展先后参与发挥作用。

1.肺通气不足

正常成人在静息状态下有效肺泡通气量约为4L/min，才能维持正常的肺泡氧分压($PaO_2$)和二氧化碳分压($PACO_2$)。肺泡通气量减少会引起$PaO_2$下降和$PACO_2$上升，从而引起缺氧和$CO_2$潴留。

2.弥散障碍

系指$O_2$、$CO_2$等气体通过肺泡膜进行交换的物理弥散过程发生障碍。气体弥散的速度取决于肺泡膜两侧气体分压差、气体弥散系数、肺泡膜的弥散面积、厚度和通透性，同时气体弥散量还受血液与肺泡接触时间以及心排出量、血红蛋白含量、通气/血流比例的影响。在弥散障碍时，通常以低氧血症为主。

3.通气/血流比例失调

血液流经肺泡时，能否保证得到充足的$O_2$和充分地排出$CO_2$，使血液动脉化，除需有正常的肺通气功能和良好的肺泡膜弥散功能外，还取决于肺泡通气量与血流量之间的正常比例。正常成人静息状态下，通气/血流比值约为0.8。肺泡通气/血流比值失调有下述两种主要形式：①部分肺泡通气不足：肺部病变如肺泡萎陷、肺炎、肺不张、肺水肿等引起病变部位的肺泡通气不足，通气/血流比值减小，部分未经氧合或未经充分氧合的静脉血(肺动脉血)通过肺泡的毛细血管或短路流入动脉血(肺静脉血)中，故又称肺动-静脉样分流或功能性分流。②部分肺泡血流不足：肺血管病变如肺栓塞引起栓塞部位血流减少，通气/血流比值增大，肺泡通气不能被充分利用，又称为无效腔样通气。通气/血流比例失调通常仅导致低氧血症，而无$CO_2$潴留。然而，严重的通气/血流比例失调亦可导致$CO_2$潴留。

4.肺内动-静脉解剖分流增加

肺动脉内的静脉血未经氧合直接流入肺静脉，导致$PaO_2$降低，是通气/血流比例失调的特例。在这种情况下，提高吸氧浓度并不能提高分流静脉血的血氧分压。分流量越大，吸氧后提高动脉血氧分压的效果越差；若分流量超过30%，吸氧并不能明显提高$PaO_2$。常见于肺动-静脉瘘。

5.氧耗量增加

发热、寒战、呼吸困难和抽搐均增加氧耗量。寒战时耗氧量可达500mL/min；严重哮喘时，随着呼吸功的增加，用于呼吸的氧耗量可达到正常的十几倍。氧耗量增加，肺泡氧分压下降，正常人借助增加通气量以防止缺氧。故氧耗量增加的患者，若同时伴有通气功能障碍，则会出现严重的低氧血症。

### （二）低氧血症和高碳酸血症对机体的影响

呼吸衰竭时发生的低氧血症和高碳酸血症，能够影响全身各系统器官的代谢、功能甚至使组织结构发生变化。通常先引起各系统器官的功能和代谢发生一系列代偿适应反应，以改善组织的供氧，调节酸碱平衡和适应改变了的内环境。当呼吸衰竭进入严重阶段时，则出现代偿不全，表现为各系统器官严重的功能和代谢紊乱直至衰竭。

1.对中枢神经系统的影响

脑组织耗氧量大，约占全身耗氧量的1/5～1/4。中枢皮质神经元细胞对缺氧最为敏感。通常完全停止供氧4～5分钟即可引起不可逆的脑损害。对中枢神经影响的程度与缺氧的程度和发生速度有关。当$PaO_2$降至60mmHg时，可以出现注意力不集中、智力和视力轻度减退；当$PaO_2$迅速降至40～50mmHg以下时，会引起一系列神经精神症状，如头痛、不安、定向与记忆力障碍、精神错乱、嗜睡；低于30mmHg时，神志丧失乃至昏迷；$PaO_2$低于20mmHg时，只需数分钟即可造成神经细胞不可逆性损伤。$CO_2$潴留使脑脊液$H^+$浓度增加，影响脑细胞代谢，降低脑细胞兴奋性，抑制皮质活动；但轻度的$CO_2$增加，对皮质下层刺激加强，间接引起皮质兴奋。$CO_2$潴留可引起头痛、头晕、烦躁不安、言语不清、精神错乱、扑翼样震颤、嗜睡、昏迷、抽搐和呼吸抑制，这种由缺氧和$CO_2$潴留导致的神经精神障碍症候群称为肺性脑病，又称$CO_2$麻醉。

2.对循环系统的影响

一定程度的$PaO_2$降低和$PaCO_2$升高，可以引起反射性心率加快、心肌收缩力增强，使心排出量增加；缺氧$CO_2$潴留时，交感神经兴奋引起皮肤和腹腔器官血管收缩，而冠状血管主要受局部代谢产物的影响而扩张，血流量增加。严重的缺氧和$CO_2$潴留可直接抑制心血管中枢，造成心脏活动受抑和血管扩张、血压下降和心律失常等严重后果。心肌对缺氧十分敏感，早期轻度缺氧即在心电图上显示出来。急性严重缺氧可导致心室颤动或心脏骤停。长期慢性缺氧可导致心肌纤维化、心肌硬化。在呼吸衰竭的发病过程中，缺氧、肺动脉高压以及心肌受损等多种病理变化导致肺源性心脏病。

3.对呼吸系统的影响

呼吸衰竭患者的呼吸变化受到$PaO_2$降低和$PaCO_2$升高所引起的反射活动及原发疾病的影响，因此实际的呼吸活动需要视诸多因素综合而定。

低氧血症对呼吸的影响远较$CO_2$潴留的影响为小。低$PaO_2$（<60mmHg）作用于颈动脉体和主动脉体化学感受器，可反射性兴奋呼吸中枢，增强呼吸运动，甚至出现呼吸窘迫。当缺氧程度缓慢加重时，这种反射性兴奋呼吸中枢的作用迟钝。缺氧对呼吸中枢的直接作用是抑

制作用，当 $PaO_2$<30mmHg 时，此作用可大于反射性兴奋作用而使呼吸抑制。

$CO_2$ 是强有力的呼吸中枢兴奋剂，$PaCO_2$ 急骤升高，呼吸加深加快；长时间严重的 $CO_2$ 潴留，会造成中枢化学感受器对 $CO_2$ 的刺激作用发生适应；当 $PaCO_2$>80mmHg 时，会对呼吸中枢产生抑制和麻醉效应，此时呼吸运动主要靠 $PaO_2$ 降低对外周化学感受器的刺激作用得以维持。因此对这种患者进行氧疗时，如吸入高浓度氧，由于解除了低氧对呼吸的刺激作用，可造成呼吸抑制，应注意避免。

4.对肾功能的影响

呼吸衰竭的患者常常合并肾功能不全，若及时治疗，随着外呼吸功能的好转，肾功能可以恢复。

5.对消化系统的影响

呼吸衰竭的患者常合并消化道功能障碍，表现为消化不良、食欲缺乏，甚至出现胃肠黏膜糜烂、坏死、溃疡和出血。缺氧可直接或间接损害肝细胞使丙氨酸氨基转移酶（ALT）上升，若缺氧能够得到及时纠正，肝功能可逐渐恢复正常。

6.呼吸性酸中毒及电解质紊乱

肺通气、弥散和肺循环功能障碍引起肺泡换气减少，血 $PaCO_2$ 增高（>45mmHg），pH 下降（<7.35），$H^+$ 浓度升高（>45mmol/L），导致呼吸性酸中毒。早期可出现血压增高，中枢神经系统受累，如躁动、嗜睡、精神错乱、扑翼样震颤等。急性呼吸衰竭时 $CO_2$ 潴留可使 pH 迅速下降而引起代谢性酸中毒。此时患者出现呼吸性酸中毒合并代谢性酸中毒，可引起意识障碍，血压下降，心律失常，乃至心脏停搏。当呼吸衰竭恶化，$CO_2$ 潴留进一步加重时，$HCO_3^-$ 已不能代偿，pH 低于正常范围（7.35）则呈现失代偿性呼吸性酸中毒合并代谢性碱中毒。

## 四、临床表现

（1）有慢性呼吸系统疾病或其他导致呼吸功能衰竭的病史。

（2）低氧血症和（或）高碳酸血症的临床表现：低氧血症主要表现为呼吸困难、发绀、心率加快、心律失常、血压降低、四肢冷等；严重者可出现脑功能紊乱症状，如表情淡漠、反应迟钝或烦躁不安、昏迷等。严重缺氧患者，常伴有上消化道出血及肝、肾功能损害。

高碳酸血症主要表现有头痛（晚上加重）、白天嗜睡（晚上失眠）、血压升高、多汗、判断力及记忆力减退。皮质中枢初期兴奋，表现易激动、烦躁、抽搐；后期抑制，表现表情淡漠、精神恍惚、神志不清，并可出现血压下降，颅内压升高，眼球微突，球结膜充血、水肿，扑翼样震颤等。并发脑疝时，意识障碍加重，呼吸节律及频率紊乱，双侧瞳孔大小不等。

国内对呼吸衰竭患者出现神经精神症状者称为肺性脑病，单纯缺氧引起者则称为缺氧性脑病。

## 五、辅助检查

1.动脉血气分析

血气改变符合上述标准，即 $PaO_2$<60mmHg 或伴 $PaCO_2$>50mmHg。

2.血液生化检查

可有电解质紊乱，酸中毒或碱中毒表现或有肝肾功能异常。

3.X线检查

可有肺气肿表现、肺炎表现及肺心病征象等。

4.心电图或超声心动图

可有肺心病表现或心律失常表现。

## 六、病情程度分级

根据发绀、神志状态及血气改变，呼吸衰竭病情程度可分轻、中、重3级(表2-14-1)。

表2-14-1　呼吸衰竭病情程度分级

| 项目 | 轻度 | 中度 | 重度 |
|---|---|---|---|
| 发绀 | 无 | 轻或明显 | 严重 |
| 神志 | 清醒 | 嗜睡、谵妄 | 昏迷 |
| $SaO_2$①(%) | >85 | 75～85 | <75 |
| $PaO_2$(mmHg) | >50 | 40～50 | <40 |
| $PaCO_2$②(mmHg) | >50 | >70 | >90 |

注：①$SaO_2$，即血氧饱和度。②指急性者。

呼吸衰竭常伴发各种酸碱紊乱。通气功能衰竭时$CO_2$潴留，故多有不同程度的呼吸性酸中毒。急性期常为失代偿性，表现为pH<7.35(代偿期正常)，$PaCO_2$>50mmHg，碱剩余(BE)正常(代偿期正值增大)，钾增高，血氯降低。呼吸性酸中毒可合并代谢性酸中毒，见于合并严重缺氧、感染、休克或肾功能障碍等，此时酸性代谢产物增加。表现为pH<7.35，$PaCO_2$>50 mmHg，BE负值增大(早期可正常)，血钾升高，血氯正常。呼吸性酸中毒可合并代谢性碱中毒，多见于治疗过程中补碱过多或利尿剂、肾上腺皮质激素等使用不当及呕吐等，引起血氯、血钾降低。此时pH>7.45，但亦可正常，$PaCO_2$>50mmHg，BE正常或正值增大，血氯、血钾降低。呼吸性酸中毒时如应用人工呼吸机通气量过大，致使$CO_2$排出过快过多，可出现呼吸性碱中毒。此时pH>7.45，$PaCO_2$降低，<35mmHg，BE正常或正值增大，钾降低，血氯降低或正常。换气功能衰竭如ARDS，早期除进行性缺氧外，可有混合性碱中毒(呼吸性碱中毒和代谢性碱中毒)，晚期由于呼吸功能进一步损害以及合并感染，则可出现混合性酸中毒(呼吸性酸中毒和代谢性酸中毒)。

临床上呼吸性酸中毒合并代谢性碱中毒与失代偿性呼吸性酸中毒较为常见，均可出现神经精神症状，但治疗原则不同，应注意鉴别诊断(表2-14-2)。

表2-14-2　失代偿性呼吸性酸中毒与呼吸性酸中毒合并代谢性碱中毒鉴别

| 鉴别点 | 失代偿性呼吸性酸中毒 | 呼吸性酸中毒合并代谢性碱中毒 |
|---|---|---|
| 发病时间 | 多发生于呼吸衰竭早期 | 多发生于治疗中、晚期或治疗好转期 |
| 诱因 | 肺部感染、气道阻塞、镇静安眠药使用后 | 用失钾性利尿剂、糖皮质激素、碱性药 |

续表

| 鉴别点 | 失代偿性呼吸性酸中毒 | 呼吸性酸中毒合并代谢性碱中毒 |
| --- | --- | --- |
| 神志改变 | 多呈抑制，嗜睡、萎靡或昏迷 | 多呈兴奋，躁动、谵妄或抽搐 |
| 血气改变 | pH＜7.35，$PaCO_2$＞50mmHg | pH＞7.45，$PaCO_2$＞50mmHg |
| 电解质变化 | 血钾增高，血氯降低 | 血钾、血氯明显降低 |

## 七、治疗

呼吸衰竭病情复杂，并发症多，治疗上应采取综合措施。

治疗原则：首先应建立一个通畅的气道，给予氧疗，并保证足够的肺泡通气；针对不同病因，积极治疗原发病；及时去除诱因，如呼吸系统感染、痰液引流不畅阻塞气道、心力衰竭及不适当的给氧和使用镇静剂等；维持及改善心、肺、脑及肾功能，预防及治疗并发症，如酸碱失衡、肺性脑病、上消化道出血、心功能不全、心律失常、DIC及休克等。下面着重讨论治疗上的几个问题。

1.保持呼吸道通畅

呼吸衰竭患者，特别是慢性阻塞性肺疾病，各种原因导致昏迷等均有不同程度的气道阻塞，这是呼吸衰竭加重的重要因素，应积极清除痰液或胃反流液阻塞，可用多侧孔吸痰管通过鼻腔进入咽喉部吸引分泌物并刺激咳嗽，必要时用纤维支气管镜吸痰。所有患者应使用雾化、黏液溶解剂、解痉剂等辅助治疗。若以上方法都不能改善气道阻塞，应建立人工气道。

(1)清除呼吸道分泌物

①呼吸道局部湿化和给药：积痰干结者可局部湿化和给药，使痰液稀释，易于引流咳出。除设法保持室内空气湿润及机体的体液平衡外，可通过雾化吸入或气管内滴注以维持呼吸道湿润，同时局部应用化痰、解痉、消炎等药物，提高清除痰液的效果。

局部湿化、化痰及解痉药物的剂量及用法见表2-14-3，可根据病情选用。为保持呼吸道湿润，减少痰液干结，可用蒸馏水或生理盐水。若有大量黏痰或脓痰，可用碳酸氢钠、溴己新、乙酰半胱氨酸等；伴有支气管痉挛时，则不宜使用乙酰半胱氨酸，此时可用$\beta_2$受体激动剂、肝素或糖皮质激素；酶制剂局部刺激性大，不宜长期吸入，此类药物为蛋白质或高分子物质，对有过敏性疾病或过敏性病史者最好不用。

表2-14-3　常用局部湿化、化痰解痉药物剂量及用法

| 药名 | 剂量及用法 |
| --- | --- |
| 生理盐水 | 每次吸入15分钟或3～5mL滴入 |
| 2%～30%氯化钠液 | 同上 |
| 4%碳酸氢钠 | 同上 |
| 乙酰半胱氨酸 | 2%～5%溶液，2～5mL雾化吸入，0.5～2mL滴入，可加适量0.5%异丙肾上腺素，以防支气管痉挛 |
| 溴己新 | 4mg，加入生理盐水10mL中，吸入或分次滴入，可加适量支气管解痉剂 |

续表

| 药名 | 剂量及用法 |
| --- | --- |
| α糜蛋白酶 | 5mg,加入生理盐水10mL中,雾化吸入或分次滴入 |
| 肝素 | 5000 U,加入生理盐水20mL中,雾化吸入 |
| 沙丁胺醇 | 5mg,加入生理盐水2～4mL中,雾化吸入 |
| 特布他林 | 5mg,加入生理盐水2～4mL中,雾化吸入 |
| 布地奈德 | 1mg,雾化吸入 |

②祛痰剂:痰液黏稠可服用祛痰药物,促进痰液稀化,易于引流。常用药物有10%氯化铵10mL、溴己新8～16mg、氨溴索30mg或菠萝蛋白酶3片,口服,每天3次,可根据情况选用。不能口服者,可静脉输注氨溴索。

③体位引流和导管吸痰:在采用上述措施外,还可配合以下方法,促进痰液排出。

对神志清晰、病情轻的患者,鼓励经常变换体位和用力咳嗽,帮助咳痰;或用导管刺激咽喉或气管引起咳嗽,并吸出部分痰液;或经环甲膜穿刺吸痰。如分泌物较多阻塞气道,可在吸氧下用纤维支气管镜冲洗及吸引气道分泌物。

环甲膜穿刺法:在患者颈前正中线甲状软骨以下,以手指确定三角形环甲膜之位置,在局麻下用15号针头,针头斜面向下,刺入气管。通过针嘴插入硬膜外麻醉用的细塑料管,深度以隆突以上为宜,然后拔除针头,固定塑料管。如欲激发咳嗽排痰,可用1～2mL生理盐水,快速滴入。如有效,可保留1～2周,定期注药及吸痰。此操作目前已少用。

对昏迷或危重患者,应及早行气管插管或气管切开,用导管吸痰。

(2)解除支气管痉挛:引起支气管痉挛的因素很多,除疾病本身所致外,吸痰操作不当、气管内给药浓度过高或给药量过大、吸入气雾过冷、吸入干燥高浓度氧气过久或严重缺氧等均可引起或加重支气管痉挛,必须注意防治。

①氨茶碱:除有直接舒张支气管平滑肌作用外,还有兴奋延髓呼吸中枢、提高膈肌收缩力、增强支气管纤毛黏液净化功能、降低肺动脉阻力及利尿、强心等作用。对明显支气管痉挛的患者,用氨茶碱0.25g(5mg/kg),加入50%葡萄糖40mL中缓慢静脉推注(至少10～20分钟),然后静脉滴注,有效血浆浓度为10～20μg/mL,每天用量不超过1～2g。病情较轻者,可口服茶碱缓释片。低氧血症及高碳酸血症患者用药后易产生毒性反应。老人,心、肾、肝功能减退,发热,肺部感染以及几乎所有呼吸衰竭患者,体内清除氨茶碱的速率都有不同程度的下降,用药量应偏小。

②$\beta_2$受体激动剂:常用有沙丁胺醇(万托林)、特布他林(博利康尼)、班布特罗(帮备)、沙美特罗和福莫特罗等均可选用,可口服或吸入。目前主张吸入疗法,起效快,全身不良反应少。对并发冠心病、心功能不全及糖尿病者慎用,与氨茶碱合并使用时更应注意,剂量宜偏低。

③M胆碱能受体拮抗剂:常用有异丙托溴铵和噻托溴铵。异丙托溴铵除可喷雾吸入外,尚可雾化吸入,并可和沙丁胺醇联合使用。噻托溴铵具有选择性强、持续时间长的特点,对病情较稳定的患者也可使用。新近上市的噻托溴铵软雾剂对呼吸功能受损的患者可能更易于吸入,从而提高治疗效果。

④糖皮质激素：除可解除支气管痉挛作用外，还有抗炎、抗过敏、减少支气管分泌及减轻脑水肿等作用。对严重支气管痉挛者，可短期大剂量应用，常用甲泼尼龙 40～240mg，分次静脉推注；或氢化可的松 100～300mg，静脉滴注。疗程依据患者具体情况而定，在 2～3 天停药为宜或在病程好转后，改为口服泼尼松。必须注意在用药中配合使用有效的抗生素，以控制感染，有消化道出血者应慎用。

2.氧疗

氧疗的目的是提高肺泡氧分压，增加氧的弥散，提高 $PaO_2$，从而减轻因缺氧所致的重要器官的损害，缓解因缺氧所致的肺动脉收缩，降低右心室负荷。因此，氧疗应争取短时间内使 $PaO_2$＞60mmHg 或 $SaO_2$＞90％。

(1)氧疗指征及给氧浓度：给氧浓度可分为低浓度(24％～35％)、中浓度(35％～60％)及高浓度(60％～100％)。应根据呼吸衰竭类型选择不同的氧浓度。Ⅰ型呼吸衰竭以缺氧为主，不伴 $CO_2$ 潴留，可给中或高浓度氧吸入。此类患者呼吸中枢兴奋性主要由血中 $CO_2$ 水平调节，故血氧浓度迅速提高并不会导致呼吸抑制。Ⅱ型呼吸衰竭既有缺氧又有 $CO_2$ 潴留，应低浓度给氧。因为此时呼吸中枢已适应了高碳酸血症，依靠缺氧对颈动脉体的刺激维持通气，血氧浓度迅速提高解除了颈动脉体对呼吸中枢的反射刺激导致呼吸抑制，加重了 $CO_2$ 潴留。开始可用 24％的浓度，吸入后如 $PaCO_2$ 升高不超过 5～10mmHg，患者仍可唤醒或有咳嗽，可把氧浓度提高至 28％，如 $PaCO_2$ 上升不超过 20mmHg，且病情稳定，则维持此浓度给氧已足够，必要时亦可稍增高氧浓度，但不宜超过 35％。

实际吸氧浓度可通过氧流量计算，在鼻导管或鼻塞吸氧时，可按以下公式计算：

$$实际吸氧浓度\% = 21\% + 4\% \times 氧流量(L/min)$$

式中，21％为空气中的氧浓度，4％乃每分钟供纯氧 1L 可增高的氧浓度，即 Andrews 的经验系数。

举例：患者拟用 25％的氧浓度吸入，则给予氧流量 1L/min[21％＋4％×1(L/min)＝25％(实际吸入氧浓度)]。

目前文献上吸入氧浓度多用吸入氧分数($FiO_2$)表示，21％～100％氧浓度以 0.21～1.0 表示。

(2)给氧装置和方法

①鼻导管：用 2mm 内径导管经鼻孔插入直达软腭上方。导管前端最好剪 2～3 个侧孔，使氧气气流分散射出，减少气流直接刺激引起局部不适，并可避免分泌物堵塞。

②鼻塞：塞入一侧鼻孔前庭吸氧，此法较鼻导管舒服，患者易接受。

③双鼻管：将两条短导管插入两侧鼻腔，通过“Y”管与输氧管道相通，此法患者多无不适感，目前在临床广泛应用。

④空气稀释面罩(Venturi 面罩)：是按 Venturi 的原理设计的，氧射流产生的负压带入一定量的空气，稀释面罩内的氧浓度，故氧浓度可按需要调节。其优点是面罩内的氧浓度较稳定，不受患者潮气量和呼吸类型的影响，不需湿化。

⑤活瓣气囊面罩：是利用控制氧流量来调节吸入氧浓度的一种给氧装置。气囊内的储气量由输入的氧流量来控制，当储气囊的气量少于潮气量，在患者吸气时气囊内的气量被吸尽

后，则空气即被吸入气囊，使气囊内氧浓度降低。此法吸氧浓度可达95%以上。

⑥其他：如氧气帐、高压氧舱和呼吸器给氧等，根据需要和条件使用。

以上给氧方法可根据给氧浓度来选择。给氧浓度如低于30%，一般可用鼻塞、鼻导管、双鼻管或可调氧浓度面罩；如给氧浓度高于30%，可用活瓣气囊面罩或空气稀释面罩。如经以上处理都不能改善氧合，则需要进行无创或有创机械通气。

(3)氧疗监护：氧疗过程中，特别是重症呼吸衰竭和应用面罩者，应加强监护：①严密观察患者神志、呼吸及心血管状态。②高浓度（大于60%）氧疗后，应注意可能发生氧中毒。氧中毒多发生于高浓度给氧后1～2天，症状包括胸骨后不适或烧灼样痛，吸气时加重，咳嗽、进行性呼吸困难等。胸部X线检查可见双肺小斑片状阴影。肺功能示肺活量减少、肺顺应性降低、无效腔与潮气量比值增加、A-$aDO_2$明显增加。为了避免氧中毒，对需长时间吸氧者，氧浓度不宜超过60%，高浓度吸氧的时间不宜超过1天，最好每4小时改用鼻塞或鼻导管吸入40%浓度的氧10～20分钟，防止氧中毒。③Ⅱ型呼吸衰竭患者伴$CO_2$潴留，在氧疗过程中，应注意氧疗可能引起呼吸抑制导致$CO_2$潴留加重，发生$CO_2$麻醉，表现为呼吸变慢、变浅或意识障碍加重。此时应即给予呼吸兴奋剂或机械通气，以改善通气，促进$CO_2$排出。④氧疗过程中随着病情改善，可导致电解质变化，应定期复查血电解质，特别应注意血氯、钾的变化，并做相应的治疗。

(4)停止氧疗指征：有以下指征可考虑停止氧疗。①神志清醒或改善并稳定；②发绀基本消失；③呼吸困难缓解，潮气量增大；④心率正常或变慢，血压正常及稳定；⑤$PaO_2 \geqslant$ 60mmHg，停止吸氧后不再下降；停氧前应间断吸氧数天，患者一般情况保持稳定后，方可完全停氧。

3.改善通气

(1)呼吸兴奋剂的应用：主要目的在于防止和治疗肺泡低通气，使通气量增加，以纠正缺氧，促进$CO_2$排出。一般适用于中、重度Ⅱ型呼吸衰竭而无气道阻塞者。对氧疗中的患者，为预防氧疗可能导致的呼吸抑制或在撤离机械通气的前后为减少患者对呼吸机的依赖性，也可适当应用。

①尼可刹米（可拉明）：可先用0.375～0.75g（1～2支）静脉推注，然后以1.875～3.75g（5～10支），加入5%葡萄糖液500mL中静脉滴注。

②二甲弗林（回苏灵）：8～16mg静脉滴注。起效快，维持时间长。

③洛贝林（山梗菜碱）：每次3～9mg静脉推注，每2～4小时1次；或9～15mg静脉滴注。效果不佳时，宜与尼可刹米交替使用。

④哌甲酯（利他林）：每次20mg静脉推注或静脉滴注。作用和缓，毒性小。

⑤氨茶碱：0.5～0.75g，静脉滴注。除有支气管解痉作用外，尚可兴奋呼吸中枢。

⑥多沙普仑（吗乙苯吡酮）：用量可按1～2mg/(kg·h)，静脉滴注。超过3mg(kg·h)，可有发热感、出汗、恶心、呕吐、血压升高、心率快、震颤等不良反应。一般给药12～24小时后，可酌情改为间歇给药，也可夜间给药。慢性呼吸衰竭者可口服。本药能直接刺激颈动脉体的化学感受器，反射性兴奋呼吸中枢，呼吸兴奋作用较强，安全范围较大，治疗量与中毒量之比为70∶1，是一种有效而安全的呼吸兴奋剂。但半衰期短，不适于长期使用。适用于呼吸中枢功

能低下所致的低通气状态。呼吸肌疲劳的慢性阻塞性肺气肿者，最好避免使用；神经-肌肉系统病变引起的呼吸衰竭者应忌用。

对重症并需持续给药的呼吸衰竭患者，可用呼吸三联针：洛贝林 12mg、二甲弗林 16mg 及哌甲酯 20mg，混合于 5%葡萄糖液 250mL 中静脉滴注，滴速一般保持在 10～20 滴/分，根据病情适当调整。

应用呼吸兴奋剂注意事项：呼吸兴奋剂的应用要求患者具备 2 个条件，即气道基本通畅与呼吸肌功能基本正常。为此在应用中必须注意：①对有广泛支气管痉挛如严重哮喘和大量痰液潴留者，先解痉、祛痰、消除气道阻塞，否则 $CO_2$ 不能顺利排出，反而增加呼吸功，使机体耗氧增加。②对神经-肌肉系统病变引起呼吸肌活动障碍者，不宜使用呼吸兴奋剂，因用药后不能发挥更大的通气效应。③脑缺氧或脑水肿导致频繁抽搐者慎用，否则会加重病情。④经治疗后病情好转，如神志转清、呼吸功能改善及循环状况良好时，不可突然停药，宜逐渐减量或延长给药间歇而至停药。⑤神志模糊或嗜睡患者，用药后神志转清时，宜抓紧时机，鼓励咳嗽排痰，加深自主呼吸，改善通气。⑥在治疗过程中，应进行血气监测，观察 $PaCO_2$ 下降速度，随时调整滴速，应注意 $PaCO_2$ 下降不宜过快，否则会引起呼吸性碱中毒或代谢性碱中毒（后者见于慢性阻塞性肺气肿，因碱储备代偿性增加所致），可引起脑血管收缩，血流减少，使脑缺氧加重，导致脑水肿。⑦呼吸兴奋剂作用短暂，且会增加耗氧，如应用 12 小时后病情无改善，则应停用，及早做气管插管或气管切开，进行机械通气；对已应用机械通气的患者，因有效的肺通气已建立，则不必使用呼吸兴奋剂。

（2）气管内插管及气管切开：人工气道的建立，可保证气道通气，且便于吸痰、吸氧、滴药及进行机械通气。其指征是：①处于嗜睡或昏迷状态，呼吸表浅或分泌物较多，阻塞上呼吸道者。②重度呼吸衰竭，严重 $CO_2$ 潴留，经综合治疗 12～24 小时无效，需进行机械通气者。

对病程较短，估计病情在短期内可改善者，可采用气管内插管，可经口或经鼻插入。经鼻插入者，导管易于固定，留置时间可较长，患者较为舒服，可较好保持口腔卫生。其缺点是吸引较为困难，导管在鼻腔受压或扭曲，插入纤维支气管镜时亦较困难。目前认为经鼻插管还易于引起院内感染。经口插管的优点是可用大口径的导管，在紧急情况下操作较易，吸痰亦较容易。但清醒患者不易接受。无论经口或鼻插管，导管留置时间并没有绝对的限制。如肺功能严重损害，估计需长期应用呼吸支持者或需持续气道滴药者，应及早做气管切开。气管切开时，清醒或半清醒的患者较气管插管易于接受，且可减少无效腔 100～150mL，对改善通气有好处。但气管切开容易引起局部感染、气管内出血、皮下气肿，且切开后失去上呼吸道对空气的过滤、加温及湿润作用，易于加重肺感染。此外，慢性阻塞性肺气肿患者经常反复发生呼吸衰竭，不可能多次切开，因此必须掌握气管切开的指征。

气管内插管或气管切开过程中注意事项：①术前充分给氧，以免操作中因过度缺氧引起心搏骤停。②危重患者如需要气管切开，可先行气管内插管，保证通气的情况下切开，较为安全。③气管内插管深度以导管末端位于气管隆嵴上方 2～5cm 处为宜；如插管位置正常，双侧胸廓活动均匀，双肺呼吸音清晰；如只一侧胸廓活动，则可能插入过深，进入一侧主支气管（常为右主支气管），导致另一侧肺不张，该侧听不到呼吸音；如全胸无呼吸活动，则可能是误插入食管。④气管内插管或气管切开后，应尽量吸出痰液；吸痰前可用 2～4mL 生理盐水或 2%碳酸氢钠液滴入，稀释痰液，以易于引流吸引；操作中需严格执行无菌规程，最好每次更换吸痰导管。⑤年龄大、病史长、反复发作呼吸衰竭者，一旦气管切开，最好长期带套管，有以下好处：便于在家庭治疗，进行呼吸管理；可定期呼吸道湿化、给药、吸痰及机械通气；慢性阻塞性肺气肿患者如反复发生呼吸衰竭时，可避免多次气管切开。

（3）有创机械通气：机械通气是使用人工方法或机械装置产生通气以代替、辅助或改变患者自主呼吸的一种治疗，亦是临床上治疗呼吸衰竭的最后手段。机械通气的目的包括：①增大氧合；②改善通气；③降低呼吸功；④降低心肌功；⑤使通气模式正常化。

①适应证及禁忌证

适应证：a.原发病治疗无效的进行性低氧血症，氧疗后血氧分压达不到安全水平（低于60mmHg）者。b.原发病治疗无效的呼吸性酸中毒的进行性低通气者。临床上呼吸衰竭较重或意识障碍的患者，经综合治疗12～24小时，通气无改善或呼吸频率过快（超过40次/分）、过慢（低于5次/分）或呼吸暂停者，均可考虑用机械通气。禁忌证：a.气胸或纵隔气肿未经引流者；b.肺大疱；c.出血性休克而血容量尚未补足者；d.大咯血或严重肺结核者。

②呼吸机的类型和选择：呼吸机的分类方法有多种，以吸气相转换至呼气相的方法分类较为实用，可分为容量切换型、压力切换型和时间切换型。

容量切换型呼吸机：以电为动力，向患者气道送入预先设定的潮气量作为呼吸周期转换。此类呼吸机的特点是通气量较稳定，受气道阻力及肺顺应性的影响较小，且呼吸频率、潮气量和吸呼比（I∶E）等参数容易调节。适用于气道阻力大、肺顺应性差的患者，如哮喘持续状态、肺水肿、广泛性肺实变、ARDS等，对呼吸微弱或呼吸停止的重症呼吸衰竭可用于长期控制呼吸。

压力切换型呼吸机：以氧气或压缩空气为动力，以预定的压力作为呼吸周期转换。其特点是输入压力可以保持恒定，对循环影响较少，且结构简单、轻巧，能同步，可雾化给药。但通气受呼吸道阻力及肺顺应性变化的影响，故通气量不稳定。气道阻力大、肺顺应性差时通气量就小，且呼吸频率、I∶E及潮气量不能直接调节。适用于呼吸能力较强的严重肺疾患所致的呼吸衰竭。

时间切换型呼吸机：以呼吸机向气道内送气达设定的时间作为呼吸周期转换，呼气达到预定的时间则转为吸气。其特点是呼吸道阻力对呼吸时间无影响，只要调节压力，就能保证一定的潮气量，呼吸频率、I∶E及潮气量易于调节，可喷雾给药。

由于时间切换型和压力切换型不能保证稳定的潮气量，故容量切换型呼吸机最为常用。新一代的呼吸机除了容量切换以外，多数并有压力切换或时间切换。

临床上有时亦应用高频喷射呼吸机（HFJV）治疗呼吸衰竭。HFJV是高频通气中常用的一种呼吸机，为非定量、非定压、开放型，以氧气为动力。通过喷射气流，加强患者气道内气体的对流和弥散作用而发挥气体交换效应，达到改善缺氧的目的。但对减轻$CO_2$潴留基本无效，且对Ⅱ型呼吸衰竭者尚有加重$CO_2$潴留的危险。本装置的优点：a.为开放通气，不对抗患者自主呼吸，易为患者接受，且不存在不同步问题，亦可随时给患者吸痰。b.在通气期间能保持较低的通气正压及胸腔内压，对肺及气道不致引起损伤。c.由于气道压低，潮气量小（等于或少于解剖无效腔气量），故不影响心排血量及不会引起低血压。但要取得有效的通气量，通气参数较难掌握是其缺点。适用于轻、中度慢性Ⅰ型呼吸衰竭，特别者伴有心血管功能障碍者。对于急性Ⅰ型呼吸衰竭伴有气胸、支气管胸膜瘘及肺大疱者，亦可选用，可以避免常规正压通气可能加重呼吸系统损伤的后果。

③机械通气参数的调节：a.潮气量：以往把10～15mL/kg作为机械通气潮气量的标准，但从生理学角度看，该量超过正常人体自发呼吸潮气量的2～3倍，可以引起肺损伤。目前趋向于用7～10mL/kg或更少。b.通气频率多用12～18次/分，新一代呼吸机通气频率的设定取决于通气模式。例如辅助/控制通气时，基础通气频率的设定比患者自主呼吸频率少4次/分左右，确保一旦患者自主呼吸中枢驱动突然减少时，呼吸机能够持续提供足够的通气容量；而在间歇强制通气(IMV)时，通气频率应根据患者的耐受情况，开始频率稍高，而后逐渐减少；在压力支持通气(PSV)模式时，则不用设定频率。c.I∶E一般用1∶1.5或1∶2，目前亦有用反比呼吸(IRV)，即I∶E大于1∶1，可促进动脉氧合；但用IRV时，需使用肌肉松弛剂或镇静剂中止自主呼吸。d.触发敏感性：自主呼吸的患者需调节触发敏感性，大多数呼吸机是以气道压的变化触发送气的，其敏感性可调节在－2～－1$cmH_2O$。新一代呼吸机有些采用流量触发，流量触发即当自主呼吸达到预先设定的流量值时，呼吸机即送气。目前认为流量触发明显优于压力触发，可降低患者的吸气努力，减少呼吸功。流量触发敏感性在1～15L/min，可根据患者情况调节。e.吸气流量：辅助/控制通气和IMV可使用60L/min的吸气流量。f.输入压力：一般可用12～20$cmH_2O$。

④通气支持的类型：用于治疗呼吸衰竭患者的通气支持有2种基本方式，即IPPV和IMV。两者的区别是IPPV时患者没有自主通气，而IMV时有部分呼吸是自主的。这两种方式或其他通气方式的选择多根据临床医师的喜好和经验来决定。一般来说，IPPV用于无自主呼吸和(或)有严重胸痛或胸壁疾病的患者。IMV则特别适用于呼吸肌功能正常的急性呼吸衰竭者，因为它有维持呼吸肌功能的优点。此外，一些患者觉得IMV比IPPV易耐受，较舒服；对于机械通气诱发心排血量明显降低的患者亦可采用IMV，因其对循环的影响较小。对于吸气努力与呼吸机不能同步者，IMV可提供足够的通气而不需用镇静剂或肌肉松弛剂。

除了上述2种基本通气方式以外，新一代呼吸机多有PSV或称压力支持自主通气。在患者自主呼吸的前提下，每次吸气都接受事先设定好的一定水平的压力限制(一般为10$cmH_2O$左右)支持通气，以辅助患者的吸气努力，减少呼吸功。故可以改善患者浅促的自主呼吸和帮助患者克服本身气道或人工气道的阻力，增加肺泡通气量。PEEP是另一种常用的支持通气方式，系指呼气时保持气道内正压，至呼气末仍处于某预先设定的正压水平。PEEP可提高肺的顺应性，增加功能残气量，避免呼气时肺泡早期闭合，改善换气效果，提高血氧。临床应用应从低水平起，先2～4$cmH_2O$，然后根据患者的情况酌情增加，每次增加2～4$cmH_2O$，最高一般不超过15$cmH_2O$。PEEP加上IPPV成为持续正压通气(CPPV)，亦可以和IMV结合。此外，PEEP用于有自主呼吸患者时则成为持续气道正压通气(CPAP)。近年用双水平鼻面罩正压通气(BiPAP)呼吸机治疗呼吸衰竭亦取得满意效果，其优点是非创伤性、简便易行，适用于病情较轻、意识清醒的患者。

⑤停用呼吸机的指征和常用方法：患者短暂间断使用呼吸机时，一般停用呼吸机不会成为

问题，而长期连续使用呼吸机人工通气者，在停用呼吸机时可能会出现呼吸困难，此因患者对呼吸机产生依赖思想。故在考虑停用呼吸机时，不要突然撤除人工通气，宜逐步停用，使患者有重新适应的过程。目前，测定呼吸系统气体交换和力学功能可在床边进行。停用呼吸机的常用方法有：a.T 管技术：在气管套管上连接一 T 型管，一端与氧源相连，保证局部氧环境的恒定；患者在间歇停用呼吸机期间，主要利用 T 型管内经过湿化的氧，在患者能耐受的情况下，短暂继而逐渐增大间断使用呼吸机的时间，直至最后脱离呼吸机。b.IMV 法：逐渐将呼吸机的呼吸频率减少，使患者自主呼吸次数不断增加，最后完全脱离呼吸机，亦可和压力支持并用。c.PSV 法：PSV 除了帮助克服套管阻力外，其优点还在于维持患者和呼吸机之间的协调，有认为此法优于前两法。

(4)无创通气：一般指无创正压通气(NPPV)，指呼吸机通过口/鼻面罩与患者相连，而无须建立有创人工气道。近年来，该技术治疗急性呼吸衰竭已成为急救医学领域中一项重要的进展，其临床应用范围包括各类的急性呼吸衰竭：①急性缺氧性呼吸衰竭：心源性肺水肿，ALI/ARDS，肺炎，手术后或创伤后呼吸衰竭等。②急性高碳酸性呼吸衰竭：COPD 急性加重，哮喘急性发作，阻塞性睡眠呼吸暂停，肺囊性纤维化，胸廓畸形，神经肌肉疾病，肥胖性低通气综合征等。③撤除有创通气后的序贯通气或气管拔管后再发呼吸衰竭等。多数研究证实早期应用 NPPV 可减少急性呼吸衰竭患者的气管插管率、ICU 住院时间和 ICU 病死率。

NPPV 与有创通气相比，其优点表现在：①患者不需要气管插管或气管切开等有创的人工气道，可以讲话、进食，故患者更易接受。②患者不会丧失气道自身的防御机制，因此呼吸机相关性肺炎等与机械通气有关的严重并发症也随之减少。③亦不需要经历拔管的过程。但也正是由于 NPPV 没有建立有创的人工气道，故与有创通气相比，其不足表现在：NPPV 不易对 $FiO_2$ 进行精确调节，无法对危重患者提供有效的气道管理，并且会因口/鼻面罩漏气的问题而影响通气效果。临床上使用 NPPV 时要求患者具备以下基本的条件：①患者清醒能够合作；②血流动力学稳定；③不需要气管插管保护(即患者无误吸、严重消化道出血、气道分泌物过多且排痰不利等情况)；④无影响使用口/鼻面罩的面部创伤；⑤能够耐受口/鼻面罩。当患者不具备这些条件时，不宜行 NPPV。

NPPV 的通气模式理论上可包括所有的有创通气模式，常用的有：持续气道内正压(CPAP)通气、双水平气道内正压(BiPAP)通气、压力支持通气(PSV)、成比例辅助通气(PAV)等。其中 BiPAP 是急性呼吸衰竭最常用的通气模式，其包括吸气期气道正压(IPAP)和呼气期气道正压(EPAP)两个重要参数。IPAP 类似于 PSV，主要作用是在吸气时部分替代呼吸肌做功，从而降低自主呼吸做功、改善气体交换、增加潮气量及每分通气量、降低 $PaCO_2$、降低呼吸频率；EPAP 类似于 PEEP，是患者呼气时呼吸机提供的压力，主要作用为支撑气道、增加功能残气量，改善氧合。在 BiPAP 模式中，患者潮气量的大小很大程度上取决于 IPAP 与 EPAP 之间的差值：当调整 EPAP 后，如果想保持潮气量基本不变，需相应调整 IPAP 值。增加 IPAP 和(或)EPAP 均能增加平均气道压力，从而有利于氧合。

急性呼吸衰竭的患者在应用 NPPV 时必须对患者进行密切的监护，其意义不仅在于观察疗效，还在于发现治疗过程中的问题和不良反应，当临床确认 NPPV 效果不佳或患者病情继续恶化时，需及时转成有创通气。监测的内容包括：患者的生命体征（一般状态、神志、舒适程度等）；呼吸系统症状和体征（痰液引流是否通畅，辅助呼吸肌动用是否减少或消失，呼吸困难症状是否缓解，呼吸频率是否减慢，胸腹活动度是否正常，双肺呼吸音是否清晰可闻，人-机协调性等）；血液循环指标（患者心率、血压、尿量等）；无创呼吸机通气参数（潮气量、压力、频率、吸气时间、漏气量等），经皮血氧饱和度（$SpO_2$）和动脉血气分析结果（pH、$PaCO_2$、$PaO_2$、氧合指数等）；不良反应和并发症（呼吸困难加重、气压伤、胃肠胀气、误吸和排痰障碍、局部皮肤压迫损伤、鼻腔口咽部及眼部干燥刺激、不耐受/恐惧等）及其他（心电监护、胸部 X 线等）。

4.控制感染

肺部感染常可诱发或加重呼吸衰竭，是呼吸衰竭较常见的原因之一。在综合治疗中应加强抗感染治疗。最好按痰或气道分泌物微生物或血培养的阳性菌株及药物敏感试验选用有效的抗生素，宜用足量、2 种以上的抗生素，全身及局部用药（如雾化吸入或气管内滴药），以提高疗效。如经多种抗生素治疗后肺部感染仍未能控制，应考虑可能存在以下因素，宜做相应治疗：①呼吸道引流不畅，分泌物贮积；②抗生素选择不当或更换过频，剂量不够；③病毒感染或二重感染，应特别注意真菌感染。

5.纠正酸碱失衡及电解质紊乱

（1）呼吸性酸中毒：对代偿性呼吸性酸中毒，除上述治疗外，积极改善肺泡通气，排出过多的 $CO_2$，不需补碱，往往可奏效。对失代偿性呼吸性酸中毒，如病情危急，pH＜7.20，而又缺乏通气措施的情况下，为应急可谨慎补碱，宜用 5％碳酸氢钠 150～200mL。呼吸性酸中毒时机体已进行代偿，补碱不宜过多，否则易致代谢性碱中毒。

治疗中必须注意碳酸氢钠应用后会产生 $CO_2$，需由肺排出，如有呼吸道阻塞，可加重 $CO_2$ 潴留，需动脉血气分析监测或与呼吸兴奋剂或氨茶碱并用，以改善通气。

（2）呼吸性酸中毒合并代谢性酸中毒：积极治疗引起代谢性酸中毒的原因，如严重缺氧、感染、休克等；同时采取有效措施改善通气，促进 $CO_2$ 排出；根据血气改变适当补充碱性药物，如碳酸氢钠，使血 pH 升至正常范围。

（3）呼吸性酸中毒合并代谢性碱中毒：针对引起代谢性碱中毒的原因进行治疗。纠正低血钾、低血氯，给予氯化钾，每天 3～6g，分次口服；严重低血钾者，尿量多于 500mL/d，可用 0.3％氯化钾 3～6g 静脉滴注，如每天尿钾大于 10g，可酌增剂量。单纯低氯者，可用氯化铵，每天 3～6g，口服。重者可用 20％氯化铵 15mL，加入 5％葡萄糖液 300mL 中静脉滴注；肝功能不全者不宜用氯化铵，可用盐酸精氨酸 10～20g，加入 10％葡萄糖溶液 500mL 中静脉滴注，但有重症肾功能不全或无尿者慎用。

（4）呼吸性碱中毒：如因机械通气过度引起者应减少潮气量，避免 $CO_2$ 在短期内排出过多；亦可给予含 5％ $CO_2$ 的氧气吸入，以提高 $PaCO_2$；有低血氯、低血钾者，及时纠正；有手足搐搦者，给予 5％～10％氯化钙 10mL 或 10％葡萄糖酸钙 10～20mL 静脉注射。

6.改善心功能

呼吸衰竭患者如由于慢性呼吸疾病引起的，多有肺动脉高压或肺心病，老年患者有的还合并有冠心病，呼吸衰竭时可合并心功能不全。肺心病心功能不全多用利尿剂，原则上小量、缓利，效果不佳者可使用洋地黄制剂，但应注意在低氧、电解质紊乱的情况下易于发生洋地黄中毒，故使用时应予注意。

7.营养和器官功能支持

积极进行营养支持，对低蛋白血症和贫血要纠正。患者多有其他器官功能的异常，如肝、肾功能，需积极进行治疗，防止病情恶化。

# 第三章　循环系统常见急危重症

## 第一节　高血压危象

### 一、病因

在原有原发性或继发性高血压基础上，高血压危象的常见诱因如下：

(1)过度劳累，情绪激动，精神紧张。

(2)气候剧变、寒冷刺激、气压改变。

(3)用药顺从性差，骤停降压药物或致撤药综合征。

(4)服用避孕药、糖皮质激素、麦角碱、三环类抗抑郁药。

(5)不良生活方式：重度饮酒，吸烟，体重超重，高盐摄入，利尿剂应用不充分。

(6)意外事故，如头部、中枢神经系统外伤、烧伤、手术创伤、麻醉、器械检查或手术操作等。

### 二、发病机制

多数临床学者认为，高血压危象的决定因素是血压增高的程度，血压增高速度和是否有合并症存在。但也可见于血压升高并不太显著的患者。比如高血压合并急性左心衰及急性主动脉夹层分离，颅内出血等。即使血压升高只有中度升高，也十分严重威胁患者的生命，需要积极抢救。因此，高血压危象发病机制主要与血液循环或组织中肾素、血管紧张素Ⅱ、去甲肾上腺素、精氨酸加压素等缩血管活性物质的增加有关。

### 三、诊断

1.一般症状

起病急骤，患者表现有剧烈头痛、耳鸣、眩晕、视力模糊、心悸气促、面色苍白、多汗、恶心、呕吐、腹痛、尿频等。

2.血压

血压明显升高，多在 200/120mmHg 以上，尤以收缩压升高显著，舒张压亦可升高到 140mmHg 以上。

3.重症患者

①高血压脑病：出现抽搐、神志模糊、昏迷等症状，并有暂时性眼球震颤、Babinski 征阳性、

局部性肢体无力或癫痫样抽搐等。②心绞痛和急性左心衰竭:有呼吸困难、端坐呼吸、咳嗽、咳白色或粉红色泡沫样痰等;以及肺部啰音、心脏奔马律等体征。如发生右心衰竭,可有颈静脉怒张、肝脏肿大、周围水肿等。③急性肾衰竭:有少尿或无尿,代谢紊乱和尿毒症等表现。

以上为重症患者可伴有的相关疾病,应引起重视。

## 四、治疗

### (一)治疗原则

①迅速而恰当地降低血压,将患者血压控制在目标范围内,除去引起危象的直接原因,防止或减轻心、脑、肾等重要脏器的损害。②纠正受累靶器官的损害,恢复脏器的生理功能。③早期进行评估,做出危险分层,制定个体化的血压控制目标和方案,对继发性高血压进行病因治疗。

### (二)高血压危象的监护

(1)一般治疗:高血压危象的治疗原则上应住院治疗,伴靶器官严重损害者应收入CCU(ICU)病房。应在严密监测血压、尿量和生命体征的情况下,应用血压可控的短效静脉降压药物。定期采血监测内环境情况,注意水、电解质、酸碱平衡情况,肝、肾功能,血糖情况,心肌酶是否增高等,计算单位时间的出入量。降压过程中应严密观察靶器官功能状况,如神经系统的症状和体征,胸痛是否加重等。

(2)基础监护包括意识表情、周围循环、指趾端温度、血压、心率和尿量的改变。这些详细的动态变化记录,可提供十分重要的治疗依据。

(3)肾功能监护包括血肌酐和尿素氮、尿生化的测定;尿比重、尿酸碱度、尿蛋白定量分析及代谢废物清除率测定;每小时及24小时尿量的监测;内生肌酐清除率测定。尿量和肌酐清除率的监测非常重要,降压不理想或降压过快都会导致肾功能减退,尿量减少,肌酐清除率下降。

(4)水电解质平衡与代谢监测:称体重及24小时水电解质出入量的计算,包括血钾、钠、氯离子测定。计算摄入热量,监测氮平衡、血糖、血浆蛋白、血清乳酸及胶体渗透压等。

(5)中枢神经系统监护包括意识状态、瞳孔、反射及肢体活动等。应特别注意老年患者和已知脑血管疾病的患者,因为他们易受到体循环血压骤降的危害。若在治疗进程中神经状态恶化,颅内压力显著增高,多数系由急症高血压伴发脑水肿所致,也可能是应用降压药如盐酸肼苯哒嗪或硝普钠,使脑血管扩张,继而脑血流量进一步增加所致。遇有这种情况时,应作急症CT。

(6)血压监测非常重要:目前大多用无创性上臂式24小时动态血压记录器,不受环境因素影响、便于电脑处理、可精确测出平均动脉压。有些药物如硝普钠降压非常敏感,此时动脉插管直接测压非常必要,可以随时监测血压变化。动脉插管直接测压一般选择桡动脉,直接接动态血压记录器,按监测的分级要求设置间隔时间进行血压测录。在桡动脉不宜使用时,可选用足背动脉进行。应该避免血压骤降,即刻治疗的目标应使舒张压降至110mmHg左右。若随着血压下降而出现组织缺血体征,应减少降压幅度。

(7)心血管系统监护包括心脏前负荷、后负荷、心肌收缩力、心肌的氧供四大要素。心功能监测可通过 Swan-Ganz 热稀释气囊漂浮导管、持续的心电示波和血压测定仪三者实现。肺毛细血管楔压(PCWP)是反映左心功能及其前负荷的可靠指标。临床多维持此值在 5～15mmHg 范围内。PCWP 在 15～20mmHg,应限制摄入液量。PCWP 在 25～30mmHg,提示左心功能严重不全,有肺水肿发生的极大可能。PCWP＞30mmHg,出现急性肺水肿。

### (三)降压的目标及速度

急剧升高的血压是导致高血压急症的最直接原因,只有使血压在一定时间内下降,才有可能缓解高血压急症。高血压急症治疗的第一步是在数分钟至 2 小时内(一般主张在 1 小时内),多数采用非肠道给药,但平均动脉压下降不要超过 25%。然后第二步在 2～6 小时内使血压逐渐达到 160/100mmHg。如果可耐受这样的血压水平,临床情况稳定,在以后 24～48 小时逐步降低血压达到正常水平。至于高血压亚急症,去除诱因后,观察 15～30 分钟,如血压仍＞180/120mmHg,则可选用发挥作用较快的口服降压药。降压速度宜比较慢,在数小时至 48 小时内血压控制在安全范围内,一般认为安全的水平在 160～180/100～110mmHg 范围内。降压时需充分考虑到患者的年龄、病程、血压升高的程度、靶器官损害和合并的临床状况,因人而异地制定具体的方案。如果患者为急性冠脉综合征或以前没有高血压病史的高血压脑病(如急性肾小球肾炎、子痫所致等),初始目标血压水平可适当降低。若为主动脉夹层动脉瘤,在患者可以耐受的情况下,降压的目标应该低至收缩压 100～110mmHg,一般需要联合使用降压药,并要重视足量 β-受体阻滞剂的使用。降压的目标还要考虑靶器官特殊治疗的要求,如溶栓治疗等。一旦达到初始靶目标血压,可以开始口服药物,静脉用药逐渐减量至停用。对高血压亚急症患者,可在 24～48 小时将血压缓慢降至 160/100mmHg。许多高血压亚急症患者可通过口服降压药控制,如钙通道阻滞剂、转换酶抑制剂、血管紧张素受体阻滞剂、α 受体阻滞剂、β 受体阻滞剂,还可根据情况应用袢利尿剂。初始治疗可以在门诊或急诊室,用药后观察 5～6 小时。2～3 天后门诊调整剂量,此后可应用长效制剂控制至最终的靶目标血压。

### (四)个体化原则

降压治疗方案的制定除考虑病因外,还应根据高血压的病程、病前水平、升高的速度和靶器官受损的程度、年龄及其他临床情况,按个体化的原则制定。①如患者为 60 岁以上,有冠心病、脑血管病或肾功能不全者,更应避免急剧降压;②开始时降压药的剂量宜小,要密切观察患者血压对降压药的反应,有无神经系统症状、少尿等现象;然后逐渐增加剂量,确定个体化的最佳剂量;③鉴于舒张压 130～140mmHg 以上对患者有即刻生命危险,均应采用静脉降压药,但剂量的调整必须遵循个体化的原则。不同类型的高血压危象血压下降的指标亦有差异。

## 第二节　主动脉夹层

主动脉夹层又称主动脉夹层动脉瘤(AD),是指在多种或一种因素作用下,主动脉内膜完整性遭到破坏,主动脉腔内的血液经过破裂的内膜破口进入主动脉壁中膜,并沿主动脉长轴撕裂,导致内膜片形成并将主动脉分割成真、假双腔样结构。属心血管疾病中的危重急症,发病急、进展快、病死率高，病情复杂、多样，易被误诊和漏诊。

目前临床常用DeBakey分型对AD进行分型：DeBakeyⅠ型：内膜破口位于升主动脉，范围累及胸主动脉各部甚至腹主动脉，此型最为常见；DeBakeyⅡ型：内膜破口位于升主动脉，扩展范围局限于升主动脉或主动脉弓；DeBakeyⅢ型：内膜破口位于降主动脉，扩展范围累及降主动脉或和腹主动脉。Ⅰ、Ⅱ型又称近端型，Ⅲ型又称远端型。Daily和Miller分类法，将AD分成两型，即Stanford A型：所有累及升主动脉的夹层（包括DebakeyⅠ型和Ⅱ型）；Stanford B型：局限于降主动脉的夹层。急性主动脉夹层一般指发病两周之内，而治疗前发病已超出两周者属慢性。亦有将AD归入急性主动脉综合征（AAS）。

主动脉夹层的常见严重并发症包括：夹层破裂、心包积液和（或）填塞、急性心肌梗死、腹腔脏器缺血坏死，其他还有胸腔积液，假性动脉瘤形成等。

本病男多于女，发病高峰年龄在40～70岁。

## 一、病因和发病机制

病因尚不明，常见相关因素有下列几项：

### （一）高血压

高血压病史与AD发生关系密切，机制有：①血流动力学的改变，引起血管内膜胶原纤维及弹性纤维增生，管壁僵硬度及应力相应增加，最终导致内膜撕裂而诱发AD；②组织学方面，当血压增加时，血管平滑肌细胞在斑联蛋白的作用下，通过增生、肥大等自身重建来适应血压增高这一变化；③分子学方面，在多种外界因素作用下，主动脉细胞外基质的结构、功能发生改变，导致AD的形成。

### （二）主动脉粥样硬化

动脉粥样硬化是常见的动脉硬化的血管病。其病变特点是脂质和复合糖类在动脉内膜中积累导致的内膜纤维性加厚，深部成分坏死、崩解而产生粥样物，进而导致动脉壁硬化。久而久之，动脉管壁顺应性下降，能承受的最大应力下降，导致发生AD的概率上升。

### （三）遗传因素

马方综合征（MFS）是一种遗传性结缔组织疾病，为常染色体显性遗传疾病，是AD发病危险因素之一。

Loeys-Dietz综合征（LDS）是一种遗传性结缔组织疾病，为常染色体显性遗传。此症涉及全身多个系统，主要累及血管、骨骼、颅脑以及皮肤，最典型心血管系统的异常表现包括主动脉迂曲、主动脉瘤、主动脉夹层（AD）。

Ehlers-Danlos综合征（EDS）表现为先天性结缔组织发育不全。国际注册共有11种EDS类型，其中Ⅳ型是一种罕见的常染色体显性遗传疾病，通常有皮肤及血管脆弱，皮肤弹性过强，关节活动过大三大主征。约40%在40岁之前出现不同动脉的夹层形成及破裂。

Turners综合征（TS）是一种伴X染色体异常的遗传性疾病，临床表现为身矮、生殖器与第二性征不发育和一组躯体的发育异常，近年来其与AD的关系逐渐被人们所认识。

遗传性胸主动脉瘤和夹层综合征（TAAD）患者中约有1/5有阳性主动脉瘤家族史，TA-

AD患者即使没有任何临床症状,病理学检查也可发现其主动脉中层大部区域变性、平滑肌细胞显著减少。

### (四)天性心血管畸形

主动脉缩窄(CoA)是比较常见的先天性血管畸形,多见于男性。在患者中可发生局限性狭窄,缩窄部位绝大多数位于主动脉弓左锁骨下动脉开口的远端,部分患者可合并其他血管畸形,严重时主动脉缩窄还可使主动脉腔完全阻塞。目前其病因尚不明确,有人认为与来源于胎儿血流方式异常有关,也有认为与动脉导管闭合时的收缩和纤维化影响主动脉有关。其引起AD的机制被认为可能与CoA造成的主动脉近端高血压,导致主动脉壁压力增高引起内膜撕裂有关。然而,病理学研究亦发现缩窄近端的主动脉中层也同样存在着退行性病变。

二叶式主动脉瓣(BAV)在先天性主动脉瓣狭窄畸形中最为常见,约占50%~60%。患者除了常合并主动脉狭窄或主动脉瓣关闭不全以外,还易并发感染性心内膜炎。

右位主动脉弓(RAA)和迷走右锁骨下动脉(ARSA)比较少见。大多数RAA和ARSA患者无临床症状,偶有气管、食管受压,表现呼吸困难、吞咽困难。通过影像学检查,可以明确气管、食管受压的程度。AD患者伴有RAA和ARSA的发病率分别为3‰和5‰。病理学检查可发现,RAA和ARSA患者的主动脉组织结构比较脆弱,中层弹性纤维减少,并有退行性改变;这些结构性病变是诱发AD形成的主要原因。

### (五)炎症性血管疾病

多发性大动脉炎(TA)是指主动脉及其分支的慢性、进行性、且常为闭塞性的炎症,亦称为缩窄性大动脉炎。本病多发于年轻女性,病因迄今未明。TA为多发性节段性分布的非特异性全层动脉炎,好发于主动脉弓及其分支、降主动脉、腹主动脉以及肾动脉等。早期病理表现为大动脉壁肉芽肿性炎,随着病情进展,晚期出现内、外膜广泛性纤维增厚,内膜不断向腔内增生,引起动脉狭窄、闭塞。少部分病例可最终导致动脉瘤和AD形成,这被认为是与动脉壁弹性纤维和平滑肌破坏,中层组织坏死相关。

巨细胞动脉炎(GCA)是一种系统性血管炎,主要累及50岁以上患者颈动脉的颅外分支。GCA病因目前尚不明确,目前认为可能与高龄、地域、种族和遗传等因素有关。病理学观察表明,患者主动脉内膜弹力减退,大量免疫球蛋白沉积于颞动脉壁层;受累动脉病变呈节段性跳跃分布,病灶呈斑片状增生性肉芽肿。

Behcet病是一种全身性免疫系统疾病,病变可以累及多个系统,主要临床表现除了口腔和生殖器反复溃疡以外,还有眼部、皮肤、关节病变等,小部分患者表现为血管受累。Behcet病血管炎性病程可以影响全身任何动脉和静脉血管,患者主动脉的组织病理学表现为中膜和外膜的血管滋养管周围可见淋巴细胞、组织细胞、嗜酸性粒细胞的浸润,中层的破坏引起主动脉瘤和AD形成。与女性相比,男性病情更为严重,常累及心血管并出现严重并发症,处理困难,死亡率极高。

单纯性梅毒性主动脉炎由梅毒螺旋体侵入人体心血管系统后引起,常因临床症状不明显而被忽略。其病理改变包括大量淋巴细胞、浆细胞在主动脉血管周围浸润,主动脉中层的正常组织纤维化,主动脉中、外膜滋养血管壁的显著增厚、狭窄。

### （六）外伤

外伤也是引起 AD 的危险因素之一，主要包括车祸时急剧减速或扭转造成的损伤和摔伤、高空坠落、举重或做 Valsalva 动作造成的损伤等。其产生的原因是钝力作用下主动脉在发生扭曲，导致主动脉管壁应力增高，使内膜撕裂。撕裂内膜通常很局限，多在主动脉峡部，很少造成广泛的 AD。由于内膜和中层环状脱垂造成动脉阻塞，因此除了会引起破裂以外，外伤还会引起假性狭窄。主动脉钝性损伤破裂位置有 20％在升主动脉，但幸存者较少，通常死于心脏压塞。

### （七）服用可卡因或其他兴奋剂

可卡因滥用史与 AD 发生有明显相关性，可卡因摄入后，血液中儿茶酚胺水平反应性增高，使血压在短时间内急剧升高且呈现大幅度波动，可以使管壁应力异常增加进而导致主动脉内膜撕裂形成 AD。

### （八）其他

1.多囊性肾病

多囊性肾病有两种类型，一种是（婴儿型）多囊肾，临床较罕见，为常染色体隐性遗传；第二种是（成年型）多囊肾（ADPKD），常发病于青中年时期，为常染色体显性遗传。国外文献报道白种人 AD 患者多伴有成年型多囊肾，Kim 等也发现单纯性肾囊肿与 AD 有关。

2.妊娠

妊娠期间，孕妇机体会发生一系列内分泌激素的变化。雌激素升高，导致主动脉壁上弹性纤维和胶原蛋白的沉积减慢；孕激素升高，导致主动脉壁上非胶原蛋白的沉积加快，两者共同作用使血管壁顺应性下降，促进 AD 形成。同时，雌激素、孕激素和醛固酮等分泌增加引起水钠潴留，泌乳素、孕激素刺激红细胞生成而使红细胞量增加，总循环血量增多导致血管应力增加。因此，高血容量、高心输出量和不正常的激素环境增加了妊娠期夹层的发生率，最常见部位为近端主动脉。

3.医源性损伤

医源性损伤导致主动脉夹层的可能原因包括：一是心脏手术患者本身存在先天性缺陷，如主动脉囊性中层坏死；二是手术操作本身可能对主动脉血管壁造成外来损伤。

4.不良嗜好

长期大量吸烟可导致血管内皮细胞损伤，血液中高浓度的一氧化碳和碳氧血红蛋白，可以促进血管内皮细胞生长因子的释放，使中膜平滑肌细胞向内膜迁移增生致动脉硬化。吸烟亦可导致血压升高，使主动脉壁处于应力状态，进一步诱发内膜撕裂导致 AD 发生。

长期大量饮酒可导致动脉硬化和内膜损伤，易导致 AD 形成。由此可见，吸烟和饮酒均是 AD 发病的独立危险因素。

5.长期使用免疫抑制剂或糖皮质激素、感染等

长期使用糖皮质激素或免疫抑制剂，菌血症或邻近的感染灶延伸引起主动脉壁的感染等，都可能引发 AD。

## 二、辅助检查

1.超声心动图

超声心动图的特点为操作简便、迅速、无创。其诊断AD的方法主要有两种，即经胸超声心动图(TTE)、经食管超声心动图(TEE)。TTE可显示夹层部位、真假腔，并可发现随心动周期摆动的内膜片，但其图像显示受到多种因素的影响，如慢性阻塞性肺疾病、胸廓畸形、肥胖等；另外其对横断面、降主动脉显像不佳，所以其敏感度及特异度较低，因此也较少用于AD的临床诊断。TEE用于诊断AD较TTE更为优越，因食管靠近主动脉根部，因此TEE可更清楚的显示真腔、假腔、内膜瓣，其敏感性及特异性较高，但TEE过分依赖操作者经验，因此应用也较为局限。但其缺点是操作复杂，对远端降主动脉瘤的敏感性低，仅为40%左右。

血管内超声(IVUS)可以直接从主动脉腔内观察血管壁结构，尤其适用于腹主动脉远端血管，对疑诊为主动脉夹层且血管造影结果正常的患者，IVUS可以弥补血管造影的不足。

2.X线检查

后前位及侧位胸片可观察到上纵隔影增宽、主动脉增宽延长、主动脉外形不规则，有局部隆起，在主动脉内膜可见钙化影，此时可准确测量主动脉壁的厚度，正常在2～3mm，增到1cm时则提示本病的可能性，超过1cm即可肯定为本病。特别是发病前已有摄片条件相似的胸片与发病后情况相比较或发病后有一系列胸片追踪观察主动脉宽度，则更具有意义。胸片虽然特异性、敏感性较低，但结合病史、体征仍有一定诊断价值，其确诊有赖于其他影像学诊断技术。

3.计算机X线断层扫描(CT)

系无创检查方法，高质量的增强CT或三维重建，能很快肯定或排除此病。CT可显示病变的主动脉扩张，发现主动脉内膜钙化优于X线平片，如果钙化内膜向中央移位提示主动脉夹层，如果向外围移位提示单纯主动脉瘤。由于它的扫描垂直于主动脉纵轴，故比动脉造影更易检测撕裂的内膜垂直片。后者呈一极薄的低密度线，将主动脉夹层分为真、假两腔，假腔内的新鲜血栓在平扫时表现为密度增高影，这均是诊断主动脉夹层最特异性的征象之一。CT对降主动脉夹层准确性高，但对主动脉弓升段夹层，由于动脉扭曲，可产生假阳性或假阴性；另外，它不能诊断主动脉瓣闭锁不全，也不能了解主动脉夹层的破口位置及主动脉分支血管情况。

4.磁共振显像(MRI)

MRI与CT效果类似，但与CT相比，它可横轴位、矢状位、冠状位及左前斜位等多方位、多参数成像，且不需使用造影剂即可全面观察病变类型和范围及解剖形态变化，其诊断价值优于多普勒超声和CT，诊断主动脉夹层的特异性和敏感性均达90%以上，尤其是当主动脉夹层呈螺旋状撕裂达腹主动脉时，仍能直接显示主动脉夹层真假腔，更清楚地显示内膜撕裂的位置以及病变与主动脉分支的关系。其缺点是费用高，不能用于装有起搏器和带有节、钢针等金属物的患者，不能满意显示冠状动脉及主动脉瓣情况。

5.主动脉造影及数字减影血管造影(DSA)

(1)主动脉造影：对肯定诊断及了解主动脉夹层及分支累及范围和供血情况、明确内膜破口部位及并发主动脉瓣关闭不全等均有重要价值，但是这种检查方法较为复杂，特别是用于急性期极危重的患者时常有较大的危险。

(2)数字减影血管造影(DSA)：少创性的静脉注射DSA，对B型主动脉夹层的诊断基本上可取代普通动脉造影。可正确发现主动脉夹层的位置与范围，主动脉血流动力学和主要分支的灌注情况，部分患者在DSA可清楚见到撕裂的内膜片，易于发现主动脉造影不能检测的钙化。但对A型或Marfan综合征升主动脉夹层，静脉DSA有其局限性，分辨力较差，常规动脉造影能发现的内膜撕裂等细微结构可能被漏诊。

6.心电图检查

主动脉夹层本身无特异性心电图改变。既往有高血压者，可有左室肥大及劳损；冠状动脉受累时，可出现心肌缺血或心肌梗死心电图改变；心包积血时，可出现急性心包炎的心电图改变。

7.实验室检查

可溶性弹性蛋白片段、D-二聚体以及平滑肌凝蛋白重链单克隆抗体等为其重要的血清学标记物。据报道，平滑肌凝蛋白重链单克隆抗体其诊断AD的敏感性可达91%，特异性为98%。更为重要的是，此方法可用于鉴别心肌梗死和AD。

8.基因诊断

基因诊断主要与主动脉夹层诱因密切相关，如FBN1、TGFBR等马方综合征致病基因，COL3A1等Ehlers-Danlos综合征致病基因。

## 三、诊断

### (一)疼痛

突发剧烈疼痛是发病开始最常见的症状，并具有以下特点：

1.疼痛强度比其部位更具有特征性

疼痛从一开始即极为剧烈，难以忍受；疼痛性质呈搏动样、撕裂样、刀割样，并常伴有血管迷走神经兴奋表现，如大汗淋漓、恶心、呕吐和晕厥等。

2.疼痛开始部位有助于提示分离起始部位

前胸部剧烈疼痛，多发生于近端夹层，而肩胛间区最剧烈的疼痛更多见于起始远端的夹层；颈部、咽部、额或牙齿疼痛常提示夹层累及升主动脉或主动脉弓部。

3.疼痛部位呈游走性提示主动脉夹层的范围在扩大

疼痛可由起始处移向其他部位，往往是沿着分离的路径和方向走行，引起头颈、腹部、腰部或下肢疼痛，并因夹层血肿范围的扩大而引起主动脉各分支的邻近器官的功能障碍。

4.疼痛常为持续性

有的患者疼痛自发生后一直持续到死亡，止痛剂如吗啡等难以缓解；有的因夹层远端内膜破裂使夹层血肿中的血液重新回到主动脉管腔内而使疼痛消失；若疼痛消失后又反复出现，应警惕主动脉夹层又继续扩展并有向外破裂的危险；少数无疼痛的患者多因发病早期出现晕厥或昏迷而掩盖了疼痛症状。

### （二）低血压或高血压

患者中70%～90%有高血压。在AD的发生过程中，亦常出现低血压甚至休克，多见于A型AD，常是夹层分离导致心脏压塞、胸膜腔或腹膜腔破裂的结果，而当夹层累及头臂血管使肢体动脉损害或闭塞时，则不能准确测定血压而出现假性低血压。

有血压与休克症状不平行，此时血压正常甚至高血压，即多见于B型AD，这是由于AD的发生中合并交感神经的过度兴奋导致血压处于较高水平；也有时系肾动脉受累导致血压难以控制。

### （三）神经系统症状

主动脉夹层可沿着无名动脉或颈动脉向上扩展，使管腔狭窄或突然阻塞，导致颈动脉搏动消失，致使头昏、神志模糊、定向力丧失、嗜睡甚至昏迷。如通过椎动脉到基底动脉环的侧支循环不充分，则发生对侧偏瘫、同侧失明等。夹层动脉瘤压迫喉返神经可出现声音嘶哑。压迫交感神经节可引起Horner综合征。病变影响肋间动脉或腰动脉，发生阻塞即引起截瘫。夹层动脉瘤扩展到两侧髂动脉，即引起下肢动脉搏动消失，影响周围神经的供血，引起周围神经坏死。

### （四）心血管系统

可出现急性主动脉瓣关闭不全的舒张期杂音，常呈音乐样，沿胸骨左缘更清晰，可随血压高低而呈强弱变化，此体征对主动脉夹层具有诊断意义。动脉搏动消失或两侧肢体强弱不等，两臂血压出现明显差别。主动脉走行部位可出现异常血管杂音或搏动性肿块。其他心血管受损表现：夹层累及冠状动脉时，可出现心绞痛或心肌梗死；血肿压迫上腔静脉，可出现上腔静脉综合征；夹层血肿破裂到心包腔时，可迅速引起心包积血，导致急性心脏压塞而死亡。

### （五）其他

主动脉夹层破裂到胸腔引起胸腔积血，可出现呼吸困难和咳嗽、咯血等。

病变在腹主动脉及其大分支，影响腹部器官的供血，可出现类似急腹症的表现，疼痛的同时常伴有恶心、呕吐等类似急腹症的表现；夹层血肿压迫食管，则出现吞咽障碍，破入食管可引起大呕血；血肿压迫肠系膜上动脉，可致小肠缺血性坏死而发生便血。

累及肾动脉可出现腰部或脊肋角处疼痛或肾区能触及肿块，可引起腰痛及血尿。肾脏急性缺血，可引起急性肾衰竭或肾性高血压等。

慢性AD可出现长程中低热、夜汗、体重下降、胸腔积液、胸痛缺如或轻微，偶有动脉反复栓塞（假腔内血栓脱落所致）。

## 四、鉴别诊断

### （一）急性心肌梗死

胸痛多超过30分钟，呈压榨样，逐渐加重，多有典型心电图演变及心肌标记物变化，多有心绞痛史或冠心病病史。冠状动脉造影及主动脉造影检查可明确诊断。

### （二）非主动脉夹层引起的主动脉瓣关闭不全、心包炎、主动脉瘤

多有相应病史、杂音或心包摩擦音、心电图与X线改变等相应表现，但无主动脉夹层之剧

烈胸痛，亦无夹层之相应影像改变。心脏超声及主动脉造影检查等可明确诊断。

### （三）大面积肺栓塞

剧烈胸痛、咳嗽、咯血、虚脱，两肺哮鸣音，胸部 X 线可见肺梗死阴影，$PaO_2$＜80mmHg。心电图可呈急性肺源性心脏病改变。胸部 CT 或肺动脉造影可明确诊断。

### （四）急腹症

夹层动脉瘤侵及腹主动脉及其大分支时可产生各种急腹症的表现，有时误诊为肠系膜动脉栓塞、急性胰腺炎、急性胆囊炎及阑尾炎等。必要时行 MR 或主动脉造影与之鉴别。

## 五、治疗

治疗主动脉夹层的主要目的在于阻止夹层分离的进展。那些致命的并发症并不是内膜撕裂本身，而是随之而来的主动脉夹层的并发症，如分离主动脉破裂、急性主动脉瓣关闭不全、急性心脏压塞等。如果不进行及时、适当的治疗，主动脉夹层有很高的死亡率。

1.紧急内科处理

所有高度怀疑有急性主动脉夹层的患者必须予以监护。首要的治疗目的在于解除疼痛并将收缩压降至 100～110mmHg（平均动脉压为 60～70mmHg）。无论是否存在疼痛和高血压，均应使用β受体阻滞剂以降低 dp/dt。对可能要进行手术的患者要避免使用长效降压药物，以免使术中血压控制变得复杂。疼痛本身可以加重高血压和心动过速，可静脉推注吗啡以缓解疼痛。

硝普钠对紧急降低动脉血压十分有效。开始滴速 20μg/min，然后根据血压反应调整滴速，最高可达 800μg/min。当单独使用时，硝普钠可能升高 dp/dt，这一作用可能潜在地促进夹层分离的扩展。因此，同时使用足够剂量的β受体阻滞剂十分必要。

为了迅速降低 dp/dt，应静脉内剂量递增地使用β受体阻滞剂，直至出现满意的β受体阻滞效应（心率 60～80 次/分）。超短效β受体阻滞剂艾司洛尔对动脉血压不稳定准备行手术治疗的患者十分有用，因为如果需要可随时停用。当存在使用β受体阻滞剂的禁忌证，如窦性心动过缓，二度或三度房室传导阻滞，充血性心力衰竭，气管痉挛，应当考虑使用其他降低动脉压和 dp/dt 的药物，如钙通道阻滞药。

当分离的内膜片损害一侧或双侧肾动脉时，可引起肾素大量释放，导致顽固性高血压。在这种情况下可静脉内注射血管紧张素转化酶（ACE）抑制剂。

如果患者血压正常而非高血压，可单独使用β受体阻滞剂降低 dp/dt，如果存在禁忌证，可选择使用非二氢吡啶类钙阻滞剂如地尔硫䓬或维拉帕米。

如果可疑主动脉夹层的患者表现为严重低血压，提示可能存在心脏压塞或主动脉破裂，应快速扩容。如果迫切需要升压药治疗顽固性低血压，可使用去甲肾上腺素。

治疗后一旦患者情况稳定，应立即进行诊断检查。如果病情不稳定，优先使用 TEE，因为它能在急诊室或重症监护病房床边操作而不需停止监护和治疗。如果一个高度可疑夹层分离的患者病情变得极不稳定，很可能发生了主动脉破裂或心脏压塞，患者应立即送往手术室而不是进行影像学诊断。在这种情况下可使用术中 TEE 确定诊断，同时指导手术修补。

2.心脏压塞的处理

急性近端主动脉夹层经常伴有心脏压塞，这是患者死亡的较常见原因之一。心脏压塞往往是主动脉夹层患者低血压的常见原因。在这种情况下，在等待外科手术修补时通常应进行心包穿刺以稳定病情。

3.外科手术治疗

应该尽可能在患者就诊之初决定是否手术，因为这将帮助选择何种诊断检查方法。手术目的包括切除最严重的主动脉病变节段，切除内膜撕裂部分，通过缝合夹层分离动脉的近端和远端以闭塞假腔的入口。下列因素增加患者的手术风险：高龄、伴随其他严重疾病（特别是肺气肿）、动脉瘤破裂、心脏压塞、休克、心肌梗死、脑血管意外等。

4.血管内支架技术

使用血管内介入技术可治疗主动脉夹层的高危患者。例如，夹层分离累及肾动脉或内脏动脉时手术死亡率超过50%，血管内支架置入可降低死亡率。带膜支架植入血管隔绝术主要适用于StanfordB型夹层。

# 第三节　急性心肌梗死

急性心肌梗死（AMI）是指因持久而严重的心肌缺血所致的部分心肌急性坏死。在临床上常表现为胸痛、急性循环功能障碍以及反映心肌损伤、缺血和坏死等一系列特征性的心电图改变。临床表现常有持久的胸骨后剧烈疼痛、急性循环功能障碍、心律失常、心功能衰竭、发热、白细胞计数和血清心肌损伤标记酶的升高以及心肌急性损伤与坏死的心电图进行性演变。按梗死范围，心肌梗死可分为透壁性心肌梗死和心内膜下心肌梗死。

## 一、原因

### （一）基本病因

绝大多数（95%以上）是冠状动脉粥样硬化，偶为冠状动脉血栓、炎症、先天性畸形、痉挛和冠状动脉口阻塞，造成管腔严重狭窄和心肌供血不足，而侧支循环未充分建立。在此基础上，一旦发生下列情况心肌供血进一步急剧减少或中断，使心肌严重而持久地急性缺血达1小时以上，即可发生心肌梗死。

1.冠状动脉管腔内血栓形成

（1）心肌梗死前无心绞痛病史者：冠状动脉粥样硬化使管腔狭窄一般都在70%以下，原管腔较为通畅，该动脉供血的区域无有效的侧支循环，血栓使管腔突然完全堵塞，受此血管供血的心肌急性坏死。此类患者发病急骤，症状严重，心肌坏死常自心内膜下至心外膜下贯通心室壁全层。其梗死部位室壁常变薄向外扩张，在发病1周内易并发心脏破裂，血栓堵塞在冠状动脉大分支近端，贯通性梗死累及范围较广，常发生急性左心衰、心源性休克及室壁瘤形成。

（2）原有心绞痛史或陈旧性心肌梗死史者：急性血栓堵塞另一支冠状动脉，不仅使其供血部位发生急性心肌坏死，并阻断了提供原缺血和陈旧心肌梗死部位的侧支循环，使病情较前更为严重。

(3)多支冠状动脉粥样硬化：在某支冠脉斑块已使管腔极为狭窄处发生急性血栓堵塞者，一般既往多有心绞痛史，可因存在一定数量的侧支循环对心外膜下心肌起了保护作用，急性堵塞所致的心肌坏死可能仅限于心内膜下心肌，呈多发灶性坏死，梗死范围较小，故不易发生心脏破裂及室壁瘤形成。

(4)在冠脉斑块处血栓形成不完全堵塞：患者常出现不稳定性心绞痛，也可导致心内膜下急性心肌梗死，心电图无异常Q波，此时应进行血清心肌酶学检查，以助诊断。

2.冠状动脉痉挛

有的学者在一组急性心肌梗死患者发病后12小时内做冠脉造影，显示有冠脉痉挛者占40%，向闭塞冠脉注入硝酸甘油能使闭塞的管腔开放或部分开放，说明该组急性心肌梗死是由冠脉痉挛造成。

3.粥样硬化斑块内或斑块下出血

富含脂质的软斑块表面的纤维覆盖帽较薄，加上斑块的外形，其中脂肪灶处于偏心位置，受血流冲击易于破裂。除这些易损斑块的结构以外，由冠状动脉腔内压力急性改变；冠状动脉张力改变；随着每次心搏冠状动脉弯曲及扭转等外界因素都可使易损的斑块破裂或内膜下出血，诱发血小板聚集血栓形成，使冠状动脉阻塞，导致心肌梗死。

4.心排血量骤降

休克、脱水、出血、外科手术或严重心律失常，致心排血量骤降，冠状动脉灌流量锐减。

5.心肌需氧量猛增

重体力活动、血压升高或情绪激动，致左心室负荷明显增加，儿茶酚胺分泌增多，心肌需氧量猛增，冠状动脉供血明显不足，导致心肌细胞缺血、坏死。

### (二)发病因素

对于心肌梗死的发病，与所有冠心病一样，高胆固醇血症(或低密度脂蛋白增多)、高血压和吸烟是重要危险因素。

1.性别与年龄

男性患者多于女性，男女比例为2∶1～3∶1。绝大多数急性心肌梗死发生于40岁以上的中年和老年人，按国外文献所载约占总数的95%，个别患者不到30岁，发病率随年龄而明显增高。

2.发病前原有的有关疾病

我国各地报道心肌梗死病例中合并有高血压占50%～90%。伴发糖尿病的病例有3.9%～7.5%，较国外大多数报道的稍低。将近半数的患者以往有心绞痛史。

3.诱发因素

按国内的资料，约1/2～2/3的病例有诱因可寻，其中以过度劳累、情绪激动或精神紧张最为多见，其次是饱餐及上呼吸道或其他感染，少数为手术大出血或其他原因的低血压，休克与蛛网膜下腔出血等。亦有一部分患者是在睡眠或完全休息中发作。北京一组医院收住的急性心肌梗死病例数有明显的季节性变化规律，每年11月～次年1月和3～4月有两个发病高峰，提示发病与气候变化有关。

## 二、发病机制

在冠状动脉粥样硬化病变的基础上并发粥样斑块破裂出血、血管内血栓形成、动脉内膜下出血或动脉持续性痉挛，使管腔发生持久而完全的闭塞，就会导致急性心肌梗死。

1.冠状动脉内血栓形成与心肌梗死

绝大多数的急性心肌梗死，是在冠状动脉狭窄性粥样硬化病变的基础上并发管腔急性闭塞所致，而这种闭塞的原因，主要是动脉血栓形成。近年来的研究也肯定了冠状动脉急性血栓堵塞是导致急性透壁性心肌梗死的主要原因。当冠状动脉粥样斑块破裂，其内容物暴露，诱发血小板聚集，血栓形成及血管痉挛，使冠状动脉血流急剧减少时发生心肌缺血，严重而持久的缺血引起心肌坏死。急性心肌梗死时，冠状动脉内血栓形成可高达 90%。

2.冠状动脉痉挛与心肌梗死

北京阜外医院对 290 例心肌梗死患者行冠状动脉造影，发现 6.8%患者显示冠状动脉正常，考虑心肌梗死由于冠状动脉痉挛所引起，但不排除原有冠脉血栓自然溶解。持久的冠状动脉痉挛可造成急性心肌梗死。冠状动脉痉挛也可因挤压粥样斑块使之破裂或内膜下出血，诱发血小板聚集及释放血栓素 $A_2$ 和 5-羟色胺。血小板聚集和血管痉挛可导致血栓形成，造成急性心肌梗死。

3.粥样斑块内出血及溃疡与心肌梗死

据新近研究，斑块破裂后血栓形成有两种方式：一种为斑块表面糜烂，破裂处发生血栓即附着于斑块表面而阻塞血管，导致心肌缺血坏死；而另一种血栓形成是在斑块深部破裂出血形成血栓逐渐扩大而阻塞血管，引起急性心肌梗死。另外粥样斑块物质可堵塞远端的冠状动脉分支，引起心肌坏死。

4.交感神经兴奋与心肌梗死

应激、过度劳累、精神紧张等可刺激交感神经兴奋，释放儿茶酚胺，诱发心肌梗死。儿茶酚胺诱发心肌梗死的可能机制如下：

(1)心肌细胞钙离子内流增加：心肌收缩力增强，心肌耗氧量增加，使缺氧心肌进一步损害。

(2)儿茶酚胺可损害心肌细胞线粒体：使 ATP 生成减少。

(3)儿茶酚胺使 α 受体兴奋：冠脉血管收缩，β 受体兴奋，心率增加，结果使心肌细胞耗氧量增加，供氧量减少。

(4)血浆游离脂肪酸浓度增高：促使血小板聚集，导致血管闭塞。

## 三、病理生理

急性心肌梗死的病理生理改变主要表现为心室受累的一些血流动力学改变、电生理不稳定性以及晚期发生的心室重构等。

### (一)血流动力学改变

心室受累的血流动力学改变的严重程度主要取决于梗死范围和部位。

1.左室功能

冠状动脉发生前向性血流中断,阻塞部位以下血管供血的心肌即丧失收缩能力,无法完成收缩,心肌依次发生四种异常的收缩形式:

(1)运动同步失调,即相邻心肌节段收缩时间不一致。

(2)收缩减弱,即心肌收缩范围减少。

(3)无收缩,即心肌收缩中止。

(4)反常,出现收缩期膨出。与梗死部位发生功能异常同时,残余正常心肌在早期出现过度运动,此为急性代偿结果,包括交感神经系统活力增加和 Frank-Starling 机制。由于非梗死节段心肌收缩使梗死区发生反常运动,所以部分代偿性过度运动为无效做功。非梗死区的过度运动在梗死 2 周内逐渐消失,同时在梗死部位出现某种程度的收缩恢复,尤其在梗死部位有再灌注、心肌顿抑减轻时,这些情况就出现得越快、越明显。

AMI 患者的非梗死区也常有收缩功能的减退。这可能与本来已经存在的供应心室的非梗死区冠状动脉狭窄以及新发生的梗死相关动脉闭塞使非梗死区的侧支血供丧失有关。后种情况又称之为"远距离部位缺血"。相反,在 MI 发生前存在侧支循环能够更好地防止闭塞动脉供血区的局部收缩功能减退,在梗死后早期左室射血分数改善。

若心肌缺血损伤严重,则左室泵功能下降;心排血量、每搏输出量、血压和 dp/dt 峰值减少;收缩末期容积增加。后者是预测 AMI 后病死率高低最有价值的指标。心室肌某一部位的收缩期反常扩展,进一步减少左室每搏出量。但坏死的心肌细胞相互滑动时,梗死区被牵拉而变薄变长,尤其是在广泛前壁梗死患者,导致梗死区伸展。梗死后的最初数小时至数天,局部以及整个心室肌根据 Laplace 定律而张力增加。在有些患者,出现左室进一步扩张的恶性循环。心室扩张的程度与梗死范围、梗死相关血管开放的早晚和心室非梗死区的局部肾素-血管紧张素系统的激活程度有关。使用 ACEI 治疗可以有效地缓解心室扩张,甚至在无左室功能不良的症状时也有效。

随着时间的推移,缺血坏死部位发生水肿、细胞浸润和纤维化,这种变化能增加心肌的硬度。梗死区硬度的增加可防止收缩期室壁矛盾运动,因此有助于改善心室功能。

除非发生极其严重的心肌梗死,在愈合期里,由于顿抑细胞功能的逐渐恢复,室壁运动能够得以改善。不管梗死发生有多长时间,左室的 20%～25%有运动异常的患者,就可表现出左室衰竭的血流动力学征象。

梗死和坏死心肌可改变左室舒张功能,使左室顺应性先增加后降低。左室舒张末期压最初上升经过几周后,舒张末期容积增加,舒张压开始下降而趋于正常。正如心肌坏死伴随有收缩功能损害一样,舒张功能异常的程度也与梗死范围有关。

2.循环功能的调节

AMI 时循环调节功能出现异常,并始发于冠状动脉血管床发生解剖或功能性狭窄时。狭窄可以导致区域性心肌缺血,如持续发展则可形成 MI。若梗死范围达到一定程度,将抑制整个左室功能,以致左室搏出量减少和充盈压上升。左室每搏量明显下降最终会降低主动脉压和冠状动脉灌注压。这种情况可加重心肌缺血而引起恶性循环。左室排空能力受损增加前负荷,使灌注良好功能正常的那部分左室得以扩张。这种代偿机制可使每搏量恢复到正常水平,但使射血分数下降。扩张的左室也升高后负荷，后负荷增加不仅抑制左室每搏量，也加剧心肌缺血。当功能不良的心肌区域较小而左室其余部分功能正常时，代偿机制可维持整个左室功能。一旦左室大部分坏死，尽管心室其余存活部分扩张，也会使整个左室功能受抑制而不能维持正常的循环，发生泵衰竭。

### （二）电生理改变

梗死区心肌细胞水肿、坏死、炎性细胞浸润等可引起心电不稳定。由缺血坏死组织引起心房、心室肌内受体的激活，会增加交感神经的活动，增加循环血液中的儿茶酚胺浓度和心脏内神经末梢局部释放的儿茶酚胺量。儿茶酚胺释放也可能是交感神经元的缺血损伤直接引起。而且，缺血的心肌可能对去甲肾上腺素的致心律失常作用呈过敏反应，而在缺血心肌的不同部位对不同浓度儿茶酚胺产生的效应有很大的变异。心脏的交感神经刺激也可增加浦肯野纤维的自律性，而且儿茶酚胺加快由钙介导的慢离子流反应传导，儿茶酚胺对缺血心肌的刺激依靠这些电流可以诱发心律失常。此外，透壁性 MI 会阻断支配梗死区心肌远端交感神经的传入支和传出支。而且，自主神经除了能协调各种心血管反射的变化外，其调节的不平衡会促使心律失常发生。这可以解释为何β阻滞药在治疗室性心律失常时同样有效，在室性心律失常同时伴有肾上腺素活性过度增高的其他表现时疗效尤其明显。

AMI 后的心室扩大、重构容易造成心室除极不一致而产生折返，导致致命性心律失常。电解质紊乱如低血钾、低血镁、酸中毒会提高血液中游离脂肪酸的浓度，产生的氧自由基也可引起心律失常发生。这些病变的严重程度、梗死面积的大小和梗死相关动脉灌注的状态决定患者发生严重心律失常的危险性-原发性心室颤动（即心室颤动出现在无充血性心力衰竭或心源性休克时）。

### （三）心室重构

心肌梗死后，梗死和非梗死节段的左室大小、几何形态和厚度发生了改变，这些改变总称为心室重构。重构过程包括梗死扩展和心室扩大，二者均能影响心室功能和预后。心室负荷状态和梗死相关动脉通畅程度是影响左室扩张的重要因素。心室压力升高可导致室壁张力增加和梗死扩展的危险；而梗死相关动脉的通畅可加快瘢痕形成、增加梗死区组织充盈，减少梗死的扩展和心室扩张的危险。

1.梗死扩展

不能以另外追加的心肌坏死解释的梗死区急性扩张、变薄使梗死区范围的增加称之为梗死扩展。其原因有：肌束之间的滑动减少了整个厚度的室壁心肌细胞数目；正常心肌细胞破裂；坏死区里组织丧失。其特征为梗死区不成比例地变薄和扩张，然后形成牢固的纤维化瘢痕。梗死扩展的程度与梗死以前的室壁厚度有关。先前的心肌肥大可防止心肌变薄。心尖部室壁最薄，是最易受到梗死扩展损伤的区域。

梗死扩展的发生，不仅增加了病死率，且心力衰竭和室壁瘤等非致命性并发症的发生率也明显升高。在死于 AMI 的患者中 3/4 以上有心肌梗死扩展，1/3～2/3 是前壁 ST 段抬高型梗死。超声心动图是诊断梗死扩展的最好手段，可以查见心室的无收缩区延长。当扩展严重到一定程度时，最典型的临床表现是出现响亮的奔马律以及出现肺淤血或原先的肺淤血恶化。心室破裂是梗死扩展最严重的后果。

2.心室扩张

除了梗死扩展外,心室存活部分的扩张也与重构有重要关联。心室扩张在梗死发生后立即开始,并在以后持续数月,甚至数年。非梗死区的扩张可视为面向大范围梗死维持心搏量的代偿机制,对残余有功能的心肌的额外负担可能是引起心肌肥厚的原因。肥厚的心肌有助于代偿梗死产生的功能损害。某些患者在 MI 后数月所见到的血流动力学改善就因于此。存活的心肌最后也受损,导致心肌进一步扩张,心肌整体功能障碍,最后心力衰竭。非梗死区这种球形扩张虽能部分代偿维持心功能,但也使心肌除极趋于不一致,使患者容易发生致命性心律失常。

心肌重构的基础是表型的改变,这主要是由病理性刺激引起的胚胎基因的重新表达导致的,后者导致了心肌快速生长以代偿心肌梗死后心肌负荷的增加。心肌质量增加的部分是由于心肌细胞肥大。然而,这些蛋白的质量并不能满足对成人心肌的要求,最终导致心肌功能障碍。基因表达改变的另一后果是胶原沉积,引起弥散性间质纤维化、血管周围纤维化和局灶性修复性纤维化。这导致心肌顺应性下降并出现舒张功能障碍。血管周围性纤维化影响了冠状动脉顺应性,降低了冠状动脉储备,而造成心肌缺血的加重。另外,纤维化还可能促发室性心律失常。纤维化组织是生命组织并含有活的细胞。因此,成纤维细胞能够持续分泌胶原,而巨噬细胞能够持续吞噬这些胶原。这些细胞消耗了大量的氧、能量和营养,从而导致做功心肌中相应物质的缺乏。这些因素导致了心肌的不断死亡和心室收缩功能的障碍。

在重构的心肌中存在着血管缺乏,进一步减少了对存活心肌细胞的氧和养分供应,并促使进行性的细胞死亡和重构。心肌细胞肥大还导致了线粒体密度的相对下降,造成能量生成不足和心肌功能障碍。

重构的心肌还存在 $Ca^{2+}$ 转运障碍,这是由于肌质网、$Ca^{2+}$ 通道和 $Ca^{2+}$ 泵相对减少造成的。由于基因表达的改变,$Ca^{2+}$ 转运蛋白的质量也有所下降,也促进了心肌功能障碍。

心肌重构的一个特征是肌动蛋白向运动缓慢的异构体的转换,这造成心肌收缩减缓并引起心肌功能障碍;其另一个重要特征是心肌细胞坏死和凋亡,它们能导致纤维化从而加重重构,这是由于损失的细胞被胶原代替以避免在心肌中出现间隙。

总而言之,心室重构是复杂的过程,开始于急性发病后,可于数月或数年仍继续在进行。如早期使闭塞的冠状动脉再通,减少梗死范围,硝酸酯类以及血管紧张素转化酶抑制药的应用,在梗死早期降低心室膨胀的压力,都能对心室扩张起到有益的作用。

## 四、临床表现

### (一)诱因及先兆

急性心肌梗死约有近 1/2 可有诱发因素,其中以情绪因素(精神紧张、情绪激动、过度焦虑不安)及体力活动(过度劳累、骤用大力等)较为常见。其他失血、失液、休克、心律失常、血压突然升高、饱餐、饮酒、寒冷刺激、感染及手术后等也可成为诱发因素。在动脉粥样硬化的基础上,这些诱发因素可起到触发作用,使斑块破裂、血栓形成、冠状动脉痉挛从而导致心肌梗死。

急性心肌梗死前 20%～60%的患者在发病前几天或几周内可出现某些前驱症状,这些症状主要有突然发生的初发性心绞痛、出现不稳定型心绞痛发作或呼吸困难、疲乏无力等。前驱症状的发生机制可能是冠状动脉病变发展迅速，已有附壁血栓的形成或冠状动脉痉挛。如在此期间能积极治疗，有可能防止心肌梗死发生。

### （二）主要症状

急性心肌梗死的临床症状差异较大，有些患者发病急骤、症状严重。有些患者症状很轻，未引起患者注意，极少数患者可无明显自觉症状，为无症状性心肌梗死。

1.胸痛

胸痛是急性心肌梗死中最早出现、最为突出的症状，约见于70%以上的患者，胸痛的典型部位在胸骨后或心前区，可向左肩、左臂、后背部位放射。少数患者胸痛位于上腹部、剑突处、下颌、颈部或牙齿。胸痛的性质为绞榨性、压迫样疼痛或紧缩感，常伴有出汗、烦躁、濒死感。胸痛持续时间较长，多持续30分钟以上，甚至长达10余小时，含服硝酸甘油和休息常不能缓解。有的患者可在几天内有多次胸痛发作，难以确定心肌梗死发作于哪一次。少数患者无明显胸痛症状，尤其见于老年人、糖尿病、服β受体阻滞剂、伴急性心肌梗死严重并发症患者。

2.胃肠道症状

有严重胸痛症状的心肌梗死患者约半数可出现恶心、呕吐等胃肠道症状，尤其多见于下壁心肌梗死，可能的原因是梗死心肌反射性地激惹迷走神经所致。部分患者发生难于控制呃逆。

3.全身症状

常伴大量冷汗，为剧烈胸痛、交感神经兴奋引起，如无痛性急性心肌梗死患者大量冷汗，须注意合并泵衰竭或心源性休克；发热于起病后2～3天开始，多为38℃以下，一般不超过38.5℃，持续1周左右自动退热，使用抗生素无效，为坏死心肌吸收热。

4.心律失常

70%～90%的急性心肌梗死可出现心律失常，是心肌梗死早期死亡的主要原因，多发生于梗死后1～2周内，特别是72小时内。心肌梗死的心律失常可分为快速性和缓慢性两类，前者包括期前收缩、室上性心动过速、室性心动过速、心房扑动、心房颤动和心室颤动，后者包括窦性心动过缓、多种类型的传导阻滞和窦性停搏等。通常前壁心肌梗死易引起快速性心律失常，下壁心肌梗死易引起缓慢性心律失常。部分患者发病即为心室颤动，表现为猝死。

5.急性左心衰和心源性休克

部分患者以急性左心衰为发病的突出表现，另有部分患者发病时即以休克表现为主。

急性心肌梗死引起的心力衰竭称为泵衰竭，按Killip分级法分为：Ⅰ级，尚无明显心力衰竭；Ⅱ级，有轻度左心衰竭；Ⅲ级，有急性肺水肿；Ⅳ级，有心源性休克等不同程度或阶段的血流动力学变化。心源性休克是泵衰竭的严重阶段。但如兼有肺水肿和心源性休克则情况最严重。

心律失常、心力衰竭及心源性休克是急性心肌梗死的重要临床表现，但也可视为急性心肌梗死的最常见最重要的并发症。

### （三）体征

急性心肌梗死患者的体征根据梗死大小及有无并发症而差异很大，梗死范围小且无并发症者可完全无异常体征；梗死范围大者常出现异常体征。

1.一般表现

多数患者有焦虑和痛苦状态，合并心衰时呈半坐位或端坐呼吸。有休克时可表现为低血压、皮肤湿冷并常伴烦躁不安。

2.血压和心率

发病半小时内，患者呈自主神经功能失调，前壁心肌梗死多表现为交感神经活动亢进，心率增快，血压可升至160/100mmHg。下壁心肌梗死多表现为副交感神经活动亢进，心动过缓、血压下降。以后的血压和心率变化与梗死范围及有无并发症有关，急性大面积前壁心肌梗死出现血压明显下降，甚至休克。过去有高血压的患者，相当多的一部分未使用降压药物在心肌梗死后血压降至正常，但其中约2/3的患者在梗死后3～6个月血压又可再升高。

3.心脏体征

如梗死范围大、多次梗死并有高血压或心衰者，心脏可向左扩大。在前壁心肌梗死的早期，由于梗死面心肌无收缩功能，因此，触诊可发现该处收缩期有轻微的向外膨出，即反常搏动，可在几天或几周内消失。

心脏听诊可能有以下改变：①心动过速或心动过缓。②心肌梗死早期，较多的患者可出现各种心律失常，其中以期前收缩最常见。③第一心音、第二心音常减弱，是心肌收缩力减弱或血压下降所致，以发病的最初几天内最明显。④第四心音在发病1周内可见于绝大多数梗死患者，是左心室顺应性降低所致。随着心肌梗死好转，第四心音减弱或消失。如第四心音持续存在，可能预后较差。⑤第三心音发生较少，提示左心衰竭或可能有室壁瘤形成。⑥心包摩擦音多出现于发病的2～5天内，见于10％～15％的患者，多是较广泛的透壁性心肌梗死，梗死处有纤维蛋白性心包炎。如心包摩擦音持续存在或在发病10天后出现，应考虑为梗死后综合征的可能。⑦收缩期杂音，伴发乳头肌功能失调致二尖瓣闭不全时，心尖区可出现收缩期杂音，杂音具有易变的特点，随心功能改变杂音响度和性质略有变化。急性心肌梗死发病2～3天内如突然出现响亮的收缩期杂音伴有临床情况恶化，常提示有室间隔穿孔或严重的乳头肌功能不全或腱索断裂。

## 五、实验室检查及其他辅助检查特点

### （一）心电图

心电图是诊断急性心肌梗死较重要的检查手段之一，它可以起到定性、定时、定位的作用。一次心电图检查未能做出判断者，应连续监测、定期复查，并做前后对比。少数仅有T波改变的小灶性梗死或合并室性心律、完全性左束支或房室传导阻滞、预激综合征等心律失常者，心电图改变不典型、不明确者均应结合临床及心肌损伤标记物改变做出判断。

目前，临床上根据ST段改变将急性心肌梗死分为ST段抬高急性心肌梗死（STEMI）和ST段非抬高急性心肌梗死（NSTEMI），这两类急性心肌梗死的处理策略大不相同。

1.急性ST段抬高型心肌梗死的典型心电图改变

（1）T波改变：在冠状动脉闭塞的极早期，表现为高尖T波或原为倒置的T波突然变直立。以后抬高的ST恢复，直立的T波逐渐倒置，由浅变深，一般在3～6周T波倒置最深，有时形成冠状倒置的T波，随后T波逐渐变浅，最后可恢复直立，部分患者可持续不恢复。

（2）ST段抬高：ST段抬高与直立的T波形成单向曲线，这种改变常在发病后半小时、数小时以至十几小时出现，是心肌损伤的表现。一般几天内可恢复至等电位线，少数可延迟至2周左右。

（3）异常Q波：它的出现是由于心肌坏死所致，多在心肌梗死数小时到48小时内出现，一旦出现大多永久存在，少数患者Q波在数周、数月甚至数年后消失。

2.心肌梗死分期

根据心电图的变化规律可心肌梗死分为四期。

（1）超急性期：约在梗死后10多分钟至数小时，表现为高尖T波。

（2）急性期：梗死后数小时至数天，从ST段抬高开始至ST段恢复到等电位线。

（3）亚急性期：从ST段恢复到等电位线开始，直至倒置的T波恢复正常或恒定的倒置T波。

（4）陈旧期：梗死后数月至数年，倒置T波恢复或长期无变化，多数留有异常Q波。

3.心肌梗死定位

根据特征性改变的导联可判断梗死部位。心电图导联V1、V2、V3有特征性的动态改变表明前间壁心肌梗死；V5、V6、V7动态改变表明前侧壁心肌梗死；V1、V2、V3、V4、V5动态改变表明广泛前壁心肌梗死；V8、V9（V1、V2、V3导联可见R波高）动态改变表明正后壁；Ⅱ、Ⅲ、aVF动态改变表明下壁心肌梗死；Ⅰ、aVL动态改变表明高侧壁心肌梗死；V3R、V4R、V5R导联ST段动态抬高表明右心室心肌梗死。

4.非ST段抬高型心肌梗死心电图

QRS波群不出现异常Q波，只在梗死相关导联出现ST段明显下移，伴有或随后出现T波倒置。ST-T改变一般持续数天，T波有演变过程。在心电图上，非ST段抬高型心肌梗死不易与严重心肌缺血相鉴别，需结合临床症状及血清酶学改变来考虑诊断。

### （二）心肌损伤标记物

急性心肌梗死时血清心肌损伤标记物呈动态性升高改变，是急性心肌梗死诊断标准之一。临床上对于胸痛患者，凡是拟诊或排除急性心肌梗死者，均须进行心肌损伤标记物的检查。

谷草转氨酶（AST）、肌酸激酶（CK）、肌酸激酶同工酶（CK-MB）为传统诊断急性心肌梗死的血清损伤标记物，肌红蛋白是早期心肌损伤标记物，心肌肌钙蛋白I（cTnI）或肌钙蛋白T（cTnT）是目前敏感性和特异性最高的心肌损伤标记物。

1.AST

急性心肌梗死时AST在起病后6～12小时开始出现，24～48小时达峰值，持续3～5天，由此可见，AST不是急性心肌梗死诊断的早期心肌损伤标记物。测定AST时必须同时测定谷丙转氨酶（ALT），AST>ALT时才有意义。此外，AST心肌特异性差，一些疾病可能导致假阳性，如肝脏疾病（通常ALT>AST）、心肌炎、心肌病、骨骼肌创伤。

2.CK、CK-MB

亦为传统诊断急性心肌梗死的血清损伤标记物。血清CK三种同工酶组成：MM、MB和BB同工酶。正常人总CK绝大部分是由CK-MM同工酶组成的，主要来自横纹肌；其次为

CK-MB 同工酶，仅占总 CK 的 3%，主要来源于心肌，小量存在于横纹肌内；第三种同工酶为 CK-BB 同工酶，量极微而不易测出，来源于脑组织等。临床上测定 CK、CK-MB 同工酶及其动态改变诊断急性心肌梗死。

血清 CK 值在急性心肌梗死发病后 6 小时开始升高，24 小时达峰值，然后逐渐下降，持续 3～4 天，因此，CK 不是急性心肌梗死的早期心肌损伤标记物。血清 CK 值超过参照值上限即有诊断价值，但临床上急性心肌梗死患者 CK 值常高于正常值 2 倍以上。同一患者，血清 CK 值恢复正常后又一次显著升高须注意再梗死或心肌梗死延展。

CK 敏感度不高，不能诊断微小急性心肌梗死；CK 特异度差，其升高除急性心肌梗死外，还可见于：①非心脏病变：肌内注射及肌肉病变，包括肌溶解、横纹肌损伤、肌营养不良、肌萎缩、甲状腺机能过低。②心脏有关情况：心脏外科手术后、电复律、心肌心包炎、PTCA。③少见原因：血液透析，药物如镇静剂、巴比妥类药物和卡托普利等。

CK-MB 同工酶主要存在于心肌内，仅 1%～2%存在于横纹肌。CK-MB 同工酶在急性心肌梗死发病 3～4 小时开始升高，峰值 10～24 小时达到，持续时间 2～4 天。CK-MB 比 CK 较早期诊断急性心肌梗死，但亦不属急性心肌梗死的早期心肌损伤标记物。

CK-MB 敏感度亦不高，亦不能诊断微小心肌梗死。其特异度高于 CK 值，但特异度亦不高，可出现假阳性，如心肌炎、横纹肌病变、肺动脉栓塞、休克、糖尿病等。

急性心肌梗死患者血清 CK 值、CK-MB 同工酶往往同时升高。有时，CK-MB 同工酶升高而 CK 正常，常是小灶梗死，患者的基础 CK 值正常范围低限，多见于老年人。

反复测定 CK、CK-MB 值，可作为判断急性心肌梗死溶栓治疗效果的无创指标之一。溶栓成功者，CK、CK-MB 峰值前移，原因为闭塞的梗死相关冠状动脉重新开放，大量的 CK、CK-MB 释放入血，其峰值提前出现，又迅速被清除，高峰迅速降低。

3.肌红蛋白

肌红蛋白主要存在于心肌内，也存在于横纹肌内。当心肌发生损伤后，肌红蛋白很快释放入血，引起血清肌红蛋白浓度升高。

血肌红蛋白 1～2 小时开始升高，4～8 小时达峰值，持续 0.5～1 天。心肌损伤后，肌红蛋白很快释放入血，但又很快被清除(肌红蛋白清除半衰期 8.9 分钟±1.5 分钟)。与 CK-MB 同工酶不同，急性心肌梗死患者的肌红蛋白浓度很快升高，又很快降低，呈断续形曲线。因此，肌红蛋白属急性心肌梗死的早期损伤标记物，可作为急性心肌梗死早期排除诊断的重要指标。肌红蛋白阴性，提示基本排除急性心肌梗死，但一次血清肌红蛋白阴性决不能排除急性心肌梗死，对可疑病例，至少抽血 2 次，每次间隔 2 小时。

肌红蛋白诊断急性心肌梗死敏感度高，但特异度差，同时检测时间窗较小(＜24 小时)。骨骼肌损伤、创伤、肾功能衰竭均可使肌红蛋白升高。因为肌红蛋白也来自横纹肌，肾功能不全可影响肌红蛋白清除。因此，早期检测肌红蛋白升高后，应在测定更具心肌特异性的心肌损伤标记物，如 CK-MB、cTnI 或 cTnT。

肌红蛋白降至正常后又再升高，须考虑再梗死后梗死延展。

4.心肌肌钙蛋白 I(cTnI)或肌钙蛋白 T(cTnT)

肌钙蛋白复合物包括 3 个亚单位：cTnT、cTnI 和肌钙蛋白 C(cTnC)。目前已经开发出用于 cTnT 和 cTnI 的单克隆抗体免疫测定方法。CTnI 和 cTnT 是目前敏感度和特异度最高的心肌损伤标记物，均高于其他心肌损伤标记物，其参考值范围必须由每一个实验室通过特异的定量研究和质量控制来确定。

肌钙蛋白对急性心肌梗死的早期诊断价值与 CK-MB 同工酶相似，cTnI 和 cTnT 发病 2～4 小时开始出现，峰值时间为 10～24 小时，cTnI 持续 5～10 天，cTnT 持续 5～14 天。因此，cTnI 和 cTnT 均不作为急性心肌梗死的早期心肌损伤标记物。若 6 小时以内测定结果为阴性，应在症状发作后 8～12 小时再次检测。

cTnI 和 cTnT 主要存在于心肌内，特异度高于其他心肌损伤标记物。对于每一位胸痛的患者，当临床拟诊急性心肌梗死而其他心肌损伤标记物阴性时，须检测 cTnI 或 cTnT。但 cTnI 或 cTnT 亦有假阳性，见于其他原因（充血性心力衰竭、高血压、休克、肺梗死）引起的心内膜微小心肌损伤、心脏创伤、心肌毒性物质（肿瘤化疗药物，如多柔比星）、心脏机械损伤（电复律、射频消融、置入 ICD 放电）、病毒感染等，因此不能单凭 cTnI 或 cTnT 升高诊断急性心肌梗死，须结合其他临床情况全面分析。

cTnI 和 cTnT 亦是目前诊断急性心肌梗死敏感度最高的心肌损伤标记物，可诊断微小心肌梗死。当临床表现高度拟诊急性心肌梗死但其他心肌损伤标记物阴性时，必须检测 cTnI 或 cTnT。有研究认为，在无 ST 段抬高的静息性胸痛中，约有 30％因无 CK-MB 升高而被诊断为不稳定型心绞痛（UA），而当测定心脏特异性的肌钙蛋白时，部分患者可能应该被诊断为非 ST 段抬高型心肌梗死。

cTnI 或 cTnT 增高与不良心脏事件相关，是急性冠状动脉综合征危险度分层的重要指标之一。cTnI 或 cTnT 持续增高，提示该患者为急性心肌梗死高危患者，发生心脏事件的可能性大，须积极干预，同时对低分子肝素和血小板 GPⅡb/Ⅲa 抑制剂干预的获益大。

cTnI 或 cTnT 不能诊断超过 2 周的心肌梗死，这是所有心肌损伤标记物存在的问题。此时，可根据病史、心电图演变、冠状动脉造影术等诊断。

综上所述，肌红蛋白对早期（6 小时以内）急性心肌梗死最敏感，而 cTnT 和 cTnI 对后期急性心肌梗死最敏感。心脏特异的 cTnT 和 cTnI 能检出微灶梗死，成为早期诊断、快速干预和预后判断的重要工具。

### （三）超声心动图

超声心动图可作为早期诊断急性心肌梗死的辅助检查方法。缺血损伤数分钟，超声心动图可发现室壁运动异常，包括心内膜运动振幅和速率降低、室壁增厚率减低、节段性室壁运动消失和反常运动。室壁增厚率异常可作为缺血性功能失调的一项特异指标，收缩期室壁变薄多见于急性心肌缺血或急性心肌梗死。急性心肌缺血引起的室壁运动异常可持续 30 分钟以上。同时可测量左心室射血分数，可评价是否合并左心衰竭，并判断预后。因此，对疑为急性心肌梗死病例，进行动态观察是必要的。

但超声心动图不能鉴别心肌缺血或梗死，不能鉴别新发的或旧有的心脏事件；对过度肥胖或糖尿病患者不能满意显像。

此外，室壁运动异常并非心肌梗死和缺血所特有，例如，主动脉瓣反流可引起心尖部室壁运动异常；心肌病或浸润性心肌病可引起室壁运动异常，但其室壁增厚率正常，借此可与心肌梗死或缺血相鉴别。

急性心肌梗死早期患者不宜搬动，须行床旁超声心动图。

综上所述，超声心动图可作为早期诊断急性心肌梗死的辅助检查方法。急性胸痛病例如果显像满意，发现节段性室壁运动异常特别是收缩期室壁变薄，可肯定为急性心肌梗死或急性心肌缺血，如伴有心肌损伤标记物升高，即使心电图无明显改变，也可做出急性心肌梗死的诊断。

### （四）放射性同位素心肌显像

放射性同位素心肌显像包括$^{201}$TI-心肌显像、$^{99m}$TC-MIBI心肌显像，均为心肌灌注显像法。正常心肌细胞可摄取显像剂，而坏死的心肌细胞不能摄取显像剂，故出现放射性缺损区。一般以局部心肌放射性比邻近区域至少减少50%判为异常。心肌梗死图像的特点是，即刻显像图和延迟显像图上均出现放射性缺损，形态、部位和范围一样，属于不可逆性缺损区。放射性同位素心肌显像对诊断急性心肌梗死敏感性高。同时可测量左心室射血分数，可评价是否合并左心衰竭，并判断预后。

当急性心肌梗死合并室性心律、完全性左束支或房室传导阻滞、预激综合征等心律失常者，心电图改变不典型、不明确者或使用洋地黄、β受体阻滞剂治疗者，可行放射性同位素心肌显像。但放射性同位素心肌显像不能鉴别心肌缺血或梗死，不能鉴别新发的或旧有的心脏性事件；放射性核素心肌显像不易识别下壁区域的异常，因为肝脏可摄取显像剂；对过度肥胖或糖尿病患者均不能满意显像。此外，其特异性差。急性心肌梗死早期患者不宜搬动，行放射性心肌显像存在一定危险性。

综上所述，单独采用放射性同位素心肌显像仍不能对急性心肌梗死做出早期诊断，仍要结合心电图、心肌损伤标记物检查。但急性胸痛患者放射性同位素心肌显像阴性者，可肯定排除急性心肌缺血或急性心肌梗死。

### （五）白细胞计数及红细胞沉降率

急性心肌梗死时可发现组织坏死和炎症反应的非特异性指标如白细胞计数升高、红细胞沉降率增快。前者可在疼痛发生后12小时开始升高，高峰在2～4天，可达$(10\sim20)\times10^9/L$，一般一周左右恢复正常，中性粒细胞亦有增加，多在75%～90%。红细胞沉降率增快在发病后24～48小时出现，持续2～3周。常为轻至中度增快。

## 六、诊断

根据典型的临床表现，特征性的心电图改变及实验室检查，诊断急性心肌梗死并不困难。具备下列三条标准中的两条即可诊断急性心肌梗死：①缺血性胸痛的临床病史；②心电图的动态演变；③血清心肌损伤标记物浓度的动态改变。

但部分急性心肌梗死患者临床症状不典型或心电图改变不典型，临床上应十分警惕，防止漏诊。

症状不典型包括：①疼痛部位不典型：少数患者可以上腹部、颈部、咽部、下颌或牙齿等放射部位疼痛为主，因此，若无上述部位局部相应的病症或既往史中有体力活动相关的上述部位疼痛等应警惕急性心肌梗死的可能。②无痛性心肌梗死:部分患者临床上无明显疼痛,特别是老年患者或糖尿病患者,因此,如发生原因不明的胸闷伴恶心、呕吐、出汗;突然出现左心衰竭或严重心律失常;原有高血压病者突然血压显著下降或出现休克;突然出现抽搐、意识障碍等,应想到急性心肌梗死的可能,应及时做心电图、血清心肌损伤标记物检测。

心电图改变不典型包括:①20%～35%的急性心肌梗死患者心电图无异常 Q 波出现,此时诊断主要依靠系列心肌损伤标记物检查及 ST 段和 T 波动态演变。②如合并左束支传导阻滞、预激综合征或多次梗死的患者,可掩盖或不出现心肌梗死的典型心电图改变,这些患者如疑似急性心肌梗死,应行系列心肌损伤标记物检查。

对疑似但不能确认的病例,应多次重复心电图检查,以避免漏诊。虽然急性心肌梗死发病最初几小时出现超急期改变,但并非每例患者都能检测到。这些患者常在若干小时后心电图才出现特征性改变,心电图做得太早就会看不到。另外,具有特征性的损伤型 ST 段抬高多在第一周内完全消失,如不及时记录,ST 段的变化就会遗漏,这时只能靠 T 波的演变来诊断。这些均说明多次重复心电图检查,对心电图演变动态观察的重要性。不能单凭一两次心电图无典型改变就轻易否定急性心肌梗死的诊断。

## 七、鉴别诊断

典型患者诊断不难,不典型患者则应全面检查,严密观察,注意进行鉴别诊断。

1.不稳定型心绞痛

胸痛很少超过 20 分钟,如超过 20 分钟,为高危患者判断指标之一;一般不伴有低血压或休克;心电图如有变化,表现为 ST 段下移,T 波倒置,且常随胸痛缓解而恢复,无动态演变规律,变异型心绞痛患者可有 ST 段抬高,但时间短暂,无坏死性 Q 波;血清心肌损伤标记物无升高。

2.急性肺动脉栓塞

典型病例突然发作剧烈胸痛、呼吸困难或有咯血三联症,常伴有休克和右心室急剧增大,肺动脉瓣区搏动增强,第二心音亢进,三尖瓣区出现收缩期杂音等右心负荷加重的表现。心电图电轴右偏,出现 $S_{I}Q_{III}T_{III}$ 波形。血清 D-二聚体测定、放射性同位素肺通气/灌注显像、肺部增强 CT、肺部 MRI、超声心动图有助于诊断。肺动脉造影是诊断肺动脉栓塞最可靠的方法,有很高的敏感度和特异度。心电图无特征性急性心肌梗死动态改变,血清心肌损伤标记物无升高。

3.主动脉夹层

胸痛剧烈呈撕裂样,常放射至背、腰部及下肢,临床呈休克样表现但血压多不下降反而上升,两上肢血压有时可出现明显的差别,且常出现主动脉瓣关闭不全等。X 线及超声心动图检查可发现主动脉进行性加宽。CT、MRI 及动脉造影可确诊。心电图无特征性急性心肌梗死动态改变,血清心肌损伤标记物无升高。

4.急性心包炎

胸痛与发热同时出现,深呼吸及咳嗽时加重,早期即有心包摩擦音,心电图除 aVR 外,其余导联多有 ST 段弓背向下的抬高，无坏死性 Q 波。心电图无特征性急性心肌梗死动态改变，血清心肌损伤标记物无升高。

5.急腹症

如消化性溃疡穿孔、急性胰腺炎、急性胆囊炎等，患者多可查得相应的病史及客观体征，缺乏急性心肌梗死心电图无特征性动态改变，血清心肌损伤标记物无升高。

## 八、治疗

### （一）一般治疗

（1）持续心电、血压和血氧饱和度监测，建立静脉通道。

（2）卧床休息：可降心肌耗氧量，减少心肌损害。对血流动力学稳定且无并发症的急性心肌梗死患者一般卧床休息 1～3 天，对病情不稳定及高危患者卧床时间可适当延长。

（3）吸氧：急性心肌梗死患者最初即使无并发症，也应给予鼻导管吸氧，以纠正因肺瘀血和肺通气/血流比例失调所致的缺氧。在严重左心衰竭、肺水肿和并有机械并发症的患者，多伴有严重低氧血症，需面罩加压给氧或气管插管并机械通气。

（4）镇痛：急性心肌梗死时，剧烈胸痛使患者交感神经过度兴奋，产生心动过速、血压升高和心肌收缩功能增强，从而增加心肌耗氧量，并易诱发快速性室性心律失常。应迅速给予有效镇痛剂。首选吗啡 3mg 静脉注射，必要时每 5 分钟重复 1 次，总量不宜超过 15mg。吗啡既有强镇痛作用，还有扩张血管从而降低左心室前、后负荷和心肌耗氧量的作用，不良反应有恶心、呕吐、低血压和呼吸抑制。

（5）饮食和通便：急性心肌梗死患者需禁食至胸痛消失，然后给予流质、半流质饮食，逐步过渡到普通饮食。所有急性心肌梗死患者均应使用缓泻剂，以防止便秘时排便用力导致心脏破裂或引起心律失常心力衰竭。

### （二）再灌注治疗

早期再灌注治疗是急性心肌梗死首要的治疗措施，开始越早效果越好，它能使急性闭塞的冠状动脉再通，恢复心肌灌注，挽救濒死心肌。缩小梗死面积，从而能保护心功能、防止泵衰竭、减少病死率。再灌注治疗方法包括溶栓治疗、急诊经皮冠状动脉介入（急诊 PCI）和急诊冠状动脉搭桥术（急诊 CABG）。如有条件（包括转运）应尽可能行急诊 PCI，不能行急诊 PCI 时如无溶栓禁忌证应尽早做溶栓治疗。

1.溶栓治疗

通过静脉注入溶栓剂溶解梗死相关冠状动脉内的新鲜血栓，使梗死相关冠状动脉再通的治疗方法。

（1）溶栓治疗适应证：美国心脏病学会和美国心脏病学院关于溶栓治疗指南的适应证为：①2 个或 2 个以上相邻导联段抬高（胸导联≥0.2mV，肢体导联≥0.1mV）或急性心肌梗死病史伴左束支传导阻滞，起病时间＜12 小时，年龄＜75 岁（2004 年 ACC/AHA 指南列为Ⅰ类适应证）。②对 ST 段抬高，年龄＞75 岁的患者慎重权衡利弊后仍可考虑溶栓治疗（2004 年 ACC/AHA 指南列为Ⅰ类适应证）。③ST 段抬高，发病时间在 12～24 小时的患者如有进行性缺血性胸痛和广泛ST段抬高，仍可考虑溶栓治疗(2004年ACC/AHA指南列为Ⅱa类适应证)。④虽有ST段抬高，但起病时间>24小时，缺血性胸痛已消失者或仅有ST段压低者不主张溶栓治疗(ACC/AHA指南列为Ⅲ类适应证)。

(2)溶栓治疗的绝对禁忌证：①活动性出血；②怀疑主动脉夹层；③最近头部外伤或颅内肿瘤；④小于2周的大手术或创伤；⑤任何时间出现出血性脑卒中史；⑥凝血功能障碍。

(3)溶栓治疗的相对禁忌证：①高血压>180/110mmHg；②活动性消化性溃疡；③正在抗凝治疗，INR水平越高，出血风险越大；④持续20分钟以上的心肺复苏；⑤糖尿病出血性视网膜病；⑥心源性休克；⑦怀孕；⑧不能压迫的血管穿刺。

(4)溶栓剂和治疗方案：纤维蛋白是血栓中的主要成分，也是溶栓剂的作用目标。所有的溶栓剂都是纤溶酶原激活剂，进入体内后激活体内的纤溶酶原形成纤溶酶，使纤维蛋白降解，达到溶解血栓的目的。溶栓剂可分为纤维蛋白特异型和非纤维蛋白特异型两大类，前者如组织型纤溶酶原激活剂和单链尿激酶纤溶酶原激活剂，选择血栓部位的纤溶酶原起作用，对血循环中的纤溶酶原无明显影响；后者如链激酶和尿激酶，对血循环中和血栓处的纤溶酶原均有激活作用。溶栓剂又可分为直接作用和间接作用两类，前者如尿激酶、组织型纤溶酶原激活剂，直接裂解纤溶酶原形成纤溶酶，产生溶解血栓的作用；后者如链激酶，先与纤溶酶原结合后形成复合物再间接激活纤溶酶原。

①尿激酶：为我国应用最广的溶栓剂，根据我国的几项大规模临床试验结果，目前建议剂量为150万U，于30分钟内静脉滴注，配合肝素皮下注射7500～10000U，每12小时1次或低分子量肝素皮下注射，每天2次。溶栓后90分钟冠状动脉再通率50%～60%。

②链激酶或重组链激酶：根据国际上进行的几组大规模临床试验及国内的研究，建议150万U于1小时内静脉滴注，配合肝素皮下注射7500～10000U，每12小时1次或低分子量肝素皮下注射，每天2次。溶栓后90分钟冠状动脉再通率50%～60%。

③重组组织型纤溶酶原激活剂(rt-PA)：根据国际研究，通用的方法为加速给药方案(即GUSTO方案)，首先静脉注射15mg，继之在30分钟内静脉滴注0.175mg/kg(不超过50mg)，再在60分钟内静脉滴注0.15mg/kg(不超过35mg)。给溶栓药前静脉注射肝素5000U，继之以1000U/h的速率静脉滴注，以APTT结果调整肝素给药剂量，使APTT延长至正常对照的1.5～2.0倍(50～70秒)或低分子量肝素皮下注射，每天2次。溶栓后90分钟冠状动脉再通率约80%。我国进行的TUCC(中国rt-PA与尿激酶对比研究)临床试验，应用rt-PA 50mg方案(8mg静脉注射，42mg在90分钟内静脉滴注，配合肝素静脉应用)，也取得较好疗效，其90分钟冠状动脉正通率为79%。

④TNK-tPA：通过改变t-PA分子的3个部位而产生的新分子，它有较长的半衰期，是rt-PA的5倍，无抗原性，可以静脉推注给药，30～50mg一次给药方便，易于掌握，适合院前溶栓和基层使用。纤维蛋白的特异性较rt-PA高。TNK-tPA被目前认为是最有前途的溶栓药。

⑤葡激酶(SAK)：来源于金黄色葡萄球菌，该复合物具有溶解血块的作用，为特异性溶血栓药物，试验研究发现该药对富含血小板的血栓，凝缩的血块以及机械性挤压的血块也有溶栓作用，此特点是其他溶栓药物所不具备的，为该药的临床应用提供了更广阔的空间；具有抗原性，少数患者可发生过敏反应。用法：20mg，30分钟静脉滴注。多中心临床随机试验研究显

示90分钟内血管再通率略高于rt-PA的血管再通率，但因例数较少尚需进一步研究证实。

(5)溶栓疗效判断标准：溶栓治疗的是使闭塞的梗死相关冠状动脉再通，判断冠状动脉再通的临床指征。

①直接指征：冠状动脉造影观察血管再通情况，依据TIMI分级，现认为达到3级者才表明血管再通。因GUSTO试验证明，TIMI 3级患者的预后明显优于2级的患者。

TIMI分级：TIMI 0级，完全闭塞，病变远端无造影剂通过；TIMI 1级，病变远端有造影剂部分通过，但梗死相关血管充盈不完全，无有效的灌注；TIMI 2级，病变远端有造影剂通过，但造影剂充盈或清除速度明显慢于正常冠状动脉，灌注不充分；TIMI 3级，梗死相关冠状动脉的造影剂量充盈和清除的速度均正常，有充分的灌注。

②间接指征：a.心电图抬高的ST段在输注溶栓剂开始后2小时内，在抬高最显著的导联ST段迅速回降≥50%。b.胸痛自输入溶栓剂开始后2～3小时内基本消失。c.输入溶栓剂后2～3小时内，出现加速性室性自主心律、房室或束支阻滞突然改善或消失或者下壁梗死患者出现一过性窦性心动过缓、窦房阻滞伴有或不伴有低血压。d.血清CK-MB酶峰提前在发病14小时以内或CK16小时以内。具备上述4项中2项或以上者考虑再通，但bc项组合不能判断为再通。

2.急诊冠状动脉介入治疗

急诊经皮冠状动脉介入(PCI)因直接对闭塞冠状动脉进行球囊扩张和支架置入，再通率高，达到TIMI2、3级血流的比率>95%，且再通完全。因其疗效确切，又无溶栓治疗的禁忌证、出血并发症和缺血复发的不足。在有条件的医院，对所有发病在12小时以内的ST段抬高急性心肌梗死患者均应行急诊PCI治疗；对溶栓治疗未成功的患者，也应行补救性PCI；对急性心肌梗死并发心源性休克，应首选在主动脉球囊反搏(IABP)下行急诊PCI；对无条件行PCI的医院，应迅速转诊至有条件的医院行急诊PCI。

(1)直接PCI：指急性心肌梗死患者不进行溶栓治疗，而直接对梗死相关冠状动脉行球囊扩张和支架置入。技术标准：能在入院90分钟内进行球囊扩张。人员标准：独立进行>75例/年。导管室标准：例数>200例/年，直接PCI>36例/年，并有心外科支持。

如能在入院90分钟内进行球囊扩张，应尽快对发病在12小时内的患者行直接PCI治疗，有溶栓禁忌证、严重左心衰(包括肺水肿和心源性休克)的患者也应行直接PCI治疗。发病3小时内的患者，如从接诊到球囊扩张的时间减去从接诊到开始溶栓的时间小于1小时，应行直接PCI治疗；从接诊到球囊扩张的时间减去从接诊到开始溶栓的时间大于1小时，应行溶栓治疗。对症状发作12～24小时，具有1项或1项以上下列指征的患者也可行直接治疗：①严重充血性心力衰竭；②有血流动力学紊乱或电不稳定性；③持续心肌缺血症状。由每年行少于75例的术者对有溶栓适应证的患者行直接治疗尚有争议。发病超过12小时，无血流动力学紊乱和电不稳定性的患者不宜行直接PCI治疗。如无血流动力学紊乱，行直接PCI时不宜处理非梗死相关动脉。如无心外科支持或在失败时不能迅速转送至可行急症冠状动脉搭桥术的医院，不宜行直接PCI治疗。

(2)辅助性PCI(易化PCI)：辅助性PCI指应用药物治疗后(如全量或半量纤溶药物、血小板Ⅱb/Ⅲa受体拮抗剂、血小板Ⅱb/Ⅲa受体拮抗剂和减量纤溶药物联用)有计划的即刻PCI

策略。即刻 PCI 不能实施时，辅助性 PCI 对高危患者是一项有价值的策略。对 STEMI 患者行辅助性 PCI 治疗尚有争议。

(3)补救性 PCI：溶栓治疗失败，适合行血管成形术，且具有以下情况的患者应行补救性 PCI 治疗：①梗死后 36 小时内发生休克，且能在休克发生 18 小时内开始手术。②发病不超过 12 小时，有严重左心衰(包括肺水肿)。③有持续心肌缺血症状、存在血流动力学紊乱或电不稳定性。

(4)溶栓再通者择期造影：溶栓治疗再通的患者，最近的指南指出，应在溶栓成功后 3～24 小时进行选择性冠状动脉造影，评估血运重建的必要性。

3.急症冠状动脉旁路移植术(CABG)

冠状动脉解剖适合，有以下情况的患者应行急症 CABG 治疗：①行 PCI 失败且有持续胸痛或血流动力学紊乱；②有持续或难治性复发缺血，累及大量心肌但不适合行 PCI 和溶栓治疗；③心肌梗死后有室间隔缺损或二尖瓣反流者行修补术时；④年龄<75 岁，有严重的三支病变或左主干病变，心肌梗死后 36 小时内发生休克，并能在休克发生 18 小时内开始手术；⑤左主干狭窄 50%以上或三支病变，且存在危及生命的室性心律失常。

### (三)药物治疗

1.硝酸酯类药物

硝酸酯类药可松弛血管平滑肌产生血管扩张的作用，降低心脏前负荷，降低心肌耗氧量，还可直接扩张冠状动脉，增加心肌血流，预防和解除冠状动脉痉挛。常用的硝酸酯类药物包括硝酸甘油、硝酸异山梨酯和 5-单硝山梨醇酯。

急性心肌梗死早期通常给予硝酸甘油静脉滴注 24～48 小时。对急性心肌梗死伴再发性心肌缺血、充血性心力衰竭或需处理的高血压患者更为适宜。静脉滴注硝酸甘油应从低剂量开始，即 5～10μg/min，可酌情逐渐增加剂量，每 5～10 分钟增加 5～10μg，直至症状控制、血压正常者动脉收缩压降低 10mmHg 或高血压患者动脉收缩压降低 30mmHg 为有效治疗剂量。在静脉滴注过程中如果出现明显心率加快或收缩压<90mmHg，应减慢滴注速度或暂停使用。静脉滴注硝酸甘油的最高剂量以不超过 100μg/min 为宜。硝酸甘油持续静脉滴注的时限为 24～48 小时，开始 24 小时一般不会产生耐药性，后 24 小时若硝酸甘油的疗效减弱或消失可增加滴注剂量。静脉滴注二硝基异山梨酯的剂量范围为 2～7mg/h，开始剂量 30μg/min，观察 30 分钟以上，如无不良反应可逐渐加量。静脉用药后可使用口服制剂如硝酸异山梨酯或 5-单硝山梨醇酯等继续治疗。硝酸异山梨酯口服常用剂量为 10～20mg，每天 3 次或 4 次，5-单硝山梨醇酯为 20～40mg，每天 2 次。硝酸酯类物的不良反应有头痛、反射性心动过速和低血压等。该药的禁忌证为急性心肌梗死合并低血压(收缩压<90mmHg)，下壁伴右心室梗死时应慎用。

2.β 受体阻滞剂

通过减慢心率降低体循环血压和减弱心肌收缩力来减少心肌耗氧量，对改善缺血区的氧供需失衡，缩小心肌梗死面积，降低急性期病死率有肯定的疗效。在无该药禁忌证的情况下应及早常规应用。若发病早期因禁忌证未能使用 β 受体阻滞剂，应在随后时间内重新评价使用 β 受体阻滞剂的可能性。常用的 β 受体阻滞剂为美托洛尔、阿替洛尔，前者常用剂量为 25～

50mg，每天2次或3次，后者为6.25～25mg，每天2次。用药需严密观察，使用剂量必须个体化。在较急的情况下，如前壁急性心肌梗死伴剧烈胸痛或高血压，β受体阻滞剂亦可静脉使用，美托洛尔静脉注射剂量为5mg/次，间隔5分钟后可再给予1～2次，继口服剂量维持。β受体阻滞剂治疗的禁忌证为：心率＜60次/分；动脉收缩压＜100mmHg；中重度左心衰竭（≥KillipⅢ级）；二、三度房室传导阻滞；严重慢性阻塞性肺疾病或哮喘；末梢循环灌注不良。相对禁忌证为：哮喘病史；周围血管疾病；胰岛素依赖性糖尿病。

3.抗血小板治疗

冠状动脉内斑块破裂诱发局部血栓形成是导致急性心肌梗死的主要原因。在急性血栓形成中血小板活化起着十分重要的作用，抗血小板治疗已成为急性心肌梗死的常规治疗，溶栓前即应使用。阿司匹林、氯吡格雷和血小板膜糖蛋白Ⅱb/Ⅲa（GPⅡb/Ⅲa）受体拮抗剂是目前临床上常用的抗血小板药物。

阿司匹林通过抑制血小板内的环氧化酶使凝血酶$A_2$（血栓素$A_2$，$TXA_2$）合成减少，达到抑制血小板聚集的作用。阿司匹林的上述抑制作用是不可逆的。由于每天均有新生的血小板产生，而当新生血小板占到整体的10%时，血小板功能即可恢复正常，所以阿司匹林需每天维持服用。若无禁忌证，所有急性心肌梗死患者均应口服阿司匹林，首次服用时应选择水溶性阿司匹林或肠溶阿司匹林嚼服以达到迅速吸收的目的，首剂162～325mg，维持量75～162mg/d。

氯吡格雷是新型ADP受体拮抗剂，主要抑制ADP诱导的血小板聚集。首剂300mg，维持量75m/d。接受心导管介入治疗者，在应用阿司匹林基础上加用氯吡格雷，置入裸支架者至少应用1个月，置入西罗莫司涂层支架者应用3个月，置入紫杉醇涂层支架者应用6个月，有条件者建议尽可能应用12个月。

新一代的血小板ADP受体拮抗剂普拉格雷与替格瑞洛由于其具有高效而迅速的抗血小板作用，目前已有逐渐取代氯吡格雷的趋势，欧洲心血管病协会急性冠状动脉综合征（STE-ACS及NSTE-ACS）治疗指南甚至提出，仅在无法获得普拉格雷或替格瑞洛的前提下，方考虑使用氯吡格雷作为急性冠状动脉综合征患者抗血小板治疗药物。

血小板GPIIb/Ⅲa受体拮抗剂是目前最强的抗血小板聚集的药，能阻断纤维蛋白原与GPⅡb/Ⅲa受体的结合，即阻断血小板聚集的最终环节。目前主要用于急诊PCI中，一方面对血栓性病变或支架植入后血栓形成有较好预防作用，另一方面能够减小心肌无再流面积，改善心肌梗死区心肌再灌注。该类药物包括替罗非班、依替非巴肽和阿昔单抗。替罗非班用法为静脉注射10mg/kg后滴注0.15μg/（kg·min），持续36小时。阿昔单抗用法为先给冲击量0.125mL/kg静脉注射，后以总量7.5mL维持静脉滴注24小时（7.5mL阿昔单抗溶于242.5mL生理盐水中，以10mL/h的速度滴注24小时）。目前急诊PCI前是否常规应用GPⅡb/Ⅲa受体拮抗剂尚有争议。

4.抗凝治疗

目前主张对所有急性心肌梗死患者只要无禁忌证，均应给予抗凝治疗，它可预防深静脉血栓形成和脑栓塞，还有助于梗死相关冠状动脉再通并保持其通畅。抗凝剂包括肝素、低分子肝素、水蛭素和华法林。

肝素通过增强抗凝血酶Ⅲ的活性而发挥抗凝作用，是“间接凝血酶抑制剂”，目前主要用于溶栓治疗的辅助用药和急诊 PCI 中常规使用。肝素作为急性心肌梗死溶栓治疗的辅助治疗，随溶栓制剂不同用法亦有不同。rt-PA 为选择性溶栓剂，半衰期短，对全身纤维蛋白原影响较小，血栓溶解后仍有再次血栓形成的可能，故需要与充分抗凝治疗相结合。溶栓前先静脉注射肝素 5000U 冲击量，继之以 1000U/h 维持静脉滴注 48 小时，根据 APTT 调整肝素剂量，使 APTT 延长至正常对照的 1.5～2.0 倍（50～70 秒），一般使用 48～72 小时，以后可改用皮下注射 7500U，每 12 小时 1 次，注射 2～3 天。如果存在体循环血栓形成的倾向，如左心室有附壁血栓形成、心房颤动或有静脉血栓栓塞史的患者，静脉肝素治疗时间可适当延长或改口服抗凝药物。尿激酶和链激酶均为非选择性溶栓剂，对全身凝血系统影响很大，包括消耗因子Ⅴ和Ⅷ，大量降解纤维蛋白原，因此溶栓期间不需要充分抗凝治疗，溶栓后 6 小时开始测定 APTT，待 APTT 恢复到对照时间 2 倍以内时（约 70 秒）开始给予皮下肝素治疗。急诊 PCI 时应根据体重给予肝素冲击量 70～100U/kg。

低分子量肝素：低分子量肝素为普通肝素的一个片段，平均分子量在 4000～6500，其抗因子Ⅹa 的作用是普通肝素的 2～4 倍，但抗Ⅱa 的作用弱于后者。由于倍增效应，1 个分子因子Ⅹa 可以激活产生数十个分子的凝血酶，故从预防血栓形成的总效应方面低分子量肝素应优于普通肝素。且低分子肝素应用方便、不需监测凝血时间、出血并发症低等优点，目前除急诊 PCI 术中外，均可替代普通肝素。

磺达肝癸钠同样在临床研究（OASIS-6）显示，与依诺肝素及未裂解肝素相比，对于 ST 段抬高型心肌梗死（STEMI）的患者，磺达肝癸钠具有同样的有效性而出血风险更低。

华法林：有持续性或阵发性心房颤动的患者需长期应用华法林抗凝，影像学检查发现左心室血栓的患者，给华法林抗凝至少 3 个月，单用华法林抗凝，INR 应维持在 2.5～3.5；与阿司匹林合用（75～162mg），INR 应维持在 2.0～3.0。有左心室功能不全且存在大面积室壁运动不良的患者也可应用华法林抗凝。

比伐卢定，bivalirudin，是重组水蛭素的一种人工合成类似物，是直接凝血酶抑制剂，临床研究（HORIZON-AMI）显示，急性心肌梗死的患者在接受直接 PCI 时，与普通肝素联合血小板糖蛋白Ⅱb/Ⅲa 受体阻滞剂相比，比伐卢定抗凝具有更好的安全性。然而近期有临床研究显示，尽管未达到具有统计学意义的差异，接受重组水蛭素治疗的患者支架内血栓事件的风险有增高趋势。

5.血管紧张素转换酶抑制剂（ACEI）和血管紧张素受体阻滞剂（ARB）

如无禁忌证，前壁梗死、肺淤血或 LVEF＜0.40 的患者，应在发病 24 小时内加用口服 ACEI 并长期维持，无上述情况的患者也可使用。如应用 ACEI 有禁忌证应改用 ARB。

ACEI 的禁忌证包括：①收缩压低于 100mmHg 或较基础血压下降 30mmHg 以上；②中重度肾衰；③双侧肾动脉狭窄；④对 ACEI 过敏。

6.钙拮抗剂

钙拮抗剂在急性心肌梗死治疗中不作为一线用药。临床试验研究显示，无论是急性心肌梗死早期或晚期、是否合用β受体阻滞剂，给予速效硝苯地平均不能降低再梗死率和死亡率，对部分患者甚至有害，这可能与该药反射性增加心率，抑制心脏收缩力和降低血压有关。如使用β受体阻滞剂有禁忌证或无效，可应用维拉帕米或地尔硫草以缓解持续性缺血或控制心房颤动、心房扑动的快速心室率，不宜使用硝苯地平快速释放制剂。有左心室收缩功能不全、房室传导阻滞或充血性心力衰竭时不宜使用地尔硫草和维拉帕米。

7.洋地黄制剂

急性心肌梗死24小时之内一般不使用洋地黄制剂，对于急性心肌梗死合并左心衰竭的患者24小时后常规服用洋地黄制剂是否有益也一直存在争议。目前一般认为，急性心肌梗死恢复期在ACEI和利尿剂治疗下仍存在充血性心力衰竭的患者，可使用地高辛。对于急性心肌梗死左心衰竭并发快速心房颤动的患者，使用洋地黄制剂较为适合，可首次静脉注射毛苷花丙0.4mg，此后根据情况追加0.2～0.4mg，然后口服地高辛维持。

8.醛固酮受体拮抗剂

有左心力衰竭症状（LVEF＜0.40）或并存糖尿病，无严重肾功能不全（男性血肌酐应≤221μmol/L，女性血肌酐应≤176.8μmol/L），已应用治疗剂量的ACEI类药物且无高钾血症（血钾应≤5.0mmol/L）的患者应长期使用醛固酮受体拮抗剂。

9.镁制剂

有以下情况时可行补镁治疗，梗死前使用利尿剂、有低镁血症、出现QT间期延长的尖端扭转性室性心动过速，可在5分钟内静脉推注镁制剂1～2g。如无以上临床表现，无论急性心肌梗死临床危险性如何，均不应常规使用镁制剂。

## （四）并发症处理

1.急性心肌梗死并发心力衰竭

心力衰竭是急性心肌梗死的严重并发症之一，常见于大面积心肌梗死如广泛前壁急性心肌梗死或急性心肌梗死伴大面积心肌缺血的患者。急性左心衰竭临床上表现为程度不等的呼吸困难，严重者可端坐呼吸，咳粉红色泡沫痰。急性左心衰竭的处理：适量利尿剂，KillipⅢ级（肺水肿）时静脉注射呋塞米20mg；静脉滴注硝酸甘油，由10μg/min开始，逐渐加量，直到收缩压下降10%～15%，但不低于90mmHg；尽早口服ACEI，急性期以短效ACEI为宜，小剂量开始，根据耐受情况逐渐加量；肺水肿合并严重高血压时是静脉滴注硝普钠的最佳适应证。小剂量（10μg/min）开始，根据血压逐渐加量并调整至合适剂量；洋地黄制剂在急性心肌梗死发病24小时内使用有增加室性心律失常的危险，故不主张使用。在合并快速心房颤动时，可用毛花苷丙（西地兰）或地高辛减慢心室率。在左心室收缩功能不全，每搏量下降时，心率宜维持在90～110次/分，以维持适当的心排血量；急性肺水肿伴严重低氧血症者可行人工机械通气治疗。

2.急性心肌梗死并发心源性休克

心源性休克是急性心肌梗死后泵衰竭最严重的类型。80%是由于大面积心肌梗死所致，其余是由于机械并发症如室间隔穿孔或乳头肌断裂所致。其预后很差，病死率高达80%。急性心肌梗死伴心源性休克时有严重低血压，收缩压＜80mmHg，有组织器官低灌注表现，如四肢凉、少尿或神志不清等。伴肺淤血时有呼吸困难。心源性休克可突然发生，为急性心肌梗死发病时的主要表现，也可在入院后逐渐发生。迟发的心源性休克发生慢，在血压下降前有心排血量降低和外周阻力增加的临床证据，如窦性心动过速、尿量减少和血压升高、脉压减小等，必须引起注意。

心源性休克的处理：

(1)升压药：恢复血压在90/60mmHg以上是维持心、脑、肾等重要脏器灌注并维持生命的前提。首选多巴胺5～15μg/(kg·min)，一旦血压升至90mmHg以上，则可同时静脉滴注多巴酚丁胺3～10μg/(kg·min)，以减少多巴胺用量。如血压不升，应使用大剂量多巴胺≥15μg/(kg·min)。大剂量多巴胺无效时，也可静脉滴注去甲肾上腺素2～8μg/(kg·min)。轻度低血压时，可用多巴胺或与多巴酚丁胺合用。

(2)血管扩张药：首选硝普钠，用量宜小，5～20μg/(kg·min)静脉维持输注。可扩张小动脉而增加心排血量和组织灌注，同时可降低PCWP而减轻肺淤血和肺水肿，从而改善血流动力学状态。尤其与多巴胺合用效果更好。

(3)主动脉内球囊反搏(IABP)：急性心肌梗死合并心源性休克时药物治疗不能改善预后，应使用主动脉内球囊反搏(IABP)。经股动脉插入气囊导管至降主动脉，通过舒张期和收缩期气囊充气和放气，增加心肌灌注并降低心室射血阻力，可使心搏出量增加10%～20%。一般适用于药物治疗反应差、血流动力学不稳以及为外科手术或PCI治疗做准备的心源性休克患者。IABP的不良反应有穿刺部位出血、穿刺下肢缺血、血栓栓塞和气囊破裂等并发症，在老年、女性和有外周动脉疾患者更多见。IABP本身不能改善心源性休克患者的预后。

(4)再灌注治疗：包括溶栓、急诊PCI或CABG。迅速使完全闭塞的梗死相关血管开通，恢复血流至关重要，这与住院期间的存活率密切相关。然而，溶栓治疗的血管再通率在休克患者显著低于无休克者，而且住院生存率仅20%～50%，故急性心肌梗死合并心源性休克提倡急诊PCI。急性心肌梗死合并心源性休克若PTCA失败或不适用者(如多支病变或左主干病变)，应急诊CABG。

3.右心室梗死和功能不全

急性下壁心肌梗死中，近一半存在右心室梗死，但有明确血流动力学改变的仅10%～15%，下壁伴右心室梗死者死亡率大大增加。右胸导联(尤为V4R)ST段抬高>0.1mV是右心室梗死最特异的改变。下壁梗死时出现低血压、无肺部啰音、伴颈静脉充盈或Kussmaul征(吸气时颈静脉充盈)是右心室梗死的典型三联征。但临床上常因血容量减低而缺乏颈静脉充盈体征，主要表现为低血压，心肌梗死合并低血压时应避免使用硝酸酯和利尿剂，需积极扩容治疗，若补液1～2L血压仍不回升，应静脉滴注正性肌力药物多巴胺。在合并高度房室传导阻滞、对阿托品无反应时，应予临时起搏以增加心排血量。右心室梗死时也可出现左心功能不全引起的心源性休克，处理同左心室梗死时的心源性休克。

4.急性心肌梗死并发心律失常

急性心肌梗死由于缺血性心电不稳定可出现室性期前收缩、室性心动过速、心室颤动或加速性心室自主心律；由于泵衰竭或过度交感兴奋可引起窦性心动过速、房性期前收缩、心房颤动、心房扑动或室上性心动过速；由于缺血或自主神经反射可引起缓慢性心律失常(如窦性心动过缓、房室传导阻滞)。首先应加强针对急性心肌梗死、心肌缺血的治疗。

(1)急性心肌梗死并发室上性快速心律失常的治疗

①房性期前收缩：与交感兴奋或心功能不全有关，本身不需特殊治疗，但需积极治疗心功

能不全。

②阵发性室上性心动过速：因心率过快可使心肌缺血加重。如合并心力衰竭、低血压者可用直流电复律或心房起搏治疗。如无心力衰竭且血流动力学稳定，可缓慢静脉注射维拉帕米(5～10mg)或地尔硫䓬(15～25mg)或美托洛尔(5～15mg)。洋地黄制剂有效，但起效时间较慢。

③心房扑动和心房颤动：往往见于合并心衰患者，并提示预后不良，应予积极治疗。a.若心室率过快致血流动力学不稳定，如出现血压降低、脑供血不足、心绞痛或心力衰竭者需迅速作同步电复律。b.若血流动力学稳定，则减慢心室率即可。无心功能不全、支气管痉挛或房室传导阻滞者，可静脉使用β受体阻滞剂如美托洛尔5mg在5分钟内静脉注入，必要时可重复，15分钟内总量不超过15mg。也可缓慢静脉注射维拉帕米(5～10mg)或地尔硫䓬(15～25mg)。c.合并心衰者首选洋地黄制剂，如毛苷花丙(0.4～0.8mg)分次静脉注入，多能减慢心室率。d.胺碘酮对中止心房颤动、减慢心室率及复律后维持窦性心律均有价值，可静脉用药并随后口服治疗。e.心房颤动反复发作应给予抗凝治疗，以减少脑卒中发生危险。

(2)急性心肌梗死并发室性快速心律失常的治疗

①心室颤动：持续性多形室性心动过速，立即非同步直流电复律，起始电能量200J，如不成功可给予300J重复。

②持续性单形室性心动过速：伴心绞痛、肺水肿、低血压(＜90mmHg)，应予同步直流电复律，电能量同上。持续性单形室性心动过速不伴上述情况，可首先给予药物治疗。如胺碘酮150mg于10分钟内静脉注入，必要时可重复，然后1mg/min静脉滴注6小时，再0.5mg/min维持滴注。或利多卡因50mg静脉注射，需要时每15～20分钟可重复，最大负荷剂量150mg，然后2～4mg/min维持静脉滴注，时间不宜超过24小时。对无心功能不全者亦可使用β受体阻滞剂如美托洛尔静脉注射5～15mg(速度为每分钟1mg)。

③频发室性期前收缩、成对室性期前收缩、非持续性室性心动过速：可严密观察或利多卡因治疗(使用不超过24小时)。

④偶发室性期前收缩、加速的心室自主心律：可严密观察，不做特殊处理。

(3)急性心肌梗死并发缓慢性心律失常的治疗：窦性心动过缓见于30％～40％的急性心肌梗死患者中，尤其是下壁心肌梗死或右冠状动脉再灌注时。心脏传导阻滞可见于6％～14％患者，常与住院死亡率增高相关。处理原则如下。

①窦性心动过缓：在下、后壁急性心肌梗死早期最常见，若伴有低血压(收缩压＜90mmHg)时立即处理。可给阿托品0.5～1.0mg静脉推注，3～5分钟可重复，至心率达60次/分以上。最大可用至2mg。

②房室传导阻滞(AVB)：多见于下、后壁急性心肌梗死。若在急性心肌梗死初起出现，多为低血压所致，治疗应先给予多巴胺升压，房室传导阻滞即可消失。若在急性心肌梗死24小时后发生，多为房室结缺血、水肿和损伤所致，可表现为逐渐加重的房室传导阻滞。一度和二度Ⅰ型房室传导阻滞极少发展为三度房室传导阻滞，只需观察，不必特殊处理。二度Ⅱ型、三度房室传导阻滞伴窄QRS波逸搏心律，可先用阿托品静脉注射治疗，无效则立即安装临时起搏器。

③束支传导阻滞：多见于广泛前壁急性心肌梗死未行再灌注治疗患者，提示预后不良。急性心肌梗死新出现的束支传导阻滞如完全性右束支传导阻滞(CRBBB)＋左前分支阻滞(LAB)或左后分支阻滞(LPB)及伴PR间期延长或完全性右束支传导阻滞与完全性左束支传导阻滞(CLBBB)交替出现均应立即安装临时起搏器；新发生的单支传导阻滞并PR间期延长或事先存在的双支阻滞伴PR间期正常者，则可先密切观察，待出现高度的房室传导阻滞时再行临时起搏。

5.急性心肌梗死机械性并发症

急性心肌梗死机械性并发症为心脏破裂，包括左心室游离壁破裂、室间隔穿孔、乳头肌和邻近的腱索断裂等。临床上常发生于无高血压病史、首次大面积透壁性急性心肌梗死的老年女性患者。晚期溶栓治疗、抗凝过度和皮质激素或非甾体消炎药增加其发生风险。临床表现为突然或进行性血流动力学恶化伴低心排血量、休克和肺水肿。

(1)游离壁破裂：左心室游离壁破裂引起急性心脏压塞时可突然死亡，临床表现为电-机械分离或停搏。亚急性心脏破裂在短时间内破口被血块封住，可发展为亚急性心脏压塞或假性室壁瘤。症状和心电图无特异，心脏超声可明确诊断。对亚急性心脏破裂者应争取冠状动脉造影后行手术修补及血管重建术。

(2)室间隔穿孔：病情恶化的同时，在胸骨左缘第三、四肋间闻及全收缩期杂音，粗糙、响亮，50%伴震颤。二维超声心动图一般可显示室间隔破口，彩色多普勒可见经室间隔破口左向右分流的射流束。室间隔穿孔伴血流动力学失代偿者提倡在血管扩张剂和利尿剂治疗及主动脉内球囊反搏(IABP)支持下，早期或急诊手术治疗。如室间隔穿孔较小，无充血性心力衰竭，血流动力学稳定，可保守治疗，6周后择期手术。

(3)急性二尖瓣关闭不全：乳头肌功能不全或断裂引起急性二尖瓣关闭不全时在心尖部出现全收缩期反流性杂音，但在心排血量降低时，杂音不一定可靠。二尖瓣反流还可能由于乳头肌功能不全或左心室扩大所致相对性二尖瓣关闭不全所引起。超声心动图和彩色多普勒是明确诊断并确定二尖瓣反流机制及程度的最佳方法。急性乳头肌断裂时突然发生左心衰竭和(或)低血压，主张血管扩张剂、利尿剂及IABP治疗，在血流动力学稳定的情况下急诊手术。因左心室扩大或乳头肌功能不全引起的二尖瓣反流，应积极药物治疗心力衰竭，改善心肌缺血并主张行血管重建术以改善心脏功能和二尖瓣反流。

### (五)非ST段抬高的急性心肌梗死的治疗

非ST段抬高的急性心肌梗死较ST段抬高急性心肌梗死有更宽的临床谱，不同的临床背景与其近、远期预后有密切的关系，对其进行危险性分层的主要目的是为临床医师迅速做出治疗决策提供依据。根据2001年国内急性心肌梗死诊断治疗指南，非ST段抬高的急性心肌梗死可分为低危组、中危组和高危组，对中高危人群建议早期做冠状动脉造影行PCI或CABG术。

非ST段抬高急性心肌梗死的药物治疗除不使用溶栓治疗外，其他治疗与ST段抬高的患者相同。包括抗缺血治疗、抗血小板治疗与抗血栓治疗和根据危险度分层进行有创治疗。具有下列高危因素之一者，应早期有创治疗(证据水平A)：①尽管已采取强化抗缺血治疗，但是仍有静息或低活动量的复发性心绞痛/心肌缺血；②cTnT 或 cTnI 明显升高；③新出现的 ST 段下移；④复发性心绞痛/心肌缺血伴有与缺血有关的心力衰竭症状、S3 奔马律、肺水肿、肺部啰音增多或恶化的二尖瓣关闭不全；⑤血流动力学不稳定。

## 第四节　急性病毒性心肌炎

心肌炎是指心肌局限性或弥散性的急性或慢性炎症病变，可分为感染性和非感染性两大类。前者由细菌、病毒、螺旋体、立克次体、真菌、原虫、蠕虫等感染所致，后者包括过敏或变态反应性心肌炎如风湿病以及理化因素或药物所致的心肌炎等。在各种心肌炎中，以感染性心肌炎为比较多见。引起感染性心肌炎的病原微生物多种多样，其中又以病毒性心肌炎为最常见。

急性病毒性心肌炎是指嗜心性病毒感染引起的、以心肌及其间质非特异性炎症为主，伴有心肌细胞变性、溶解或坏死病变的心肌炎症，病变可累及心脏起搏和传导系统，亦可累及心包膜。近年来，发病率似有逐年增多的趋势，成为危害人们健康的常见病和多发病。国外尸检资料表明，在青年人猝死者中，心肌炎的检出率为 8.6%～12%。在泰国，儿童中心肌疾病的发生率为 1.2%，其中心肌炎占 27.3%。新近国内尸检资料表明，中国心脏性猝死尸检注册研究通过对 531 例尸检的病理学分析，发现冠心病是首位的致死原因(52.9%)，其次为心肌炎(14.7%)，再次分别为肥厚型心肌病(4.7%)、扩张型心肌病(2.4%)、瓣膜性心脏病(2.3%)、主动脉根部夹层破裂(2.1%)、致心律失常性右室心肌病(2.1%)等。一项有关猝死病因的尸检研究表明，在 3770 例猝死的病例中，1656 例为心脏猝死，其中冠心病占 41.6%，心肌炎占 11.8%，35 岁以下心脏猝死者心肌炎占 20.9%。国内外资料均表明，作为心脏性猝死的病因，心肌炎所占比重相似。

因本病无特异性临床表现，且临床谱极宽泛，故就其诊断而言，对临床医师历来构成严峻挑战。加深对本病的认识对避免误、漏诊有重要意义。

### 一、病因与发病机制

各种病毒均可引起心肌炎，但临床上主要是由柯萨奇病毒(Cox)B 组 1～5 型和 A 组 1、4、9、16 和 23 型病毒，其次是埃可病毒和腺病毒，还有脊髓灰质炎病毒、流感病毒、风疹病毒、单纯疱疹病毒、脑心肌炎病毒、肝炎病毒、艾滋病病毒、虫媒病毒、合胞病毒等 30 余种。国内七省市调查表明，儿童以柯萨奇病毒为主，占 43.6%，腺病毒占 21.2%，埃可病毒占 10.9%，其他病毒共占 14.3%。

病毒性心肌炎的发病机制目前尚未完全阐明。目前认为，病毒性心肌炎主要由病毒的直接作用和细胞、体液免疫介导的损伤所致。

1.病毒的直接作用

动物实验证明，CoxB 组的核酸定位在心肌细胞内，尽管其感染心肌的效率不高，但其一旦进入心肌细胞就会以极快的速度进行复制，同时破坏心肌细胞，释放病毒颗粒，引起心肌组织的炎性改变。病毒感染后1～2天，血中可检测到心肌酶的升高，心肌组织中能检测到致病的病毒颗粒。这种直接的病毒侵害在感染初期比较轻，在细胞内呈单个或簇状分布，以后感染加重，病灶融合成片状，可扩散至间质或血管内皮细胞。采用分子生物学技术如聚合酶链式反应（PCR）、原位杂交等技术，可发现心肌炎患者心肌中存在Cox核糖核酸（RNA）。CoxRNA不仅存在于心肌炎的早期，而且也可在迁延性、慢性心肌炎以及扩张型心肌病中发现，在炎症已经痊愈或者完全消失的心肌中仍可发现病毒RNA。病毒RNA的持续存在有可能导致扩张型心肌病。Kuhl等的研究表明，2/3的特发性扩张型心肌病患者心内膜心肌活检组织存在病毒学证据，其中1/4存在2种以上的病毒基因。艾滋病患者或艾滋病毒（HIV）感染者易并发心肌炎。HIV感染者一旦出现左心室功能异常，心内膜活检（EMB）证实50%以上为合并心肌炎；尸检资料亦表明，HIV感染者忠心肌炎者达67%。

2.细胞介导的免疫损伤

不少动物实验结果说明，病毒所致的直接损伤还不足以解释病毒性心肌炎的整个病变过程。在柯萨奇病毒B3感染的鼠心肌炎模型，感染后前3天病毒引起心肌细胞溶解，感染后6天左右产生两种溶细胞性T淋巴细胞。一种为病毒特异性溶细胞性T淋巴细胞，具有识别已感染病毒的心肌细胞上被病毒改变了的心肌细胞抗原，使受感染的心肌细胞溶解，引起比较轻的心肌炎症反应；另一种为自身反应性溶细胞性T淋巴细胞，对心肌细胞抗原有自身免疫作用，可破坏受病毒感染或未受病毒感染的心肌细胞，导致心肌细胞的广泛坏死。这两种T淋巴细胞均为胸腺依赖性，切除胸腺的小鼠感染同类病毒可不出现上述反应。病毒性心肌炎患者心肌间质血管内皮细胞上人类白细胞抗原（HLA）-Ⅰ、（HLA）-Ⅱ类抗原表达增加，心肌细胞膜发生HLA-Ⅱ类抗原分子异常表达，而在正常人或其他心脏病患者的心肌标本中未发现HLA抗原异常表达，心肌组织内HLA-Ⅱ类抗原的异常表达是心脏自身免疫反应激活的表现，心肌细胞有可能将自身抗原递呈给免疫系统，导致心肌自身免疫损伤。柯萨奇病毒B3与心肌细胞线粒体ADP/ATP载体和肌球蛋白之间具有交叉免疫反应抗原决定簇，病毒性心肌炎和扩张型心肌病患者血清中可检测出抗ADP/ATP载体抗体和肌球蛋白抗体。这些都说明，病毒感染心肌后，在直接损伤心肌细胞的同时，还能激活机体的免疫反应，产生针对病毒或心肌细胞抗原的致敏性T淋巴细胞以及多种细胞因子。一方面限制心肌损害的发展，另一方面又通过免疫介导的一系列杀伤作用以及溶细胞作用等加重心肌的损伤。近来研究发现，T淋巴细胞（包括辅助性T细胞和细胞毒T细胞）和自然杀伤细胞在免疫介导心肌损伤中起重要作用，它们通过穿孔素和颗粒酶等物质介导心肌细胞的坏死或凋亡。此外，研究还表明，慢性病毒性心肌炎的心肌损害与肌凝蛋白自身免疫有关，肌凝蛋白诱导的大鼠心肌炎可发展为扩展型心肌病。在大部分心肌炎或扩张型心肌病患者中也可检测到心脏特异性抗肌凝蛋白自身抗体，还可检测出其他自身抗原的抗体，如抗心肌特异性抗原（包括热休克蛋白、线粒体M7、支链α酮酸脱氢酶复合体、β受体、M2受体等）的自身抗体。炎症细胞、血管内皮细胞可分泌大量的炎症因子，有些如肿瘤坏死因子-α（TNF-α）具有负性肌力作用。

总之，除了病毒的直接损伤以外，细胞免疫和体液免疫都参与了心肌炎的发生发展，而细胞毒性作用是心肌炎发生发展的主要机制。

在病毒性心肌炎发病过程中，某些诱因如细菌感染、营养不良、剧烈运动、过度疲劳、妊娠和缺氧等，都可能使机体抵抗力下降而易致病毒感染而发病。

## 二、临床表现

病毒性心肌炎的临床表现差异很大，主要取决于心肌病变的范围、部位和程度。当病变呈局灶性分布时，症状很轻甚至无症状。当病变弥漫波及整个心脏时，可表现为暴发性、致死性心泵功能衰竭、心源性休克或猝死。病毒性心肌炎的病程多数呈良性经过。各种年龄均可发病，但以儿童和青年为多见。

1.症状

急性病毒性心肌炎的临床表现特点取决于病变的范围、广泛的程度。约半数患者发病前1～3周有病毒感染的前驱症状：①发热、咽痛、全身肌痛、倦怠，即所谓“感冒”症状。②或有恶心、呕吐、腹泻等消化道症状。③心脏受累表现：症状为心悸、胸痛、气促，重症者可在短期内出现心力衰竭、低血压或心源性休克，甚至可出现阿-斯综合征。体格检查轻者心界不大，重者心浊音界扩大，可见与发热程度不平行的心动过速，可有各种心律失常（包括期前收缩、心动过速、房室传导阻滞）；第一心音（$S_1$）低钝，可闻及第三心音或第三心音（$S_3$）奔马律或杂音；可有颈静脉怒张、肝大、肝颈静脉回流征阳性等心力衰竭体征，重症者可有心源性休克。

当病毒侵犯其他脏器时可同时出现睾丸炎、肾炎、肝炎、肺炎、胸膜炎、肠炎、关节炎、脑脊髓炎等相应的症状。近年注意到病毒性感染中有肌痛和周围肌肉压痛者可能是心肌受累的先兆。有些病毒性心肌炎患者可能仅有轻微心肌炎症状，以后却演变成扩张型心肌病。某些无心脏结构异常的心律失常患者，某些有胸痛症状但冠状动脉造影正常的患者，可能在过去某个时候患过亚临床病毒性心肌炎。

2.体征

患者可有急性病容。心动过速常见，且与体温升高不成比例。偶尔可表现为难以解释的严重的心动过缓。低血压常见，脉压差常变小。常有心律失常，表现为期前收缩、传导阻滞、心房颤动等。第一心音可减弱。当心腔扩大时，可出现二尖瓣和（或）三尖瓣关闭不全的收缩期吹风样杂音，强度一般不超过3/6级，杂音于心肌炎好转后减轻或消失。出现心包摩擦音表明心包受累。轻症患者心脏正常。重症患者心脏显著扩大，出现充血性心力衰竭。左、右心衰竭常同时并存，但以左心衰竭为主或先出现左心衰竭。患者有呼吸困难、房性和室性奔马律、交替脉、颈静脉充盈、肝大等体征。当心排血量重度降低时，可引起心源性休克，患者血压下降，脉细速，面色苍白，皮肤湿冷，烦躁不安或神志模糊、迟钝，尿量减少（$<20$mL/h），严重心律失常可导致猝死。

## 三、辅助检查

1.血象及血清学检查

临床疑诊心肌炎时，需行血清学生物标志物检查，主要包括非特异性炎症指标、心肌损伤标记物、脑钠肽（BNP）及N端前体BNP（NT-pro BNP）等。

非特异性炎症指标常用于心肌炎病情评估，而非诊断，主要包括白细胞计数、C反应蛋白(CRP)、高敏C反应蛋白(hs-CRP)和红细胞沉降率(ESR)等。血白细胞可轻度升高，但左移不明显，CRP、hs-CRP和ESR升高。

急性心肌炎和慢性活动性心肌炎患者血清谷草转氨酶(AST)、乳酸脱氢酶(LDH)、肌酸磷酸激酶(CK)及其同工酶(CK-MB)浓度可升高，特别是心肌炎广泛者，提示心肌坏死。心肌酶特别是CK-MB升高程度与病变严重性呈正相关。心肌酶升高的持续时间长短不一，但较心肌梗死者持续时间长，且无特征性的动态变化。肌钙蛋白I/T升高是心肌细胞破坏或死亡的信号，但目前许多研究显示单一肌钙蛋白的升高诊断心肌炎敏感度较低。有报道约35%的临床疑似心肌炎患者肌钙蛋白升高，若将>0.1ng/mL作为诊断切点，心肌炎诊断的敏感性为53%，特异性为94%。如果患者表现为超过24小时逐渐升高的肌钙蛋白浓度，并且在初始升高后1天或数天达到高峰，则罹患心肌炎的可能性大于急性缺血性疾病。

在心肌炎及扩张性心肌病患者中进行BNP和NT-pro BNP浓度测定，对于预测心力衰竭发生具有较高的敏感性和特异性。而对于所有考虑心肌炎的患者，均需行甲状腺功能检查排除甲状腺功能亢进性心脏病。

2.免疫学检查

多数研究发现NK细胞的活力低下及T细胞亚群改变，外周T细胞及$T_4$细胞(辅助细胞)及$T_8$细胞(杀伤细胞)下降，而$T_4/T_8$比例升高对临床诊断病毒性心肌炎有参考价值。此外，抗核因子、抗心肌抗体、类风湿因子、抗补体抗体阳性，补体$C_3$及$CH_{50}$降低。近年来，有关抗ADP/ATP载体抗体在病毒性心肌炎中的作用受到关注。有研究认为ADP载体抗体在病毒性心肌炎中的检出率在60%～90%。

3.病毒学检查

病毒学检查包括：①咽、肛拭子病毒分离：婴幼儿中病毒分离的阳性率较高，但成人病毒性心肌炎一般在心脏症状出现前咽、肛拭子或心肌中基本上不能分离出病毒。国外目前应用分子生物学手段，如点杂交、原位杂交及聚合酶链反应检测左或右心室内膜活检标本中巨细胞病毒脱氧核酸作为心肌病毒感染的证据。国内目前绝大多数医院尚未开展这些病毒学检测。②病毒中和抗体测定：由于柯萨奇B组病毒是病毒性心肌炎最常见的病原体，检测该组病毒双份血清中和抗体变化可作为诊断病毒性心肌炎的依据，即取发病初血清与相距2周以上的第二次血清，测定病毒中和抗体效价，以第二次血清效价比第一次高4倍作为阳性标准。单次效价值>1∶640也可作为阳性标准，而单次效价值>1∶320作为可疑阳性。③特异性IgM抗体测定：在病程早期1～3天即可出现阳性结果，不需做双份血清检查，特异性不高。④血凝抑制试验：该试验可明确流感病毒与心肌炎的关系，即用血凝抑制试验检测患者急性期及恢复期双份血清流感病毒的抗体效价，若恢复期较发病早期抗体效价≥4倍或单次≥1∶640为阳性。

Lerner等将病毒性心肌炎与病毒学检查的相关性分为三级。①高度相关：自心肌、心内膜或心包液中分离出病毒或用免疫荧光法在病毒部位检出病毒抗原。②中度相关：自咽拭或粪便中分离出病毒，并伴有血清相应抗体效价4倍以上升高或检出1∶32的特异性IgM抗体。③低度相关：单纯自咽拭或粪便中分离出病毒或仅有血清抗体效价4倍上升或仅有1∶32

特异性 IgM 抗体。

4.心电图检查

心电图异常较临床症状更早出现、更为多见。心电图异常多数为暂时性,但少数病例可持续较长时间甚至终生存在。最常见的变化是 ST-T 的异常,即 T 波倒置、低平或双相,ST 段移位,特别是反映下壁的导联。室性、房性心律失常和房室传导阻滞常见,特别是室性期前收缩和一度房室传导阻滞最为多见。室性期前收缩可以是单源性或多源性,并常表现为室性并行心律。室性心动过速较少见,但可引起明显的血流动力学障碍,如发生心室颤动可致猝死。有些病例可出现心房颤动和三度房室传导阻滞,多为暂时性,可完全恢复正常,但在少数严重心肌病变的病例,三度房室传导阻滞可为永久性,是猝死的重要原因之一。束支传导阻滞常见于心肌有严重损害的病例,往往预示患者预后不良。部分病例出现病理性 Q 波,R 波降低,需与急性心肌梗死鉴别。

5.X 线检查

病毒性心肌炎病灶局限者 X 线检查心影多正常,心肌炎病变弥漫心腔扩大时心影增大,心搏减弱,这些改变也可能由于合并心包积液所致。心力衰竭患者 X 线可见肺充血或肺水肿改变。

6.超声心动图

超声心动图改变表现多样而无特异性,可以完全正常或明显改变,一般可有如下表现:①心脏扩大,以左心扩大为主。②左心室收缩和舒张功能障碍,前者表现为室壁运动障碍,大部分患者表现为局限性室壁运动减弱,也可表现为运动消失或矛盾运动,类似于心肌梗死的改变。以上改变在下壁、心尖部较为常见。心肌炎较严重时,室壁运动障碍的程度和范围也越明显。在并发心力衰竭的患者,整个心室壁弥散性运动减弱。此外,短轴缩短分数减少,左心室射血分数降低(<40%);前者表现为左心室舒张早期快速充盈后突然停止舒张,在 M 型超声心动图上表现为左心室后壁舒张中晚期的平坦现象,在二维超声显像中可表现为左心室舒张停顿,在超声多普勒上可见 E 峰减少,A 峰增大,A/E 比例增大。③某些病例心肌回声发射增强且不均匀,尤其是在室间隔部位。④有些病例表现为暂时性室壁厚度增加,特别是左心室厚度增加,乳头肌明显增粗,于发病后几天或几周内出现,若干个月后逐渐消失。⑤在以充血性心力衰竭为主要表现的急性心肌炎中,有些病例可见左心室附壁血栓。心肌炎可累及右心室,致右心室腔明显扩大和室壁运动减弱。右心室壁运动异常也可呈节段性。

7.核素检查

放射性核素心肌灌注显像可显示弥散性或局限性炎症或坏死,对诊断病毒性心肌炎有一定帮助,但心肌显像阴性不能否定心肌炎的诊断,阳性心肌显像诊断心肌炎的敏感性和特异性仍有待确定。放射性核素心血管造影可以评价心功能状态和心脏大小。

$^{99m}$锝($^{99m}$Tc)焦磷酸盐和$^{201}$铊($^{201}$TI)心肌显像及门电路心血池显像对心肌炎的诊断无特异性,而对炎症有亲和力的同位素$^{67}$镓($^{67}$Ga)心肌显像为活动性心肌炎有前途的诊断方法,但由于技术方面的原因限制它的广泛应用。$^{111}$铟($^{111}$In)抗肌球蛋白单克隆抗体是对损伤心肌有亲和力的一种同位素,对可疑患者用它行心肌显像,其敏感性为 83%,特异性为 53%,正常影响的阳性预测值为 92%。抗肌球蛋白抗体阳性而活检阴性的患者可能是由于活检时未检测

到炎症的部位。然而,抗肌球蛋白抗体显像检测心肌损伤与病因无关。

8.心血管磁共振显像(CMR)

CMR 近年来正逐渐成为确诊急性心肌炎常规和敏感的非侵入性检查手段。CMR 不使用造影剂,通过三维图像能很好地显示心脏解剖结构,结合心电图改变等有助于心肌炎的定位定性诊断。

近期心肌炎 CMR 国际共识小组提出心肌炎 CMR 诊断标准,包括:①与心肌炎临床表现一致。②有新近心肌损伤证据。③CMR 增强信号或延迟增强与心肌水肿、炎症一致。④心肌活检的心肌炎症证据。综合使用 3 个组织标记(早期心肌钆增强、加权成像、延迟钆增强)情况下,若 3 项心肌炎组织改变中 2 个以上为阳性,预测心肌炎的准确率可达 78%;若仅仅表现为坏死或纤维化,诊断准确率只有 68%,故 CMR 目前只是作为增加诊断依据的一项辅助检查,而不能由此确诊或排除心肌炎。随着造影剂增强磁共振技术的发展,在无创条件下,通过一次检测,便可以获得左心室的功能参数、形态及心肌灌注情况,为诊断与评价急慢性病毒性心肌炎心肌损伤区域与程度、心脏功能、心肌病程提供可靠的影像学依据。而心电图变化结合心脏磁共振影像资料对诊断具有重要意义。

9.心内膜心肌活检

心内膜心肌活检是一种有创性的检查方法,以往大多数行右心室心内膜活检,目前国外大多数行左心室心内膜活检。心内膜标本可用以提供病理学、免疫组化及病毒核糖核酸(RNA)测定。病理学方面基本上都采用 Dallas 诊断标准。病毒性心肌炎的 Dallas 诊断分类标准包括首次活检与随访活检的分类。

(1)首次活检:①急性心肌炎(活动性心肌炎):必须具备炎症细胞浸润,心肌细胞不同程度的损伤和坏死。心肌细胞损伤可表现为胞质有空泡形成,细胞外形不整,细胞破裂,淋巴细胞聚集在细胞表面。②可疑心肌炎:炎症细胞浸润数量过少,光镜下未见肯定的心肌细胞损伤,心肌炎性病变的证据不足,宜重复切片或重复活检以确定诊断。③无心肌炎。

(2)随访活检:①进行性心肌炎:与前次活检比较,炎症细胞浸润未减轻,甚至加重,伴或不伴纤维性变。②康复期心肌炎:与前次活检比较,炎症细胞浸润明显减轻,炎症细胞离心肌纤维略远,从而使细胞壁"皱褶"消失,恢复其平滑外形。胶原组织轻度增生,早期胶原纤维排列松弛,其间可见炎症细胞,偶尔可见灶性坏死,后期可见纤维性变。③痊愈性心肌炎:炎症细胞浸润消失,但仍常可见少数远离心肌纤维的炎性细胞。间质有明显灶性、融合性或弥散性纤维性变。

病毒性心肌炎的 Dollas 心内膜心肌首次活检与随访活检分类标准为病毒性心肌炎的诊断、动态观察和患者的转归提供了较完整和科学的病理学依据,但心内膜心肌活检在国内甚至国外医院都没有广泛开展,而且心内膜心肌活检对一般患者也难以实行。这一标准较适宜应用于病情严重而医疗条件又具备的患者。

病毒性心肌炎 Dollas 心内膜心肌活检分类标准曾一度认为是确诊心肌炎的"金标准",但心肌炎的灶性分布可造成漏诊,形态学诊断依据也长期不统一,限制了该标准的价值。为了更好发挥心内膜活检的临床实用价值,应注意心肌活检标本的伪迹问题,即注意区分活检的人为损伤和心脏本来就存在的病变;应增加取材数目(3～6 处)及多层深切包埋组织块,以减少病变遗漏，增加活检阳性率。此外，进行序列心肌活检，随访组织学改变的动态变化，既可了解心肌炎的自然病程及治疗效果，亦可探索心肌炎与心肌病的关系提供重要病理资料。

2007 年 AHA/ACCF/ESC 联合声明推荐心内膜心肌活检指征：①新出现心力衰竭症状少于 2 周，左心室大小正常或扩大，血流动力学不稳定者。②新出现心力衰竭症状 2 周至 3 个月，左心室扩大，新发的室性心律失常，二或三度房室传导阻滞或在 1～2 周内对常规治疗无反应者。

## 四、诊断

尽管 2009 年加拿大公布了关于心肌炎诊断和治疗指南，但是迄今为止，心肌炎仍没有公认的诊断标准，因此，临床上急性心肌炎易误诊或漏诊。

典型的病毒性心肌炎可根据患者先有上呼吸道或消化道感染症状，1～3 周内出现心脏症状，结合体征、血清学、病毒学检查、心电图、X 线、超声心动图、核素检查及 CMR 等多方面资料综合分析，并通过排除其他心脏疾病确定诊断。病毒感染时出现与体温不成比例的心动过速是心肌炎的可疑征象。要注意有无心肌受累的先兆：肌痛和周围肌肉压痛。心悸、胸闷、心前区隐痛不适，病程早期心肌酶升高，心电图 ST-T 改变、新出现的频发期前收缩或房室阻滞，X 线或超声心动图示心脏扩大及室壁运动障碍（常表现为节段性室壁运动障碍）是诊断心肌炎的主要依据。病毒学检查是发现病毒感染存在与否的主要依据。心内膜活检可为病毒性心肌炎的诊断提供重要帮助。

急性病毒性心肌炎的心功能分级按 Killip 泵功能分级可分为：

Ⅰ级，尚无明显心力衰竭。

Ⅱ级，有左心衰竭，肺部啰音小于 50%肺野。

Ⅲ级，有急性肺水肿，全肺大、小、干、湿啰音。

Ⅳ级，有心源性休克等不同程度或阶段的血流动力学变化。

我国心肌炎心肌病专题研讨会提出的成人急性心肌炎诊断参考标准（1999 年）如下：

（1）病史与体征：在上呼吸道感染、腹泻等病毒感染后 3 周内出现心脏表现，如出现不能用一般原因解释的感染后严重乏力、胸闷、头晕（心排血量降低）、心尖部第一心音明显减弱、舒张期奔马律、心包摩擦音、心脏扩大、充血性心力衰竭或阿斯综合征等。

（2）上述感染后 3 周内出现下列心律失常或心电图改变者：

①窦性心动过速、房室传导阻滞、窦房传导阻滞或束支传导阻滞。

②多源、成对室性期前收缩，自主性房性或交界性心动过速，阵发或非阵发性室性心动过速，心房或心室扑动或颤动。

③2 个以上导联 ST 段呈水平型或下斜型下移≥0.5mV 或 ST 段异常抬高或出现异常 Q 波。

（3）心肌损伤的参考指标：病程中血清心肌肌钙蛋白 I 或肌钙蛋白 T（强调定量测定）、CK-MB 明显增高。超声心动图示心腔扩大或室壁活动异常和（或）核素检查证实左心室收缩或舒张功能减弱。

(4)病原学依据

①在急性期从心内膜、心肌、心包或心包穿刺液中检测出病毒、病毒基因片段或病毒蛋白抗原。

②病毒抗体第二份血清中同型病毒抗体(如柯萨奇B组病毒中和抗体或流行性感冒病毒血凝抑制抗体等)滴度较第一份血清升高4倍(2份血清应相隔2周以上)或一次抗体效价≥640者为阳性,320者为可疑(如以1∶32为基础者则宜以≥256为阳性,128为可疑阳性)。

③病毒特异性IgM以≥1∶320者为阳性。如同时有血中肠道病毒核酸阳性者更支持有近期病毒感染。

同时具有上述(1)、(2)[①、②、③中任何一项]、(3)中任何两项。在排除其他原因心肌疾病后,临床上可诊断急性病毒性心肌炎。如具有(4)中的第①项者可从病原学上确认急性病毒性心肌炎;如仅具有(4)中第②、③项者,在病原学上只能拟诊为急性病毒性心肌炎。

## 五、鉴别诊断

由于成人病毒性心肌炎诊断缺乏特异性,需与下述疾病相鉴别。

1.风湿性心肌炎

风湿性心肌炎过去可能有风湿热病史,也可能已有风湿性心脏病存在,约2/3患者发病前1～5周有咽炎或扁桃体炎等链球菌感染病史。风湿性心肌炎只是风湿性心脏病的一部分,心内膜炎累及二尖瓣可产生器质性二尖瓣反流性收缩期杂音和短促、低调的舒张中期杂音,此时不一定伴有明显的心脏扩大。患者常有游走性关节炎。咽拭子A组链球菌培养可阳性。血清抗DNA酶B、抗链球菌溶血素“O”、抗透明质酸酶三者测定必有一种阳性。超声心动图可见二尖瓣前叶脱垂,瓣尖和瓣体增厚,腱索增粗。而病毒性心肌炎发病前有上呼吸道或消化道感染史,当心脏扩大明显时可出现功能性二、三尖瓣关闭不全的反流性收缩期杂音,罕有舒张期杂音。咽或肛拭子病毒分离、病毒中和抗体检测、特异性IgM抗体测定、血凝抑制试验检查结果阳性有助于诊断病毒性心肌炎。

2.β受体亢进综合征

也称为心脏自主神经功能紊乱或β受体功能亢进症。临床上多见于年轻女性,常有一定精神因素为诱因,表现为心悸、气促、胸闷,多无心脏异常体征。心电图常有窦性心动过速及Ⅱ、Ⅲ、aVF等导联的ST-T改变,口服普萘洛尔20～30mg后半小时,可使ST-T改变恢复正常。无发热、心肌酶增高、血沉增快等炎症证据。无器质性心脏病的证据。

3.扩张型心肌病

本病病程较长,进展缓慢,易发生充血性心力衰竭。超声心动图显示心脏明显扩大,室壁变薄,室壁运动呈弥散性减弱而不表现为节段性障碍。血清病毒中和抗体效价短期内无明显增高。心肌活检对鉴别诊断有很大帮助。但慢性心肌炎晚期不易与扩张型心肌病鉴别。

4.二尖瓣脱垂

多见于年轻女性,患者常主诉心悸、胸闷,多数患者在心前区有收缩中晚期喀喇音或伴收缩期杂音。心电图上常出现ST-T改变及各种心律失常。M型超声可显示收缩期二尖瓣叶如吊床样弓形向后移位，二维超声可显示二尖瓣叶对合的位置后移，1 叶或 2 叶在收缩期向上运动，超越二尖瓣环水平。

5.急性心肌梗死

病毒性心肌炎可有心前区痛，CK 和 CK-MB 增高，心电图有“缺血”样 ST-T 改变，甚至可出现 Q 波，超声心动图可表现为节段性运动障碍，因而在年长的患者需与急性心肌梗死鉴别。急性心肌梗死有冠心病易患因素，表现为剧烈胸痛，心电图和血清心肌损伤标记物 CK、CK-MB 和肌钙蛋白等有典型的动态变化。

## 六、分期和分型

1.分期

按照国内学者分期法，分为 3 期。①急性期：病毒感染 1～3 周后发病，临床症状和体征各异，明显多变，病程 6 个月内。②恢复期：经休息和急性期恢复治疗后，临床症状好转，但预后各异，有逐渐痊愈，也有病情发展进入慢性期。③慢性期：病程多在 1 年以上，临床症状反复，有部分进入扩张型心肌病，部分无急性期，临床发现时已进入慢性期。

2001 年 Liu 等学者在 Circulation 杂志发表文章，将病毒型心肌炎分为 3 期。

第一期(病毒复制期)：①症状：为病毒感染所致，可有发热和胸痛等。②实验室检查：心电图可出现房/室性心律失常、宽大 QRS 波，左束支传导阻滞，ST-T 波改变等，超声心动图可显示心室收缩功能减退、室壁运动减弱等。③治疗：如肯定有病毒感染，可抗病毒治疗(免疫球蛋白、干扰素等)。

第二期(免疫反应期)：这一期可能已进入第三期。①症状：病毒感染症状已缓解。②实验室检查：细胞内黏附因子 1、可溶性 Fas 配体、T 细胞激活标志物等均高于正常人群，心脏特异性自身抗体病毒血清学常阳性。③治疗：若肯定为此期，可用较成熟免疫抑制剂。

第三期(扩张型心肌病期)：基本按扩张型心肌病治疗，但需监测病毒的复燃及自身免疫标志情况。

2.分型

目前尚无指南或专家共识的分型法，临床上根据患者症状、体征、实验室检查及病程等可分为以下 7 型。

(1)亚临床型：病毒感染后无明显自觉症状，心电图检查发现房/室性期前收缩，ST-T 轻度改变，数周后可以逐渐消失。

(2)自限型：病毒感染后 1～3 周内出现轻度心悸、胸闷和心前区不适，心脏体检发现柔和收缩期杂音或期前收缩，无心脏扩大或心力衰竭表现，心电图 ST-T 改变和各种期前收缩，心肌酶学一度升高，经充分卧床休息和适当治疗，在 2～3 个月内逐渐恢复而不遗留心肌损伤表现。

(3)普通型：症状和体征较自限型显著。心脏可能扩大，心音低钝，心尖部有明显收缩期杂音，可有奔马律和各种心律失常、肺部有啰音、颈静脉怒张、肝大等心力衰竭体征，心电图及心肌酶学异常改变，持续时间长，但持久时间不定，经适当治疗，症状和体征可缓解，临床表现痊愈，但数年后由于免疫损伤出现扩张型心肌病，此型也称隐匿进行型。

（4）慢性迁延型：急性病毒性心肌炎病史明确，可能未得到适当治疗或治疗反应不佳，症状及病情时轻时重，迁延不愈，其转归各异，约半数患者半年至数年后逐渐痊愈，另半数发展为扩张型心肌病，这些患者有称心肌炎后扩张型心肌病。

（5）心律失常型：除有心悸、胸闷外，主要为心律失常，各种类型心律失常均可出现，但以室性心律失常和房室传导阻滞为多见，严重者可出现阿斯综合征，少数可遗留一度房室传导阻滞和左束支传导阻滞。

（6）重症型：多为暴发病毒流行的地区，此型发病急骤，病毒感染后1～3周内很快出现症状：胸闷、心悸、呼吸困难、心动过速、心力衰竭，少数出现心源性休克，且出现各种心律失常，也有少数心电图出现急性心肌梗死，有称“急性坏死型心肌炎”，此型病情多凶险，若抢救不及时或不积极，可在数天至数周死于泵衰竭或严重心律失常，故有人称此型为暴发型病毒性心肌炎。

（7）猝死型：较少见，若发生者，多为婴幼儿和青少年，此型心脏损伤表现不多或缺乏，但在活动中猝死，尸解证实为急性心肌炎。

## 七、治疗

目前，对急性病毒性心肌炎的治疗在总体上说，仍缺乏有效而特异的方法。治疗原则包括：①休息并减轻心脏负担；②提高免疫能力，促进心肌修复；③治疗合并症如心律失常、心力衰竭、心源性休克和血栓形成及栓塞。具体的治疗措施如下。

### （一）减轻心脏负荷

1.充分休息，防止过劳

急性心肌炎患者应卧床休息，严格限制体力活动。使患者心率、血压、心排血量及心肌收缩力降低，从而减轻心脏负担，防止心脏扩大。卧床休息有利于限制病毒复制，增强机体清除病毒的能力。卧床休息应延长至症状完全消失，一般需3个月左右。运动员患心肌炎时应禁止运动6个月以上，直至心脏大小和功能基本恢复正常。有心脏扩大者须卧床半年至1年左右，直至心脏恢复正常大小或停止缩小为止。恢复期活动量应在密切观察下逐渐增加。采用改良的卧床休息模式很有意义。例如，使用床边便器较在床上使用便盆心脏做功小，坐在椅子上较躺在床上做功小。被动活动或轻微的医师指导下的主动活动可防止肌肉萎缩并减少血栓形成和栓塞。

2.注意饮食，加强营养

进食易消化、富含维生素和蛋白质的食物是急性病毒性心肌炎非药物治疗的重要措施之一。

3.对症支持治疗

有低氧血症者应给予吸氧治疗。解热镇痛药可减轻不适，并通过退热减轻心脏负荷。患者不宜使用可引起心肌炎的药物，如可卡因和苯丙胺。不宜使用加重心肌炎的药物，如β受体阻滞剂、布洛芬、环孢素。尽量少用拟交感性药物，因可致中毒性心肌炎。合并细菌感染时，予抗生素治疗。严重病例应加强心电血压监护，及时发现心电和血流动力学的变化。

### （二）营养心肌，改善心肌代谢

可用辅酶A 100～200U，腺苷200～500mg，腺苷三磷酸20～40mg，细胞色素C 30mg肌内注射或加入葡萄糖液中静脉滴注，每天1次，单用或合用。大剂量维生素C静脉滴注可能有益。极化液中加入25%硫酸镁5～10mL，每天静脉滴注1次，2周为一疗程，对频发室性期前收缩有一定效果。1,6-二磷酸果糖静脉滴注5～10g/d，连用1～2周，可用于重症病毒性心肌炎、心肌炎并发心力衰竭或心源性休克的患者。维生素B常规口服或静脉滴注。

### （三）免疫抑制剂的应用

1.糖皮质激素

目前最常见的免疫抑制剂，在病毒性心肌炎不同病程中应用各异。从动物实验及临床研究结果来看，应用肾上腺皮质激素各有利弊，需慎重考虑。有利方面：①激素可以抑制抗原抗体反应，降低血管通透性，减轻局部炎症和水肿消失。②对危重症患者能帮其度过危险期，为患者抢救赢得时机，得益率大于风险率。③对于反复发作，病情迁延不愈者，应用激素适当延长时间有益。不利方面：①病毒性心肌炎急性期，心肌损害主要是由于致病病毒直接侵犯心肌所致。此时应用激素不利于限制病毒复制。②抑制干扰素的合成和释放，引致机体防御功能下降，导致病毒繁殖加速和病情加重。

大多数学者认为，急性病毒性心肌炎在发病10～14天内，病情并非严重者，不主张用激素，但有下述情况者：①严重的脓毒血症、高热等；②短期内心脏急剧增大；③急性、严重心力衰竭；④心源性休克；⑤严重心律失常，包括三度房室传导阻滞、持续室性心动过速或其他恶性心律失常；⑥合并多脏器损害等。应用激素可抑制心肌炎症水肿，抑制免疫反应，减轻毒素作用，应尽早应用激素。

激素剂量及用法：泼尼松龙200～300mg/d静脉滴注或地塞米松10～30mg/d，分次静脉推注或氢化可的松200～300mg/d静脉滴注，连用3～7天。病情改善后改口服地塞米松4～8mg/d或泼尼松10～40mg/d，并依病情减量或停药，一般病程不超过2周。慢性期一般不用激素，但如为慢性迁延性病毒性心肌炎或心肌的损害释放自身抗原，激发或加重自身免疫反应时，应用激素治疗可抑制免疫反应，减轻心肌炎病变，提高生存率。

2.其他免疫抑制剂

①糖皮质激素＋硫唑嘌呤，心肌炎性浸润减轻，左心室射血分数提高。②普乐克复(FK-506)作用强，抑制T、B细胞功能似乎较好。③FTY720新型合成制剂，作用机制有待阐明。

### （四）免疫调节剂

目前多数研究发现病毒性心肌炎患者存在免疫失控，故免疫调节剂治疗病毒性心肌炎可能有益。常用药物包括：①干扰素：抗病毒及调节细胞免疫作用已被肯定。许多研究均提示它对病毒性心肌炎有防治作用，能抑制心肌内病毒复制。每支1.5～2.5万U，每天1～2支肌内注射，2周为一疗程。②胸腺素：刺激T淋巴细胞成熟，增加E花环的形成，增加主动免疫功能。每天肌内注射10mg，共3个月，然后改为肌内注射10mg，2天1次，共6个月。③免疫核糖核酸：一种传递免疫信息的物质，能将供体的免疫信息传递给受体，具有免疫重建作用。每2周皮下或肌内注射3mg，共3个月，以后每月注射3mg，连续6～12个月。④转移因子：能调节和增强机体免疫功能。每次肌内或皮下注射 1mg，每周 1～2 次。⑤多克隆免疫球蛋白及 TNF-α 抗体：可用于病毒性心肌炎的治疗。在儿童，大剂量的人血丙种球蛋白静脉滴注可加快心脏的恢复，减少病死率。

新近的欧洲心脏炎性疾病治疗及流行病学多中心研究证实，在心肌中有巨细胞病毒基因持续存在的患者可应用高效价免疫球蛋白。心肌炎患者肠道病毒 PCR 检测阳性患者可应用 α 干扰素。

### （五）纠正心律失常，防治心衰和休克

1.心律失常的治疗

病毒性心肌炎常并发各种心律失常，处理方法与一般心律失常相同，但忌用β受体阻滞剂。处理原则：①疗效好、不良反应少；②有循证医学证据；③病情危重，影响血流动力学，先静脉给药，有效或病情稳定者，改为口服。室上性心律失常，包括房性、交界性期前收缩，阵发性室上性心动过速，心房扑动及颤动等，可选用普罗帕酮、莫雷西嗪、β受体阻滞剂（美托洛尔、比索洛尔、索他洛尔、阿罗洛尔等）、胺碘酮等，心房扑动或颤动可用毛花苷丙、毒毛花苷 K 等。室性心律失常，可用胺碘酮、β受体阻滞剂、利多卡因、普罗帕酮、美西律等，心室颤动可用电复律或安装临时/永久起搏器等。缓慢心律失常（AVB、严重窦性心动过缓、病态窦房结综合征等），根据病情选用阿托品、异丙肾上腺素、激素或安装临时/永久起搏器等。目前有学者认为，出现缓慢型心律失常者，尽早按照临时起搏器，可避免药物的不良反应，有利于患者的康复。

2.防治心衰及休克

急性病毒性心肌炎，出现心衰或休克，多数提示炎症范围广、病情重，需尽快抢救、合理治疗。心力衰竭处理方法与一般心衰基本相同，即半坐卧位、低盐饮食、吸氧，给予强心、利尿、血管扩张剂。心肌炎患者对洋地黄的耐受性较低，用量为常规剂量的1/2～2/3。利尿应避免过度，防止发生低血压，注意水、电解质、酸碱平衡。严重心力衰竭同时伴有低血压、休克时，应做床边血流动力学监测。在监测下应用多巴胺、多巴酚丁胺等药物，并在血压提升后联用降低心脏负荷的药物如硝普钠、硝酸甘油、乌拉地尔等。当上述治疗效果不满意时，暂时的机械辅助循环如主动脉内球囊反搏术、部分或完全心肺转流术可能帮助患者度过危险。

### （六）中药治疗

黄芪有抗病毒及调节免疫的功能，对干扰素系统有激活作用，在淋巴系统中可诱导生成 γ 干扰素，可口服黄芪口服液（每支含生药黄芪 15g）1 支，每天 2 次或黄芪注射液（每支 2mL 含黄芪 4g），每天肌内注射 1～2 次或 5%葡萄糖溶液 500mL 内加黄芪注射液 4～5 支静脉滴注，每天 1 次。生脉饮对心肌炎有好处。板蓝根、牛磺酸、连翘、大青叶、虎杖、苦参等中药有研究认为对病毒性心肌炎可能有效。但因实验设计及诊断标准的偏差，是否上述中药对病毒性心肌炎有确切疗效，还有待于进一步观察研究。

### （七）钙拮抗剂、$\alpha_1$ 受体拮抗剂和血管紧张素转换酶抑制剂

动物研究表明，这些药物可减少心脏负荷，减轻心肌损伤，具有明显的心肌保护作用，是治疗病毒性心肌炎的有潜力的药物，但在人心肌炎中的疗效有待研究。

# 第五节　心房扑动

心房扑动(简称房扑)介于房性心动过速与心房颤动之间,是心房快速而规律的电活动,分为阵发性房扑和持久性房扑。

## 一、病因和发病机制

器质性心脏病是房扑发生的主要病因,最常见于风湿性心脏病(二尖瓣狭窄多见),其次为冠心病、心肌病、心肌炎、高血压心脏病、病态窦房结综合征、房间隔缺损、慢性肺源性心脏病、肺栓塞、心包炎等。甲状腺功能亢进、糖尿病性酮症酸中毒、低钾血症、缺氧、全身感染、胆囊炎、脑出血、药物中毒等心外疾病亦可诱发房扑。无器质性心脏病者发病多为阵发性房扑。

## 二、临床表现

1.症状

患者临床症状轻重,取决于心室率的快慢及原有心脏病的严重程度,可表现为心慌、胸闷、心绞痛、心力衰竭、甚至休克、昏厥等。

2.体征

心室率在140～160次/分左右,一般心室律规则,但当房室传导比例的固定性关系发生变化时,脉搏可变为不规则,与房颤相似,可出现脉搏短绌。按摩颈动脉窦或压迫眼球可使心室率减慢或突然减半;解除压迫后又即恢复到原有心率水平。仔细听诊心脏有时可听到心房收缩音;观察颈静脉可能看到心房收缩引起的频数静脉搏动,超过心搏率。还应注意有无肺部体征、心衰体征等。

## 三、诊断

心电图上快速、绝对规则的锯齿状F波,心房率250～400次/分,不论心室节律是否匀齐,即可诊为房扑。但当房扑的房室传导比例为2∶1或1∶1时,应与阵发性室上性心动过速、窦性心动过速等相鉴别,见表3-5-1。房扑2∶1下传伴完全性左束支阻滞时尚应与室性心动过速相鉴别,见表3-5-2。

表3-5-1　2∶1下传房扑与窦性心动过速、阵发性室上性心动过速的鉴别

| | 心房扑动 | 窦性心动过速 | 阵发性室上性心动过速 |
|---|---|---|---|
| 发生与终止 | 可突然发作,不易自行终止 | 逐渐 | 突发突止 |
| 心室率 | 多为140～160次/分,多为心房率的1/2或1/4 | 常<160次/分,与心房率相同 | 多为160～240次/分,多与心房率相同 |
| 心律 | 可呈间歇性不规则或心室率突然减半 | 多有轻度不齐 | 节律规则 |
| 年龄 | 多为年长者 | 不定 | 多为年轻 |

续表

| | 心房扑动 | 窦性心动过速 | 阵发性室上性心动过速 |
|---|---|---|---|
| 伴有的心脏病 | 常有 | 不定 | 不定 |
| 压迫颈动脉窦 | 心率可暂时减慢，而心律不规则或突然减半 | 心率可暂时减慢，但逐渐又可恢复至原来水平 | 部分患者可停止 |
| 颈静脉搏动 | 频率与室率不一致 | 频率与室率一致 | 频率与室率一致 |
| 心电图 | 可见到锯齿状 F 波，F 波之间无等电位线，有时 F 波不易辨认 | 有 P 波，与窦性心律时的 P 波一致 | 有 P′波，形态异常，有等电线，发作停止时可能发现预激综合征 |

表 3-5-2　2∶1 房扑伴完全性左束支阻滞与室性心动过速的鉴别

| | 2∶1 房扑伴完全性左束支阻滞 | 室性心动过速 |
|---|---|---|
| 临床表现 | 有心悸感，血流动力学多稳定 | 多有血压下降，甚至休克 |
| F 波 | 必有 | 罕有 |
| F 波与室波频率之比 | 固定 2∶1 | 不一定为 2∶1 |
| F-R 间期 | 固定 | 不固定 |
| 心室率 | 125～200 次/分 | 150 次/分左右 |
| R-R 间隔 | 相等 | 可不相等 |
| QRS 波时限 | 多为 0.12～0.14 秒 | 多≥0.14 秒 |
| QRS-T 波形 | 呈左束支阻滞图形 | 视心室起搏点位置而定 |
| 畸形 QRS 持续时间 | 较长 | 较短 |
| His 束电图 | V 波前有 H 波，HV 间期正常 | V 波前无 H 波 |

## 四、治疗

除了对极短阵发作的心房扑动且无器质性心脏病依据的患者可以观察外，房扑患者均应转复为窦性心律，预防复发或单纯控制心率以缓解临床症状。房扑的总体治疗原则和措施与房颤相同。

### （一）控制心律、心率治疗

1.非药物疗法

（1）直流电同步复律：是治疗房扑最简单有效的治疗，成功率达 90%～100%，房扑电复律所需的能量可小于房颤。电复律可从双相波 50J 开始。房扑发作时有心绞痛、晕厥或其他血流动力学不稳定表现者，宜首选直流电复律；对持续性房扑药物无效者，亦宜用电复律。某些药物（如普罗帕酮）在转复房扑时，可造成传导加速而使室率突然加快，患者出现严重症状，应考虑立即行电复律。

（2）心房超速刺激与短阵猝发刺激：可终止大多数典型心房扑动，即将电极导管插至食管的心房水平，以超过心房扑动频率刺激心房，终止折返机制引起的心动过速。如电复律无效或已应用大剂量洋地黄不适宜电复律者，可考虑，但应排除以下禁忌证：①食管疾病如食管癌、严重食管静脉曲张等；②持续性心房颤动；③有严重心脏扩大、重度心功能不全；④心电图有心肌缺血改变、近期未控制的不稳定型心绞痛或心肌梗死；⑤急性心肌炎、心内膜炎、心包炎以及肥厚型梗阻性心肌病等；⑥严重电解质紊乱、心电图QT间期明显延长，高度房室阻滞，频发多源性室性期前收缩，尖端扭转型室速；⑦严重高血压患者等。但上述③～⑥因紧急治疗需要终止心动过速或需鉴别心动过速类型时不在此限，应根据条件权衡。病态窦房结综合征患者在心房扑动被终止后可出现窦性静止或窦房传导阻滞，应及时起搏心房，以免发生意外。

(3)射频消融：房扑的药物疗效有限，而射频消融可根治房扑，成功率高，手术并发症也相对较少，已有指南推荐其为房扑的首选方案。

2.药物治疗

对血流动力学状态稳定的患者，应首先以降低心室率为治疗目标。根据患者情况，可选择药物治疗，包括：洋地黄、β受体阻滞剂、维拉帕米、胺碘酮等，具体如下：

(1)洋地黄制剂：房扑伴心衰的患者，首选该类药物。可用毛花苷C 0.4～0.6mg稀释后缓慢静注，必要时于2小时后再给0.2～0.4mg，使心室率控制在100次/分以下后改为口服地高辛维持。大多先转为房颤，于继续用或停用洋地黄过程中，可能恢复窦性心律；少数从房扑转为窦性心律。用药前应先询问患者既往洋地黄制剂应用史，预防洋地黄中毒。

(2)β受体阻滞剂：美托洛尔、艾司洛尔、普萘洛尔等药物可延长房室交界区不应期和减慢房室传导，减慢心室率。

(3)非二氢吡啶类钙拮抗剂：首选维拉帕米，用法：5～10mg稀释后缓慢静注，不推荐口服。偶可直接复律或经房颤转为窦律。亦可应用地尔硫䓬。

(4)ⅠA(如奎尼丁)或ⅠC(如普罗帕酮)类抗心律失常药物：能转复房扑并预防复发，但由于奎尼丁减慢心房率和对抗迷走神经作用，反而会使心室率加快，因此应事先以洋地黄、非二氢吡啶类钙拮抗剂或β受体阻滞剂减慢心室率。合并冠心病、心力衰竭等患者，不宜应用，易导致严重室性心律失常。

(5)胺碘酮：合并冠心病、心力衰竭的房扑患者可选择。用法：0.2g每日3次，口服1周；后减为0.2g每日2次，口服1周；再减为0.2g每日1次口服；维持量0.2g/d，5～7天/周，对预防房扑复发有效。

(6)索他洛尔：亦可用于房扑预防，但不宜用于心肌缺血或左室功能不全的患者。用法：每天80～320mg口服。

值得注意的是，如房扑持续发作，Ⅰ类与Ⅲ类药物均不应持续应用，治疗目标旨在减慢心室率，保持血流动力学稳定。对于房扑伴1∶1房室传导，多为旁道快速前向传导。可选用延缓旁道传导的奎尼丁、普罗帕酮、普鲁卡因胺、胺碘酮等，而禁用延缓房室结传导而旁道传导增加而加快室率的洋地黄和维拉帕米等。

### (二)抗凝治疗

已有研究表明，房扑与血栓栓塞事件也有明显相关性，因此也强调抗凝治疗，原则与心房颤动相同。

### (三)病因治疗

病因未控制，房扑难以消除，心室率也难以控制，故应积极治疗病因。

# 第六节　心房颤动

心房颤动(房颤 AF)是指心房丧失了正常的、规则的、协调的、有效的收缩功能而代之以350～600次/分的不规则颤动,是最常见的室上性快速心律失常,并且发病率随着年龄增长而上升。WHO将其定义为:“心房律紊乱的无规则的电活动,心房波不明显,基线由一系列形态、间期和幅度不规则变化的波形组成;未出现高度或完全性房室传导阻滞时,心室律不恒定且完全无规律”。绝大多数见于器质性心脏病的患者,其中以风湿性心瓣膜病、冠心病和高血压性心脏病最为常见。其在人群中的总发生率约0.4%,60岁以下患者AF发生率约为1%,75～84岁发生率为12%,而1/3的房颤患者年龄超过80岁。合并房颤的患者,发展为心力衰竭的风险增加3倍,痴呆及死亡率风险增加2倍,如无适当抗凝,脑卒中风险增加5倍,并且随着年龄增加而风险上升。

## 一、病因与发病机制

### (一)病因

1.心血管疾病

所有能对心房肌产生影响,导致包括心房扩张、心房肌增生、缺血、纤维化、炎症浸润和渗出等改变的心脏病都可导致房颤,常见的有:

(1)风湿性心瓣膜病:二尖瓣疾病伴发房颤最常见,包括二尖瓣狭窄和二尖瓣反流,患者房颤发生率分别为40%和75%。房颤发生与患者年龄、病史长短、左房增大、P波异常、PR间期延长和房性期前收缩有关。联合瓣膜病房颤发生率很高,而单纯主动脉瓣膜疾病和其他瓣膜疾病伴发房颤的概率很低。

(2)冠心病:当出现心肌梗死、心肌硬化、合并充血性心力衰竭时,AF的发生率大为增加。急性心肌梗死并发AF的发生率约11%,其中高龄、高血压病、左室射血分数降低、未行急诊PCI术、糖尿病以及出院后无法耐受β受体阻滞剂治疗者,更易出现AF。

(3)高血压性心脏病:高血压病可致心肌肥厚,从而导致心电生理异常,心肌缺血及心肌纤维化,最终心室顺应性减退,心房压升高及左房增大,加重心肌缺血,从而诱发房性电生理紊乱而导致AF。

(4)心肌病:几乎所有不同类型的心肌病均可发生AF,发生率约为15%～25%。

(5)心肌炎:心肌炎可出现各种类型心律失常,少数患者出现AF,心肌的炎症浸润、心肌缺血、心功能下降等均可作为诱发AF的原因。

(6)先天性心脏病:各种先天性心脏病中,以房间隔缺损的AF发生率最高,约为20%。随着年龄增长,AF发生率有逐步升高趋势,60岁以上者高达52%。

(7)缩窄性心包炎:一般患者AF的发生率约为35%,高龄患者可高达70%。其他心包疾患,如心包积液也可伴发房颤。

(8)病态窦房结综合征:包括窦性心动过缓、窦性停搏和快慢综合征。约50%的病态窦房结综合征患者有房颤。

(9)预激综合征:10%~30%的预激综合征患者,特别是 Wolf-Parkinson-White(WPW)综合征患者会发生房颤。其机制可能为心房内压力和容积升高,心房不应期缩短,房内传导时间延长等。

(10)心脏手术:各种心脏手术后房颤的发生率都很高,在冠脉搭桥术后 AF 发生率可高达 25%;二尖瓣狭窄患者在行瓣膜分离术后,AF 的发生率达 24%~47%;在瓣膜置换术后约 32%患者发生 AF;心脏移植术后为 24%。通常在高龄、术前曾有阵发性房颤发作或存在一定程度的二尖瓣关闭不全的患者中。

(11)其他心血管疾病:包括感染性心内膜炎、二尖瓣脱垂、二尖瓣环钙化、心脏肿瘤等。

2.非心血管情况

非心血管的状态、疾病等也可导致房颤,如:①年龄:随着年龄增加,AF 发生率也上升;②代谢性疾病:如甲亢、甲减、低血糖、肥胖等;⑧电解质紊乱:如低钾血症,低镁血症等;④呼吸系统疾病:如肺心病、肺栓塞、阻塞性睡眠呼吸暂停综合征等;⑤风湿性疾病:如风湿热、系统性红斑狼疮、强直性脊椎炎等,若累及心肌及传导系统,可产生 AF;⑥不良生活习惯:如饮酒、抽烟;⑦低温和拟交感类药物等。

3.其他

包括:①特发性房颤:也称孤立性房颤,占 15%,指没有器质性心脏病,也没有其他常见促发房颤的原因,是一种排除性诊断。一般认为此种房颤是良性的、功能性的、不合并器质性心脏病。②家族性房颤:约占 5%。最早 AF 的基因定位于染色体 10q22-q24,但陆续发现其他基因位点,表明家族性 AF 可能是多基因疾病;③自主神经性房颤:交感神经或副交感神经活动异常,都可产生致心律失常作用,许多患者 AF 发作都是出现在副交感神经和交感神经张力增强的时候。

## (二)发病机制

心房结构异常和(或)电活动异常,导致异常冲动的产生及传播,最终形成房颤。而具体机制很复杂,主要有以下几点:

1.心房结构异常

不同原因所致的心房增大、心房肌萎缩、纤维化、胶原纤维重分布等,有利于 AF 的维持。心房肌局部肾素-血管紧张素-醛固酮系统激活,可促进间质纤维化心肌功能及结构改变,电冲动及不应期异常,这些是心律失常的基础。

2.电生理异常

(1)触发机制:目前得到公认的有两种:①快速发放冲动灶学说:1997 年 Haissaguerre 等提出:左、右心房,肺静脉、腔静脉、冠状静脉窦等开口部位或其内一定距离处(存在心房肌袖)有快速发放冲动灶,驱使周围心房组织产生房颤,由多发微波折返机制维持,快速发放冲动停止后房颤仍得以维持。这也是射频消融治疗中肺静脉隔离的电生理基础;②多发微波折返学说:1962 年 Moe 等提出:多发微波以紊乱方式经过心房,互相碰撞、再启动和再形成,并有足够的心房组织块来维持折返。

至今仍无一种学说能够完全解释 AF 的所有发生机制,可能 AF 本来就是多种机制并存和综合作用的结果。

(2)维持机制:房颤得以维持的假说主要有以下几种:①异质性的传导和不应期造成多个

独立的折返小波;②≥1个的快速发放冲动灶,可能与心脏神经节丛的活性相关;③>1个的房颤转子或者螺旋波折返。不同快速发放冲动灶或转子引发的电活动会因不应期不同而使心房收缩不规则,即房颤。

心房肌不应期缩短,其离散度增加,动作电位时程缩短,使AF持续或终止后再启动,发作间期延长直至持久性(房颤连缀现象)。此外,AF还抑制窦房结功能,增加异位搏动发生和再启动房颤的能力。AF终止后电重构约在一周后消失。心房肌细胞离子通道发生功能性变化,成为维持AF的功能性基质,也可能是AF启动的机制。钠离子通道密度下降,钙先超负荷然后钙离子通道密度下降,使传导速度减慢,有效不应期缩短,动作电位时程缩短,AF易于维持。钾离子通道的种类多,其变化较为复杂,其中乙酰胆碱敏感性钾通道仅存在于心房肌,其密度的改变在房颤的诱发及维持方面具有重要作用。

(3)自主神经介导的房颤:交感神经或副交感神经活动异常,都可产生致心律失常作用。刺激交感神经可增加细胞内钙离子浓度,降低心房肌动作电位除极幅度。乙酰胆碱可激活Ikach,缩短心房肌的动作电位时间和不应期,增加了折返的易感性。因此,交感神经介导的房颤主要由于心房肌兴奋性增高,触发激动及小折返环形成,因而可表现房速与房颤的混合存在。迷走神经介导的阵发性房颤主要是心房肌不应期的缩短和较大折返环形成,表现为房扑,进而恶化为房颤。而正常的心脏是迷走神经活动占优势,因此对正常的心房组织主要是受迷走神经的影响,迷走神经活动减弱常常是器质性心脏病早期特点之一;对于病变的心房组织,更多见的是交感神经活动的异常。自主神经系统在阵发性房颤发生中的作用主要是由于心房肌对其介质的敏感所致,而不是自主神经系统本身的疾病所引起。

### (三)病理生理变化

心房收缩为静息时左室每搏量提供大约20%支持,AF时这种支持消失,同时由于心室律不规则,心动周期的明显不同导致每搏排出量不同,且心室率快,心动周期短则心室压力、充盈量、心排出量均降低,产生的低血压和心率过快又使冠脉血流量减低。心房有效收缩丧失、房室瓣关闭不全形成一定程度回流、血栓栓塞等均使全身血流动力学恶化。

房颤可产生严重的临床后果:①促使血栓栓塞和休克,加重或诱发心绞痛或心衰;②血流动力学不良,使心排出量降低15%~40%;③降低左室收缩功能,可致心动过速性心肌病,造成总死亡率及心脏病相关死亡率升高。

## 二、临床表现

房颤临床表现多样,症状轻重取决于发作时的心室率、心功能情况及原有疾病状态,多有心悸、胸闷胸痛、乏力、疲劳、呼吸苦难、头晕、黑矇等表现,亦可无症状。体格检查可见心律绝对不齐,第一心音强弱不等,脉搏短绌。

## 三、房颤类型

根据欧洲心脏病学会(ESC)公布的《心房颤动管理指南》,房颤分为以下类型。

1.首次诊断的房颤

指之前未曾诊断过第一次心电图发现的房颤,无论持续时间或房颤相关临床症状的严重程度如何。

2.阵发性房颤

多数病例在48小时内终止，部分患者可能持续至7天，在7天内被复律的房颤仍视为阵发性。

3.持续性房颤

发作时间大于7天，包括7天或更长时间后通过复律(包括药物或者电复律)终止发作的房颤。

4.长程持续性房颤

房颤发作时间持续超过1年，拟采用节律控制策略。

5.永久性房颤

指房颤已被患者及其经治医生接受，不考虑节律控制策略。如采取节律控制治疗，该类型将重新分类为长程持续性房颤。

6.孤立性房颤

患者可能偶尔体检或者缺血性卒中或者心动过速心肌病为首发症状，可为上述五种类型中的任何一种。

心力衰竭与血栓栓塞是房颤常见的并发症。心力衰竭与房颤常互为因果，互相加重，随着房颤持续时间的延长患者心衰症状会逐渐加重，包括心悸、胸闷、气促等，重者不能平卧，呼吸困难明显。血栓栓塞以脑栓塞最为常见，可表现为头晕、黑朦、晕厥、视力下降、听力下降等症状，需引起重视。

## 四、治疗

房颤的治疗目的是消除或减轻症状，提高运动耐量和生活质量，预防血栓栓塞和心力衰竭并发症，降低房颤的致残率和死亡率。治疗目标是减少血栓栓塞事件和控制症状，而前者越来越受到重视。

房颤急性发作期的治疗目的：①评价血栓栓塞的风险并确定是否给予抗凝治疗。②维持血流动力学稳定。③减轻房颤所致的症状。预防血栓栓塞是房颤急性发作期治疗的首要措施。

### (一)预防血栓栓塞事件

1.风险评估

心房颤动最常见、最严重的并发症是附壁血栓脱落造成重要器官的栓塞表现，特别是脑栓塞，它是导致心房颤动患者死亡的主要原因，预防血栓栓塞是房颤治疗中非常重要的一部分，而目前主要措施是抗凝治疗。但是不同患者的抗凝治疗方案是不同，根据ESC房颤指南推荐的CHA2DS2-VASc评分(表3-6-1、表3-6-2)确定是否需要抗凝和选用药物。

**表3-6-1　$CHA_2DS_2$-VASc评分**

| 房颤栓塞的危险因素 | 评分 |
|---|---|
| 充血性心力衰竭/左室功能不全 | 1 |
| 高血压 | 1 |

续表

| 房颤栓塞的危险因素 | 评分 |
| --- | --- |
| 年龄>75岁 | 2 |
| 糖尿病 | 1 |
| 卒中/TIA/血栓栓塞 | 2 |
| 血管疾病* | 1 |
| 年龄65～74岁 | 1 |
| 女性 | 1 |
| 最高总分 | 9 |

注：* 血管疾病包括心肌梗死、复杂的主动脉斑块、外周动脉疾病(含既往的血管再通、PAD截肢、造影证实的PAD等)

**表3-6-2 $CHA_2DS_2$-VASc评分与抗凝药物的选择**

| $CHA_2DS_2$-VASc评分 | 药物选择 |
| --- | --- |
| <1分 | 阿司匹林81～325mg |
| =1分 | 华法林,新型口服抗凝药 |
| ≥2分 | 华法林,新型口服抗凝药 |

抗凝治疗的确减少了栓塞事件尤其是卒中事件的发生,但同时也增加了出血风险,有时甚至造成致死性出血。因此对于抗凝可能引起的出血风险也受到广泛关注,可以参考2010年ESC房颤指南推荐的HAS-BLED评分评估(表3-6-3),主要包括高血压、异常的肝肾功能、卒中史、出血、不稳定的国际标准化比率(INR)、高龄、药物(抗血小板药物、非甾体抗炎药物等)或酗酒等,有上述因素的患者容易发生出血并发症。HAS-BLED评分≥3分,提示患者有高出血风险,应密切监测INR、凝血功能,减少药物剂量,甚至更换药物。在抗凝过程中,应严密监测出血的风险。一旦发生出血,应视情况确定是否继续抗凝治疗。

**表3-6-3 HAS-BLED评分**

| 临床情况 | 评分 |
| --- | --- |
| 高血压 | 1 |
| 肝肾功能不全 | 各1 |
| 卒中 | 1 |
| 出血 | 1 |
| 异常INR值 | 1 |
| 年龄≥65岁 | 1 |
| BH药物或饮酒 | 各1 |

2.抗血栓药物治疗

包括抗凝治疗和抗血小板治疗。许多研究表明,对于中高危的房颤患者来说,抗血小板治疗没有获益或获益较少,且有出血风险(虽然很小但可确定),因此,抗血小板治疗在房颤治疗中的地位下降。

(1)抗凝药物

①华法林:维生素 K 拮抗剂,从 20 世纪 60 年代即用于房颤患者的卒中预防。华法林抗凝的 INR 目标值为 2.0～3.0,华法林初始剂量 2.5～3mg/d,2～4 日起效,5～7 日达高峰。华法林治疗开始后,每天监测 INR,直到连续 2 天 INR 在目标范围内,然后监测 2～3 次/周,共 1～2 周,稳定后减少至 1 次/月。中国人多数适合剂量为 2.5mg/d,部分需大量或显著较小剂量,华法林基因检测分型有助于指导用药剂量以尽快达标。对于 HAS-BLED 评分≥3 分的出血高风险的中国患者,有学者和研究认为华法林抗凝 INR 目标值为 1.6～2.5。许多研究均表明华法林能降低房颤患者的栓塞事件,但由于治疗窗窄、增加出血风险、需要监测、与多种药物及食物相互作用等原因,华法林在我国,尤其在老年患者中的使用情况并不理想。

②新型口服抗凝药(NOAC):目前主要包括达比加群、利伐沙班和阿哌沙班。指南推荐,既往脑卒中、TIA 或 $CHA_2DS_2$-VASc 评分≥1 分的非瓣膜性房颤患者均可应用新型口服抗凝药。但指南也指出,机械瓣及血流动力学障碍的二尖瓣狭窄患者,不推荐使用。这类药物不需要监测 INR 或部分凝血活酶时间(APTT),极大提高患者的依从性。且与华法林相比,与药物及食物间作用较少,颅内出血风险也低,有较大的临床应用前景。但 NOAC 价格昂贵,限制了其在临床的大量应用,而且其在国内获益及风险等还有待进一步观察。常用的达比加群酯推荐剂量是每日 2 次,每次 110mg。

(2)抗血小板药物:常用方案为阿司匹林单用或波立维与阿司匹林联合用药。但如前所述,目前研究表明无论哪种方案其临床获益小,且出血风险无明显降低,指南不推荐其用于中、高危患者的抗栓治疗。

抗血栓药物治疗的选择,取决很多因素,比如患者的危险分层、出血风险、依从性、经济情况等,因此,选择药物要个体化,并且与患者充分沟通告知,选择对患者最佳的治疗方案。

(3)紧急复律前用药:需紧急复律时,也应根据情况抗凝,推荐肝素或低分子肝素或Ⅹa 因子/凝血酶抑制剂。

3.抗血栓非药物治疗

包括经皮左心耳(LAA)封堵或是心脏手术时进行左心耳封堵或切除。因为房颤患者主要在 LAA 形成附壁血栓,若能封堵或切除左心耳,则能降低临床血栓事件。对于不能耐受抗凝治疗的患者,经皮左心耳(LAA)封堵也是一个选择或者有其他心脏手术适应证时进行左心耳封堵或切除。但因为左心耳的解剖复杂致使封堵或切除不完全、手术相关并发症等,并不将手术抗血栓治疗作为推荐。

### (二)控制心律治疗

虽然研究表明,控制心律治疗不能改善患者预后,复律治疗可以改善患者症状,尤其对于年轻、初发、合并急性疾病等患者。根据不同情况,可以选择直流电复律、药物复律、药物维持心律或者射频消融等手术治疗等。

1.直流电复律、药物复律

(1)适应证:①心房颤动病史不超过一年,心脏无显著扩大,且心力衰竭已纠正者(房颤病程较长,心脏扩大者,复律成功率下降,复律后也难维持);②基础病因去除后仍有房颤者,如甲状腺功能亢进控制者,二尖瓣手术后等;③超声心动图检测心房内无血栓,左心房内径<

45mm 者;④房颤伴心衰、心绞痛或心室率增快,药物难以控制者;⑤有栓塞病史者(复律治疗有预防血栓再次形成的意义,但复律要在栓塞 3 个月后进行,且术前要抗凝);⑥心房颤动伴肥厚型心肌病者。

(2)禁忌证:①心房颤动持续>1 年;②基础病因心脏明显扩大或有明显心力衰竭者;③合并严重二尖瓣关闭不全且左心房巨大者;④病因未去除者;⑤非药物影响,心室率缓慢者;⑥合并病态窦房结综合征的阵发性或持续性心房颤动(慢-快综合征);⑦洋地黄中毒者。

(3)治疗方案

①预防血栓治疗:不论直流电复律还是药物复律,均应在复律前抗凝(表 3-6-4),房颤复律后,抗凝持续时间长短取决于患者血栓形成的风险大小。需指出的是:复律有引起血栓栓塞的危险,且药物复律与电复律发生血栓栓塞或脑卒中的危险性相同,两种复律方法的抗凝治疗相同。

**表 3-6-4 复律前抗凝方案选择**

| 临床情况 | 抗凝方案 |
| --- | --- |
| 房颤持续>48 小时或时间不详 | 复律前华法林至少 3 周,复律后 4 周(也可选择 NOAC);或复律前行经食管超声检查,若证实左心房无血栓,可复律,之后抗凝 4 周 |
| 房颤持续≥48 小时或时间不详,需紧急复律 | 在应用肝素或低分子肝素前提下复律,之后抗凝持续至少 4 周 |
| 房颤<48 小时,卒中高危 | 复律前或之后立即静脉应用肝素或低分子肝素或Ⅹa 因子/凝血酶抑制剂,复律后长期抗凝治疗 |

若患者已口服华法林,且 INR 2~3,可继续华法林治疗。若患者未使用口服抗凝药,应在急性期用普通肝素或低分子肝素抗凝。普通肝素应用方法:70U/kg 静注,之后以 15U/(kg·h)开始输注,以后根据活化部分凝血活酶时间(APTT)调整肝素用量,将 APTT 延长至用药前的 1.5~2.0 倍。或应用固定剂量的方法,即普通肝素 5000U 静注,继之 1000U/h 静脉滴注。

②直流电复律:应采用同步方式。起始电量 100J(双相波)或 150J(单相波)。一次复律无效,应紧接进行再次复律(最多 3 次)。再次复律应增加电量,最大可用到双相波 200J,单相波 300J。直流电同步电复律是安全有效的方法,几乎适用于所有首次发作的 AF 患者,成功率达 80%~95%,电复律前服胺碘酮或普罗帕酮,可提高电复律成功率,几乎达到 100%。以下血流动力学不稳定的房颤考虑行紧急同步电复律治疗:快速心室率房颤患者伴发严重心肌缺血症状、低血压、休克、意识障碍或急性心力衰竭;预激综合征伴房颤的患者出现快速心室率或血流动力学不稳定。电复律成功后仍需药物来维持窦性心律,通常选择胺碘酮。

③药物复律:对于血流动力学稳定但症状明显的患者可以使用药物复律。复律的主要目的是改善患者的症状。药物复律前必须评价患者有无器质性心脏病,据此来确定复律的药物选择,选择药物时将用药安全性置于首位。阵发性房颤药物复律效果较好,部分患者可自行复律,但持续性 AF 患者药物复律的成功率大大减少。药物复律应在医院内进行,应注意观察并处理所使用的药物可能出现的不良反应。需对复律后的患者进行一段时间的观察并确定稳定后才可离院。药物选择主要有以下几种:a.对于新发房颤,无器质性心脏病者,推荐普罗帕酮 1.5~2mg/kg 稀释后静脉推注>10 分钟,若无效可在 15 分钟后重复,最大量 280mg。不良反

应包括室内传导障碍加重、QRS波增宽、负性肌力作用，诱发或使原有心力衰竭加重，造成低心排血量状态。因此，心肌缺血、心功能不全和室内传导障碍者相对禁用或慎用。b.新发房颤患者，若无器质性心脏病，不伴有低血压或充血性心力衰竭症状，血电解质和QTc间期正常，可以考虑使用伊布利特：成人体重≥60kg者用1mg溶于5%葡萄糖液50mL内静脉缓慢推注。如需要，10分钟后可重复一次，最大累积剂量2mg。成人<60kg者，以0.01mg/kg剂量按上法应用。心房颤动终止则立即停用。肝肾功能不全者无须调整剂量，用药应监测QTc变化，开始给药至给药后4小时需持续心电图监护，防止发生药物促心律失常（如尖端扭转性室性心动过速）。c.没有明显器质性心脏病的新发房颤患者，还可考虑单次口服大剂量的普罗帕酮（450～600mg），这种策略应在医疗监护的条件下并能确保安全的情况下进行。d.有器质性心脏病的新发房颤患者，推荐静脉应用胺碘酮（5mg/kg，静脉输注1小时，继之50mg/h静脉泵入）。可以持续使用复律，一般静脉用药24～48小时。若短时间内未能转复，拟择期复律，可考虑加用口服胺碘酮（200mg/次，每日3次），直至累积剂量已达10g。e.其他药物：决奈达隆结构和特征与胺碘酮相似，与胺碘酮相比，决奈达隆不含碘，安全性增加，亲脂性降低，半衰期显著缩短至约24小时，用量400mg，2次/日。但决奈达隆复律效果较胺碘酮差；氟卡尼：200～300mg口服，可能的不良反应有：低血压、快速传导的房扑等。f.不推荐使用洋地黄类药物、维拉帕米、索他洛尔、美托洛尔用于房颤患者的转复。

2.维持窦性心律预防复发的药物治疗

在多数情况下，AF的复发不是某个单一因素所致，AF复律成功后，需要选择抗心律失常药物减少发作频率及持续时间，改善临床症状。但在治疗之前，应进行病因治疗，常见的因素有冠心病、瓣膜性心脏病、高血压和心衰、甲状腺功能亢进等，纠正病因房颤有时可以逆转。治疗开始前还应充分考虑心律失常药物使用的风险，包括致心律失常作用，选择药物首先考虑的是安全性，而不是效果。

（1）无器质性心脏疾病的AF患者可选择氟卡尼、普罗帕酮。氟卡尼可增加既往心肌梗死患者的死亡率，因此应避免应用于心肌缺血的患者。高血压心脏病的AF患者，如无冠心病或无明显心室肥厚（左室壁厚度≤1.4cm）可选用氟卡尼、普罗帕酮和索他洛尔，此时胺碘酮作为二线用药。氟卡尼、普罗帕酮均有负性肌力作用，因此不能用于左室功能不全的患者。以下患者也应慎用：窦房结功能不佳、房室传导阻滞、房扑、冠心病、Brugada综合征，肝脏基础疾病等。

（2）对于合并心衰、冠心病、明显心室肥厚的高血压心脏病的患者可以首选胺碘酮。但合并窦房结功能不佳、房室传导阻滞、肺基础疾病、长QT间期的患者禁用或慎用。长期使用胺碘酮时，剂量可以100mg/d维持。胺碘酮主要不良反应是心率缓慢、明显QT延长，但较少发生尖端扭转室速，同时还可能影响甲状腺、肝功能、肺纤维化等。因此，胺碘酮不作为AF患者，尤其是年轻患者的首选药物。只有其他药物效果不佳或不能耐受时，才考虑。

（3）不合并心衰的AF患者可以考虑决奈达隆。它是胺碘酮的类似物，但不含碘。因此决奈达隆不良事件的发生率比胺碘酮低，但相对的疗效也不如胺碘酮。决奈达隆会增加心衰患者的死亡率，不良反应还有减慢心率，增加QT间期、可能发生尖端扭转室速。

（4）其他AF患者药物的选择：①对于迷走神经介导的AF，有抗胆碱能作用的长效丙吡胺是一个较好的选择，氟卡尼和胺碘酮可分别作为第二和第三选择，但不宜用普罗帕酮，因后者有内在B阻滞活性,可能加重迷走神经介导的AF。②对于交感神经介导的AF,首选β受体阻滞剂治疗,索他洛尔和胺碘酮可作为替代治疗。对于孤立性AF患者,可先试用B受体阻滞剂,但氟卡尼、普罗帕酮和索他洛尔更有效,胺碘酮和多非利特可作为替代治疗。除非胺碘酮无效,一般禁用奎尼丁、普鲁卡因胺和丙吡胺。

3.维持窦性心律预防复发的非药物治疗

(1)射频消融:难治性房颤或不能耐受抗心律失常药物的AF患者.若症状明显,可以选择射频消融治疗。术前应仔细评估房颤分型、其他治疗的可能、心脏基础疾病、患者倾向等。在症状反复发作的阵发性房颤患者中,临床医生在权衡药物和导管消融治疗利弊后,在抗心律失常药治疗前进行导管消融是一个合理的初始心律控制策略。有证据支持在经验丰富的中心,对于年轻、无结构性心脏病的阵发性AF患者其效果最好。但对于长程持续性、老年或合并心衰的患者,射频消融的安全性及疗效尚不明确。

(2)心脏起搏器:合并病态窦房结综合征(SSS)或有时抗心律失常药物会进一步降低窦房结功能,AF患者会出现心率缓慢,此时可以考虑植入心脏起搏器。而与右室起搏相比,心房起搏或双腔起搏能明显降低术后AF的发生率。

(3)迷路手术:因其他适应证进行心脏手术的患者,评估效益比后,可以考虑同时进行迷路手术治疗。或者其他方法不能控制,症状非常明显的AF患者也可以考虑单纯的迷路手术治疗。

### (三)控制心室率治疗

AF患者控制心室率治疗很重要,能够缓解患者症状,并降低患者发展为心动过速性心肌病的可能。治疗目标:安静时心室率保持在60～80次/分,轻微运动后不超过100次/分。

1.药物治疗

应根据患者自觉症状程度、血流动力学情况、是否合并心衰、AF病因等综合因素选择药物。若需要紧急控制心室率,则选择静脉药物或者电复律(见上述),若血流动力学稳定,无须紧急控制心室率,则推荐口服药物治疗。具体药物有:

(1)β受体阻滞剂:最常用的药物,包括艾司洛尔、普萘洛尔、美托洛尔等。用法:艾司洛尔0.25～0.5mg/kg静注(>1分钟),续以50μg/(kg·min)静滴维持;或普萘洛尔1mg于5分钟内静注,必要时每5分钟可重复,最大剂量可达5mg,维持剂量为每4小时1～3mg;或美托洛尔5mg,5分钟内静注,必要时5分钟可重复,最大剂量10～15mg。口服方法是25～100mg每天2次。与地高辛联合治疗,能更快控制心室率,但要注意防止心率过慢。

(2)非二氢吡啶类钙通道阻滞剂:包括地尔硫草、维拉帕米。用法:地尔硫草常采用“15法则”,即2分钟静注15mg,必要时15分钟后重复1次,继以15mg/h静滴维持,调整输液速度,使心室率达到满意的控制;或维拉帕米,用法是每10分钟静注5～10mg,必要时30～60分钟后重复1次。应注意这两种钙拮抗剂均有一定的负性肌力作用,可导致低血压,维拉帕米更明显,因此左心室收缩功能不全,失代偿心衰的患者不宜使用。同时,合并预激综合征或可能有旁路的AF患者也不推荐使用,因为会提高心室率造成低血压或室速。

(3)地高辛:是伴有心力衰竭、肺水肿的快速AF首选药物,但必须首先排除预激综合征并发的AF,并询问患者近期内洋地黄类药物应用情况。用法:0.2～0.4mg静注,必要时2～6小时可重复使用。若近期内曾口服洋地黄制剂者,可在密切观察下予地高辛0.2mg。口服剂量为 0.125～0.25mg，每天 1 次。

2.房室结消融

药物控制心室率不佳，症状明显的 AF 患者可以考虑房室结消融并植入永久起搏器，可以改善症状，提高生活质量。其中心动过速性心肌病的患者获益最大，而老年患者并不推荐，因为可能产生起搏器依赖。术后患者无须药物控制心室率。

### （四）病因治疗

正如前所述，房颤治疗开始前，应先评估可能病因，如病因未控制，心房颤动难以消除，心室率也难以控制，故应积极治疗病因。包括甲状腺功能亢进、肺部感染、低氧血症、心脏瓣膜疾病、心衰等。

### （五）房颤急诊诊疗流程

急诊处理房颤时，要遵守血流动力学第一和重视器质性心脏病两项原则。如果血流动力学不稳定，如心室率大于 150 次/分、持续胸痛、收缩压低于 90mmHg、心衰、意识不清者，应该立即电复律。相对稳定的患者可以使用药物，但要根据有无器质性心脏病进行选择。无器质性心脏病可用普罗帕酮或伊布利特，反之应该使用胺碘酮。选择药物应该以安全性置于首位。

### （六）特殊房颤治疗

1.预激综合征（WPW）伴房颤

若心室率显著增快引起血压降低，甚至晕厥或伴有心衰、肺水肿时应紧急处理，首选同步直流电复律，无条件时只有胺碘酮可以选择。相对稳定患者可选用胺碘酮、普罗帕酮、普鲁卡因胺或依布利特等抗心律失常药物，使旁路传导减慢从而降低心室率，恢复窦律。控制心室率避免使用 β 受体阻滞剂、非二氢吡啶钙拮抗剂、洋地黄和腺苷等药物，因这些药物阻断房室结的传导、房颤通过旁路下传使心室率反而增快。对这类患者推荐射频消融治疗。

2.合并急性冠脉综合征（ACS）

考虑为 ACS 的新发房颤患者，若血流动力学不稳定、持续缺血、胸痛明显、心室率控制不佳，推荐直流电复律。相对稳定患者，若无禁忌证，推荐静脉应用 β 受体阻滞剂，若合并心衰则可以静注地高辛或胺碘酮，控制心室率并改善心功能。而 $CHA_2DS_2$-VASc 评分≥2 分的患者，推荐华法林抗凝或 NOAC。

3.合并急性或慢性肺部疾病

应纠正低氧血症和酸中毒，慢性阻塞性肺病（COPD）患者首选非氢吡啶类钙通道拮抗剂控制心室率。若因房颤造成血流动力学不稳定则需紧急电复律。

4.合并甲状腺功能亢进

若无禁忌，首选 β 受体阻滞剂控制心室率，否则选用非二氢吡啶类钙拮抗剂。

5.合并急性非心脏疾病

如高血压急症、术后、瓣膜炎症、肺栓塞等，多数情况下随着疾病的好转，AF 可自行终止。急性期首选 β 受体阻滞剂控制心室率。抗凝治疗的作用尚不明确，可能与疾病状态、患者危险分层及房颤持续时间相关。

6.合并心衰

若为代偿期，可选用 β 受体阻滞剂或非二氢吡啶类钙拮抗剂。地高辛在左心功能下降的患者中可改善平静时心室率，也可与 β 受体阻滞剂或非二氢吡啶类钙拮抗剂联合用药。胺碘酮为二线用药。若药物控制心室率不理想，可选择房室结消融。急诊控制心室率时，若无预激综合征，可静注β受体阻滞剂，但注意预防心衰加重、血压下降、心室率过慢等，也可静注地高辛。若均效果不佳，可以静注胺碘酮。

7.肥厚性心肌病

这类患者也应根据$CHA_2DS_2$-VASc评分决定抗凝方案，而抗心律失常药物可以选择胺碘酮或丙吡胺联合β受体阻滞剂或非二氢吡啶类钙拮抗剂。若药物治疗不佳或不能耐受，则可以考虑射频消融。

8.心脏术后

对于心脏术后的AF，首选β受体阻滞剂，若有禁忌，则选择非二氢吡啶类钙拮抗剂。术前使用胺碘酮可能减少AF发生率，且可预防高危患者的术后房颤。与非手术患者一样，这类也应给予抗凝治疗。

9.老年患者

随着年龄增长，AF发生率上升，且卒中风险上升。老年患者药物清除能力下降，易造成药物蓄积，同时老年AF患者症状较轻，因此建议控制心室率治疗。可以选择β受体阻滞剂或非二氢吡啶类钙拮抗剂，地高辛可作为二线用药。但是这类患者要加强监控，防止心率过慢、血压过低及药物毒副作用。

# 第七节　心肺呼吸骤停

心脏骤停是指各种原因引起心脏泵血功能突然丧失，导致全身血液循环完全停止，造成全身组织器官严重缺血、缺氧的临终前状态，是临床上最严重、最危险的急症。心肺复苏是针对心脏骤停患者采取的一切抢救措施。心脏骤停患者生存率很低，根据不同情况生存率在5%～60%。研究表明：4分钟以内开始复苏成功率约50%，4～6分钟约10%，6分钟以后约4%，10分钟以后几乎无存活。心脏骤停抢救成功的关键是尽早进行有效的心肺复苏。

## 一、流行病学

在北美心脏骤停的发生率大约55/100 000。在美国和加拿大心脏骤停是导致死亡的主要原因。在美国冠心病的患者每年因心脏骤停死于院外和急诊科的人数约33万人，其中死于院外约25万人。大多数心脏骤停是因为室颤和室速所致，而心脏骤停常是导致心脏性猝死的直接原因。北京流行病学资料显示，在我国心脏性猝死的男性年平均发病率为10.5/100 000，女性为3.6/100 000。

## 二、病因

引起心脏骤停的病因很多，主要包括心源性和非心源性两大类。

1.心源性心脏骤停

如冠心病、心肌病、急性心肌炎、心脏瓣膜病、先天性心脏病、心电生理异常等。

2.非心源性心脏骤停

意外事故如雷击、淹溺、自缢、窒息、冻僵、严重中毒等;各种原因所致的休克或大出血等;手术及其他临床诊疗操作中的意外事件;药物中毒及过敏;严重的电解质紊乱及酸碱平衡失调等。

## 三、临床表现

(1)意识丧失。心脏骤停3秒感到头昏,10～20秒出现意识丧失。

(2)呼吸断续、叹息样呼吸或呼吸停止。心脏骤停时由于脑中尚存含氧的血液,可短时间内刺激呼吸中枢,出现呼吸断续或叹息样呼吸,继之很快出现呼吸停止。

(3)皮肤苍白或发绀。皮肤苍白和发绀是缺血、缺氧的表现。

(4)瞳孔散大。心脏骤停30～40秒后瞳孔散大,1～2分钟后瞳孔散大固定。

(5)心音、脉搏消失。触及不到大动脉搏动,心音听不到。

## 四、基础生命支持

### (一)早期识别心脏骤停并启动急救医疗服务系统

1.心脏骤停的早期识别

及时识别心脏骤停并尽快心肺复苏是抢救心脏骤停患者的关键。以往的基础生命支持(BLS)流程强调判断意识和呼吸、呼救、判断脉搏的严格流程,但最新的BLS流程建议患者一旦意识丧失(对拍打双肩和呼唤没有反应),就应该启动急救系统(院外打急救电话,院内呼叫相关科室或启动相关机制)。医务人员应该同时判断患者的呼吸和循环,时间为5～10秒钟,应避免时间过长导致抢救延误。

判断患者意识时,只要发病地点不存在危险并适合,应就地抢救。急救人员在患者身旁快速判断有无损伤和反应。可轻拍或摇动患者,并大声呼叫:“您怎么了”。如果患者有头颈部创伤或怀疑有颈部损伤,要注意会造成脊髓损伤,对患者不适当地搬动可能造成截瘫。

患者心脏停搏后,会出现呼吸减慢、停止,甚至出现濒死叹气样呼吸或也称为喘息,而部分心脏骤停的原因正是呼吸停止或窒息。因此一旦患者呼吸异常(停止、过缓或喘息),即可认定患者出现心脏骤停,应该立即予以心肺复苏(CPR)。通常,我们通过直接观察胸廓的起伏来确定患者的呼吸状况。也可以通过患者鼻、口部有无气流或在光滑表面产生雾气等方法来参考判断。

对于经过培训的医务人员,建议判断呼吸的同时应该判断患者的循环征象。循环征象包括颈动脉搏动和患者任何发声、肢体活动等。

越来越多的研究发现:检查脉搏所需时间较长,而且检查本身的敏感性与特异性均较差。急救者需要花相当长时间检查脉搏,通常绝大多数人,包括非专业人员、医学生、医护辅助人员、医生检查颈动脉所需时间都比标准规定的5～10秒更长。最长达24秒,对VF患者每延迟电除颤1分钟,死亡率可增加7%～10%,按以往标准,只有15%的人能在规定时间内完成脉搏检查。如果把检查颈动脉搏动作为一种诊断手段:①特异性只有90%,即当患者无脉搏时,仍有10%的机会被检查者认为有脉搏,这样,在100例患者中,有10例被误认为有脉而失去胸外按压或电除颤的机会,患者最终会因错失复苏的最佳机会而死亡;②敏感性只有55%,即当患者有脉搏时,有45%的患者被急救人员认为无脉搏,此时,就有可能错误地进行胸外按压和除颤;③总的准确率只有65%,错误率35%。

因此,2000指南规定对非专业急救人员,在行CPR前不再要求将检查颈动脉搏动作为一个必需的诊断步骤。因此,非专业急救人员无须根据脉搏检查结果来确定是否需要胸外按压或电除颤,如果发现无反应、无自主呼吸即按心脏骤停处理:对于专业急救人员如检查脉搏,但不能超过10秒,如不能确定有无脉搏,应即进行CPR。1岁以上的患者,颈动脉比股动脉更易触及,方法是患者仰头后,急救人员找到甲状软骨,沿甲状软骨外侧0.5～1cm处,气管与胸锁乳突肌间沟内即可触及颈动脉。

早期识别是BLS的启动关键,应该强化对这一环节的专业教育和科学普及。在我国,很大一部分CA患者因为未能被及时识别而失去了最佳的抢救时机,因此提高广大医务人员和普通市民对心脏骤停的识别的能力是提高我国心搏骤停(CA)患者复苏成功率重要的第一步。

2.启动急救医疗服务体系(EMSS)系统

对于第一目击者来说,如发现患者无反应、无意识及无呼吸,只有一人在现场,对成人要先拨打求救电话,启动EMSS系统,目的是求救于专业急救人员,并快速携带除颤器到现场。如果是淹溺或其他因窒息原因所致,应立即进行五组CPR(约2分钟),再去打电话。2人以上时,1人打电话,另1人马上实施CPR。打电话的人要保持平静,不要慌张,准备回答下列问题:①需急救的患者所处位置(街道或路名、办公室名称、房室号);②急救患者所在地电话号码;③发生什么事件,心脏病发作或交通事故等;④所需急救的人数;⑤患者的一般情况;⑥已经给予患者何种急救措施("正在行CPR","正使用AED");⑦其他任何被询问的信息,确保EMSS急救人员无任何疑问。最好在急诊医生对现场救治提出指导后,拨打电话者再挂断电话。

急救医疗服务系统(EMSS)是贯穿院外CA患者抢救全程的关键,是整个生存链串联、稳固的核心。对于院外CA患者,高效、完善的EMSS应该包括专业的调度系统、快速反应的院前急救队伍和优秀的转运、抢救体系。

近年来的研究和实践证实,专业的调度系统能够快速派遣专业的院前急救队伍同时,通过辅助呼救者正确、及时识别CA,鼓励并指导目击者实施CPR,能够显著提升院外CA患者的抢救成功率。而随着互联网和移动数据技术的发展,调度系统甚至通过信息技术能够及时派遣事件发生地周围的CPR志愿者获取自动体外除颤仪(AED)赶到现场进行BLS。这些努力使得对CA患者的抢救能力得以显著提升。这为备受交通条件困扰的院前急救队伍赢得了重要的抢救时机。

除开交通因素,理想的EMSS应该具有使得阿专业急救队伍能够快速到达事发地点的能力,并在现场保证高质量BLS的同时,具备一定的ACLS的能力,并能将患者快速、安全的转运回院内进一步实施ACLS。

### (二)实施高质量的CPR,着重于胸外按压

现代心肺复苏技术确立至今,A-B-C一直是CPR的根本,A:开放气道;B:人工通气;C:循环支持(胸外按压)。早年一直沿用ABC的抢救顺序和流程,自2010年起,胸外按压被提到优先位置,BLS的流程也更改为C-A-B。

1.循环支持:胸外按压

重建有效氧合的循环是心肺复苏的关键。由于胸外按压本身也能提供一定的通气,因此胸外按压是 CPR 的关键和重点。

(1)胸外按压的原理和质量要求:CPR 时胸外按压部位在胸骨的下半段(双乳头连线中点)进行按压,要求按压可产生 60～80mmHg 收缩期峰压,通过增加胸内压或直接挤压心脏产生血液流动(前向血流),人工建立循环,通过胸外按压使血液流向肺脏,并辅以适当的呼吸,就可为脑和其他重要器官提供充足的氧气。有效的按压能够产生一定的冠脉灌注压(主动脉舒张期压力与右房压的差值)(CPP),保证心肌的灌注,使得停跳的心脏在电除颤或按压后能够恢复自主心搏,恢复自助循环(ROSC)。

胸外按压时,在按压时相内,施加在胸骨下半段的压力挤压胸廓,使其变形,心脏受挤压加之胸腔内压力增加,使得心脏内及胸腔内血液得以泵至全身:在放松时相,胸廓回弹,心脏回复至原状,胸腔内压力减低,全身血液回流胸腔及心脏。因此按压的质量决定了人工循环的质量(人工心排量和心肌灌注情况)。早在 20 世纪七八十年代的动物实验已经证实胸外按压频率维持于 100～120 次/分时无论按压深度如何,产生的心排量最佳;而维持一定的频率,按压深度达到一定程度例如动物胸廓前后径 1/3～1/4 时,心排最佳。但直到最近的大规模随机临床对照研究才证实,在对人体实施胸外按压时,100～120 次/分的频率和 5～6cm 的深度能够让更多 CA 患者存活。此外,研究还证实胸廓回弹是否充分不但影响回心血量,也显著影响脑灌注压。大量研究证实,尽量减少按压中断(限制在 10 秒钟内),提高胸外按压在整个 CPR 过程中的时间比例及按压分数(CF)才能最大限度保持 CPR 时的 CPP,提高自主循环恢复(ROSC)的概率。

研究表明,胸外按压时,血流产生的机制包括胸泵机制和心泵机制(直接对心脏的按压)。在 CPR 期间,CPR 的时间长短可影响血流产生的机制,短时间的 CPR,血流更多地是由直接按压心脏产生。心脏停搏时间较长或胸外按压时间较长时,心脏顺应性减低,胸泵机制则占优势。此时,胸外按压产生的心排出量明显减低。

心脏骤停期间,标准而有效的胸外按压可产生峰值达 60～80mmHg 的动脉压力,但舒张压力较低,颈动脉平均压可超过 40mmHg,胸外按压时的心排出量仅为正常心排出量的 1/3 或 1/4,而且,随着 CPR 时间延长进一步减低,只有按照标准进行按压,才能达到最理想的按压效果。

总体来说,为了保证获得最佳的复苏效果,必须实施高质量的胸外按压,即按照 2015 年心肺复苏指南更新的要求:①CPR 时为保证组织器官的血流灌注,必须实施有效的胸外按压。②有效的胸外按压必须快速、有力。按压频率 100～120 次/分,按压深度成人不少于 5cm,但不超过 6cm,每次按压后胸廓完全回复,按压与放松比大致相等。③尽量避免胸外按压的中断,CF 应≥60%。④在建立人工气道前,成人单人 CPR 或双人 CPR,按压/通气比率都为 30∶2,建立高级气道(例如气管插管)以后,按压与通气可能不同步,通气频率为 10 次/分。

(2)胸外按压技术:患者应仰卧平躺于硬质平面,术者跪在其旁。若胸外按压在床上进行,应在患者背部垫以硬板。按压部位在胸骨下半段,按压点位于双乳头连线中点。用一只手掌根部置于按压部位,另一手掌根部叠放其上,双手指紧扣进行按压。使身体稍前倾,使肩、肘、腕位于同一轴线上,与患者身体平面垂直。用上身重力按压,按压与放松时间相同。每次按压后胸廓完全回复，但放松时手掌不离开胸壁。

胸外按压时应注意：①肘关节伸直，上肢呈一直线，双肩正对双手，以保证每次按压的方向与胸骨垂直。如果按压时用力方向不垂直，有可能造成身体滚动，影响按压效果。②对正常形体的患者，按压胸壁的下陷幅度为 5cm 以上，为达到有效的按压，可根据体形大小增加或减少按压幅度，最理想的按压效果是可触及颈或股动脉搏动。但按压力量以按压幅度为准，而不仅仅依靠触及到脉搏。③每次按压后，放松使胸骨恢复到按压前的位置，血液在此期间可回流到胸腔，放松时双手不要离开胸壁，一方面使双手位置保持固定，另一方面，减少直接对胸骨本身的冲击力，以免发生骨折。按压频率 100～120 次/分。④按压与放松间隔比为 1∶1 时，可产生有效的脑和冠状动脉灌注压。⑤在连续 30 次按压周期内，保持双手位置固定，不要改变手的位置，也不要将手从胸壁上移开，每次按压后，使胸廓重新恢复到原来的位置。

(3)仅胸外按压的 CPR：如果旁观者未经过心肺复苏培训，则应进行单纯胸外按压的心肺复苏，即仅为突然倒下的成人患者进行胸外按压并强调在胸部中央用力快速按压或者按照急救调度的指示操作。施救者应继续实施单纯胸外按压心肺复苏，直至心脏除颤器(AED)到达且可供使用或者急救人员或其他相关施救者已接管患者。所有经过培训的非专业施救者应至少为心脏骤停患者进行胸外按压。另外，如果经过培训的非专业施救者有能力进行人工呼吸，应按照 30 次按压对应 2 次呼吸的比率进行按压和人工呼吸。

单纯胸外按压(仅按压)心肺复苏对于未经培训的施救者更容易实施，而且更便于调度员通过电话进行指导。另外，对于心脏病因导致的心脏骤停，单纯胸外按压心肺复苏或同时进行按压和人工呼吸的心肺复苏的存活率相近。

另有研究表明，成人 CPR 最初 6～12 分钟，并非一定需要正压通气。比利时脑复苏研究小组研究表明，CPR 期间，接受口对口通气和单行胸外按压的复苏效果无任何区别。还有研究认为，在 CPR 期间，随胸廓按压起伏时的自动通气，可维持接近正常时分钟通气量、$PaCO_2$ 和 $PO_2$，而无须正压通气，因为胸外按压时的心排出量只有正常的 25%，因而，也减低了维持通气灌流比所需的通气量。

(4)咳嗽 CPR：咳嗽可使患者胸内压升高，使血流继续流动，以保持清醒的意识。这是启动本身自主的 CPR，这在理论上是可能的，但在临床应用有一定限制。临床上要求严密监护患者，心脏骤停一定要在目击下发生，在患者意识丧失之前要能用力咳嗽，而且这一情况只有在心脏骤停前的 10～15 秒可行。需要强调的是这种方法本身没有循环支持的作用，只是临床中使患者保持短时清醒的暂时策略。

2.开放气道

如果患者无反应，急救人员应判断患者有无呼吸或是否异常呼吸，先使患者取复苏体位(仰卧位)，即先行 30 次心脏按压，再开放气道。患者无反应时，因肌张力下降，舌体和会厌可能把咽喉部阻塞(舌是造成呼吸道阻塞最常见的原因)。有自主呼吸时，吸气过程气道内呈负压，也可将舌或会厌(或两者同时)吸附到咽后壁，造成气道阻塞。如无颈部创伤，可以采用仰头抬颏或托颌法，开放气道，对非专业人员因托颌法难于学习，故不推荐采用，专业急救人员对怀疑有颈椎脊髓损伤的患者，应避免头颈部的延伸，可使用托颌法。

开放气道方法如下。

(1)仰头抬颏法：完成仰头动作应把一只手放在患者前额，用手掌把额头用力向后推，使头部向后仰,另一只手的手指放在下颏骨处,向上抬颏,使牙关紧闭,下颏向上抬动,勿用力压迫下颌部软组织,以免可能造成气道梗阻。也不要用拇指抬下颏。气道开放后有利于患者自主呼吸,也便于CPR时做口对口人工呼吸。如果患者义齿松动,应取下,以防其脱落阻塞气道。

(2)托颌法:把手放置患者头部两侧,肘部支撑在患者躺的平面上,托紧下颌角,用力向上托下颌,如患者紧闭双唇,可用拇指把口唇分开。如果需要行口对口人工呼吸,则将下颌持续上托,用面颊贴紧患者的鼻孔。此法效果肯定,但费力,有一定技术难度。对于怀疑有头、颈部创伤患者,此法更安全,不会因颈部活动而加重损伤。

3.人工通气

采用人工呼吸时,每次通气必须使患者的肺脏膨胀充分,可见胸廓上抬即可,切忌过度通气。但应该强调,在人工通气时应该使用个人保护装置(例如面膜、带单向阀的通气面罩、球囊面罩等)对施救者实施保护。

(1)口对口呼吸:口对口呼吸是一种快捷有效的通气方法,呼出气体中的氧气足以满足患者需求。人工呼吸时,要确保气道通畅,捏住患者的鼻孔,防止漏气,急救者用口把患者的口完全罩住,呈密封状,缓慢吹气,每次吹气应持续1秒以上,确保通气时可见胸廓起伏。

口对口呼吸常会导致患者胃胀气,并可能出现严重并发症,如胃内容物反流,导致误吸或吸入性肺炎,胃内压升高后,膈肌上抬,限制肺的运动。所以应缓慢吹气,不可过快或过用力,减少吹气量及气道压峰值水平,有助于减低食管内压,减少胃胀气的发生。对大多数未建立人工气道的成人,推荐约500～600mL潮气量,既可降低胃胀气危险,又可提供足够的氧合。建立人工气道者400mL潮气量可满足要求。

(2)口对鼻呼吸:口对鼻呼吸适于那些不能进行口对口呼吸的患者,如牙关紧闭不能开口、口唇创伤、口对口呼吸难以实施等。救治溺水者尤其适用口对鼻呼吸方法,只要患者头一露出水面即可行口对鼻呼吸。口对鼻呼吸时,将一只手置于患者前额后推,另一只手抬下颏,使口唇紧闭。用嘴封罩住患者鼻子,吹气后罩离开鼻子,让呼气自动排出。必要时,间断使患者口开放或用拇指分开口唇,这对有部分鼻腔阻塞的患者呼气非常重要。

(3)口对气管套管呼吸:气管切开的患者需人工通气时可采用口对套管呼吸,对套管主动吹气,被动呼气,易于操作。如果气管套管梗阻,且解除梗阻有困难时,要更换新套管;如放置套管出现困难,应立即从皮肤孔道处人工通气。气管套管的套囊可防止通气时漏气,如果发生漏气,用手或面罩把口鼻紧紧封严即可。

(4)口对通气防护装置呼吸:在工作场所,推荐使用有防护装置的通气,以防疾病相互传播。目前有两类装置,口对面罩和面部防护板,口对面罩是单向阀门,因此,患者呼出气进不到急救者的口中;面部防护板没有呼吸阀门,患者呼出气位于患者面部的防护板之间,通气装置气流阻力要低,以免影响患者呼气。

(5)口对面罩呼吸:用透明有单向阀门的面罩,可将急救者呼气吹入患者肺内,有的面罩有氧气接口,以便口对面罩呼吸时同时供给氧气。用面罩通气时双手把面罩贴紧患者面部,这样闭合性好,通气效果非常好。口对面罩通气时有两种疗法,一种是头部法,急救人员位于患者头顶部,此法可用于呼吸骤停而非心脏骤停患者,可以看到胸廓起伏或两名急救人员在行CPR时的通气位置,托下颌时多用此法。另一种方法是急救人员位于患者头侧,仰头抬颏法时多用此法,在一人CPR时比较理想,既可通气,又可行胸外按压。

(6)球囊-面罩通气:使用球囊面罩可提供正压通气,但未建立人工气道容易导致胃膨胀,需要送气时间长,潮气量控制在可见胸廓起伏。但急救中挤压气囊难保不漏气,因此,单人复苏时易出现通气不足,双人复苏时效果较好。双人操作时,一人压紧面罩,一人挤压皮囊通气。如果气道开放不漏气,挤压1升成人球囊1/2~2/3量或2升成人球囊1/3量可获得满意的潮气量。

如果仅单人提供呼吸支持,急救者位于患者头顶。如果没有颈部损伤,可使患者头后仰或枕部填毛巾或枕头,使之处于嗅闻位,便于打开气道,一手压住面罩,一手挤压球囊,并观察通气是否充分,双人球囊面罩通气效果更好。

### (三)早期电击除颤

大多数成人突发非创伤性心脏骤停的原因是VF,电除颤是救治VF最为有效的方法。研究证实,对于VF患者每延迟1分钟除颤,抢救成功率降低7%~10%,因此早期电除颤是CA患者复苏成功的关键之一。心律分析证实为VF/无脉性VT应立即作电除颤,之后做5组CPR,再检查心律,必要时再次除颤。单相波除颤器首次电击能量选择360J,双相波除颤器首次电击能量选择应根据除颤仪的品牌或型号推荐,一般为150J或200J。对心室静止(心电图呈一直线)与PEA患者不可电除颤,而应立即实施CPR。

自动体外除颤仪(AED)能够自动识别可除颤心律,适用于各种类型的施救者使用。近年来欧美等国能够迅速提升院外CA患者的抢救成功率,与AED在这些国家的广泛普及密切相关,也基于此新指南强烈推荐在CA高发的公共场所应该实施公众除颤(PAD)计划。PAD计划是在很有可能有目击者,院外CA发生率相对较高的公共场所例如机场、火车站、地铁、商场、游乐场、宾馆、赌场、学校、写字楼等设置AED,便于第一目击者能够快速获得并实施除颤的措施。在欧洲、美国、亚洲的日本、新加坡、中国香港、中国台湾等国家和地区已广泛实施PAD计划,使得越来越多CA患者得以及时救治并存活出院。国内仅在个别地区和场所(机场)配置有AED,但由于培训和相关法律等配套落后,这些AED也未能发挥应有的作用。

如果任何施救者目睹发生院外心脏骤停且现场有AED,施救者应从胸外按压开始心肺复苏,并尽快使用AED。在医院和其他机构使用现场的AED或除颤器治疗心脏骤停的医务人员应立即进行心肺复苏,并且尽可使用准备好的AED/除颤器。以上建议旨在支持尽早进行心肺复苏和早期除颤,特别是在发生心脏骤停时现场有AED或除颤器的情况下。如果院外心脏骤停的目击者不是急救人员,则急救人员可以开始心肺复苏,同时使用AED或通过心电图检查节律并准备进行除颤。在上述情况下,可以考虑进行2分钟的心肺复苏,然后再尝试除颤。如果有两名或三名施救者在场,应进行心肺复苏,同时拿到除颤器。

对于院内心脏骤停,没有足够的证据支持或反对在除颤之前进行心肺复苏。但对于有心电监护的患者,从心室颤动到给予电击的时间不应超过3分钟,并且应在等待除颤器就绪时进行心肺复苏。

电除颤的作用是终止室颤而非起搏心脏,因此在完成除颤后,应该马上恢复实施胸外按压直至2分钟后确定自主循环恢复(ROSC)或患者有明显的循环恢复征象(例如咳嗽、讲话、肢体明显的自主运动等)。

### (四)气道异物梗阻的识别和处理

气道异物梗阻的识别不是生存链的环节,但是BLS的重要组成部分。

气道异物梗阻(FBAO)是一种急症,如不及时治疗,数分钟内就可导致死亡。FBAO造成的心脏骤停并不常见,但有意识障碍或吞咽困难的老年人和儿童发生人数相对较多。FBAO是可预防而避免发生的。

1.FBAO的原因及预防

任何患者突然呼吸骤停都应考虑到FBAO,尤其是年轻患者,呼吸突然停止,出现发绀,无任何原因的意识丧失。成人通常在进食时易发生,肉类食物是造成FBAO最常见的原因。易导致FBAO的诱因有:吞食大块难咽食物,饮酒后,老年人戴义齿或吞咽困难,儿童口含小颗粒状食品或物品。注意下列事项有助于预防FBAO:①将食物切碎,细嚼慢咽,尤其是戴义齿者;②咀嚼和吞咽食物时,避免大笑或交谈;③避免酗酒;④阻止儿童口含食物行走、跑或玩耍;⑤将易误吸入的异物放在婴幼儿拿不到处;⑥不宜给小儿需要仔细咀嚼或质韧而滑的食物(如花生、坚果、玉米花、果冻等)。

2.FBAO的识别

异物可造成呼吸道部分或完全阻塞,识别FBAO是抢救成功的关键。部分阻塞时,患者有通气,能用力咳嗽,但在咳嗽停止时,出现喘息声。此时救助者不宜干扰患者自行排除异物的努力,而应鼓励患者继续咳嗽并自主呼吸。但应守护在患者身旁,并监护患者的情况,如不能解除,即求救EMSS。

FBAO患者可能一开始就表现为通气不良;或开始通气好,但逐渐恶化,表现为乏力、无效咳嗽、吸气时高调喉音、呼吸困难加重、发绀。对待这类患者要同气道完全阻塞一样,须争分夺秒地救治。

气道完全阻塞的患者,不能讲话,不能呼吸或咳嗽,用双手抓住颈部,无法通气。对此征象必须能立即明确识别。救助者应马上询问患者是否被异物噎住,如果患者点头确认,必须立即救治。如不能迅速解除气道阻塞,患者将很快出现意识丧失,甚至死亡。如遇患者意识已丧失,猝然倒地,则应立即CPR。

3.解除FBAO的常用方法

(1)腹部冲击法(Heimlich法):腹部冲击法可使膈肌抬高,气道压力骤然升高,促使气体从肺内排出,这种压力足以产生人为咳嗽,把异物从气管内冲击出来。适用于有意识的立位或坐位患者。救助者站在患者身后,双臂环抱患者腰部,一手握拳,握拳手的拇指侧紧抵患者腹部,位于剑突下与脐上的腹中线部位,再用另一手抓紧拳头,用力快速向内、向上使拳头冲击腹部,反复(连续5次)冲击直到把异物从气道内排出来。如患者意识丧失,即开始CPR。虽腹部冲击法卓有成效,但也可产生并发症,如腹部或胸腔内脏的破裂或撕裂,1岁以下婴儿,故除非必要时,一般不随便采用此法。对已行腹部冲击法治疗的患者应仔细检查有无危及生命的并发症。

(2)自行腹部冲击法:发生FBAO时,患者本人可一手握拳,用拳头拇指则抵住腹部剑突下与脐上腹中线部位,另一只手抓紧拳头,用力快速向上、向内使拳头冲击腹部。如果不成功,患者应快速将上腹部抵压在一硬质的物体上,如椅背、桌缘、走廊栏杆,然后用力冲击腹部,直到把气道内异物排除。

(3)胸部冲击法:当患者是妊娠终末期或过度肥胖者时,可采用胸部冲击法代替腹部冲击法。其方法是,救助者站在患者身后,把上肢放在患者腋下,将胸部环抱住。一只拳的拇指则放在胸外按压部位(双乳头连线中点),应注意避开剑突和肋骨下缘,另一只手抓住拳头,向后冲击,直至把异物排出。

(4)对意识丧失者的解除方法:在解除 FBAO 期间发生意识丧失,救助者应立即求救 EMSS(或让其他人去启动 EMSS)并开始 CPR。胸部按压有助于无反应患者解除 FBAO。对专业急救人员,如怀疑意识丧失是由 FBAO 引起的,建议采取下列方法:①在 CPR 过程中,如有第二名急救人员在场,则让其启动 EMSS。患者保持平卧。②用舌-上颌上提法开放气道,并试用手指清除口咽部异物。③开放气道,尝试通气,如通气时患者胸部无起伏,重新摆放头部位置,再尝试通气。④如果反复尝试后仍不能进行有效通气,则应考虑 FBAO。⑤在异物清除前,如果通气仍不能使胸廓起伏,应考虑进一步的抢救措施(如 Kelly 钳,Magilla 镊,环甲膜穿刺/切开术),建立通畅的气道。⑥如 FBAO 已取除,气道开通后患者仍无呼吸,需 2 次人工通气。再检查循环体征(检查脉搏及自主呼吸、咳嗽和运动),如无脉搏,即开始胸外按压。按压/通气比 30∶2。

### (五)与 CPR 有关的其他问题

1.CPR 中更换场所

如果事发现场不安全,如失火建筑,则应把患者转移到安全区域,然后立即开始 CPR。在实施有效的 CPR 使患者循环重新恢复之前或其他急救人员到来前,不应图方便而把患者从拥挤或繁忙的区域向别处转移。只要有可能,就别中断 CPR。

(1)楼梯:运输患者有时需上下楼梯,最好在楼梯口进行 CPR,预先规定好转运时间,尽可能快地转至下一个地方,之后立即重新开始 CPR,CPR 中断时间尽可能短,且尽可能避免中断。

(2)担架:在将患者转至救护车或其他移动性救护设备途中,仍不要中断 CPR,如果担架较低,急救人员可跟随在担架旁边,继续实施胸外按压;如果担架或床较高,急救人员应跪在担架或床上,以达到患者胸骨的高度,便于 CPR。一般情况下,只有在专业人员气管插管时或应用 AED 或手动除颤时或转运途中出现问题时,才能中断 CPR,如果只有一个急救人员,为启动 EMS 系统,可停一会儿 CPR。

2.BLS 易发生的问题和并发症

如果 CPR 措施得当,就可为患者提供生命支持。有时即使正确实施 CPR,也可能出现并发症,然而,不能因为害怕出现并发症就不最大限度地进行 CPR。

(1)人工呼吸的并发症:急救人工呼吸时,由于过度通气和通气流量过快,都易发生胃扩张,尤其是儿童更易发生胃扩张,通过维持通畅的气道,限制通气容量,调节通气容量足以使胸廓起伏即可。这样,才能最大限度降低胃扩张发生率。建议缓慢行人工呼吸,在呼气和吸气过程中,要确保气道通畅,也可进一步减轻胃扩张。单人 CPR 不易做到,而双人 CPR 可达到以上要求。明显的胃扩张可引发胃内容物反流,而且,由于胃扩张,膈肌抬高,使肺容量降低。如果急救人工通气期间发生胃膨胀,要重新检查并重新开放气道,并观察在通气时胸廓是否有起伏。避免导致气道压力升高因素(快速呼吸、缩短吸气时间、用力通气),如果发生胃扩张,应继续缓慢通气,别试图排除胃内容物,经验表明,如果想用手按压患者上腹部解除胃扩张,常可导致胃内容物反流。如果出现胃内容物反流,将患者安置侧位,清除口内反流物后,再使患者平卧位,继续 CPR。

(2)胸外按压的并发症:正确的CPR技术可减少并发症,在成人患者,即使胸外按压动作得当,也可造成肋骨骨折,但婴儿和儿童,却很少发生肋骨骨折。胸外按压的其他并发症包括:肋骨骨折、肋骨从胸骨分离、气胸、血胸、肺挫伤、肝脾撕裂伤和脂肪栓子。按压过程中,手的位置要正确,用力要均匀有力,虽然有时可避免一些并发症,但不能完全避免。

# 第八节　急性心力衰竭

心力衰竭(心衰)是各种心脏结构或功能性疾病导致心室充盈和(或)射血能力受损,心排血量不能满足机体组织代谢需要,以肺循环和(或)体循环淤血,器官、组织血液灌注不足为临床表现的一组综合征,主要表现为呼吸困难、体力活动受限和体液潴留。心功能不全或心功能障碍理论上是一个更广泛的概念,伴有临床症状的心功能不全称之为心力衰竭。

急性心力衰竭(AHF)又称急性心衰综合征,是指心力衰竭的症状和(或)体征的急剧发作或在平时症状、体征基础上急剧恶化,常危及生命、需要立即予以评估和治疗,甚至急诊入院。AHF既可以是急性起病(先前不知有心功能不全的病史)、也可以表现为慢性心力衰竭急性失代偿(ADHF),其中后者更为多见,约占80%。临床上最为常见的AHF是急性左心衰竭,而急性右心衰竭较少见。

急性左心衰竭是指急性发作或加重的左心功能异常所致的心肌收缩力明显降低、心脏负荷加重,造成急性心排血量骤降、肺循环压力突然升高、周围循环阻力增加,从而引起肺循环充血而出现急性肺淤血、肺水肿以及伴组织器官灌注不足的心源性休克的一种临床综合征。急性右心衰竭是指某些原因使右心室心肌收缩力急剧下降或右心室的前后负荷突然加重,从而引起右心排血量急剧减低的临床综合征。

AHF已成为年龄>65岁患者住院的主要原因,严重威胁生命,需紧急医疗干预;AHF预后很差,住院病死率为3%,6个月的再住院率约50%。

## 一、病因和诱因

AHF一般为原处于代偿阶段的心脏由某种或某些诱因引起突然恶化或原有不同程度心功能不全者病情突然加重,但原来心功能正常者亦可以突然发生(如首次发生大面积急性心肌梗死、急性重症心肌炎、外科手术后等),急性右心衰的常见病因为急性右心室梗死或急性肺栓塞。急性左心衰竭的常见病因如下:

1.急性左心室后负荷过重

高血压危象、严重主动脉瓣狭窄、原发性梗阻性心肌病、嗜铬细胞瘤、过量的应用血管收缩剂等。

2.急性左心室前负荷过重

二尖瓣关闭不全、主动脉瓣关闭不全、急性心肌梗死并发症(室间隔穿孔、乳头肌或腱索断裂等)、感染性心内膜炎致瓣膜穿孔、主动脉窦瘤破入心腔等。

3.心室肌弥散性病变

广泛性心肌梗死、严重的风湿性心肌炎或暴发性病毒性心肌炎、原发性扩张性心肌病等。

4.左心房衰竭

严重二尖瓣狭窄、左房黏液瘤或血栓、二尖瓣口急性嵌顿等。

5.先天性心脏畸形

心房或心室间隔缺损、主动脉缩窄、动脉导管未闭等。

6.严重心律失常

严重的快速性心律失常(如房颤、室上速和恶性室性心律失常)或显著的心动过缓等。

7.心脏外科手术后的低心排量状态等

AHF的常见诱发因素包括感染、心律失常、输液过多或过快、过度体力活动、情绪激动、治疗不当或依从性不好、贫血、妊娠与分娩等。

**表3-8-1 急性心力衰竭的诱发因素**

| 急性心力衰竭的诱发因素 |
|---|
| 急性冠脉综合征 |
| 严重心律失常(心动过速,如房颤、室速,心动过缓) |
| 感染(如肺炎、感染性心内膜炎、脓毒血症) |
| 慢性阻塞性肺疾病急性加重 |
| 高血压急症 |
| 药物(如非甾体类抗感染药、糖皮质激素、负性肌力药物、具有心脏毒性的化疗药物) |
| 肺栓塞 |
| 手术及围手术期并发症 |
| 交感神经张力升高、应激性心肌病 |
| 代谢及内分泌紊乱(如甲状腺功能异常、糖尿病、肾功能不全、妊娠及围手术期相关疾病) |
| 脑血管意外 |
| 急性机械性因素:ACS继发心脏破裂(游离壁破裂、室间隔穿孔、急性二尖瓣关闭不全),胸部创伤或心脏介入治疗后,继发于心内膜炎的瓣膜或人工瓣膜关闭不全,主动脉夹层或血栓形成 |
| 依从性差(未严格限制水/钠摄入或未规律服用药物) |
| 吸烟、酗酒 |

1.感染

是最常见的诱发因素,其中以肺部感染尤为多见,这不仅由于呼吸道感染是多发病,更由于多数充血性心力衰竭患者有程度不同的肺淤血,易于发生肺部感染。

2.心律失常

房颤是慢性心脏瓣膜病、冠心病等器质性心脏病最常见的并发症之一,而快速房颤同时也是诱发心衰或使充血性心衰急性加重的重要因素,这不仅因为心室率增快,心室充盈不足,也由于心房失去规律性收缩,从而失去对心脏排血量贡献的20%~30%血量。其他快速性心律失常由于心率突然加快,使心脏的负荷、心肌的耗氧量急剧增加,心排血量减少。严重的缓慢心律失常如二度或三度房室传导阻滞,心排血量也有明显的下降,均可诱发或加重心衰。

3.血容量增加

由于对患者潜在的心脏病或其边缘心功能状态认识不足,在治疗其他疾病时,静脉输入液体过多、过快，使心脏在短时间内接受高容量负荷的冲击，易于诱发或加重心力衰竭甚至出现急性肺水肿。饮食中盐量不适当的增加，摄入钠盐过多，也是增加血容量的原因。

4.过度体力活动或情绪激动

过度体力活动是常见的突然发生心力衰竭的诱因，这种情况多发生在原来不知道自己有心脏病或者虽然知道有心脏病但平时症状不多的患者。情绪激动致交感神经兴奋性增高，心率增快，心肌耗氧增加，也是并不少见的诱因。

5.治疗不当或依从性不好

停用洋地黄是充血性心衰反复或加重的常见原因之一，这种情况多见于出现洋地黄毒性反应，停服后未能及时恢复应用。停用抗高血压药更是高血压治疗中存在的常见且重要的问题，在高血压心脏病或伴有心衰者，不恰当停用治疗药物可使血压重新升高，心脏负担加重。

6.其他因素

原有心脏病变加重如慢性风湿性心脏瓣膜病出现风湿活动或并发其他疾病如甲状腺功能亢进、贫血等。妊娠与分娩也是重要的诱发因素。

## 二、分类

既往根据临床表现将 AHF 分成六类，见表 3-8-2。此外，Alexandre 等人根据靶器官的病理生理改变和 AHF 的初始临床表现，分为“血管性”和“心脏性”AHF，见表 3-8-3。

**表 3-8-2 AHF 根据临床表现的分类**

| | |
|---|---|
| 高血压急性心力衰竭 | 有心力衰竭的症状和体征伴有血压升高，左室功能相对保存/正常，X 线胸片(CXR)常伴有急性肺水肿 |
| 急性肺水肿 | CXR 证实急性肺水肿伴严重呼吸窘迫，满肺湿啰音和端坐呼吸，未治疗时吸入室内空气氧饱和度低于 90% |
| 急性失代偿性心力衰竭 | 急性心力衰竭的症状和体征很轻，不能满足心源性休克、肺水肿和高血压危象的标准 |
| 心源性休克 | 在前负荷正常的情况下由心力衰竭引起的组织低灌流。还没有明确的血流动力学参数来定义心源性休克，但心源性休克的特征是血压降低(收缩压＜90mmHg 或动脉压平均降低 30mmHg)和(或)尿量减少(每小时尿量＜0.5mL/kg)，脉搏＞60 次/分伴或不伴器官淤血的证据。从心排出量减低综合征到心源性休克是一个连续的过程 |
| 高排出量心力衰竭 | 其特征是心排出量增加伴心率增快(常由心律失常、甲亢、贫血、Paget 病、医源性或其他原因所致)，伴有肢暖、肺淤血，有时也会低血压，如脓毒症休克 |
| 右心心力衰竭 | 其特征是心排出量减低综合征伴颈静脉压升高、肝脏增大和低血压 |

**表 3-8-3 “血管性”和“心脏性”AHF 分类**

| 血管性心力衰竭 | 心脏性心力衰竭 |
|---|---|
| 血压升高 | 血压正常 |
| 病情进展迅速 | 病情逐渐进展(数天) |
| 肺淤血 | 以体循环淤血为主 |

续表

| 血管性心力衰竭 | 心脏性心力衰竭 |
|---|---|
| PCWP 急性升高 | PCWP 慢性升高 |
| 肺部啰音 | 可能没有肺部啰音 |
| CXR 淤血征象严重 | 可能无 CXR 淤血征象 |
| 体重增加很少 | 体重增加(水肿) |
| LVEF 相对保存/正常 | LVEF 通常很低 |
| 对治疗的反应:相对较快 | 对治疗的反应:尽管初始治疗症状改善,但体循环淤血持续存在 |

2016 欧洲心脏病学会(ESC)《急、慢性心力衰竭诊断和治疗指南》(简称 2016ESC 指南)给出 AHF 的分类方法主要有:①根据血压水平分类,大多数 AHF 患者表现为收缩压正常(90～140mmHg)或升高(＞140mmHg,高血压性 AHF),仅有 5%～8%患者表现为低收缩压(＜90mmHg,低血压性 AHF),该类患者预后不良,特别是同时伴有组织低灌注者。②根据需要紧急干预的病因分类,如急性冠脉综合征、高血压急症、心律失常、急性机械性因素及急性肺栓塞。③AHF 的临床分级,主要基于床旁对于充血(即“干”或“湿”)和(或)外周组织低灌注(即“暖”或“冷”)相关症状和体征的综合评估,共分四组:暖/湿(最常见)、冷/湿、暖/干、冷/干,该分类有助于指导 AHF 的早期治疗及预后评估。④急性心肌梗死合并心力衰竭可采用 Killip 分级方法(见后述)。

2016 ESC 指南重新强调以 AHF 的症状和体征等临床资料来定义和分类,未重申“伴血浆脑钠肽(BNP)水平的升高”,这提示在 AHF 的诊断中要重视患者的临床症状和体征,迅速给予初步诊断和分类,以指导早期治疗及预后评估。

## 三、病理生理

正常心脏有丰富的储备力,使之能充分适应机体代谢状态的各种需要。当心肌收缩力减低和(或)负荷过重、心肌顺应性降低时,心脏储备力明显下降,此时机体首先通过代偿机制,包括 Frank-Starling 机制(增加心脏前负荷,回心血量增多,心室舒张末容积增加,从而增加心排血量及提高心脏做功量)、心肌肥厚、神经体液系统的代偿(包括交感-肾上腺素能神经兴奋性增强和肾素-血管紧张素,醛固酮系统激活)等,从而增加心肌收缩力和心率来维持心排血量。此外心房利钠肽(ANP)和脑利钠肽(BNP)、精氨酸加压素和内皮素等细胞因子也参与了心力衰竭的发生与发展。

虽然在心衰发生时心脏有上述代偿机制,但是这些代偿机制所产生的血流动力学效应是很有限的,甚至在一定程度上可能会有害,当心脏出现失代偿状态时即发生心力衰竭。正常人肺毛细血管静水压一般不超过 12mmHg,血浆胶体渗透压为 25～30mmHg,由于二者压差的存在,有利于肺毛细血管对水分的重吸收,肺毛细血管的水分不能进入肺泡和肺间质。当急性左心衰竭发生时,左室舒张末压(LVEDP)和左房平均压升高,当肺静脉压大于 18mmHg 时,产生肺淤血;当肺毛细血管压超过血浆胶体渗透压时,血液中的水分即可从肺毛细血管渗透到肺间质。开始时通过淋巴流的增加引流肺间质内的液体,但是随着肺毛细血管压的继续升高,肺间质的淋巴循环不能引流过多的液体,此时的液体积聚于肺间质,在终末支气管和肺毛细血管周围形成间质性肺水肿;当间质内液体继续聚集,肺毛细血管压继续增加大于25mmHg以上时,肺泡壁基底膜和毛细血管内皮间的连接被破坏,血浆和血液中的有形成分进入肺泡,继而发生肺水肿。原有慢性心功能不全的患者如二尖瓣狭窄,其肺毛细血管壁和肺泡基底膜增厚,肺毛细血管静水压需大于35～40mmHg才发生肺水肿,此类患者肺毛细血管静水压突然升高可因一时性体力劳动、情绪激动或异位性心动过速(如房颤)引起肺循环血流量突然增多。在肺泡内液体与气体形成泡沫后,表面张力增大,妨碍通气和肺毛细血管从肺泡内摄取氧,可引起缺氧;同时肺水肿可减低肺的顺应性,引起换气不足和肺内动静脉分流,导致动脉血氧饱和度减低,组织乳酸产生过多而发生代谢性酸中毒,使心力衰竭进一步恶化,甚至引起休克、严重心律失常而致死。

急性左心衰竭时,心血管系统的血流动力学改变包括:①左室顺应性降低、dp/dt降低,LVEDP升高(单纯二尖瓣狭窄例外);②左房压(LAP)和容量增加;③肺毛细血管压或肺静脉压增高;④肺淤血,严重时急性肺水肿;⑤外周血管阻力(SVR)增加;⑥肺血管阻力(PVR)增加;⑦心率加速;⑧心脏每搏量(SV)、心排血量(CO)、心脏指数(CI)降低;⑨动脉压先升高后下降;⑩心肌耗氧量增加。

## 四、诊断

心力衰竭须综合病史、症状、体征及辅助检查做出诊断。主要诊断依据为原有基础心脏病的证据及循环淤血的表现。症状、体征是早期发现心衰的关键,完整的病史采集及详尽的体格检查非常重要。左心衰竭的不同程度呼吸困难、肺部啰音,右心衰竭的颈静脉征、肝大、水肿以及心衰的心脏奔马律、瓣膜区杂音等是诊断心衰的重要依据。但症状的严重程度与心功能不全程度无明确相关性,需行客观检查并评价心功能。BNP测定也可作为诊断依据,并能帮助鉴别呼吸困难的病因。

### 1.急性左心衰竭

根据既往心脏病史,突发严重呼吸困难、剧烈咳嗽和咯粉红色泡沫样痰,典型心源性肺水肿的诊断并不困难。心脏杂音、舒张期奔马律、肺部湿啰音和发绀等体征以及胸部X线检查对确诊肺水肿可提供重要佐证。

左心衰竭常出现夜间阵发性呼吸困难,可伴喘息,需与支气管哮喘相鉴别。心源性哮喘者,多有明确的冠心病、高血压或瓣膜病等既往史,发作时患者可咯泡沫血痰,除心脏体征外,双肺底可闻湿啰音;胸部X线检查可发现肺水肿征。

### 2.急性右心衰竭

多见于急性肺栓塞,发病突然、剧烈胸痛、呼吸困难等急性表现,结合心电图呈急性肺源性心脏病改变,胸部X线呈肺动脉高压表现,不难确诊。严重肺梗死常须与急性心肌梗死相鉴别,但急性心肌梗死心电图多出现特异性动态改变,且血清肌酸磷酸激酶、谷草转氨酶和乳酸脱氢酶均升高,此有别于急性肺梗死。

## 五、病情判断

病情判断及评估时应尽快明确以下三点:①容量状态;②循环灌注是否不足;③是否存在

急性心衰的诱因和(或)合并症。

### (一)基础监测

持续监测患者心率、呼吸频率、血压、血氧饱和度等,监测患者体温,密切关注患者心电图动态变化,必要时行动脉血气分析。

### (二)血流动力学监测

1.适应证

适用于血流动力学状态不稳定,病情严重且治疗效果不理想的患者。

2.主要方法(表 3-8-4)

表 3-8-4　血流动力学监测主要方法

| 监测主要方法 | |
|---|---|
| 右心导管 | ①患者存在呼吸窘迫或灌注异常,但临床上不能判断心内充盈压力情况 |
| | ②急性心衰患者在标准治疗的情况下仍持续有症状伴有以下情况之一者:容量状态、灌注或肺血管阻力情况不明,收缩压持续低下,肾功能进行性恶化,需静脉血管活性药物维持,考虑机械辅助循环或心脏移植 |
| 外周动脉插管 | 可持续监测动脉血压,还可抽取动脉血样标本检查 |
| 肺动脉插管 | 不常规应用 |

### (三)生物学标志物检测

(1)利钠肽:临床上常用 BNP/NT-proBNP 协助急性心衰的诊断和鉴别诊断以及评估心衰严重程度和预后。在急性心衰中 BNP/NT-proBNP 采用排除截点和诊断截点的双截点诊断策略,排除截点比诊断截点更为可靠。排除截点:BNP＜100ng/L、NT-proBNP＜300ng/L,即如果 BNP/NT-proBNP 小于排除截点,其急性心衰的可能性是很小的。诊断截点:BNP≥300ng/L,NT-proBNP 水平根据年龄和肾功能不全分层:50 岁以下的成人血浆 NT-proBNP 浓度＞450ng/L,50 岁以上血浆浓度＞900ng/L,75 岁以上应＞1800ng/L,肾功能不全(肾小球滤过率＜60mL/min)时应＞1200ng/L。NT-proBNP＞5000ng/L 提示心衰患者短期死亡风险较高,＞1000ng/L 提示长期死亡风险较高。

评估灰区值(介于"排除"和按年龄调整的"纳入"值之间)的临床意义需综合考虑临床状况,排除其他原因,因为急性冠状动脉综合征、慢性肺部疾病、肺动脉高压、高血压、房颤等均会引起测定值升高。故而推荐使用利钠肽来排除心衰,但不用来确诊。

(2)心肌坏死标志物及其他生物学标志物测定 cTnT 或 cTnI 等心肌坏死标志物用于评价是否存在心肌损伤、坏死及其严重程度和预后。近几年一些新的标志物也显示在心衰危险分层和预后评价中的作用,如中段心房利钠肽前体(MR-proANP,分界值为 120pmol/L)等。

### (四)急性左心衰竭严重程度分级

目前临床常用的有 Killip 法、Forrester 法和临床程度床边分级 3 种。

(1)Killip 法主要用于急性心肌梗死所致急性心衰患者。

Ⅰ级:尚无明显心衰征象,但 PCWP 可升高,病死率 0～5%。

Ⅱ级:有心衰,肺啰音＜50%肺野,可出现第三心音奔马律、持续性窦性心动过速或其他心律失常,病死率 10%～20%。

Ⅲ级：严重心衰，出现急性肺水肿，全肺大小干湿啰音，病死率35%～40%。

Ⅳ级：出现心源性休克，病死率85%～95%。

(2)Forrester法适用于监护病房，及有血流动力学监测条件的病房、手术室。

Ⅰ类：无肺淤血和组织灌注不良，PCWP(肺毛细血管楔压)和CI(心脏指数)正常，病死率2.2%。

Ⅱ类：单有肺淤血，PCWP增高(>18mmHg)，CI正常[>2.2L/(min·$m^2$)]，病死率10.1%。

Ⅲ类：单有组织灌注不良，PCWP正常(≤18mmHg)，CI降低[≤2.2L/(min·$m^2$)]，主要与血容量不足或心动过缓有关，病死率22.4%。

Ⅳ类：合并有肺淤血和组织灌注不足，PCWP增高(>18mmHg)，CI降低[≤2.2L/(min·$m^2$)]，病死率55.5%。

(3)临床程度床边分级根据Forrester法修改而来，主要根据末梢循环的观察和肺部听诊，无需特殊的监测条件，适用于一般的门诊和住院患者(表3-8-5)。

表3-8-5 急性心衰的临床程度床边分级

| 分级 | 皮肤 | 肺部啰音 |
| --- | --- | --- |
| Ⅰ | 温暖 | 无 |
| Ⅱ | 温暖 | 有 |
| Ⅲ | 寒冷 | 无或有 |
| Ⅳ | 寒冷 | 有 |

## 六、治疗

### (一)临床评估和处理流程

临床评估：根据上述检查方法及病情变化做出临床评估，包括：基础心血管疾病；急性心衰发生诱因；病情严重程度、分级及预后。动态多次进行评估以及时调整治疗方案，进行个体化治疗。

### (二)一般处理

1.体位

患者取半卧位或端坐位，双腿下垂，以减少回心血量，降低心脏前负荷。

2.吸氧

适用于低氧血症和呼吸困难明显，尤其$SaO_2$<90%的患者。立即鼻导管给氧，低氧流量(1～2L/min)开始，再根据动脉血气分析结果调整氧流量。伴呼吸性碱中毒患者可采用面罩吸氧。严重者采用无创呼吸机持续加压(CPAP)或双水平气道正压(BiPAP)给氧，增加肺泡内压，既可加强气体交换，又可对抗组织液向肺泡内渗透。必要时(指征为心肺复苏时、严重呼吸衰竭经常规治疗不能改善者，尤其是出现明显的呼吸性和代谢性酸中毒并影响到意识状态的患者)行气道插管和人工机械通气。

3.抢救准备

开放静脉通道，必要时留置导尿管，予心电监护等监测。

## （三）药物治疗

1.基础治疗

（1）吗啡：吗啡 3～5mg 静脉注射可使患者镇静，减轻焦虑，消除烦躁不安情绪，亦可降低代谢率，减少氧消耗，降低呼吸中枢敏感性，中断反射性换气过度。还可使肌肉松弛，迅速扩张体静脉，减少回心静脉血量，从而降低静脉压，减轻心脏负荷。必要时每隔 15 分钟重复 1 次，共 2～3 次，老年患者可减量或改为肌内注射。应用吗啡须密切观察疗效和呼吸抑制的不良反应。伴明显和持续低血压、休克、意识障碍、COPD 等患者禁用。

（2）洋地黄类药物：能轻度增加心输出量、降低左心室充盈压和改善症状。毛花苷 C 最适用于有快速心室率的房颤并心室扩大伴左心室收缩功能不全者，可用 5%葡萄糖注射液稀释后缓慢注射，首剂 0.4～0.6mg，以后每 2～4 小时可再给 0.2～0.4mg，总量 1～1.6mg。

2.利尿剂

（1）袢利尿剂：适用于急性心衰伴循环明显淤血及容量负荷过重的患者。可在短时间里迅速降低容量负荷，应首选并及早应用。常用呋塞米，宜先静脉注射 20～40mg，继以静脉滴注 5～40mg/h，其总剂量在起初 6 小时不超过 80mg，起初 24 小时不超过 160mg。如果平时使用袢利尿剂治疗，最初静脉剂量应等于或超过长期每日所用剂量。用药过程中要防止低血容量状态的出现。

（2）托伐普坦：选择性的血管加压素 $V_2$ 受体拮抗剂，推荐用于充血性心衰、常规利尿剂治疗效果不佳、有低钠血症或有肾功能损害倾向患者，对心衰伴低钠的患者能降低心血管病所致病死率。建议剂量为 7.5～15.0mg/d 开始，疗效欠佳者逐渐加量至 30mg/d。

3.血管扩张药物

急性肺水肿时，交感神经系统兴奋性增高，周围血管收缩，以致心脏后负荷增大，心肌收缩时氧耗增加，使心搏量进一步下降，左室舒张终末压与 PCWP 升高，肺水肿加剧。血管扩张可降低心脏排血阻力及心室舒张终末压，使心搏量增加，心脏功能得到改善。血管扩张药还可降低静脉的张力，使回心血量减少，左室舒张期末容量及 PCWP 降低，以利纠正心衰。

此类药可用于急性心衰早期阶段。收缩压＞110mmHg 的患者通常可安全使用；收缩压在 90～110mmHg，应谨慎使用；收缩压＜90mmHg 或持续低血压伴症状，严重阻塞性心瓣膜疾病，禁用。此外，HFpEF 患者因对容量更加敏感，使用血管扩张剂应小心。

（1）硝酸酯类药物：扩张小静脉，降低回心血量，使 LVEDP 及肺血管压降低。在不减少每搏输出量和不增加心肌耗氧下能减轻肺淤血，特别适用于急性冠状动脉综合征伴心衰的患者。硝酸甘油静脉滴注起始剂量 5～10μg/min，每 5～10 分钟递增 5～10μg/min，最大剂量为 200μg/min；亦可每 10～15 分钟喷雾 1 次（400μg）或舌下含服 0.3～0.6mg/次。硝酸异山梨酯静脉滴注剂量 5～10mg/h。硝酸甘油及其他硝酸酯类药物长期应用均可能发生耐药。

（2）硝普钠：动、静脉血管扩张剂，适用于严重心衰、原有后负荷增加以及伴肺淤血或肺水肿患者。临床应用宜从小剂量 0.3μg/（kg・min）开始，可酌情逐渐增加剂量至 5μg/（kg・min），静脉滴注，通常疗程不要超过 72 小时。由于具有强效降压作用，应用过程中要密切监测血压，根据血压调整合适的维持剂量，使收缩压维持在 100mmHg 左右，对原有高血压者血压降低幅度（绝对值）以不超过 80mmHg 为宜。停药应逐渐减量，并加用口服血管扩张剂，以避免反跳现象。

(3)萘西立肽(重组人 BNP):兼具多重药理作用,包括扩张静脉和动脉(包括冠状动脉),降低前后负荷;一定的排钠和利尿作用;抑制 RAAS 和交感神经系统。可先予负荷剂量 1.5～2μg/kg 静脉缓慢推注,继以 0.01μg/(kg · min)静脉滴注;也可不用负荷剂量而直接静脉滴注。疗程一般 3 天。

4.正性肌力药物

适用于低心排血量综合征,可缓解组织低灌注所致的症状,保证重要脏器血液供应。

(1)多巴胺:去甲肾上腺素前体。小剂量时[0.5～2μg/(kg · min)]主要作用于多巴胺受体,有选择性扩张肾动脉、促进利尿的作用;小到中等剂量时[2～10μg/(kg · min)]直接激动 $\beta_1$ 受体及间接促使去甲肾上腺素自储藏部位释放,对心肌产生正性应力作用,使心肌收缩力及心搏量增加,最终使心排血量增加、收缩压升高、脉压可能增大,舒张压无变化或有轻度升高,外周总阻力常无改变,冠脉血流及耗氧改善;大剂量[>10μg/(kg · min)]激动 α 受体,导致周围血管阻力增加,肾血管收缩,肾血流量及尿量反而减少。由于心排血量及周围血管阻力增加,致使收缩压及舒张压均增高。一般从小剂量起始,逐渐增加剂量,短期应用。可引起低氧血症,应监测 $SaO_2$,必要时给氧。

(2)多巴酚丁胺:多巴胺衍生物。具有强的兴奋 $\beta_1$ 受体作用,对 $\beta_2$ 受体作用小,对 α 受体作用微弱。与多巴胺比较,增强心肌收缩力作用更强,而对心率、血压影响较小。短期应用可增加心输出量,改善外周灌注,缓解症状。对于重症心衰患者,连续静脉应用可增加死亡风险。予 2～20μg/(kg · min)静脉滴注。使用时监测血压。正在应用 β 受体阻滞剂的患者不推荐应用多巴酚丁胺和多巴胺。

(3)磷酸二酯酶抑制剂:适用于对洋地黄、利尿剂、血管扩张剂治疗无效或效果欠佳的各种原因引起的急性顽固性充血性心力衰竭。米力农兼有正性肌力及降低外周血管阻力的作用,静脉注射:负荷量 25～75μg/kg,5～10 分钟缓慢静注,以后每分钟 0.25～1.0μg/kg 维持。每日最大剂量不超过 1.13mg/kg。常见不良反应有低血压和心律失常。

(4)左西孟旦:适用于传统治疗疗效不佳,并且需要增加心肌收缩力的急性失代偿心力衰竭的短期治疗。为钙增敏剂,以钙离子浓度依赖的方式与心肌肌钙蛋白 C 结合而产生正性肌力作用,增强心肌收缩力,但并不影响心室舒张;同时可通过使 ATP 敏感的钾通道(KATP)开放而产生血管舒张作用,使得冠状动脉阻力血管和静脉容量血管舒张,从而改善冠脉的血流供应,另外还可抑制磷酸二酯酶Ⅲ。在心衰患者中,左西孟旦的正性肌力和扩血管作用可以使心肌收缩力增强,降低前后负荷,而不影响其舒张功能。其正性肌力作用独立于 β 肾上腺素能刺激,可用于正接受 β 受体阻滞剂治疗的患者。该药在缓解临床症状、改善预后等方面不劣于多巴酚丁胺,且使患者的 BNP 水平明显下降。冠心病患者应用不增加病死率。首剂予 12μg/kg 静脉注射(>10 分钟),继以 0.1μg/(kg · min)静脉滴注,可酌情减半或加倍。对于收缩压<100mmHg 的患者,不需负荷剂量,可直接用维持剂量,防止发生低血压。应用时需监测血压和心电图,避免血压过低和心律失常的发生。

5.血管收缩药物

如去甲肾上腺素、肾上腺素等,用于尽管已经应用正性肌力药物仍出现心源性休克或合并显著低血压状态。

6.抗凝治疗

抗凝治疗建议用于深静脉血栓和肺栓塞发生风险较高,且无抗凝治疗禁忌证的患者。

7.改善预后的药物

HFrEF 患者出现失代偿和心衰恶化，如无血流动力学不稳定或禁忌证，可继续原有的优化药物治疗方案。

### （四）非药物治疗

1.主动脉内球囊反搏（IABP）

可有效改善心肌灌注，降低心肌耗氧量和增加心输出量。适用于①急性心肌梗死或严重心肌缺血并发心源性休克，且不能由药物纠正；②伴血流动力学障碍的严重冠心病；③心肌缺血或急性重症心肌炎伴顽固性肺水肿；④作为左心室辅助装置（LVAD）或心脏移植前的过渡治疗。

2.血液净化治疗

对急性心衰有益，但并非常规手段。出现下列情况之一时可考虑采用血液净化治疗：①高容量负荷且对利尿剂抵抗；低钠血症（血钠＜110mmol/L）且有相应的临床症状；②肾功能进行性减退，血肌酐＞500μmol/L 或符合急性血液透析指征的其他情况可行血液透析治疗。

3.心室机械辅助装置

急性心衰经常规药物治疗无明显改善时，可考虑选择应用心室辅助装置，短期辅助心脏功能，也可作为心脏移植或心肺移植的过渡。如 ECMO（体外膜肺氧合）将体内的静脉血引出体外，经过特殊材质人工心肺旁路氧合后注入患者动脉或静脉系统，起到部分心肺替代作用，维持人体脏器组织氧合血供。

# 第四章　消化系统常见急危重症

## 第一节　急性出血性坏死性肠炎

急性出血性坏死性肠炎（AHNE），又称坏死性肠炎，是以小肠的广泛出血、坏死为特征的肠道急性蜂窝织炎，病变主要累及空肠和回肠，偶尔也可侵犯十二指肠和结肠，甚至累及全消化道。临床上以腹痛、腹泻、便血、腹胀、呕吐和发热为主要表现，严重者可有休克、肠麻痹等中毒症状和肠穿孔等并发症，是一种危及生命的暴发性疾病。本病的发病与产生β毒素的Welchii杆菌（C型产气荚膜杆菌）感染有关。任何年龄均可发病，但以学龄前儿童和青少年多见，男性多于女性，农村多于城市。四季均可发病，但高发于夏秋季节。

### 一、病因与发病机制

近年来认为本病的发病与产生β毒素的Welchii杆菌（C型产气荚膜杆菌）感染有关。β毒素属于蛋白质外毒素，它能干扰肠黏膜表面绒毛的正常功能，从而影响肠道的清洗作用，致使病原体黏附于肠黏膜而致病；β毒素可致肠道组织坏死，产生坏疽性肠炎。营养不良和饮食不当是本病的诱因。正常情况下胰蛋白酶有破坏β毒素的作用；在蛋白酶活性缺乏或降低的情况下，如长期低蛋白膳食（使消化酶合成减少），当进食受C型产气荚膜杆菌污染或变质的食物时，不能分解破坏β毒素而致病；或进食大量的甘薯、大豆等含有耐热性胰蛋白酶抑制因子的食物（使胰蛋白酶的活性和浓度降低），可使寄生肠内的Welchii杆菌滋生并产生大量β毒素而致病。饮食习惯突然改变，从多吃蔬菜转变为多吃肉食，使肠内生态学环境发生改变，有利于Welchii杆菌的繁殖而致病。变态反应亦参与本病的发病。易感因素包括肠道感染、肠道缺血、肠屏障功能受损、先天性心脏病合并心衰、脓毒症、休克等。由于肠壁对细菌及细菌内、外毒素或病毒等过于敏感，引发肠出血、坏死、白细胞浸润、小血管纤维素样变性及坏死。本病病变以空肠和回肠最为多见且严重，有时可累及结肠、十二指肠及胃。病变常呈节段性分布，严重者融合成片。始于黏膜下层的病变，向黏膜层发展，黏膜肿胀增厚、粗糙，呈鲜红色或暗褐色，上有片状坏死和散在溃疡，黏膜下层水肿，此时患者以腹泻为主；黏膜广泛坏死脱落则大量便血；病变向浆肌层发展为主时，出现肠蠕动障碍，临床上可表现为肠梗阻；大片肠壁浆肌层或全层坏死时，肠内细菌与毒素外渗，肠壁也可穿孔，产生严重的腹膜炎和中毒性休克。

## 二、临床表现

1.腹痛

腹痛既是首发症状又是主要症状。病初常表现为逐渐加剧的脐周或左中上腹阵发性绞痛，其后逐渐转为全腹或右下腹持续性痛并有阵发性加剧。一般在 1～3 天后加重，重者可产生腹膜刺激症状。常伴有恶心呕吐，呕吐常为黄水，严重者呈咖啡样或血水样。腹痛在便血控制后3～5 天仍可每天发作数次，可为最后消失的症状。

2.腹泻与便血

腹痛发生后即可有腹泻，每日数次至十数次不等。粪便初为糊状而带粪质，其后渐为黄水样，继之即呈血水状或呈赤豆汤和果酱样，甚至可呈鲜血状或暗红色血块，粪质少而具难闻的腥臭味。无里急后重。出血量多少不定，轻者可仅粪便潜血阳性无便血；严重者一天出血量可达数百毫升。腹泻和便血时间短者仅 1～2 天，长者可达一月余，且可呈间歇发作或反复多次发作。严重病例后期因中毒症状严重，发生麻痹性肠梗阻时便次减少，甚至停止，但肛门指检多能发现血便为本病的特征之一。

3.全身中毒症状

起病后不久即出现发热，一般在 38～39℃，少数可达 40℃以上，持续 4～7 天后渐退，偶有长达 2～3 周者。中毒症状严重者可出现抽搐、昏迷，也可出现四肢厥冷、皮肤暗紫花纹、血压下降、中毒性休克。腹泻、便血严重时，可出现贫血、脱水和酸中毒。

4.腹部体征

胃肠道症状虽重，但腹部体征却相对较少。腹部饱满，有时可见肠型。触诊腹软或有轻度压痛，但也可有明显压痛、腹肌紧张和反跳痛，提示急性腹膜炎。移动性浊音可阳性，也可抽出血性腹水。肠鸣音早期亢进，有肠梗阻时可闻及气过水声或金属音。腹膜炎明显时，肠鸣音减弱或消失。

## 三、辅助检查

1.血象

白细胞增多，一般为(12～20)$\times 10^{9}$/L，以中性粒细胞增多为主。嗜酸性粒细胞及血小板常减少。

2.粪便检查

粪便呈血性或潜血试验强阳性，镜检可见大量红细胞、白细胞及脱落的上皮细胞。粪便培养部分病例可有 Welchii 杆菌、大肠埃希菌等生长。

3.尿常规检查

可有蛋白尿、红细胞、白细胞及管型。

4.X 线检查

腹部透视或平片可见中腹或上腹部肠管充气、扩张，黏膜皱襞模糊、粗糙，肠壁水肿增厚，肠间隙增宽。立位片中有大小不等的液平面。肠穿孔者可有气腹。在急性期不宜做胃肠钡餐或钡灌肠检查，以免发生肠穿孔。

5.结肠镜检查

结肠镜检查可见全结肠腔内有大量新鲜血液，但未见出血病灶，并可见回盲瓣口有血液涌出。

## 四、临床分型

本病由于病变部位不同，损伤程度不一以及机体反应性的差异，临床表现亦不一致。依其最突出的表现，可将本病分为以下几种类型：

1.急性胃肠炎型

当病变仅累及黏膜和黏膜下层时，临床表现以腹泻为主，伴有恶心、呕吐，便血不明显。腹部X线平片示小肠充气、扩张，肠曲间隙增宽。

2.肠出血型

病变黏膜广泛坏死脱落时，则以便血为主，量多少不等，呈血水样或暗红色，有明显贫血或急性大出血体征。

3.肠梗阻型

病变以浆肌层为主时，因肠管肌层严重受损而浸润肿胀，肠管变僵直，丧失蠕动能力，临床表现为肠梗阻，如腹痛、腹胀、频繁呕吐，肠鸣音亢进或减弱、消失。可有肠型，腹部X线检查见多个液平面。

4.腹膜炎型

随着浆肌层病变加重，肠内细菌毒素外渗或局部出现全层坏死，则发展成腹膜炎。表现为腹部压痛、反跳痛、腹肌紧张、肠鸣音消失。

5.中毒休克型

全身中毒症状为主，高热、谵妄、血压下降乃至休克。

## 五、诊断

本病的诊断主要依据临床表现：有不洁饮食、暴饮暴食史，突然腹痛、腹泻、便血和呕吐，伴有中度发热或突然腹痛后出现休克症状或出现麻痹性肠梗阻，应考虑本病的可能，特别是呈腥臭味的洗肉水样便而无明显里急后重者。由于本病的病情变化迅速且复杂，临床分型也较多，故需与之鉴别的疾病也较多。主要有：

1.中毒性菌痢

起病更急，开始即出现高热、惊厥、神志模糊、面色苍白，重者血压下降、休克，数小时后出现脓血便。急性出血性坏死性肠炎常以腹痛、腹泻为主，1～3天内出现红豆汤样或果酱样血便，少量黏液，无里急后重。病程、粪便性质和病原学检查可资鉴别。

2.绞窄性肠梗阻

腹痛、呕吐、便血、休克等症状与急性出血性坏死性肠炎相似。但绞窄性肠梗阻腹痛突出而剧烈，腹胀、呕吐更重，无排便排气，血便出现晚且量少。急性出血性坏死性肠炎早期出现肠梗阻是由于病变侵及肠壁浆肌层，引起节段性运动功能障碍，多为不全性肠梗阻；后期发生的肠梗阻则由于肠管的僵硬、狭窄、粘连、坏死等原因引起，多为完全性梗阻，而且此前常先有腹泻、便血。

3.急性克罗恩病

与本病鉴别较困难，但急性克罗恩病多转为慢性，经常复发，而急性出血性坏死性肠炎却极少复发。

4.腹型过敏性紫癜

以腹痛、便血起病，与本病相似，但无腹泻和发热，中毒症状不重，待皮肤出现紫癜后诊断更明确。

此外，本病尚应与急性阑尾炎、肠套叠、阿米巴痢疾、细菌性食物中毒等鉴别。在临床急诊工作中，造成本病误诊的原因主要有二：一是对本病的临床特点认识不够，未能掌握其规律及其与各种疾病鉴别的要点；二是由于有时症状不典型，尤其有时相当一部分患者无腹泻或血便，对这类病例往往通过肛门指诊才获得确诊。

## 六、治疗

### （一）内科治疗

1.禁食

轻症患者可进食易吸收的碳水化合物类流质。伴有明显的腹胀、腹痛及呕吐的患者，应严格禁食，并予胃肠减压。病情好转后可逐步开放流质、半流质、软饭，再过渡到普通饮食。

2.支持治疗

禁食期间应选择加强静脉补充营养物质一般儿童每日补液量 80～100mL/kg，成人每天补液 2000～3000mL。能量补给可选择高营养液，如 10%葡萄糖、复方氨基酸和水解蛋白等。注意电解质的平衡，微量元素和维生素的补充。出血及渗出明显的患者应予以补充悬浮红细胞、血浆及白蛋白。有休克表现的应积极抗休克治疗，包括补充血容量，补充胶体液，对血压改善不佳的患者应加用血管活性药物。

3.抗生素治疗

控制肠道内感染可减轻临床症状，常用的抗生素有氨基苷类、青霉素类、头孢类、喹诺酮类及硝基咪唑类。抗生素应早期、足量联合应用。一般选用两种作用机制不同的药物联合使用，可得到更好的疗效。

4.肾上腺皮质激素治疗

肾上腺皮质激素可以抑制炎症反应，减轻中毒症状，但有加重肠出血和增加肠穿孔风险，一般用药不超过 3～5 天。儿童建议使用氢化可的松每天 4～8mg/kg 或地塞米松 1～2.5mg/d 静滴；成人使用氢化可的松 200～300mg/d 或地塞米松 8～12mg/d 或静滴。

5.对症治疗

腹痛可用阿托品或山莨菪碱缓解，如效果不佳可在严密观察下用布桂嗪（强痛定），曲马多，甚至哌替啶（杜冷丁）。高热、烦躁者可给予吸氧、解热药、镇静药或予物理降温。便血可以用维生素 K、酚磺乙胺、注射用血凝酶(立止血)等,大出血可以用奥曲肽(善宁)或生长抑素(思他宁)静脉滴注。有输血指征者可输血治疗。

**(二)外科治疗**

本病经内科积极治疗后,大多可痊愈。对积极治疗后病情无好转者,如有以下情况可以考虑手术治疗:

(1)有明显肠坏死倾向。

(2)疑有肠穿孔。

(3)疑有绞窄性肠梗阻及不能排除的外科急腹症。

(4)便血或休克经内科积极保守治疗无效者。

(5)腹穿获脓性血性渗液者。当发展到肠管坏死或合并肠梗阻时,细菌会在肠腔快速生长繁殖,产生大量毒素,对机体造成严重损害,并加重病情。故外科手术切除坏死的肠段能阻止细菌毒素的进一步生成及吸收。

# 第二节 急性梗阻性化脓性胆管炎

急性梗阻性化脓性胆管炎(AOSC),又称急性重症胆管炎(ACST),是临床常见的危急重症,其发病急、进展快,病情凶险,且极易合并感染性休克,病死率高。

## 一、病因和发病机制

AOCS 的最常见原因是胆总管结石合并胆管梗阻,约占 80%以上。其他导致 AOCS 的原因包括:胆管蛔虫、术后胆管狭窄,肿瘤,十二指肠乳头狭窄,慢性胰腺炎、腹腔淋巴结或肿块压迫胆管或壶腹部等,致病菌以大肠埃希菌最常见。

胆管梗阻后胆管内压力迅速升高,细菌滋生,在脓性胆汁基础上,细菌及内毒素通过静脉反流入血,造成胆源性脓毒症或全身炎性反应综合征(SIRS),最终导致多器官功能衰竭(MODS)以及弥散性血管内凝血(DIC),预后差,病死率极高。

## 二、诊断

(1)多有胆管结石、胆道蛔虫史,胆管手术及胆管肿瘤史。

(2)剑突下或右上腹胀痛或绞痛,寒战、发热、黄疸,即 Charcot 三联征,是典型胆管炎表现,部分患者可能仅有其中 1~2 种表现。胆总管结石多为剧烈绞痛,胆道蛔虫病为钻顶样痛,胆管梗阻可为胀痛,并发胰腺炎时可引起腰背部疼痛。腹痛同时常伴恶心、呕吐。病情严重时在腹痛高热后可出现休克,患者常有烦躁不安、脉搏增快、呼吸急促、神志恍惚、血压下降、少尿或无尿,意识障碍可发生于休克前或休克后,表现为嗜睡、谵妄或昏迷。

(3)查体可有发热、黄疸,右上腹、上腹部压痛,严重者有反跳痛及肌紧张,并有肝脏肿大、胆囊增大压痛及肝区叩击痛。

(4)血白细胞及中性粒细胞增多,白细胞可高达 $20\times10^9$/L 以上,其上升程度与胆道感染的严重性成比例。肝功能异常,以直接胆红素升高为主。胆汁培养、血培养可有细菌生长,寒战时留标本可提高阳性率,并需做药敏试验。

(5)如收缩压<70mmHg 或有下列两项以上者:①精神症状。②脉搏>120 次/分。③白细胞>$20\times10^9$/L。④体温高于 39℃或低于 36℃。⑤血培养阳性。⑥胆汁为脓性,即可诊断为重型急性化脓性胆管炎。

(6)B 超可观察肝、胆、胰等情况,应列为首选。CT 或 MRCP 检查可更好地了解梗阻部位、程度、病因及肝、胆、胰情况。有 T 管引流和行 PTC 者可行胆管造影帮助诊断。

(7)ERCP 适用于胆管或壶腹部梗阻的病因诊断,更主要的是在检查的同时可行内镜下治疗解除梗阻或行鼻胆管引流。如无法行 ERCP 可考虑经皮肝穿刺胆道引流(PTCD)并行胆汁培养。

## 三、治疗

(1)患者应尽可能进入重症监护病房,应禁食,加强支持治疗,注意水、电解质平衡。

(2)抗休克治疗:输液、输血补充血容量,监测尿量。必要时应用血管活性药物,如间羟胺与多巴胺,维持收缩压不小于 90mmHg。

(3)抗感染治疗:主要针对革兰阴性杆菌,同时要注意对厌氧菌及球菌混合感染的治疗。应选用广谱、强效抗生素联合应用。如头孢哌酮及喹诺酮类加甲硝唑,行血及胆汁培养,根据药敏选择敏感及胆汁中药物浓度高的抗生素。

(4)肾上腺糖皮质激素的应用:在大剂量有效抗生素应用下,同时应用激素可稳定溶酶体膜,缓解毒血症,改善应激能力,如氢化可的松每天 200～400mg,地塞米松每天 10mg 静脉滴注。

(5)解痉止痛:可予 33%硫酸镁 20～30mL 口服,山莨菪碱 10mg 或丁溴东莨菪碱 80mg 肌内注射。注意预防应激性溃疡出血、肾功能不全,积极防治多脏器衰竭。

(6)十二指肠镜下胆道治疗:经积极保守治疗,症状不缓解或有加重趋势者,应果断进行胆道减压引流。通过 ERCP 明确病因,根据病因及患者一般情况选择壶腹部括约肌切开取石、鼻胆管胆汁外引流术、金属或塑料支架内引流术。此法应列为首选。

(7)经皮肝穿刺胆汁引流:在 X 线或 B 超引导下,通过肝穿将导管置入扩张的肝内胆管,将胆汁引流至体外,该方法简单但具有一定的创伤性,而且不能去除病因,多数需 2 次手术治疗。因此,在不具备手术及十二指肠镜下治疗条件者,宜选择该治疗,部分患者还可选择经皮穿刺胆囊引流术。

(8)外科手术治疗:若经上述积极治疗,病情稳定,全身情况好转,可行择期手术治疗。若病情仍不稳定,腹痛症状不减,高热不退,黄疸加深,血压不能维持或出现精神症状,白细胞计数继续升高,应考虑急诊手术治疗。由于此时手术风险大,多采用胆总管探查加 T 管引流以解除梗阻,待病情稳定后,再次行手术治疗,去除病因。

# 第三节　急性胰腺炎

急性胰腺炎(AP)是比较常见的一种急腹症,其发病率占急腹症的第3～5位。其中80%以上的患者病情较轻,即急性水肿性胰腺炎,可经非手术治愈,基本上是一种内科病。10%左右的患者属于重症胰腺炎,即急性出血性坏死性胰腺炎,胰腺的炎症已非可逆性或自限性,常须手术治疗,应视为外科病。

## 一、病因

引起急性胰腺炎的病因甚多,存在地区差异。在我国半数以上由胆道疾病引起,在西方国家,除胆石症外,酗酒亦为主要原因。

1.胆道系统疾病

正常情况下,胆总管和胰管共同开口于Vater壶腹者占80%,汇合后进入十二指肠,这段共同管道长约2～5mm,在此"共同通道"内或Oddis括约肌处有结石、胆道蛔虫或发生炎症、水肿或痉挛造成阻塞,胆囊收缩,胆管内压力超过胰管内压力时,胆汁便可反流到胰管内激活胰酶原引起自身消化,即所谓"共同管道学说",50%的急性胰腺炎由此引起,尤其以胆管结石最为常见;若胆石移行过程中损伤胆总管、壶腹部或胆管炎症引起Oddis括约肌功能障碍,如伴有十二指肠腔内高压,导致十二指肠液反流入胰管,激活胰酶产生急性胰腺炎;此外,胆道炎症时,细菌毒素释放出激肽可通过胆胰间淋巴管交通支激活胰腺消化酶引起急性胰腺炎。

2.酒精或药物

在欧美国家酗酒是诱发急性胰腺炎的重要病因之一,在我国近年也有增加趋势。酒精能刺激胃窦部G细胞分泌胃泌素,使胃酸分泌增加,十二指肠内pH值下降,使胰泌素分泌旺盛,胰腺外泌增加;长期酗酒可刺激胰液内蛋白含量增加,形成蛋白"栓子"阻塞胰管;同时,酒精可刺激十二指肠黏膜使乳头发生水肿,妨碍胰液排出,其原因符合"阻塞-分泌旺盛学说"。有些药物和毒物可直接损伤胰腺组织或促使胰液外分泌亢进或促进胰腺管上皮细胞增生、腺泡扩张、纤维性变或引起血脂增高或促进Oddis括约肌痉挛而引起急性胰腺炎,如硫唑嘌呤、肾上腺皮质激素、四环素、噻嗪类利尿药、L-天门冬酰胺酶、有机磷杀虫剂等。

3.感染

很多传染病可并发急性胰腺炎,症状多不明显,原发病愈合后,胰腺炎自行消退,常见的有腮腺炎、病毒性肝炎、传染性单核细胞增多症、伤寒、败血症等。蛔虫进入胆管或胰管,不但可带入肠液,还可带入细菌,能使胰酶激活引起炎症。

4.高脂血症及高钙血症

家族性高脂血症患者合并急性胰腺炎的机会比正常人明显升高。高脂血症时,脂肪栓塞胰腺血管造成局部缺血,毛细血管扩张,损害血管壁;在原发性甲状旁腺功能亢进症患者,7%合并胰腺炎且病情严重,病死率高;25%～45%的患者有胰腺实质钙化和胰管结石。结石可阻塞胰管,同时钙离子又能激活胰酶原,可能是引起胰腺炎的主要原因。

5.手术创伤

上腹部手术或外伤可引起胰腺炎。手术后胰腺炎多见于腹部手术，如胰、胆道、胃和十二指肠手术，偶尔见于非腹部手术。其原因可能为术中胰腺损伤、术中污染、Oddis 括约肌水肿或功能障碍，术后使用某些药物，如抗胆碱能、水杨酸制剂、吗啡、利尿药等。此外，ERCP 也可并发胰腺炎，多发生于选择性插管困难和反复胰管显影的情况下。一般情况下，ERCP 时胰管插管成功率在 95%以上，但偶有在胰管显影后，再行选择性胆管插管造影时不顺利，以致出现多次重复胰管显影，刺激及损伤胰管开口；或因无菌操作不严格，注入感染性物达梗阻胰管的远端；或注入过量造影剂，甚至引致胰腺腺泡、组织显影，诱发 ERCP 后胰腺炎。国外学者认为，反复胰管显影 3 次以上，ERCP 后胰腺炎的发生率明显升高。轻者只有血尿淀粉酶升高，重者可出现重症胰腺炎，导致死亡。

6.其他

(1)血管因素：动脉粥样硬化及结节性动脉周围炎，均可致动脉管腔狭窄，胰腺供血不足。

(2)妊娠后期：妇女易并发胆结石、高脂血症，增大的子宫可压迫胰腺，均能致胰液引流障碍、胰管内高压。

(3)穿透性溃疡：十二指肠克罗恩病波及胰腺时，可使胰腺腺泡破坏释放并激活胰酶引起胰腺炎。

(4)精神、遗传、过敏和变态反应、糖尿病昏迷和尿毒症时也是引起急性胰腺炎的因素。

(5)胰管阻塞，胰管结石、狭窄、肿瘤等可引起胰液分泌旺盛，胰管内压增高，胰管小分支和胰腺腺泡破裂，胰液与消化酶渗入间质，引起急性胰腺炎。少数胰腺分离时主胰管和副胰管分流且引流不畅，也可能与急性胰腺炎有关。

(6)特发性胰腺炎，原因不明约占 8%～25%。

## 二、发病机制

各种病因引起的急性胰腺炎致病途径不同，却具有共同的发病过程，即胰腺各种消化酶被激活所致的胰腺自身消化。正常情况下胰腺能防止这种自身消化：

(1)胰液中含有少量胰酶抑制物可中和少量激活的胰酶。

(2)胰腺腺泡细胞具有特殊的代谢功能，阻止胰酶侵入细胞。

(3)进入胰腺的血液中含有中和胰酶的物质。

(4)胰管上皮有黏多糖保护层。当在某些情况下上述防御机制受到破坏即可发病。

在病理情况下，因各种原因导致胰管阻塞，胰腺腺泡仍可持续分泌胰液，可引起胰管内压升高，破坏了胰管系统本身的黏液屏障，$HCO_3^-$ 便发生逆向弥散，使导管上皮受到损害。当导管内压力超过 3.29kPa 时，可导致胰腺腺泡和小胰管破裂，大量含有各种胰酶的胰液进入胰腺实质，胰分泌性蛋白酶抑制物(PSTI)被削弱，胰蛋白酶原被激活成蛋白酶，胰实质发生自身消化作用。其中以胰蛋白酶作用为最强，因为少量胰蛋白酶被激活后，它可以激活大量其他胰酶包括其本身，因而可引起胰腺组织的水肿、炎性细胞浸润、充血、出血及坏死。

## 三、临床表现

1.腹痛

为本病的主要表现和首发症状,突然起病,程度轻重不一,可为钝痛、刀割样痛、钻痛或绞痛,呈持续性,可伴有阵发性腹痛加剧,不能为一般胃肠解痉药缓解,进食可加剧。疼痛部位多在中上腹,可向腰背部呈带状放射,取弯腰抱膝位可减轻疼痛。MAP 腹痛 3~5 天即缓解。SAP 病情发展快,腹部剧痛延续较长,可引起全腹痛。极少数年老体弱患者可无或轻微腹痛,而仅表现为明显腹胀。AP 腹痛的机制主要是:①胰腺的急性水肿,炎症刺激和牵引其包膜上的神经末梢;②胰腺的炎性渗出液和胰液外溢刺激毗邻的腹膜和腹膜后组织,产生局限性腹膜炎;③胰腺炎症累及肠道,导致肠胀气和肠麻痹;④胰管阻塞或伴胆囊炎、胆石症引起疼痛。

2.恶心、呕吐及腹胀

多在起病后出现,有时很频繁,吐出食物和胆汁,呕吐后腹痛并不减轻。伴腹胀。极少数年老体弱患者可无或轻微腹痛,而仅表现为明显腹胀。

3.发热

发热常源于全身炎性反应综合征(SIRS),多数患者有中度以上发热,持续 3~5 天。持续发热一周以上不退或逐日升高,应怀疑有继发感染,如胰腺脓肿或胆道感染等。

4.黄疸

AP 时下列原因可引起黄疸,且不同原因的黄疸持续时间不同:①胆石症、胆道感染引起胆总管梗阻;②肿大的胰头压迫胆总管;③合并胰腺脓肿或胰腺假囊肿压迫胆总管;④合并肝脏损害等情况。

5.低血压或休克

SAP 常发生。患者烦躁不安、皮肤苍白、湿冷等;有极少数休克可突然发生,甚至发生猝死。

6.体征

MAP 患者腹部体征较轻,往往与主诉腹痛程度不十分相符,可有腹胀和肠鸣音减少,无肌紧张和反跳痛。SAP 患者上腹或全腹压痛明显,并有腹肌紧张,反跳痛。肠鸣音减弱或消失,可出现移动性浊音。伴麻痹性肠梗阻且有明显腹胀。腹水多呈血性。少数患者有皮肤瘀斑(因胰酶、坏死组织及出血沿腹膜间隙与肌层渗入腹壁下,致两侧胁腹部皮肤呈暗灰蓝色,称 Grey-Turner 征;可致脐周围皮肤青紫,称 Cullen 征)。少数患者因脾静脉栓塞出现门静脉高压,脾脏肿大。罕见横结肠坏死。腹部因液体积聚或假性囊肿形成可触及肿块。其他可有相应并发症所具有的体征。

7.局部并发症

包括急性液体积聚(APFC)急性坏死物积聚(ANC)、胰腺假性囊肿、包裹性坏死(WON)和胰腺脓肿,其他局部并发症还包括胸腔积液、胃流出道梗阻、消化道瘘、腹腔出血、假性囊肿出血、脾静脉或门静脉血栓形成、坏死性结肠炎等。局部并发症并非判断 AP 严重程度的依据。

(1)急性胰周液体积聚(APFC):发生于病程早期,表现为胰腺内、胰周或胰腺远隔间隙液体积聚。并缺乏完整包膜,可单发或多发。

(2)急性坏死物积聚(ANC):发生于病程早期,表现为液体内容物,包含混合的液体和坏死组织,坏死物包括胰腺实质或胰周组织的坏死。

(3)胰腺假性囊肿:有完整非上皮性包膜包裹的液体积聚,内含胰腺分泌物、肉芽组织、纤维组织等,多发生于 AP 起病 4 周后。

(4)包裹性坏死(WON):是一种成熟的、包含胰腺和(或)胰周坏死组织、具有界限分明炎性包膜的囊实性结构,多发生于 AP 起病 4 周后。

(5)胰腺脓肿:胰腺内或胰周的脓液积聚,外周为纤维囊壁,增强 CT 提示气泡征,细针穿刺物细菌或真菌培养阳性。

8.全身并发症

主要包括器官功能障碍/衰竭、全身炎性反应综合征(SIRS)、全身感染、腹腔内高压(IAH)或腹腔间隔室综合征(ACS)、胰性脑病(PE)等。

(1)器官功能衰竭:AP 的严重程度主要取决于器官功能衰竭的出现及持续时间(是否超过 48 小时)。呼吸衰竭主要包括急性呼吸窘迫综合征(ARDS),循环衰竭主要包括心动过速、低血压或休克,肾衰竭主要包括少尿、无尿和血清肌酐升高。

(2)SIRS:符合以下临床表现中的 2 项及以上,可以诊断为 SIRS。心率>90 次/分;体温<36℃或>38℃;WBC 计数<$4\times10^9$/L 或>$12\times10^9$/L;呼吸频率>20 次/分或 $PCO_2$<32mmHg。SIRS 持续存在将会增加器官功能衰竭发生的风险。

(3)全身感染:SAP 患者若合并脓毒症,病死率升高,为 50%~80%。主要以革兰阴性杆菌感染为主,也可有真菌感染。

(4)IAH 和 ACS:SAP 时 IAH 和 ACS 的发生率分别约为 40%和 10%,IAH 已作为判定 SAP 预后的重要指标之一,容易导致 MODS。膀胱压(UBP)测定是诊断 ACS 的重要指标,膀胱压≥20mmHg,伴有少尿、无尿、呼吸困难、吸气压增高、血压降低时应考虑出现 ACS。

(5)胰性脑病:是 AP 的严重并发症之一,发生率为 5.9%~11.9%。可表现为耳鸣、复视、谵妄、语言障碍及肢体僵硬、昏迷等,多发生于 AP 早期,常为一过性,可完全恢复,也可留有精神异常。其发生与 $PLA_2$ 损害脑细胞,引起脑灰白质广泛脱髓鞘改变有关。

## 四、辅助检查

1.淀粉酶测定

强调血清淀粉酶测定的临床意义,尿淀粉酶变化仅作参考。血清淀粉酶在起病后 6~12 小时开始升高,48 小时开始下降,持续 3~5 天。血清淀粉酶超过正常值 3 倍可确诊为本病。尿淀粉酶在起病后 12~14 小时开始升高,下降缓慢,持续 1~2 周恢复正常。血清淀粉酶活性高低与病情不呈相关性。患者是否开放饮食或病情程度的判断不能单纯依赖于血清淀粉酶是否降至正常,应综合判断。血清淀粉酶持续增高要注意病情反复、并发假性囊肿或脓肿、疑有结石或肿瘤、肾功能不全、巨淀粉酶血症等。要注意鉴别其他急腹症(如消化性溃疡穿孔、胆石症、胆囊炎、肠梗阻等)引起的血清淀粉酶增高,但一般不超过正常值 2 倍。

2.血清脂肪酶活性测定

常在起病后 24～72 小时开始升高,持续 7～10 天。血清脂肪酶活性测定具有重要临床意义,尤其当血清淀粉酶活性已经下降至正常或其他原因引起血清淀粉酶活性增高,血清脂肪酶活性测定有互补作用。同样,血清脂肪酶活性与疾病严重度不呈正相关。

3.血清标志物

①C 反应蛋白(CRP):CRP 是组织损伤和炎症的非特异性标志物,有助于评估与监测 AP 的严重性。发病 72 小时后 CRP＞150mg/L 提示胰腺组织坏死。②动态测定血清白细胞介素-6 水平增高提示预后不良。

4.生化检查

①暂时性血糖升高常见,可能与胰岛素释放减少和胰高血糖素释放增加有关。持久的空腹血糖＞10mmol/L 反映胰腺坏死,提示预后不良。②暂时性低钙血症(＜2mmol/L)常见于 SAP,低血钙程度与临床严重程度平行,若血钙＜1.5mmol/L 提示预后不良。

5.影像学检查

在发病初期 24～48 小时行腹部超声检查,是 AP 的常规初筛影像学检查,可以初步判断胰腺组织形态学变化,同时有助于判断有无胆道疾病,但受 AP 时胃肠道积气的影响,对 AP 不能做出准确判断。推荐 CT 扫描作为诊断 AP 的标准影像学方法,且发病 1 周左右的增强 CT 诊断价值更高,可有效区分液体积聚和坏死的范围。在 SAP 的病程中,应强调密切随访 CT 检查,建议按病情需要,平均每周 1 次。此外,MRI 也可以辅助诊断 AP。

ERCP 和超声内镜(EUS)对 AP 的诊治均有重要作用。EUS 主要用于诊断,尤其对于鉴别诊断恶性肿瘤和癌前病变(如壶腹部腺瘤、微小结石等)有重要意义。

胸、腹部 X 线平片检查对发现有无胸腔积液、肠梗阻等有帮助。

## 五、严重程度的判定

1.Ranson 标准

标准:入院时:年龄＞55 岁;血糖＞11.2mmol/L;白细胞＞16×$10^9$/L;ALT＞250U/L;LDH＞350U/L。入院后 48 小时内:Hct 下降＞10%;血钙＜2.0mmol/L;碱缺失＞4mmol;BUN 上升＞1.79mmol/L;估计失液量＞6L;$PaO_2$＜60mmHg。每项计 1 分。

2.APACHE-Ⅱ(急性生理学和慢性健康指标评估)

计分≥8 分者,预后不良。

3.AP 严重程度床边指数(BISAP)

BISAP 评分系统可用于住院 48 小时内的任何时候,其对预后评估的准确性似与 Ranson 标准相似。5 个指标为:BUN＞8.93mmol/L;精神障碍;存在 SIRS;胸腔积液;年龄＞60 岁。每项计 1 分。

4.CT 影像学分级标准

(1)Balthazar 和 Ranson CT 分级系统:本公级系统包括胰腺的 CT 表现和 CT 中胰腺坏

死范围大小两部分组成。①胰腺的CT表现：根据炎症的严重程度分级为A～E级。A级：正常胰腺。B级：胰腺实质改变，包括局部或弥漫的腺体增大。C级：胰腺实质及周围炎症改变，胰周轻度渗出。D级：除C级外，胰周渗出显著，胰腺实质内或胰周单个液体积聚。E级：广泛的胰腺内、外积液，包括胰腺和脂肪坏死，胰腺脓肿。A级计0分；B级计1分；C级计2分；D级计3分；E级计4分。②胰腺坏死范围计分：无坏死，计0分；坏死范围＜33%，计2分；坏死范围≥33%，＜50%，计4分；坏死范围＞50%，计6分。总分：CT表现(0～4)＋坏死范围计分(0～6)，分值越高，预后越差。

(2)国内建议使用的CT分级标准：将胰腺分为头、体、尾三部分，每部再分为4小份，每小份记为1分，全胰为12分。胰外包括小网膜腔、肠系膜血管根部、左、右结肠旁沟，左、右肾区，每区1分，如有全后腹膜分离，再加1分。判定：Ⅰ级＜6分；Ⅱ级7～10分；Ⅲ级11～14分；Ⅳ级≥15分。

5.改良CT严重指数(MCTSI)

胰腺炎性反应分级为，正常胰腺(0分)，胰腺和(或)胰周炎性改变(2分)，单发或多个积液区或胰周脂肪坏死(4分)；胰腺坏死分级为，无胰腺坏死(0分)，坏死范围≤30%(2分)，坏死范围＞30%(4分)；胰腺外并发症，包括胸腔积液、腹水，血管或胃肠道等(2分)。评分≥4分可诊断为MSAP或SAP。

## 六、诊断

1.AP的诊断标准

临床上符合以下3项特征中的2项，即可诊断为AP。①与AP符合的腹痛(急性、突发、持续、剧烈的上腹部疼痛，常向背部放射)；②血清淀粉酶和(或)脂肪酶活性至少＞3倍正常上限值；③增强CT/MRI或腹部超声呈AP影像学改变。

2.AP的分级诊断

①MAP为符合AP诊断标准，满足以下情况之一，无脏器衰竭、无局部或全身并发症，Ranson评分＜3分，APACHEⅡ评分＜8分，BISAP评分＜3分，MCTSI评分＜4分。②MSAP为符合AP诊断标准，急性期满足下列情况之一，Ranson评分≥3分，APACHEⅡ评分≥8分，BISAP评分≥3分，MCTSI评分≥4分，可有一过性(＜48小时)的器官功能障碍。恢复期出现需要干预的假性囊肿、胰瘘或胰周脓肿等。③SAP为符合AP诊断标准，伴有持续性(＞48小时)器官功能障碍(单器官或多器官)，改良Marshall评分≥2分。

3.建议

①临床上完整的AP诊断应包括疾病诊断、病因诊断、分级诊断、并发症诊断，例如AP(胆源性、重度、ARDS)。②临床上应注意一部分AP患者有从MAP转化为SAP的可能，因此，必须对病情作动态观察。除Ranson评分、APACHEⅡ评分外，其他有价值的判别指标如体质指数(BMI)＞28kg/m$^2$，胸膜渗出，尤其是双侧胸腔积液，72小时后CRP＞150mg/L，并持续增高等，均为临床上有价值的严重度评估指标。

## 七、治疗

### (一)治疗原则

AP治疗的主要目标:①寻找并去除病因;②控制炎症;③防治器官功能障碍/衰竭。

AP,即使是SAP,应尽可能采用内科或内镜治疗。SAP时经历大的手术创伤将加重全身炎症反应,增加死亡率。如诊断为胆源性AP,宜尽可能在本次住院期间完成内镜治疗或在康复后择期行胆囊切除术,避免以后复发。胰腺局部并发症可通过内镜或外科手术治疗。

### (二)基本处理

主要目的是纠正水、电解质紊乱,支持治疗,防止局部及全身并发症。

1.动态观测与评估

观察内容包括血、尿、凝血常规测定,粪便隐血、肾功能、肝功能测定,血糖、血钙测定,心电监护,血压监测,血气分析,血清电解质测定,胸部X线摄片,中心静脉压测定等。动态观察腹部体征和肠鸣音改变。记录24小时尿量及出入量变化。上述指标可根据患者具体病情做相应选择,根据APACHEⅡ评分、Ranson评分、BISAP评分等指标判断AP的严重程度及预后。SAP病情危重时,应收入ICU治疗。

2.常规禁食

食物是胰液分泌的天然刺激物,起病后短期禁食,降低胰液分泌,减轻自身消化。一般MAP需禁食4~7天,SAP需禁食2周左右。对有严重腹胀、麻痹性肠梗阻者应采取胃肠减压等相关措施。在患者腹痛减轻或消失、腹胀减轻或消失、肠道动力恢复或部分恢复时可以考虑开放饮食,开始以糖类为主,如米汤或冲服藕粉等,逐步过渡到低脂饮食,避免饱餐和油腻食品。不以血清淀粉酶活性高低作为开放饮食的必要条件。

3.补液

静脉补液,积极补足血容量,维持水电解质和酸碱平衡。补液量包括基础需要量和流入组织间隙的液体量。输液种类包括胶体物质、0.9%氯化钠溶液和平衡液。扩容时应注意晶体与胶体的比例,并及时补充微量元素和维生素。必要时使用血管活性药物。

4.止痛治疗

疼痛剧烈时考虑镇痛治疗。在严密观察病情下,可肌内注射盐酸哌替啶(杜冷丁)25~100mg。不推荐应用吗啡或胆碱能受体拮抗剂,如阿托品、654-2等,因前者会收缩奥狄括约肌,后者则会诱发或加重肠麻痹。

### (三)抑制胰腺分泌

抑制胰腺分泌,除了禁食与胃肠减压外,常用药物有:①生长抑素及类似物:具有多种内分泌活性:抑制胃酸分泌;抑制胰腺的外分泌,使胰液量、消化酶分泌减少;抑制生长激素、胰高血糖素、缩胆囊素等多种激素的释放;降低门脉压和脾血流等。在AP早期应用,能迅速控制病情、缓解临床症状、减少并发症、缩短住院时间、提高治愈率。奥曲肽0.1mg皮下注射,6~8小时1次;或生长抑素首剂250μg缓慢静脉注射后按每小时250μg的剂量持续静脉滴注。疗程均3~7天。SAP患者应尽早应用。②$H_2$受体拮抗剂或质子泵抑制剂:可通过抑制胃酸分泌而间接抑制胰腺分泌，还可以预防应激性溃疡的发生。可选用法莫替丁20～40mg或泮托拉唑40～80mg加入液体中静滴或静脉注射，1～2次/天。

### （四）蛋白酶抑制剂应用

蛋白酶抑制剂（乌司他丁、加贝酯、抑肽酶）能够广泛抑制与AP发展有关胰蛋白酶、弹性蛋白酶、磷脂酶A等的释放和活性，还可稳定溶酶体膜，改善胰腺微循环，减少AP并发症，主张早期足量应用。

1.乌司他丁

系从人尿中提取的糖蛋白，为一种蛋白酶抑制剂，可以抑制胰蛋白酶等各种胰酶，此外，它还有稳定溶酶体膜、抑制溶酶体酶的释放，抑制心肌抑制因子产生和炎性介质的释放。用法：10万U加入补液500mL内静滴，1～2小时内滴完，1～3次/天。

2.加贝酯

为一种非肽类蛋白分解酶抑制剂，可抑制蛋白酶、血管舒缓素、凝血酶原、弹力纤维酶等，另外对Oddi括约肌有松弛作用。仅供静脉滴注。每次100mg加入250mL补液内，治疗开始头3天每8小时1次，症状减轻后改为每日1次，疗程7～10天。滴速为1mg/(kg·h)，不宜＞2.5mg/(kg·h)。需注意有对多种药物过敏者、妊娠妇女及儿童禁用，给药中，一旦发生过敏现象应及时停药并对症治疗。

3.抑肽酶

可抗胰血管舒缓素，使缓激肽原不能变为缓激肽，尚可抑制蛋白酶、糜蛋白酶和血清素。每日用量10万～20万U，分2次溶入葡萄糖液静滴，疗程1～2周。

### （五）抗生素的应用

对于非胆源性AP不推荐预防使用抗生素。对于胆源性MAP或伴有感染的MSAP和SAP应常规使用抗生素。胰腺感染的致病菌主要为革兰阴性菌和厌氧菌等肠道常驻菌。抗生素的应用应遵循“降阶梯”策略，选择抗菌谱为针对革兰阴性菌和厌氧菌为主、脂溶性强、有效通过血胰屏障的药物。推荐方案：碳青霉烯类；青霉素＋β-内酰胺酶抑制剂；第三代头孢菌素＋抗厌氧菌；喹诺酮＋抗厌氧菌。疗程为7～14天，特殊情况下可延长应用时间。要注意真菌感染的诊断，临床上无法用细菌感染来解释发热等表现时，应考虑到真菌感染的可能，可经验性应用抗真菌药，同时进行血液或体液真菌培养。

AP在病程中极易感染，是病情加重的重要因素之一。其感染源多来自肠道。可采取以下措施预防胰腺感染：①导泻清洁肠道，可减少肠腔内细菌过生长，促进肠蠕动，有助于维护肠黏膜屏障。可用33%硫酸镁30～50mL/次或芒硝。在此基础上，口服抗生素可进一步清除肠腔内及已进入门静脉系统的致病菌。②尽早恢复肠内营养，有助于受损的肠黏膜修复，减少细菌移位。

### （六）营养支持

MAP患者只需短期禁食，故不需肠内或肠外营养。MSAP或SAP患者常先施行肠外营养（PTN），待患者胃肠动力能够耐受，及早（发病48小时内）实施肠内营养（EN）。肠内营养的最常用途径是内镜引导或X线引导下放置鼻空肠管。输注能量密度为4.187J/mL的要素营养物质，如能量不足，可辅以肠外营养，并观察患者的反应，如能耐受，则逐渐加大剂量。EN

能维持肠屏障功能，是防止肠道衰竭的重要措施。EN 增加肠黏膜血流灌注和促进肠蠕动，预防肠源性感染和 MODS，改善疾病的严重程度和预后。通过肠黏膜与营养素的接触，可以直接向肠黏膜提供其代谢所需的营养物质，阻止肠黏膜的氧化损伤，避免肠道屏障功能的破坏和菌群易位，维持肠道内细菌的平衡和肠道免疫的“觉醒”状态改善肠道的通透性，从而限制由肠道介导的全身炎症反应。EN 显著降低了总的并发症的发生，费用及住院时间明显缩短。应注意补充谷氨酰胺制剂。对于高脂血症患者，应减少脂肪类物质的补充。进行肠内营养时，应注意患者的腹痛、肠麻痹、腹部压痛等胰腺炎症状和体征是否加重，并定期复查电解质、血脂，血糖、总胆红素、血清白蛋白水平、血常规及肾功能等，以评价机体代谢状况，调整肠内营养的剂量。可先采用短肽类制剂，再逐渐过渡到整蛋白类制剂，要根据患者血脂、血糖的情况进行肠内营养剂型的选择。

### （七）防治脏器功能障碍/衰竭

AP 的严重程度主要取决于器官功能衰竭的出现及持续时间（是否超过 48 小时），因此积极维护脏器功能贯穿于 AP 整个诊疗中。主要措施包括以下几点。

1.早期液体复苏

SAP 时胰腺周围及腹膜后大量渗出，早期可合并 SIRS，毛细血管渗漏增加，体液从血管渗出至腹腔及腹膜后，是造成有效血容量丢失和血液浓缩的主要原因。因此 SAP 发病后一经诊断应立即进行液体复苏，在 48 小时内血流动力学得到改善时，额外的液体补充又会加重患者死亡，应采用“控制性液体复苏”策略。复苏主要分为快速扩容和调整体内液体分布两个阶段：①快速扩容：应采用输液泵，匀速补液，速度多控制在 250～300mL/h。补液时晶体早期用生理盐水和平衡液，胶体液包括羟乙基淀粉、低分子右旋糖酐、血浆、白蛋白等。合适的晶体与胶体比例为 2∶1，快速扩容要在 6 小时内完成。②调控液体的体内分布：目的是排除第三间隙潴留的液体，同时治疗由于快速扩容时液体外渗导致的并发症，补液量原则上要小于前一日的总出量。晶体与胶体比例调整至 3∶1，输注胶体后可给予小剂量呋塞米治疗。待 SIRS 缓解时结束液体复苏。

2.针对 ARDS 的治疗

处理包括动态监测患者血气分析，面罩吸氧或机械通气，大剂量、短程糖皮质激素的应用，有条件时行气管镜下肺泡灌洗术。

3.针对急性肾损伤/肾衰竭的治疗

主要是支持治疗，稳定血流动力学参数，必要时透析。持续性肾脏替代疗法（CRRT）的指征是伴急性肾衰竭或尿量≤0.5mL/(kg·h)；早期伴 2 个或 2 个以上器官功能障碍；SIRS 伴心动过速、呼吸急促，经一般处理效果不明显；伴严重水电解质紊乱；伴胰性脑病。

4.预防和治疗肠道衰竭

对于 SAP 患者，应密切观察腹部体征及排便情况，监测肠鸣音的变化。及早给予促肠道动力药物，包括生大黄、芒硝、硫酸镁、乳果糖等；给予微生态制剂调节肠道细菌菌群；应用谷氨酰胺制剂保护肠道黏膜屏障。同时可应用中药，如皮硝外敷。病情允许下，尽早恢复饮食或实施肠内营养对预防肠道衰竭具有重要意义。

5.其他脏器功能的支持

出现肝功能异常时可予保肝药物，弥散性血管内凝血时可使用肝素，上消化道出血可使用质子泵抑制剂。

### （八）胆源性胰腺炎的内镜治疗

对于怀疑或已经证实的胆源性AP患者，如果符合重症指标，和（或）有胆管炎、黄疸、胆总管扩张或最初判断是MAP但在治疗中病情恶化者，应行鼻胆管引流或内镜下十二指肠乳头括约肌切开术（EST）。胆源性SAP发病的48～72小时内为行内镜逆行胰胆管造影（ERCP）最佳时机，而胆源性MAP于住院期间均可行ERCP治疗。在胆源性AP恢复后应该尽早行胆囊切除术，以防再次发生AP。

### （九）并发症的处理

1.局部并发症的处理

大多数APFC和ANC可在发病后数周内自行消失，无须干预，仅在合并感染时才有穿刺引流的指征。无菌的假性囊肿及WON大多数可自行吸收，少数直径＞6cm且有压迫现象等临床表现或持续观察见直径增大或出现感染症状时可予微创引流治疗。胰周脓肿和（或）感染首选穿刺引流，引流效果差则进一步行外科手术，外科手术为相对适应证。有条件的单位应行内镜下穿刺引流术或内镜下坏死组织清除术。

2.全身并发症的处理

发生SIRS时应早期应用乌司他丁或糖皮质激素。CRRT能很好地清除血液中的炎性介质，同时调节体液、电解质平衡，因而推荐早期用于AP并发的SIRS，并有逐渐取代腹腔灌洗治疗的趋势。菌血症或脓毒症者应根据药物敏感试验结果调整抗生素，要由广谱抗生素过渡至使用窄谱抗生素，要足量足疗程使用。SAP合并ACS者应采取积极的救治措施，除合理的液体治疗、抗炎药物的使用之外，还可使用血液滤过、微创减压及开腹减压术等。

### （十）手术治疗

在AP早期阶段，除因严重的ACS，均不建议外科手术治疗。在AP后期阶段，若合并胰腺脓肿和（或）感染，应考虑手术治疗。

# 第四节　肝性脑病

肝性脑病又称为肝昏迷或门体脑病。它是指发生在严重肝脏疾病伴有肝功能失调或障碍或各种原因导致的门脉高压伴广泛门体分流的基础上出现的一系列中枢神经功能失调综合征，主要表现为意识障碍、行为失常和昏迷。

## 一、病因和诱因

引起肝性脑病的常见病因分为以下几种：

1.急性肝性肝功能衰竭

如暴发性、重症各种病毒性肝炎、药物性肝炎、化学药品（如四氯化碳或毒蕈）引起的中毒性肝炎以及急性妊娠期脂肪肝等。

2.慢性肝脏疾病伴肝功不全

最常见的病因是各种病因所致的终末期慢性肝病，如终末期肝硬化、晚期肝癌、肝大部分切除术后等。

3.各种原因引起的门脉高压症或门体分流

如终末期肝硬化、布查综合征、经皮经肝门体静脉分流术（TIPS术）后、外科门体分流手术等。

肝性脑病，尤其是慢性肝脏疾病或门体分流所引起肝性脑病常有诱因，在慢性肝病时，大约半数病例可发现肝性脑病的诱因。常见的诱因可归纳为三个方面：①增加氨等含氮物质及其他毒物的来源，如进食过量的蛋白质、消化道大出血、肾功能不全等。便秘也是不利的因素，使有毒物质排出减慢。②加重对肝细胞的损害，使肝功能进一步减退，例如手术，肝损药物使用不当、感染和缺氧等。③增加血脑屏障的通透性或加重脑细胞对氨及其他毒物的敏感性，如止痛、镇静、麻醉药的使用不当、缺氧等。

## 二、发病机制

迄今为止，肝性脑病的发病机制仍不甚明了。但动物和临床研究表明肝功能衰竭时，许多有毒物质不能在肝内代谢解毒或由于门-体短路绕开肝脏直接进入体循环，并通过通透性增高的血脑屏障，引起中枢神经系统功能失调，进而导致肝性脑病的发生。这些有害物质包括氨、硫醇、短链脂肪酸、过多的芳香族氨基酸、假性神经递质以及γ-氨基丁酸等，其中多数为含氮物质。

### （一）氨中毒学说

目前氨中毒学说仍是肝性脑病发病机制中研究最多、证据较为充分的学说，在肝性脑病的治疗学中有举足轻重的意义。大量临床资料表明，80%～90%的肝性脑病患者，尤其是慢性肝性脑病患者有不同程度的血氨升高；肝硬化患者摄入大量蛋白质后，血氨水平升高，并可诱发肝性脑病；相反，若能有效地降低血氨，病情多有好转。这些事实均表明，肝性脑病的发生与血氨升高有明显关系。但临床上，动脉血氨浓度和肝性脑病的程度并不都平行，血氨过高并不都出现肝性脑病时的脑电图表现，提示除血氨外，可能有其他毒性物质参与肝性脑病的发生。一些研究表明，由肠道细菌产生的硫醇在血内的浓度与肝性脑病的严重程度有关；短链脂肪酸的增加也加重神经症状。很可能是氨、硫醇、短链脂肪酸在肝性脑病的发病中起协同作用。

1.血氨升高的原因和机制

（1）氨的清除不足

①肝脏清除氨的功能减弱：a.肝脏实质细胞数量减少。b.肝内鸟氨酸循环的酶系统严重受损。c.来自肠道的氨绕过肝脏。d.ATP供给不足。

②氨经肌肉代谢减少：肝功能障碍时，肌肉即成为重要的氨代谢场所。肝硬化患者肌肉明显萎缩，可促进高氨血症。

③肾脏排氨减少：肝功能障碍特别是伴有碱中毒时，肾小管上皮细胞分泌氢离子减少，致使肾排氨减少。

(2)产氨增加:肝功能障碍时引起机体产氨增加的原因:①肠道内含氮成分增多:肝硬化时,由于门静脉回流受阻,消化道淤血致使胃肠消化、吸收及排空功能障碍,使肠内积存的蛋白质等含氮成分增多,尤其是高蛋白质饮食或消化道出血后高肠道内含氮物质,导致肠道内氨的生成增多。②尿素的肠肝循环增加:慢性肝病晚期常伴有肾功能不全,由此引起氮质血症,血液中的尿素等非蛋白氮含量增高,弥散到肠腔的尿素大大增加。③肠道淤血,细菌繁殖增加,分泌的氨基酸氧化酶及尿素酶增多,产氨增加。④肾脏产氨增加:肝硬化腹水患者可发生呼吸性碱中毒或以排钾利尿剂利尿时,可使肾小管上皮细胞排钾增加,氢离子排出减少,尿液酸度降低,因而同氨结合生成的铵也减少,氨弥散入血增加。⑤肌肉产氨增加:肌肉组织中腺苷酸分解是产氨的主要方式之一。当肌肉收缩加强时,这种分解代谢增强,产氨增加。

2.氨对中枢神经系统的毒性作用

血氨增高对中枢神经系统产生毒性作用的机制最主要是干扰脑细胞能量代谢。

(1)干扰脑细胞的能量代谢:进入脑内的氨与α-酮戊二酸、谷氨酸结合生成毒性较低的谷氨酰胺,但此过程使脑组织ATP生成减少、消耗增加,导致大脑能量严重不足,难以维持中枢神经系统的兴奋活动而昏迷。

(2)影响脑内神经递质的平衡:大量氨与α-酮戊二酸结合生成谷氨酸,后者再与氨结合而生成谷氨酰胺,使兴奋性递质谷氨酸减少,而抑制性递质谷氨酰胺增加。此外,氨能抑制丙酮酸脱羧酶的活性,使乙酰CoA生成减少,结果导致兴奋性递质乙酰胆碱合成减少。因此,血氨增高使脑内的神经递质平衡失调,兴奋性递质减少,抑制性递质增多,导致中枢神经系统功能紊乱。

(3)对神经元细胞膜的直接抑制作用:氨对神经细胞膜上的$Na^{+}$-$K^{+}$-ATP酶可能有干扰,不仅消耗ATP,而且影响柠檬酸循环,减少ATP的形成,导致脑内能量代谢的障碍。

### (二)氨基酸代谢异常和假性神经递质形成

肝脏为芳香族氨基酸(AAA)代谢的主要部位,而支链氨基酸(BCAA)主要在肌肉组织和脂库内代谢。肝功能减退时,血内AAA升高,而BCAA代谢增快,血胰岛素浓度升高也促进了BCAA的降解,故血内BCAA浓度下降。暴发性肝衰竭时,血浆支链氨基酸(BCAA)(包括亮氨酸、异亮氨酸和缬氨酸)浓度正常或降低,其余氨基酸浓度增加;慢性肝病时,血浆BCAA的浓度下降,而芳香族氨基酸(AAA,包括苯丙氨酸、酪氨酸、色氨酸)的浓度增高。AAA进入脑内后,竞争性抑制正常神经递质的合成,如苯丙氨酸和酪氨酸作为酪氨酸羟化酶的底物互相竞争,过多的苯丙氨酸抑制了酪氨酸转变成多巴胺和去甲肾上腺素。脑内过量的色氨酸也增加5羟色胺的合成,产生神经抑制作用。此外,增多的酪氨酸和苯丙氨酸在肠道内、脑内均可分别变成鳟胺和β-苯乙醇胺,与正常神经递质的结构十分相似,通过竞争结合于受体部位,但假性神经递质所起的作用仅为正常神经递质的1%,因此称为假性神经递质,当假性神经递质被脑细胞摄取并取代了突触中的正常递质,则神经传导发生障碍,出现意识障碍与昏迷。

### (三)抑制性氨基酸神经递质优势学说

γ-氨基丁酸(GABA)是哺乳动物大脑的主要抑制性神经递质。发生肝性脑病时,肠源性的GABA在血中聚集,GABA血浓度增加,透过异常的血脑屏障,和高敏感度的突触后GABA受体结合产生大脑抑制。突触后GABA受体与另两种受体蛋白质紧密相连,一为苯二氮NFDA8受体，另一为印防己毒素，在神经细胞膜上形成GABA超分子复合物。所有这些受体部位均参与调节氯离子通道。任何一个受体与相应物质结合都使氯离子内流入突触后神经元产生神经抑制作用。苯二氮NFDA8或巴比妥可增加GABA介导的氯离子内流，增加GABA介导的神经抑制。

### （四）其他

肝性脑病的发病机制错综复杂。很可能上述各有害因子的协同和综合作用导致发病，还可能有未知因子。

## 三、病理生理

肝性脑病时，不仅中枢神经系统，而且其他脏器功能也有明显改变。

1.脑

暴发性肝衰竭时，81%～99%的患者有脑水肿。慢性肝功能衰竭时，也可发生脑水肿。这一方面是由于血脑屏障的通透性、渗透性增加，使细胞外液体增多，出现血管性水肿。另一方面由于缺氧和毒素的作用，发生脑细胞水肿。深度昏迷患者，脑水肿加重。持续的时间越长，病变损害越难逆转。

2.心、肺

暴发性肝衰竭、慢性肝病晚期时，心率增快，心排出量增加，周围血管阻力低，血压可低于正常。心排出量增加以保证足够的肝动脉血流。但由于肝内微循环的阻塞，使血流在肝内、外形成短路，肝血流量并不代偿性增多。肝内微循环损害、缺氧为肝功能严重减退的可能机制。同时，肝功失代偿时，肝脏不能代谢内源性或外源性的舒缩血管物质。肠血管活性肽（VIP）和P物质增加，使血管扩张，周围血管阻力下降，进而反射性刺激交感神经，使血内去甲肾上腺素和肾上腺素增多，导致不合理的血流分布。门静脉与食管周围、纵隔、气管甚至肺静脉可形成交通短路，肺内动、静脉也形成短路，患者常有低氧血症。部分患者的肺血流异常还与高动力的周围循环有关。

3.肾

暴发性肝炎、肝硬化晚期，尤其有大量腹水、消化道出血或合并感染时，不少患者发生肾衰竭，称为肝肾综合征或肝性肾病。肝肾综合征与急性肾前性肾功能衰竭很相似，两者都存在肾有效灌注下降、尿少、尿钠排出明显下降、氮质血症。肾脏本身无明显组织解剖的异常。但肾前性者对扩容反应好，而肝肾综合征时扩容无效。引起肾灌注不足可能与交感神经兴奋、肾素-血管紧张素系统的参与有关，更可能由于内毒素的作用，使肾血管持续收缩，肾小球滤过率下降。

4.电解质和酸碱平衡紊乱

常见的有低钠、低钾，少尿时出现高钾。此外，还可有低镁。低钠常为稀释性的，机体总的可交换钠增加。近曲小管钠的吸收增加，同时醛固酮增加，都造成水钠潴留。此外，还可能有细胞膜缺损，使钠泵受损，细胞内钾外流，而钠内流，进一步使细胞外钠浓度下降。应用强力利尿剂时，血钠可＜110mmol/L。但一般的低钠发展慢，机体可以慢慢适应。除利尿剂引起低血钾外，其他的因素如碱中毒、醛固酮增多、胃肠道丢失钾均可引起血钾下降。肾小管酸中毒和低镁均可导致低钾血症。肝功能衰竭时，利尿剂阻碍 $Mg^{2+}$ 再吸收，导致 $Mg^{2+}$ 丢失。肝功能衰竭时酸碱平衡失调呼吸性碱中毒外，低钾时可伴有代谢性碱中毒，出现肾功能衰竭则有代谢性酸中毒，乳酸在肝脏内代谢，肝功能严重减退时，血乳酸浓度增高，故乳酸性酸中毒并非少见。

5.免疫功能

急性和慢性肝功能衰竭时容易并发感染。90％网状内皮系统，包括枯否细胞，位于肝内。严重的肝脏病变使肝内网状内皮系统功能明显下降。门脉高压明显或门-腔短路术后，肝外门静脉血内细菌旁开肝脏，直接流入体循环，导致菌血症，进而细菌可入腹水或细菌直接透过肠壁进入腹水，引起原发性腹膜炎。腹水穿刺、内镜检查、静脉输液，导尿等都容易导致各种感染，使预后凶险。

不少肝性脑病患者如晚期肝硬化或暴发性肝炎肝实质严重损害，使肝功能衰竭，临床上不仅表现为肝性脑病，还有各脏器功能损害，这使临床表现、诊治更为复杂。

## 四、临床表现

肝性脑病主要表现为脑病、原发肝脏疾病或分流以及并发症等相关症状。

1.脑病表现

肝性脑病主要表现为意识障碍、智能损害、神经肌肉功能障碍。根据症状、体征轻重可分为四级（表 4-4-1）。症状可表现为性格，行为改变或异常，定向力和计算能力下降，昏睡、昏迷；神经系统体征表现为肌张力增强、腱反射亢进，可出现踝阵挛、扑击样震颤。随着病情发展，可出现锥体束征。严重时有阵发性惊厥。晚期神经反射消失，全身呈弛缓状态。

**表 4-4-1　肝性脑病的临床分级**

| 级别 | 症状 | 体征 | 脑电图 |
|---|---|---|---|
| Ⅰ | 轻度性格、行为异常、计算能力下降 | －或± | － |
| Ⅱ | 睡眠障碍、精神错乱、行为异常、定向力下降 | ＋ | ＋ |
| Ⅲ | 昏睡、严重精神错乱 | ＋ | ＋ |
| Ⅳ | 昏迷 | ＋ | ＋ |

肝性脑病如不及时治疗，尤其Ⅲ、Ⅳ级重度患者，神经损害常不可逆，症状、体征则持续存在。脑电图上可出现异常的 δ 波率，两侧同时出现高电压的慢波。脑电图是一项较敏感的检查方法，但并不特异。

肝性脑病的起病、病程、表现因病因、诱因和病理基础不一而异。暴发性肝炎患者可在数日内进入昏迷，可不经过Ⅰ、Ⅱ级，预后差。肝硬化晚期消化道大出血或伴严重感染时，病情发展也很迅速。而门-腔吻合术后或门体侧支循环广泛形成时，可表现为慢性反复发作性木僵。

2.肝病表现

主要表现为肝功能减退、衰竭，伴有门脉高压症。前者常表现有消化道和全身症状，黄疸、肝臭、出血倾向等。门脉高压症表现为门体侧支循环形成和消化道出血，腹水，脾大，脾功能亢进。有些患者有门-体吻合术史。

3.其他

包括其他各种基础疾病以及肝病的并发症的表现，后者如食管、胃底曲张静脉破裂出血、原发性腹膜炎、严重的电解质紊乱、肝肾综合征等。它们可以成为肝性脑病的诱因或在肝性脑病中同时出现。

## 五、辅助检查

1.血氨

慢性肝脏疾病的基础上发生的肝性脑病和门体分流相关的肝性脑病的症状型肝性脑病多半有血氨升高，但急性肝功能衰竭的肝性脑病患者血氨可正常。

2.脑电图

肝性脑病患者脑电图基本节律变慢，有散在θ波，但仍可见α波，随着意识障碍加深，可出现高波幅的δ波及三相波。对于轻微型肝性脑病和Ⅰ级肝性脑病患者脑电图改变特异性变化不强，诊断价值相对较小，但在排除其他可能原因，如低血糖、尿毒症、呼吸衰竭等后，仍具有一定的诊断意义。

3.心理测试

使用各种心理智能测验以测试患者在认知或精确运动方面的细微改变。主要测试方法包括数字连接试验和成人智力量表，WCOG工作小组推荐的主要有4种：NCT-A，NCT-B，数字-符号试验和木块图试验。另外，还有线追踪试验和系列打点试验等。这几种方法相对简便、易行、价廉，但单独应用时敏感性低，应至少采用两种或以上的方法，在分析结果时还要注意年龄、性别、职业、教育和文化程度差异的影响。其他的测试方法还有计算机辅助神经心理测试，如连续反应时间测定、扫描测验以及选择反应时间等，这些方法操作简单，不需特殊训练，结果敏感可靠，不受年龄、职业和文化程度的影响。

4.生理神经测试

主要是各种诱发电位的测定，常用的有视觉诱发电位、脑干听觉诱发电位、躯体感觉诱发电位和事件相关电位P300。其中视觉诱发电位敏感性和特异性相对较低，可作为一种筛选方法；脑干听觉诱发电位比较可靠、客观、灵敏性和特异性相对较好，并且不受教育程度和年龄的影响；躯体感觉诱发电位是刺激出现后潜伏期在300ms左右的第一个正向波，是用听觉或视觉刺激引起的大脑皮质信号（听觉诱发电位或视觉诱发电位），对反映轻度认知功能障碍有较高的敏感度，但这些测试对肝性脑病的诊断及分级的价值尚待进一步研究和更精确评价，如应用计算机辅助技术分析平均优势频率及特殊节律强度等。

5.影像学检查

（1）CT检查：急性肝性脑病患者进行头部CT检查可发现脑水肿；慢性肝性脑病患者可有不同程度的脑萎缩，但其与症状的相关性有待于进一步研究。

（2）MRI检查：MRI检查显示，80％以上的肝性脑病患者有不同程度的脑萎缩，特别是额叶，45％轻微型肝性脑病患者亦有脑萎缩。大多数肝硬化患者可出现双侧苍白球及壳核对称的 T 加权（$T_1$-weighted image）信号增强，这些异常高信号可延至基底节区的其他结构和边缘系统或枕叶白质，这可能与顺磁性物质锰在基底神经节的沉积有关，门体分流及胆汁排泄障碍都会引起锰在脑内的异常沉积。有研究表明肝硬化等慢性肝病患者脑含水量增加。

（3）磁共振波谱分析：用质子（$H_1$）MRS 检测慢性肝病患者能发现脑部的代谢改变，包括谷氨酸或谷氨酰胺增加、肌醇与胆碱减少，因而肌醇与肌酐的比值，胆碱与肌酐的比值降低；而谷氨酸或谷氨酰胺与肌酐的比值增加，但 MRS 与肝性脑病的分级相关性不明显。

（4）正电子发射断层摄影：采用不同的示踪剂可反映脑内不同的生理生化过程，以$^{15}O$-$H_2O$ 可用来评价脑组织的血流灌注情况。急性肝性脑病时，脑血流量增加；慢性肝性脑病时，脑血流量普遍减低，尤其是额叶、颞叶、顶叶和枕叶等，降低水平与认知障碍程度相关。$^{13}N$-$NH_3$ 可用来测定氨代谢，肝硬化患者脑内氨代谢率增高，血脑屏障对氨的通透面积增加。

（5）临界视觉闪烁频率检测：测定患者视觉功能的变化，判定视网膜胶质细胞的病变，间接反映大脑胶质星形细胞肿胀和神经传导功能障碍，是发现和监测轻微型肝性脑病的一项敏感、简单而可靠的指标，并可对症状性肝性脑病进行定量诊断。

## 六、诊断和鉴别诊断

肝性脑病的诊断缺乏金标准，很难说某种临床表现或某项实验室检查能确定肝性脑病。所以，肝性脑病的诊断是基于进展性肝病或门体分流的基础，有中枢神经系统异常的表现，又除去了其他引起类似神经异常的各种病因而做出的。肝性脑病的完整的诊断程序包括：①什么情况下应该考虑是否有肝性脑病（即诊断线索）。②明确是否为肝性脑病（即诊断依据和鉴别诊断）。③明确肝性脑病的临床分级、急性或慢性肝性脑病的类型。④进一步调查了解肝性脑病的诱因和肝病的病因，评估肝脏和其他脏器的功能状态。

### 1.肝性脑病的诊断线索

首先要确定有无脑病存在的可能，临床上对于有以下线索者，宜进一步仔细了解患者近期的表现，详细体检，结合其他检查，以明确是否有肝性脑病的存在。

（1）有较长的肝硬化病史，尤其是肝硬化失代偿期患者出现上消化道大出血、自发性腹膜炎等并发症。

（2）各种原因所致的急慢性肝功能衰竭者。

（3）各种原因的门脉高压症或门体分流者，如 TIPS 术后或外科门体分流术后。

（4）不明原因出现性格行为异常、意识障碍或精神异常以及神经肌肉的异常表现，尤其是有慢性肝脏病病史、肝功能明显改变或肝硬化失代偿表现者。

对于有怀疑的患者，则要进一步检查以明确诊断。

### 2.肝性脑病的诊断依据和鉴别诊断

肝性脑病的诊断没有“金标准”，其诊断包括两方面：①支持肝性脑病的依据。②同时还应该排除其他疾病。

肝性脑病的主要诊断依据为：①严重肝病或广泛门体侧支循环病史，这是确诊的必须条件。②出现中枢神经功能紊乱的表现，如行为性格异常，精神紊乱、昏睡或昏迷，可有神经体征如扑翼样震颤、腱反射亢进、肌张力、踝阵挛、锥体束征的改变等;但值得注意的是,一些轻微型患者的中枢神经功能紊乱的表现轻微而不典型,易被忽视。③肝性脑病的诱因。④明显肝功能严重失调或障碍的临床表现和实验室检查异常或血氨增高。在进行相关辅助检查并排除其他导致精神症状的疾病后,就可诊断。扑翼(击)样震颤和典型的脑电图改变有重要参考价值。对肝硬化患者进行数字连接试验和心理智能测验可发现轻微肝性脑病。

以精神症状为唯一突出表现的肝性脑病易被误诊为精神病,因此凡遇精神错乱患者,应警惕肝性脑病的可能性。另外,某些疾病可能伴有颅内病变,酒精性肝病常伴酒精性脑病,此时宜仔细询问病史,结合体格检查和实验室辅助检查手段加以鉴别。有肝性脑病还应与可引起昏迷的其他疾病,尤其是某些肝脏疾病患者合并有其他疾病或用药的情况下,如糖尿病、低血糖、尿毒症、脑血管意外、脑部感染和镇静药过量等,若出现嗜睡或昏迷的情况,应进一步追问现病史和既往病史,检查有无肝脏疾病的相关体征、神经系统定位体征,结合肝功能、血氨、脑电图等将有助于诊断与鉴别诊断。

该病的诊断在有符合肝性脑病的诊断依据的基础上,排除其他相关的情况,可明确诊断。

3.临床分型

根据 2003 年世界消化病学大会(WCOG)工作小组出台的《肝性脑病的定义、命名、诊断及定量》,建议将肝性脑病分为三型。

(1)A 型:急性肝衰竭相关的肝性脑病。

(2)B 型:门体分流相关的肝性脑病,无肝细胞实质性病变。

(3)C 型:肝硬化、门脉高压或门体分流相关的肝性脑病,是发生在慢性肝病、肝硬化基础上的肝性脑病。根据肝性脑病的不同表现、持续时间和特性,C 型又可分为以下 3 个亚型。

C1 发作性肝性脑病,在慢性肝病的基础上在短时间内出现意识障碍或认知改变,不能用先前存在的有关精神失常来解释,可在短期内自行缓解或在药物治疗后缓解。发作性肝性脑病根据有无诱因又可分为:

C1-1 诱因型:有明确的、可追踪的诱发因素,如上消化道出血、大量排钾利尿、脱水、大量放腹水、高蛋白饮食、使用镇静催眠药或麻醉药等精神类药物、便秘、尿毒症、外科手术、感染以及电解质(高血钾、低血钾或低血钠和酸碱平衡失调等)紊乱。

C1-2 自发型:无明确的诱发因素。

C1-3 复发型:指 1 年内有 1 次或 1 次以上肝性脑病发作。

C2 持续性肝性脑病,在慢性肝病的基础上出现持续性的神经精神异常,包括认知力下降、意识障碍、昏迷甚至死亡。根据患者自制力和自律性受损的严重程度可进一步分为:

C2-1 轻型:即肝性脑病Ⅰ级。

C2-2 重型:即肝性脑病Ⅱ～Ⅳ级。

C2-3 治疗依赖型:经药物治疗可迅速缓解,若间断治疗,症状又会加重。

C3 轻微肝性脑病,以前曾称为亚临床肝性脑病(SHE),是指某些慢性肝病患者无明显症状性肝性脑病(发作性肝性脑病或持续性肝性脑病)的临床表现和生化异常,但用精细的智力试验或神经电生理检查可见智力、神经精神的异常而诊断的肝性脑病。患者虽无肝性脑病的临床表现,但操作能力和应急反应能力减低,在从事高空作业、机械或驾驶等工作时容易发生意外。由于亚临床肝性脑病这个词有一定的误导性，易被误认为亚临床型肝性脑病发病机制独立于肝性脑病之外或临床意义不大，近年来逐渐改称为轻微肝性脑病，以强调其作为肝性脑病发展过程中的一个特殊阶段。

4.WestHaven 精神分级

根据患者意识、智力和行为改变，West Haven 标准将肝性脑病分为Ⅰ～Ⅳ级：

Ⅰ级：轻微的认识不清、欣快或焦虑、注意力集中时间缩短、数字加减能力减退。

Ⅱ级：嗜睡，定向力和计算力轻度失常、人格改变、行为失常。

Ⅲ级：嗜睡至半昏迷，但可唤醒应答，神志不清，定向力障碍。

Ⅳ级：昏迷，对言语刺激或强烈刺激无反应。

对 West HavenⅢ级和Ⅳ级患者，还可采用 Glasgow 昏迷分级以减少测试主观性，主要测试睁眼反应、语言行动反应、运动反应及神经障碍定量。

## 七、治疗

### （一）治疗原则

肝性脑病的治疗是多维度的综合性措施，治疗原则如下：早期识别并积极纠正诱因；适当的营养支持；减少氨等有害物质的生成和吸收，促进氨的代谢；治疗原发病；根据临床类型、病情的严重程度制定个体化的治疗方案。对复发的难治性肝性脑病且合并肝衰竭，必要时可进行肝移植。

### （二）早期识别并积极纠正诱因

大部分肝性脑病患者在积极纠正诱因后，症状可自行缓解，因此早期识别并纠正诱因是肝性脑病/轻微型肝性脑病治疗的基础。

对于过度使用利尿剂、大量放腹水的肝硬化患者，常出现低钾性碱中毒等电解质紊乱，从而诱发肝性脑病，因此应减少利尿剂的剂量，避免一次性大量放腹水，及时补充白蛋白和液体以纠正电解质紊乱，维持内环境稳态。消化道出血是肝硬化常见的并发症，可使肠道内大量积血，促进肠道氨的生成，此外血容量不足使大脑处于缺血、缺氧状态，耐受性降低，对氨等毒性物质的敏感性增加，从而诱发肝性脑病。因此，对于消化道出血的肝硬化患者，应积极识别出血程度，快速补充血容量（尽量选用新鲜的供血，陈血中血氨过高），给予药物、内镜探查甚至血管介入栓塞治疗等及时止血，并促进肠道积血排出体外。对于被疑有感染的肝性脑病患者，应积极寻找感染源，早期进行抗感染治疗。对严重肝病患者慎用镇静催眠药、麻醉药及对肝功能有损害的药物，以免诱发肝性脑病。便秘可延长肠道氨的吸收时间，因此肝硬化患者应尽量保持大便通畅，必要时服用乳果糖促进排便，同时酸化肠道。

### （三）营养支持治疗

肝硬化等严重肝病患者处于快速代谢状态，对营养的需求比健康人高，而长期限制蛋白质摄入则更容易导致营养不良、肌肉群减少，反而更容易出现肝性脑病。营养不良和肌肉减少是肝性脑病和其他肝硬化并发症进展的危险因素，目前已有研究证实肌肉萎缩是肝硬化患者预后不良的指标，因此应对肝性脑病患者进行营养状态测试，并积极给予个体化的营养支持。

欧美实践指南推荐肝性脑病患者每日能量摄入量为35～40kcal/kg体重（1kcal＝4.18kJ），每日蛋白质摄入量为1.2～1.5g/kg体重。推荐每天少食多餐，白天禁食时间不超过3～6小时，推荐进食晚间点心，避免快速进食。葡萄糖是最方便的能量来源，但是对于营养不良患者，仅补充葡萄糖是不够的。对于能配合的患者，可以口服营养液；对于不能摄入需要量的患者，可通过胃管补充营养液或者予肠外营养。若对动物蛋白质不耐受，可补充支链氨基酸和（或）植物蛋白，从而降低总蛋白的摄入。有研究显示，口服富含支链氨基酸的营养配方能够明显地提高肝硬化患者的营养水平。另外，如果有明确的微量元素减少，推荐补充特定的微量元素。

### （四）减少氨的生成与吸收

1.清洁肠道

肝硬化患者可并发消化道出血和（或）合并便秘，可促进肠道内氨的生成，因此清洁肠道对肝性脑病的发生具有一定的预防作用。对于消化道出血患者，应及时止血。对于便秘患者，可应用聚乙二醇或硫酸镁等导泻，促进肠道内积血及其他毒物的清除；也可通过应用乳果糖、生理盐水或弱酸性溶液灌肠，从而清洁肠道。值得注意的是要避免用碱性溶液灌肠，以免再次诱发肝性脑病。

2.不吸收双糖

乳果糖是美国药品管理局（FDA）批准用于治疗肝性脑病的一线药物，是可用于新药开发时进行随机对照试验的标准对照药物。乳果糖是肠道不吸收双糖，口服后在上消化道不吸收，在结肠内，乳果糖易被细菌分解为乳酸和醋酸，使肠道pH迅速下降。酸性环境促进肠腔内的氨与氢离子结合，生成无毒性的铵盐随粪便排出体外从而减少氨的吸收而降低血氨水平。肠道酸化后可抑制产氨的细菌（如大肠埃希菌）生长，亦可减少氨的生成。此外，乳果糖作为缓泻剂，能够促进肠蠕动，缩短有害物质在肠腔内停留的时间，从而减少氨的吸收。乳果糖的常用剂量为每次15～45mL，2～3次/天，以保持每天2～3次软便为宜。

乳梨醇也是肠道不吸收双糖，在结肠内被细菌分解为乙酸、丙酸而起到酸化肠道的作用，作用机制与乳果糖相似，但其甜度较低。常用剂量为0.5g/kg，2次/天，以保持每天2～4次软便为宜。

3.抗生素

口服抗生素可抑制肠道中产氨的细菌，从而减少氨的生成。常用的抗生素包括利福昔明、甲硝唑、新霉素等。利福昔明是非氨基苷类抗生素，对肠道细菌有广谱、强效的抑制作用，且口服给药仅在局部胃肠道起作用，但长期应用利福昔明可增加胃肠道艰难梭菌感染的可能。在利福昔明与安慰剂、其他抗生素、乳果糖对比用于肝性脑病治疗的试验中显示：利福昔明具有良好的耐受性，等同或优于其他药物。

4.益生菌制剂

益生菌制剂能够直接补充人体有益细菌，调节肠道菌群稳态，抑制肠道中的致病菌（如产尿素酶的细菌）生长，酸化肠道，降低肠道pH，从而减少血氨的吸收和产生，减少肝性脑病的发生。益生菌制剂还可改善肠上皮细胞的营养状况，有效地维持肠道黏膜屏障；还可抑制肝细胞炎症和氧化应激反应，增加肝脏对氨及其他毒素的代谢，从而改善肝功能。有学者研究表明，乳果糖和益生菌能够明显改善轻微型肝性脑病患者病情，并预防轻微型肝性脑病向显性肝性脑病的进展。

### （五）促进氨的代谢

L-鸟氨酸-L-门冬氨酸（LOLA）L-鸟氨酸-L-门冬氨酸，是鸟氨酸和门冬氨酸的混合制剂，在体内可裂解为鸟氨酸和门冬氨酸。鸟氨酸是鸟氨酸循环的起始底物，促进鸟氨酸循环的建立及尿素的合成，是氨的主要去路，可有效降低血氨水平；鸟氨酸也可促进鸟氨酸转氨酶和氨甲酰磷酸合酶活性增加，促进氨转化成尿素而排出体外。门冬氨酸可促进谷氨酸和谷氨酰胺的合成，从而直接降低血氨浓度；也可参与促进肝细胞的修复与再生，可对肝脏有保护作用并改善肝脏功能。

### （六）调节神经递质

1.γ-氨基丁酸/苯二氮䓬（GABA/BZ）

复合受体抑制剂肝性脑病患者的高血氨通过血脑屏障弥散入大脑后，可激活 GABA/BZ 复合体中的 BZ 受体，从而引发肝性脑病。因此理论上 GABA/BZ 复合受体抑制剂可竞争性抑制弥散入脑的氨，从而改善患者的症状。但此类药物的临床试验无确切的疗效，因此目前不推荐使用。

2.支链氨基酸（BCAA）

支链氨基酸是由亮氨酸、缬氨酸、异亮氨酸等组成的复合氨基酸制剂，可竞争性抑制芳香族氨基酸进入脑组织，减少肝性脑病患者中假性神经递质的产生；可改善肝硬化患者的营养状况，改善其肝脏的纤维化程度，对肝脏功能有一定的保护作用，但目前对于口服支链氨基酸的疗效与安全性尚存在争议。

### （七）抗幽门螺杆菌（Hp）治疗

幽门螺杆菌的感染可能与肝性脑病患者的高血氨水平有关。幽门螺杆菌可分解消化道中的尿素为氨、二氧化碳，而处于游离形态的氨进入血液循环后可能造成血氨水平上升。此外，幽门螺杆菌可破坏胃黏膜的防御机制，促进上皮细胞释放炎症介质及增强胃壁毛细血管通透性，促进氨进入血液循环，进一步升高血氨水平。

### （八）治疗原发病

肝性脑病患者常有导致急慢性肝功能障碍的肝脏基础疾病和（或）门-体分流异常。因此治疗原发病可在一定程度上改善肝性脑病的症状，减缓肝性脑病的进展。首先应注重保护肝脏功能，尽量避免肝毒性药物的使用。此外，目前辅助肝性脑病治疗的人工肝支持治疗主要有血液灌流、血浆置换、血液滤过、血液透析等，可代替肝脏的部分功能，在不同程度上有效地清除血液中的炎性介质、氨及其他有害物质等，较为明显地缓解肝功能衰竭所致肝性脑病患者的病情。对于肝硬化患者合并严重的侧支循环开放，可择期行经颈静脉肝内门腔分流术（TIPS）以阻断异常的肝外门体分流。对于其他治疗方法无效的严重肝功能衰竭或难治性肝性脑病，极大程度地损害了患者的生活质量，肝移植（LT）则是最后的有效方式。严重的门体分流异常也可导致神经系统紊乱和持续性肝性脑病，甚至在肝移植后也可发生。因此，在移植前或移植过程中应明确是否存在分流并适时进行栓塞。

# 第五节　上消化道出血

上消化道出血是指屈氏韧带以上的消化道，包括食管、胃、十二指肠等病变引起的出血。上消化道大量出血是指在数小时内失血量超过1000mL或占循环血容量的20%，主要表现为呕血、黑粪，并伴有急性周围循环衰竭的表现。上消化道急性大量出血是临床常见的急症，如不及时抢救，可危及患者生命。

## 一、病因与发病机制

上消化道大量出血临床最常见的病因为消化性溃疡、食管胃底静脉曲张破裂、急性胃黏膜损害及胃癌。

1.上消化道疾病

(1)胃、十二指肠疾病：消化性溃疡为最常见，其次胃癌、急性胃炎、十二指肠炎等。

(2)食管疾病：可见食管炎、食管癌、食管损伤等。

2.门静脉高压引起食管、胃底静脉曲张破裂

肝硬化最常见。

3.上消化道邻近器官或组织疾病

如胆管或胆囊结石、癌瘤，胆道蛔虫病等，胰腺疾病累及十二指肠，如胰腺癌等。

4.全身性疾病

①血液病：可见于过敏性紫癜、白血病等。②应激相关胃黏膜损伤：指各种严重疾病引起的应激状态下产生的急性糜烂出血性胃炎乃至溃疡。见于脑血管意外、败血症、大手术后、烧伤、休克等患者。③其他：尿毒症、流行性出血热等。

## 二、临床表现

上消化道大量出血的临床表现主要取决于出血量及出血速度。

1.呕血与黑粪

是上消化道出血的特征性表现。出血部位在幽门以下者多只表现为黑粪，若出血量大且速度快，血液反流入胃，也可有呕血。在幽门以上者常兼有呕血与黑粪，但是在出血量小、出血速度慢者也常仅见黑粪。呕血多呈咖啡色，这与血液经胃酸作用形成正铁血红素有关。未经胃酸充分混合而呕出血液可为鲜红色或兼有血块。黑粪呈柏油样，是血红蛋白含的铁经肠内硫化物作用形成硫化铁所致。若出血量大，血液在肠内推进较快，粪便可呈暗红或鲜红色。

2.失血性周围循环衰竭

出血量较大，且速度快者，循环血容量可迅速减少，可出现一系列表现，如头晕、心悸、脉细数、血压下降(收缩压＜80mmHg)，皮肤湿冷，烦躁或意识不清，少尿或无尿者应警惕并发急性肾衰。

3.氮质血症

上消化道大量出血后，大量血液蛋白在肠道被消化吸收，血尿素氮可暂时增高，称为肠源性氮质血症。一般在大出血后数小时血尿素氮开始上升，24～48 小时可达高峰，3～4 天后方降至正常。若超过 3～4 天血尿素氮持续升高者，应注意可能上消化道继续出血或发生肾衰竭。

4.发热

在上消化道大量出血后，多数患者在 24 小时内出现低热，一般不超过 38.5℃，可持续 3～5 天。

5.血象变化

急性失血早期，血红蛋白常无变化，出血后体内组织液逐渐渗入血管内，使血液稀释，一般需 3～4 小时以上才出现血红蛋白降低。出血后骨髓有明显代偿性增生，表现在出血 24 小时内网织红细胞可增高，随着出血停止，网织细胞逐降至正常，若出血未止，网织红细胞可持续升高。白细胞计数也可暂时增高，止血后 2～3 天即恢复正常。

## 三、实验室检查

1.胃镜检查

为上消化道出血病因诊断首选检查方法。一般在上消化道出血后 24～48 小时急诊行内镜检查，不仅可明确病因，同时可做紧急止血治疗。

2.血、便检查

测血红蛋白、白细胞及血小板计数、网织红细胞、肝功能、肾功能、血尿素氮、大便隐血试验等，有助于确定病因、了解出血程度及出血是否停止。

3.X 线钡剂造影

目前主张 X 线钡剂检查应在出血已停止及病情基本稳定数天后进行，不宜作为首选病因诊断检查方法。

4.选择性动脉造影

适用于内镜检查无阳性发现或病情严重不宜做内镜检查者。

## 四、治疗要点

上消化道大量出血病情严重者可危及生命，应进行紧急抢救，抗休克、补充血容量是首位治疗措施。

### （一）一般抢救措施

卧床休息，保持呼吸道通畅，避免呕血时误吸血液引起窒息。活动性出血期间应禁食。

### （二）积极补充血容量

立即开放静脉、取血配血，迅速补充血容量，输液开始宜快，可用生理盐水、林格液、右旋糖酐、706 代血浆，必要时及早输入全血，以恢复有效血容量，保持血红蛋白在 90～100g/L 为佳。输液量可依据中心静脉压进行调节，尤其对原有心脏病、病情严重或老年患者。肝硬化患者需输新鲜血，库血含氨多易诱发肝性脑病。

### （三）止血措施

1.消化性溃疡及其他病因所致上消化道大量出血的止血措施

（1）抑制胃酸分泌药物：常用药物包括西咪替丁（甲氰咪胍）、雷尼替丁、法莫替丁等 $H_2$ 受体阻断药和奥美拉唑（洛赛克）等质子泵抑制药。减少胃酸分泌，使pH＞6.0 时血液凝血系统才能有效发挥作用。

（2）内镜治疗：包括激光、热探头、高频电灼、微波及注射疗法。

（3）手术治疗：由于不同病因可采用相应手术。

（4）介入治疗：对不能进行内镜治疗及不能耐受手术者，可选择肠系膜动脉造影找到出血灶同时行血管栓塞治疗。

2.食管胃底静脉曲张破裂大出血的止血措施

（1）药物止血：垂体后叶素（即血管加压素）为常用药物，临床一般使用剂量为 10U 加入 5％葡萄糖液 200mL 中，在 20 分钟内缓慢静脉滴注，每日不超过 3 次为宜。对冠心病者禁用。生长抑素近年来临床多用于食管胃底静脉曲张破裂出血。其具有减少内脏血流量，降低门静脉压力、减少侧支循环的作用，不伴全身血流动力学改变，不良反应少，但价格较高。

（2）三腔气囊管压迫止血：适用于食管胃底静脉曲张破裂出血，此方法患者很痛苦，且易出现窒息、食管黏膜坏死等并发症，故不作为首选止血措施。

（3）内镜治疗：内镜直视下注射硬化剂，如无水乙醇、鱼肝油酸钠、高渗盐水等达曲张静脉部位或用皮圈套扎曲张静脉，目前将内镜治疗作为食管胃底静脉曲张破裂出血的治疗的重要手段。

（4）手术治疗：上述治疗方法无效时可做急诊外科手术。

## 五、常见护理问题

### （一）失血性休克

1.相关因素

与出血量大、出血速度快等有关。

2.临床表现

患者出现口干、乏力、出冷汗、皮温降低，静脉充盈差，血压下降等表现。

3.护理措施

（1）迅速建立静脉通道，恢复血容量。失血量过大、出血不止或治疗不及时，有效循环血量锐减，严重影响心、脑、肾等重要脏器血液供应，易形成不可逆的休克，导致死亡。护士应迅速建立两条以上的静脉通道，外周静脉和中心静脉留置管，防止脱针，立即抽血配血，做好输血的准备。在着手准备输血时，立即静脉输入 5％～10％葡萄糖溶液或平衡液。强调不要一开始单独输血或代血浆而不输液，因为患者急性失血后血液浓缩，血较黏稠，此时输血并不能更有效地改善微循环的缺血、缺氧状态。因此，主张先输液或者紧急时输液、输血同时进行。

当收缩压在 6.67kPa(50mmHg)以下时，输液、输血速度要适当加快，甚至需加压输血，以尽快把收缩压升高至 10.67～12kPa(80～90mmHg)水平，血压能稳住则可减慢输液速度。在输入库存血较多时，每输入 600mL 血应静脉补充葡萄糖酸钙 10mL。对肝硬化或急性胃黏膜损害的患者，尽可能采用新鲜血。对于有心、肺、肾疾病的患者及老年患者，要防止因输液、输血量过多、过快引起的急性肺水肿。因此，必须密切观察患者的一般状况及生命体征变化，尤其要注意颈静脉的充盈情况。监测中心静脉压。补液量与速度根据血压、中心静脉压调整(表 4-5-1)，记录尿量。输液速度不宜过快，输液量不宜过多，否则可引起肝静脉压力升高，诱发食管、胃底静脉再次破裂出血。新鲜全血、血浆、白蛋白及高渗性药物要经过中心静脉通道输注。

**表 4-5-1 中心静脉压与补液的关系**

| 中心静脉压 | 血压 | 原因 | 处理原则 |
|---|---|---|---|
| 低 | 低 | 血容量严重不足 | 充分补液 |
| 低 | 正常 | 血容量不足 | 适当补液 |
| 高 | 低 | 心功能不全或血容量相对过多 | 给强心药，纠正酸中毒，舒张血管 |
| 高 | 正常 | 容量血管过度收缩 | 舒张血管 |
| 正常 | 低 | 心功能不全或血容量不足 | 补液试验 |

补液试验：取等渗盐水 250mL，于 5～10 分钟静脉滴注，若血压升高而中心静脉压不变，提示血容量不足；若血压不变而中心静脉压升高 0.29～0.49kPa(3～5cm$H_2O$)，则提示心功能不全

血容量已补足的指征有下列几点：四肢末端由湿冷、青紫转为温暖、红润；脉搏由快、弱转为正常、有力；收缩压接近正常，脉压＞4kPa(30mmHg)；肛温与皮温差从＞3℃转为＜1℃；尿量＞30mL/h；中心静脉压恢复正常(5～13cm$H_2O$)。

(2)绝对卧床休息，取平卧位并将下肢抬高 20°～30°，以保证脑部及重要脏器的供血供氧。

(3)保持呼吸道通畅：患者平卧，头偏向一侧，避免呕血时误吸而引起窒息。给予氧气吸入。常规备负压吸引器，吸痰管数根，有利于急救。

(4)心理护理：向患者说明安静休息有利于止血，要关心、安慰患者。抢救工作应迅速而不忙乱，以减轻患者的紧张情绪。经常巡视，大出血时陪伴患者，使其有安全感。呕血及黑粪后及时清除血迹、污物，以减少对患者的不良刺激。解释各项检查、治疗措施的必要性，听取并解答患者或其家属的提问，以减轻他们的疑虑。

(5)病情观察：大出血时严密监测患者的心率、血压、呼吸及神志变化，必要时进行心电监护。准确记录出入量，疑有休克时留置导尿管，测每小时尿量，应保持尿量＞30mL/h。症状体征的观察，如患者烦躁不安、面色苍白、皮肤湿、四肢冰凉则提示微循环血液灌注不足；而皮肤逐渐转暖、出汗停止则提示血液灌注好转。观察呕吐物及粪便的性状、颜色及量。定期复查红细胞计数、血细胞比容、血红蛋白、网织红细胞计数、血尿素氮，以了解贫血程度、出血是否停止。急性大出血时，经由呕吐物、鼻胃管抽吸和腹泻，可丢失大量水和电解质，故应密切监测血清电解质的变化。

继续或再次出血的判断：观察中出现下列迹象，如反复呕血，甚至呕吐物由咖啡色转为鲜红色；黑粪次数增多且粪质稀薄，色泽转为暗红色，伴肠鸣音亢进；周围循环衰竭的表现经补

液、输血而未改善或好转后又恶化，血压波动，中心静脉压不稳定；红细胞计数、血细胞比容、红细胞测定不断下降，网织红细胞计数持续升高；在补液足够、尿量正常的情况下，血尿素氮持续或再次升高；门静脉高压的患者原有脾大，在出血后常暂时缩小，如不见脾恢复肿大亦提示出血未止。

### （二）恐惧

1.相关因素

与消化道出血、健康受到威胁、担心疾病后果有关。

2.临床表现

主诉担心、害怕疾病，感到无能为力，睡眠差或不稳，紧张、沮丧。

3.护理措施

①保持病室安静、整洁。治疗和护理工作应有计划进行，不慌不乱。②尽量主动满足患者生理、心理需求，让患者对医护人员产生信任感。③耐心听取患者主诉。针对患者的顾虑给予确认、解释或指导。④介绍同室病友，帮助建立病友的互助、和谐关系，加强沟通。⑤耐心解释患者的症状、体征和病情的发展、治疗过程。减轻患者精神紧张、心理不安和恐惧。

### （三）活动无耐力

1.相关因素

与血容量减少、虚弱、疲乏有关。

2.临床表现

患者诉心悸、乏力、头晕等症状。

3.护理措施

①休息与活动：精神上的安静和减少身体活动有利于出血停止。少量出血者应卧床休息。大量出血者应绝对卧床休息，协助患者取舒适体位，给予吸氧，注意保暖，治疗和护理工作应有计划地集中进行，以保证患者的休息和睡眠。病情稳定后，逐步增加活动量。②安全防护：轻症患者可起身稍事活动，可上厕所大小便。但应注意，在有活动性出血时，患者常因有便意而去厕所，在排便时或便后起立时晕厥。故应嘱患者坐起、站起时动作缓慢；出现头晕、心悸、出汗时立即卧床休息并告知护士；必要时由护士陪伴或改为床上排泄。重症患者应多巡视，并用床栏加以保护。③加强生活护理：在限制活动期间，护士应协助患者完成个人日常生活活动，如进食、口腔清洁、皮肤清洁和排泄。卧床者特别是老年人和重症患者应注意预防压疮。呕吐后及时漱口。排便次数多者应注意肛周皮肤清洁和护理。

### （四）营养失调

1.相关因素

与出血、禁食、肝功能差、蛋白合成障碍有关。

2.临床表现

呈贫血貌，血压低于正常值，体重下降，皮肤灰暗。

3.护理措施

①出血禁食期间根据患者出入量、体重等计算每天所需补液量，并按时输入，保证每天足够的热能。②活动出血时应禁食。止血后1～2天可进高热量、高维生素流质饮食，无再出血

者可渐改为半流质、软食饮食，限制钠和蛋白质的摄入，避免粗糙、坚硬、刺激性食物，如芹菜、韭菜、辛辣冷烫、大块肉粒、坚果等。保持室内环境清洁、愉快的进食。③和营养师一起制订饮食计划，根据患者热量需要供给高蛋白、高热量、高维生素饮食。④向患者解释摄取足够营养以满足身体需要，对保持和恢复身体健康的重要性。⑤指导肝硬化患者选择优质蛋白饮食，如牛奶、鸡蛋、鱼、虾、牛肉等，必要时可辅助进食些蛋白粉和氨基酸胶囊；肝功能白蛋白提示低于30g者静脉输注入血白蛋白。⑥溃疡出血患者避免干硬、油炸食品，应少量多餐，减轻胃的饱腹感。⑦每周测体重。

### （五）有感知改变的危险

1.相关因素

与肝功能差、消化道大出血后肠腔内积血经细菌作用后致肠道内血氨升高有关。

2.临床表现

昏睡、躁动、烦躁不安、行为异常等。

3.护理措施

①加床栏，必要时使用约束带，预防患者坠床。②密切观察患者有无躁动、幻觉、谵语、扑翼样震颤等表现。③输血时宜输新鲜血，因库存血含氨较多，可诱发肝性脑病。门静脉高压出血患者烦躁时慎用镇静药。出血停止后遵医嘱及时给予乳果糖60mL＋生理盐水100mL小剂量不保留灌肠，促进肠道积血及时清除。出血停止后3天给予低蛋白饮食，可选择静脉给予人血白蛋白。

## 六、食管-胃底静脉曲张破裂出血的特殊护理措施及依据

除上述上消化道大量出血的基本护理措施外，本病患者的特殊护理措施补充如下：

### （一）药物治疗护理

1.生长抑素的使用

生长抑素能选择性收缩内脏血管，降低门静脉血流量，是控制肝硬化门静脉高压引起的食管-胃底静脉曲张急性出血的首选药物，临床上常用施他宁或醋酸奥曲肽（商品名善宁），这些药物的半衰期仅为2～3分钟。生长抑素使用疗程应至少维持48小时，预防早期再出血推荐治疗时间为5天。

护士要做到勤巡视、勤观察，一旦发生静脉外渗应立即再次静脉穿刺。使用生长抑素时最好应用输液泵泵入，以便更精确地控制输液速度和输液量。为了达到有效的血药浓度，常在滴注生长抑素前先静脉注射0.1mg此药，如注射过快可引起心悸、恶心等症状，因此护士应将药物缓慢注射或稀释后缓慢注射。

生长抑素常见的胃肠道反应有恶心、呕吐、腹痛、腹泻、腹胀，一般轻而短暂。偶有注射部位出现针刺感，伴红肿，可给予局部冷敷。

2.血管加压素的使用

垂体后叶素是治疗肝硬化门静脉高压引起上消化道出血的常用药，其治疗效果好、价格低廉，在临床上应用较广泛，但不良反应多，治疗过程中患者可出现面色苍白、出冷汗，护士应注

意观察病情，测量血压、脉搏，正确判断此症状是出血先兆症状还是药物不良反应。

腹痛、肛门坠胀感、腹泻为常见的不良反应，患者会因便意频繁和不习惯在床上排便而自行如厕或持续坐在便盆上。为防止晕倒、压疮等意外事故发生，护士应告知患者及其家属，自行如厕会因低血压而晕倒，坐便盆过久易形成压疮，应注意调节好用药浓度和速度，并指导患者正确使用便器。

垂体后叶素对组织有损伤作用，液体外渗会导致组织的溃烂甚至坏死，因此在输液过程中护士应注意观察穿刺部位有无渗漏，做好交接班，一旦发现渗出应及时处理，可进行局部封闭和 50%硫酸镁外敷治疗。

血管加压素亦可引起血压升高、心律失常、心肌缺血，甚至发生心肌梗死，故滴数应准确，并严密观察不良反应。患有冠心病的患者忌用血管加压素。

### （二）三腔二囊管的应用

1.适应证

(1)肝硬化伴食管下段、胃底静脉曲张破裂。

(2)食管下段，胃底溃疡并出血者（如高位溃疡），但食管上中段无法压迫止血。

2.操作前的准备

(1)器械准备：备齐用物（治疗盘、无菌碗、三腔二囊管、纱布、短镊子、生理盐水、20～50mL 注射器 2 副、液状石蜡、棉签、胶布或固定套、弹簧夹、血管钳、治疗巾、小弯盘；负压吸引器；血压计、听诊器、护理记录单、牵引架、滑轮、绷带、牵引物），仔细检查，确保胃引流管、食管囊管及胃囊管通畅；做好各个气囊管腔的标记，检查气囊是否漏气，测试气囊的注射气量，并用注射器抽尽气囊残气量后夹闭导管备用。

(2)患者准备：向患者和其家属说明插管的重要性，解除患者思想顾虑，做好心理护理，取得患者合作与配合。

3.操作方法与步骤

(1)以液状石蜡充分润滑三腔二囊管前端和气囊，选择患者一侧较通畅的鼻腔，清洁后以液状石蜡润滑。

(2)患者取仰卧位，配合术者经鼻缓缓插入三腔二囊管，嘱患者同时做吞咽动作，直至插入 65cm 标记处抽取胃内容物，确保管端在胃内，并已到达幽门部。

(3)先缓慢向胃囊注气 150～200mL，并用夹子夹住胃管腔底部，反折后将其用纱绳扎紧或血管钳夹紧，防止漏气。缓慢将胃囊管向外牵拉，使充气的胃囊压在胃底部，牵拉至有中度阻力感为止。在鼻腔出口处做好标记，将三腔二囊管与 0.5kg 重的沙袋相连，通过滑轮装置牵引，并固定于输液架上。

(4)用生理盐水通过三腔二囊管的胃管端，洗尽胃内血液后与胃肠减压器相连接，如发现再出血可向食管囊注气 80～100mL；封闭管口，防止漏气，使气囊压迫食管下段的曲张静脉。

(5)用血压计测气囊内压力，一般胃囊压力为 6.6kPa(49mmHg)，食管囊压力为 4～5.2kPa(30～39mmHg)。

4.护理

(1)一般护理：做好基础护理，每 4 小时口腔护理 1 次；保持口鼻腔黏膜清洁湿润，用液状石蜡棉签涂抹口唇，防止干燥；及时清除分泌物及结痂；保持皮肤清洁，预防压疮。

(2)病情观察：每30～60分钟监测1次生命体征，观察患者意识、神态，仔细记录呕血、便血量、颜色、性状及气囊压迫时间、充气量等。定时从胃内抽吸胃液以判定出血部位，观察出血有无停止。

(3)气囊护理：①放置三腔二囊管后每隔12～24分钟放松气囊和放气1次。放松气囊时先放食管囊，再放胃囊，如出血停止，无须再压迫；如有出血应重新充气并牵引，充气时先充胃囊，再根据需要向食管囊充气，持续牵引时间一般可达3～5天，具体情况视患者病情而定，防止压迫时间过长引起胃底、食管黏膜破裂、糜烂等并发症。②三腔二囊管牵引方向过高或过低都会压迫鼻腔上下组织而引起损伤，要注意避免。可在鼻孔处三腔二囊管下垫棉花，以免长期压迫造成局部溃疡。给患者翻身时可用血管钳从鼻部钳夹管子以防气囊和管腔回缩，从而保持一定牵引力。牵引绳与人体角度以45°为宜，拉力0.5kg。如管子向上、向外移位时应立即放松牵引，并将气囊放气，防止气囊压迫气管而发生呼吸困难和窒息。应在患者身边备好小剪刀，以防胃囊漏气三腔二囊管滑出，导致气囊梗在咽喉处压迫气管引起窒息，此时应立即剪断三腔二囊管紧急放气或立即用注射器抽出气囊内气体，使患者气道通畅。

(4)拔管：出血停止后24小时即可放出气囊内气体，继续观察，如无出血可考虑拔管，拔管前口服液状石蜡30～50mL以充分分离食管壁及胃黏膜，抽尽囊内气体，缓缓拔出三腔二囊管，注意防止黏膜被撕脱而大出血。拔管后禁食24～48小时，仍无出血，可给予流食，并逐渐过渡到半流食或软食。

5.不同阶段心理表现及护理

(1)插管阶段：①心理表现，当发生上消化道出血时，患者见到呕吐或便出大量血液时会十分紧张、害怕与恐惧，担心有生命危险；同时担心插管可能带来不良后果，显出极为烦躁不安的表现。②心理护理，施以认知疗法，以温和、关心、体贴的语言安慰患者，帮助患者了解插管止血的目的和必要性，克服紧张、害怕与恐惧等不良情绪；启动患者自身正常的心理防卫机制，增强自我应激能力。同时，运用转移注意力的语言，控制患者的冲动与愤怒等情绪，鼓励患者积极配合插管。

(2)置管阶段：①心理表现，置管后，因胃气囊压迫胃底、食管囊压迫咽喉部，尤其是初次置管患者感到十分不适，表现出不同程度的躁动不安。②心理护理，此时患者病情不稳定，不能对话。医护人员要以鼓励性的语言激励患者，特别是对初次置管的患者，鼓励他们尽量忍受因气囊压迫胃底、食管及咽喉部所产生的不适；帮助患者树立战胜困难的信心，减少烦恼，稳定情绪，做到安心静养。

(3)拔管阶段：①心理表现，拔管和拔管后患者的出血已经控制，病情相对稳定。由于医护人员从死神手里夺回自己的生命，多数患者均有一种欣喜的感觉；对于初发出血的患者，以前的紧张心理获得了明显的放松，显得心情开朗。但也有部分患者特别是再发出血的患者，因为担心日后出血复发，仍有郁郁寡欢、心事重重的表现。②心理护理：患者病情已稳定，可以进行对话。医护人员努力帮助患者从忧虑中解放出来，使之逐渐开心、快乐；引导帮助患者出院后努力克服不良心理因素，积极预防复发，此乃心理护理工作的一项重要任务。主动与患者沟通，了解其与疾病相关的各方面情况，消除其心理障碍，帮助每例患者分析和认识发生出血的诱因，调动其主观能动性。嘱患者出院后采取相应措施，积极克服和消除不良因素。

6.有感染的危险

(1)相关因素：与营养状态差、机体抵抗力下降、留置三腔二囊管有关。

(2)临床表现：咳嗽、发热。

(3)护理措施：①保持病房安静、温暖、清洁，限制陪客，每天开窗通风至少 2 次，每次 30 分钟左右；②监测体温及血常规，遵医嘱合理应用抗生素；③嘱患者绝对卧床休息，加强口腔护理，每次进食后用生理盐水漱口；④在执行治疗护理时严格无菌操作，做好手的消毒，防止交叉感染；⑤给患者进食高热量、优质蛋白、高维生素、易消化的食物，增强体质。

7.有皮肤完整性受损的危险

(1)相关因素：与消化道大出血时体位受限、插三腔二囊管患者怕动有关。

(2)临床表现：局部皮肤红、肿、热、痛。

(3)护理措施：①给予气垫床或减压床垫，骨突处给予软枕减压；②呕血、排黑粪后及时更换被服，保持床单位平整、清洁、干燥、无渣屑，避免局部刺激；③放取便盆时避免推拉拽等动作，每次便后应擦净，保持臀部皮肤清洁、干燥，以防发生湿疹和压疮；④出血期间帮助患者小角度侧身，病情稳定后鼓励患者抬臀、变换体位。

### (三)食管静脉曲张破裂出血内镜下套扎治疗的护理

1.病情观察

绝对卧床休息 24 小时，每 30 分钟测脉搏、呼吸、血压各 1 次，持续 4 小时，观察患者生命体征有无变化，呕吐物及大便的质、量及颜色。术后 3～7 天是再出血的危险期，因套扎处组织结痂、坏死、脱落易发生出血。遵医嘱适量应用抗生素预防感染。各种抢救器械及药物处于备用状态。

2.饮食护理

饮食护理至关重要。24 小时内禁饮食，3 天内进食温凉流质饮食，4～7 天进食半流质饮食，以后进食易消化、营养丰富的软食，忌烟酒，保持大便通畅。

3.并发症护理

术后 1～2 天若有咽喉部疼痛，系胃镜反复抽插引起。用生理盐水或复方硼酸液漱口，2～3 天后疼痛消失。患者会有不同程度的胸骨后不适，此乃套扎所致，一般 1～2 周后消失，症状重者可服用小剂量镇静药。

# 第五章　神经系统常见急危重症

## 第一节　头痛

### 一、偏头痛

偏头痛是一组反复发作的头痛疾患，女性发病风险明显高于男性，成年男女比在1∶3～1∶2，女性患病率随年龄增长变化的趋势比男性显著。偏头痛起病时间通常在10～30岁，危险因素有家族史、教育程度低、高工作负担等。

#### （一）诱因

遗传、饮食、内分泌及精神因素等与偏头痛有一定关系，并且有明显的家族聚集性。偏头痛发作的诱因：睡眠障碍、过劳、饮食、心理、内分泌、药物作用等。常见诱发偏头痛的食物：酒、巧克力、奶酪、腌制品、熏制品、发酵食品、咖啡、茶、碳酸饮料、味精、糖精、柑橘类水果等。心理因素包括紧张、焦虑、烦恼、抑郁等。内分泌因素包括月经来潮、排卵、口服避孕药、激素替代治疗等。

#### （二）发病机制

偏头痛的发病机制目前尚不清楚，血管扩张学说已经被影像学研究证实，即偏头痛发生时并非一定有血管扩张，脑膜和颅外动脉扩张只是偏头痛发作中的附带现象。目前多数人认为，偏头痛患者由于多个易感基因与环境因素之间的复杂相互作用导致中枢神经系统兴奋/抑制平衡功能失调，三叉神经血管通路被反复激活进而敏化，从而导致头痛发作及其他伴随症状。

#### （三）分类

ICHD-3β对偏头痛分类见表5-1-1。

**表5-1-1　偏头痛分类**

| | |
|---|---|
| 无先兆偏头痛 | |
| 先兆偏头痛 | 典型先兆偏头痛 |
| | 脑干先兆偏头痛 |
| | 偏瘫性偏头痛 |
| | 视网膜性偏头痛 |
| | 慢性偏头痛 |

续表

| |
|---|
| 偏头痛的并发症 |
| 很可能的偏头痛 |
| 可能与偏头痛相关的发作性综合征 |

### (四)临床表现

1.无先兆偏头痛

无先兆偏头痛是最常见的偏头痛类型。患者常有家族史,主要为一侧搏动性头痛,多无明确先兆,持续时间较先兆性偏头痛长,程度较其轻,伴恶心、呕吐、出汗、畏光等症状。头痛的诱发因素包括情绪刺激,进食某些食物如乳酪、巧克力、饮酒,月经来潮及应用血管活性药物等。症状持续72小时以上不缓解的重度头痛,称偏头痛持续状态。

2.典型先兆偏头痛

多有家族史,头痛前有先兆症状。视觉先兆最为常见,多为暗点、闪光和黑蒙。部分有短暂的单眼盲或双眼的一侧视野偏盲,也可出现嗜睡、烦躁和偏侧肢体感觉或运动障碍。先兆症状持续10～20分钟,头痛即将出现之前达到高峰,随即出现搏动性头痛。头痛的部位可以是框上、眶后或额颈部。多为钝痛,可以有搏动感,程度逐渐增强,达到最高峰后持续数小时或1～2天。头痛时常伴面色苍白、恶心、畏光、出汗,重者伴呕吐。每周、每月或数月发作一次,偶有一日发作数次者,间歇期无症状。

3.脑干先兆偏头痛

临床少见。多见于有偏头痛家族史的女性,起病年龄多在35岁以下,与月经周期有显著联系。有明确的先兆症状:构音障碍、眩晕、耳鸣、听力下降、复视、视觉先兆、共济失调、意识障碍、双侧肢体感觉异常等。先兆症状多持续10～30分钟,其后出现头痛。

4.偏瘫性偏头痛

临床少见。多起病于儿童或青少年期,常在成年后偏瘫发作停止,代之以其他类型头痛。临床特点为头痛发作的同时或过后出现同侧或对侧肢体的不同程度瘫痪,上下肢力量减退等症状。

5.慢性偏头痛

慢性偏头痛是偏头痛的常见并发症,多源自无先兆偏头痛。通过行为干预和药物治疗降低发作频率,控制体重、避免肥胖,治疗睡眠障碍、精神障碍,尽可能避免使用阿片类和苯巴比妥类药物均有助于阻止发作性偏头痛发展为慢性偏头痛。

6.可能与偏头痛发作相关的发作性综合征

表现为发作性呕吐和剧烈恶心,可伴有厌食、恶心、呕吐、面色苍白、眼球震颤等。

### (五)诊断

1.无先兆偏头痛诊断标准

(1)符合下述第(2)～(4)项,并发作至少5次。

(2)未治疗或未成功治疗,每次头痛发作持续4～72小时。

(3)头痛至少具备以下特征中的2项:①单侧性;②搏动性;③中或重度疼痛;④常规体力

活动会加重头痛或头痛导致患者回避常规体力劳动。

(4)发作期间有至少1项以下表现:①恶心和(或)呕吐;②畏光和畏声。

(5)不能更好地符合ICHD-33其他诊断。

2.先兆偏头痛诊断标准

(1)发作次数>2次,且符合下述第(2)项。

(2)一种或一种以上能够完全可逆的先兆症状:①视觉症状;②感觉症状;③言语和(或)语言症状;④运动症状;⑤脑干症状;⑥视网膜症状。

(3)以下4种特征中至少具备两种:①至少有1种先兆症状逐渐扩散≥5分钟,和(或)2种或2种以上症状接连出现;②各种先兆症状单独出现持续5~60分钟;③至少一种先兆症状是单侧的;④先兆伴随头痛出现或在其后60分钟之内出现头痛。

(4)不能更好地符合ICHD-3β其他诊断,并排除短暂性脑缺血发作。

3.慢性偏头痛诊断标准

(1)头痛[紧张型样和(或)偏头痛样]每个月发作≥15天,持续3个月以上,并符合(2)(3)诊断标准。

(2)至少5次头痛发作,符合无先兆偏头痛第(2)~(4)项诊断标准,和(或)符合先兆偏头痛第(2)(3)项诊断标准。

(3)每月病程≥8天,持续3个月以上,符合以下任何一项标准:①先兆偏头痛第(3)(4)项诊断标准;②先兆偏头痛第(2)(3)项诊断标准;③发作开始时患者认为是偏头痛,并使用曲普坦类药物或麦角衍化物得以化解。

(4)不能更好地符合ICHD-33的其他诊断。

### (六)鉴别诊断

偏头痛应与以下疾病鉴别:

1.紧张型头痛(TTH)

TTH是慢性头痛中最常见的一种。TTH的发病涉及中枢神经系统、周围神经系统和环境中的多种因素。该病与偏头痛的鉴别要点是:

(1)头痛部位:多为双侧性,以颈枕部或双颞部常见,亦可在额顶部或全头部,亦可局限于帽圈范围内,也可扩散至肩、颈、背部。

(2)头痛性质钝痛、胀痛、紧缩样疼痛或枕颈区僵硬感,区别于偏头痛的搏动性痛或跳痛。

(3)疼痛程度:一般较偏头痛轻,属轻、中度疼痛,虽有时可影响日常生活,但很少因头痛卧床不起,而偏头痛常为中、重度疼痛。

(4)诱因:常以疲劳、紧张、压力过大为诱因,与一般性体力活动或声、光等刺激无关。

(5)疼痛持续时间:一般为数小时至1~2天内。

(6)伴随症状:较少,偏头痛则常伴恶心、呕吐、面色苍白等自主神经症状。

(7)治疗:所有TTH均应考虑非药物治疗:认知行为治疗、控制疼痛训练、针灸治疗、手法捏脊等。急性发作时依序选择对乙酰氨基酚(1000mg)、阿司匹林(500~1000mg)、双氯芬酸(50~100mg)或酮洛芬(25~50mg)或布洛芬(200~800mg)或萘普生(375~550mg)。预防性用药的主要药物是三环类抗抑郁药阿米替林(10~25mg起始剂量,缓慢加量到有效剂量30~

75mg)。

2.丛集性头痛

曾归类为偏头痛亚型,近年来研究发现无论从临床特点或发病机制等方面均与偏头痛有实质性区别。本病与偏头痛的主要鉴别要点是:

(1)性别年龄:男性多见,据统计男:女比例为3.6∶1。中年多发,30～50岁为发病高峰,尚无10岁以前发病的报道。

(2)头痛发作时间:呈丛集性分布,发作频率为0.5～8.0次/天。

(3)发作时间常有规律性:有统计50%～70%准时在夜间某一时段发作,称为"闹钟式发作"。

(4)疼痛部位:基本都是单侧性,以单侧眶部、眶上、额部或颞部最为常见。

(5)伴随症状:发作时伴眼结膜充血、眼睑水肿、流泪、流涕、鼻塞以及不同程度的Horner综合征等。

(6)发作突然,无先兆。

(7)无或很少有家族史,而偏头痛有家族史者占13.0%～30.5%。

(8)5-HT受体阻滞剂与一般镇痛剂无效,激素有效。

(9)发病率明显低于偏头痛,有报道在各种血管性头痛中偏头痛占85%,而本病仅占10%左右。

(10)诱因:都可因饮酒诱发,曲普坦类药都可能有效,而偏头痛常与情绪波动、过劳、声、光刺激以及食用富含酪胺的食物等有关。

(11)发作频度:本病平均1～2次/年,偏头痛为1～2次/月。

(12)每次发作持续时间:一般为15～20分钟,很少大于2小时,而偏头痛为数小时至数日。

(13)治疗:因疼痛剧烈需要镇痛治疗迅速起效,首选非重复呼吸面罩吸入100%纯氧,流量7～15mL/min,持续吸氧15～20分钟。或曲普坦类药物皮下注射、佐米曲坦鼻喷雾剂治疗。

3.头痛型癫痫

在幼儿或儿童中,偏头痛的头痛发作或偏头痛等值症状(无头痛性偏头痛)中反复发作性胀痛、呕吐与头痛型癫痫极相似,均表现为间断性反复发作,持续时间达几小时,每次发作症状基本相同,头痛型癫痫也可表现为搏动性痛等。二者鉴别困难。有下列一项或多项表现者多考虑头痛型癫痫:

(1)发作突然,无先兆,持续时间短暂,一般小于5分钟;偏头痛或其等值症状发作多逐渐加重,发作过程相对缓慢而持续时间较长。

(2)发作时伴有一定程度的意识障碍,如定向障碍、知觉障碍或意识恍惚,发作后出现嗜睡或深睡,但无恶心、呕吐等胃肠道症状。

(3)伴有其他类型癫痫发作。

(4)脑电图检查有明显的痫样放电。

(5)有癫痫家族史。

(6)用抗痫药治疗有效,但用抗偏头痛药治疗无效。

4.颞动脉炎

颞动脉炎是一种原因不明的非感染性动脉炎,为位于颞部及眼眶周围的疼痛,也可迁延至额部及枕部,早期呈搏动性剧痛并反复发作。颞动脉炎有以下特点:

(1)多在中老年发病。

(2)除疼痛外,还伴有烧灼感,这在其他血管性头痛中罕见。

(3)伴有发热、无力、游走性多发性肌肉痛等全身症状。

(4)颞动脉可有明显病理改变,早期肿胀、搏动增强,后期变粗变硬如绳索状,且无搏动,有明显压痛。

(5)活检可见巨细胞性或肉芽肿性动脉炎。

(6)激素治疗显效。

5.抑郁症躯体化障碍性头痛

头痛常作为抑郁症躯体化障碍的主要症状表现,呈慢性迁延性,持续 6 个月以上,伴有躯体(如颈、背、腰等)不适,以焦虑情绪,头痛为主诉,疑病倾向明显,反复到处就医,并伴以包括情感、认知、生理等多种成分的复杂生理心理过程的情绪反应。据报道偏头痛患者的重症抑郁终生患病率高达 40.7%。二者明显相关。

6.慢性每日头痛

一种慢性持续性功能性头痛。特点是每日持续较长时间(大于 4 小时)的头痛,每月累计头痛大于 15 天,临床排除相关器质性疾患。有人认为长期发作的偏头痛与紧张性头痛可进展为此类型。

7.颈性偏头痛

发病机制未明,可能与颈椎病或枕大孔区病变对枕颈神经根、交感神经与椎动脉的刺激与压迫有关。区别于偏头痛的特点是:

(1)疼痛部位:枕颈部与枕部。

(2)转颈、咳嗽等可诱发。

(3)患侧上肢麻木、乏力及其他颈神经根刺激症状。

(4)常伴咽部不适感或阻塞感,可伴耳与耳内疼痛。

(5)每次发作部位常固定不变。

(6)颈椎影像学检查常见有增生肥大、椎间孔狭窄或颈椎曲度异常等。

8.头部炸裂样感觉综合征

英国学者 Poarce1988 年首次报道。多在夜眠中突然发作,头部呈炸裂样感觉而惊醒,伴惊恐、心动过速、大汗,每次发作可间隔数月至数年不等。有学者认为本病实质上并非真性头痛,可能是焦虑性惊恐发作表现形式之一。

8.托洛萨-亨特综合征(痛性眼肌麻痹)

托洛萨-亨特综合征是一种伴有头痛和眼肌麻痹的特发性眼眶和海绵窦炎性疾病,以壮年多见。常表现为眼球后及眶周的顽固性胀痛、刺痛和撕裂样疼痛,伴有恶心和呕吐,头痛数天后出现疼痛侧动眼、滑车或展神经麻痹,病变多为单侧,表现为上睑下垂、眼球运动障碍和瞳孔光反射消失，持续数日至数周缓解，数月至数年后又复发。皮质类固醇治疗有效。

9.非偏头痛性血管性头痛

高血压或低血压、颅内动脉瘤或动静脉畸形、脑动脉硬化症、慢性硬膜下血肿等均可出现类似偏头痛样头痛，常无典型偏头痛发作过程，部分病例有局限性神经功能缺失、癫痫发作或认知功能障碍，颅脑CT、MRI等检查可显示病变。

(1)短暂性脑缺血发作(TIA)：椎-基动脉系统TIA头痛常位于枕部、枕下部，神经缺失症状多持续数分钟或数小时，它与偏瘫型或基底动脉型偏头痛有许多相同之处。但TIA多发生在中年以后；有高血压、动脉硬化、糖尿病、血粘度增高、颈椎病等病史；压迫颈动脉或转颈可能诱发症状出现；一次发作时间不超过24小时。偏瘫型或基底动脉型偏头痛多发生于青少年；有其他型偏头痛发作和偏头痛家族史；部分患者一次发作神经缺失症状可持续数天或数周。

(2)蛛网膜下腔出血：表现为突然发生剧烈头痛，呈胀痛或爆裂样疼痛，难以忍受。可为局限性或全头痛，有时可出现在上颈段，持续不能缓解或进行性加重；多伴有恶心、呕吐；可有意识障碍或烦躁、谵妄、幻觉的精神症状；少数出现部分性或全面性癫痫发作。头颅CT可鉴别。

(3)脑出血：表现为突发头痛，可伴有呕吐、眩晕、复视、共济失调、感觉障碍、失语、偏瘫等严重症状。头颅CT可鉴别。

(4)颅内占位引起的头痛：2/3的颅内肿瘤患者有头痛，其中1/2患者以头痛为最主要的主诉。这种头痛一般为中等强度，非搏动性间歇发作，常伴有恶心、呕吐，在熟睡中可被痛醒。头颅CT或MRI能确诊。

(5)颈动脉痛：常为一侧面部、颈部、下颌或眶周的搏动性、刀割样疼痛，亦可为钝痛；颈部活动、吞咽、咀嚼或咳嗽等可诱发或加重，颈部常有触痛。每次发作可持续数日至数周，慢性病例可持续数周至数年。病因包括颈动脉壁间动脉瘤、颈动脉炎或动脉粥样硬化。

(6)良性颅内压增高性头痛：表现为枕部压迫感，躺下头痛加重，全天发作，有慢性进行性步态改变、智力功能障碍和括约肌失禁三联征。

### (七)治疗及预防

1.发作期的急性对症用药

成功的药物治疗应至少达到以下4项治疗目标之中的3项：①药物对大多数发作有效；②头痛在2小时之内消失；③患者在2小时之内能恢复正常生活功能；④药物能使患者对日常活动安排的自如性感到满意。若达标＜3项，则应考虑换药。

用药原则：如果头痛程度为轻度，可先给予非特异性镇痛药，无效后再给予特异性镇痛药。如果头痛程度为中至重度则直接给特异性镇痛药。①非特异性镇痛药：非甾体类抗炎药(NSAIDs)：布洛芬、酮洛芬、双氯芬酸、吲哚美辛(消炎痛)、阿司匹林、对乙酰氨基酚等。还可辅以抗组胺药、胃肠动力药等。②特异性镇痛药：曲普坦类药物是5-HT受体激动剂，其通过刺激5-HT受体抑制脑膜降钙素基因相关肽(CGRP)和致炎类肽的释放所导致的神经源性炎症，从而终止疼痛信号从外周返回至TCC；CGRP导致血管扩张，曲普坦类药物通过刺激5-HT受体使已扩张的血管产生收缩。麦角生物碱类药：除了激活5-HT受体之外，还激活α、β肾上腺素能受体，多巴胺$D_1$、$D_2$受体等，因此不良反应较大，主要是恶心、呕吐、腹痛、腹泻、肌肉无力及胸区疼痛，剂量过大可引起血管痉挛，导致重要器官供血不足。

2.防性用药

适用于以下患者:①中至重度偏头痛每月发作2次以上,每次持续2天以上或发作不频繁,但是严重影响日常生活者;②治疗性用药无效或有禁忌证或有严重不良反应者;③治疗性用药过度使用者;④特殊类型的发作,如偏瘫性偏头痛、脑干先兆偏头痛、先兆时间长的偏头痛等或可能导致永久性神经功能缺损者;⑤1周超过2次的频繁发作或发作程度逐渐加重或可能导致治疗性用药过度使用者;⑥患者希望尽可能减少发作者。

首选药:①抗惊厥药丙戊酸盐;②β肾上腺素能受体阻滞剂普萘洛尔;③抑制去甲肾上腺素及5-羟色胺再摄取药物阿米替林;④钙通道阻滞剂氟桂利嗪。非药物治疗也可有一定疗效:针灸、推拿、生物反馈结合肌肉松弛训练、冥想、心理治疗、高压氧疗法等。

## 二、紧张型头痛

紧张型头痛(TTH)以前曾称紧张性头痛、肌收缩性头痛、心因性肌源性头痛等,是头痛中最常见的一种。近年的流行病学资料显示,紧张型头痛的全球患病率是38%,终生患病率是46%,占头痛患者的70%~80%。约半数患者会表现影响日常活动的发作。

### (一)病因和发病机制

病因与发病机制尚未完全明确。既往多认为疼痛是由于头颈部肌肉不自主收缩和头皮动脉收缩导致缺血所致。但是,目前许多研究都不支持这种假说。当前多认为,紧张型头痛的发病涉及中枢神经系统、周围神经系统和环境中的多种因素,不同亚型的紧张型头痛中这些因素的作用不同。肌筋膜触发点在紧张型头痛发病机制中具有重要作用。压迫或牵伸肌肉组织中的某些部位时,会诱发此部位疼痛和远隔部位的疼痛(牵涉痛),此部位即为触发点。牵涉痛的机制可能是头颈部的感觉传入信号都汇集在三叉神经复合体(TCC)同一个二级神经元内。源自触发点的疼痛刺激,传递信号至TCC,可能导致此二级神经元的中枢性敏化,继而可能导致其上级神经元(丘脑、躯体感觉皮质等)敏化,放射至皮质产生疼痛感觉。当前,学者们多认为触发点及周围神经系统在复发性紧张型头痛,尤其是少发复发性紧张型头痛发病机制中占有主导地位;而慢性紧张型头痛发病机制中,则是中枢神经系统占主导地位;在频发复发性紧张型头痛发病机制中,中枢神经系统可能也占重要地位。

### (二)临床表现

男性与女性的患病率之比约为4∶5。发病年龄高峰在25~30岁,以后随年龄增长而稍有减少。疼痛部位通常为双侧性,枕项部、颈部或额部多见,也常为整个头顶部。疼痛感觉多为压迫感、紧束感、胀痛、要爆炸的感觉、钝痛、酸痛等,可阵发性加重,无持续搏动感、恶心、呕吐,不会同时伴有畏光和畏声。日常体力活动不导致疼痛加重,应激和精神紧张常加重病情。疼痛多为轻至中度,多不影响日常活动。起病多为渐进性,持续数天,也可持续数周、数月,甚至数年。

ICHD-3β根据发作频率和是否有颅骨膜压痛将紧张型头痛作了分类如表5-1-2。

根据ICHD-3β,手法触诊即可判断是否伴颅骨膜压痛。用示指和中指两个手指紧压并做小范围旋转的动作,在额部、颞部、咬肌、翼状肌、胸锁乳突肌、斜方肌等处触诊,如辅以压力控制设备精确控制触诊时的压力则更佳。触诊时还应观察是否有牵涉痛，无牵涉痛的压痛处称为压痛点，有牵涉痛之处则称为触发点。根据发作频率和是否有颅骨膜压痛对紧张型头痛进行分类的方法，有助于病理生理机制的研究和临床上选用合适的药物。

表 5-1-2　紧张型头痛分类

| | |
|---|---|
| 偶发性紧张型头痛 | 偶发性紧张型头痛伴颅骨膜压痛 |
| | 偶发性紧张型头痛不伴颅骨膜压痛 |
| 频发性紧张型头痛 | 频发性紧张型头痛伴颅骨膜压痛 |
| | 频发性紧张型头痛不伴颅骨膜压痛 |
| 慢性紧张型头痛 | 慢性紧张型头痛伴颅骨膜压痛 |
| | 慢性紧张型头痛不伴颅骨膜压痛 |
| 可能的紧张型头痛 | 可能的偶发性紧张型头痛 |
| | 可能的频发性紧张型头痛 |
| | 可能的慢性紧张型头痛 |

### （三）诊断

根据病史及临床表现，并排除脑部、颈部疾病如颅内占位性病变、炎症、外伤以及颈椎病等通常可确诊。确诊前仍应重视继发性头痛的各种警兆。诊断与分型应参照 ICHD-3β。

1.偶发性紧张型头痛(IETTH)诊断标准

(1)符合下述第(2)～(4)项的发作至少 10 次，每月平均发作时间<1 天，每年发作时间<12 天。

(2)每次头痛发作持续 30 分钟～7 天。

(3)头痛具有至少 2 项以下特征：①双侧性；②压迫感/紧束感(非搏动性)；③轻或中度疼痛；④常规体力活动(如：步行或上楼)不会加重头痛。

(4)以下两项均符合：①无恶心或呕吐(可有食欲缺乏)；②不会同时兼有畏光和畏声。

(5)不是由其他疾病所致。

2.频发性紧张型头痛(FETTH)诊断标准

(1)符合下述第(2)～(4)项的发作至少 10 次，平均每月发作时间 1～14 天，持续至少 3 个月，每年发作时间≥12 天，<180 天。

(2)每次头痛发作持续 30 分钟～7 天。

(3)头痛具有至少 2 项以下特征：①双侧性；②压迫感/紧束感(非搏动性)；③轻或中度疼痛；④常规体力活动(如步行或上楼)不会加重头痛。

(4)以下两项均符合：①无恶心或呕吐(可有食欲缺乏)；②不会同时兼有畏光和畏声。

(5)不是由其他疾病所致。

3.慢性紧张型头痛(CTTH)诊断标准

(1)发作符合下述第 2～4 项的发作，每月平均发作时间>15 天，持续超过 3 个月，每年发作时间>180 天。

(2)每次头痛发作持续数小时或长期持续。

(3)头痛具有至少2项以下特征:①双侧性;②压迫感/紧束感(非搏动性);③轻或中度疼痛;④常规体力活动(如:步行或上楼)不会加重头痛。

(4)以下两项均符合:①畏光、畏声和轻度恶心三者中最多只有一项;②既无中度或重度恶心,也无呕吐。

(5)不是由其他疾病所致。

### (四)治疗及预防

1.所有紧张型头痛患者均应考虑非药物治疗

应教育患者头痛原因和可能触发因素,当药物有禁忌证或不能耐受时或是孕妇及哺乳者,应首先考虑非药物治疗。松弛训练、认知行为治疗、控制疼痛训练等心理治疗可能有效,尤其是对于儿童和青春期CTTH患者。针灸、结缔组织手法、物理治疗等疗法也可以尝试。

2.急性发作时的药物治疗

可选择对乙酰氨基酚(1000mg)、阿司匹林(500～1000mg)、双氯芬酸(50～100mg)或酮洛芬(25～50mg)或布洛芬(200～400mg)。有些研究显示,选择性非甾体抗炎药(NSAIDs)可能比对乙酰氨基酚和阿司匹林疗效更佳。单种镇痛药每月使用不要超过14天,加有咖啡因的复合镇痛药制剂每月使用不要超过9天,以免导致反跳性头痛或药物过度使用性头痛(MOH)。如果短期用药难以缓解,应考虑加用非药物治疗和预防性用药。

3.预防性用药

对于CTTH、FETTH、伴有颅骨膜压痛或存在药物过度使用的患者,应考虑预防性用药。预防性用药的原则是:起始剂量小;缓慢加量(通常1周加1次剂量)至最小有效剂量;起效后维持2～4周;判定药物是否有效,应足量治疗至少4～8周;同时治疗精神障碍等伴发疾病。最主要的预防性药物是三环类抗抑郁药,阿米替林是唯一被多项临床对照研究证实有效的药物,应作首选。睡前1～2小时服用1次以减少镇静不良反应,起始剂量为10mg,每周加量10mg,最大日剂量为75mg,当日剂量大时可改为日服2次。其他三环类药物(去甲替林,12.5～50mg/d;氯米帕明,50～150mg/d;普罗替林,15～50mg/d)和四环类药物(马普替林,30～150mg/d;米安色林,20～60mg/d)也可选用。去甲肾上腺素再摄取抑制剂(SNRIs)有研究证实可能有效,其耐受性较三环类和四环类抗抑郁药更好,可作次选。米氮平,15～30mg/d;文拉法辛缓释剂,37.5～225mg/d。5-羟色胺再摄取抑制剂(SSRls)也可选用,但其疗效尚未证实,不应常规使用。肌肉松弛药也可尝试,但其疗效也尚未明确,不应常规使用。预防性用药应每6～12个月尝试减少用量至停药。

### (五)预后

有研究显示,多种疗法并用,1年内可使ETTH患者发作频率减少50%、强度减少75%;CTTH患者则分别减少32%和30%。预后不佳的影响因素有:合并偏头痛、未婚、睡眠障碍和固定的生活方式。

预后好的影响因素有高龄和非CTTH患者。

## 三、丛集性头痛

丛集性头痛是原发性神经血管性头痛之一。其特点为短暂、剧烈爆炸样头痛发作,位于一侧眼眶、球后和额颞部，伴同侧眼球结合膜充血、流泪、鼻塞和(或)Homner综合征。丛集期持续数周至数月，好发于男性，无家族遗传史，为少见的头痛类型，中国1986年全国流行病学调查显示，我国丛集性头痛患病率极低，为0.0048%。

### (一)病因和发病机制

丛集性头痛的确切病因与发病机制仍不清楚。目前，多认为丛集性头痛的发病机制与偏头痛有区别，下丘脑在启动丛集性头痛的发作中占有关键性地位。PET、基于三维像素的形态计量法、fMRI和$^{1}$H-MRS等影像学研究均揭示了下丘脑在丛集性头痛发病机制中的关键作用。下丘脑的血液供应丰富，其对血液和脑脊液中的化学信使(如神经递质)以及来自神经元的神经递质输入信号敏感。下丘脑与皮质一边缘通路有联系，后者正是涉及痛觉的情绪反应与认知方面的结构。下丘脑与内源性痛觉调制系统也有联系，下丘脑的视前内侧核、室旁核和弓状核等核团对痛觉或痛觉所致的自主神经反应可能有抑制作用。下丘脑启动了丛集性头痛的发作，这一学说较好地解释了丛集性头痛发作的生物钟性特点、发作时的自主神经症状及发作中的情绪反应。遗传因素在丛集性头痛的发病中起一定作用。3%～20%的患者有家族史。

### (二)临床表现

过去的研究显示，男性患病率是女性的7倍。但近年来的多个研究显示，女性的发病率有所上升，男女患病率之比为(2.5～3.5)∶1。发病年龄多在20～40岁，高峰在25～30岁。ICHD-ⅡR1根据发作期和缓解期长短将丛集性头痛分为发作丛集性头痛和慢性丛集性头痛。临床特点为某段时期内频繁出现短暂发作性极剧烈的难以忍受的单侧头痛。此段发作时期多为2～12周。发作时，5～10分钟内达疼痛高峰，多持续15～180分钟(平均约45分钟)。症状可突然停止，也可缓慢缓解。频率多为隔天1次至每天8次。疼痛多为固定位于一侧三叉神经第一支的分布区，即一侧眼球深部、眼眶及眶周、额部和颞部，可放射至鼻、颊、上颌骨、上颚、牙龈和牙齿，少数可放射至耳、枕部和颈部，甚至整个半侧头部。部分患者因此首诊于眼科、耳鼻喉科和口腔科等科室，常被误诊。疼痛剧烈难忍，为持续性钻痛、撕裂牵拉痛、绞痛、烧灼痛、尖锐刺痛等，一般无搏动感。约80%患者每次发作都在同一侧；也有少数患者发作不固定在同一侧。缓解期时症状完全缓解，一般数月甚至数年。10%～15%的患者为慢性丛集性头痛，病程超过1年，无缓解期或其间的缓解期<1个月。明确的触发因素是饮酒，其他可能的触发因素有强烈气味(各种溶剂气味、油漆味、烟草味、香水味等)、快速动眼睡眠、硝酸甘油、组胺、抑郁、应激、创伤等，但是，这些触发因素只在发作时期中起触发加重的作用；而在缓解期时，这些触发因素则完全不起作用。发作常具有周期性，分为年周期节律和日周期节律。日周期节律多见，头痛常固定在每天的某些时刻发作，多在夜间，尤其是入睡后1～2小时。某些患者还可有年周期节律，于每年的某些特定季节发作。绝大多数患者头痛发作时伴有自主神经症状，仅约3%的患者没有或只有轻微的自主神经症状。表现为副交感神经兴奋和交感神经抑制，头痛侧出现以下症状：流泪、结膜充血、鼻充血、鼻塞、流涕、头面部变红或苍白、头面部流汗、瞳孔缩小、上睑下垂、头面部水肿(眼睑、眶周、颊部、牙龈、上腭等)、疼痛处皮温变低(眶上区多见)、头面部皮肤痛觉过敏或异常性疼痛等。还可有全身性症状，如心动过缓、眩晕、共济失调、晕厥、血压升高、胃酸增多等。绝大多数患者头痛发作时还有情绪与行为反应：不安、坐卧不宁、攻击性增强、捶头、砸物、头撞墙等。患者发作前多无先兆，约50%有畏光、畏声，约

30%有恶心、呕吐。

## (三)诊断及鉴别诊断

1.诊断

根据既往发作的病史及典型临床表现,并排除其他疾病(如:海绵窦、垂体等部位的疾病),通常可确诊。诊断与分型应参照 ICHD-3β。

(1)丛集性头痛诊断标准

①符合下述第②~④项的发作至少 5 次。

②重度或极重度单侧眼眶、眶上区和(或)颞部疼痛,若不治疗,症状可持续 15~180 分钟。

③头痛至少伴有 1 项以下特征:a.同侧结膜充血和(或)流泪;b.同侧鼻充血和(或)流涕;c.同侧眼睑水肿;d.同侧额部和面部流汗;e.同侧瞳孔缩小和(或)上睑下垂;f.不安感或激惹。

④发作频率隔天 1 次至每天 8 次。

⑤不是由其他疾病所致。

(2)发作性丛集性头痛诊断标准

①发作符合丛集性头痛诊断标准的第①~⑤项并连续发作。

②至少有 2 个发作时期持续 7 天~1 年,之间的缓解期≥1 个月。

(3)慢性丛集性头痛诊断标准

①发作符合丛集性头痛诊断标准的第①~⑤项。

②反复发作持续 1 年以上,其间没有缓解期或缓解期<1 个月。

2.鉴别诊断

丛集性头痛应与以下疾病鉴别:

(1)偏头痛:主要依靠临床表现鉴别。两者均可因饮酒诱发,曲坦类药物都可能有效,都可有自主神经症状。但是,偏头痛远较丛集性头痛常见;偏头痛女性多见,而丛集性头痛则是男性多见;偏头痛发作无丛集性特征,无年周期节律和日周期节律,缓解期不像丛集性头痛通常长达数月至数年;偏头痛每次发作时间多超过 4 小时,而丛集性头痛一般不超过 3 小时,偏头痛患者一般需安静,避免活动,而丛集性头痛患者常坐卧不安、激越;偏头痛的疼痛程度通常远较丛集性头痛轻;丛集性头痛的畏光和声音恐怖以及流泪、结膜充血、鼻充血、鼻塞、鼻溢等自主神经症状局限于疼痛单侧。要注意的是,少数偏头痛患者可同时伴发丛集性头痛。

(2)其他三叉自主神经性头痛:包括阵发性半侧颅痛、短暂单侧神经痛样头痛伴结膜充血和流泪(SUNCT)等。鉴别要点是发作持续时间和频率。阵发性半侧颅痛:女性多见;其持续时间一般较丛集性头痛短,为 2~30 分钟;发作频率多较丛集性头痛高,每天 5~40 次;足量吲哚美辛能止痛。SUNCT 非常罕见。其持续时间很短,5~240 秒;发作频率通常远较丛集性头痛高,每天 3~200 次。抗惊厥药可能有效。

## (四)治疗与预防

1.发作期的治疗

此病疼痛剧烈,所以需要镇痛治疗。口服起效慢,因此少用。首选治疗方法有 2 种:①使用面罩吸氧,吸入浓度为 100%的纯氧,流量至少 7mL/min,最大可至 15mL/min,持续吸氧 15~20 分钟。其对 60%~70%患者有效,通常 5 分钟内起效,30 分钟内疗效明显。尤其适合曲普坦类药物禁忌或24小时之内频繁发作的患者。②皮下注射舒马普坦6mg，约75%患者在20分钟内头痛明显缓解，最快10分钟起效，24小时最大剂量12mg，给药间隔至少1小时。常见不良反应：注射部位短暂刺痛灼热感，一过性的胸、喉等处的疼痛、重压感或发紧感，木、麻、热或冷等感觉异常等。其次，还可选用舒马普坦20mg喷鼻，2小时后可重复给药，日最大剂量40mg；佐米曲普坦5～10mg喷鼻。曲普坦类药物疗效较好，便于携带，但是24小时内最多只能给药2次，而且价格昂贵。

2.缓解期的预防

应根据患者的丛集性头痛分型、严重程度、相关禁忌及药物疗效等情况选用预防性治疗方法。①对于每天发作不超过2次、发作时期不超过2个月、舒马普坦见效快的轻型复发性丛集性头痛的患者，首选维拉帕米，其次是锂盐，再次可选用美西麦角、酒石酸麦角胺、托吡酯、丙戊酸盐等，若均无效或有禁忌，可考虑苯噻啶；②对于每天发作超过2次、发作时期超过2个月、每天需要注射2次舒马普坦的重型复发性丛集性头痛的患者，在开始使用维拉帕米或锂盐之时，可联合使用皮质激素以迅速见效；③对于慢性丛集性头痛的患者，与复发性丛集性头痛的患者类似，每天发作次数少的患者可首选维拉帕米或锂盐，而每天发作次数多的患者应联合使用皮质激素；④若所有药物治疗的疗效均欠佳，可考虑用皮质激素和麻醉剂行头痛侧的枕神经封闭治疗。若仍无效，可考虑枕神经刺激术。若枕神经刺激术治疗1年仍无效，可考虑深部脑刺激术刺激下丘脑后下部。若所有尝试都无效，可非常谨慎地考虑三叉神经毁损术等外科手术治疗。

## 四、药物滥用性头痛

药物过度使用性头痛(MOH)仅次于紧张型头痛和偏头痛，是临床第三常见的头痛类型，患病率约1%，常导致头痛慢性迁延(尤其在老年人群中)，并常促使原发性头痛由复发性进展为慢性，致残率和疾病负担较高。在ICHD-ⅡR1中列在“物质或其戒断所致的头痛”此大类之下。药物过度使用性头痛包括8个亚型：①麦角胺过度使用性头痛；②曲普坦类药物过度使用性头痛；③镇痛药过度使用性头痛；④阿片样物质过度使用性头痛；⑤镇痛药复方制剂过度使用性头痛；⑥急性头痛用药联合使用所致的药物过度使用性头痛；⑦其他药物过度使用所致的头痛；⑧可能的药物过度使用性头痛。所有治疗头痛的急性对症药物，如果使用不当或长期使用几乎都可能使容易头痛的患者发生药物过度使用性头痛。阿司匹林、对乙酰氨基酚、麦角生物碱类药物、曲普坦类药物、巴比妥类药物、阿片类药物、镇痛药及各种复方镇痛制剂等药物过度使用会引发药物过度使用性头痛。选择性NSAIDs是否引发药物过度使用性头痛尚存在争议。曲普坦类药物较麦角生物碱类药物和镇痛药更易引发药物过度使用性头痛。双氢麦角胺被认为不会导致药物过度使用性头痛。近年来的国外研究显示，引发药物过度使用性头痛的最常见药物，依序是：对乙酰氨基酚、曲普坦类药物、巴比妥类药物、阿片类药物等。

### (一)发病机制

尚不清楚，有各种假说与推测。药物反复刺激痛觉传导通路可能导致中枢性超敏化；细胞适应了过度的镇痛刺激，使得细胞膜转导发生障碍，导致中枢神经系统对治疗不起反应；药物直接抑制了中枢神经系统的痛觉调制能力；药物使患者血液中5-羟色胺水平下降，进而使中枢神经系统5-羟色胺受体上调，从而导致痛觉过敏状态的出现。

### （二）临床表现

男女患病率之比约为1∶3.5。多见于30岁以上的患者。药物过度使用性头痛的危险因素有女性、焦虑、抑郁、物质滥用、慢性严重头痛、低教育程度等。患者可有原发性头痛、抑郁、焦虑或药物滥用等家族史。有数据分析显示，65%的药物过度使用性头痛患者，其原发性头痛类型为偏头痛，27%为紧张型头痛，8%为偏头痛合并紧张型头痛或其他类型的原发性头痛。原发性头痛平均病程为20.4年，药物过度使用的平均时程为10.3年，出现每日头痛的平均病程为5.9年。药物过度使用性头痛的头痛特征是否与所过度使用的药物有关，目前仍存争议。患者常有隐匿性头痛史，并长期使用治疗头痛的急性对症药物。头痛每天或几乎每天发生，头痛特征（强度、性质、部位等）可不断变化，每天或几乎每天使用急性对症药物，在过度使用急性对症药物期间预防性药物的疗效常不佳，常伴有所过度使用药物的其他不良反应。

### （三）诊断

诊断完全依靠患者的病史，因此开放性提问和详细准确的病史收集至关重要。原发性头痛患者每天或几乎每天头痛，头痛程度、类型和部位不断变化，每天或几乎每天使用治疗头痛的急性对症药物，并且当过度使用急性对症药物并造成所使用的预防性药物疗效不佳时，要考虑药物过度使用性头痛的诊断。每月超过15天以上呈现偏头痛样表现或偏头痛样混合紧张型头痛样表现的患者，最常见的原因是偏头痛的急性对症药物和（或）镇痛药的过度使用。ETTH发展为CTTH时，要考虑镇痛药过度使用的可能。既往有原发性头痛史的患者，若其头痛表现形式出现转变或是恶化，均要考虑药物过度使用性头痛的可能。

ICHD-3β的诊断标准如下：

（1）既往存在头痛疾患的患者，每月头痛发作≥15天。

（2）规律过度使用1种或多种用于头痛急性期治疗和（或）对症治疗的药物超过3个月。

（3）不能更好地符合ICHD-3β其他诊断。

### （四）治疗

药物过度使用性头痛的治疗目标是减缓头痛程度与发作频率、减少急性对症药物的用药量、提高急性对症药物和预防性药物的疗效、减轻残疾和改善生活质量。药物过度使用性头痛的复发率高，1年之内的复发可能性尤其大。治疗策略应是长程综合性治疗，治疗手段应包括以下方面：

（1）长程规律随诊至少1年，撤去过度使用的急性对症药物之前应向患者说明可能会出现的戒断症状。

（2）预防性药物：尽管其初期疗效不如非药物过度使用性头痛患者，但是应尽早给予。有研究显示，在撤去过度使用的急性对症药物之前给予预防性药物可能比立即撤药效果更好，因为预防性药物要逐渐增量达到治疗剂量和有效的血药浓度可能需要4～6周。首选托吡酯或丙戊酸盐，也可考虑加巴喷丁、唑尼沙胺、左乙拉西坦、氯硝西泮等抗惊厥药。患者常因为恐惧头痛复发而过度使用急性对症药物，预防性药物有助于减少头痛发作而缓解患者的焦虑与恐惧，从而减少急性对症药物的使用。

(3)撤去过度使用的急性对症药物:有些药物可以立即撤去,如:对乙酰氨基酚。而有些药物需要缓慢撤去,如巴比妥类药物、苯二氮䓬类药物、阿片样物质等。

(4)治疗戒断症状:常见的戒断症状包括恶心、呕吐、焦虑、睡眠障碍、反跳性头痛、低血压、心动过速等。在撤去巴比妥类药物时还可能出现痫性发作或幻觉等少见症状。戒断症状通常持续2~10天。持续时间上,一般而言,镇痛药>麦角生物碱类药物>曲普坦类药物。撤药时住院治疗可能疗效更理想,尤其是过度使用巴比妥类药物、伴有抑郁或焦虑的患者。而自律性高、具有强烈撤药动机、非巴比妥类药物过度使用、过度使用单种药物、不伴精神障碍等患者可选择门诊治疗。戒断症状的治疗方法有:静脉补液(尤其是频繁呕吐的患者)、止吐(如甲氧氯普胺)、镇静(如氯丙嗪、苯二氮䓬类)、皮质激素、阿司匹林、肠道外使用双氢麦角胺(尤其是以前未使用过麦角生物碱类药物的偏头痛患者)、皮下注射舒马曲坦或口服那拉曲坦或镇痛药(重度反跳性头痛的患者可谨慎使用)、行为治疗、抗焦虑药等。

(5)行为治疗:包括生物反馈、松弛训练、压力管理、认知行为治疗等,需要长程进行。

(6)长程治疗原发性头痛:原发性头痛,尤其是慢性偏头痛和CTTH,必须得到有效治疗。否则,对于此类患者,单纯撤药疗效不佳。

### (五)预后

预后不佳的影响因素有:病程长、多种镇痛药联合使用、紧张型头痛患者、大剂量使用镇痛药、过度使用巴比妥类药物或阿片样物质等。

## 五、低颅压性头痛

低颅压性头痛是以直立性头痛为特征的临床表现,脑脊液压力<60mm$H_2O$的临床综合征。在ICHD-3β列入继发性头痛中非血管性颅内疾患所致的头痛中的低颅压所致的头痛,其下又分为3个亚型:硬膜穿刺后头痛、脑脊液漏头痛和自发性低颅压所致的头痛。

### (一)病因和发病机制

任何原因所致的脑脊液容量减少均可导致颅内压降低,引起低颅压性头痛。目前认为脑脊液漏是低颅压性头痛的主要病因,尤其在年轻患者中。腰椎穿刺术是常见病因,外伤、手术、剧烈运动、脱水、严重感染、中毒、休克、糖尿病昏迷、尿毒症、头部放疗及某些结缔组织疾病也可引起低颅压性头痛。

脑脊液生成减少、吸收过快或外漏均可引起低颅压。脑脊液容量减少削弱了脑脊液对浸在其中脑组织的缓冲支撑作用,直立时重力牵拉使脑组织下移而刺激覆盖在脑组织表面的血管及其他颅内疼痛敏感结构,导致头痛。此外,脑脊液容量减少还能直接激活腺苷受体,继而促使脑血管扩张,拉伸刺激脑部疼痛敏感结构,导致头痛。自发性低颅压的主要病因是自发性脑脊液漏,通常发生在脊膜,尤其是颈胸段交界处和胸段,可能源自硬脊膜结构薄弱。约1/3患者有外伤史。

### (二)临床表现

直立性头痛是低颅压的特征性临床表现,即坐起或站立时头痛,可伴恶心呕吐,平卧后头痛、呕吐等症状很快缓解。

腰椎穿刺(腰穿)后头痛很少在腰穿后立即出现,多在腰穿后24~48小时出现。头痛多为双侧对称性,多位于枕部、额部,也可扩展到全头部或放射至颈肩背部,可伴颈强。摇头、咳嗽、喷嚏、用力时也可引发头痛。常为钝痛、胀痛,也可为搏动样疼痛。偶见单侧或双侧展神经麻痹或自觉血流杂音,听力障碍或面神经麻痹罕见。腰穿后头痛的独立危险因素有:女性、31~50岁、既往有硬膜穿刺后头痛病史、穿刺时穿刺针斜面垂直于脊柱长轴等。

脑脊液漏头痛多见于外伤、神经管闭合不全、颅脑、鼻和脊髓手术后等。

自发性低颅压头痛所致的头痛是一组排除其他原因所致的继发性低颅压的临床少见综合征。头痛多为直立性,通常直立15分钟内出现,少数可延至数小时。头痛通常为双侧性,多位于枕部或枕骨下方。头痛可轻微而被忽视,也可重至影响日常生活,部分患者还可伴有恶心呕吐、颈项强痛,还可伴有耳闷胀感、耳鸣、听觉过敏、眩晕、失衡、复视、面瘫、视物模糊等症状。极少数病例还可出现帕金森症状、痴呆、四肢麻痹、垂体功能减退、意识水平降低和昏迷等。

### (三)辅助检查

1.腰穿

侧卧位脑脊液压力<60mm$H_2O$,细胞数正常或轻度增高。脑脊膜血管通透性增加合并腰段蛛网膜下腔脑脊液流速缓慢,可能导致脑脊液蛋白含量增高或黄变。糖和氯化物正常。

2.影像学

病程短、病情轻的低颅压头痛患者头部影像学可正常,病程长、病情重者可出现特征性表现,头部磁共振平扫及增强、头部CT、脊柱磁共振成像、脊髓造影均可见异常。

### (四)诊断及鉴别诊断

ICHD-3β的诊断标准如下

(1)任何符合诊断标准第三条:“头痛的发生发展在时间上与脑脊液压力低或脑脊液漏出的证据”的头痛。

(2)脑脊液压力低(<60mm$H_2O$)和(或)影像学有脑脊液漏出的证据。

(3)头痛的发生发展在时间上与脑脊液压力低或脑脊液漏出相关或因为头痛而发现脑脊液压力低或脑脊液漏出。

(4)不能更好地符合ICHD-3其他诊断。

低颅压性头痛的诊断应注意与蛛网膜下腔出血、中枢神经系统感染、脑静脉系统血栓形成、转移性脑膜癌、硬膜下积液或血肿、肥厚性脑膜炎、姿势性直立性心动过速综合征相鉴别。

### (五)治疗

多数低颅压性头痛呈自限性,去枕平卧、口服补液、绑腹带。静脉输注大量生理盐水,还可注射糖皮质激素、咖啡因和茶碱。对少数症状难以缓解者,应行脊髓造影明确漏口部位。首选在腰段硬膜外注射自体血10~20mL,即硬膜外血贴片。或可选用经皮注射血纤维蛋白密封剂。上述方法均无效时可考虑手术治疗。

### (六)预后

大多数患者预后良好,早期诊断及时治疗很重要。

# 第二节　癫痫与癫痫持续状态

## 一、基本概念

### （一）癫痫发作

癫痫发作是多种原因导致的脑部神经元异常过度、同步化放电活动所造成的一过性临床表现，具有发作性、短暂性、重复性和刻板性的共同特点。按照有无急性诱因，癫痫发作大体上可分为诱发性发作和非诱发性发作。诱发性发作是由明确诱因导致的癫痫发作。最常见于中枢神经系统疾病或全身系统性疾病的急性期，是一种急性症状性发作。非诱发性发作则找不到明确的急性诱因。例如，病毒性脑炎急性期出现的癫痫发作是诱发性发作，而脑炎数年后出现的癫痫发作则为非诱发性发作。

### （二）癫痫的概念性定义和实用性定义

1.概念性定义

即癫痫的理论定义，癫痫是一种以具有持久的致痫倾向和相应的神经生物、认知、社会心理等方面后果为特征的脑部疾病。

2.实用性定义

即癫痫的临床定义，传统定义认为“出现≥2次（间隔至少24小时）非诱发性癫痫发作时，就可诊断癫痫”。该定义对于尽早诊断癫痫有积极意义，但由于多数情况下很难确定某个体首次发作后的再发风险，该定义缺乏临床可操作性。2014年国际抗癫痫联盟（ILAE）推出了新的癫痫临床定义（表5-2-1），新定义的推出对癫痫的诊断和治疗有着重要意义。

表5-2-1　2014年ILAE癫痫的临床实用性定义

| 癫痫临床实用性定义 |
|---|
| 癫痫是一种脑部疾病，符合如下任何一种情况可确定为癫痫： |
| 1.至少2次间隔>24小时的非诱发性（或）反射性发作 |
| 2.一次非诱发性（或）反射性发作，并且在未来10年内，再次发作风险与两次非诱发性发作后的再发风险相当时（至少60%） |
| 3.诊断某种癫痫综合征 |
| 符合如下任何一种情况，可认为癫痫不存在： |
| 1.已经超过了某种年龄依赖癫痫综合征的患病年龄 |
| 2.已经10年无发作，并且近5年已停用抗癫痫药物 |

### （三）癫痫综合征的定义

癫痫综合征是在癫痫发作中，一组具有相似症状和体征特性的特定癫痫现象。

### （四）癫痫持续状态（SE）的定义

癫痫持续状态，传统的定义认为SE为一次癫痫发作持续30分钟以上或频繁发作且间歇期意识未能恢复。2015年ILAE新版指南进行了新的定义及分类，将SE定义为终止癫痫发作的机制失效或新的致痫机制导致了异常持久(t1)的痫性发作,且可能造成长期损伤(t2),引起包括神经元损害甚至死亡、神经网络结构改变等较严重的后果。该指南较符合当前的临床工作实践,且提出了全新的癫痫发作 t1 及 t2 时间概念(表 5-2-2)。

表 5-2-2 不同发作类型的癫痫持续状态 t1 和 t2 值

| 发作类型 | t1 | t2 |
|---|---|---|
| 强直-阵挛发作 | 5 分钟 | 30 分钟 |
| 伴意识障碍的局灶发作 | 10 分钟 | >60 分钟 |
| 失神发作 | 10～15 分钟 | 未确定 |

## 二、流行病学

据世界卫生组织(WHO)估计,全球大约有 5 千万癫痫患者。国内流行病学资料显示,我国癫痫的患病率在 4‰～7‰。近年来,国内外学者更重视活动性癫痫的患病率,即在最近某段时间(1 年或 2 年)内仍有发作的癫痫病例数与同期平均人口之比。我国活动性癫痫患病率为 4.6‰,年发病率在 30/10 万左右。据此估算,我国约有 600 万左右的活动性癫痫患者,同时每年有 40 万左右新发癫痫患者。癫痫是神经内科最常见的疾病之一。癫痫患者的死亡危险性为一般人群的 2～3 倍。

## 三、病因与发病机制

### (一)病因

癫痫不是独立的疾病,而是一组疾病或综合征,其病因复杂多样,可分为三大类:①症状性癫痫:由各种明确的中枢神经系统结构性损伤或功能异常所致,如:颅脑外伤、脑血管病、脑肿瘤、中枢神经系统感染、遗传代谢障碍性疾病、药物或毒物等。也称为继发性癫痫。②特发性癫痫:病因不明,神经系统检查、神经影像学、甚或脑的病理形态检查往往未能发现异常,也无代谢障碍性疾病,常在儿童及青春期发病,称为特发性或原发性癫痫,可能与遗传因素有关。③隐源性癫痫:临床表现提示为症状性癫痫,但目前的检查手段不能发现明确的病因。其约占全部癫痫的 60%～70%。

癫痫的获得性病因有:①产前及围产期所造成的脑损伤:母亲在妊娠早期阶段患病毒性感染(如风疹、疱疹、埃可病毒),接受放射线照射或接触有毒物质等均可引起胎儿发育异常及癫痫发作。产伤、新生儿窒息、新生儿颅内出血等也可能是日后癫痫的病因。②颅脑外伤:脑挫裂伤、颅内血肿、颅骨骨折等发生外伤性癫痫的概率比脑震荡高。癫痫发作可发生在外伤当时或外伤后数周～1 年,多数在外伤后 6～12 个月,也有长达数年者。③颅内占位病变:是晚发性癫痫的常见原因。大约 1/3 的颅内肿瘤引起癫痫发作,离大脑皮质越远的部位发生癫痫的机会越小,约 1/2 的大脑半球肿瘤有癫痫发作,而脑干肿瘤有癫痫发作者仅为 0.74%～15%。其他颅内占位病变,如脑脓肿、慢性硬膜下血肿及慢性肉芽肿病变(如结核瘤、梅毒树胶肿等)也都可引起癫痫发作。④感染:中枢神经系统的细菌、病毒及寄生虫感染均可导致局灶或全身性癫痫发作。⑤脑血管病：是50岁以上癫痫患者除肿瘤以外的主要病因。约12.5%～20%的卒中患者伴发癫痫。脑动脉硬化、脑静脉血栓形成及脑动静脉畸形等引起大脑皮质缺血、出血的任何原因，也都能引起癫痫发作。⑥代谢障碍及中毒性脑病：低血糖、低血钙、低血钠、尿毒症、间歇性卟啉病、子痫、高血糖高渗状态、突然停服长期服用的巴比妥类等镇静安眠药、戒酒、慢性铅中毒、大剂量青霉素等均可导致癫痫发作。⑦脑缺氧：心肺功能障碍及其他原因引起的严重急性脑缺氧所致的昏迷，广泛的肌阵挛是常见的表现，也可发生全身强直-阵挛发作。⑧其他：如中枢神经系统脱髓鞘性疾病、结缔组织病、老年痴呆等均可伴发癫痫。

据统计，约有60%～80%癫痫初发年龄在20岁以前，各年龄段的病因各不相同，其分布见表5-2-3。

**表5-2-3　各年龄组癫痫的常见原因**

| 年龄段(岁) | 常见病因 |
| --- | --- |
| 0～2 | 围生期损伤、先天性疾病、代谢性障碍 |
| 2～12 | 急性感染、原发性癫痫、围生期损伤、发热惊厥 |
| 12～18 | 原发性癫痫、颅脑外伤、血管畸形、围生期损伤 |
| 18～35 | 颅脑外伤、脑肿瘤、原发性癫痫 |
| 35～65 | 脑肿瘤、颅脑外伤、脑血管疾病、代谢障碍(如尿毒症、肝性脑病、低血糖和电解质紊乱等) |
| >65 | 脑血管疾病、脑肿瘤、阿尔茨海默病伴发 |

癫痫持续状态最常见的原因是不恰当地停用抗癫痫药物(AEDs)或因急性脑病、脑卒中、脑炎、外伤、肿瘤和药物中毒等引起。不规范AEDs治疗、感染、精神因素、过度疲劳、孕产和饮酒等均可诱发。

## (二)发病机制

1.痫性放电的起始

神经元异常放电是癫痫发病的电生理基础。致痫灶神经元的膜电位与正常神经元不同，在每次动作电位之后出现阵发性去极化漂移(PDS)，同时产生高幅高频的棘波放电。神经元异常放电可能由于各种病因导致离子通道蛋白和神经递质或调质异常，出现离子通道结构和功能改变，引起离子异常跨膜运动所致。

2.痫性放电的传播

异常高频放电反复通过突触联系和强直后易化作用诱发周边及远处的神经元同步放电，从而引起异常电位的连续传播。异常放电局限于大脑皮质的某一区域时，表现为部分性发作；若异常放电在局部反馈回路中长期传导，表现为部分性发作持续状态；若异常放电不仅波及同侧半球同时扩散到对侧大脑半球，表现为继发性全面性发作；若异常放电广泛投射至双侧大脑皮质并使网状脊髓束受到抑制时则表现为全身强直-阵挛性发作。

3.痫性放电的终止

可能机制是脑内各层结构的主动抑制作用，即癫痫发作时，癫痫灶内产生巨大突触后电位，后者激活负反馈机制，使细胞膜长时间处于过度去极化状态，从而抑制异常放电扩散，同时减少癫痫灶的传入性冲动，促使发作放电的终止。

癫痫的病因错综复杂，病理改变亦呈多样化，典型改变为海马硬化(HS)。HS既可以是癫痫反复发作的结果，又可能是癫痫反复发作的病因，与癫痫治疗成败密切相关。HS肉眼观察表现为海马萎缩、坚硬；组织学表现为双侧HS病变多呈现不对称性，往往发现一侧有明显的HS表现，而另一侧海马仅有轻度的神经元脱失。苔藓纤维出芽是HS患者另一重要的病理表现。此外，HS患者还可发现齿状回结构的异常。

## 四、诊断

### (一)癫痫发作的分类

癫痫发作分类是指根据癫痫发作时的临床表现和脑电图(EEG)特征进行分类，目前应用最广泛的是国际抗癫痫联盟(ILAE)1981年癫痫发作分类(表5-2-4)。2001年ILAE又提出了新的癫痫发作分类，其目的是希望有助于了解癫痫分类学的新观点，并不要求立即用于临床，有待于在临床的使用中不断完善和修改。

### (二)癫痫发作的临床表现特点

1.全面性发作

最初的症状学和脑电图提示癫痫全面性发作起源于双侧脑部，多在发作初期就有意识丧失。包括以下类型：

(1)全面强直-阵挛发作(GTCS)：意识丧失、双侧强直后出现阵挛是此型发作的主要临床特征。可由部分性发作演变而来，也可一起病即表现为全面强直-阵挛发作。早期出现意识丧失、跌倒，随后的发作分为三期：①强直期：表现为全身骨骼肌持续性收缩。眼肌收缩出现眼睑上牵、眼球上翻或凝视；咀嚼肌收缩出现张口，随后猛烈闭合，可咬伤舌尖；喉肌和呼吸肌强直性收缩致患者尖叫一声，呼吸停止；颈部和躯干肌肉的强直性收缩致颈和躯干先屈曲，后反张；上肢由上举后旋转为内收旋前，下肢先屈曲后猛烈伸直，持续10～20秒钟后进入阵挛期。②阵挛期：肌肉交替性收缩与松弛，呈一张一弛交替性抽动，阵挛频率逐渐变慢，松弛时间逐渐延长，本期可持续30～60秒钟或更长。再次剧烈阵挛后，发作停止，进入发作后期。以上两期均可发生舌咬伤，并伴呼吸停止、血压升高、心率加快、瞳孔散大、光反射消失、唾液和其他分泌物增多；Babinski征可为阳性。③发作后期：此期尚有短暂阵挛，以面肌和咬肌为主，导致牙关紧闭，可发生舌咬伤。本期全身肌肉松弛，括约肌松弛，尿液自行流出可发生尿失禁。呼吸首先恢复，随后瞳孔、血压、心率渐至正常。肌张力松弛，意识逐渐恢复。从发作到意识恢复约历时5～15分钟。患者醒后常感头痛、全身酸痛、瞌睡，部分患者有意识模糊，此时强行约束患者可能发生伤人和自伤。GTCS典型EEG改变是，强直期开始逐渐增强的10次/秒棘波样节律，然后频率不断降低，波幅不断增高，阵挛期弥散性慢波伴间歇性棘波，痉挛后期呈明显脑电抑制，发作时间愈长，抑制愈明显。

(2)强直性发作：多见于弥散性脑损伤的儿童，睡眠中发作较多。表现为与强直-阵挛性发作中强直期相似的全身骨骼肌强直性收缩，常伴有明显的自主神经症状，如面色苍白等，如发作时处于站立位可剧烈摔倒。发作持续数秒至数十秒。典型发作期EEG为爆发性多棘波。

(3)阵挛性发作：几乎都发生在婴幼儿，特征是重复阵挛性抽动伴意识丧失，之前无强直期。双侧对称或某一肢体为主的抽动，幅度、频率和分布多变，为婴儿发作的特征，持续1分钟至数分钟。EEG缺乏特异性，可见快活动、慢波及不规则棘-慢波等。

表5-2-4 1981年ILAE癫痫发作分类

1.部分性发作(癫痫发作起始于局部)
  1.1 单纯部分性发作(意识不丧失)
    运动性发作:局灶性运动性、旋转性、Jackson、姿势性、发音性
    感觉性发作:特殊感觉(嗅觉、视觉、味觉、听觉)
        躯体感觉(痛、温、触、运动、位置觉)
        眩晕
    自主神经性发作(心慌、烦渴、排尿感等)
    精神症状性发作:言语障碍、记忆障碍、认知障碍、情感变化、错觉、结构幻觉
  1.2 复杂部分性发作(有意识障碍)
    单纯部分性发作后出现意识障碍:单纯部分性发作后
    出现意识障碍、自动症
    开始即有意识障碍:仅有意识障碍、自动症
  1.3 部分性发作继发全身发作
    单纯部分性发作继发全面性发作
    复杂部分性发作继发全面性发作
    单纯部分性发作继发复杂部分性发作再继发全面性发作
2.全身性发作(双侧大脑半球同时受累)
  2.1 失神发作
    典型失神发作
    不典型失神发作
  2.2 强直性发作
  2.3 阵挛性发作
  2.4 强直阵挛性发作
  2.5 肌阵挛发作
  2.6 失张力发作
3.不能分类的发作(资料不全或所描写的类型不能包括者)

(4)失神发作:分典型和不典型失神发作，临床表现、EEG背景活动及发作期改变、预后等均有较大差异。①典型失神发作:儿童期起病，青春期前停止发作。特征性表现是突然短暂的(5～10秒)意识丧失和正在进行的动作中断，双眼茫然凝视，呼之不应，可伴简单自动性动作，如擦鼻、咀嚼、吞咽等或伴失张力如手中持物坠落或轻微阵挛，一般不会跌倒，事后对发作全无记忆，每日可发作数次至数百次。发作后立即清醒，无明显不适，可继续先前活动。醒后不能回忆。发作时EEG呈双侧对称3Hz棘-慢综合波。②不典型失神发作:起始和终止均较典型失神缓慢，除意识丧失外，常伴肌张力降低，偶有肌阵挛。EEG显示较慢的(2.0～2.5Hz)不规则棘.慢波或尖，慢波，背景活动异常。多见于有弥散性脑损害患儿，预后较差。

(5)肌阵挛发作:表现为快速、短暂、触电样肌肉收缩，可遍及全身，也可限于某个肌群或某

个肢体，常成簇发生，声、光等刺激可诱发。可见于任何年龄，常见于预后较好的原发性癫痫患者，如婴儿良性肌阵挛性癫痫；也可见于罕见的遗传性神经变性病以及弥散性脑损害。发作期典型EEG改变为多棘，慢波。

(6)失张力发作：是姿势性张力丧失所致。部分或全身肌肉张力突然降低导致垂颈（点头）、张口、肢体下垂（持物坠落）或躯干失张力跌倒或猝倒发作，持续数秒钟至1分钟，时间短者意识障碍可不明显，发作后立即清醒和站起。EEG示多棘-慢波或低电位活动。

2.部分性发作

癫痫部分性发作是指源于大脑半球局部神经元异常放电，包括单纯部分性、复杂部分性、部分性继发全面性发作三类，前者为局部性发放，无意识障碍，后两者放电从局部扩展到双侧脑部，出现意识障碍。

(1)单纯部分性发作：发作时程短，一般不超过1分钟，发作起始与结束均较突然，无意识障碍。可分为以下四型：

①部分运动性发作：表现为身体某一局部发生不自主抽动，多见于一侧眼睑、口角、手或足趾，也可波及一侧面部或肢体，病灶多在中央前回及附近。常见以下几种发作形式：a.Jackson发作：异常运动从局部开始，沿大脑皮质运动区移动，临床表现抽搐自手指-腕部-前臂-肘-肩-口角-面部逐渐发展，称为Jackson发作；严重部分运动性发作患者发作后可留下短暂性（0.5小时至36小时内消除）肢体瘫痪，称为Todd麻痹；b.旋转性发作：表现为双眼突然向一侧偏斜，继之头部不自主同向转动，伴有身体的扭转，但很少超过180°，部分患者过度旋转可引起跌倒，出现继发性全面性发作；c.姿势性发作：表现为发作性一侧上肢外展、肘部屈曲、头向同侧扭转、眼睛注视着同侧；d.发音性发作：表现为不自主重复发作前的单音或单词，偶可有语言抑制。

②部分感觉性发作：躯体感觉性发作常表现为一侧肢体麻木感和针刺感，多发生在口角、舌、手指或足趾，病灶多在中央后回躯体感觉区；特殊感觉性发作可表现为视觉性（如闪光或黑蒙等）、听觉性、嗅觉性和味觉性；眩晕性发作表现为坠落感、飘动感或水平/垂直运动感等。

③自主神经性发作：出现苍白、面部及全身潮红、多汗、立毛、瞳孔散大、呕吐、腹痛、肠鸣、烦渴和排尿感等。病灶多位于岛叶、丘脑及周围（边缘系统），易扩散出现意识障碍，成为复杂部分性发作的一部分。

④精神性发作：可表现为各种类型的记忆障碍（如似曾相识、似不相识、强迫思维、快速回顾往事）、情感障碍（无名恐惧、忧郁、欣快、愤怒）、错觉（视物变形、变大、变小，声音变强或变弱）、复杂幻觉等。常为复杂部分性发作的先兆，也可继发全面性强直-阵挛发作。

(2)复杂部分性发作（CPS）：占成人癫痫发作的50%以上，也称为精神运动性发作，病灶多在颞叶，故又称为颞叶癫痫，也可见于额叶、嗅皮质等部位。临床表现有较大差异，主要分以下类型：①仅表现为意识障碍：一般表现为意识模糊，意识丧失少见；②表现为意识障碍和自动症：经典的CPS可从先兆开始，以上腹部异常感觉最常见，也可出现情感（恐惧）、认知（似曾相识）和感觉性（嗅幻觉）症状，随后出现意识障碍、呆视和动作停止，发作通常持续1～3分钟。自动症是指在癫痫发作过程中或发作后意识模糊状态下出现的具有一定协调性和适应性的无意识活动。自动症均在意识障碍的基础上发生，伴有遗忘。自动症可表现为反复咂嘴、撅嘴、咀嚼、舔舌、牙或吞咽(口、消化道自动症);或反复搓手、拂面,不断地穿衣、脱衣、解衣扣、摸索衣服(手足自动症);也可表现为游走、奔跑、无目的的开门、关门、乘车上船;还可出现自言自语、叫喊、唱歌(语言自动症)或机械重复原来的动作。自动症出现的机制可能为高级抑制功能解除,原始自动行为的释放。③表现为意识障碍与运动症状:运动症状可为局灶性或不对称强直、阵挛和变异性肌张力动作,各种特殊姿势(如击剑样动作)等。

(3)部分性发作继发全面性发作:单纯部分性发作可发展为复杂部分性发作,单纯或复杂部分性发作均可泛化为全面性强直阵挛发作。

(4)痴笑发作:没有诱因的、刻板的、反复发作的痴笑,常伴有其他癫痫表现,发作期和发作间期 EEG 有痫样放电,无其他疾病能解释这种发作性痴笑。痴笑是这种发作的主要特点,也可以哭为主要表现。

### (三)癫痫持续状态的临床表现特点

癫痫持续状态,可根据发作起始局限累及一侧大脑半球某个部分或是双侧大脑半球同时受累进一步分为全面性发作持续状态与部分性发作持续状态。目前也倾向于可根据是否存在惊厥性发作将 SE 分为惊厥性持续状态(CSE)与非惊厥性持续状态(NCSE)。

1.全面性发作持续状态

(1)全面性强直-阵挛发作持续状态:是最常见、最严重的持续状态类型。是以反复发生强直-阵挛性抽搐为特征,二次发作间歇患者意识不恢复,处于昏迷状态。患者同时伴有心动过速,呼吸加快,血压改变,发热,酸中毒,腺体分泌增多(可致呼吸道梗死)等全身改变。

(2)强直性发作持续状态:主要见于 Lennox-Gastaut 综合征患儿,表现不同程度意识障碍(昏迷较少),间有强直性发作或其他类型发作,如肌阵挛、非典型失神、失张力发作等。EEG 出现持续性较慢的棘-慢或尖-慢波放电。

(3)阵挛性发作持续状态:阵挛性发作持续状态时间较长时可出现意识模糊甚至昏迷。

(4)肌阵挛发作持续状态:特发性肌阵挛发作患者很少出现癫痫状态,严重器质性脑病晚期如亚急性硬化性全脑炎、家族性进行性肌阵挛癫痫等较常见。

(5)失神发作持续状态:主要表现为意识水平降低,甚至只表现反应性低下,学习成绩下降。EEG 可见持续性棘-慢波放电,频率较慢(<3Hz)。多由治疗不当或停药诱发。

2.部分性发作持续状态

(1)单纯部分性发作持续状态:临床表现以反复的局部颜面或躯体持续抽搐为特征或持续的躯体局部感觉异常为特点,发作时意识清楚,EEG 上有相应脑区局限性放电。

(2)边缘叶性癫痫持续状态:常表现为意识障碍和精神症状,又称精神运动性癫痫状态,常见于颞叶癫痫。

(3)偏侧抽搐状态伴偏侧轻瘫:多发生于幼儿,表现一侧抽搐,伴发作后一过性或永久性同侧肢体瘫痪。

### (四)辅助检查

1.脑电图(EEG)

是诊断癫痫最重要的辅助检查方法。常规头皮 EEG 仅能记录到 49.5%患者的痫性放电,重复 3 次可将阳性率提高到 52%,采用过度换气、闪光刺激等诱导方法虽可提高 EEG 阳性率，但仍有部分患者的EEG检查始终正常。部分正常人中偶尔也可记录到痫性放电，因此不能单纯依据EEG检查来确定是否为癫痫。24小时长程脑电监测使发现痫性放电的阳性率大为提高，而视频脑电图（video-EEG）可同步监测记录患者发作情况及相应EEG改变，明确发作性症状与EEG变化间的关系。

2.神经影像学检查

包括头颅CT和MRI，可确定脑结构异常或病变。ILAE神经影像学委员会（1997年）制定的神经影像学检查指征是：①任何年龄、病史或EEG说明为部分性发作；②在1岁以内或成人未能分型的发作或明显的全面性发作；③神经或神经心理证明有局限性损害；④一线AEDs无法控制发作；⑤AEDs不能控制发作或发作类型有变化以及可能有进行性病变者。功能影像学检查如SPECT、PET等能从不同的角度反映脑局部代谢变化，辅助癫痫灶的定位。

### （五）诊断注意事项

癫痫的诊断需遵循三步原则：首先明确发作性症状是否为癫痫发作；其次是哪种类型的癫痫或癫痫综合征；最后明确发作的病因是什么。

1.癫痫诊断的确立

癫痫是发作障碍性疾病，但很多发作障碍性疾病并不是癫痫，如睡眠障碍性疾病中的夜游症，常需与复杂部分性癫痫发作鉴别。短暂性脑缺血发作、晕厥、基底动脉型偏头痛、眩晕及假性癫痫发作（又称癔症样发作，见表5-2-5）等均为发作性疾患。因此应通过详细的病史及有关的实验室检查，与上述等疾病鉴别，确立或排除癫痫的诊断。需强调的是：诊断癫痫发作最重要的依据是患者的病史，如先兆症状、发作时状态及发作后意识模糊等，而不是依靠神经系统检查和实验室检查；患者发作后意识模糊状态高度提示癫痫发作，躯体抽动和尿失禁并不一定提示痫性发作，因也可能发生于血管迷走性晕厥及其他原因的晕厥。

**表5-2-5 癫痫发作与假性癫痫发作的鉴别**

| 发作场合 | 任何情况下 | 有精神诱因及有人在场 |
| --- | --- | --- |
| 发作特点 | 突然刻板发作 | 发作形式多样，有强烈自我表现，如闭眼、哭叫、手足抽动和过度换气等 |
| 眼位 | 上睑抬起、眼球上窜或向一侧偏转 | 眼睑紧闭、眼球乱动 |
| 面色和黏膜 | 发绀 | 苍白或发红 |
| 瞳孔 | 散大、对光反射消失 | 正常、对光反射存在 |
| 对抗被动运动 | 不能 | 可以 |
| 摔伤、舌咬伤、尿失禁 | 可有 | 无 |
| 持续时间及终止方式 | 约1～2分钟，自行停止 | 可长达数小时、需安慰及暗示 |
| 锥体束征 | Babinski征常（+） | （-） |

2.癫痫发作类型的诊断

不同的癫痫发作类型，对药物反应不同，从治疗的角度出发，发作类型诊断是十分重要的。详细询问患者及亲属、目击者，患者发作时，是否伴有意识障碍，有无先兆，发作时的具体表现以及既往史和家族史等，对于发作类型的诊断是至关重要的。EEG在癫痫及癫痫发作类型的诊断中是必不可少的技术。

3.病因诊断

对症状性癫痫要查明原因。详细的病史，常可提供病因的线索（如产伤、头部外伤、脑膜炎、脑炎、脑卒中等）。疑有脑寄生虫病患者，应进行大便寄生虫卵、绦虫节片及血液、脑脊液的囊虫补体或血凝试验。疑是颅内占位病变、先天发育异常或原因不明者，应进行头部X线平片、头颅CT及MRI检查。怀疑有脑血管畸形的患者，需做MRA或脑血管造影。不要忽视全身性疾病的因素，如低血钙、低血糖、肾衰等全身代谢障碍及系统性红斑狼疮等全身疾病引起的脑损害。

## 五、治疗

### （一）病因治疗

如治疗急、慢性中枢神经系统感染，纠正及治疗代谢障碍，切除颅内肿瘤等。在切除脑膜瘤后，仅仅50%病例癫痫发作缓解，胶质瘤缓解的百分比甚至更低，因此这样的病例，应继续药物治疗。

### （二）药物治疗

药物治疗是癫痫治疗的主要手段。药物治疗应达到三个目的：控制发作或最大限度地减少发作次数；长期治疗无明显的不良反应；使患者保持或恢复其原有的生理、心理和社会功能状态。大约2/3的患者，应用抗癫痫药治疗后，发作获满意控制，20%～25%的病例发作频率及严重性明显减少或减轻。

药物治疗的一般原则如下：

1.确定是否用药

人一生中偶发一至数次癫痫的概率高达5%，且39%癫痫患者有自发性缓解倾向，故并非每个癫痫患者都需要用药。用药指征：①半年内发作两次以上者；②首次发作或间隔半年以上发作一次者，可在告之AEDs可能的不良反应和不经治疗的可能后果的情况下，依患者及家属的意愿用或不用AEDs。

2.正确选择药物

应根据癫痫发作类型、癫痫及癫痫综合征类型选择用药。2006年ILAE推出针对不同发作类型癫痫的治疗指南见表5-2-6，在实际工作中需结合医生的经验及患者的反应来选择药物。

表5-2-6　国际抗癫痫联盟推荐的用药方案

| 发作类型 | A级推荐 | B级推荐 | C级推荐 |
|---|---|---|---|
| 成人部分性发作 | 卡马西平、苯妥英钠 | 丙戊酸钠 | 加巴喷丁、拉莫三嗪、奥卡西平、苯巴比妥、托吡酯、氨己烯酸 |
| 儿童部分性发作 | 奥卡西平 | 无 | 卡马西平、苯巴比妥、苯妥英钠、托吡酯、丙戊酸钠 |

续表

| 发作类型 | A级推荐 | B级推荐 | C级推荐 |
| --- | --- | --- | --- |
| 老人部分性发作 | 加巴喷丁、拉莫三嗪 | 无 | 卡马西平 |
| 成人全面强直-阵挛发作 | 无 | 无 | 卡马西平、拉莫三嗪、奥卡西平、苯巴比妥、苯妥英钠、托吡酯、丙戊酸钠 |
| 儿童全面强直-阵挛发作 | 无 | 无 | 卡马西平、苯巴比妥、苯妥英钠、托吡酯、丙戊酸钠 |
| 儿童失神发作 | 无 | 无 | 乙琥胺、拉莫三嗪、丙戊酸钠 |
| 伴中央-颞部棘波童癫痫 | 无 | 无 | 卡马西平、丙戊酸钠的良性儿 |

3.尽可能单药治疗

抗癫痫药治疗的基本原则即是尽可能单药治疗，70％～80％的癫痫患者可以通过单药治疗控制发作。单药治疗应从小剂量开始，缓慢增量至能最大限度地控制癫痫发作而无不良反应或很轻，即为最低有效剂量；若不能有效控制癫痫发作，则满足部分控制，也不能出现不良反应。监测血药浓度以指导用药。常用的传统 AEDs 有苯妥英钠（PHT）、卡马西平（CBZ）、丙戊酸（VPA）、苯巴比妥（PB）、扑痫酮（PMD）、乙琥胺（ESX）和氯硝西泮（CNZ）等；新型 AEDs 有托吡酯（TPM，妥泰）、拉莫三嗪（LTG）、加巴喷丁（GBP）、非尔氨酯（FBM）、噻加宾（TGB，替加平）、氨己烯酸（VGB，喜保宁）、奥卡西平（OXC，确乐多）、左乙拉西坦（LEV）和普瑞巴林等。

4.药物的用法

用药方法取决于药物代谢特点、作用原理及不良反应出现规律等，差异很大。如苯妥英钠常规剂量无效时增加剂量极易中毒；丙戊酸治疗范围大，开始可用常规剂量；卡马西平因自身诱导作用使代谢逐渐加快，半衰期缩短，需逐渐加量，约一周达到常规剂量。拉莫三嗪、托吡酯应逐渐加量，约一个月达治疗剂量，否则易出现皮疹、CNS 不良反应等。

5.严密观察不良反应

AEDs 的不良反应包括特异性、剂量相关性、慢性及致畸性，以剂量相关性不良反应最常见，通常发生于用药初始和增量时，与血药浓度有关。多数常见的不良反应为短暂性的，缓慢减量即可明显减少。应用 AEDs 前应检查肝肾功能和血尿常规，用药后每月监测血尿常规，每季度监测肝肾功能，至少持续半年。多数 AEDs 为碱性，饭后服药可减轻胃肠道反应。应用 AEDs 可能发生急性过敏反应，所有的过敏反应均应立即停药。

6.合理的联合治疗

合理的多药联合治疗是指“在最小程度增加不良反应的前提下，获得最大程度的发作控制”。约 20％的患者在两种单药治疗后仍不能控制发作，应考虑合理的联合治疗。指征：①单药治疗无效的患者；②有多种类型的发作；③针对药物的不良反应，如苯妥英钠治疗部分性发作时出现失神发作，除选用广谱 AEDs 外，也可合用氯硝西泮治疗苯妥英钠引起的失神发作；④针对患者的特殊情况，如月经性癫痫患者可在月经前后加用乙酰唑胺，以提高疗效。注意事项:①不宜合用化学结构相同的药物,如苯巴比妥与扑痫酮,氯硝西泮和地西泮;②尽量避开不良反应相同的药物合用,如苯妥英钠可引起肝肾损伤,丙戊酸可引起特异过敏性肝坏死;③合用药物时要注意药物的相互作用。

7.增减药物、停药及换药原则

①增减药物:增药可适当快些,减药一定要慢,必须逐一增减,以利于确切评估疗效和毒副作用;②AEDs控制发作后必须坚持长期服用,不宜随意减量或停药,以免诱发癫痫持续状态,除非出现严重的不良反应;③换药:若一种一线药物已达到最大可耐受剂量依然不能控制发作,可加用另一种一线或二线药物,至发作控制或达到最大可耐受剂量后逐渐减掉原有的药物,转换为单药。换药期间应有5～7天的过渡期;④停药:应遵循缓慢和逐渐减量的原则。一般来说,全面强直-阵挛性发作、强直性发作、阵挛性发作完全控制4～5年后,失神发作停止半年后可考虑停药,但停药前应有缓慢减量的过程,一般不少于1～1.5年无发作者方可停药。

20%～30%癫痫发作患者用各种AEDs正规治疗难以控制发作,如治疗2年以上,血药浓度在正常范围内,每月仍有4次以上发作称为难治性癫痫。

### (三)手术治疗

患者经过长时间正规单药治疗或先后用两种AEDs达到最大耐受剂量以及经过一次正规的、联合治疗仍不见效,可考虑手术治疗。手术适应证主要是起源于一侧颞叶的难治性复杂部分性发作,如致痫灶靠近大脑皮质、可为手术所及且切除后不会产生严重的神经功能缺陷,疗效较好。常用的方法有前颞叶切除术、颞叶以外的脑皮质切除术、癫痫病灶切除术、大脑半球切除术、胼胝体切开术等。

### (四)癫痫持续状态的治疗

癫痫持续状态的治疗目的是:保持稳定的生命体征进行心肺功能支持;终止呈持续状态的癫痫发作,减少癫痫发作对脑部神经元的损害;寻找并尽可能根除病因与诱因;防治并发症。

1.一般治疗

①防止缺氧和损伤:应立即使患者侧卧.尽量让唾液和呕吐物流出口外,保持呼吸道通畅,吸痰、吸氧,必要时气管插管或切开。在患者张口时,可将折叠成条状的小毛巾、手帕或牙套等塞入上下臼齿之间,以免舌部咬伤。抽搐时不可用力按压患者的身体,以免造成骨折。亦不要采取所谓掐“人中”的方法,因为此举不仅不能制止发作,反有可能对患者造成新的伤害。尽可能对患者进行心电、血压、呼吸、脑电的监测。②迅速进行神经系统及心肺功能检查及有关实验室检查:如血药浓度、血糖、肾功能、电解质、测定动脉血pH、氧及二氧化碳分压,及时纠正合并的全身性改变。③呼吸稳定后,应查明原因,如断药、低血糖、中毒、感染等,以便针对病因治疗。④静脉注射50%葡萄糖,预防低血糖,之后以生理盐水或葡萄糖维持。⑤治疗脑水肿:常用20%甘露醇125～250mL静滴。

2.尽快终止癫痫状态

应选择速效、抗痫力强、安全、对心肺无抑制作用的药物。应静脉给药,难以静脉给药的患者如新生儿和儿童,可直肠内给药。

(1)地西泮:首选药物。成人10～20mg/次,儿童0.25～0.5mg/kg。缓慢静脉注射(成人应小于5mg/min,儿童2mg/min),直到发作停止。10～15分钟后可重复给药,24小时总量不得超过 200mg。也可在首次静脉注射后，如有效，可用地西泮 60～100mg 加入生理盐水（或 5%葡萄糖液）500mL 中于 12 小时内缓慢静脉滴注。

（2）地西泮加苯妥英钠：首先用地西泮 10～20mg 静注取得疗效后，再用苯妥英钠 0.3～0.6g加入生理盐水 250～500mL 中静滴，速度不超过 50mg/min。用药中如出现血压降低或心律不齐时需减缓静滴速度或停药。

（3）苯妥英钠：部分患者也可单用苯妥英钠。成人首次剂量 500～750mg，儿童 10～15mg/kg，以生理盐水作溶剂，静脉注射速度不超过 50mg/min，以避免发生低血压、心律失常。抽搐停止后，每 6～8 小时口服或静脉注射 50～100mg 的维持量。其优点是无呼吸抑制及镇静作用，便于意识状态的观察。

（4）氯硝西泮：起效快，药效是地西泮的 5 倍，维持时间比地西泮长 1～2 倍。一般成人首次用 1～4mg、儿童 0.02～0.06mg/kg 缓慢静脉注射，20 分钟后可重复原剂量 2 次，兴奋躁动者可适当加大剂量。

（5）10%水合氯醛：20～30mL 加等量植物油保留灌肠，8～12 小时一次。适合肝功能不全或不宜使用苯巴比妥类药物者。

（6）副醛：8～10mL（儿童 0.3mL/kg）植物油稀释后保留灌肠。可引起剧咳，有呼吸疾病者勿用。

经上述处理，发作控制后，可用苯巴比妥 0.1～0.2g 肌注，每日 2 次，巩固和维持疗效。同时鼻饲 AEDs，达稳态浓度后逐渐停用苯巴比妥。上述方法均无效者，需按难治性癫痫持续状态处理。

3.难治性癫痫持续状态的处理

难治性癫痫持续状态是指持续的癫痫发作，对初期的一线药物地西泮、氯硝西泮、苯巴比妥、苯妥英钠等无效，连续发作 1 小时以上者。对难治性癫痫持续状态的首要任务是迅速终止发作，可选用以下药物：

（1）异戊巴比妥钠（阿米妥钠）：是治疗难治性癫痫持续状态的标准疗法，几乎都有效。成人 0.25～0.5 克/次溶于注射用水 10mL 静脉注射，儿童 1～4 岁 0.1 克/次，5 岁以上 0.2 克/次，速度不超过 0.05g/min，至控制发作为止。低血压、呼吸抑制、复苏延迟是其主要的不良反应，在使用中常需行气管插管，机械通气来保证生命体征的稳定。

（2）咪达唑仑：常用剂量为首剂静注 0.15～0.2mg/kg，然后按 0.06～0.6mg/（kg・h）静滴维持。新生儿可按 0.1～0.4mg/（kg・h）静滴维持。因其起效快，1～5 分钟出现药理学效应，5～15 分钟出现抗癫痫作用，使用方便，对血压和呼吸抑制作用较小，已有取代异戊巴比妥钠的趋势。

（3）丙泊酚（异丙酚）：是一种非巴比妥类的短效静脉用麻醉剂，能明显增强 GABA 能神经递质的释放，可在几秒钟内终止癫痫发作和 EEG 上的痫性放电，平均起效时间 2.6 分钟。建议剂量 1～2mg/kg 静注，继以 2～10mg/（kg・h）静滴维持。突然停用可致发作加重，逐渐减量则不出现癫痫发作的反跳。应注意防治丙泊酚的毒副作用。

（4）利多卡因：对苯巴比妥治疗无效的新生儿癫痫持续状态有效，终止发作的首次负荷量为 1～3mg/kg 静脉注射，速度＜25～50mg/min。然后用 2～4mg/（kg・h），静脉滴注 1～3

天。在应用利多卡因时应注意其常见的不良反应，始烦躁、谵妄、精神异常、心律失常及过敏反应等。心脏传导阻滞及心动过缓者慎用。应用时应监测心脏。

(5)其他药物：可酌情选择使用：①氯胺酮：为非巴比妥类的短效静脉麻醉剂，成人建议剂量1～2mg/kg静注。②硫喷妥钠：为超短时作用的巴比妥类药物，成人建议剂量0.05～0.1g。

### （五）一般处理及精神心理卫生

睡眠减少、饮酒及其他药物的滥用常是癫痫发作突然增多的重要原因，因此患者应保持一定的睡眠时间，节制饮酒，在医生指导下用药。要有良好的饮食习惯，避免暴饮暴食，养成大便习惯，如需要可应用缓泻剂。避免高空水上作业，以免发作时造成危险。癫痫是慢性病，绝大多数患者需长期服用抗癫痫药控制发作及适应慢性病的生活方式，要帮助癫痫患者克服自卑感，亲友及周围同志不要过分的关心及过分的保护，要让患者正常的生活、工作及学习，鼓励患者进行适量的体育锻炼。

癫痫系慢性疾病，其预后与诸多因素有关，如病因、发病年龄、发作类型、频率、脑电图改变等，一般认为，发病年龄早、发作频繁、有精神智能缺陷、颅内有器质性疾患、脑电图异常者及一些特殊的综合征(如Lennox-Gastaut综合征、婴儿痉挛等)预后较差。除癫痫持续状态外，很少引起死亡，除非发作时出现意外事故。

# 第三节　急性颅内高压症

急性颅内压增高是多种疾病共有的一种症候群。正常成人侧卧时颅内压力经腰椎穿刺测定为7～18cm $H_2O$，若超过20cm$H_2O$时为颅内压增高。

## 一、病因

临床常见有下列几种情况：①颅内容物的体积增加超过了机体生理代偿的限度，如颅内肿瘤、脓肿、急性脑水肿等；②颅内病变破坏了生理调节功能，如严重脑外伤、脑缺血、缺氧等；③病变发展过于迅速，使脑的代偿功能来不及发挥作用，如急性颅内大出血、急性颅脑外伤等；④病变引起脑脊液循环通路阻塞；⑤全身情况差使颅内压调节作用衰竭，如毒血症和缺氧状态。

## 二、病理生理

颅腔除了血管与外界相通外，基本上可看作是一个不可伸缩的容器，其总容积是不变的。颅腔内的3种内容物——脑、血液及脑脊液，它们都是不能被压缩的。但脑脊液与血液在一定范围内是可以被置换的。所以颅腔内任何一种内容的体积增大时，必然导致其他两种内容物的体积代偿性减少来相适应。如果调节作用失效或颅内容物体积增长过多过速，超过调节功能所能够代偿时，就出现颅内压增高。

脑脊液从侧脑室内脉络丛分泌产生，经室间孔入第三脑室，再经大脑导水管到第四脑室，然后经侧孔和正中孔进入蛛网膜下腔。主要经蛛网膜颗粒吸收入静脉窦，小部分由软脑膜或蛛网膜的毛细血管所吸收。

脑血流量是保证脑正常功能所必需的，它决定于脑动脉灌注压（脑血流的输入压与输出压之差）。当脑动脉血压升高时，血管收缩，限制过多的血液进入颅内。当脑动脉压力下降时，血管扩张，使脑血流量不致有过多的下降。当颅内压增高时，脑灌注压减少，因而脑血液量减少。一般认为颅内压增高需要依靠减少脑血流量来调节时，说明脑代偿功能已达到衰竭前期了。

在 3 种内容物中，脑实质的体积变动很少，而脑血流量在一定范围内由脑血管的自动调节反应而保持相对稳定状态。所以，颅内压主要是依靠脑脊液量的变化来调节。

颅内压的调节很大程度取决于机体本身的生理和病理情况。调节有一定的限度，超过这个限度就引起颅内压增高。

颅内压增高有 2 种类型：①弥散性增高，如脑膜脑炎、蛛网膜下腔出血、全脑水肿等；②先有局部的压力增高，通过脑的移位及压力传送到别处才使整个颅内压升高，如脑瘤、脑出血等。

## 三、临床表现

头痛、呕吐和视盘（视神经乳头）水肿是颅内压增高典型表现，俗称“三主征”。

### （一）头痛

以阵发性胀痛、撕裂痛多见，常呈进行性加重，部位多在额叶、颞叶，可从颈枕部向前放射至眼眶，早晨或晚上较重，Valsalva 动作、体力劳动、低头活动时常诱发或加重头痛。

### （二）呕吐

多出现在晨起时，与进食无关的频繁的喷射性呕吐。呕吐后头痛可略轻，呕吐多因颅内压力刺激延髓呕吐中枢或迷走神经而引起。

### （三）视盘（视神经乳头）水肿

颅内压力增高，眼底静脉回流受阻，而引起视盘（视神经乳头）水肿表现为视神经乳头充血，边缘模糊不清，中央凹陷消失，视盘隆起，静脉怒张。如果不能及时降低颅内压，会导致视神经缺血，出现视神经继发性萎缩，甚至失明。

### （四）其他

颅内压增高还可引起一侧或双侧展神经麻痹，出现复视。部分患者会出现嗜睡、昏睡、昏迷等意识障碍，伴有瞳孔散大、对光反射消失。晚期，生命体征发生变化，血压升高、脉搏徐缓、呼吸不规则、体温升高等，终因呼吸循环衰竭而死亡。

## 四、诊断

### （一）诊断原则

首先多方检查发现引起颅内压增高症的原发疾病；同时要评估有无引起颅内压增高症的可能性（尤其急性颅内压增高）；更要注意观察发现颅内压增高三联征及有关的局部症状；特别要注意颅内压增高的并发症，如各种类型的脑疝；若是脑水肿都有颅内压增高，观察其严重程度，积极恰当治疗脑水肿，缓解颅内压增高。

### （二）临床诊断

当出现头痛、呕吐剧烈、视盘水肿、烦躁、精神萎靡、嗜睡、惊厥、尖叫、面色苍灰或昏迷等症状时，应考虑颅内压增高。另外可表现血压偏高、婴儿前囟张力增高、呼吸节律改变、心率增快或减慢、肌张力增高、眼底小动脉痉挛或视盘水肿等。

### （三）颅内压监测

颅内压监测通常仅用于颅脑外伤后。通过腰椎穿刺测脑脊液压力、侧脑室穿刺脑脊液测压、硬脑膜下测压以及前囟测压等方式可以监测颅内压增高的情况。颅内压增高严重时，腰椎穿刺为禁忌证，如必须做，则应在术前、术中或术后静脉予以降颅压药物，并在术中控制脑脊液滴速，以免诱发脑疝。

### （四）辅助检查

对于疑诊病例，应及时选择恰当辅助检查，尽早诊断和治疗。腰穿测压、脑脊液常规及生化检查可对病因进行鉴别。电子计算机 X 线断层扫描（CT）、磁共振成像（MRI）、数字减影血管造影（DSA）等可对颅内压增高进行定性及定位诊断。

## 五、鉴别诊断

以下疾病均可导致颅内压增高，应该认真鉴别，以明确治疗方法，去除病因，从而降低颅内压。

### （一）颅脑损伤

颅内血肿、脑挫裂伤伴脑水肿是颅脑损伤导致颅内高压的最常见病因，颅脑损伤后患者常迅速进入昏迷状态，伴呕吐。脑内血肿可依部位不同而出现偏瘫、失语、抽搐发作等。颅脑 CT 能直接地确定颅内血肿的大小、部位和类型以及能发现脑血管造影所不能诊断的脑室内出血。

### （二）脑血管性疾病

主要为出血性脑血管病，如蛛网膜下腔出血、脑软化灶内出血以及脑血栓等。一般起病较急，颅内压增高的表现在 1～3 日内发展到高峰。表现为头痛、头晕、呕吐、肢体瘫痪、失语、大小便失禁等。发病时患者常有显著的血压升高，伴有不同程度的意识障碍，多数患者脑膜刺激征阳性，脑脊液压力增高并常呈血性，脑 CT 可明确出血量的大小与出血部位。

### （三）高血压脑病

血压突然显著升高至 250/150mmHg 以上，舒张压增高较收缩压更为显著，常见于急进型高血压、急慢性肾炎或子痫。常同时出现严重头痛、恶心、呕吐、颈项强直等颅内压增高症状；神经精神症状包括视力障碍、偏瘫、失语、癫痫样抽搐或肢体肌肉强直、意识障碍等；眼底可呈高血压眼底、视网膜动脉痉挛，甚至视网膜有出血、渗出物和视盘（视神经乳头）水肿。辅助 CT 检查可见脑水肿、脑室变窄；脑电图显示弥散性慢波，α 节律丧失，对光刺激无反应。一般不做腰椎穿刺检查。

### （四）颅内肿瘤

脑肿瘤引起颅内压变化的共同特点为慢性进行性的典型颅内压增高表现。一般来说，肿瘤体积越大，颅内压增高越明显。但肿瘤的生长部位、生长速度以及良、恶性对颅内压的变化也有重要影响。头颅 CT 可明确肿瘤生长的部位与性质。

### （五）颅内感染

细菌性或病毒性脑膜炎、脑炎，常伴有颅内压增高，随着炎症好转，颅内压可逐渐恢复正常。脑脊液常有炎性改变，如脑脊液白细胞增多，蛋白量增多或有糖或氯化物的降低，补体结合试验阳性等。头颅 CT 可见有炎性改变。

### （六）良性颅内压增高

又名“假脑瘤综合征”，患者仅有颅内压增高症状和体征，但无占位性病变存在。病因可能是蛛网膜炎、耳源性脑积水、静脉窦血栓等，但经常病因不能明确。临床表现除慢性颅内压增高外，一般无局灶性体征。

### （七）其他

全身性疾病引起颅内压增高的情况在临床上也相当多见。如感染中毒性脑病、尿毒症、水电解质及酸碱平衡失调、糖尿病昏迷、肝性脑病、食物中毒等。这些病发展到严重程度均可出现颅内压增高的表现。结合疾病史及全身检查多能明确诊断。

## 六、治疗

1.一般治疗

凡有颅内压增高的患者，均应留院观察，密切关注患者的意识、瞳孔、血压、脉搏、呼吸、体温及神经系统体征等的变化。有条件者应作颅内压监护。频繁呕吐者暂禁食，以防吸入性肺炎。输液量应以维持出入液量的平衡为度，勿过多过快，注意补充电解质并维持酸碱平衡。可使头部抬高 30°～45°以降低颅内压；对可加剧颅内压增高而诱发脑疝的各种因素，如疼痛、烦躁、剧咳、尿便不畅、抽搐等应及时对症处理；对意识不清、痰液较多者，应吸痰，必要时行气管切开，确保呼吸道通畅。去除病因是抢救颅内压增高症成功的关键。如颅内占位性病变应手术治疗，颅内感染给予足量抗生素等。

2.脱水及糖皮质激素治疗

常用药物：20%的甘露醇 250mL 快速静脉滴注，每 4～6 小时 1 次；呋塞米 20～40mg，每天静脉推注 2～4 次，常与甘露醇交替使用；甘果糖（甘油果糖）注射液 250～500mL，每天静脉滴注 2～3 次；地塞米松 5～10mg，静脉或肌内注射，2～3 次/天或氢化可的松 100mg 静脉滴注，1～2 次/天；20%的人血白蛋白 10～20g 或浓缩干血浆等大分子的胶体静脉输入；近期新药七叶皂苷钠具有类固醇激素样作用，适用于颅内压增高不严重者，每次 20～40mg，2～3 次/天。如颅内压增高不严重，也可口服 50%的甘油盐水、氢氯噻嗪（双氢克脲噻）及氨苯蝶啶等。

3.其他治疗

亚低温冬眠治疗，可通过降低脑组织的代谢活动，减少耗氧量，防止脑水肿的发生与发展，起到降低颅内压的作用；脑脊液体外引流，有颅内压监测装置的患者，可经脑室缓慢放出少许脑脊液，以缓解颅内压增高；辅助过度换气，排除体内 $CO_2$，动脉血的 $CO_2$ 分压每下降 1mmHg，可使脑血流量递减 2%，从而使颅内压相应下降。

# 第四节　短暂性脑缺血发作

短暂性脑缺血发作(TIA)是由于局部脑或视网膜缺血引起的短暂性神经功能缺损,临床症状一般不超过1小时,最长不超过24小时,且结构性影像学(CT、MRI)检查无责任病灶的证据。凡神经影像学检查有神经功能缺损对应的明确病灶者不宜称为TIA。

传统的TIA定义,只要临床症状在24小时内消失,不遗留神经系统体征,而不管是否存在责任病灶。对于传统TIA患者,近年研究证实,若神经功能缺损症状超过1小时,绝大部分神经影像学检查均可发现对应的脑部梗死小病灶,因此传统的TIA许多病例实质上是小卒中。

TIA是神经科的急症,TIA的定义自提出到现在已经半个多世纪,随着研究的深入,TIA的理念在不断更新之中。1965年美国第四届普林斯顿会议将TIA定义为突然出现的局灶性或全脑神经功能障碍,持续时间不超过24小时,且排除非血管源性原因,1975年美国国立卫生研究院(NIHS)在脑血管病分类中采用此定义,一直沿用至21世纪初。2002年提出了TIA的新概念:由于局部脑或视网膜缺血引起的短暂性神经功能缺损发作,典型临床症状持续不超过1小时,且在影像学上无急性脑梗死的证据;而多数研究认为,梗死的证据是指磁共振弥散加权成像(DWI)上的异常信号。随着研究的不断深入,美国心脏协会(AHA)/美国脑卒中协会(ASA)2009年在新的指南中建议将TIA的临床定义修订为:脑、脊髓或视网膜局灶性缺血引起的、未伴发急性梗死的短暂性神经功能障碍。新定义主要改动在两个方面:一是TIA包含的缺血损害部位,除了原有的脑和视网膜之外,新增加了脊髓;二是忽略了TIA症状持续的具体时间,只是描述为“短暂性”神经功能障碍。以往的大规模队列和人群研究均显示,10%～15%的TIA患者在3个月内发生脑卒中,其中有50%发生在TIA后48小时内;MRI资料显示TIA患者中约有50%实际上已经发生了梗死。因此传统的诊断标准过于宽泛,应该更加注重组织学损害,并对TIA患者进行紧急干预;三次对TIA概念的修改,对TIA的关注已经由症状持续时间转变至TIA引起组织学损害过程。

TIA是脑卒中的高危因子,一次TIA发作后,脑卒中发生率1个月内为4%～8%,1年内为12%～13%,5年内为24%～29%,TIA频繁发作者48小时内发生缺血性脑卒中的概率可达50%。及早确诊并积极治疗TIA是预防脑梗死、降低病死率和致残率的关键。

## 一、病因与发病机制

TIA的发病与动脉粥样硬化、动脉狭窄(如锁骨下动脉盗血综合征)、心脏病、血液成分改变(如真性红细胞增多症)及血流动力学改变等多种病因及多种途径有关。一般认为,TIA是一种在动脉粥样硬化基础上,由于某种原因使颅内小动脉管腔缩小,血流量降低,局部脑组织发生缺血,出现临床症状;后因脑血管自动调节及侧支循环建立等原因,短期内脑组织缺血得到纠正,24小时内临床症状完全恢复。其发病机制主要有:①血流动力学异常学说:基本病因可能是由各种原因所致的颈内动脉系统或椎-基底动脉系统的动脉严重狭窄,平时靠侧支循环等代偿尚能勉强维持该局部脑组织的血供。当这种代偿因血压、心排出量、脑灌注压、血黏度、血管壁顺应性等因素的变化而突然丧失时，该处脑组织发生缺血症状。此型 TIA 的临床症状比较刻板，发作频度较高，每天或每周可有数次发作，每次发作持续时间多不超过 10 分钟。②微栓子形成学说：微栓子主要来自颅外动脉，尤其是颈内动脉起始部的动脉粥样硬化斑块，其表面常有血小板，纤维蛋白、胆固醇等沉积而形成血栓，破碎脱落而成栓子，流向远端引起动脉管腔阻塞，导致供应区脑组织缺血而发生功能障碍。但因栓子很小，又易破裂而前移至更细的动脉，甚至完全消失，脑组织的血流及功能又重新恢复。此外，心脏瓣膜病（如二尖瓣狭窄）、冠心病、心脏黏液瘤、二尖瓣脱垂、心肌梗死、心律失常（如心房颤动）、心内膜炎（SBE 或无菌性心内膜炎），均可形成凝血块、壁栓或菌性、非菌性赘生物，脱落后随血流进入脑血管导致 TIA。但心源性栓子大多数造成脑栓塞而不是 TIA，故 TIA 栓子来源主要是血管源性。此型 TIA 的临床症状多变，发作频度不高，数周或数月发作一次，每次发作持续时间可达数十分钟至 2 小时。③其他因素：如锁骨下动脉盗血综合征，某些血液系统疾病，如真性红细胞增多症、血小板增多、各种原因所致的严重贫血和高凝状态等，也可参与 TIA 的发病。

## 二、临床表现

TIA 好发生中老年人（50～70 岁），男性多于女性。患者多伴有高血压、动脉粥样硬化、糖尿病或高脂血症等脑血管病危险因素。其临床表现根据缺血的局灶部位与范围不同而多种多样，其发作的频度与形式个体差异亦很大，但有其共同特征。

1.共同特征

TIA 的共同特征：①起病的急剧性：常突然发病，数秒或数分钟内症状达高峰（从无症状到出现全部症状不到 5 分钟，通常在 2 分钟内）。②病程的一过性。③发作的反复性：少者2～3 次，多者达数十次或数百次。④症状的刻板性和可逆性：每次发作症状、体征基本相同，且在 24 小时内完全恢复。临床上常将 TIA 分为颈内动脉系统和椎-基底动脉系统两类，前者较后者多见，约 10%患者有此两个系统表现。

2.局灶性症状

（1）颈内动脉系统 TIA：临床表现与受累血管分布有关。大脑中动脉（MCA）供血区的 TIA 可出现对侧肢体的单瘫、轻偏瘫、面瘫和舌瘫，可伴有偏身感觉障碍和对侧同向偏盲，优势半球受累时常出现失语和失用。大脑前动脉（ACA）供血区的 TIA 可出现人格和情感障碍、对侧下肢无力等。颈内动脉（ICA）主干 TIA 主要表现为眼动脉交叉瘫——由于病变侧眼动脉缺血出现同侧单眼一时性黑矇、失明（患者表现为突然出现一个眼睛的视力模糊或完全失明，几秒钟内达到高峰，几分钟后恢复正常，为颈内动脉系统 TIA 所特有）和（或）对侧偏瘫及感觉障碍，Horner 交叉瘫（病侧 Horner 征，对侧偏瘫）。

（2）椎-基底动脉系统 TIA：最常见表现是眩晕、平衡障碍、眼球运动异常和复视。可有单侧或双侧面部、口周麻木，单独出现或伴有对侧肢体瘫痪、感觉障碍，呈现典型或不典型的脑干缺血综合征。此外，还可出现下列 3 种特殊表现的临床综合征：①跌倒发作：表现为患者转头或仰头时，下肢突然失去张力而跌倒，但无意识障碍，常可很快自行站起，系下部脑干网状结构缺血所致。②短暂性全面遗忘症(TGA):发作时出现短时间记忆丧失,患者对此有自知力,持续数分至数十分钟,发作时对时间、地点定向障碍,但谈话、书写和计算能力正常。是大脑后动脉颞支缺血累及边缘系统的颞叶海马、海马旁回和穹窿所致。③双眼视力障碍发作:双侧大脑后动脉距状支缺血导致枕叶视皮质受累,引起暂时性皮质盲。

值得注意的是,椎-基底动脉系统 TIA 患者很少出现孤立的眩晕、耳鸣、恶心、晕厥、头痛、尿便失禁、嗜睡或癫痫等症状,往往合并有其他脑干或大脑后动脉供血区缺血的症状与体征。

## 三、诊断

诊断 TIA 最重要的是病史典型而神经系统检查正常(因多数患者就诊时临床症状已消失)。中老年患者突然出现局灶性脑功能损害症状,符合颈内动脉或椎-基底动脉系统及其分支缺血表现,并在短时间内症状完全恢复(多不超过 1 小时),应高度怀疑为 TIA。MRI 灌注成像(PWI)/MRI 弥散成像(DWI)、CT 灌注成像(CTP)和单光子发射计算机断层扫描(SPECT)有助于 TIA 的诊断。

TIA 在临床上的重要性在于预防以后的 TIA 再发和发生脑梗死,因此需找出病因,但进一步的病因诊断较复杂。检查时须注意有无一侧颈、颞浅、桡等动脉搏动减弱、颈动脉或锁骨上窝处是否有杂音。有关心脏病变的检查以发现动脉硬化、心瓣膜病及心肌疾病。血流动力学测定以确定有无血液黏稠度及血小板聚集性增加。颈椎 X 线平片以除外颈椎骨质增生对椎动脉的压迫。超声多普勒、脑血管造影(DSA)、CTA、MRA 等可发现颅内动脉狭窄或闭塞等情况。EEG、CT 或 MRI 检查大多正常,部分病例(发作时间>20 分钟)在 MRI 弥散加权(DWI)可显示片状缺血灶。SPECT 可发现局部脑灌注量减少程度及缺血部位;正电子发射断层扫描(PET)可显示局灶性代谢障碍。TIA 应与以下情况鉴别:

1.可逆性脑缺血发作

它是一个临床诊断范畴,包括三个概念:一是 TIA;二是可逆性缺血性神经功能缺损(RIND):是指缺血性局灶性神经精神障碍在 3 周之内完全恢复者;三是完全恢复性脑缺血发作(SFR):是指局灶性神经障碍持续 24 小时以上至四周才完全恢复者。三者的区别仅在于发作的持续时间不同。可逆性脑缺血发作包括局灶性神经症状在四周之内完全恢复的各种脑缺血发作,即 TIA、RIND 和 SFR。

2.癫痫

有意识障碍,TIA 无;系兴奋发作,表现为抽搐、感觉异常,而 TIA 为功能抑制,表现为瘫痪、感觉缺失,且脑电图有局部脑波异常。

3.偏头痛

其先兆期易与 TIA 混淆不清,而偏瘫性偏头痛难以与 TIA 鉴别。偏头痛多见于青春期,发作时常有视觉先兆,然后偏侧头痛,伴恶心、呕吐等自主神经功能紊乱症状。其发作时间可长达数日,常有家族史,无局灶性神经症状。

4.梅尼埃病

老年少见。除眩晕、耳鸣、眼震颤、渐进性耳聋外,无其他脑神经病损,从无运动或感觉障碍，且每次发作持续时间常超过 24 小时。而椎-基底动脉系统 TIA 除眩晕外，总伴有其他脑神经及脑干缺血征象，发作时伴运动或感觉障碍，及共济失调。

5.癔症

癔症性黑矇、瘫痪、耳聋等有时需与 TIA 鉴别，但前者发作常有精神刺激，持续时间较久，症状多变，有明显的精神色彩。但另一方面，不要轻易将体征消失的 TIA 误诊为神经症。

## 四、TIA 短期卒中风险评估

TIA 发病后 2～7 天内为卒中的高风险期，对患者进行紧急评估与干预可以减少卒中的发生。常用的 TIA 危险分层工具为 $ABCD^2$ 评分，评估项目与计分为：①年龄(A)＞60 岁，1 分；②血压(B)SBP＞140mmHg 或 DBP＞90mmHg，1 分；③临床症状(C)：单侧无力 2 分，不伴无力的言语障碍 1 分；④症状持续时间(D)：＞60 分钟 2 分，10～59 分钟 1 分；⑤糖尿病(D)：有，1 分。症状发作在 72 小时内并存在以下情况之一者，建议入院治疗：①$ABCD^2$ 评分＞3 分；②$ABCD^2$ 评分 0～2 分，但门诊不能在 2 天之内完成 TIA 系统检查；③$ABCD^2$ 评分 0～2 分，并有其他证据提示症状由局部缺血造成，如 DWI 已显示对应小片状缺血灶。

## 五、治疗

### （一）病因治疗

病因明确者应该针对病因治疗，控制卒中危险因素，如动脉粥样硬化、高血压、心脏病、糖尿病、高脂血症和颈椎病等。如高血压患者应控制高血压，降压目标一般应该达到 BP＜140/90mmHg，糖尿病患者伴高血压者血压宜控制在更低水平(BP＜130/85mmHg)。控制高血压常选用钙通道阻滞剂(如尼群地平 10mg 口服，3 次/天；尼莫地平 40～60mg/d，分 2～3 次口服)、血管紧张素Ⅱ受体拮抗剂(如厄贝沙坦 150mg/d)等。糖尿病合并高血压时，降血压药物以血管紧张素转化酶抑制剂、血管紧张素Ⅱ受体拮抗剂为宜。糖尿病血糖控制的靶目标为 HbA1c＜6.5％。胆固醇水平升高的缺血性脑卒中和 TIA 患者，应该进行生活方式的干预及药物治疗。首选他汀类药物，目标是使 LDL-C 水平降至 2.59mmol/L 以下或使 LDL-C 水平下降幅度达到 30％～40％。伴有多种危险因素(冠心病、糖尿病、未戒断的吸烟、代谢综合征、脑动脉粥样硬化病变但无确切的易损斑块或动脉源性栓塞证据或外周动脉疾病之一者)的缺血性脑卒中和 TIA 患者，如果 LDL-C＞2.07mmol/L，应将 LDL-C 降至 2.07mmol/L 以下或使 LDL-C 下降幅度＞40％。对于有颅内外大动脉粥样硬化性易损斑块或动脉源性栓塞证据的缺血性脑卒中和 TIA 患者，推荐尽早启动强化他汀类药物治疗，建议目标 LDL-C＜2.07mmol/L 或LDL-C 下降幅度＞40％。

### （二）药物治疗

1.抗血小板治疗

非心源性栓塞性 TIA 推荐抗血小板治疗。一般单独使用：①阿司匹林：50～325mg/d；②氯吡格雷(波立维)：75mg/d；③小剂量阿司匹林 25mg/d 与缓释的双嘧达莫(潘生丁)200mg/次联合应用，每日 2 次口服。对卒中风险较高患者，如 TIA 或小卒中发病 1 个月内，可采用小剂量阿司匹林 50～150mg/d 与氯吡格雷 75mg/d 联合治疗。

2.抗凝治疗

目前尚无证据支持抗凝治疗作为 TIA 的常规治疗，但临床伴有房颤、频繁发作的 TIA 患者可以考虑应用。①心源性栓塞性 TIA 伴发房颤和冠心病的患者，推荐口服抗凝剂治疗，治疗目标为 INR 达到 2～3 或凝血酶原时间（PT）为正常值的 1.5 倍。②频繁发作的 TIA 或椎-基底动脉系统 TIA 患者，对抗血小板治疗无效的病例可考虑抗凝治疗。③对瓣膜置换术后已服用足量口服抗凝剂治疗的 TIA 患者也可加用小剂量阿司匹林或双嘧达莫联合治疗。常用抗凝剂有：①华法林：初始剂量 6～12mg/d，每晚 1 次口服，3～5 天改为 2～6mg/d 维持。剂量调整至 PT 为对照组 1.5 倍或国际标准化比值（INR）2.0～3.0，用药 4～6 周逐渐减量停药，可用于长期治疗。消化性溃疡或严重高血压为禁忌证。②肝素：普通肝素 100mg 加入 0.9% 氯化钠注射液 500mL 静脉滴注，20～30 滴/分。根据部分凝血活酶时间（APTT）调整剂量，维持治疗前 APTT 值 1.5～2.5 倍（100mg/d 以内）。或用低分子肝素 4000～5000IU，腹壁皮下注射，2 次/天，7～10 天为一疗程。

在抗凝治疗期间应注意出血并发症。需反复检查小便有无红细胞、大便有无隐血，密切观察可能发生的其他脏器的出血。如有出血情况即停抗凝治疗，如为口服抗凝剂者停药后即予维生素 $K_1$ 10～40mg 肌内注射或 25～50mg 加葡萄糖或生理盐水中静脉滴注，每分钟不超过 Smg。用肝素抗凝出现出血情况时则用硫酸鱼精蛋白锌，其用量与最后一次所用的肝素量相当，但一次不超过 50mg。必要时给予输血。抗凝治疗期间应避免针灸、腰穿和任何外科小手术，以免引起出血而被迫中止抗凝治疗。

3.降脂治疗

颈内动脉斑块、内膜增厚或颅内动脉狭窄者可使用他汀类降脂药物。常用药物有辛伐他汀（舒降之），20mg 口服，每日 1 次。

4.钙离子拮抗剂

可选择性地阻断病理状态下的钙离子通道，减少血管平滑肌的收缩，扩张脑血管。常用的药物有尼莫地平 20～40mg，每日 3 次口服；桂利嗪（脑益嗪）25mg，每日 3 次；氟桂利嗪（西比灵）5～10mg 每晚 1 次口服。

5.其他药物

高纤维蛋白原血症可选择降纤药改善血液高凝状态，如巴曲酶、安克洛和蚓激酶等。对老年 TIA 并有抗血小板禁忌证或抵抗性者，可选用活血化瘀性中药制剂治疗。

### （三）手术治疗

手术治疗的目的为恢复、改善脑血流量，建立侧支循环和消除微栓子来源。对颈动脉有明显动脉壁粥样硬化斑块、狭窄（>70%）或血栓形成，影响脑内供血并有 TIA 的反复发作者，可行颈动脉内膜切除术（CEA）、颅内外动脉吻合术或颈动脉血管成形和支架植入术（CAS）等治疗。

## 六、预后

TIA 患者发病 7 天内的卒中风险为 4%～10%，90 天卒中风险为 10%～20%。发作间隔时间缩短、发作时间延长、临床症状逐渐加重的进展性 TIA 是即将发展为脑梗死的强烈预警信号。TIA 患者也易发生心肌梗死和猝死，90 天内 TIA 复发、心肌梗死和死亡事件总的风险高达 25%。最终 TIA 部分发展为脑梗死，部分继续发作，部分自行缓解。

# 第五节　蛛网膜下腔出血

蛛网膜下腔出血(SAH)是多种病因引起脑底部或脑及脊髓表面血管破裂导致急性出血性脑血管疾病，血液直接流入蛛网膜下腔，又称原发性或自发性 SAH。是神经科最常见的急症之一。继发性 SAH 是脑实质内出血、脑室出血或硬膜下血管破裂，血液穿破脑组织和蛛网膜流入蛛网膜下腔，还可见外伤性 SAH。SAH 约占急性脑卒中的 10%，占出血性脑卒中的 20%。

## 一、病因和发病机制

### (一)病因

1.动脉瘤破裂

最常见，约占 85%。包括先天性动脉瘤、动脉硬化性动脉瘤。颈内动脉系占 90%，椎-基底动脉系占 10%。颅内多发性动脉瘤约占 20%，以两个多见，亦有三个以上者。

2.非动脉瘤性中脑周围出血

发生于 20 岁以上，多在 60～70 岁时发病。1/3 的患者症状出现前有大强度的活动。

3.不常见病因

动脉夹层分离(透壁性)、脑动静脉畸形：多见于青年人，90%位于小脑幕上，多见于大脑外侧裂及大脑中脉分布区；脑底异常血管网：占儿童 SAH 的 20%；硬脑膜动静脉瘘、脊髓周围血管性病变、脓毒性动脉瘤、颅内肿瘤、垂体卒中、滥用可卡因和苯丙胺、结缔组织病脑血管炎、血液病及凝血障碍性疾病、妊娠并发症、颅内静脉系统血栓、抗凝治疗。

4.原因不明

约占 10%。

### (二)发病机制

(1)先天性动脉瘤可能与遗传及先天性发育缺陷有关，尸解发现约 80%的人 Willis 环动脉壁弹力层和中膜发育异常或受损，随着年龄增长，在动脉壁粥样硬化、血压增高及血流涡流冲击等因素影响下，动脉壁弹性和强度逐渐减弱，管壁薄弱部分逐渐向外膨胀突出，形成囊状动脉瘤。动脉瘤发病率随年龄增加，有颅内动脉瘤家族史、常染色体显性遗传多囊肾患者发病率更高。动脉瘤体积是决定是否破裂出血的危险因素，直径<3mm 出血机会少，直径 5～7mm 为高度风险，有临床症状患者发生出血风险更高，典型动脉瘤仅由内膜与外膜组成，薄如纸状。

(2)脑血管畸形是胚胎期发育异常所致的畸形血管团，血管壁极薄，处于破裂的临界状态，激动或不明显诱因可引起破裂出血。

(3)动脉炎或颅内炎症引起血管壁病变可破裂出血,肿瘤或转移癌可直接侵蚀血管导致出血。

## 二、临床表现

1.主要症状

SAH典型临床表现为突然发生的剧烈头痛、恶心、呕吐和脑膜刺激征,伴或不伴局灶体征。剧烈活动中或活动后出现爆裂性局限性或全头部剧痛,难以忍受,呈持续性或持续进行性加重,有时上颈段也可出现疼痛。其始发部位常与动脉瘤破裂部位有关。常见伴随症状有呕吐、短暂意识障碍、项背部或辖制疼痛、畏光等。绝大多数病例发病后数小时内出现脑膜刺激征,以颈强直最明显,克尼格征、布鲁津斯基征可阳性。眼底检查可见视网膜出血、视盘水肿,约25%的患者可出现精神症状,如欣快、谵妄、幻觉等。还可有癫痫发作、局灶神经功能缺损体征如动眼神经麻痹、失语、单瘫或轻偏瘫、感觉障碍等。部分患者,尤其是老年患者头痛、脑膜刺激征等临床表现常不典型,而精神症状较明显。原发性中脑出血的患者症状较轻,CT表现为中脑或脑桥周围脑池积血,血管造影未发现动脉瘤或其他异常,一般不发生再出血或迟发型血管痉挛等情况,临床预后良好。

2.常见并发症

(1)再出血:是SAH的急性严重并发症,病死率为50%左右。出血后24小时内再出血危险性最大,发病1个月内再出血的风险都较高。2周内再出血发生率为20%~30%,1个月为30%。再出血原因多为动脉瘤破裂。入院时昏迷、高龄、女性、收缩压超过170mmHg的患者再出血的风险较大。临床表现:在病情稳定或好转的情况下,突然发生剧烈头痛、恶心呕吐、意识障碍加深、抽搐、原有症状及体征加重或重新出现等。确诊主要依据上述表现、CT显示原有出血的增加或腰椎穿刺脑脊液含血量增加等。

(2)脑血管痉挛:是死亡和致残的重要原因。20%~30%的SAH患者出现脑血管痉挛,引起迟发性缺血性损伤,可继发脑梗死。早发性脑血管痉挛出现于出血后,历时数分钟或数小时缓解;迟发性脑血管痉挛始发于出血后3~5天,5~14天为高峰,2~4周逐渐减少。临床表现为意识改变、局灶神经功能损害(如偏瘫、失语等),动脉瘤附近脑组织损害的症状通常最严重。

(3)脑积水:15%~20%的SAH患者会发生急性梗阻性脑积水。急性脑积水于发病后1周内发生,由于血液进入脑室系统和蛛网膜下腔形成血凝块阻碍脑脊液循环通路所致,属畸形阻塞性脑积水;轻者表现为嗜睡、精神运动迟缓和记忆损害,重者出现头痛、呕吐、意识障碍等。急性梗阻性脑积水大部分可随出血被吸收而好转。迟发性脑积水发生于SAH后2~3周,为交通性脑积水。表现为进行性精神智力障碍、步态异常及尿便障碍。脑脊液压力正常,故也称正常颅压脑积水,头CT或MRI显示脑室扩大。

(4)其他:5%~10%患者可发生抽搐,其中2/3发生于1个月内,其余发生于1年内。5%~30%患者可发生低钠血症和血容量减少的脑耗盐综合征或者发生抗利尿激素分泌增多所致的稀释性低钠血症和水潴留，上述两种低钠血症需要在临床上进行鉴别；还可出现脑心综合征和急性肺功能障碍，与儿茶酚胺水平波动和交感神经功能紊乱有关。

## 三、辅助检查

1.影像学检查

(1)头颅 CT：是诊断 SAH 的首选方法，CT 显示蛛网膜下腔内高密度影可以确诊 SAH。根据 CT 结果可以初步判断或提示颅内动脉瘤的位置，动态 CT 检查还有助于了解出血的吸收情况，有无再出血、继发脑梗死、脑积水及其程度等。CT 对于蛛网膜下腔出血诊断的敏感性在 24 小时为 90%～95%，3 天为 80%，1 周为 50%。

(2)头颅 MRI：当病后数天 CT 的敏感性降低时，MRI 可发挥较大作用。4 天后 T1 像能清楚地显示外渗的血液，血液高信号可持续至少 2 周，在 FLAIR 像则持续更长时间。因此，当病后 1～2 周，CT 不能提供蛛网膜下腔出血的证据时，MRI 可作为诊断蛛网膜下腔出血和了解破裂动脉瘤部位的一种重要方法。

2.脑脊液(CSF)检查

均匀血性脑脊液是蛛网膜下腔出血的特征性表现，且似新鲜出血，如 CSF 黄变或者发现吞噬红细胞、含铁血黄素或胆红素结晶的吞噬细胞等，则提示已存在不同时间的 SAH。

3.脑血管影像学检查

(1)脑血管造影(DSA)：是诊断颅内动脉瘤最有价值的方法，阳性率达 95%，可以清楚显示动脉瘤的位置、大小、与载瘤动脉的关系、有无血管痉挛等，血管畸形和烟雾病也能清楚显示。

(2)CT 血管成像(CTA)和 MR 血管成像(MRA)：CTA 和 MRA 是无创性脑血管显影方法，但敏感性、准确性不如 DSA。主要用于动脉瘤患者的随访以及急性期不能耐受 DSA 检查的患者。

(3)其他：经颅超声多普勒(TCD)动态检测颅内主要动脉流速是及时发现脑血管痉挛(CVS)倾向和痉挛程度的最灵敏的方法。

4.实验室检查

血常规、凝血功能＋D-二聚体、肝功能及免疫学检查有助于寻找出血的其他原因。

## 四、鉴别诊断

1.脑出血

深昏迷时与 SAH 不易鉴别，脑出血多于高血压，伴有偏瘫、失语等局灶性神经功能缺失症状和体征。原发性脑室出血与重症 SAH 临床难以鉴别，小脑出血、尾状核头出血等因无明显肢体瘫痪易于 SAH 混淆，仔细的神经功能检查、头颅 CT 和 DSA 检查可资鉴别。

2.颅内感染

各种类型的脑膜炎如结核性、真菌性、细菌性和病毒性脑膜炎等，虽有头痛、呕吐和脑膜刺激征，但常先有发热，发病不如 SAH 急骤，CSF 形状提示感染而非出血，头型 CT 无蛛网膜下腔出血表现等特点可以鉴别。

3.瘤卒中或颅内转移瘤

约1.5%脑肿瘤可发生瘤卒中，形成瘤内或瘤旁血肿合并SAH，癌瘤颅内转移、脑膜癌病或CNS白血病有时可谓血性CSF，但根据详细的病史、CSF检出瘤/癌细胞及头部CT可以鉴别。

4.其他

有些老年人SAH起病以精神症状为主，起病较缓慢，头痛、颈强直等脑膜刺激征不明显或表现意识障碍和脑实质损害症状较重，容易漏诊或误诊，应注意询问病史及体格检查，并行头颅CT或CSF检查以明确诊断。

## 五、治疗

急性期治疗目的是防治再出血，降低颅内压，防治继发性脑血管痉挛，减少并发症，寻找出血病因，治疗原发病和预防复发。

1.一般治疗

SAH必须绝对卧床休息4～6周，避免搬动和过早离床，床头抬高15～20度，病房保持安静、舒适和暗光。避免引起血压及颅内压增高的诱因，如用力排便、咳嗽、喷嚏、情绪激动、疼痛及恐惧等，出现上述情况可针对性应用通便(可用开塞露、液态石蜡或便塞通等药物)、镇咳、镇静、止痛药等，以免诱发动脉瘤再破裂。阿司匹林的抗血小板聚集作用可能触发再出血，应予禁用。昏迷者应留置导尿管。应用足量的止痛、安定剂和镇静剂，以保持患者安静休息。维持水、电解质平衡。有抽搐发作者应及时给予抗痉药物。去除头痛病因后，对SBP>180mmHg或MAP>120mmHg患者，可在密切监测血压条件下使用短效降压药维持血压稳定在正常或发病前水平。常用尼卡地平、拉贝洛尔和艾司洛尔等降压药。由于复发出血最多出现于发病的第2～3周，因此在起病的头3周内就更应强调绝对卧床，大小便及进食也不能起床。随着头痛等症状的减轻，且大多数患者无严重的肢体瘫痪，故患者常不听从安静卧床的劝告，有些家属也不易理解，甚至医务人员也可能疏忽，结果因过早起床活动或用力排便，精神紧张或情绪激动，引起病情加重或再出血，甚至致死。这种惨痛教训在临床上是屡见不鲜的。

2.防治颅内压增高

适当限制入水量、防治低钠血症、过度换气等有助于降低颅内压。临床上常用20%甘露醇液、呋塞米和白蛋白等脱水降颅内压治疗。颅内高压征象明显并有脑疝形成趋势者，可行脑室引流。

3.动脉瘤的介入和手术治疗

动脉瘤夹闭或血管内治疗是预防SAH再出血最有效的治疗方法。应尽可能完全闭塞动脉瘤。治疗方式的选择应根据患者的病情及动脉瘤的特点由多学科医生讨论决定。Hunt和Hess临床分级≤Ⅲ级时，推荐发病3天内尽早进行；Ⅳ、Ⅴ级患者手术治疗或内科治疗的预后均差，是否需介入或手术治疗仍有较大争议，但经内科治疗病情好转后可行延迟性(10～14天)介入或手术治疗。

4.预防再出血的药物治疗

早期短程(<72 小时)应用抗纤溶药物结合早期治疗动脉瘤,随后停用抗纤溶药物,并预防低血容量和血管痉挛(包括同时使用尼莫地平),是较好的治疗策略。若患者的血管痉挛风险低和(或)推迟手术能产生有利影响,也可用抗纤溶药物预防再出血。抗纤溶药物可抑制纤溶酶形成,推迟血块溶解和防止再出血。常用的有:①6-氨基己酸(EACA):先用 4~6g 加入生理盐水 100mL 中静脉滴注,15~30 分钟内滴完,再以 1g/h 持续静脉滴注 12~24 小时。之后 24g/d 持续 3~7 天,逐渐减至 8g/d,维持 2~3 周。肾功能障碍者慎用。②氨甲苯酸(PAMBA):0.1~0.2g 加入 5%葡萄糖或生理盐水中静脉滴注,2~3 次/天。③巴曲酶(立止血):2kU/次静脉注射,1~2 次/天。对高龄患者,脑动脉硬化明显或既往有过脑梗死、糖尿病或其他可致缺血性脑血管病危险因素者应慎用或减半量使用。在用药过程中应密切观察,如有脑梗死征象应及时停药。

5.脑血管痉挛防治

早期使用尼莫地平能有效减少 SAH 引发的不良结局,改善患者预后。尼莫地平口服 40~60mg/次,4~6 次/天,连用 21 天;或用尼莫通,按 0.5~1.0mg/h 的速度持续静脉滴注(通常用微泵控制滴速),7~14 天为一疗程。应在破裂动脉瘤的早期管理阶段即开始防治 CVS,维持正常循环血容量,避免低血容量。在出现迟发性脑缺血时,推荐升高血压治疗。不建议容量扩张和球囊血管成形术来预防 CVS 的发生。症状性 CVS 的可行治疗方法是脑血管成形术和(或)选择性动脉内血管扩张器治疗。

6.脑积水的治疗

SAH 急性期合并症状性脑积水应进行脑脊液分流术治疗。对 SAH 合并慢性症状性脑积水患者,应行永久的脑脊液分流术。

7.癫痫的防治

可在 SAH 的早期,对患者预防性用抗惊厥药。不推荐对患者长期用抗惊厥药,但若患者有以下危险因素,如癫痫发作史、脑实质血肿、脑梗死或大脑中动脉瘤,可考虑应用。

8.放脑脊液疗法

用于 SAH 后脑室积血扩张或形成铸型出现急性脑积水、经内科保守治疗症状加剧、伴有意识障碍或老年患者伴有严重心、肺、肾等器官功能障碍而不能耐受开颅手术者。每次释放脑脊液 10~20mL,每周 2 次,可以促进血液吸收,缓解头痛,减少 CVS。但应警惕脑疝、颅内感染和再出血的危险,应严格掌握适应证。腰穿放液时应注意:①颅内压很高时,确需腰穿,可在穿刺前先进行 20%甘露醇 250mL 静脉注射,放液量应更少(≤5mL)。对颅压很高有脑疝危险者不能做腰穿。②操作要轻柔,勿使患者过度弯曲身体,动作快捷,争取极短时间内完成。③放 CSF 速度宜慢,小心缓慢取出针芯或不完全取出,让脑脊液缓慢滴出,防止放液过多及过快导致脑疝。腰穿时切忌测量压力,以免诱发脑疝。亦可用生理盐水置换脑脊液,即先放出 CSF 5~10mL,然后注 5~10mL 生理盐水。认为可避免红细胞分解产物长期在 CSF 中引起脑积水,防止分解产物所致的 CVS。

9.SAH 合并脑室积血的治疗

SAH 破入脑室系统者高达 64%,此乃逆流(SAH 后,蛛网膜下腔压力高于脑室内压力,使血流经第四脑室正中孔和侧孔逆流入脑室系统)、直接破入(多见于前交通动脉或大脑前动脉瘤破裂出血,血聚集在大脑前间裂根部及其附近,此处蛛网膜下腔小,又是脑室壁最薄处,当压力大时,可使血穿破室壁进入脑室)或先脑内血肿然后破入脑室的结果。脑室内积血,刺激脉络丛,使 CSF 量增加;扩大的脑室可压迫脑室周围脑组织,尤其是下丘脑及脑干受压,可进一步加重病情。因此,SAH 合并脑室积血者,病情多危重,病死率高。目前均主张对此类患者行早期脑室穿刺引流术,可单侧或同时双侧引流,以迅速清除积血,降低颅内压,使病情得以较快改善。

SAH 预后与病因、出血部位、出血量、有无并发症及是否得到适当治疗有关。动脉瘤性 SAH 死亡率高,约 12%的患者到达医院前死亡,20%死于入院后,2/3 的患者可存活,但其中有一半患者会遗留永久性残疾,主要是认知功能障碍。未经手术治疗者约 20%死于再出血。90%的颅内 AVM 破裂患者可以恢复,再出血风险较小。

# 第六节　病毒性脑膜炎

病毒性脑膜炎是一组由各种病毒感染引起的软脑膜(软膜和蛛网膜)弥散性炎症综合征,主要表现为头痛、发热、脑膜刺激征,是临床最常见的无菌性脑膜炎。病毒性脑膜炎可发病于任何年龄,但大多好发于年少儿童。

## 一、病因和发病机制

1.病因

目前所有的病毒性脑膜炎中 80%～90%是由肠道病毒经粪-口途径传播引起的,属微小核糖核酸病毒科,包括脊髓灰质炎病毒、柯萨奇病毒 A、B 各型,艾科病毒以及未分类的肠道病毒。虫媒病毒和 HSV-1 型、HSV-2 型也可引起,腮腺炎病毒、淋巴细胞性脉络丛脑膜炎病毒、水痘-带状疱疹病毒及流感病毒少见。

2.发病机制

病毒经胃肠道(肠道病毒)、呼吸道(流行性腮腺炎病毒、腺病毒、肠道病毒、淋巴细胞脉络丛病毒等)、皮肤(虫媒病毒、HSV-1)或结膜(某些肠道病毒)等侵入机体,侵入机体后在侵入部位的局部淋巴结内复制,在病毒血症初期通过血源性传播途径播散至中枢神经系统以外的组织,偶尔进入中枢神经系统,中枢神经系统的感染多发生在病毒血症的后期,病毒在中枢神经系统以外的部位多次复制后经脉络丛进入脑脊液,引起脑膜炎。

## 二、临床表现

(1)急性或亚急性起病,任何年龄均可发生,以青少年常见。

(2)全身中毒症状:发热、畏光、肌肉酸痛、全身乏力、纳差,体温一般不超过 40℃。

(3)脑膜刺激征表现:剧烈的头痛(主要位于前额部或双颞侧)、呕吐、轻度颈项强直等,凯尔尼格征和布鲁津斯基征可有可无。

(4)婴幼儿病程超过1周,可仅表现为发热、易激惹及淡漠,成年可持续2周或更长。

## 三、辅助检查

### (一)脑脊液检测

病毒性脑膜炎中最重要的实验室诊断就是脑脊液检测。最典型的结果是脑脊液淋巴细胞异常增加(25～500个细胞/μL),正常或是稍高的蛋白质浓度(0.2～0.8g/L),葡萄糖浓度正常,正常或是稍高的压力(100～350mm$H_2O$)。脑脊液革兰染色见不到病原体。起病48小时内以多形核白细胞(PMN)为主,但很少见,尤其是艾柯病毒-9、西尼罗病毒(WNV)、东方马脑炎病毒或是流行性腮腺炎病毒感染的患者。45%的西尼罗病毒性脑膜炎的患者在脑脊液淋巴细胞增多之前会出现多形核中性粒细胞的脑脊液增多并持续1周或是更长时间。除此之外,怀疑是病毒性脑膜炎的患者出现脑脊液多形核白细胞增多但临床诊断尚未确立应该立即考虑其他疾病,包括细菌性脑膜炎或是脑膜外相关感染。病毒性脑膜炎的脑脊液的细胞计数通常在25～500/μL,有时可以达到几千/μL,尤其是淋巴细胞脉络丛脑膜炎的感染(LCMV)及流行性腮腺炎病毒的感染。病毒感染中的脑脊液葡萄糖浓度通常是正常的,10%～30%的病例可能会减少,见于LCMV及流行性腮腺炎。脑脊液葡萄糖浓度降低很少由艾柯病毒、其他肠道病毒、HSV-2及水痘-带状疱疹病毒(VZV)引起。因此,脑脊液淋巴细胞增多伴葡萄糖浓度降低可能提示真菌性或结核性脑膜炎、李斯特菌脑膜脑炎或是非感染性疾病(如肉芽肿脑膜炎或是赘生物脑膜炎)。

一些试验衡量不同的脑脊液蛋白、酶类及递质的水平,包括C反应蛋白、乳酸、乳酸脱氢酶、新蝶呤、喹啉酸盐、IL-1β、IL-6、可溶IL-2受体、$β_2$-微球蛋白及TNF,可以用于病毒性脑膜炎和细菌性脑膜炎的鉴别或可以是病毒性感染特殊类型的标记物(例如HIV感染),但是,它们仍缺乏敏感性及特异性,对于诊断目的来说应用不是很广泛。

### (二)病毒核酸的聚合酶链式反应扩增

脑脊液病毒特异性DNA或RNA的PCR扩增其已经是诊断中枢神经系统病毒感染的最重要的诊断手段。在中枢神经系统的肠道病毒及HIV感染中,PCR已经成为诊断首选,其敏感性大大超过病毒培养。HSV PCR对于反复发作的无菌性脑膜炎患者来说也是重要的诊断试验,尽管病毒培养阴性,很多患者脑脊液中有扩增的HSV DNA。脑脊液PCR也常规应用于巨细胞病毒(CMV)、EB病毒、VZV、人疱疹病毒-6(HHV-6)引起的中枢神经系统病毒感染。脑脊液PCR也适用于WNV,但其敏感性不如WNV特异性IgM的检测。PCR也可用于肺炎支原体引起的中枢神经系统感染的诊断,其感染类似于病毒性脑膜炎及脑炎。

### (三)病毒培养

用于诊断病毒性脑炎或脑膜炎的脑脊液培养的敏感性,相比细菌感染培养来说是比较低的。除了脑脊液,特定的病毒还可以从咽拭子、粪便、血和尿中分离出来。肠道病毒及腺病毒可在排泄物中发现;一些肠道病毒、虫媒病毒及LCMV可在血液中发现;流行性腮腺炎和CMV可在尿液中发现;肠道病毒、流行性腮腺炎病毒及腺病毒可在咽拭子中发现。在肠道病毒感染中，病毒脱落至粪便可持续数周。粪便中出现肠道病毒并不是诊断标准，可能是因为先前肠道病毒感染，也可发生在肠道病毒流行时期一些无症状的人群中。

### （四）血清学检查

对一些病毒来讲，包括许多虫媒病毒如 WNV，血清学研究仍是决定性的诊断依据。但对于 HSV、VZV、CMV 和 EBV 等病毒来说，血清学检查并不十分重要。对于血清阳性率低的人群，通过急性期和恢复期血清（通常在 2～4 周后获得）间的血清转化现象或是证实病毒特异性 IgM 抗体的出现才能得出急性病毒感染的诊断。如果能够证实存在鞘内病毒特异性抗体的合成，如脑脊液 IgG 指标升高或脑脊液 IgM 抗体的出现，即能支持中枢神经系统存在感染，比血清学证据更有用。尽管血清及脑脊液 IgM 抗体在急性感染后只存在几个月，但也有例外。如 WVNIgM 可在一些患者急性感染后持续存在 1 年。并且，在病毒感染到宿主产生一代病毒特异性抗体反应之间的延迟常意味着血清学检查的回顾性诊断意义更大，比在即刻诊断和处理中更能发挥作用。

脑脊液的寡克隆 γ-球蛋白带与一些病毒感染有关。相关抗体常直接攻击病毒蛋白。寡克隆带也常发生在特定的非感染性神经系统疾病中（如多发性硬化）及非病毒感染中（如神经梅毒、神经莱姆病）。

### （五）其他实验室检查

所有怀疑是病毒性脑膜炎的患者应该完善血常规、肝肾功能检查、红细胞沉降率（ESR）、C 反应蛋白、电解质、葡萄糖、肌酸酶、醛缩酶、淀粉酶及脂肪酶。较轻的病毒性脑膜炎无须做神经影像学检查（如 CT 或 MRI），但有意识状态改变的、癫痫、有局灶神经系统体征或症状的或是脑脊液结果不典型时需要做。

## 四、鉴别诊断

与病毒性脑膜炎鉴别诊断最重要就是要排除病毒性脑膜炎相似的疾病，包括：①未经治疗或部分治疗的细菌性脑膜炎；②由真菌、分枝杆菌属或是梅毒密螺旋体（神经梅毒）引起的脑膜炎早期阶段，这些疾病的脑脊液淋巴细胞增多时很常见的，培养可能是慢生长或是阴性的，早起可能不出现脑脊液葡萄糖过少；③由支原体、李斯特菌、布鲁菌、柯克斯体属、钩端螺旋体属及立克次体属引起的脑膜炎；④脑膜外感染；⑤赘生物脑膜炎；⑥继发于非感染性炎症疾病的脑膜炎，包括超敏反应脑膜炎、SLE 和其他风湿性疾病、肉状瘤病、贝切特综合征、葡萄膜脑膜综合征。在对＞28 天的儿童的研究发现脑脊液蛋白＞0.5g/L（敏感性 89%、特异性 78%）及血清降钙素水平＞0.5ng/mL（敏感性 89%、特异性 89%）的出现提示是细菌性而不是无菌性脑膜炎。很多鉴别细菌性和无菌性脑膜炎的临床方法已经发表，但并没有得到广泛地验证。其中一个经过试验相对可靠的细菌性脑膜炎评分表明，脑脊液细胞增多的儿童得细菌性脑膜炎的可能性为 0.1%甚至更少，而这些儿童有：①脑脊液革兰染色阴性；②脑脊液中性粒细胞计数＜1000 个细胞/μL；③脑脊液蛋白＜80mg/dL；④外周单独中性粒细胞计数＜1000 个细胞/μL；⑤无癫痫既往史或者现病史。

## 五、治疗

### （一）对症支持疗法

卧床休息，富维生素饮食。头痛剧烈时可给予镇痛剂，高热用物理降温或给予退热剂。临床症状严重者，可短期内用小剂量地塞米松 5～10mg/d 加入液体静滴。

### （二）降颅内压

有颅内压增高者，可用甘露醇、高渗葡萄糖液等行脱水疗法。

### （三）抗病毒治疗

抗病毒治疗可明显缩短病程和缓解症状，目前针对肠道病毒感染临床上使用或试验性使用的药物有免疫血清球蛋白（ISG）和抗微小 RNA 病毒药物普来可那立。

本病绝大多数患者为自限性疾病，轻者 3～5 天完全恢复，重者可持续 1～4 周，平均于 3 周内痊愈，一般不留后遗症。

# 第七节　化脓性脑膜脑炎

化脓性脑膜炎（简称化脑）是化脓性细菌感染所致的脑脊膜炎症，是中枢神经系统常见的化脓性感染，好发于婴幼儿和儿童。临床上表现为起病急骤，发热、头痛、呕吐、嗜睡、惊厥、意识障碍和脑膜刺激征阳性。

## 一、病因与发病机制

化脓性脑膜炎最常见的致病菌为肺炎球菌、脑膜炎球菌和流感嗜血杆菌 B 型，其次为金黄色葡萄球菌、链球菌、大肠杆菌、变形杆菌、厌氧杆菌、沙门菌、铜绿假单胞菌等。病原菌可通过多种途径侵入脑膜：①由菌血症或败血症经血循环而到达脑膜；②直接经上呼吸道或颅脑损伤处侵入；③感染病灶如鼻窦炎、中耳炎、乳突炎的扩散或脑脓肿溃破；④脑血管血栓性静脉炎扩散；⑤神经外科手术操作时导入。由腰椎穿刺引起者罕见。病原菌一旦在脑膜的任何部位立足，即可迅速波及整个蛛网膜下腔。细菌释放的内毒素或细菌的细胞壁成分刺激局部炎症反应发生化脓性脑膜炎，其发病机制与脑膜炎球菌脑膜炎相似。

各种致病菌引起的急性化脓性脑膜炎的病理变化基本相同。早期软脑膜及大脑浅表血管充血、扩张，炎症沿蛛网膜下腔扩展，大量脓性渗出物覆盖于脑表面，常沉积于脑沟及脑基底部脑池等处，亦可见于脑室内。脓液颜色与致病菌种有关：脑膜炎球菌及金黄色葡萄球菌脓液为灰或黄色；肺炎球菌为淡绿色；流感嗜血杆菌为灰色；大肠杆菌及变形杆菌呈灰黄色；铜绿假单胞菌为草绿色。随着炎症的扩展，浅表软脑膜和室管膜均因纤维蛋白渗出物覆盖而呈颗粒状。病程后期则因脑膜粘连引起脑脊液吸收及循环障碍，导致交通性或非交通性脑积水。儿童病例常出现硬膜下积液、积脓。偶可见静脉窦血栓形成、脑脓肿或因脑动脉内膜炎而致脑软化、梗死。

## 二、临床表现

1.共同表现

各种细菌感染引起的化脑临床表现类似，主要有：①感染症状：发热寒战或上呼吸道感染表现等。②脑膜刺激征：表现为颈项强直，Kernig 征和 Brudzinski 征阳性。但新生儿、老年人或昏迷者脑膜刺激征常不明显。③颅内压增高：表现为剧烈头痛、呕吐、意识障碍等。④局灶症状：部分患者可出现局灶性神经功能损害的症状，如偏瘫、失语等。

2.不同年龄的患者化脑临床特点不同

①新生儿及 3 个月以下小婴儿化脑：早期临床表现极不典型，可仅表现为拒食、吐奶、嗜睡、凝视、尖叫、惊厥（或仅有面部肌肉小抽动）、呼吸不规则、面色青灰及前囟紧张或隆起等，甚至出现脑膜刺激征或前囟隆起已属化脑晚期。体温可高可低，甚至体温不升。由于新生儿化脑常并发败血症，故可出现黄疸。在新生儿败血症中约 1/3 病例并发脑膜炎，因此一旦败血症的诊断确立，即应考虑脑膜炎的可能。②3 个月～2 岁的婴儿化脑：大多有发热、呕吐、烦躁、易激惹、惊厥、精神萎靡、嗜睡或昏迷。颈强直，前囟膨隆，并出现脑膜刺激征。③2 岁以上的小儿化脑：症状和体征渐趋典型。年长儿除自述头痛外，尚有背痛、关节肌肉疼痛。脑膜刺激征明显。④成年及老年患者化脑：以肺炎球菌所致化脑多见，其次尚有脑膜炎球菌脑膜炎和革兰阴性杆菌脑膜炎等。

3.不同病原菌引起的化脑的临床特点

①脑膜炎球菌脑膜炎：即"流行性脑脊髓膜炎（流脑）"。②肺炎球菌脑膜炎：多见于婴幼儿及老年人，常继发于肺炎、中耳炎、乳突炎、鼻窦炎、败血症或颅脑损伤的耳、鼻漏等患者。冬春季较多。炎症主要分布在大脑顶部的表面，故早期脑膜刺激征可以不明显。脑脊液为脓性，含纤维蛋白较多，常沉积于蛛网膜下腔及大脑表面，形成广泛而较厚的纤维脓性膜，导致粘连和包裹性积脓，使所用治疗药物难以渗入病灶内而致疗效不佳，以致病程迁延和反复再发。硬膜下积液或积脓、脑脓肿、脑积水、脑室梗阻等并发症也较其他化脑多见。病情重，常有意识障碍和昏迷。脑脊液涂片查见肺炎球菌的阳性率可达 80%以上，CSF 和血培养也可获阳性结果。③流感嗜血杆菌脑膜炎：多由毒力强的 B 型流感嗜血杆菌引起，多见于 3 个月～3 岁小儿，高峰易感年龄是 7～12 个月，占 70%。秋冬季多见。起病时常先有呼吸道炎症，短期内出现嗜睡、易激动或突然尖叫等。偶有皮疹，脑膜刺激征常不典型。CSF 呈脓性，涂片可查见革兰染色阴性短小杆菌，阳性率为 80%左右，有早期诊断价值。CSF 和血培养分离出流感嗜血杆菌可确诊。常并发硬膜下积液。④葡萄球菌脑膜炎：主要由金黄色葡萄球菌引起。各年龄均可发病，但以新生儿及较大儿童多见。多发生在夏季。常继发于皮肤化脓性感染、各种脓肿、骨髓炎、颅脑手术等，多为金黄色葡萄球菌脓毒血症的迁徙病灶之一。起病急，颈项强直较其他化脑更为显著，常出现瘀点、瘀斑、荨麻疹、猩红热样皮疹及脓疱疹等多种皮疹。体内其他部位也可发现化脓病灶。CSF 呈脓性，蛋白含量高，涂片可查见呈簇状排列的革兰染色阳性球菌。CSF 或血培养出金黄色葡萄球菌可确诊。⑤大肠杆菌脑膜炎：多见于 3 个月以内的婴儿，尤其是新生儿和早产儿。此菌主要来自母亲产道或婴儿肠道、脐部。常在出生后 1～2 周内发病，

因前囟未闭，颅内高压和脑膜刺激征可不明显，也不一定有发热，常表现为拒食、嗜睡、烦躁、惊叫、凝视、惊厥和呼吸困难等，CSF 可培养出大肠杆菌。预后较差。⑥铜绿假单胞菌脑膜炎：多见于颅脑外伤、压疮感染或烧伤伴铜绿假单胞菌败血症时，亦可因腰椎穿刺时消毒不严而污染所致。本病进展缓慢，CSF 涂片可找到革兰阴性杆菌，确诊有赖于 CSF 培养出铜绿假单胞菌。⑦厌氧菌脑膜炎：较少见。常为厌氧菌与需氧菌混合感染所致脑脓肿，由于病变局限，故临床表现如发热、全身毒血症症状、脑膜刺激征等不甚明显。

化脓性脑膜炎在病程发展中可发生多种颅内并发症，如硬膜下积液，尤其多见于 1 岁以下婴儿肺炎球菌和流感嗜血杆菌感染；硬膜下脓肿常见于年轻成年人，通常伴鼻窦炎或耳源性感染，患者常有发热、癫痫发作、局限性神经体征；较少见的有脑脓肿、脑梗死、静脉窦血栓形成、脑室膜炎和脑积水。同时可出现全身性并发症如脓胸、肺脓肿、心内膜炎、化脓性关节炎、肾炎、休克和 DIC 等。约 10%～20%的化脑患者可遗留程度不等的智力减退、耳聋、失明、癫痫和瘫痪等。

## 三、辅助检查

急性期间周围血象中白细胞总数增高，中性粒细胞占 80%～90%。脑脊液检查早期即有炎症性改变，压力增高，外观混浊，甚至为脓性，细胞数可高达（1000～10000）$\times 10^6$/L（1000～10000/$mm^3$）以上，且以多形核白细胞为主，恢复期才以淋巴细胞为主。脑脊液中蛋白含量增高，但糖与氯化物明显降低。50%病例经过脑脊液涂片检查及细菌培养可查到致病菌。脑脊液的免疫蛋白测定可发现 IgG 或 IgM 均明显增高。乳酸脱氨酶含量也增高。免疫荧光素标记抗体染色、免疫对流电泳测定抗原及乳酸凝集实验等均有助于病原等的诊断。

放射学检查中虽然头颅 X 线拍片及各种造影很少发现阳性改变，头颅 CT 扫描在病变早期也可无异常发现，但随着病变的进展，CT 增强扫描时可见脑膜呈线状强化。如并发硬脑膜下积液，CT 片上可见于颅骨内板下方出现新月形低密度区。包膜形成时，其内膜可被强化。炎症波及室管膜及脉络丛时，可显示脑室壁线状强化。如并发脑积水则可见脑室扩大等表现。如脑实质受累则显示低密度区和占位效应。MRI 检查依病变的不同阶段而有不同表现，在病变早期可见脑膜及脑皮质呈条状信号增强、脑组织广泛水肿、脑沟裂及脑回变小。在病变中期，可在皮质及皮质下出现缺血性病灶以及脑室周围出现间质性水肿。后期可见脑积水、硬脑膜下积液或脑萎缩。

## 四、鉴别诊断

根据发热、头痛、脑膜刺激症以及脑脊液中多形核白细胞增多为主的炎症性变化等，诊断不难。但应与下列疾病相鉴别。

（1）非化脓性脑膜炎因为不论是结核性、病毒性、真菌性和其他病原体所引起的非化脓性脑膜炎也会出现发热、头痛及脑膜刺激症，所以应进行鉴别。非化脓性脑膜炎的脑脊液细胞反应多为淋巴细胞，而化脓性脑膜炎的脑脊液中细胞增多以多形核白细胞为主，加上糖含量降低和乳酸脱氢酶增高可排除非化脓性脑膜炎。

(2)机械、化学、中毒性脑膜损害以及癌性脑膜病这些情况也会出现与化脓性脑膜炎类似的临床表现,但通常根据详细的病史、原发病的确定,对疾病转归的观察以及试验性治疗等可使诊断得以澄清。

(3)出血性脑血管病出血性脑血管病,特别是蛛网膜下腔出血往往突然发病,也可有发热、头痛及脑膜刺激症等,但腰椎穿刺脑脊液呈血性可证实诊断。

化脓性脑膜炎的常见并发症包括硬脑膜下积液、积脓、脑脓肿、脑梗死、静脉窦血栓形成等颅内化脓性感染性疾病以及细菌性心内膜炎、肺炎、化脓性关节炎、肾炎、眼睫状体炎甚至弥散性血管内凝血等颅外病变。后遗症包括癫痫、脑积水、失语、肢体瘫痪以及脑神经麻痹。

## 五、治疗

### (一)抗生素治疗

化脑的诊断一旦成立,应立即开始抗菌治疗。未确定病原菌者,三代头孢的头孢益松或头孢噻肟常作为化脑首选用药。确定病原菌者,根据病原菌选择敏感的抗生素。抗生素疗程要长,用至症状消失、体温恢复正常并已持续3～5天,CSF正常及培养阴性后方能停药。抗生素在各种化脑中的应用如下:

1.肺炎球菌

对青霉素敏感者可用大剂量青霉素。剂量:成人,青霉素G2000万～2400万U/d,儿童30万～60万U/(kg・d),分次静脉滴注,2周为1疗程。如对青霉素过敏或细菌耐药,则可选用头孢曲松、头孢噻肟和头孢他啶,剂量均为每次50mg/kg,6～8小时1次,必要时联合万古霉素治疗。通常开始抗生素治疗后24～36小时内复查CSF,以评估治疗效果。

2.脑膜炎球菌

首选青霉素,耐药者选用头孢噻肟或头孢曲松,可与氨苄西林或氯霉素联用。氨苄西林成人8～12g/d,儿童0.3～0.4g/(kg・d),分4～6次肌注或静滴;氯霉素成人2～4g/d,儿童100mg/(kg・d),分2次静脉滴注。对青霉素或β-内酰胺类抗生素过敏者可用氯霉素。

3.革兰阴性杆菌

铜绿假单胞菌引起的脑膜炎可使用头孢他啶,其他革兰阴性杆菌脑膜炎可用头孢曲松、头孢噻肟和头孢他啶,疗程常为3周。

4.葡萄球菌

首选耐青霉素酶的合成青霉素,如苯唑西林和氯唑西林,剂量均为成人12g/d,儿童150～200mg/(kg・d),每4～6小时给药1次。可联用第一代头孢菌素如头孢唑林和头孢噻啶。若对上述药物耐药,可用万古霉素,成人2g/d,儿童40mg/(kg・d),分2次缓慢静滴。

5.厌氧杆菌

常为需氧菌的混合感染。甲硝唑抗厌氧菌、包括抗脆弱类杆菌的作用强,血脑屏障穿透性高,是首选药物。剂量成人1.5g/d,儿童30mg/(kg・d),分2～3次静滴。氯霉素和克林霉素(氯洁霉素)对厌氧菌均有较强抗菌作用,亦可选用。克林霉素成人剂量为1.8～2.4g/d,儿童30mg/(kg・d),分2～3次静滴。

### （二）肾上腺皮质激素

肾上腺皮质激素可以抑制炎性细胞因子的释放，稳定血脑屏障。对病情较重且没有明显激素禁忌证的患者，可短期应用。甲泼尼龙 40～80mg/d 或地塞米松 10mg/d 静注，连用 3～5 天。

### （三）对症支持疗法

包括保证足够的液体量和热量，维持水、电解质酸碱平衡、退热、抗惊厥、脱水降颅内压等措施。

# 第六章　泌尿系统常见急危重症

## 第一节　急进性肾小球肾炎

急进性肾小球肾炎(RPGN)指急性、严重肾小球损伤致肾功能在数天或数周内恶化的临床综合征。病理改变为新月体肾炎，表现为肾小球 Bowman 囊内新月体形成，毛细血管袢出现节段性或局灶节段性坏死。临床上并非所有表现为肾炎综合征合并急性肾损伤(AKI)的患者均符合 RPGN。如 AKI 也能出现于病变轻微的肾小球疾病并发恶性高血压、肾静脉血栓形成或急性肾小管坏死等。因此，急进性肾小球肾炎主要指新月体肾炎相关的肾功能快速恶化，该病的诊断需要结合组织学改变，因本病发展快、预后差，早期诊断和治疗对其临床转归至为关键。

### 一、病因及发病机制

RPCN 由多种原因所致，包括原发性 RPGN 或继发于全身性疾病或在其他原发性肾小球病基础上病理类型转化为新月体性肾小球肾炎。根据免疫病理可分为三型：

①Ⅰ型：又称抗肾小球基底膜型肾小球肾炎，由抗基底膜(GBM)抗体与基底膜抗原相结合激活补体系统而致病；②Ⅱ型：又称免疫复合物型，由循环免疫复合物沉积或原位免疫复合物形成激活补体系统而致病；③Ⅲ型：又称寡免疫复合物型，肾小球内无或仅有微量免疫球蛋白沉积。50%～80%Ⅲ型患者为原发性小血管炎所致肾损害，患者血清抗中性粒细胞胞质抗体(ANCA)呈阳性。

RPGN 患者超过 50%有上呼吸道感染的前驱病史，但感染与 RPGN 的发病是否直接相关并不明确。接触某些有机化学物如汽油与Ⅰ型发病有关，丙硫氧嘧啶、肼屈嗪等药物与Ⅲ型发病相关。吸烟吸毒亦可诱发 RPGN。此外，遗传易感性也在 RPGN 发病中发挥一定的作用。

### 二、发病机制

Ⅰ型急进性肾炎的患者血清中可测得抗肾小球基底膜抗体，免疫荧光镜检查在肾小球基底膜上可见线条状均匀一致的 IgG 沉积，故认为是抗肾小球基底膜抗体介导的病变，又称抗肾抗体型肾炎或原发性急进性肾炎Ⅰ型。此型肾功能损害发展快而重，少尿或无尿的发生率高，预后最差，约占原发性急进性肾炎的 20%。此型患者如伴有肺出血，则称为 Goodpasture 综合征，属继发性急进性肾炎。

Ⅱ型急进性肾炎患者的血清免疫复合物阳性，而血清抗肾小球基底膜抗体阴性。免疫荧光检查在肾小球基底膜及系膜区有IgG及C3呈不连续的颗粒状沉积，故认为是免疫复合物介导的疾病，又称为原发性急进性肾炎Ⅱ型。本型占原发性急进性肾炎30%～50%，预后严重，但较Ⅰ型好。

Ⅲ型患者血清抗肾小球基底膜抗体及免疫复合物均阴性，免疫荧光检查亦无任何沉积物，而血清ANCA阳性，故认为它实际上是以肾脏为主要表现的"小血管炎"，因近年来发现Ⅲ型患者血清ANCA有80%以上阳性，而Ⅰ型及Ⅱ型则ANCA很少阳性，故Ⅲ型原发性新月体肾炎又称为ANCA相关性原发性新月体肾炎。现已证实50%～80%该型患者为原发性小血管炎肾损害，肾脏可为首发、甚至唯一受累器官或与其他系统损害并存。此型约占原发性RPGN的40%，预后较Ⅰ、Ⅱ型好。

以上分型方法，对了解疾病的发病机制，制订治疗方案和判断预后都具有重要意义。

## 三、病史与诱因

RPGN患者约半数以上有上呼吸道感染的前驱病史，其中少数为典型的链球菌感染，其他多为病毒感染。接触某些有机化学溶剂、碳氢化合物如汽油，与RPGNⅠ型发病有较密切的关系。RPGN的诱因包括吸烟、吸毒、接触碳氢化合物等。

## 四、临床表现

除Ⅰ型好发于青、中年外，Ⅱ型及Ⅲ型均以中、老年患者为主。起病较急，病情进展迅速。以急性肾炎综合征(起病急、血尿、蛋白尿、尿少、水肿、高血压)，多在早期出现少尿或无尿，进行性肾功能恶化并发展成尿毒症，为其临床特征。患者常伴有中度贫血。恶心、呕吐是常见的消化道症状。部分患者(尤其是Ⅱ型)可因大量蛋白尿导致肾病综合征。Ⅲ型患者常有不明原因的发热、乏力、关节痛或咯血等系统性血管炎的表现。水、钠潴留严重者可发生肺水肿、心包炎、酸中毒、高钾血症及其他电解质紊乱，甚至心律失常、脑水肿等严重并发症。

## 五、辅助检查

1.尿液检查

尿蛋白通常阳性，但含量不一，从微量到肾病综合征范围的大量尿蛋白，多为非选择性蛋白尿，变形的多形性红细胞、红细胞管型和白细胞是尿沉渣中常见的有形成分。

2.肾功能测定

发病数日或数周后即可发现肾小球滤过率呈进行性下降，内生肌酐清除率下降，血肌酐及尿素氮明显增加，尿比重低且固定。

3.免疫学检查

免疫学检查异常主要有抗GBM抗体阳性(Ⅰ型)、ANCA阳性(Ⅲ型)。Ⅱ型患者血循环免疫复合物及冷球蛋白可呈阳性，并伴有血清C3降低。

4.影像学检查

超声等影像学检查常显示双肾明显增大，有助于区别慢性肾功能不全。

5.肾活检

本病确诊需靠肾活检，肾活检光镜检查示＞50%肾小球有新月体病变诊断可成立。

## 六、诊断

凡急性肾炎综合征伴肾功能急剧恶化，无论是否已达到少尿性 ARF，应可疑为本病并及时进行肾活检。若病理证实为新月体性肾小球肾炎，根据临床和实验室检查能除外系统性疾病，诊断可成立。

原发性急进性肾炎需与以下疾病鉴别。

1.引起少尿性 ARF 的非肾小球病

①急性肾小管坏死：常有明显的肾缺血（如休克、脱水）或肾毒性药物或肾小管堵塞（如血管内溶血）等诱因，临床上以肾小管损害为主（尿钠增加、低比重尿及低渗透压尿），一般无急性肾炎综合征表现。②急性过敏性间质性肾炎：常有明确的用药史及部分患者有药物过敏反应（低热、皮疹等）、血和尿嗜酸性粒细胞增加等，必要时依靠肾活检确诊。③梗阻性肾病：患者常突发或急骤出现无尿，但无急性肾炎综合征表现，B超等影像学检查可证实尿路梗阻的存在。

2.肺出血-肾炎综合征（Goodpasture 综合征）

本病多见于青年人，临床特点是咯血、呼吸困难、血尿及蛋白尿，有时可出现水肿及高血压，迅速出现肾衰竭，部分患者在发病前有汽油接触史。多数患者在 6 个月内死于大咯血所致的窒息或尿毒症。胸部 X 线可见散在性斑片状或粟粒状阴影。肺及肾组织活检免疫荧光检查均可证实基底膜上有线条状沉积物。

3.继发于全身性疾病的急进性肾炎

如系统性红斑狼疮、过敏性紫癜、结节性多动脉炎、韦格内肉芽肿、进行性系统性硬化症等均可引起继发性急进性肾炎，出现少尿、无尿及肾衰竭，如以肾脏起病者，全身症状可不明显或被掩盖，易被误诊。鉴别主要在于提高对原发病的认识，注意全身症状，及早进行有关化验检查以明确诊断。

4.慢性肾炎急性发作

慢性肾炎由于某些诱因导致肾功能迅速恶化，由于既往病史不明确，直至感染、劳累、水电解质平衡紊乱等诱因导致肾功能迅速恶化，有时很难与急进性肾炎区别。肾脏影像学检查（超声、CT 等）发现双肾已缩小，有利于慢性肾炎的诊断。指甲肌酐数值有助于了解 3 个月前血肌酐水平。此类患者在诱因纠正后肾功能有部分恢复。

## 七、治疗

包括针对急性免疫介导性炎症病变的强化治疗以及针对肾脏病变后果（如钠水潴留、高血压、尿毒症及感染等）的对症治疗两方面。尤其强调在早期做出病因诊断和免疫病理分型的基础上尽早进行强化治疗。

### （一）强化疗法

1.强化血浆置换疗法

应用血浆置换机分离患者的血浆和血细胞，弃去血浆以等量正常人的血浆（或血浆白蛋白）和患者血细胞重新输入体内。开始每日或隔日 1 次，以后可延至每周 3 次，每次置换血浆 50mL/kg 或 2～4L，直到血清抗体（如抗 GBM 抗体、ANCA）或免疫复合物转阴、病情显著改善为止，一般需置换 6～10 次左右。血浆置换前后必须配合应用糖皮质激素和细胞毒药物，因为致病蛋白质（如补体、抗体、凝血因子等）被血浆清除后，机体将代偿性增加其合成，故必须用药物抑制。一般常用泼尼松 1mg/（kg・d）（2～3 个月后渐减）和环磷酰胺 2～3mg/（kg・d）（累积量≤8.0g）口服。本疗法适用于各型急进性肾炎，但主要适用于Ⅰ型和就诊时 ARF 已经需要透析的Ⅲ型。对于 Goodpasture 综合征和原发性小血管炎所致急进性肾炎（Ⅲ型）伴有威胁生命的肺出血作用较为肯定、迅速，应首选。

2.甲泼尼龙冲击联合环磷酰胺治疗

为强化治疗之一。具体用法是甲泼尼龙 0.5～1g/次或 10～15mg/（kg・次）加入 5%葡萄糖液中缓慢静脉滴注，每日或隔日 1 次，3 次为 1 疗程。必要时间隔 3～5 天后重复 1 疗程，一般不超过 3 个疗程。冲击期间或冲击结束立即改为口服泼尼松（强的松）1mg/（kg・d）＋环磷酰胺 100～200mg/d，3～6 个月后逐渐减量，共用 1 年左右。近年有人用环磷酰胺冲击疗法（0.8～1g 加入 5%葡萄糖液中缓慢静脉滴注，每月 1 次），替代常规口服。本疗法主要适用于急进性肾炎Ⅱ、Ⅲ型，对Ⅰ型疗效欠佳。甲泼尼龙“冲击”治疗可能出现水钠潴留、诱发感染等不良反应，当急进性肾炎已出现少尿、无尿、用呋塞米无效时，应配合透析进行脱水，有感染存在时必须先控制感染。在治疗中密切观察，这些不良反应是可以预防或治疗的。

### （二）替代治疗

凡 ARF 已达透析指征者应及时透析。对强化治疗无效的晚期病例或肾功能已无法逆转者，则有赖于长期维持透析。肾移植应在病情静止半年（Ⅰ型、Ⅲ型患者血中抗 GBM 抗体、ANCA 需转阴）后进行。

### （三）对症治疗

对钠水潴留、高血压及感染等需采取相应的治疗措施。

## 八、预后

患者若能得到及时明确诊断和早期强化治疗，预后可得到显著改善。早期强化治疗可使部分患者得到缓解，避免或脱离透析，甚至少数患者肾功能得到完全恢复。若诊断不及时，早期未接受强化治疗，患者多于数周至半年内进展至不可逆肾衰竭。影响预后的主要因素有：

①疾病的类型：Ⅰ型最差，Ⅱ型次之，Ⅲ型预后较Ⅰ、Ⅱ型好。②临床表现与强化治疗是否及时：有前驱感染者疗效较好。病程短，在出现少尿、无尿以前或在肌酐清除率降至 10mL/min 以前开始强化治疗疗效较好。③病理指征：组织学已显示出慢性病者（如纤维性新月体、肾小球硬化、间质纤维化及肾小球萎缩）疗效差，但疗效与新月体多少及新月体大小无肯定关系。

# 第二节 肾病综合征

肾病综合征(NS)是以大量蛋白尿(>3.5g/d)、低白蛋白血症(血浆白蛋白<30g/L)、水肿和高脂血症为典型表现的临床综合征,其中大量蛋白尿和低蛋白血症为诊断必需。NS是由多种病因和多种病理类型引起的肾小球疾病中的一组临床综合征,其中,约75%为原发性肾小球疾病引起,约25%由继发性肾小球疾病引起。

## 一、病因与发病机制

### (一)病因与临床特征

NS可分为原发性及继发性两大类,可由多种不同病理类型的肾小球病所引起。引起原发性NS的肾小球病主要病理类型如下。

1.微小病变型肾病(MCD)

约占儿童原发性NS的80%~90%,成人原发性NS的10%~20%。男性多见。典型临床表现为NS,仅15%左右患者伴有镜下血尿,一般无持续性高血压及肾功能减退。约30%~40%病例可能在发病后数月内自发缓解,90%病例对激素治疗敏感,治疗2周左右开始利尿,尿蛋白可在数周内迅速减少至阴性,血清白蛋白逐渐恢复正常水平,最终可达临床完全缓解。但本病复发率高达60%。若反复发作或长期大量蛋白尿未得到控制,本病可能转变为系膜增生性肾小球肾炎,进而转变为局灶性节段性肾小球硬化。

2.系膜增生性肾小球肾炎

免疫病理检查可将本组疾病分为IgA肾病及非IgA系膜增生性肾小球肾炎。本病在原发性NS中约占30%,好发于青少年,男性多见。约50%患者有前驱感染,可于上呼吸道感染后急性起病,甚至表现为急性肾炎综合征。部分为隐匿起病。本病中,非IgA系膜增生性肾小球肾炎者约50%患者表现为NS,约70%伴有血尿,而IgA肾病者几乎均有血尿,约15%出现NS。

3.系膜毛细血管性肾小球肾炎

又称为膜增生性肾小球肾炎(MPGN),约占原发性NS的10%~20%,好发于青壮年。约1/4~1/3患者常在上呼吸道感染后,表现为急性肾炎综合征。约50%~60%患者表现为NS,几乎所有患者均伴有血尿,其中少数为发作性肉眼血尿;其余少数患者表现为无症状血尿和蛋白尿。肾功能损害、高血压及贫血出现早,病情多持续进展。50%~70%病例的血清C3持续降低,对提示本病有重要意义。药物治疗效较差,发病10年后约有50%病例将进展至慢性肾衰竭。

4.膜性肾病(MN)

约占原发性NS的20%,好发于中老年人,男性多见。通常起病隐匿,约80%表现为NS,约30%伴有镜下血尿,一般无肉眼血尿。约有20%~35%患者的临床表现可自发缓解。常在发病5~10年后逐渐出现肾功能损害。约60%~70%患者早期激素和细胞毒药物治疗后可临床缓解。本病极易发生血栓栓塞并发症，肾静脉血栓发生率可高达40%～50%。因此，本病患者如有突发性腰痛或胁腹痛，伴血尿、蛋白尿加重，肾功能损害，应怀疑肾静脉血栓形成。若有突发胸痛、呼吸困难，应怀疑肺栓塞。

5.局灶节段性肾小球硬化(FSGS)

约占原发性NS的5%～10%，好发于青少年男性。多为隐匿起病。大量蛋白尿及NS为其主要临床特点。约3/4患者伴有血尿，部分可见肉眼血尿。约50%患者有高血压和约30%有肾功能减退。约50%患者对激素治疗有效，但需要较长时间诱导治疗。

继发性NS的常见病因有过敏性紫癜肾炎(儿童多见)、系统性红斑狼疮肾炎(青少年多见)、糖尿病肾病(中老年人多见)、乙型肝炎病毒相关性肾炎、肾淀粉样变性、骨髓瘤性肾病等。

## (二)病理生理

1.大量蛋白尿

大量蛋白尿是指每日从尿液中丢失蛋白质多达3.5g/1.73m$^2$，儿童为50mg/kg。大量蛋白尿的产生是由于肾小球滤过膜通透性异常所致。在正常生理情况下，肾小球滤过膜具有分子屏障及电荷屏障作用，当这些屏障作用受损时，致使原尿中蛋白含量增多，当其增多明显超过近曲小管回吸收量时，形成大量蛋白尿。在此基础上，凡增加肾小球内压力及导致高灌注、高滤过的因素(如高血压、高蛋白饮食或大量输注血浆蛋白)均可加重尿蛋白的排出。

2.低白蛋白血症

NS时大量白蛋白从尿中丢失，促进白蛋白肝脏代偿性合成增加，同时，由于近端肾小管摄取滤过蛋白增多，也使肾小管分解蛋白增加。当肝脏白蛋白合成增加不足以克服丢失和分解时，则出现低白蛋白血症。此外，NS患者因胃肠道黏膜水肿导致饮食减退、蛋白质摄入不足、吸收不良或丢失，也是加重低白蛋白血症的原因。

除血浆白蛋白减少外，血浆的某些免疫球蛋白(如IgG)和补体、抗凝及纤溶因子、金属结合蛋白及内分泌激素结合蛋白也可减少，患者易产生感染、高凝、微量元素缺乏、内分泌紊乱及免疫功能低下等并发症。

3.水肿

NS时低白蛋白血症、血浆胶体渗透压下降，使水分从血管腔内进入组织间隙，是造成NS水肿的基本原因。此外，部分患者因有效血容量减少，刺激肾素-血管紧张素-醛固酮活性增加和抗利尿激素分泌增加等，可进一步加重水钠潴留、加重水肿。但近年的研究发现，部分患者血容量正常或增加，血浆肾素水平正常或下降，提示某些原发于肾内钠、水潴留因素在NS水肿发生机制中起一定作用。

肾病性水肿组织间隙蛋白含量低，水肿多从下肢部位开始，与体位有关，严重者常见头枕部凹陷性水肿、全身水肿、胸腔和腹腔积液，甚至心包积液等。

4.高脂血症

高胆固醇和(或)高甘油三酯血症、血清中LDL、VLDL和脂蛋白(a)浓度增加。其发生机制与肝脏合成脂蛋白增加和脂蛋白分解减弱有关，后者可能是高脂血症更为重要的原因。

## 二、诊断

NS诊断包括以下三个方面。

1.确诊NS

肾病综合征诊断标准是:①尿蛋白大于3.5g/d;②血浆白蛋白低于30g/L;③水肿;④血脂升高。其中①、②两项为诊断所必需。

2.确认病因

必须首先除外继发性的病因,才能诊断为原发性NS,最好能进行肾活检,做出病理诊断。原发性NS常见病理类型与临床特征见上述。

3.判定有无并发症

①感染:是NS的常见并发症。常见感染部位顺序为呼吸道、泌尿道和皮肤。感染仍是导致NS复发和疗效不佳的主要原因之一。②血栓、栓塞并发症:以肾静脉血栓最为常见(发生率约10%~50%,其中3/4病例因慢性血栓形成,临床并无症状),肺血管血栓、下肢静脉、下腔静脉、冠状血管血栓和脑血管血栓也不少见。③急性肾损伤:以微小病变型肾病者居多。④蛋白质及脂肪代谢紊乱。

需要进行鉴别诊断的继发性NS病因主要包括过敏性紫癜肾炎、系统性红斑狼疮肾炎、乙型肝炎病毒相关性肾炎、糖尿病肾病、肾淀粉样变性和骨髓瘤性肾病等。

## 三、并发症

1.感染

肾病综合征常见的并发症。肾病患者容易发生细菌感染。在皮质类固醇被证明对儿童肾病综合征治疗有效之前,脓毒症是其最常见的死亡原因。在儿童肾病综合征患者,原发性腹膜炎尤其是由肺炎双球菌引起的腹膜炎也并不罕见。因此有研究者建议,对于激素抵抗或者激素依赖的小儿肾病综合征患者进行肺炎双球菌疫苗接种。但原发性腹膜炎发病率随着年龄增长越来越低。蜂窝织炎最常见的致病菌为β-溶血链球菌,特别是严重水肿部分的蜂窝织炎。感染产生的原因有:①尿中丢失大量免疫球蛋白。②免疫抑制剂的大量长期使用导致机体免疫功能低下。③IgG和补体因子B(旁路激活路径)在尿液中的丢失,削弱了机体对细菌免疫调理作用(如清除肺炎双球菌等荚膜生物的能力)。④长期营养不良,机体非特异性免疫应答能力减弱。⑤大量转铁蛋白和锌从尿中丢失。转铁蛋白是维持正常淋巴细胞功能所必须,锌离子与胸腺素合成有关。⑥高度水肿导致局部体液因子稀释,防御能力减弱,导致感染。⑦大量积液的组织是易于细菌生长的场所,且水肿的皮肤很脆弱,给了细菌侵入的入口。

感染发生的部位常见呼吸道、泌尿道、皮肤和腹腔等。一般不主张预防性使用抗生素,但一旦发生感染应积极抗感染治疗。

2.高凝状态和静脉血栓形成

肾病综合征患者常常处于高凝状态,容易血栓形成,如深静脉血栓形成、肾静脉血栓形成及肺栓塞等。不仅是静脉血栓形成较常见的,自发性动脉血栓栓塞也可发生。动脉血栓不仅发生于有动脉粥样硬化的成年人，也发生于儿童肾病。但成年肾病综合征患者血栓形成的风险是儿童的7～8倍。不同的肾脏病理类型发生血栓的风险不同，有研究表明膜性肾病患者的血栓形成发生率是FSGS患者的2倍，是IgA肾病患者的19倍。

血栓形成的机制目前仍然没能完全清楚，但是肾病综合征时，参与凝血级联的多个蛋白质水平发生变化，包括抗凝血酶Ⅲ从尿液中丢失过多及在肾病综合征患者中亚临床血栓形成状态下消耗过多；Ⅸ、Ⅺ因子下降；Ⅴ、Ⅷ、Ⅹ因子增加；纤维蛋白原增加；S蛋白活性改变及纤溶酶丢失增加等。而且肾病综合征患者血小板常增多及血小板活性增加。这些导致肾病综合征患者高凝状态。同时患者长期的静止状态、手术、肥胖、深静脉置管及脑卒中等都是血栓形成的高危因素。而低白蛋白血症是血栓形成的另一个高危因素，特别是白蛋白低于20g/L的患者是血栓形成重要的高危因素。

3.急性肾损伤

急性肾功能不全是除感染和血栓栓塞外的肾病综合征患者另一常见并发症。导致AKI的机制有很多，包括：①有效循环血量的不足，利尿剂及ACEI/ARB类药物的过量使用，可导致低血压及肾前性少尿，尿渗透压升高是其特点；②感染致急性肾小管坏死；③肾静脉血栓形成，双侧或一侧急性血栓形成对侧血管痉挛；④肾毒性药物如甘露醇、非甾体类消炎药等；⑤激素抵抗也被发现是急性肾功能不全发生的风险。此外，部分患者肾间质水肿压迫肾小管也可能导致急性肾功能不全。

4.慢性肾损伤

肾病综合征可能发展为慢性进行性肾功能损害。其中大量蛋白尿是导致肾功能进行性损害最主要的风险。肾功能进展风险的增加与蛋白尿的严重程度成正比，持续性蛋白尿小于2g/d时肾脏进行性损害的风险降低，当蛋白排泄率超过5g/d时肾脏损害存在明显的风险。这种风险是因为蛋白尿本身提示患者存在严重的肾小球损伤，同时蛋白尿本身也是有害的，特别是对肾小管间质，减少蛋白尿（如ACEI的使用）可防止肾小管间质损伤和肾功能损害的进展。

5.骨和钙代谢异常

维生素D结合蛋白在尿液中丢失，导致血清25-羟维生素D水平低下，但血清游离维生素D通常是正常的，在肾病综合征没有肾损伤的情况下明显的骨软化或不受控制的甲状旁腺功能亢进是很少见的。

6.内分泌及代谢异常

肾病综合征患者甲状腺结合球蛋白在尿液中丢失，导致总结合甲状腺素减少，但游离的甲状腺素和促甲状腺激素却又是正常的，且没有临床甲状腺状态的改变。皮质激素结合蛋白的丢失，使血中17-羟皮质醇减少，游离和结合皮质醇比值改变，组织对皮质醇药物的反应也相应改变。由于铜蓝蛋白、转铁蛋白和白蛋白在尿中丢失，导致出现铜、铁或锌的缺乏，继而发生由于缺铁引起的贫血、缺锌导致的感染和味觉改变等。

药物结合可能因血清白蛋白下降而改变。大多数药物剂量不需要改动，然而氯贝丁酯是一个重要的例外，它的常规剂量可使肾病患者产生严重的肌肉病变。降低蛋白质的结合也可以减少达到充分抗凝作用的华法林（香豆素）的剂量。

## 四、治疗

### (一)治疗原则

肾病综合征的临床诊断并不困难,如需进行肾活检、获得病理学资料也相当方便,那么最考验肾脏科医师的就是治疗。在推崇循证医学的现代,出现了越来越多的临床指南,似乎明确诊断之后按图索骥即可,降低了当医师的难度。实际上并非如此,基于证据的临床指南可以提供参考,避免原则上的错误,但不能机械地遵守,在治疗过程中患者的情况千变万化,如何做出合理的调整更能体现一个医师的水平。肾病综合征病因繁多,并发症复杂,其治疗可谓是一个系统工程,方方面面都要考虑周全。继发性肾病综合征首要的是治疗原发疾病,原发性肾病综合征则应根据其病理类型制定相应的治疗方案。

1.一般治疗

(1)休息:一般推荐肾病综合征患者以卧床休息为主,有利于增加肾脏血流量、利尿及减少尿蛋白。严重水肿的患者本身也行动不便,不宜过多活动以防止意外。但仍应保持适当的床上及床旁活动,以减少发生感染及血栓的机会。蛋白尿缓解后再逐渐增加活动量,应监测尿蛋白变化作相应的调整,无论什么情况都不应剧烈运动。

(2)饮食:肾病综合征患者常常因为胃肠道黏膜水肿和腹水而导致胃肠道症状,包括食欲下降、恶心、呕吐乃至厌食。因此饮食应以清淡、易消化为主要原则,同时保证足够的营养。

①水、钠摄入:肾病综合征是继发性高醛固酮血症的重要原因,尿钠排泄会下降到极低的水平,这导致严重的水钠潴留。限水和限钠是一个最基本的饮食要求。但过于清淡的饮食会影响食欲,不利于患者摄入足够营养。而且临床上对患者水、钠平衡的评价也存在一定的不确定性,因此具体的限制有赖于个体状况。一般成人患者推荐每天摄入2～3g的食盐(约50～70mmol的钠),味精、酱油等含钠较多的调料也应尽量少用。限盐是治疗的基本措施:重度水肿的患者每日盐入量1.7～2.3g(75～100mmol),轻、中度水肿患者每日2.3～2.8g(100～120mmol)每天摄入液体一般不超过1.5L,少尿的患者可以根据前一日的尿量加上约500mL不显性失水来粗略估计液体摄入量。需要注意这个液体摄入量不仅是指饮水,还包括其他食物中所含的水分。

②蛋白摄入:在肾功能受损的患者,低蛋白饮食的治疗作用已经得到公认,被认为有助于保护肾功能。但肾病综合征患者应该摄入多少量的蛋白还存在争议。在肾病综合征患者存在蛋白丢失、高分解代谢等病理生理改变,尽管肝脏合成蛋白量是增加的,仍不能保证机体需要。患者整体上处于负氮平衡状态,理论上应该增加饮食蛋白的摄入才能弥补。但研究表明,摄入太多蛋白并不能改善低蛋白血症,甚至可能导致肾小球高滤过和蛋白尿进一步增加,加重肾脏损伤。相反,低蛋白饮食[<0.8g/(kg·d)]可以减轻蛋白尿。但这可能加重肾病综合征患者的肌肉消耗和营养不良。看来蛋白摄入过多、过少都有不足之处。大多数情况下医师选择维持接近正常水平的蛋白摄入,以求在治疗需要、营养及患者口味间达成相对平衡。因此尽管目前没有足够的循证医学证据支持,还是推荐正常水平的蛋白摄入[0.8～1g/(kg·d)]。摄入的蛋白应以优质蛋白为主。此外国内报道黄芪、当归等中药可以有效增加肝脏蛋白合成,改善肾

病综合征患者蛋白代谢紊乱。

一般情况下不主张静脉输注白蛋白，在严重低白蛋白血症导致低血容量甚至肾功能不全的情况下，从静脉输入适量白蛋白是有益的。但这种疗法的效果非常短暂，输入的白蛋白大多数在48小时内经尿排泄，补充白蛋白不能有效改善低蛋白血症。而且静脉输入过多白蛋白还可能加重肾小球滤过负担及损伤肾小管，引起所谓的"蛋白超负荷肾病"。甚至导致急性肺水肿等并发症。所以除非存在严重的血流动力学问题(低血容量甚至肾功能不全)和(或)难治性水肿，否则不推荐静脉使用白蛋白，这从医疗和经济上考虑都是明智的。

③脂肪摄入：肾病综合征患者往往合并高脂血症，因此需要控制脂肪摄入，尤其是饱和脂肪酸。适当摄入不饱和脂肪酸是有益的，一项动物试验研究表明，鱼油可以降低血脂、减少尿蛋白及减轻肾小球硬化。

④其他营养成分：尿中丢失的铁、锌等微量元素可以通过正常的饮食得到补充。由于肾病综合征患者常应用糖皮质激素治疗，故建议常规补充钙和活性维生素 $D_3$，以减少骨质疏松发生的可能。

2.蛋白尿的治疗

肾小球滤过屏障受损导致蛋白尿是肾病综合征的基本病理生理改变，如何减少尿蛋白是治疗肾病综合征的关键。

(1)免疫抑制治疗：这是目前肾病综合征最主要的治疗手段，常用药物有三类，包括糖皮质激素(泼尼松、泼尼松龙)、细胞毒类药物(环磷酰胺、苯丁酸氮芥)及免疫抑制药(霉酚酸酯、环孢素A、他克莫司及来氟米特等)。目前并没有一个统一的治疗方案，所用药物的组合、剂量及疗程等依具体病因及病理类型而异，儿童和成人也有很大差别。

(2)血管紧张素转换酶抑制药(ACEI)和血管紧张素Ⅰ型受体拮抗药(ARB)：肾素-血管紧张素系统(RAS)的激活是蛋白尿的核心发病机制之一。在动物和人类试验都已经证实抑制RAS可以有效减少蛋白尿。因此在蛋白尿疾病中ACEI和ARB被推荐作为降尿蛋白的一线药物使用，而不管患者是否存在高血压，肾病综合征也不例外。一般认为这两类药物通过扩张出球小动脉降低肾小球内压力，减少蛋白尿。也有研究证实它们有直接保护肾小球滤过屏障的作用。此外，大量临床研究证实了ACEI和ARB的肾保护作用，不管是在糖尿病还是非糖尿病肾病，这种保护和其降蛋白尿作用是相关的。但是在肾病综合征患者应用ACEI和ARB也需要谨慎。它们可能导致暂时的血肌酐上升，30%以内的升高是可以接受的，超过这个程度要考虑暂时停药并且寻找可能的原因，例如肾动脉狭窄或低血容量。此外要警惕高钾血症，当血钾超过5.5mmol/L时要考虑减量或停药。同时应用β受体阻滞药、保钾利尿药和环孢素A可能增加高血钾的风险。ACEI和ARB的降蛋白尿效果和剂量关系密切，国外研究证实大剂量应用有更好的降蛋白尿作用，例如厄贝沙坦可以用到900mg/d，但国人很难耐受。在使用ACEI和ARB时应定期监测血压、血肌酐及血钾水平，在可以耐受的情况下逐步增加剂量以达到最佳疗效。合用ACEI和ARB理论上会有更好的效果，最近的一个荟萃分析也显示两者联用确实有额外的降蛋白尿效果，尽管有高钾血症的趋势。但是从"Ontargen"多中心研究来看，两者合用并没有体现出期望的优势，合用后尽管蛋白尿进一步减少，但是在生存和肾脏终点(肾衰竭或开始透析时间)上并没有显示益处，在有些患者甚至是有害的，低血压、高血钾及血肌酐上升的风险增加。

(3)其他药物:还有一些药物也用来治疗蛋白尿,但其效果和安全性有限或还没有足够的证据,这些药物一般不作为常规,但可试用于常规治疗无效的难治性肾病综合征。①非类固醇抗炎药(NSAIDs):据报道吲哚美辛有减少蛋白尿的作用,可能与抑制前列腺素生成,降低肾小球滤过率有关。但这类药物疗效难以持久,停药后易复发,且可能会影响肾脏血流及引起肾外不良反应,因此应用受限。②免疫球蛋白:有报道静脉使用免疫球蛋白可以治疗膜性肾病的大量蛋白尿,但未得到更多研究的证实。③免疫刺激药:有报道使用左旋咪唑治疗儿童肾病综合征及激素抵抗的肾病综合征有一定的疗效,与其刺激 T 细胞功能,调节免疫作用有关。④醛固酮受体拮抗药:螺内酯作为一种醛固酮受体拮抗药,除了利尿作用,也有潜在的抗蛋白尿作用。研究证实,螺内酯加上 ACEI 和(或)ARB 在减少糖尿病肾病蛋白尿上有叠加效果。但此项观察为时较短,没有监测肾功能,还需要进一步研究。应用时需严密监测血钾变化。⑤肾素抑制药:直接抑制肾素活性的药物 Aliskiren 已经上市,近来的研究显示在 2 型糖尿病肾病 Aliskiren 和氯沙坦合用可以更好地减少蛋白尿。它与 ACEI 及 ARB 两者合用是否有更好的疗效目前还没有相应数据,作为一个新药,其疗效还需要更多研究证实。⑥雷公藤:作为传统中药使用多年,其治疗蛋白尿的效果已经得到肯定,但在肾病综合征一般不作为首选,因其治疗剂量和中毒剂量较为接近,使用时应谨慎。⑦利妥昔单抗:是一种针对 CD20 的人/鼠嵌合单抗,多用于治疗 CD20 阳性的 B 细胞非霍奇金淋巴瘤、急慢性淋巴细胞白血病、多发性骨髓瘤等。目前已试用于一些难治性肾病综合征,取得了一些效果,但鉴于患者数量和随访时间不足,还有待进一步研究。

(4)肾脏切除:在少数顽固性大量蛋白尿、常规治疗无效而可能引起不良后果的肾病综合征患者,有时候不得不接受肾脏切除手术以减轻蛋白尿对人体的危害。较常用于先天性肾病综合征,因为患儿大量蛋白从尿中丢失引起严重营养不良及发育障碍。也用于局灶节段性肾小球硬化的年轻患者及肾淀粉样变的老年患者,罕见用于 IgA 肾病、膜性肾病及膜增殖性肾炎。单侧肾切除对部分患者有效,但有些患者因为未切除的肾出现代偿性高滤过而失败。现在也有"内科切除"的方法,包括使用高剂量的非甾体类抗炎药等肾毒性药物及介入栓塞的方法。可以根据患者的具体情况选用。

### (二)症状及并发症的治疗

1.水肿

肾病综合征的水肿在有些患者只是轻微的不适,对另一些患者来说可能是极大的痛苦,因此水肿的正确治疗非常重要。肾病综合征患者发生水、钠潴留的机制仍然存在争议,患者的血容量状态也没有定论,因此临床上要根据患者的具体情况决定治疗方案。限制水、钠摄入和卧床休息是最基本的要求,轻度水肿患者采取这两项措施就可能明显缓解,中重度水肿的患者往往要服用利尿药,更严重者需要住院治疗,直至水肿缓解。

使用利尿药前首先要评估患者的血容量状态和电解质平衡,低血容量不宜快速利尿。在单纯肾病综合征而没有高血压和肾功能异常的儿童患者,使用钠通道阻滞药阿米洛利有较好的疗效。如果肾功能正常,可选用阿米洛利、噻嗪类利尿药、螺内酯及袢利尿药。噻嗪类利尿药和醛固酮拮抗药常联合使用,在难治性水肿可以考虑加用袢利尿药等其他药物。使用利尿药应从小剂量开始，逐步增加，以避免造成血容量不足和电解质紊乱。水肿的消除速度不能太快，每天体重减少以0.5～1.0kg为宜。过度利尿的患者可能出现严重的血容量不足，出现四肢血管收缩、心动过速、直立性低血压、少尿甚至肾功能不全等症状，需要引起足够的重视。通过停止利尿、补液等手段一般可以解决。在血清白蛋白水平较低的患者单纯使用利尿药效果不佳，可以考虑在静脉输注白蛋白的同时使用利尿药。有一些因素可降低利尿药的作用。例如，肠黏膜水肿会减少药物吸收，肾小球滤过受损会减少水分的滤过，尿蛋白量过大也会降低利尿药效果。在利尿药效果不佳时要仔细分析原因，不能盲目加大剂量。在药物难以控制的水肿或出现急性肺水肿等紧急情况时，即使肾功能正常，也可以考虑进行临时透析治疗，清除水分。

2.预防和控制感染

严重感染一直被认为是肾病综合征最主要的、危及生命的并发症之一。因为肾病综合征患者存在免疫球蛋白丢失、补体丢失、淋巴细胞功能异常等因素，其免疫力远不如正常人，使用激素等免疫抑制药物，尤其不合理滥用更可能进一步降低免疫力。在抗生素和激素广泛应用之前，败血症占肾病综合征患者死亡病因的1/3，肺炎链球菌引起的败血症在儿童患者中占很大比例，腹膜炎、蜂窝织炎及尿路感染也是常见感染并发症；成人患者败血症相对少见，但细菌谱更广。在抗生素广泛使用的今天，感染仍然是肾病综合征患者的严重并发症，而且不限于普通细菌感染，各种罕见的耐药细菌、真菌及病毒感染都有可能引起感染。保持对肾病综合征患者感染的足够警惕是预防感染的重要前提。一般建议患者卧床休息，减少外出被感染的机会，必要时可采取戴口罩等防护措施。在正常人，接种疫苗是预防某种疾病的常规手段，但在肾病综合征患者这一存在免疫异常的特殊人群如何合理接种疫苗仍然不清楚，相关的研究非常缺乏。这对儿童患者尤其重要，因为儿童在成长过程中需要接种多种疫苗。一般认为肾病综合征儿童仍应根据年龄接种相应的疫苗，但应避免接种减毒活疫苗。在接受大剂量激素或其他免疫抑制药治疗的患者使用疫苗接种应格外谨慎。肺炎链球菌感染的发病率在降低，但在严重蛋白尿和低蛋白血症患者仍推荐注射肺炎链球菌疫苗进行预防。研究表明在儿童微小病变肾病患者使用肺炎链球菌疫苗后反应基本正常，尽管其抗体滴度低于正常水平并且快速下降，不到50%患者维持1年的有效免疫状态。英国指南推荐儿童肾病综合征患者每年注射流感疫苗，研究证实是有效的。此外，在儿童肾病综合征患者使用水痘疫苗也有一定的效果。许多肾脏科医师对肾病综合征患者预防性使用青霉素等抗生素，但迄今为止，没有任何循证医学证据支持这一做法。免疫球蛋白、胸腺肽及中药在预防感染上的作用也有报道，但缺乏更多的研究证实。

3.降脂治疗

肾病综合征时常伴有高脂血症，表面上它不如感染和血栓等并发症紧急，但不能因此而忽视。高脂血症是心血管疾病的高危因素，蛋白尿不能有效缓解的患者将长期面临这种风险。肾病综合征高脂血症的治疗非常困难，实际上，蛋白尿的缓解是最好的治疗方法。限制饮食作用有限，Gentile等研究发现富含不饱和脂肪酸的大豆素可降低血脂25%～30%，加上鱼油并不能进一步提高疗效。所有降脂药物都可用于肾病综合征患者，但最常用的仍然是他汀类药物及抑制胆汁酸的药物（降脂树脂）。降脂树脂单独使用最多可降低总胆固醇30%，他汀类药物可使低密度脂蛋白胆固醇降低10%～45%，同时降低三肽甘油。两者合用效果更好。纤维酸类降脂药主要降低三肽甘油，同时升高高密度脂蛋白水平，但发生肌病的风险增加。烟酸类药物也有降脂作用，但可能导致头痛及脸红，使用也受到限制。在普通人群长期使用小剂量阿司匹林有预防心血管疾病的作用，但在肾病患者的作用还不确定。

4.抗凝治疗

肾病综合征血栓-栓塞性疾病发生率报道很不一致，推测至少35%患者受到影响。静脉血栓-栓塞性疾病比冠状动脉病更常见，外周动脉也可能发生。常见的有深静脉血栓、肾静脉血栓和肺血栓-栓塞性疾病。膜性肾病患者特别容易出现血栓-栓塞性疾病的并发症，原因还不清楚，但这类患者大多年龄较大，可能血管本身存在一定的问题。通常认为肾病综合征患者的高凝状态是因为抗血栓因子从尿中丢失，而促凝血因子和纤维蛋白原水平常增加。在血清白蛋白浓度降到25g/L以下时高凝倾向尤其严重。但是需要指出凝血异常与血栓一栓塞性疾病之间的联系是不确定的，临床上没有合适的指标来指导医师何时需要预防性抗凝治疗。一些时候患者出现了深静脉血栓甚至肺栓塞都没有任何临床症状。目前也没有可靠的循证医学证据支持预防性抗凝治疗。一般认为高危患者应进行预防性抗凝治疗，常见的高危因素包括血清白蛋白浓度<20g/L、低血容量、长期卧床及膜性肾病等。抗凝治疗时间也没有明确规定，但蛋白尿缓解后即可考虑停止抗凝治疗。肾病综合征时易发生血栓栓塞性并发症的情况：①肾病综合征的严重程度(一般认为血浆白蛋白<20～25g/L)；②基础的肾脏病(如狼疮肾炎伴抗磷脂抗体综合征)；③既往出现过血栓栓塞事件(如深静脉血栓)；④家族中存在血栓栓塞患者(血栓形成倾向)，可能与遗传因素有关；⑤同时存在其他血栓形成的因素(如充血性心力衰竭、长期不能活动、病态的肥胖、骨科、腹部或妇科术后)。研究指出，膜性肾病患者使用抗凝治疗的益处要大过出血风险。住院期间皮下使用肝素或低分子肝素是常用的方法，口服华法林也可以选择，但应监测凝血酶原时间，国际标准化比值(INR)应控制在1.8～2.0。也可使用抗血小板药物，其使用方便且出血风险小，但预防血栓-栓塞性并发症的作用不确定。对于已经出现的深静脉血栓，可以应用标准的治疗方案进行溶栓及抗凝治疗，应密切监测患者是否有出血情况。

5.降压治疗

血压的控制对于减少蛋白尿和保护肾功能都是至关重要的，肾病综合征患者的血压应尽可能控制在130/80mmHg以下。也要注意避免过度降压，尤其是在低血容量的患者，有时候需要24小时动态血压监测来调整药物剂量。在没有特别禁忌证时，所有类型降压药都可以用于肾病综合征，有时需要2种及2种以上的降压药才能控制血压。因为ACEI和ARB有独立于降压之外的肾保护作用，在没有高血钾、肾功能不全等禁忌的情况下无疑是首选。钙离子拮抗药因其降压效果好、有心血管保护作用，故常用。

6.保护肾功能

肾病综合征患者有相当一部分会出现肾功能受损，乃至进展到终末期肾病，这和患者本身的病因有很大关系，但是通过积极的预防和治疗可以减少这种进展的机会，因此在治疗蛋白尿的同时，不应忽视对肾功能的监测。一方面降蛋白尿、降脂及降压等治疗都有助于保护肾功能，应用其他治疗时也应考虑到对肾功能的影响；另一方面应根据患者肾功能水平调整治疗方案，如果患者出现肾功能受损则应仔细查找原因，有可逆因素的尽可能通过去除诱因及对症治疗等手段使其逆转，不可逆转的则按慢性肾脏病治疗指南的要求作相应调整。

### （三）治疗策略

1.综合治疗

肾病综合征影响的并不仅仅是肾脏，由于大量蛋白从尿中丢失可影响全身多个系统，继发性肾病综合征更要考虑原发疾病的影响。减少蛋白尿是首要的治疗目标，但不能因此而忽略其他方面，这可能带来不利的后果。例如有一种常见的情况，医师为了更好地控制蛋白尿而使用很强的免疫抑制治疗，有可能控制住了蛋白尿，但引起了致命的感染，这显然是不合适的。要根据患者的具体情况全面考虑，在减少蛋白尿的同时维护机体的整体平衡。

2.合理选择药物

用于治疗肾病综合征的药物种类繁多，可能的不良反应也有轻有重，应用前应详细了解这些药物的适应证、禁忌证、不良反应及注意事项等，再根据患者的身体情况来合理选择。主要的药物如激素、环磷酰胺及环孢素 A 等均要长期使用，有较强的不良反应，使用时更应慎重考虑。

3.规范化与个体化相结合

肾病综合征的病因及病理类型有很多，相应也有很多不同的治疗方案。以往肾病综合征的免疫抑制治疗多以经验性治疗为主，药物的剂量、疗程带有较大的随意性。但随着循证医学的发展，随机对照临床试验的增多，也出现了越来越多的指南与推荐。在临床实践中，应根据患者的临床及病理表现选择比较成熟的治疗方案，治疗过程中如需调整均应遵循一定的规范。切忌随意更改治疗方案，常犯的错误是一种药物疗程未满，马上换另一种药物，实际上前一种药物作用尚未完全显现出来。同时也应注意，每个患者的情况都是不一样的，不能机械地遵循前人的规范，必要时需做相应调整。

4.儿童和成人肾病综合征

儿童肾病综合征患者病理类型以微小病变肾病为主，因此临床上儿童诊断为肾病综合征时，可以先不进行肾穿刺活检即可使用足量糖皮质激素治疗，以争取时间。如果患者蛋白尿迅速缓解可继续治疗；如果出现对激素无反应或频繁复发等情况再考虑肾穿刺活检并调整治疗方案。成人肾病综合征病理类型较分散，虽可根据临床表现、年龄等作粗略估计，但并不准确，还是主张尽快进行肾穿刺活检，根据病理类型结合临床表现制订治疗方案。

5.肾病综合征的治疗前景

各种引起原发性肾病综合征的肾小球疾病的发病机制与免疫介导的炎症反应过程有关：如膜性肾病，与某些抗原性并不清楚的自身免疫发病机制有关；IgA 肾病、微小病变肾病，与 T 淋巴细胞的过度活化有关；局灶节段性肾小球硬化，与肾脏固有细胞的异常活化与转分化有关。因此，对于原发性肾病综合征治疗前景基本能上市针对免疫抑制与细胞增生的抑制。这方面的治疗措施在自身免疫性疾病（如类风湿关节炎药物）、移植免疫抑制剂及抗肿瘤药物方面有很大的进展，对于原发性肾病综合征的治疗可以借鉴这些方面的进展，包括：①一些新型的免疫抑制药物在本综合征中应用，如霉酚酸酯、来氟米特及他克莫司（FK506）等。②从细胞生物学的角度抑制 B 细胞；组织各种细胞因子（肿瘤坏死因子、白介素）针对补体成分的治疗、针对信号转导途径的治疗及具有免疫抑制作用的细胞因子的应用，如白介素 10 等。某学者通过收集2011年9月28日至2013年10月10日间来自我国8家肾脏病中心的119位初发成人微小病变型肾病综合征患者的分组治疗数据发现，成人微小病变肾病的单独采用他克莫司治疗的方法，与传统的激素治疗方法相比，疗效相当，但不良反应发生次数更少，这为肾病综合征的治疗提供了新思路。目前针对原发系膜性肾病应用C5抑制剂的前瞻、随机对照研究正在进行中。

# 第三节 急性肾损伤

急性肾衰竭（ARF）是由各种原因引起的肾功能急骤在短期内（数小时至数周）进行性减退而出现的临床综合征，主要以肾小球滤过率突然下降、含氮物质堆积和水、电解质、酸碱平衡紊乱为特征。但是，既往医学界对急性肾衰竭的诊断标准极不统一，导致各家报道急性肾衰竭的发病率和死亡率差异较大，一定程度上影响了急性肾衰竭诊治水平的提高。急性肾衰竭国际研讨会，提议将急性肾衰竭改为急性肾损伤（AKI），并就急性肾损伤的定义和分期制定了统一的标准。国际改善全球肾脏病预后组织（KDIGO）又将急性肾损伤定义和分期标准进行了更新。KDIGO-AKI诊断标准是在急性透析质量倡议（ADQI）的风险、损伤、衰竭、丢失和终末期肾衰竭（ADQI-RIFLE）标准和急性肾损伤国际组织（AKIN）标准的基础上提出的。其定义如下：48小时内血肌酐水平升高≥0.3mg/dL（26.5μmol/L）；或超过基础值的1.5倍，且明确或经推断上述情况发生在之前的7天内；或持续6小时以上尿量<0.5mL/(kg·h)。

急性肾损伤是危重症患者常见的并发症，也是促进其他脏器衰竭和增加患者死亡率的重要因素。除原发疾病本身的作用外，抢救过程中的一些治疗措施，如造影剂、抗生素、抗病毒药物等均可导致急性肾损伤。近年来，尽管肾脏替代治疗（RRT）技术取得了显著的进步，但是急性肾损伤的死亡率仍高居不下。因此，急性肾损伤防治非常重要。

## 一、临床表现

主要包括尿量改变以及水、电解质、酸碱平衡紊乱和含氮废物堆积引起的全身并发症。

1.尿量改变

尿量仍然是反映急性肾损伤的最佳临床指标之一，也是影响患者预后的重要因素。多数患者尿量减少，甚至出现无尿。少尿是急性肾损伤的重要特征，也常常是临床提示诊断的重要线索。但也有患者没有少尿，尿量在400mL/d以上，称为非少尿型急性肾损伤，其病情大多较轻，预后较好。

2.水、电解质、酸碱平衡紊乱

可表现为水潴留、低钠血症、高钾血症、低钙血症、高血磷、高血镁以及代谢性酸中毒等。

3.全身并发症

(1)消化系统症状：食欲减退、恶心、呕吐、腹胀、腹泻等，严重者可出现消化道出血。少数患者可表现为难以解释的腹痛。

(2)循环系统症状：因患者尿少以及未控制进水，导致体液过多，可引起急性肺水肿、充血性心力衰竭和高血压。临床表现为呼吸困难、心悸等。因毒素潴留、酸中毒、电解质紊乱和贫血，可引起各种心律失常、心肌病变以及心包炎。

(3)神经系统症状：在急性肾损伤时常见神经系统异常，尤其是老年患者。可以表现为意识障碍、定向力障碍、精神错乱、躁动、昏迷等，偶见癫痫大发作。

(4)血液系统症状：血小板质量下降、多种凝血因子减少和毛细血管脆性增加，引起出血倾向及轻度贫血现象，表现为皮肤、黏膜、牙龈出血以及头晕、乏力等。

(5)感染：是急性肾损伤较常见而严重的并发症，也是急性肾损伤患者死亡的主要原因：常见的感染部位包括呼吸道、泌尿道和手术部位，严重者可出现败血症。

(6)其他：部分急性肾损伤患者可合并多器官功能障碍综合征(MODS)并出现相应的临床症状，这是极其严重的并发症。

## 二、体格检查

1.一般情况

精神萎靡、乏力，如有感染存在，可有不同程度的发热。部分患者可有低血压。因代谢性酸中毒可有深大呼吸、鼻翼翕动等。尿毒症毒素严重堆积可导致尿毒症脑病，出现意识障碍。常呈急性病容，表情痛苦。

2.皮肤、黏膜

全身皮肤、黏膜可有不同程度的出血倾向，表现为皮下出血点、紫癜等。并可有不同程度贫血貌，表现为眼睑结膜、甲床等苍白。继发于溶血、肝硬化等的急性肾损伤可出现皮肤、黏膜黄疸。因血容量不足所致急性肾损伤可出现眼眶凹陷，皮肤、黏膜皱缩、弹性减退。部分患者也可因水钠潴留出现皮肤、黏膜水肿。

3.胸部

继发于心力衰竭的急性肾损伤可出现心音低钝及各种心律失常。心脏有器质性病变者可出现相应的临床表现如瓣膜杂音、异常心音等。肺部查体可有呼吸音增粗，因心力衰竭致心源性哮喘者可闻及哮鸣音。

4.腹部

可有肋腰点、肋脊点压痛及肾区叩痛。继发于肝硬化者可见腹壁静脉曲张、扪及脾大。

5.脊柱及四肢

继发于多发性骨髓瘤并转移者可出现脊柱及四肢骨骼压痛。继发于外伤者可有相应的临床表现。

## 三、辅助检查

1.急诊生化检查

完善电解质检查，必要时尚需进行血气分析，明确有无电解质紊乱、酸碱失衡及其严重程度。

2.尿液特殊检查

完善尿钠、尿肌酐以及尿渗透压检查，计算尿肌酐与血肌酐的比值、肾衰指数和钠排泄分数，协助肾前性急性肾损伤和急性肾小管坏死(ATN)的鉴别诊断。

肾衰指数=尿钠/(尿肌酐/血肌酐)

钠排泄分数=[(尿钠/血钠)/(尿肌酐/血肌酐)]×100%。

3.溶血相关检查

若怀疑患者为溶血性贫血所致急性肾损伤，完善红细胞形态、游离血红蛋白、结合珠蛋白、G-6-PD等溶血相关检查。若患者近期有输血史，考虑输血所致溶血，需要再进行血型鉴定。

4.酶学相关检查

若怀疑横纹肌溶解或挤压伤综合征所致急性肾损伤，完善肌肉酶学检查；怀疑生物毒素(如毒蕈、鱼胆)中毒所致急性肾损伤，需进行肝脏酶学检查。

5.血培养检查

若患者有严重感染，怀疑败血症所致急性肾损伤，有必要进行血培养及药敏试验。

6.出血倾向检查

完善出、凝血时间以及FDP、D-二聚体等凝血相关检查，了解患者的凝血功能。

7.骨髓检查

若患者为老年人，需排除多发性骨髓瘤所致的急性肾损伤。必要时考虑骨髓穿刺及骨髓活检排除多发性骨髓瘤的可能。

8.心脏彩超及心电图检查

若怀疑心力衰竭所致急性肾损伤，需进行心脏彩超和心功能测定以及心电图检查，排除心脏功能和器质性病变。

9.肝胆脾B超检查

若怀疑肝硬化由于肝肾综合征所致急性肾损伤，需完善肝胆脾B超检查初步排除有无肝硬化。

10.双肾、输尿管、膀胱(前列腺)影像学检查

双肾B超检查了解双肾形态大小及肾实质受损情况；输尿管、膀胱(前列腺)B超或CT检查或者静脉肾盂造影(IVP)检查排除有无结石、梗阻等肾后性因素所致急性肾损伤，协助鉴别诊断。

11.肾穿刺活检

当排除肾前性和肾后性因素引起的肾衰竭后，没有明确致病因素(肾缺血或肾毒素)的肾性急性肾损伤或者当急性肾损伤与慢性肾衰竭难以鉴别时，如果无禁忌证，应尽快进行肾活检，协助诊断。

12.其他

指甲和头发肌酐测定有助于急性肾损伤和慢性肾衰竭的鉴别诊断。急性肾损伤，指甲和头发肌酐正常；慢性肾衰竭，指甲和头发肌酐增高。尿$\beta_2$-微球蛋白和$\alpha_1$-微球蛋白增高也可见于肾小管功能受损。急性肾小管坏死时，尿液溶菌酶等酶学指标可升高。新近研究发现，在急性肾损伤时，半胱氨酸-C比血肌酐升高要早1～3天，是反映急性肾损伤时早期肾功能急剧变

化及肾功能损伤严重程度的敏感指标，其诊断急性肾损伤的敏感性和特异性分别为91.9%和95.3%。中性粒细胞明胶酶相关性脂质运载蛋白(NGAL)、半胱氨酸-C、Gro-2、肾损伤分子-1(KIM-1)、IL-6、IL-8、IL-18等均与急性肾损伤的早期诊断有关，提示有作为急性肾损伤早期检测标志物的可能。另外，抗肾小球基底膜抗体(抗-GBM)、抗中性粒细胞胞质抗体(ANCA)、抗核抗体谱及补体测定等免疫学检查也有助于急性肾损伤的鉴别诊断。

## 四、诊断

### (一)急性肾损伤的诊断线索

如果存在急性肾损伤的诱因，出现如下征象时应注意急性肾损伤的可能：①突发尿量明显减少；②突发全身水肿或水肿加重；③原因不明的充血性心力衰竭、急性肺水肿；④原因不明的电解质紊乱和代谢性酸中毒。

### (二)急性肾损伤的诊断思路

1.急性肾损伤诊断标准和分期

肾功能在48小时内突然减退，血肌酐升高绝对值≥0.3mg/L；或超过基础值的1.5倍，且明确或经推断上述情况发生在之前的7天内；或持续6小时以上尿量<0.5mL/(kg·h)。

2.临床类型

根据患者的尿量，可分为少尿型急性肾损伤和非少尿型急性肾损伤。尿量小于400mL/d的急性肾损伤称为少尿型急性肾损伤。非少尿型急性肾损伤是一种比较轻型的急性肾损伤，尿量在400～1000mL/d，症状较轻，病程较短，并发症少，预后较好。但由于尿量减少不明显，易被漏诊，可因治疗不及时或治疗不当而转变为少尿型急性肾损伤。

3.鉴别诊断要点

(1)肾前性与肾性急性肾损伤鉴别诊断：肾前性与肾性急性肾损伤可通过补液试验、血浆尿素氮与肌酐的比值以及尿液诊断指标协助鉴别。

如果患者存在循环血容量不足和(或)肾脏灌注不足的诱因，如大量失血失液、心力衰竭、休克、应用NSAID或ACEI类药物等，首先考虑是否为肾前性急性肾损伤。对于疑诊肾前性急性肾损伤的患者，可给予5%碳酸氢钠或生理盐水200～250mL快速静脉滴注。如果补充液体后患者尿量增多，则更加支持肾前性急性肾损伤的诊断；反之，如果补充液体后患者尿量无明显增多，血清肌酐和尿素氮轻微或无明显下降，则应考虑为肾前性急性肾损伤已经转变为肾性急性肾损伤。

肾前性急性肾损伤，肾小管功能未受损，低尿流速率导致肾小管对尿素氮的重吸收增加，血浆尿素氮与肌酐的比值常大于20；肾性急性肾损伤，肾小管功能受损，对尿素氮的重吸收能力下降，血浆尿素氮与肌酐的比值常低于20。

肾前性急性肾损伤与肾性急性肾损伤的尿液改变也存在明显差异，具体见表6-3-1。

表6-3-1 肾前性与肾性急性肾损伤的尿液鉴别诊断

| 项目 | 肾前性 | 肾性 |
|---|---|---|
| 尿比重 | >1.015 | <1.015 |

续表

| 项目 | 肾前性 | 肾性 |
| --- | --- | --- |
| 尿渗透压(mmol/L) | >500 | <350 |
| 尿肌酐/血肌酐 | >40 | <20 |
| 尿钠(mmol/L) | <20 | >20 |
| 钠排泄分数 | <1 | >1 |
| 肾衰竭指数 | <1 | >1 |
| 尿沉渣 | 少许透明管型 | 棕色颗粒管型 |

(2)肾性与肾后性急性肾损伤鉴别诊断:双侧输尿管完全梗阻者可完全无尿(导尿条件下无尿);如每天排尿量波动很大则提示间歇性梗阻性尿路疾病。肾后性因素所引起的急性肾损伤通过B超、CT等影像学检查即可明确诊断,可见导致尿路梗阻的因素存在,也可见双侧肾盂积水,输尿管上段扩张。下尿路梗阻者还可见膀胱尿潴留的表现。但是应引起重视,长期的肾后性梗阻可导致肾实质病变而出现肾功能不全。

(3)肾性急性肾损伤的鉴别诊断:如果排除肾前性和肾后性肾功能不全,则可诊断为肾性急性肾损伤。但是仍需要进一步明确急性肾损伤是否为肾血管性、肾小球性还是间质小管性病变。

尿沉渣镜检对肾性急性肾损伤的鉴别诊断有重要意义。75%以上的急性肾小管坏死患者可出现褐色细胞管型和肾小管上皮细胞;红细胞管型的出现则提示肾小球或血管的炎性病变;大量分叶核细胞存在提示急性间质性肾炎或乳头坏死;如尿中见大量嗜酸性细胞支持过敏性间质性肾炎的诊断。

临床上疑诊肾血管性急性肾损伤的患者,应施行肾动脉和(或)肾静脉血管超声检查,必要时进行核磁共振三维成像以明确诊断。

肾穿刺活检对肾性急性肾损伤的诊断和鉴别诊断意义较大。通过肾活检病理检查可以明确诊断、指导治疗和帮助判断预后。

(4)急性肾损伤与慢性肾衰竭的鉴别诊断:临床上有夜尿增多,疾病早期出现少尿,严重出现贫血和高磷血症等,影像学检查提示肾脏缩小均有助于慢性肾衰竭的诊断,其中影像学检查意义最大,误差相对较小。

4.诊断急性肾损伤时应注意的问题

(1)尿量:用于急性肾损伤的诊断并不十分精确,一直以来其临床应用的价值有限。KDIGO指南认为应该个体化评估患者的尿量,如药物、液体平衡以及其他因素的影响。但是,尿量的标准可以用作进一步评估的起点,即对于符合尿量标准的患者,应该注意评估患者的急性肾损伤风险是否增加。

(2)目前急性肾损伤的概念存在一定的问题:对于缺乏既往血清肌酐值或初次就诊不伴有少尿的患者,诊断急性肾损伤较为困难。此外,由于血清肌酐受种族、性别、年龄、营养状况等影响,导致急性肾损伤诊断存在人群的差异,如老年患者本身可以存在GFR的生理性下降,且波动较大,同时又由于老年人肌肉量、营养状况减低,血清肌酐难以反映其真实的肾功能状态,因此，对老年人的急性肾损伤诊断需要考虑这些影响因素。

(3)急性肾损伤早期诊断的生物学标志：急性肾损伤定义的提出有利于早期诊断，但是血清肌酐水平不是反映肾功能状态敏感的指标，血清肌酐的升高意味着肾小球滤过率下降了50%以上。因此，探寻早期诊断急性肾损伤的生物标志物，有助于急性肾损伤的早期诊断和早期干预。近年来，诸多研究显示 NGAL、cystatin C、KIM-1、IL-6、IL-8 和 IL-18 等均可能是诊断急性肾损伤早期标志物。但是，上述生物学标志物还需要大量前瞻、对照性临床研究的评估和证实。

## 五、预防和非透析治疗

院内获得性 AKI 常常是多种损害共同作用的结果。最可能的病因包括肾脏自我调节功能衰竭、直接肾毒性、缺血再灌注及炎症状态。AKI 的严重程度预示着预后的好坏，包括需要肾脏替代治疗(RRT)、住院时间延长及死亡率。另外，RIFLE 和急性肾损伤网络(AKIN)分级系统的广泛使用显示血清肌酐的微小变化都与短期或长期死亡率息息相关。此外，AKI 可能影响其他器官如心、肺、脑、肝的功能。因此，AKI 的一级预防和早期诊断具有重要的临床意义。一旦检测到 eGFR 下降，必须进行二级预防以减轻损伤危害，并积极采取治疗措施。

### (一)风险评估

预防 AKI 首先要从对发病风险进行适当的评估入手。高危患者的原始护理应侧重于识别及逆转危险因子。确定基线肾功能是评估住院患者 AKI 风险的根本。然而，对大多数患者而言血清肌酐的基线值很难获取，而入院后初次测量的肌酐值很可能受入院前已有疾病的影响。因此需要能早期进行风险评估并遏制肾损伤蔓延的特异性和灵敏度更高的细胞损伤标志物。表 6-3-2 总结了不同临床情况下的 AKI 的危险因子。

表 6-3-2　AKI 的主要危险因素

| 患者因素 | 药物因素 | 某些临床过程 |
| --- | --- | --- |
| 老年(>75 岁) | 非甾体类消炎药 | 心肺旁路手术 |
| 糖尿病 | 环氧化酶-2 抑制剂 | 涉及主动脉阻断的手术 |
| 肝衰竭 | 环孢霉素或他克莫司 | 腹内压升高 |
| 慢性肾脏病 | 血管紧张素转化酶抑制剂 | 有动脉栓塞风险的大动脉置管 |
| 动脉粥样硬化 | 血管紧张素受体拮抗剂 | 肝移植 |
| 肾动脉狭窄 | 碘造影剂 | 肾移植 |
| 高血压 | 羟乙基淀粉(HES) | |
| 低血压 | 氨基糖苷类 | |
| 高钙血症 | 两性霉素 | |
| 败血症 | | |
| 围术期心功能不全 | | |
| 横纹肌溶解症 | | |

续表

| 患者因素 | 药物因素 | 某些临床过程 |
|---|---|---|
| 肿瘤溶解综合征 | | |

## （二）一级预防措施

1.改善血容量及血流动力学状态

不管损伤性质如何，稳定的血流动力学及良好的心输出量和血压是预防 AKI 的关键。最佳的血容量状态可以维持血流动力学和心输出量，以确保肾脏灌注量，避免进一步的损伤。受损肾脏其血流量的自我调节功能丧失，后者是血压波动时肾脏血流量得以维持稳定的机制。这一功能丧失增加了低血压发生后 AKI 的易感性。因此，对于 AKI 初期及进展期的患者而言，液体管理及血管活性药物的使用是重要的干预措施。一些手术前扩充血容量可以降低围术期 AKI 的风险，如大血管手术、肾移植及解除梗阻性黄疸的手术。在这些情况下，液体容量管理在初始阶段极其有益。然而，静脉输液扩容对从肾损伤开始到进展的临床预后的影响还未被充分研究，并且这一处理还需与液体潴留及容量超负荷导致的有害结果相平衡。

容量状态的评估很有难度，对于重症监护室（ICU）内的患者而言更是如此。扩容对患者血流动力学和肾功能的影响大多是回顾性的且反复摸索结果。在肾前性 AKI 的患者，扩容能增加器官灌注改善肾功能。在其他情况下，对于有严重充血性心力衰竭（CHF）或舒张期功能紊乱的患者，无论血容量正常还是超负荷，其肾脏灌注都是不足的。对这些患者采取扩容治疗会导致心功能恶化并出现肺水肿。

目前还没有保护肾功能最佳的血流动力学及容量状态的指南。最近拯救脓毒症患者行动（ssc）修改了败血症的国际指南。这些建议包括初始以晶体液（至少 30mL/kg）进行液体复苏，如果使用大量晶体液时需加白蛋白进行液体复苏，以维持足够的平均动脉压（MAP）等。持续补液直到动态指标（如脉压、每搏输出量变化）或静态指标（动脉压、心率）评估提示患者血流动力学改善。同时，应用升压药将 MAP 维持在高于 65mmHg 的水平上，而去甲肾上腺素是首选的升压药。对于肾脏而言，目前没有证据表明，对于败血症患者去甲肾上腺素对肾功能和 RRT 需求的影响与血管加压素有不同。如果存在下列情况，应该使用正性肌力药物（如多巴酚丁胺）：①心脏充盈压升高、CO 降低提示心肌功能障碍；②尽管已取得了充足的血容量和足够的 MAP 仍出现灌注不足征象。危重患者延后或延长的积极液体复苏治疗与较差的肾脏预后和高死亡率相关。因此，对于所有患者而言，当其对液体治疗不再有反应时，应停止扩容。来自于液体和导管治疗试验（FACTT）的试验数据表明，在初始复苏后，保守液体治疗与机械通气快速脱机、降低 ICU 住院时间相关，且不会使急性肺损伤患者肾功能恶化或影响预后。血管加压素和败血症休克试验（VASST）研究比较了血管加压素（0.o1～0.03U/min）和去甲肾上腺素（5～15μg/min）注射对败血症休克患者死亡率的影响，两者不存在差异。这一研究的后续分析发现，在 12 小时内给予大约 3L 液体以达到液体正平衡时，生存情况最好。总而言之，灵活的补液方法在休克的第 1 个小时内作为早期目标疗法的一部分似乎很有益，而在纠正休克后仍需继续进行保守治疗。这些原则是否同样适用于无休克的 AKI 患者尚不清楚。AKI 时仍需考虑存在液体潴留和超负荷的潜在风险。

目前对于最佳复苏液体仍存在争议。最近的 KDIGOAKI 指南建议，在没有出血性休克时，对于有 AKI 危险因素或已患 AKI 的患者，应使用等渗晶体溶液代替合成[羟乙基淀粉(HES)]和非合成胶体(白蛋白)以补充细胞内液。对 6997 例患者进行的盐水 vs 白蛋白液体评估(SAFE)试验发现，对危重患者使用盐水或白蛋白补液其死亡风险相似，新发单器官或多器官功能衰竭患者的比例或需行 RRT 治疗的天数也没有显著差异。同一项研究的两个亚组分析的提示，白蛋白的使用对颅脑创伤可能有害，而对败血症有潜在的益处。HES 制剂过去常被用作非蛋白质血管内扩容剂。除了在液体治疗方面的有效性以外，HES 制剂还具有抗炎效果，且比白蛋白成本低。但是它们可能改变凝血和血小板功能，并增加 AKI 的风险。HES 介导的肾损伤的机制可能与近端肾小管上皮细胞摄取 HES 引起获得性溶酶体贮积病有关。此剂量依赖现象在肾功能受损的患者中更明显，可能会导致组织内泡沫样巨噬细胞的弥散性沉积。一项比较 10%的 HES 200/0.5 溶液和 6%的 HES 130/0.42 溶液与林格液的独立灌注模型的实验研究提出，肾间质巨噬细胞浸润和肾小管损害是 HES 引起肾损伤的其他可能的机制。HES 溶液标识了三个数字，即溶液的浓度、平均分子量及最重要的摩尔取代度(例如 10%的 HES 200/0.5 溶液或 6%的 HES 130/0.4 溶液)。过去认为 6%的 HES 130/0.42 溶液比 10%的 HES 200/0.5 溶液更安全。最近一项大型的包括 804 例严重败血症的多中心随机对照研究表明，相比于林格液，6%的 HES 130/0.42 溶液对肾功能和存活都不利。另一个更大的有 7000 例 ICU 患者的试验表明，6%的 HES 130/0.42 溶液相比于 0.9%氯化钠(生理盐水)增加了 RRT 的需求，但未增加死亡率。因此，有 AKI 危险因素或已患 AKI 的患者应避免使用 HES。当患者需要大量晶体液以维持足够的 MAP 时可以考虑使用白蛋白，但必须使其效益与潜在风险相平衡(白蛋白对创伤患者可能有害，且有较低的传染感染性疾病的可能)。

一些动物研究表明，因输入生理盐水所致的高氯血症可能影响肾脏的血流动力学。一项双盲交叉试验在健康成年男性中比较了静脉滴注 2L 生理盐水(氯离子浓度为 154mmol/L)和氯离子浓度为 98nunol/L 平衡盐缓冲液后的肾动脉血流速度和肾皮质组织灌注。这一研究显示静脉补充生理盐水后平均肾动脉流量和肾皮质组织灌注有显著下降，而使用限氯液体时则未发生。最近的一项回顾性研究表明，限氯液体(平衡盐缓冲液-氯离子浓度为 98mmol/L 或贫氯液体 20%白蛋白-氯离子浓度为 19mmol/L)与富氯液体(0.9%盐水、4%琥珀酰明胶溶液或 4%白蛋白溶液)相比，与 AKI 的发病率和 RRT 需求显著减少有关。这些结果需要被其他研究所证实。

2.预防造影剂导致的急性肾损伤

造影剂诱导的急性肾损伤(CI-AKI)的预防共识工作小组建议，患者基线 eGFR＜60mL/(min・1.73m$^2$)即应采取措施降低 AKI 风险。按照 KDIGO 指南，这一标准很可能被降低至 45mL/(min・1.73m$^2$)。为了预防 CI-AKI，高危患者应予静脉水化治疗。在紧急情况下，在使用造影剂的当天早晨或立即使用等渗盐水水化优于半等渗盐水。一项随机对照试验(RCT)比较了等渗盐水与等渗碳酸氢钠(1000mEq/L 碳酸氢钠 154mL 加入 5%葡萄糖 850mL)的作用，具体方法是在使用造影剂前以 3mL/(kg・h)的流速持续给药 1 小时，然后在使用造影剂后以 1mL/(kg・h)的流速持续给药 6 小时。等渗碳酸氢盐组比等渗盐水组 CI-AKI 发病率显著减少(2% vs 14%)。动物研究显示，等渗碳酸氢盐能够清除活性氧(ROS)，碳酸氢盐能够增加近端小管和肾髓质 pH 减少超氧化物的产生。此外，等渗盐水含有大量的氯离子，具有潜在的肾血管收缩作用。考虑到大部分用等渗碳酸氢盐的研究相对于使用等渗盐水的研究（通常为 12～24 小时）都采取较短的输液时间（7 个小时），使用碳酸氢盐进行补液也是紧急使用造影剂时受欢迎的选择。目前碳酸氢盐只在一部分 RCTs 中体现出优越性。KDIGOAKI 指南建议，除非有扩容禁忌证，存在 CI-AKI 风险的患者既可以选用等渗盐水，也可以选用等渗碳酸氢钠溶液扩容。预防血管造影术后严重不良事件（PRESERVE）研究是一项正在进行中的 RCT（NCT01467466），它有一个 2×2 阶乘的设计，旨在 8680 例预期接受冠状动脉或非冠状动脉造影的高危患者中比较碳酸氢钠与等渗氯化钠及比较口服 N-乙酰基半胱氨酸（NAC）与安慰剂的效果。这项研究预期于 2016 年完成。

碘造影剂根据渗透压可以分成高渗造影剂（约 2000mOsm/kg）、低渗造影剂（600～800mOsm/kg）及等渗造影剂（290mOsm/kg）。临床研究表明，随着造影剂的渗透压增加其肾毒性的风险增加。而等渗制剂较高的成本阻碍了其普遍使用。KDIGOAKI 指南推荐在有 CI-AKI 风险的患者使用等渗或者低渗碘造影剂。

造影剂剂量也是 CI-AKI 的一个关键危险因素及独立预测指标，应尽可能降低造影剂用量。造影剂给药剂量（v）和肌酐清除率（CrCl）比值（V/CrCl）＞3.7 在普通人群中已被证明是 CI-AKI 一个重要且独立的预测因子。短期内造影剂超过 1 次的使用则是另一危险因素，在预防 CI-AKI 方面，最好在使用造影剂 48～72 小时后再使用下一次造影剂。

3.预防药物和肾毒素引起的急性肾损伤

药物诱导的肾毒性通常可以预测，因为它在特定临床情况和某些特定患者中更容易出现。其预防涉及对肾损伤机制、患者相关危险因素及药物相关危险因素的认识。与较高的肾毒性风险有关的患者相关危险因素有年龄大于 60 岁，有基础 CKD、血容量不足、糖尿病、心力衰竭及败血症。预防的基本步骤包括对高危患者监测具有潜在肾毒性的药物的使用。预防措施包括在治疗开始前正确估计 GFR，调整药物剂量并在治疗期间监测肾功能。无论何时应尽可能使用可替代的非肾毒性药物，并尽量避免有肾毒性药物的联合用药。

(1)两性霉素：多达三分之一使用两性霉素的患者会出现肾毒性反应，AKI 的风险随累积剂量增加而增加。与标准配方相比，脂质配方导致的肾毒性相对较少，因此两性霉素脱氧胆酸优于传统的两性霉素制剂。但是其费用更为昂贵。最近，抗真菌剂伊曲康唑、伏立康唑及卡泊芬净等已普遍用于 AKI 高危患者以替代传统的两性霉素。

(2)血管紧张素转换酶抑制剂、血管紧张素受体阻滞剂和非甾体类抗炎药：血管紧张素转换酶（ACE）抑制剂和血管紧张素受体阻断剂（ARB）可引起肾小球出球小动脉，扩张，从而进一步降低已经因这些药物的降压作用而降低的肾小球内压。在肾功能不全的患者中，这些药物能导致肾小球滤过率降低。而对于在 ACE 抑制剂和 ARB 治疗开始后血清肌酐上升＞30%，双侧肾动脉狭窄，孤立肾肾动脉狭窄以及弥散性肾内小血管病变或全身血容量不足的患者，应予以停药。

非甾体类消炎药（NSAIDs）应慎用于动脉粥样硬化性心血管疾病（CVDs）患者，对于 CKD 和有效血容量不足的患者则应避免使用，因为它们抑制环氧合酶，阻断前列腺素诱导的入球小动脉扩张，潜在地降低 GFR 和肾血流量。在重症患者中，因有效循环容量减少而造成肾脏低灌注的现象是比较常见的，而抑制前列腺素引起的血管扩张可能进一步减少肾血流量并加重缺血性损伤。

(3)氨基糖苷类：由氨基糖苷类抗生素的肾毒性引起的急性肾损伤通常发生在治疗开始5～10天之后。这种类型的AKI是典型的非少尿型AKI且与尿液浓缩功能减弱和尿镁的丢失有关。因为氨基糖苷类具有肾毒性、耳毒性和前庭毒性，AKI KDIGO指南建议AKI患者或高危患者应该尽量避免应用氨基糖苷类抗生素。每日多次给药时，升高的氨基糖苷类抗生素峰值水平似乎与肾毒性相关联。由于肾小管上皮细胞对该药物的摄取是一种可饱和过程，每日给药一次可通过减少药物摄取而减轻其对肾小管上皮细胞的毒性。在普通人群中，与每日多次给药相比，延长给药间隔在维持目标剂量的同时也降低了肾毒性风险。因此，对于肾功能正常且无AKI风险的患者，如果一定需要使用氨基糖苷类抗生素，应尽量每天给药1次。

4.肿瘤溶解综合征

肿瘤溶解综合征(TLS)是尿酸和磷酸钙在肾小管沉积引起的。预防AKI的第一步是正确识别那些高危患者。在有高级别血液系统恶性肿瘤的患者中，TLS的危险因素包括乳酸脱氢酶水平高于1500IU、肿瘤负荷大、广泛的骨髓侵犯、CKD及对化疗药物的高敏感。对于中、低度TLS风险的患者，黄嘌呤氧化酶抑制剂，如别嘌醇，可以作为降尿酸药物于化疗前2天开始使用。化疗开始前2天应开始用等渗盐水积极补液，以保证有足够尿量以消除尿酸和磷酸盐。如果摄入足够液体尿量仍减少，应加用袢利尿剂，持续少尿的患者还应进行RRT。不推荐碱化尿液以促进尿酸排泄，因为它可能诱发磷酸钙沉积而加重TLS。除补液外，重组尿酸氧化酶可以降低尿酸水平和患尿酸沉积性肾病的风险。对于高危患者或已患TLS的患者，当有严重的高尿酸血症时应使用重组尿酸氧化酶。

### (三)二级预防

发生肾损伤后，应采取二级预防措施以避免进一步伤害，同时修复及保护肾功能，防止AKI的并发症。及时干预对于二级预防的效果至关重要。一些措施只有在某些特定临床情况下才会有最佳效果。

1.创伤性和非创伤性横纹肌溶解症

在预防继发于挤压综合征的肌红蛋白引起的肾病时，应在解除四肢压迫前静脉输注等渗盐水以防止肌红蛋白在小管腔内沉淀。在每日第二个或第三个1000mL的液体中应给予2.7%的碳酸氢钠(50mmol/L)，第一天一般给予碳酸氢钠200～300mmol/l，以保持尿pH>6.5防止肌红蛋白和尿酸在管腔中沉淀。尿量应保持在300mL/h左右，这可能会需要每天补液达12L。通常而言，液体入量要比尿量大得多，而潴留在受损肌肉内的液体可能会超过4L。这一治疗应持续到肌红蛋白尿的临床或生化证据消失，通常为补液治疗第3天。同时甘露醇因其利尿、抗氧化及舒血管作用而有益于治疗。甘露醇可以预防肾小管肌红蛋白管型沉积、补充细胞外液、降低间室内压、减轻肌肉水肿和疼痛。但是甘露醇可能会加剧充血性心力衰竭并有肾毒性，需密切监测，并且在患者存在少尿、高血容量、高血压和心脏衰竭时禁用。如果尿流持续>20mL/h，则每1000mL注射液中以5g/h的速率加入甘露醇，其总剂量不超过1～2g/(kg·d)。肌肉损伤诱导牵张敏感性离子通道，允许钙离子进入再灌注后的细胞。由钙内流所致的低钙血症通常无症状，但可能会导致心律失常。因此，必须小心以避免由$NaHCO_3$(碳酸氢钠)所诱导的低钙血症(由代谢性碱中毒所致),后者可以触发手足抽搐、惊厥,并有心脏毒性且能使现有肌肉损伤进一步加重。AKI复苏阶段常见高钙血症,尤其是之前接受了含钙液灌注的患者,主要原因是这些患者之前聚集于/肌肉内的钙离子释放入血。因此,低血钙只在有症状时进行处理。最近已对早期输液的重要性及挤压受害者治疗最重要的方面进行了总结。

在非创伤性横纹肌溶解症中,AKI的预防涉及大量扩容以维持肾灌注压、稀释肌红蛋白和其他毒素。尿量应保持在200～300mL/h直到肌红蛋白尿消失。碱化尿液可能有助于防止小管内肌红蛋白管型形成;然而,没有临床证据显示甘露醇和碳酸氢盐比单独使用生理盐水更有效。此外,使用碳酸氢盐治疗还有导致磷酸钙沉积和低钙血症等潜在风险。

在治疗横纹肌溶解症时,何时停止积极的液体复苏非常重要。虽然扩容是减少在肾小管腔内血红蛋白沉淀的主要方案,但始终应考虑体液潴留及室间隔扩张的风险。多次(如每隔6～12小时)评估与尿酸和肌酸激酶相关的肾功能参数有助于临床医师决定扩容的程度。

2.高血糖

一些关于严格控制血糖浓度对减少AKI的发病率和死亡率的影响的研究结果迥异。一个危重患者的大型多中心随机试验.重症监护评价中的正常血糖——用葡萄糖算法调节所得到的生存率(NICE-SUGAR)研究发现,严格的血糖控制[目标血糖81～108mg/dL(4.5～6.0mmol/L)]相比于常规血糖控制[目标血糖＜180mg/dL(＜10mmol/L)],提高了90天内死亡的绝对风险。严格的血糖控制也增加了发生严重低血糖的风险,但其AKI发病率和对RRT的需求并无变化。其他研究没有发现死亡率增加与严格的血糖控制相关。综上所述,对于病情严重的内科患者和手术患者而言,严格的血糖控制,相比于较为宽松的血糖范围140～180mg/dL(7.8～10mmol/L)和180～200mg/dL(10～11mmol/L),其严重低血糖的发生率升高,而死亡率上升或没有明显改变。因此,对于危重患者,按照KDIGO AKI指南,建议适当控制血糖,维持在110～149mg/dL(6.1～8.3mmol/L)范围内,而非严格控制血糖。

3.药物预防

由于AKI病因多样,现已针对不同的途径进行了许多研究,以预防或改变AKI的进程。这些途径包括抑制炎症介质,通过抑制缩血管作用和加强舒血管作用以加强肾脏灌注,减少白细胞浸润,抑制凝血反应以及注射生长因子加快肾脏复苏。这些预防措施大多数在动物模型中非常成功,但只有少数在患者中显示出了益处。

(1)N-乙酰半胱氨酸:N-乙酰半胱氨酸(NAC)是一个类似于谷胱甘肽的能够穿过细胞膜的三肽。NAC可以减少使用造影剂后的血管收缩和氧自由基的产生。缺血后和肾毒性AKI肾脏自由基生成增多是导致其细胞损伤的部分原因,一些临床研究试图使用NAC来预防AKI,尤其是在CI-AKI和心脏手术中。

第一项研究中,在使用造影剂前一天及当天每天两次、每次600mgNAC口服可以预防使用造影剂后的AKI。然而,许多更进一步的研究得出了不一样的结果。与静脉使用NAC相比,口服NAC价廉且不良反应更少。最近的一项对于冠状动脉造影和外周血管造影患者的大型研究并未显示出口服NAC有益处。另外,在随后的关于口服NAC的meta分析中,按方法学特征进行的试验分层(分配隐藏、双盲及意向性治疗分析)显示在低质量研究中使用NAC

治疗后 CI-AKI 的相对危险度有所下降，但在那些三个方法学标准都满足的研究中并未观察到 NAC 有任何疗效。如果要使用 NAC，则推荐对有 Cl-AKI 高危因素的患者在使用造影剂前一天和当天每日 2 次，每次 1200mg。口服 NAC 不能取代静脉输液治疗，因为后者疗效明显更好。

(2)袢利尿剂和促尿钠排泄药：利尿剂常常用于 AKI 患者的液体管理。虽然非少尿型 AKI 相比于少尿型 AKI 有更好的预后，但利尿剂已被证实在预防 AKI 或改善预后方面并无效果。此外，对于肾前性 AKI 应避免使用利尿剂。Meta 分析已经证实，使用利尿剂来预防 AKI 并没有降低住院死亡率、透析需求风险、需要进行的透析次数或少尿型患者的比例。一个包括 94 例接受高风险心脏手术并预防性使用奈西立肽的随机对照试验中，尽管使用奈西立肽时 AKI 发生率较低，但其对 RRT 需求或住院时间没有影响。

(3)血管活性药物："肾剂量"的多巴胺[0.5～3μg/(kg·min)]作为肾血管扩张剂可以增加尿量，但不影响 AKI 预后或死亡率。多培沙明，一种人工合成的多巴胺类似物，是多巴胺 1 型受体和较低效力的多巴胺 2 型受体激动剂。在接受肝移植手术的患者中进行的小型研究并未发现多培沙明在预防 AKI 方面有益处。

去甲肾上腺素对预防 AKI 的效果还没有随机对照试验进行评估。非诺多泮是一种单纯的多巴胺 1 型受体激动剂，其在血流动力学上对肾功能的影响类似于低剂量的多巴胺，没有全身的 α 或 β 肾上腺素受体刺激作用。在一项 meta 分析中，非诺多泮被证明可以降低手术后或危重患者患 AKI 的风险(比值比 0.43)。肾内注射非诺多泮使其在大剂量使用的同时避免了对全身的不利影响，如低血压。在一个有 268 例肾内注射非诺多泮至少 1 小时的患者的研究显示，这些患者 CI-AKI 的发生率小于 1%，而该人群的历史发病率为 27%。实验数据表明，非诺多泮可能有额外的抗炎效果。目前，因为缺乏高质量的试验，我们还不建议使用非诺多泮预防 AKI。

(4)他汀类药物：CI-AKI 的发病机制尚未完全清楚，多种机制可能参与这一过程。他汀类药物诱导血管紧张素受体的下调，减少内皮素的合成，减轻炎症，通过抑制核因子(NF)κB(NF-κB)改善血管内皮功能，降低内皮黏附分子的表达，增加一氧化氮(NO)的生物利用度，减轻活性氧生成，并拮抗补体介导的损伤。这些机制可能参与其对 CI-AKI 的保护作用。一些观察性刊物认为他汀类药物有肾脏保护作用。但是唯一一项包括 304 例 eGFR 低于 60mL/min 的随机对照试验，显示阿托伐他汀与安慰剂相比没有任何益处。已经接受他汀类药物或因其他适应证而使用的患者应维持他汀类用药，但是仅仅只为预防 CI-AKI 而开始使用他汀类药物治疗是没有根据的。

他汀类药物也可降低择期手术后 AKI 的风险。加拿大一项大型回顾性队列研究调查了 213347 例接受手术的患者，其中 32%术前使用了他汀类药物。在这些患者中 AKI 的发生率为 1.9%。在进行多变量校正后，他汀类药物的使用与 AKI 风险下降、对 RRT 的紧急需求减少和 30 天死亡率大幅下降相关。术后 90 天及术后 120 天组间对透析的需求无差异。由于这是一项回顾性研究，可能有残余混杂因素无法被校正。在做出使用他汀类药物以预防围术期 AKI 的建议前，必须确认这些结果。

(5)钙通道阻滞剂：钙通道阻滞剂(CCBS)已被证实可以逆转由不同刺激源介导的人球小

动脉收缩，且也有独立的利钠作用。这些药物在预防 AKI 方面已有了详尽的评估，尤其是在移植相关性肾病中。一些研究发现预防性使用钙离子拮抗剂可以预防迟发性移植后移植物衰竭。但是评估伊拉地平对肾功能、迟发性移植物功能衰竭的发病率和程度及肾移植术后急性排斥反应的影响的大规模多中心随机对照试验没有发现任何益处。一项评估围移植期使用 CCBs 的好处与危害的系统性回顾研究并没有发现移植后常规使用 CCBs 可以降低急性肾小管坏死（ATN）的发病率。有研究反映了长期预后有所改善而围术期功能并无明显改善。肾移植手术期间使用 CCB 可能有利于放宽移植供体的标准（如供体年龄＞60 岁，捐献前血清肌酸酐水平＞1.5mg/dL（132μmol/L），死因为脑血管疾病等或有利于那些缺血时间较长的患者。

（6）腺苷受体拮抗剂：茶碱是一种非选择性腺苷受体拮抗剂，可以预防腺苷介导的人球小动脉收缩。远端肾小管管腔内氯化物浓度升高引起腺苷释放是管球反馈的一部分。评估茶碱对预防造影剂肾病作用的小型临床试验显示了不一致的结果。一项包括 7 个随机对照试验的 meta 分析得出的结论是预防性使用茶碱或氨茶碱似乎可以预防 CI-AKI。然而，这一项 meta 分析同时也收入了没有进行液体管理的研究。最近的一项在 NAC 中加入茶碱的随机对照试验显示 CI-AKI 的发病率降低。目前，尚不清楚单独使用茶碱是否能预防 CI-AKI，而 KDIGO AKI 指南亦不建议使用茶碱来预防 CI-AKI。

选择性腺苷阻断剂，如 Rolofylline，已被用于预防和治疗心肾综合征的临床试验。在一项有 63 例接受呋塞米治疗后出现 GFR 下降的失代偿性心力衰竭患者的双盲安慰剂对照试验中，腺苷 Al 拮抗剂合用呋塞米增强了利尿作用并阻止了肾小球滤过率下降。

（7）新型药物：多能间充质干细胞（MSC）在大鼠中被证实可以预防缺血再灌注诱导的 AKI。一项 I 期临床试验评估了对体外循环下进行心脏手术的患者由主动脉注入同种异体干细胞的可行性和安全性。输注 MSC 与不良事件不相关，且住院时间和再住院率相较于所匹配的历史对照病例分别下降了 40％。术后肾功能仍维持在基线水平，治疗组也没有患者需要进行血液透析（HD），而对照组 AKI 的发病率高达 20％。此外，治疗组中有基础 CKD 的患者其肾功能在长达 16 个月的时间内都很稳定，而相匹配的对照组患者则表现出了肾功能的恶化。这一治疗方法的长期安全性尚不明确。

从动物试验和初步的人类研究中发现，治疗性使用促红细胞生成素（EP0）似乎很有希望。EPO 可以通过抑制细胞凋亡，促进血管再生，抗炎及促进组织再生预防 AKI 并改善肾脏恢复。在小鼠中，于内毒素给药前 30 分钟注射 EPO 在损伤 16 小时后可以显著地改善肾功能损伤。EPO 在大鼠肾脏缺血再灌注损伤中似乎也有保护作用。一个术前给予择期冠状动脉搭桥手术患者 EPO 的临床试验显示 AKI 的发病率由 29％降至 8％（P＝0.035），且术后肾功能也得到了改善。在另一个试验中，在患者心脏手术后给予不同剂量的重组促红细胞生成素与安慰剂相比，在 48 小时内尿中 NGAL 并无明显差异，AKI 发病率也无明显差别。一项在重症监护下的最新研究也未发现 EPO 有治疗性肾脏保护效果。虽然这项研究的治疗时机也并不理想——生物标志物已检测出肾损伤 6 个多小时后，高剂量 EPO 并没有改变 AKI 患者的临床预后。

在一个Ⅰ期临床试验中评估了小分子干扰 RNA 与安慰剂预防 AKI 的效果。在 AKI 动物模型中，相较于安慰剂治疗组，用针对 p53 的小分子干扰 RNA 处理过的动物在缺血性损伤 24 小时后血清尿素氮(BUN)和肌酐水平显著降低。由于 p53 还有抑癌作用，故使用 p53 抑制剂的主要缺点之一是其潜在的致癌作用，且这一研究已因难以招募受试者而停止。

## (四)急性肾损伤的治疗

一旦预防 AKI 的措施都未能成功，则关键问题是 AKI 是否仅需要非透析治疗，还是必须进行 RRT。

1.综合管理

恰当的治疗需要对临床情况进行及时的诊断。现已投入相当大的努力以寻求一种敏感性和特异性更高的生物标志物帮助诊断 AKI。由于血肌酐是肾损伤相对晚期的指标，许多 AKI 在血清肌酐水平无明显升高时已发生。减轻肾脏损伤及防治 AKI 相关并发症的治疗需要在血清肌酐有微小变化时就开始进行。AKI 的初始评估包括仔细评估肾功能不全的原因和患者的容量状态。主要目标是维持足够的血流动力学状态以保证肾脏灌注，避免进一步的肾损伤。任何有潜在肾毒性的药物均应避免，包括血管内造影剂，含钆造影剂因有导致肾源性系统纤维化(NSF)的风险而应避免使用。如果 AKI 患者需要使用含钆造影剂，则患者必须被告知有患 NSF 的风险，而大环类螯合物(即钆布醇、钆特醇或钆特酸葡胺)优于线性螯合物。同时应尽可能低剂量给药，且避免重复用药。应尽可能避免一些抗微生物制剂如氨基糖苷类、两性霉素、阿昔洛韦及喷他脒或者调整剂量以防止进一步损伤。任何与 AKI 相关的其他药物(影响血流动力学的、肾毒性的和有免疫介导性的)也应尽量避免使用。

2.水电解质管理

尽管用晶体液进行早期有力的复苏及积极控制感染可减少 AKI 的发生率，液体复苏在 AKI 中的作用尚不明确。容量状态是最难评估的参数之一，而液体复苏应该针对一个预定的前负荷、搏出量或心输出量，而不是一组 MAP。然而，许多临床研究都强调右心房压力和肺动脉阻塞压在预测扩容有效性方面价值不高。其他提示前负荷的床旁指标，如右心室舒张末期容积(通过热稀释法评价)和左心室舒张末期面积(通过超声心动图评定)，在区分对容量有反应和无反应的患者方面也是无效的。

对于接受机械通气的危重患者，左心室搏出量的呼吸性变化可以预测输液反应。在低血容量患者，正压通气可能诱发静脉回流减少，从而导致心输出量减少。基于心室舒张末期容积和每搏输出量之间的正相关关系，扩容的预期血流动力学反应是右心室舒张末期容积、左心室舒张末期容积、每搏输出量和心输出量的增加。因为心室收缩的减少使舒张末期容积和每搏输出量之间的关系的曲线斜率降低，因舒张末期容积增加而致的每搏输出量增加取决于心室功能情况。

危重患者进行扩容常可导致体重相对增加 10%～15%或更高，有时短期内体内总液体量甚至可以翻倍。有研究表明，液体潴留与儿童和成人 AKI 死亡率之间有相关性。一项前瞻性多中心观察性研究[改善急性肾脏疾病护理工程(PICARD)]发现诊断 AKI 时有体液超负荷的患者——定义为体重相较于基线值升高 10%以上——经过多变量调整后其死亡率升高 3 倍。死亡风险与液体潴留的幅度和持续时间成正比。液体超负荷对肾复苏的影响是不一致的。FACTT 试验中 AKI 患者的二次分析也证实，在早期 AKI 患者中 AKI 确诊后的正液体平衡与死亡率强烈相关。研究显示，呋塞米有保护作用，这一保护作用在液体平衡被控制后消失。其他研究也显示，液体超负荷对肾功能有有害影响。综上所述，观察性研究结果表明，保守的液体疗法对于严重 AKI 患者的死亡率和肾脏恢复可能有益；然而，在给出任何明确的建议之前必须进行随机对照试验以证实这些发现。

此外，体内总液体量的增加将改变肌酐分布容积，导致低估血清肌酐值。由此造成的对肾功能不全严重程度的低估可能会延迟 AKI 的识别和治疗。在有液体超负荷的 AKI 患者中，肾功能的评价应考虑到体液平衡的作用以防止对 AKI 严重程度估计不足并正确地调整药物剂量，避免使用肾毒性药物。

3.促进急性肾损伤恢复的药物

(1)袢利尿剂：虽然袢利尿剂常用于已患 AKI 的患者，一项 meta 分析显示其使用与死亡率降低或更好的肾脏恢复并无相关性。另外两个 meta 分析表明，袢利尿剂并不影响死亡率、透析需求或所需透析次数。袢利尿剂与耳毒性风险增加相关，因此，应避免联合使用利尿剂与氨基糖苷类药物。评估利尿剂在 AKI 中的作用需要精心设计试验，目前在该领域已有 RCTs 正在进行中。在此期间，建议避免使用利尿剂治疗 AKI，除非是用于管理液体超负荷。

(2)促尿钠排泄剂：心房利钠肽(ANP)已在四个随机对照试验中作为 AKI 的治疗药物研究，结果显示 ANP 可以降低对透析的需求但对死亡率无影响。在迄今已发表的最大规模的研究中，ANP 仅在少尿型患者这一亚组改善了整体透析生存率。不幸的是，在随后进行的包括 222 例少尿型患者的试验中并未显示 ANP 可以降低死亡率或非透析生存率。这两项试验都给予高剂量的 ANP 达 24 小时，这可能影响了试验结果。最近的研究纳入了 61 例接受心脏手术并接受 ANP 治疗平均达(5.3±0.8)天的患者。在这一小型研究中 ANP 的使用减少了透析率并改善了非透析生存率。目前 KDIGOAKI 指南不建议使用 ANP 治疗 AKI。需要更大型的研究来证实 ANP 的作用。奈西立肽是一种可用于心力衰竭治疗的 B 型钠尿肽。奈西立肽引起血管扩张和心输出量的间接增加但无正性肌力作用及对心率的中性影响。另外，它抑制有害的神经激素活化，并在一些个体中可能导致排钠利尿。然而，在最近的一次关于急性心衰患者的大型 RCT 中，此药并没有降低死亡率和再住院率，且对呼吸困难效果也不显著。奈西立肽对肾功能并无不利影响，但增加了低血压的发生率。奈西立肽在高危的心血管手术术后早期降低了 AKI 发病率，但并不能改善长期生存率。KDIGO AKI 指南并不支持使用奈西立肽治疗 AKI。

(3)血管活性药物：现已不再推荐多巴胺用于治疗已经存在的 AKI。升压药往往被认为不利于器官灌注。在感染性休克中，一个包含 14 例患者的小型前瞻性研究发现，当 MAP 高于 70mmHg 时去甲肾上腺素改善了血清肌酐值和肌酐清除率。然而，在一个包括 28 例患者的小型 RCT 中，使用去甲肾上腺素将 MAP 从 65mmHg 增加至 85mmHg 并没有改善肾功能。

在一项 meta 分析中，非诺多泮减少了术后或危重患者的透析需求(7% vs 10%)和院内死亡率(15% vs 19%)。但这一 meta 分析存在一些局限性，如没有开始透析的标准条件、人种、AKI 定义及剂量和治疗持续时间的异质性.以及并没有独立测量 eGFR。此外，非诺多泮具有降压特性，可能会在 RCTs 之外的临床环境中更具危险性。没有单一的前瞻性研究表明，非诺多泮可以减少透析需求。这些结果需要有足够充分的试验来进一步证实，与 KDIGO AKI 指南一样，不建议使用非诺多泮治疗 AKI。

肝肾综合征患者的特异性治疗包括奥曲肽与特利加压素的联合使用。在美国没有特利加压素，大多数中心使用米多君、奥曲肽和白蛋白的联合注射。在这种情况下去甲肾上腺素也具有良好效果，与特利加压素相当。

(4)其他药物：其他正在研究的治疗 AKI 的药物，一个有希望的疗法是 MSCs。MSC 是具有抗炎和免疫调节功能的多能细胞，在心肌缺血、败血症和 AKI 的动物模型中被证明有益。在 AKI 模型中，输注 MSC 改善了顺铂诱导的 AKI、缺血再灌注损伤 AKI 及甘油诱导的 AKI 的肾功能恢复。在 AKI 高危人群，MSCs 被逐步增加剂量进行 Ⅰ 期临床试验检验其安全性、可行性及初步疗效。一个实验在系膜增生性肾炎模型中评估了肾内 MSCs 移植的长期影响。虽然 MSC 治疗组患者有较低的蛋白尿且在第 60 天有更好的肾功能，但是治疗组大鼠有 20% 的肾小球含有单个或集群的大脂肪细胞及明显的球周纤维化。因此，应权衡 MSC 在短期内维持肾功能的益处及其可能的球内 MSC 部分不良分化为脂肪细胞及随后的肾小球硬化的长期效应。

2 个动物模型显示，促红细胞生成素可能也有利于 AKI 的治疗。在一项包括 71 例行择期 CABG 手术患者的随机试验中，EPO 显示其有利于 AKI 后的恢复。但是在一项包括 187 例 AKI 患者的回顾性研究中，EPO 的使用与肾脏恢复并无关联。

在严重败血症和感染性休克中，一项包括 36 名患者的研究已经表明，输注碱性磷酸酶可能通过减少 NO 代谢物的产生和减轻肾小管酶尿以改善肾功能。

另一个可能的药物是一种压力诱导型酶-内源抗氧化酶血红素加氧酶-1(HO-1)。HO-1 具有重要的抗凋亡和消炎功能，且在包括 AKI 在内的几种损伤形式中 HO-1 诱导已被证明是具有保护性的。

4.急性肾损伤的并发症治疗

(1)体液过多：当 AKI 患者体液过多时，应尽量减少液体摄入量并在透析开始前尝试使用药物治疗。在有大量液体摄入但尿量不足的正体液平衡及有症状的容量超负荷的患者中，可使用袢利尿剂和其他可以优化整体及肾灌注的措施。静脉推注利尿剂可能疗效更强，尤其是在 CHF 和肾病综合征患者中。如果患者对静脉推注利尿剂有反应，则可尝试耳毒性更小的连续静脉内滴注。

除了利尿剂，选择性影响水钠排泄的新药物也已被开发，且可用于特定的临床条件。利水剂作用于肾集合管的抗利尿激素-2 受体，促进水的排泄。血管加压素受体拮抗剂仍需进一步研究，以确定其在有容量超负荷和低钠血症的 AKI 的治疗中的作用。利钠肽抑制肾单位中钠的重吸收，导致钠排泄。目前没有证据支持利钠肽可以用作 AKI 的辅助治疗。

吗啡和硝酸盐类可用于减轻紧急情况下的呼吸道症状。吗啡减轻了患者的焦虑并减少呼吸做功：它以 3 分钟内静脉输入 2～4mg 为起始剂量，必要时可间隔 5～15 分钟重复使用。硝酸盐类是肺水肿最常用的血管扩张剂。硝酸甘油通过扩张外周静脉减少左心室充盈：其初始剂量为 5μg/min 静脉滴注，通常与利尿治疗联合使用。当药物治疗不能快速解除液体超负荷状态时，根据临床情况可能需要酌情进行正压通气、气管内插管和透析。

(2)钾代谢紊乱：高钾血症是AKI的常见并发症。其主要风险是影响心脏传导，并可能导致心动过缓或心脏停搏。如果存在心电图改变，则需立即静脉注射钙剂。与此同时，应识别并停止使用口服或静脉补钾制剂，包括影响钾代谢的药物，如B肾上腺素拮抗剂、保钾利尿剂、ACE抑制剂及ARB类以及其他抑制肾钾排泄的药物。

接下来则是通过胃肠外葡萄糖补充和胰岛素输注促进钾移入细胞内。这一处理在20～30分钟内起效，疗效维持2～6小时。持续输注胰岛素和含葡萄糖的液体可延长其疗效。碳酸氢钠也可促进钾离子移入细胞内，15分钟内起效，疗效持续1～2小时。碳酸氢钠的降钾作用在代谢性酸中毒患者中最为突出，如无须考虑液体超负荷风险可进行这一治疗(5分钟内静脉输注50mmol)。β肾上腺素气雾剂也可降钾但伴随较大的不良反应，因此不常用于高钾血症。

盐水、袢利尿剂、阳离子交换树脂如聚苯乙烯磺酸钠或钙树脂也可排钾。树脂可以口服或经直肠给药保留灌肠。在高钾危象的患者，首选直肠给药，因为结肠是该药物的主要作用部位。当聚苯乙烯磺酸钠与山梨糖醇同时使用时，肠坏死风险可能会增加。故术后或粪便嵌塞的患者应避免使用聚苯乙烯磺酸钠，直到肠道功能恢复正常。如果高钾血症对于保守治疗反应欠佳，可行急诊HD。若不能进行间歇性HD，大量低钾或无钾的置换液或透析液的连续性肾脏替代疗法(CRRT)也可用于高钾血症治疗。由于启动RRT可能需要一些时间，透析未开始时仍应进行药物治疗。不论保守还是透析治疗，均应密切监测血钾水平以防高钾血症反弹。

(3)钠代谢紊乱：低钠血症在与心力衰竭、肝功能衰竭或利尿剂相关的AKI中较为多见。在这些情况下，必须限制水的人量低于出量。体液过多和水肿需要限制钠摄入。在真性容量消耗的肾前性AKI患者中，则需予等渗盐水校正这两种紊乱。

重症监护的高钠血症患者较易发生AKI。在大多数患者中，病因治疗非常重要且需估计水的消耗量。应口服补水或静脉内予葡萄糖溶液，最大速率每天可达8～10mmol/L尽快纠正血钠浓度。可能还需要进行透析或CRRT来纠正AKI的钠代谢紊乱。

(4)钙、磷及镁代谢异常：高磷血症及低钙血症在AKI中常见。高磷血症通常由肾脏排磷减少引起，横纹肌溶解或TLS连续释放也是常见原因。血磷升高，血钙降低，导致低钙血症。血钙常轻度至中度减低，降至7～8mg/dL(1.75～2.0mmol/L)。低钙血症其他病因有骨骼对甲状旁腺激素(PTH)抵抗作用、肾功能失调导致的骨化三醇产生减少。低钙血症也常发生于横纹肌溶解症或胰腺炎所致的AKI中。用碳酸氢盐纠正酸中毒会加剧低钙血症。高钙×高磷在理论上可以引发组织内钙沉积。后者可能会导致心律失常。没有随机研究评估治疗这些紊乱获得的益处。由于口服含磷药物和TLS引起的高磷血症会引起AKI，因此，应避免严重高磷血症以防止进一步的损害。这种情况下可以使用含钙磷结合剂和其他磷结合剂。如果有低钙血症或血流动力学不稳定的症状出现，应输注葡萄糖酸钙。

AKI时罕见高钙血症，后者通常出现在横纹肌溶解症的恢复阶段——当钙从肌肉中的含钙复合物中释放出来时。此外，当肾功能恢复重新分泌骨化三醇时，PTH的反应性将增强。

在这种情况下高钙血症很少发生或可简单地通过药物控制。轻度高镁血症在AKI中很常见,通常对临床没有特殊影响。

(5)酸碱平衡紊乱:在AKI中,代谢性酸中毒是最常见的酸碱平衡异常,它是由碳酸氢盐产生减少及氨离子排泄减少导致的。蓄积的磷酸盐和未排泄的不可测的阴离子,如硫酸盐、尿酸、马尿酸盐、羟基丙酸乙酯、呋喃丙酸酯及草酸等也会导致代谢性酸中毒。这一酸化过程可因低蛋白血症减弱,也可因乳酸酸中毒而加剧。尽管存在未测定阴离子的蓄积,50%的患者阴离子间隙仍保持在正常范围内。除代谢性酸中毒,也可合并三重酸碱平衡紊乱。

纠正酸碱平衡紊乱的措施要根据病因进行调整。

关于急性代谢性酸中毒的最佳治疗方法仍存在争议。当代谢性酸中毒仅仅是AKI的并发症时,血清碳酸氢盐浓度低于15~18mmol/L时可予碳酸氢钠治疗,但其给药后可能出现容量超负荷。由潜在的休克所造成的乳酸酸中毒因使用碳酸氢盐可能出现二氧化碳生成增加,细胞内酸中毒恶化及容量超负荷,其使用仍存在争议。代谢状态的迅速改善也会加重低钙血症,后者可能会降低心输出量。因此,在乳酸酸中毒的患者中,对于严重的代谢性酸中毒(动脉血pH低于7.10~7.15),大多数医师会限制性使用碳酸氢钠,以维持pH高于7.15~7.20直到整个疾病过程被纠正。AKI患者碱治疗的替代方案还没有被广泛研究。三(羟甲基)氨基甲烷(THAM)被排泄在尿中,与碳酸氢钠相比,其临床疗效还不明确。我们不建议将其用于AKI患者,尤其是伴高钾血症的患者,因为相比于碳酸氢盐,THAM不仅不会降低血钾,甚至可以导致高钾血症。限制蛋白摄入也可控制酸中毒,因为蛋白质分解与酸中毒恶化相关。但是目前不建议对AKI患者限制蛋白质摄入。

(6)营养:AKI患者由于较差的营养摄入和蛋白质的高分解代谢使其发生营养不良的风险增加。应确保充足的营养支持,以防止蛋白质能量浪费,促进伤口愈合和组织修复,维持免疫系统功能,降低死亡率。

在有高代谢需求的AKI患者中进行营养评估非常困难。主观整体评估评价营养状况,不需要额外的实验室检查,对预后有高度预测性。

KDIGO AKI指南建议AKI患者若没有分解代谢疾病应接受蛋白质0.8~1.0g/(kg·d)及22~30kcal/(kg·d)的总能量摄入。此外,RRT患者应给予1.0~1.5g/(kg·d)的蛋白质,CRRT和高代谢状态的患者蛋白质补充可多达1.7g/(kg·d)。蛋白质分解代谢可由尿素氮来确定。

12或24小时内测量蛋白质摄入及尿中尿素氮排泄来监测氮平衡可用于评估营养补充治疗的疗效。正氮或负氮平衡可用于确定患者的蛋白质摄入是否足够。其计算方法如下:

$$氮平衡=(蛋白质摄入量/6.25)-(UUN+4)$$

蛋白质摄入量和尿尿素氮(UUN)都用克表示。若胃肠道功能尚可则应首选肠内营养;胃肠道功能失常或肠内途径不足以满足营养摄入目标时应考虑肠外营养。危重患者常出现AKI及其他影响因素如药物、高血糖及电解质紊乱等而使胃肠道蠕动减弱。

# 第四节 慢性肾衰竭

## 一、病因与发病机制

### (一)病因与危险因素

CKD 的病因可涉及肾小球病变、肾小管间质病变和肾血管病变等方面。心力衰竭、严重低血压、肝硬化均可导致肾功能损害,对肾脏有毒害作用的物质或有肾毒性药物的不合理使用也可破坏肾脏组织,并随着损害作用加重最终可发展为慢性肾衰竭。

CKD 与 CRF 的病因主要有糖尿病肾病、高血压肾小动脉硬化、原发性与继发性肾小球肾炎、肾小管间质疾病(慢性间质性肾炎、慢性肾盂肾炎、尿酸性肾病、梗阻性肾病等)、肾血管疾病、遗传性疾病(多囊肾病、遗传性肾炎)等。在美国,糖尿病肾病和高血压肾损害是导致 CRF 的前两位病因,我国则是以 IgA 肾病为主的原发性肾小球肾炎最为多见,其次为高血压肾小动脉硬化、糖尿病肾病、狼疮性肾炎、慢性肾盂肾炎,泌尿道阻塞以及多囊肾等。

CRF 病程渐进性发展的危险因素,包括高血糖控制不满意、高血压、蛋白尿、低蛋白血症、吸烟等。

CRF 病程中急性加重的危险因素主要有:①累及肾脏的疾病(如原发性或继发性肾小球肾炎、原发性高血压、糖尿病、缺血性肾病等)复发或加重;②有效血容量不足(低血压、脱水、大出血或休克等);③肾脏局部血供急剧减少(如肾动脉狭窄患者应用 ACEI、ARB 等药物);④严重高血压未控制;⑤肾毒性药物;⑥泌尿道梗阻;⑦其他:严重感染、高钙血症、肝衰竭、心力衰竭等。其中,因有效血容量不足或肾脏局部血供急剧减少致残余肾单位低灌注、低滤过状态,是导致肾功能急剧恶化的主要原因之一;肾毒性药物尤其是非甾体抗感染药、氨基糖苷类抗生素、造影剂等的不当使用,也是导致肾功能恶化的常见原因。

### (二)发病机制

多年来针对慢性肾衰竭的发病机制提出了诸如矫枉失衡学说、脂质代谢紊乱学说和尿毒症毒素学说等假说,但至今还没有一种假说能够完全解释发病的全过程。近些年随着分子生物学研究的发展,诸如细胞生长因子等活性物质学说的提出加深了对慢性肾衰竭发病机制的认识。

1.健存肾单位学说

当出现慢性肾衰竭时,肾单位受到破坏而失去滤过功能.健存的肾单位越来越少,剩余的尚有部分功能的肾单位则由于代偿作用而导致健存的肾单位发生代偿性增大,使得肾小球滤过和肾小管重吸收功能增强,最终导致肾小球硬化,出现终末期肾衰竭。

2.矫枉失衡学说

当机体健存的肾单位不足以维持机体正常需要时,机体内环境便出现一系列失衡状态(包括水、电解质失衡和酸碱失衡等),为了维持内环境的稳定,机体会做出一系列调整,造成体内某些物质的增加或减少(矫枉),进而又产生新的不平衡现象。例如,在肾功能减退时,尿磷排出减少，血磷升高，血钙降低，从而刺激甲状旁腺激素(PTH)分泌增多，增加肾小管排磷，同时动员骨钙入血，纠正了高磷低钙状态；但随着 GRF 进一步下降，为维持血钙磷平衡，势必会持续增加 PTH 水平，这就导致继发性甲状旁腺功能亢进，引起肾性骨病、周围神经病变、心血管疾病和转移性钙化等失衡症状，进一步损害肾功能。

3.肾小球的"高压力、高灌注、高滤过"学说

肾单位穿刺研究表明，在残存肾单位中单个肾单位的肾小球滤过率(SNGFR)明显增高，这主要由于健存肾单位的入球小动脉阻力下降、出球小动脉阻力增加所致，此过程导致肾小球内出现高压力、高灌注和高滤过。肾小球高压使得跨毛细血管静水压增高和肾小球血流量增多，进一步导致肾小球毛细血管内压力和血管壁张力增高，引起缺血和内皮细胞损害，导致残余肾小球发生代偿性肥大和硬化，失功能的肾小球又使残存的肾小球滤过率进一步增加，最终可造成肾功能进行性恶化。

4.肾小管-间质高代谢学说

研究认为，慢性肾衰竭患者的肾小管并不是处于被动的代偿适应或单纯受损状态，而是直接参与到肾功能减退的进展中。肾小管的高代谢可增加剩余肾单位内氧自由基生成，而自由基清除剂(如谷胱甘肽)生成减少和氧化应激作用加强导致细胞和组织的损伤。此外，肾小管间质病变会使间质淋巴-单核细胞浸润并释放多种细胞因子和生长因子，导致小管-间质损伤和球-管失衡，并刺激间质纤维母细胞，加快间质纤维化的过程。

5.钙磷代谢失衡和内分泌紊乱

肾衰竭时，$1,25\text{-}(OH)_2\text{-}D_3$ 缺乏、低钙高磷状态可导致继发性甲旁亢而分泌大量的甲状旁腺激素(PTH)，由于残存肾单位少，继发性分泌增多的 PTH 已不能维持磷的排出，出现血磷升高；同时 PTH 又可增强溶骨活性，使骨钙磷释放增多，使血磷水平上升。慢性肾衰竭时极易出现代谢性酸中毒，而 $1,25\text{-}(OH)_2\text{-}D_3$ 生成减少又可造成肠钙吸收障碍和胶原蛋白代谢障碍，上述过程可最终导致肾型骨质营养不良。

此外，过多的 PTH 可引起软组织转移性钙化，引起肾小管-间质钙化的发生和发展；促红细胞生成素(EPO)减少可造成肾性贫血；胰岛素、胰高血糖素代谢失调可引起糖耐量异常。肾素-血管紧张素-醛固酮系统(RAAS)参与对心血管功能稳态、电解质和体液平衡维持以及血压的调节，肾组织高表达的血管紧张素Ⅱ(AngⅡ)可通过影响细胞增殖、凋亡和细胞外基质集聚等作用促进肾组织的纤维化，加重肾功能损害。

6.细胞因子生长因子的作用

近年的研究发现，各种细胞介质、生长因子和 CRF 的发生和发展密切相关。按作用主要分为四类：①炎症前因子：补体激活产物(C3a，C5a)、白介素(IL-1、IL-6)、肿瘤坏死因子(TNFα)和干扰素(IFNγ)等；②血管活性物质：血管紧张素、前列腺素等；③生长因子和基质促进物质：血小板源生长因子(PDGF)、纤维母细胞生长因子(FGF)、胰岛素样生长因子(IGF-1)和转化生长因子(TGF-β)等；④细胞外基质(ECM)与蛋白酶：核心蛋白聚糖、调凝蛋白1、Ⅳ型胶原、SPARC 等。上述细胞因子和生长因子可通过引发炎症反应、促进肾小球硬化和系膜增殖以及促进肾小管-间质损害等方式加重肾脏病进展。

7.脂质代谢紊乱

研究显示CRF患者在肾小球硬化和间质纤维化区域出现毛细血管壁巨噬细胞吞噬脂蛋白后形成的泡沫细胞(包浆内含有大量胆固醇和磷脂),而巨噬细胞、系膜细胞和肾小管细胞可以产生氧自由基而氧化脂蛋白,低密度脂蛋白经氧化后可促使炎性、致纤维化细胞因子的表达而诱导细胞凋亡;同时氧化的脂蛋白自身也可以产生反应性的氧自由基,引发巨噬细胞浸润、细胞外基质积聚和细胞凋亡。

8.蛋白尿学说

CRF可导致肾小球上皮细胞空泡形成、足突融合和白蛋白沉积,造成肾小球基底膜(GBM)对滤过物质的选择性屏障作用消失,导致大量大、中分子蛋白进入肾小管而形成蛋白尿。蛋白尿不仅使机体营养物质流失,还可造成以下病理生理学改变:①肾小管上皮细胞溶酶体破裂;②肾小管细胞合成和释放化学趋化因子,引起炎性细胞浸润和细胞因子释放;③与远端肾小管产生Tamm-Horsfall蛋白相互反应阻塞肾小管;④尿中转铁蛋白释放铁离子,产生游离 $OH^-$;⑤刺激肾小管上皮细胞分泌内皮素,产生致纤维化因子。蛋白尿通过上述一系列反应引起肾小管间质进一步损害及纤维化。

9.慢性酸中毒学说

CRF通过多种途径导致肾脏对酸负荷调节能力下降,而健存的肾单位又会通过多种机制加速酸性物质的产生,久而久之势必会促进肾脏病的进展,因此也有学者把因酸中毒代偿引起的肾脏损害称之为酸中毒矫枉失衡学说。

10.慢性缺氧学说

CRF患者肾内血流动力学的紊乱会引发肾小球缺氧。缺氧通过促使缺氧诱导因子(HIF-1)表达、肾小管上皮细胞转分化、增加细胞因子和炎症介质释放、诱导肾小球内皮细胞凋亡等机制加速肾损害。

11.尿毒症毒素学说

目前已知尿毒症患者体内至少存在200种以上的尿毒症毒素,多数尿毒症毒素对肾组织有毒害作用。常见的尿毒症毒素包括:①蛋白质和氨基酸代谢产物;②尿酸盐和马尿酸盐;③核酸代谢产物;④脂肪酸代谢产物;⑤其他含氮化合物;⑥糖基化终产物和高级氧化蛋白产物。

## 二、诊断和分期

出现下表中任何一项指标,持续时间超过3个月可诊断CKD(表6-4-1)。

表6-4-1 慢性肾脏病诊断

| 肾损伤标志 | GFR下降 |
| --- | --- |
| 白蛋白尿 | eGFR<60mL/(min·1.73m²) |
| 尿沉渣异常 | |
| 肾小管相关病变 | |
| 组织学异常 | |

续表

| 肾损伤标志 | GFR 下降 |
|---|---|
| 影像学所见异常 | |
| 肾移植史 | |

诊断 CRF 需要熟悉 CRF 患者的病史特点，仔细询问病史和查体，并及时做必要的实验室检查，以尽早明确诊断，防止 CRF 的误诊。要重视肾功能的检查，也要重视血电解质矿物质（K、Na、Cl、Ca、P 等）、动脉血液气体分析、影像学等检查。

KDIGO 专家组对慢性肾脏病（CKD）的分期方法提出了新的建议。该分期方法将 GFR 正常（≥90mL/min）的肾病视为 1 期 CKD，其目的是为了加强对早期 CKD 的认知、警醒和 CRF 的早期防治；同时将终末期肾脏病（ESRD）的诊断放宽到 GFR＜15mL/min，对晚期 CRF 的及时诊治有所帮助。显然，CKD 和 CRF 的含义上有相当大的重叠，前者范围更广，而后者则主要代表 CKD 患者中的 GFR 下降的那一部分患者。

## 三、病情判断

CKD 的临床表现取决于基础疾病和肾脏疾病所处的阶段。大多数 CKD 患者的症状和临床表现常常是轻微的，直到 GFR 降至 5～10mL/min 时才出现急性心衰、严重高钾血症、消化道出血、眼底出血、中枢神经系统障碍等症状，甚至有生命危险。此时为了维持生命需要行肾脏替代治疗（RRT）。

### （一）水、电解质代谢紊乱

慢性肾衰时，酸碱平衡失调和各种电解质代谢紊乱相当常见。在这类代谢紊乱中，以代谢性酸中毒和水钠平衡紊乱最为常见。

1.代谢性酸中毒

多数患者能耐受轻度慢性酸中毒，但如动脉血 $HCO_3^-$＜15mmol/L，则可有较明显症状，如食欲减退、呕吐、虚弱无力、呼吸深长等。上述症状可能与酸中毒时，体内多种酶的活性受抑制有关。

2.水钠代谢紊乱

肾功能不全时，肾脏对钠负荷过多或容量过多的适应能力逐渐下降。水钠平衡紊乱主要表现为水钠潴留，此时易出现血压升高、左心功能不全和脑水肿。水钠潴留还可表现为不同程度的体腔积液、眼睑（尤其是晨起眼睑水肿）或下肢水肿。

3.钾代谢紊乱

当 GFR 降至 20～25mL/min 或更低时，肾脏排钾能力逐渐下降，此时易于出现高钾血症；尤其当钾摄入过多、酸中毒、感染、创伤、消化道出血等情况发生时，更易出现高钾血症。严重高钾血症（血清钾＞6.5mmol/L）有一定危险，需及时治疗抢救。

4.钙磷代谢紊乱

主要表现为钙缺乏和磷过多。在肾衰的早期，血钙、磷仍能维持在正常范围，且通常不引起临床症状，只在肾衰的中、晚期（GFR＜20mL/min）时才会出现高磷血症、低钙血症。低钙血症、高磷血症、活性维生素D缺乏等可诱发继发性甲状旁腺功能亢进(简称甲旁亢)和肾性骨营养不良。

### (二)蛋白质、糖类和脂肪的代谢紊乱

CRF患者蛋白质代谢紊乱一般表现为蛋白质代谢产物蓄积(氮质血症),尿微量白蛋白是慢性肾脏病的早期信号,而持续性微量白蛋白尿或蛋白尿则提示肾损伤。糖代谢异常主要表现为糖耐量减低,主要与胰高血糖素升高、胰岛素受体障碍等因素有关,可表现为空腹血糖水平或餐后血糖水平升高,但一般较少出现自觉症状。慢性肾衰患者中高脂血症表现为轻到中度高甘油三酯血症,少数患者表现为轻度高胆固醇血症或二者兼有。

### (三)心血管系统表现

心血管病变是CKD患者的主要并发症之一和最常见的死因。尤其是进入终末期肾病阶段,则死亡率进一步增高(占尿毒症死因的45%~60%)。

1.高血压和左心室肥厚

大部分CKD患者有不同程度的高血压,多是由于钠水潴留、肾素-血管紧张素增高及某些舒张血管的因子不足所致。高血压可引起动脉硬化、左心室肥厚和心力衰竭。贫血和血液透析用的内瘘,会引起心高排血量状态,加重左心室负荷和左心室肥厚。

2.心力衰竭

是尿毒症患者最常见死亡原因。随着肾功能的不断恶化,心力衰竭的患病率明显增加,至尿毒症期可达65%~70%。其原因大多与水钠潴留、高血压及尿毒症心肌病变有关。

3.尿毒症性心肌病

代谢废物的潴留和贫血等因素引起心肌病;部分患者可伴有冠状动脉粥样硬化性心脏病。各种心律失常的出现,与心肌损伤、缺氧、电解质紊乱、尿毒症毒素蓄积等因素有关。

4.心包病变

心包积液原因多与尿毒症毒素蓄积、低蛋白血症、心力衰竭等因素有关。轻者可无症状,重者则可有心音低钝、遥远,少数情况下还可有心脏压塞。

5.血管钙化和动脉粥样硬化

由于高磷血症、钙分布异常和“血管保护性蛋白”(如胎球蛋白A)缺乏而引起的血管钙化,在心血管病变中亦起着重要作用。动脉粥样硬化往往进展迅速,血液透析患者的病变程度比透析前患者为重。除冠状动脉外,脑动脉和全身周围动脉亦同样发生动脉粥样硬化和钙化。

### (四)呼吸系统症状

体液过多或酸中毒时均可出现气短、气促,严重酸中毒可致呼吸深长。体液过多、心功能不全可引起肺水肿或胸腔积液。由尿毒症毒素诱发的肺泡毛细血管渗透性增加、肺充血可引起“尿毒症肺水肿”,此时肺部X线检查可出现“蝴蝶翼”征,及时利尿或透析可迅速改善上述症状。

### (五)胃肠道症状

主要表现有食欲减退、恶心、呕吐、口腔有尿味。消化道出血也较常见,其发生率比正常人明显增高,多是由于胃黏膜糜烂或消化性溃疡,尤以前者为最常见。

### （六）血液系统表现

CRF 患者血液系统异常主要表现为肾性贫血和出血倾向。大多数患者一般均有轻、中度贫血，其原因主要由于红细胞生成素缺乏，故称为肾性贫血；如同时伴有缺铁、营养不良、出血等因素，可加重贫血程度。

### （七）神经肌肉系统症状

早期症状可有疲乏、失眠、注意力不集中等。其后会出现性格改变、抑郁、记忆力减退、判断力降低。尿毒症时常有反应淡漠、谵妄、惊厥、幻觉、昏迷、精神异常等。周围神经病变最常见的是肢端袜套样分布的感觉丧失，也可有肢体麻木、烧灼感或疼痛感、深反射迟钝或消失，并可有神经肌肉兴奋性增加，如肌肉震颤、痉挛、不宁腿综合征以及肌萎缩、肌无力等。

### （八）骨骼病变

肾性骨营养不良（即肾性骨病）相当常见，包括纤维囊性骨炎（高转化性骨病）、骨生成不良、骨软化症（低转化性骨病）及骨质疏松症。在透析前患者中骨骼 X 线发现异常者约 35%，而出现骨痛、行走不便和自发性骨折相当少见（少于 10%）。而骨活体组织检查（骨活检）约 90%可发现异常，故早期诊断要靠骨活检。

## 四、预防和治疗

### （一）早中期慢性肾衰竭的防治对策和措施

1.及时、有效地控制高血压

24 小时持续、有效地控制高血压，对保护靶器官具有重要作用，也是延缓、停止或逆转 CRF 进展的主要因素之一。透析前 CRF（GFR≤10mL/min）患者的血压，一般应当控制在 120～130/75～80mmHg 以下。

2.ACEI 和 ARB 的使用

血管紧张素转化酶抑制剂（ACEI）和血管紧张素Ⅱ受体拮抗剂（ARB）具有降压、减低高滤过、减轻蛋白尿的作用，这些药物能够减慢、在一些病例中甚至能够延缓肾衰竭的进展，降低死亡率。但注意有可能引起高钾、血清肌酐水平一过性增高等。

3.严格控制血糖

严格控制血糖，使糖尿病患者空腹血糖控制 5.0～7.2mmol/L（睡前 6.1～8.3mmol/L），糖化血红蛋白（HbA1c）<7%，可延缓患者 CRF 进展。

4.控制蛋白尿

将患者蛋白尿控制在<0.5g/24h 或明显减轻微量白蛋白尿，均可改善其长期预后，包括延缓 CRF 病程进展和提高生存率。

5.饮食治疗

除非有禁忌证，推荐成人低盐饮食，每日钠的摄入量<90mmol（<2g）（相当于 5g 氯化钠）。应用低蛋白、低磷饮食，单用或加用必需氨基酸或 α-酮酸（EAA/α-KA），可能具有减轻肾小球硬化和肾间质纤维化的作用。

6.其他

积极纠正贫血、减少尿毒症毒素蓄积、应用他汀类降脂药、戒烟等，很可能对肾功能有一定保护作用。积极寻找可逆因素，治疗原发病非常重要。

## （二）CRF 的药物治疗

1.纠正酸中毒和水、电解质紊乱

（1）纠正代谢性酸中毒：代谢性酸中毒的处理，主要为口服碳酸氢钠（$NaHCO_3$），轻者1.5～3.0g/d 即可；中、重度患者 3～15g/d，必要时可静脉输入。对有明显心力衰竭的患者，要防止 $NaHCO_3$ 输入量过多，输入速度宜慢，以免心脏负荷加重。

（2）水钠紊乱的防治：为防止出现水钠潴留需适当限制钠摄入量，一般 NaCl 摄入量应不超过 6～8g/d。有明显水肿、高血压者，钠摄入量一般说来 2～3g/d（NaCl 摄入量 5～7g/d），个别严重病例可限制为 1～2g/d（NaCl 2.5～5g）。也可根据需要应用袢利尿剂。对严重肺水肿急性左心衰竭者，常需及时给予血液透析或持续性血液滤过，以免延误治疗时机。

（3）高钾血症的防治：①积极纠正酸中毒，除口服碳酸氢钠外，必要时（血钾＞6mmol/L）可静脉给予碳酸氢钠 10～25g，根据病情需要 4～6 小时后还可重复给予；②给予袢利尿剂，最好静脉或肌内注射呋塞米 40～80mg（或布美他尼 2～4mg）；③应用葡萄糖-胰岛素溶液输入（葡萄糖 4～6g 中，加胰岛素 1U）；④口服降钾树脂，一般每次 5～20g，3 次/天，增加肠道钾排出；⑤对严重高钾血症（血钾＞6.5mmol/L），且伴有少尿、利尿效果欠佳者，应及时给予血液透析治疗。

2.高血压的治疗

血管紧张素转化酶抑制剂（ACEI）、血管紧张素Ⅱ受体拮抗剂（ARB）、$Ca^{2+}$ 通道拮抗剂、袢利尿剂、β 受体阻滞剂、血管扩张剂等均可应用，以 ACEI、ARB、钙通道拮抗剂的应用较为广泛。透析前慢性肾衰患者的血压应＜130/80mmHg，但维持透析患者血压一般不超过 140/90mmHg 即可。

3.贫血的治疗和 rHuEPO 的应用

目前的治疗药物主要为刺激红细胞生成类药物（ESA）及铁剂。排除失血等因素，Hb＜100～110g/L 或 Hct＜30%～33%，即可开始应用 rHuEPO 治疗。一般开始用量为每周 80～120U/kg，分 2～3 次注射（或 2000～3000U/次，每周 2～3 次），皮下或静脉注射。直至 Hb 上升至 110g/L 如 Hb＞130g/L，宜谨慎观察。补充铁剂治疗作为 CKD 贫血的初始治疗往往是有效的，静脉给药较口服给药效果更快更理想。有活动性恶性肿瘤或者近期有恶性肿瘤病史的患者不推荐 ESA 治疗。在维持达标的前提下，每个月调整用量 1 次，适当减少 EPO 的用量。个别透析患者 rHuEPO 剂量可能需有所增加（每次 3000～4000U，每周 3 次），但不应盲目单纯加大剂量，而当当首先分析影响 rHuEPO 疗效的原因，有针对性地调整治疗方案。

4.低钙血症、高磷血症和肾性骨病的治疗

矿物质代谢异常在 CKD 2 期即已出现，患者如未得到及时诊治，终将发生代谢性骨病（肾性骨营养不良）。2005 年，KDIGO 将肾性骨营养不良重新定义并扩大诊断为慢性肾脏病矿物质和骨异常（CKD-MBD），包括以下三种异常：①钙、磷、甲状旁腺激素和维生素 D 代谢异常；②骨转运、骨矿化、骨容量和骨的生长异常；③血管和软组织钙化。

当 GFR 小于 30mL/min 时，除限制磷摄入外，以碳酸钙较好。$CaCO_3$ 口服一般每次 0.5～2g，每日 3 次，餐中服用。对明显高磷血症[血磷＞7mg/dL(2.26mmol/L)]或血清 Ca、P 乘积＞65mg/dL 者，则应用不含钙的磷结合剂。

对明显低钙血症患者，可口服 $1,25(OH)_2D_3$，凡口服骨化三醇患者，治疗中均需要监测血 Ca、P、PTH 浓度，使透析前患者血 iPTH 保持在 35～110pg/mL；使透析患者血钙磷乘积尽量接近目标值的低限(CaxP＜55mg/dL 或 4.52mmol/L)，血 PTH 保持在 150～300pg/mL，以防止生成不良性骨病。对已有生成不良性骨病的患者，不宜应用骨化三醇或其类似物。

5.高脂血症的治疗

透析前慢性肾衰患者与一般高血脂者治疗原则相同，应积极治疗。但对维持透析患者，高脂血症的标准宜放宽，血胆固醇水平保持在 6.5～7.8mmol/L(250～300mg/dL)，血甘油三酯水平保持在 1.7～2.3mmol/L(150～200mg/dL)为好。

6.口服吸附疗法和导泻疗法

口服氧化淀粉或活性炭制剂、口服大黄制剂或甘露醇(导泻疗法)等，应用胃肠道途径增加尿毒症毒素的排出。

7.其他

①合并糖尿病的患者，要注意控制血糖。推荐糖化血红蛋白(HbA1c)的目标值为 7.0%；对于有低血糖风险的患者，HbA1c 的目标值不低于 7.0%，建议对于有合并疾病、预期寿命有限和有低血糖风险的患者，HbA1c 的目标值可以高于7.0%；②高尿酸血症通常不需药物治疗，但如有痛风，则予降尿酸药物治疗；③皮肤瘙痒：口服抗组胺药物，控制高磷血症及强化透析，对部分患者有效。

### (三)尿毒症的替代治疗

当 GFR 10mL/min 以下(Scr＞707μmol/L)并有明显尿毒症临床表现，经治疗不能缓解时，则应进行透析治疗。KDIGO 指南强调肾脏替代治疗开始的时机重点考虑临床症状。对糖尿病肾病，可适当提前(GFR 10～15mL/min)安排透析。血液透析和腹膜透析的疗效相近，但各有其优缺点，在临床应用上可互为补充。但透析疗法仅可部分替代而不能代替其内分泌和代谢功能。患者通常应先做一个时期透析，待病情稳定并符合有关条件后，可考虑进行肾移植术。

1.血液透析

选择血液透析的患者应在 RRT 开始时拥有有效、永久的血管通路。自体动静脉内瘘具备极好的长期通畅率，与其他类型的血管通路相比，一直有着最低的死亡风险。血透治疗一般每周做 3 次，每次 4～6 小时。在开始血液透析 4～8 周内，尿毒症症状逐渐好转。透析治疗间断地清除溶质的方式使血容量、溶质浓度的波动较大，不符合生理状态，甚至产生一些不良反应。研究提示，增加透析频率(如每日透析)，而每周透析总时间不变，则透析更充分，更符合生理特点。长期坚持透析，选择合理的透析模式，配合药物治疗，大多数患者能较好的生活、工作。

2.腹膜透析

持续性不卧床腹膜透析疗法(CAPD)设备简单，易于操作，安全有效，可在患者家中自行操作。选择腹膜透析的患者在开始透析前3～4周应行腹透管置入术；每日将透析液输入腹腔，并交换4次(6小时一次)，每次约2L。CAPD持续地进行透析，对尿毒症毒素持续地被清除，血容量不会出现明显波动，故患者也感觉较好。CAPD在保存残存肾功能方面优于血透。由于装置和操作的改进，腹膜炎等并发症已大为减少。CAPD尤其适用于老人、心血管功能不稳定者、糖尿病患者。

3.肾移植

成功的肾移植会恢复正常的肾功能(包括内分泌和代谢功能)，可使患者几乎完全康复。移植肾可由尸体供肾或亲属供肾(由兄弟姐妹或父母供肾)，以后者肾移植的效果更好。要在ABO血型配型和HLA配型合适的基础上，选择供肾者。肾移植需长期使用免疫抑制剂，以防排斥反应，常用的药物为糖皮质激素、环孢素(或他克莫司)、硫唑嘌呤(或麦考酚吗乙酯)等。近年肾移植的疗效已明显改善，尸体供肾移植肾的存活率有较大提高，其1年存活率约为90%，5年存活率约为70%。由于移植后长期使用免疫抑制剂，故并发感染者增加，恶性肿瘤的患病率也有增高。

# 第五节　输尿管结石

90%以上的输尿管结石是在肾内形成而降入输尿管的，两侧发病率大致相等，双侧结石约占5%。输尿管结石的病因与肾结石相同，但结石进入输尿管后逐渐变为枣核形。

输尿管有5个狭窄部位：①肾盂输尿管连接部；②输尿管与髂血管交叉处；③输尿管与男性输精管和女性韧带底交叉处；④输尿管进入膀胱壁的外缘；⑤输尿管的膀胱壁间段。这些部位的结石容易停滞或嵌顿。

## 一、临床表现

1.疼痛

(1)中、上段输尿管结石：当结石停留在一个特定区域而无移动时，常引起输尿管完全或不完全性的梗阻，尿液排出延迟引起肾脏积水，可出现腰部胀痛、压痛及叩痛。随着肾脏“安全阀”开放引起尿液静脉、淋巴管或肾周反流，肾内压力降低，疼痛可减轻，甚至完全消失。而当结石随输尿管蠕动和尿流影响，发生移动时，则表现为典型的输尿管绞痛。上段输尿管结石一般表现为腰区或胁腹部突发锐利的疼痛，并可放射到相应的皮肤区及脊神经支配区，如可向同侧下腹部、阴囊或大阴唇放射。值得注意的是，腰背部皮肤的带状疱疹经常以单侧腰胁部的疼痛出现，在疱疹出现前几乎无法确诊，因此常与肾脏或输尿管上段的结石相混淆，需要仔细询问病史以排除可能性。中段的输尿管结石表现为中、下腹部的剧烈疼痛。这种患者常以急腹症就诊，因此常需与腹部其他急症相鉴别。例如右侧需考虑急性阑尾炎、胃、十二指肠溃疡穿孔；左侧需考虑急性肠憩室炎、肠梗阻、肠扭转等疾病。在女性还需要注意排除异位妊娠导致输卵管破裂、卵巢扭转、卵巢破裂等疾病，以免造成误诊。

(2)下段输尿管结石：下段输尿管结石引起疼痛位于下腹部，并向同侧腹股沟放射。当结石位于输尿管膀胱连接处时，由于膀胱三角区的部分层次由双侧输尿管融合延续而来，因此可表现为耻骨上区的绞痛，伴有尿频、尿急、尿痛等膀胱刺激征，排尿困难。在男性还可放射至阴茎头。牵涉痛产生于髂腹股沟神经和生殖股神经的生殖支神经。因此在排除泌尿系统感染等疾病后，男性患者需要与睾丸扭转或睾丸炎相鉴别。在女性则需要与卵巢疾病相鉴别。

2.血尿

约90%的患者可出现血尿，而其中10%为肉眼血尿，还有一部分患者由于输尿管完全梗阻而无血尿。输尿管结石产生血尿的原因为：结石进入输尿管引起输尿管黏膜受损出血或引起感染。因此一般认为，先出现输尿管绞痛而后出现血尿的患者应首先考虑输尿管结石；而当先出现大量肉眼血尿，排出条索状或蚯蚓状血块，再表现为输尿管绞痛的患者则可能是由于梗阻上端来源的大量血液排入输尿管后未及时排出，凝固形成血块引起绞痛，因此需要首先排除肾脏出血性疾病，例如肾盂恶性肿瘤或者肾小球肾炎等肾脏内科疾病。

3.感染与发热

输尿管结石可引起梗阻导致继发感染引起发热，其热型以弛张热、间歇热或不规则发热为主。严重时还可引起中毒性休克症状，出现心动过速、低血压、意识障碍等症状。产脲酶的细菌感染(如变形杆菌、铜绿假单胞菌、枯草杆菌、产气肠杆菌等)还可形成感染性结石进一步加重梗阻。尽管抗生素治疗有时可以控制症状，但许多情况下，在解除梗阻以前，患者的发热不能得到有效的改善。

4.恶心、呕吐

输尿管与胃肠有共同的神经支配，因此输尿管结石引起的绞痛常引起剧烈的胃肠症状，表现出恶心、呕吐等症状。这一方面为其诊断提供了重要的线索，但更多情况下往往易与胃肠或胆囊疾病相混淆，造成误诊。当与血尿等症状同时出现时，有助于鉴别。

5.排石

部分患者以排尿过程中发现结石为主诉就诊，其中有部分患者已确诊患有结石，行碎石治疗后，结石排出；还有部分患者既往无结石病史。排石的表现不一，从肉眼可见的结石颗粒到浑浊的尿液，常与治疗方式及结石的成分有关。

6.其他

肾脏移植术后输尿管结石的患者，由于移植物在手术过程中神经、组织受到损伤，发生结石后一般无明显症状，多在移植术后随访过程中通过超声波探查发现。妊娠后子宫增大，压迫输尿管，导致尿液排出受阻可并发结石，其发病率<0.1%，其中又以妊娠中、晚期合并泌尿系结石较多见。临床表现主要有腰腹部疼痛、恶心呕吐、膀胱刺激征、肉眼血尿和发热等，与非妊娠期症状相似，且多以急腹症就诊，但需要与妇产科急症相鉴别。尽管输尿管结石的患者多由于上述主诉而就医，但不可忽视少数患者可无任何临床症状，仅在体检或者治疗结石后随访中发现输尿管结石。

## 二、辅助检查

1.尿液检查

尿液常规检查可见镜下血尿，运动后血尿加重具有一定意义。伴感染时有脓尿。结晶尿多在肾绞痛时出现。尿液 pH 可为分析结石成分提供初步依据。尿液培养可指导尿路感染抗生素的使用。

2.血液常规检查

剧烈的输尿管绞痛可导致交感神经高度兴奋，机体发生应激反应，出现血白细胞升高；当其升到 $13\times10^9$/L 以上则提示存在尿路感染。血电解质、尿素和肌酐水平是评价总肾功能的重要指标，当由于输尿管梗阻导致肾脏积水、肾功能损害时，常需要结合上述指标指导制订诊疗方案。

3.B 超检查

超声波检查是一种简便、无创伤的检查，是使用最广泛的输尿管结石的筛查手段。它可以发现 2mm 以上非 X 线透光结石即通常所称“阳性”结石及 X 线透光结石即“阴性”结石。超声波检查还可以了解结石以上尿路的扩张程度，间接了解肾皮质、实质厚度和集合系统的情况。超声检查能同时观察膀胱和前列腺，寻找结石形成的诱因和并发症。但输尿管壁薄，缺乏一个良好的“声窗”衬托结石的背景，因此输尿管结石检出率低于肾结石。不过一旦输尿管结石引起上尿路积水，则可沿积水扩张的输尿管下行，扫查到输尿管上段的结石或提示梗阻的部位。由于受肠道及内容物的影响，超声波检查诊断输尿管中段结石较困难。而采用充盈尿液的膀胱作为“声窗”，则能发现输尿管末端的结石。此外，经直肠超声波检查(TRUS)也能发现输尿管末端的结石。尽管超声波检查存在一定的缺陷，但其仍是泌尿系结石的常规检查方法，尤其是在肾绞痛时可作为首选方法。

4.尿路平片(KUB 平片)

尿路平片可以发现 90%左右非 X 线透光结石，能够大致地确定结石的位置、形态、大小和数量，并且通过结石影的明暗初步提示结石的化学性质。因此，可以作为结石检查的常规方法。在尿路平片上，不同成分的结石显影程度依次为：草酸钙、磷酸钙和磷酸铵镁、胱氨酸、含尿酸盐结石。单纯性尿酸结石和黄嘌呤结石能够透过 X 线，胱氨酸结石的密度低，后者在尿路平片上的显影比较淡。最近还有研究者采用双重 X 线吸光度法检测结石矿物质含量(SMC)和密度(SMD)。并在依据两者数值评估结石脆性的基础上，为碎石方法的选择提供重要依据。他们认为当结石 SMC＞1.27gm 时，应采用 PCNL 或 URSL 等方法，而不宜选择 ESWL。

与肾或膀胱结石相比，输尿管结石一般体积较小，同时输尿管的走形区域有脊椎横突及骨盆组织重叠，因此即使质量优良的 KUB 平片，尽管沿输尿管走行区域仔细寻找可能增加结石检出的概率，但仍有约 50%急诊拍片的结石患者无法明确诊断。腹部侧位片有助于胆囊结石与输尿管结石的鉴别，前者结石影多位于脊柱的前侧；后者多位于脊柱的前缘之后。钙化的淋巴结、静脉石、骨岛等也可能被误认为结石，需仔细鉴别。可插入输尿管导管拍摄双曝光平片，如钙化影移动的距离和导管完全一致，则表明阴影在导管的同一平面。另外，由于输尿管的走行不完全位于一个冠状平面，因此 KUB 片上结石影存在不同的放大倍数，输尿管中段放大率最大，下段最小。因此，中段结石下移，结石影会缩小，此时不应认为结石溶解。

5.静脉尿路造影(IVU)

静脉尿路造影应该在尿路平片的基础上进行，其价值在于了解尿路的解剖，发现有无尿路的发育异常，如输尿管狭窄、输尿管瓣膜、输尿管膨出等。确定结石在尿路的位置，发现尿路平片上不能显示的X线透光结石，鉴别KUB平片上可疑的钙化灶。此外，还可以初步了解分侧肾脏的功能，确定肾积水程度。在一侧肾脏功能严重受损或者使用普通剂量造影剂而肾脏不显影的情况下，采用加大造影剂剂量或者延迟拍片的方法往往可以达到肾脏显影的目的。在肾绞痛发作时，由于急性尿路梗阻往往会导致肾脏排泄功能减退，尿路不显影或显影不良，进而轻易诊断为无肾功能。因此建议在肾绞痛发生2周后，梗阻导致的肾功能减退逐渐恢复时，再行IVU检查。

IVU的禁忌证主要包括：①对碘剂过敏、总肾功能严重受损、妊娠早期(3个月内)、全身状况衰竭者为IVU绝对禁忌证；②肝脏功能不全、心脏功能不全，活动性肺结核、甲状腺功能亢进、有哮喘史及其他药物过敏史者慎用；③总肾功能中度受损者、糖尿病、多发性骨髓瘤的患者肾功能不全时避免使用。如必须使用，应充分水化减少肾脏功能损害。

6.CT扫描

随着CT技术的发展，越来越多复杂的泌尿系统结石需要做CT扫描以明确诊断。CT扫描不受结石成分、肾功能和呼吸运动的影响，而且螺旋CT还能够同时对所获取的图像进行二维及三维重建，获得矢状或冠状位成像，因此，能够检出其他常规影像学检查中容易遗漏的微小结石(如0.5mm的微结石)。关于CT扫描的厚度，有研究者认为，采用3mm厚度扫描可能更易发现常规5mm扫描容易遗漏的微小的无伴随症状的结石，因而推荐这一标准。而通过CT扫描后重建得到的冠状位图像能更好地显示结石的大小，为结石的治疗提供更为充分的依据，但这也将增加患者的额外费用。CT诊断结石的敏感性比尿路平片及静脉尿路造影高，尤其适用于急性肾绞痛患者的确诊，可以作为B超、X线检查的重要补充。CT片下，输尿管结石表现为结石高密度影及其周围水肿的输尿管壁形成的“框边”现象。近期研究发现，双侧肾脏CT值相差5.0Hu以上，CT值较低一侧常伴随输尿管结石导致的梗阻。另外，结石的成分及脆性可以通过不同的CT值(Hu单位)改变进行初步的评估，从而对治疗方法的选择提供参考。对于碘过敏或者存在其他IVU禁忌证的患者，增强CT能够显示肾脏积水的程度和肾实质的厚度，从而反映肾功能的改变情况。有的研究认为，增强CT扫描在评价总肾和分肾功能上，甚至可以替代放射性核素肾脏扫描。

7.逆行(RP)或经皮肾穿刺造影

属于有创性的检查方法，不作为常规检查手段，仅在静脉尿路造影不显影或显影不良以及怀疑是X线透光结石、需要作进一步的鉴别诊断时应用。逆行性尿路造影的适应证包括：①碘过敏无法施行IVU；②IVU检查显影效果不佳，影响结石诊断；③怀疑结石远端梗阻；④需经输尿管导管注入空气作为对比剂，通过提高影像反差显示X线透光结石。

8.磁共振水成像(MRU)

磁共振对尿路结石的诊断效果极差，因而一般不用于结石的检查。但是，磁共振水成像(MRU)能够了解上尿路梗阻的情况，而且不需要造影剂即可获得与静脉尿路造影同样的效果，不受肾功能改变的影响。因此，对于不适合做静脉尿路造影的患者(例如碘造影剂过敏、严重肾功能损害、儿童和妊娠妇女等)可考虑采用。

9.放射性核素显像

放射性核素检查不能直接显示泌尿系结石，但是，它可以显示泌尿系统的形态，提供肾脏血流灌注、肾功能及尿路梗阻情况等信息，因此对手术方案的选择以及手术疗效的评价具有一定价值。此外，肾动态显影还可以用于评估体外冲击波碎石对肾功能的影响情况。

10.膀胱镜、输尿管镜检查

输尿管结石一般不需要进行膀胱镜检查，其适应证主要有：①需要行 IVU 或输尿管插管拍双曝光片；②需要了解碎石后结石是否排入膀胱。

## 三、治疗

目前治疗输尿管结石的主要方法有非手术治疗（药物治疗和溶石治疗）、体外冲击波碎石（ESWL）、输尿管镜（URSL）、经皮肾镜碎石术（PCNL）、开放及腹腔镜手术。大部分输尿管结石通过微创治疗，如体外冲击波碎石和（或）输尿管镜、经皮肾镜碎石术治疗均可取得满意的疗效。输尿管结石位于输尿管憩室内、狭窄段输尿管近端的结石以及需要同时手术处理先天畸形等结石病因导致微创治疗失败的患者往往需要开放或腹腔镜手术取石。

对于结石体积较小（一般认为直径＜0.6cm）可通过水化疗法，口服药物排石。较大的结石，除纯尿酸结石外，其他成分的结石，包括含尿酸铵或尿酸钠的结石，溶石治疗效果不佳，多不主张通过口服溶石药物溶石。对于 X 线下显示低密度影的结石，可以利用输尿管导管或双 J 管协助定位试行 ESWL。尿酸结石在行逆行输尿管插管进行诊断及引流治疗时，如导管成功到达结石上方，可在严密观察下行碱性药物局部灌注溶石，此方法较口服药物溶石速度更快。

关于 ESWL 和输尿管镜碎石两者在治疗输尿管结石上哪种更优的争论一直存在。相对于输尿管碎石术而言，ESWL 再次治疗的可能性较大，但其拥有微创、无须麻醉、不需住院、价格低廉等优点.即使加上各种辅助治疗措施，ESWL 仍然属于微创的治疗方法。另一方面，越来越多的学者认为，输尿管镜是一种在麻醉下进行的能够“一步到位”的治疗方法。有多篇文献报道了输尿管镜和 ESWL 之间的对照研究，对于直径＜1cm 的上段输尿管结石，意见较一致，推荐 ESWL 作为一线治疗方案；而争论焦点主要集中在中、下段输尿管结石的治疗上。对于泌尿外科医生而言，对患者具体选择何种诊疗方法最合适，取决于经验及所拥有的设备等。

1.保守治疗

临床上多数尿路结石需要通过微创的治疗方法将结石粉碎并排出体外，少数比较小的尿路结石可以选择药物排石。

（1）排石治疗的适应证：①结石直径≤0.6cm；②结石表面光滑；③结石以下尿路无梗阻；④结石未引起尿路完全梗阻，停留于局部少于 2 周；⑤特殊成分的结石，对尿酸结石和胱氨酸结石推荐采用排石疗法；⑥经皮肾镜、输尿管镜碎石及 SWL 术后的协助治疗。

（2）一般治疗方法

①饮水：每日饮水 2000～3000mL，昼夜均匀。

②适当运动。

（3）常用药物

①α 受体阻滞药：α 受体阻滞药可松弛输尿管平滑肌而起排石和解痉作用能够促进结石排

出，缩短排石时间。临床上多选择高选择性的 $\alpha_1$A 受体阻滞药坦索罗辛(哈乐)。

②碱性枸橼酸盐：包括枸橼酸钾、枸橼酸钠、枸橼酸钾钠、枸橼酸氢钾钠和枸橼酸钾镁等，推荐用于尿酸结石和胱氨酸结石的溶石治疗，尿酸结石维持尿液 pH 在 6.5～6.8，胱氨酸结石维持尿液 pH 在 7.0 以上。枸橼酸氢钾钠对三聚氰胺所致结石的排石效果确定，建议尿液 pH 维持在 6.9 左右。可以用于所有含钙结石。

③钙离子通道拮抗药：硝苯地平阻断钙离子通道，也能使输尿管平滑肌松弛，对促进排石有一定作用。

④别嘌醇：用于尿酸结石和高尿酸尿症草酸钙结石者。

(4)中医中药：中医药治疗遵循“祛邪不伤正，扶正不留邪，祛石在先、扶正善后、标本兼顾”的原则。常见四个证型：湿热下注，气滞血瘀，肾气亏虚，肾阴亏虚。治则以清热利湿通淋为主，根据兼证的不同，辅以理气、活血化瘀等药物。临床使用应随症加减，灵活运用。

①中成药：尿石通具有清热利湿，通淋排石的功效，尤其对输尿管下段结石效果较好。五淋化石丸有通淋利湿、排石镇痛的作用，对 SWL 及 URS 术后碎石排出有一定疗效。

以腰腹痛为主者，宜选用五淋化石丹，尿石通等；以膀胱刺激征为主者，可选用尿石通，八正合剂等。

②汤剂：常用的经典方有八正散、石苇散等，肾气亏虚者加金匮肾气丸，肾阴亏虚加六味地黄丸。

(5)注意事项：治疗时间以 4 周为宜，如症状加剧或 4 周后无效则应改用其他疗法。

*2.体外碎石*

体外冲击波碎石术(ESWL)可使大多数输尿管结石行原位碎石治疗即可获得满意疗效，并发症发生率较低。但由于输尿管结石在尿路管腔内往往处于相对嵌顿的状态，其周围缺少一个有利于结石粉碎的液体环境，与同等大小的肾结石相比，粉碎的难度较大。因此，许多学者对 ESWL 治疗输尿管结石的冲击波能量和次数等治疗参数进行了有益的研究和探讨。以往的观点认为冲击波能量次数越高治疗效果越好。但最近，有研究表明，当结石大小处于 1～2cm 时，低频率冲击波(SR60～80/min)较高频率(FR100～120/min)效果更好。这样一来，相同时间下冲击波对输尿管及周围组织的损伤总次数减少，因而出现并发症的概率随之降低。

ESWL 疗效与结石的大小、结石被组织包裹程度及结石成分有关，大而致密的结石再次治疗率比较高。大多数输尿管结石原位碎石治疗即可获得满意的疗效。有些输尿管结石需放置输尿管支架管通过结石或留置于结石的下方进行原位碎石；也可以将输尿管结石逆行推入肾盂后再行 ESWL 治疗。但 ESWL 的总治疗次数应限制在 3 次以内。对直径＜1cm 的上段输尿管结石首选 ESWL，＞1cm 的结石可选择 ESWL、输尿管镜(URSL)和经皮肾镜碎石术(PCNL)；对中、下段输尿管结石可选用 ESWL 和 URSL。当结石嵌顿后刺激输尿管壁，引起炎症反应，导致纤维组织增生，常可引起结石下端输尿管的梗阻，影响 ESWL 术后结石排出。因此对于结石过大或纤维组织包裹严重，需联合应用 ESWL 和其他微创治疗方式(如输尿管支架或输尿管镜、经皮肾镜碎石术)。

随着计算机技术和医学统计学以及循证医学的发展，研究者在计算机软件对输尿管结石 ESWL 术预后的评估方面进行了有益的探索。Gomha 等将结石部位、结石长度、宽度、术后是否留置双“J”管等数据纳入了人工神经网络(ANN)和 logistic 回归模型(LR)系统,对比两者在输尿管结石 ESWL 术后无结石生存情况方面的预测能力。结果显示,两者在 ESWL 有效患者的评估中均具有较高价值,两者无明显差别。但对于 ESWL 碎石失败的输尿管结石患者 ANN 的评估效果更好。

3.经输尿管镜微创治疗

20 世纪 80 年代输尿管镜应用于临床以来,输尿管结石的治疗发生了根本性的变化。新型小口径硬性、半硬性和软性输尿管镜的应用,与新型碎石设备如超声碎石、液电碎石、气压弹道碎石和激光碎石的广泛结合,以及输尿管镜直视下套石篮取石等方法的应用,极大地提高了输尿管结石微创治疗的成功率。

(1)适应证:输尿管镜取石术的适应证包括,①输尿管中、下段结石;②ESWL 失败后的输尿管上段结石;③ESWL 术后产生的“石街”;④结石并发可疑的尿路上皮肿瘤;⑤X 线透光的输尿管结石停留时间超过 2 周的嵌顿性结石。

(2)禁忌证:输尿管镜取石术的禁忌证包括,①不能控制的全身出血性疾病;②严重的心肺功能不全,手术耐受差;③未控制的泌尿道感染;④腔内手术后仍无法解决的严重尿道狭窄;⑤严重髋关节畸形,摆放截石位困难。

(3)操作方法

①输尿管镜的选择:输尿管镜下取石或碎石方法的选择,应根据结石的部位、大小、成分、合并感染情况、可供使用的仪器设备、泌尿外科医生的技术水平和临床经验以及患者本身的情况和意愿等综合考虑。目前使用的输尿管镜有硬性、半硬性和软性 3 类。硬性和半硬性输尿管镜适用于输尿管中、下段输尿管结石的碎石取石,而输尿管软镜则多适用于肾、输尿管中、上段结石特别是上段的碎石及取石。

②手术步骤:患者取截石位,先用输尿管镜行膀胱检查,然后在安全导丝的引导下,置入输尿管镜。输尿管口是否需要扩张,取决于输尿管镜的直径和输尿管腔的大小。输尿管硬镜或半硬性输尿管镜均可以在荧光屏监视下逆行插入上尿路。输尿管软镜需要借助一个 10~13F 的输尿管镜镜鞘或通过接头导入一根安全导丝,在其引导下插入输尿管。在入镜过程中,利用注射器或液体灌注泵调节灌洗液体的压力和流量,保持手术视野清晰。经输尿管镜发现结石后,利用碎石设备(激光、气压弹道、超声、液电等)将结石粉碎成 0.3cm 以下的碎片。对于小结石以及直径<0.5cm 的碎片也可用套石篮或取石钳取出。目前较常用的设备有激光、气压弹道等,超声、液电碎石的使用已逐渐减少。钬激光为高能脉冲式激光,激光器工作介质是包含在钇铝石榴石(YAG)晶体中的钬,其激光波长 2100nm,脉冲持续时间为 0.25ms,瞬间功率可达 10kW,具有以下特点:a.功率强大,可粉碎各种成分的结石,包括坚硬的胱氨酸结石.b.钬激光的组织穿透深度仅为 0.4mm,很少发生输尿管穿孔,较其他设备安全;c.钬激光经软光纤传输,与输尿管软、硬镜配合可减少输尿管创伤;d.具有切割、汽化及凝血等功能,对肉芽组织、息肉和输尿管狭窄的处理方便,出血少,推荐使用。但在无该设备的条件下,气压弹道等碎石设备也具有同样的治疗效果。最近还有研究人员在体外低温环境中对移植肾进行输尿管镜检及碎石,从很大程度上降低了对移植肾的损伤。

③术后留置双“J”管:输尿管镜下碎石术后是否放置双“J”管,目前尚存在争议。有研究者

认为，放置双“J”管会增加术后并发症，而且并不能通过引流而降低泌尿系统感染的发病率。但下列情况下，建议留置双“J”管：a.较大的嵌顿性结石（>1cm）；b.输尿管黏膜明显水肿或有出血；c.术中发生输尿管损伤或穿孔；d.伴有输尿管息肉形成；e.术前诊断输尿管狭窄，有（无）同时行输尿管狭窄内切开术；f.较大结石碎石后碎块负荷明显，需待术后排石；g.碎石不完全或碎石失败，术后需行 ESWL 治疗；h.伴有明显的上尿路感染，一般放置双“J”管 1～2 周。如同时行输尿管狭窄内切开术，则需放置 4～6 周。如果留置时间少于 1 周，还可放置输尿管导管，一方面降低患者费用，另一方面有利于观察管腔是否通畅。

留置双“J”管常见的并发症及其防治主要有以下几点：a.血尿：留置双“J”管可因异物刺激，致输尿管、膀胱黏膜充血、水肿，导致血尿。就诊者多数为肉眼血尿。经卧床、增加饮水量、口服抗生素 2～3 天后，大部分患者血尿可减轻，少数患者可延迟至拔管后，无须特殊处理。b.尿道刺激症状：患者常可出现不同程度的尿频、尿急、尿痛等尿路刺激征，还可能同时伴有下尿路感染。这可能与双“J”管膀胱端激惹膀胱三角区或后尿道有关，口服解痉药物后，少部分患者症状能暂时缓解，但大多患者只能待拔管后完全解除症状。c.尿路感染：输尿管腔内碎石术可导致输尿管损伤，留置双“J”管后肾盂输尿管蠕动减弱，易引起膀胱尿液输尿管反流，引起逆行性上尿路感染。术后可给予抗感染处理。感染严重者在明确为置管导致的前提下可提前拔管。d.膀胱输尿管反流：留置双“J”管后，膀胱输尿管抗反流机制消失，膀胱内尿液随着膀胱收缩产生与输尿管的压力差而发生反流，因此，建议置管后应持续导尿约 7 天，使膀胱处于空虚的低压状态，防止术后因反流导致上尿路感染或尿瘘等并发症。e.双“J”管阻塞引流不畅：如术中出血较多，血凝块易阻塞管腔，导致引流不畅，引起尿路感染。患者常表现为发热、腰痛等症状，一旦怀疑双“J”管阻塞应及时予以更换。f.双“J”管移位：双“J”管放置正确到位，很少发生移动。双“J”管上移者，多由于管末端圆环未放入膀胱，可在预定拔管日期经输尿管镜拔管；管下移者，多由于上端圆环未放入肾盂，还可见到由于身材矮小的女性患者双“J”管长度不匹配而脱出尿道的病例。可拔管后重新置管，并酌情留置导尿管。g.管周及管腔结石生成：由于双“J”管制作工艺差别很大，部分产品的质量欠佳，表面光洁度不够，使尿液中的盐溶质易于沉积。此外，随着置管时间的延长，输尿管蠕动功能受到的影响逐渐增大。因此，医生应于出院前反复、详细告知患者拔管时间，有条件的地方可做好随访工作，普通双“J”管时间一般不宜超过 6 周，如需长期留置可在内镜下更换或选用质量高的可长期留置型号的双“J”管。术后适当给予抗感染、碱化尿液药物，嘱患者多饮水，预防结石生成。一旦结石产生，较轻者应果断拔管给予抗感染治疗；严重者可出现结石大量附着，双“J”管无法拔除。此时可沿双“J”管两端来回行 ESWL 粉碎附着结石后，膀胱镜下将其拔出。对于形成单发的较大结石可采用输尿管镜碎石术后拔管，还可考虑开放手术取管，但绝不可暴力强行拔管，以免造成输尿管黏膜撕脱等更严重的损伤。

④输尿管镜碎石术失败的原因及对策：与中、下段结石相比，输尿管镜碎石术治疗输尿管上段结石的清除率最低。手术失败的主要原因为：输尿管结石或较大碎石块易随水流返回肾盂，落入肾下盏内，输尿管上段结石返回率可高达 16.1%。一般认为直径>0.5cm 的结石碎块为碎石不彻底，术后需进一步治疗。对此应注意。

a.术前、术中预防为主：术前常规 KUB 定位片，确定结石位置。手术开始后头高臀低位，在保持视野清楚的前提下尽量减慢冲水速度及压力。对于中、下段较大结石(直径≥1cm)可以采用较大功率和“钻孔法”碎石以提高效率,即从结石中间钻洞,贯穿洞孔,然后向四周蚕食,分次将结石击碎。然而对于上段结石或体积较小(直径<1cm)、表面光滑、质地硬、活动度大的结石宜采用小功率(<1.0J/8～10Hz,功率过大可能产生较大碎石块,不利于结石的粉碎,而且易于结石移位)、细光纤、“虫噬法”碎石,即用光纤抵住结石的侧面,从边缘开始,先产生一个小腔隙,再逐渐扩大碎石范围,使多数结石碎块<0.1cm。必要时用“三爪钳”或套石篮将结石固定防止结石移位。结石松动后较大碎块易冲回肾内,此时用光纤压在结石表面,从结石近端向远端逐渐击碎。

b.如果手术时看不到结石或发现结石已被冲回肾内,这时输尿管硬镜应置入肾盂内或换用输尿管软镜以寻找结石,找到后再采用“虫噬法”碎石。如肾积水严重或结石进入肾盏,可用注射器抽水,抬高肾,部分结石可能重新回到视野。

⑤肾和上段输尿管具有一定的活动性,受积水肾和扩张输尿管的影响,结石上、下段输尿管容易扭曲、成角,肾积水越重,角度越大,输尿管镜进镜受阻。具体情况如下。

a.输尿管开口角度过大,若导管能进入输尿管口,这时导管尖一般顶在壁内段的内侧壁,不要贸然入镜,可借助灌注泵的压力冲开输尿管口,缓慢将镜体转为中立位,常可在视野外侧方找到管腔,将导管撤后重新置入,再沿导管进镜;无法将导管插入输尿管口时,可用电钩切开输尿管口游离缘,再试行入镜。

b.输尿管开口、壁内段狭窄且导丝能通过的病例,先用镜体扩张,不成功时再用金属橄榄头扩张器进行扩张,扩张后入镜若感觉镜体较紧,管壁随用力方向同向运动,不要强行进镜,可在膀胱镜下电切输尿管开口前壁 0.5～1.0cm 扩大开口或先留置输尿管导管 1 周后再行处理。

c.结石远端输尿管狭窄,在导丝引导下保持视野在输尿管腔内,适当增加注水压力,用输尿管硬镜扩张狭窄处,切忌暴力以防损伤输尿管壁。如狭窄较重,可用钬激光纵向切开输尿管壁至通过输尿管镜。

d.结石远端息肉或被息肉包裹,导致肾积水、肾功能较差,术后结石排净率相对较低。可绕过较小息肉碎石,如息肉阻挡影响碎石,需用钬激光先对息肉进行汽化凝固。

e.输尿管扭曲,选用 7F 细输尿管和“泥鳅”导丝,试插导丝通过后扭曲可被纠正;如导丝不能通过,换用软输尿管镜,调整好角度再试插导丝,一旦导丝通过,注意不可轻易拔除导丝。若无法碎石,可单纯留置双“J”管,这样既可改善肾积水,又能扩张狭窄和纠正扭曲,术后带双“J”管 ESWL 或 1 个月后再行输尿管镜检。中、上段纡曲成角的病例,可等待该处输尿管节段蠕动时或呼气末寻找管腔,并将体位转为头低位,使输尿管拉直便于镜体进入,必要时由助手用手托起肾区;若重度肾积水造成输尿管纡曲角度过大,导管与导丝均不能置入,可行肾穿刺造瘘或转为开放手术。

4.经皮肾镜治疗

绝大部分输尿管结石能够通过 SWL 或输尿管镜取石术治疗,但这两种方式的成功率均极大程度上取决于结石远端输尿管的通畅与否,输尿管狭窄、扭曲均影响治疗效果。考虑到顺行经皮肾途径下,输尿管镜仅能到达第 4 腰椎至第 5 腰椎水平,因此输尿管中、下段结石不考虑行 PNL 治疗。在新版《尿石症诊断治疗指南》中,除尿酸结石首选溶石治疗以外,其他成分的输尿管上段结石在治疗选择上，依次考虑原位或上推后 SWL、输尿管（硬镜或软镜）取石术、PNL。

（1）输尿管结石 PNL 治疗的适应证

①输尿管上段第 4 腰椎横突水平以上的结石。

②SWL 无效或输尿管镜逆行失败的输尿管上段结石，包括尿流改道患者。

③结石长径在 1.0cm 以上。息肉包裹、梗阻较重。

④合并肾结石、肾盂输尿管连接部梗阻（UPJO）等需要顺行经皮穿刺肾造瘘（PCN）一并处理者。

（2）禁忌证

①未纠正的全身出血性疾病。

②严重心脏疾病或肺功能不全，无法耐受手术者。

③未控制的糖尿病或高血压。

④结石近端输尿管扭曲严重者。

⑤服用抗凝血药物者，需要停药 2 周，复查凝血功能正常者才能安排手术。输尿管结石 PNL 治疗操作方法基本同于肾结石 PNL 治疗方法，由于输尿管细长，内镜的选择一般为输尿管镜，因此输尿管上段结石 PNL 治疗多选择微造瘘 PNL（MPNL）。

（3）手术步骤：逆行插入输尿管导管至结石处，防止碎石过程中结石下移，同时也可以逆行造影或注水协助 X 线或 B 超定位穿刺。一般选择中上肾盏的背组盏穿刺，穿中目标肾盏后，引入导丝，扩张后建立经皮肾通道，放入内镜寻找到肾盂输尿管连接部，将操作鞘推入输尿管上段。随后入镜至结石所在的部位，使用碎石器击碎、取出结石后，留置双“J”管以及肾造瘘管引流。

输尿管上段结石引起上尿路梗阻，输尿管上段以及集合系统扩张积水，利于经皮肾穿刺，PNL 治疗成功率高，有报道显示 PNL 治疗输尿管上段结石，结石清除率为 90%～100%，尤其是>1cm 长径的嵌顿性输尿管上段结石，PNL 治疗的成功率明显高于 SWL 或 URL。

5.腹腔镜手术治疗

（1）禁忌证

①直径>1.0cm 的结石，经体外冲击波碎石术（ESWL）无效或输尿管镜取石失败的输尿管上段结石，尤其是单个结石。输尿管严重纡曲，不宜行输尿管镜碎石。

②结石嵌顿致输尿管严重梗阻、输尿管黏膜水肿、结石周围息肉包裹或合并上尿路感染等。

③有腹部或腰部手术史，腹腔或后腹腔严重粘连或有其他腹腔镜手术者不易行腹腔镜手术治疗。

术前准备：术前常规行 KUB 定位，IVU 和肾图等了解患肾功能，留置尿管。

（2）手术方法

①经后腹腔途径腹腔镜输尿管切开取石术。

a.麻醉和体位：采用气管内插管全身麻醉，健侧卧位。

b.Trocar 位置和后腹腔的建立：在腋中线第 12 肋下 1 横指切开皮肤 1.5～2cm，钝性分离肌肉，用钳尖刺破腰背筋膜进入后腹腔腔隙，用手指将腹膜向前推开后，置入水囊，注水500mL扩张后腹腔腔隙，水囊扩张5分钟后取出。再次经切口伸入手指，探查扩张后的间隙，并在手指引导下，分别在锁骨中线髂前上棘水平、肋腰点分别插入10mm、5mm Trocar，术中如需要可在锁骨中线肋弓下增加1个5mm Trocar。切口内插入10mm Trocar。

c.分离输尿管：检查后腹腔，如扩张不满意，可继续将腹膜从前腹壁下游离，肾旁脂肪较多者可先切除取出体外。沿腰方肌外缘切开与其相连的圆锥外侧筋膜，进入肾筋膜后层与腰方肌、腰大肌之间的间隙，在此层而将行输尿管随肾筋膜一起游离翻向腹侧。在腰大肌前方切开肾筋膜后层，找到输尿管(图6-5-1)。腹腔镜下常可发现输尿管结石所在部位增粗，用钳夹时质地较硬可以证实是结石。

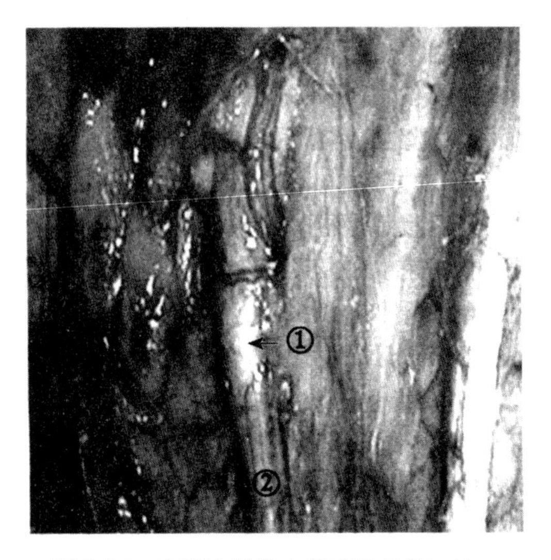


**图6-5-1　在腰大肌前方找到输尿管和结石**

①箭头示输尿管结石位置；②输尿管结石远心端

d.切开输尿管、取出结石：术者左手用无创抓钳固定结石及输尿管，用电钩或胆管切开刀切开结石上2/3输尿管壁(图6-5-2)，见到结石后可用电钩剜出结石或用取石钳取出结石。结石可经下腹壁10mm Trocar取出，如较大，可先置入拾物袋，待手术结束时，再经下腹壁Trocar处切口取出。

e.放置输尿管内支架管、缝合输尿管壁：检查输尿管切口处有无炎性肉芽组织，并将其切除送检。然后置入双“J”管于输尿管作内支架，用3-0无创可吸收线间断缝合输尿管切口。生理盐水冲洗手术野，并将气腹压降到5mmHg，检查无出血，经10mm Trocar放置腹膜后引流管。

②经腹腔途径腹腔镜输尿管切开取石术患者取60°侧卧位，在脐水平腹直肌外缘切开皮肤，长约3cm，钝性分离进入腹腔后，插入10mm Trocar。注入$CO_2$建立气腹，压力为12mmHg。电视监视下，分别于锁骨中线髂前上棘水平、锁骨中线肋弓下插入5mm、10mm Trocar。必要时可在腋中线肋弓下插入5mm Trocar，供助手协助暴露。

沿Toldt线切开侧腹膜，将结肠翻向内侧。切开肾筋膜，从腰大肌前方找到输尿管和结石后，按前法进行操作。

手术前也可留置输尿管导管，以便术中容易寻找输尿管，但要注意插管时不要将结石推入肾盂。术后保证输尿管支架管引流通畅。或者用缝线连续缝合关闭侧腹膜切口。

（3）术后处理：术后24小时引流物少于10mL，可拔除腹腔或腹膜后引流管。术后第2天拔除尿管，术后1周左右患者可以出院。双“J”管可在术后1个月后拔除。

6.妊娠合并输尿管结石的治疗

妊娠期输尿管结石是指从妊娠开始到分娩结束期间妊娠妇女发生的输尿管结石。输尿管结石的发生率约为肾结石的2倍，占上尿路结石的2/3，74%为磷酸钙结石，26%为草酸钙结石；24%～30%病例孕前有尿结石病史。腰部或腹部疼痛是妊娠症状性尿结石最常见的症状之一，发生率为85%～100%。妊娠输尿管结石大多发生在妊娠中、晚期（妊娠14～34周），结石位输尿管中、上段占58%，输尿管下段占42%，妊娠期输尿管结石的主要临床症状包括腰痛、镜下血尿、尿路感染和发热等。

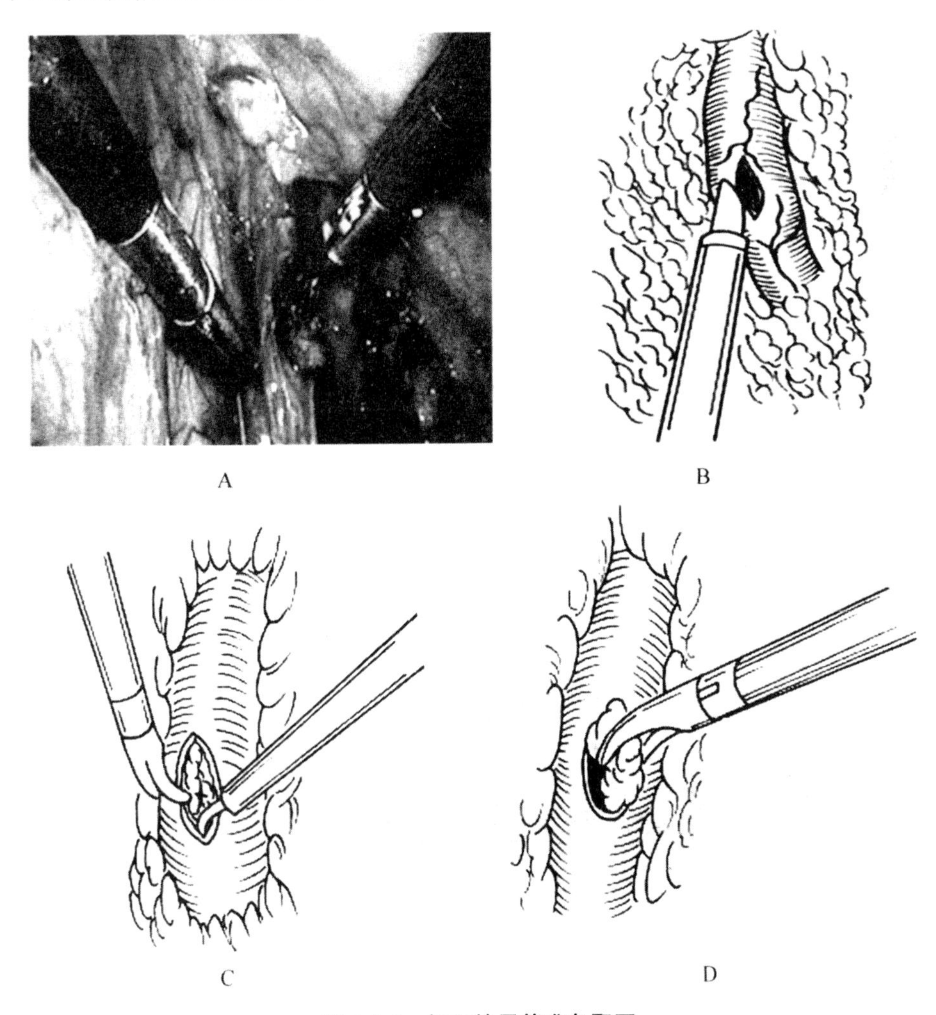


**图6-5-2 切开输尿管准备取石**

A.找到目标输尿管；B.切开输尿管；C.游离结石；D.取出结石

选择诊断输尿管结石的方法必须同时考虑对孕妇及胎儿的安全性，大多数研究证实，超声检查仍是诊断输尿管结石第一线的检查方法，对妊娠期输尿管结石的诊断准确率为24%～

80%。普通超声诊断妊娠输尿管结石准确率偏低的原因主要是由于超声难于准确鉴别输尿管生理性与病理性梗阻的区别，与普通超声相比，彩色多普勒超声通过对肾血流的检测，可提高生理性与病理性输尿管梗阻鉴别的准确性；此外，运用改变阻力指数经阴道超声对提高输尿管下段结石诊断准确率、在中晚期妊娠应用限制性静脉尿路造影诊断输尿管结石准确率可达100%，磁共振尿路成像技术在鉴别诊断生理性与病理性输尿管梗阻方面有较高的准确性。

大多数症状性妊娠输尿管结石通过解痉、镇痛、抗感染治疗可得到缓解，70%～80%妊娠期输尿管结石可自行排出，需要进行外科干预治疗的病例为10%；外科干预治疗的指征是：较难控制的肾绞痛、持续发热和因疼痛造成子宫收缩诱发先兆流产等；由于外科干预对妊娠期妇女与胎儿存在的潜在危害性尚不十分清楚，大多数专家认为，妊娠期输尿管结石的治疗以非手术治疗较妥，间苯三酚具有高选择性缓解痉挛段平滑肌作用，可较为安全的应用于妊娠期输尿管结石所致肾绞痛的治疗。输尿管镜取石技术可作为妊娠症状性输尿管结石备选治疗方案，据当前文献报道，较少发生产科与泌尿科并发症。原因是妊娠期输尿管存在生理性扩张，在进行输尿管镜操作时，一般不需要行输尿管被动扩张。多中心研究认为，输尿管镜技术可适用于妊娠任何时期、任何部位的输尿管结石治疗，单次取石成功率可达91%，总的结石清除率为89%，输尿管损伤、尿路感染、流产等病例报道较少见。术后留置输尿管导管至少72小时，有利于缓解输尿管结石梗阻所至疼痛、发热等症状。

对于病情较复杂的妊娠输尿管结石，采取输尿管置管引流或经皮穿刺肾造瘘引流是比较稳妥的治疗方法。但是，放置输尿管双“J”管引流需要反复更换导管，可能导致尿路继发性感染或结石形成。因此，当梗阻因素解除、感染控制后应尽早拔除双“J”管。SWL、PNL和开放手术等技术较少在妊娠合并输尿管结石处理中使用。

7.“石街”的微创治疗

“石街”为大量碎石在输尿管与男性尿道内堆积没有及时排出，堆积形成“石街”，阻碍尿液排出，以输尿管“石街”为多见。输尿管“石街”形成的原因有：①一次粉碎结石过多；②结石未能粉碎为很小的碎片；③两次碎石间隔时间太短；④输尿管有炎症、息肉、狭窄和结石等梗阻；⑤碎石后患者过早大量活动；⑥ESWL引起肾功能损害，排出碎石块的动力减弱；⑦ESWL术后综合治疗关注不够。如果“石街”形成3周后不及时处理，功能恢复将会受到影响；如果“石街”完全堵塞输尿管，6周后肾功能将会完全丧失。

在对较大的肾结石进行ESWL之前常规放置双“J”管，“石街”的发生率明显降低。对于有感染迹象的患者，给予抗生素治疗，并尽早予以充分引流。通过经皮肾穿刺造瘘术置肾造瘘管通常能使结石碎片排出。对于输尿管远端的“石街”可以用输尿管镜碎石以便将其最前端的结石击碎。总之，URSL治疗为主，联合ESWL、PCNL是治疗复杂性输尿管“石街”的好方法。

8.双侧输尿管结石的治疗原则

双侧上尿路同时存在结石占泌尿系结石患者的15%，传统的治疗方法一般是对两侧结石进行分期手术治疗，随着体外碎石、腔内碎石设备的更新与泌尿外科微创技术的进步，对于部分一般状况较好、结石清除相对容易的上尿路结石患者，可以同期微创手术治疗双侧上尿路结石。

双侧上尿路结石的治疗原则为：①双侧输尿管结石，如果总肾功能正常或处于肾功能不全代偿期，血肌酐值＜178.0μmol/L，先处理梗阻严重一侧的结石；如果总肾功能较差，处于氮质血症或尿毒症期，先治疗肾功能较好一侧的结石，条件允许，可同时行对侧经皮肾穿刺造瘘或同时处理双侧结石。②双侧输尿管结石的客观情况相似，先处理主观症状较重或技术上容易处理的一侧结石。③一侧输尿管结石，另一侧肾结石，先处理输尿管结石，处理过程中建议参考总肾功能、分肾功能与患者一般情况。④双侧肾结石，一般先治疗容易处理且安全的一侧，如果肾功能处于氮质血症或尿毒症期，梗阻严重，建议先行经皮肾穿刺造瘘，待肾功能与患者一般情况改善后再处理结石。⑤孤立肾上尿路结石或双侧上尿路结石致急性梗阻性无尿，只要患者情况许可，应及时外科处理，如不能耐受手术，应积极试行输尿管逆行插管或经皮肾穿刺造瘘术，待患者一般情况好转后再选择适当治疗方法。⑥对于肾功能处于尿毒症期，并有水、电解质和酸碱平衡紊乱的患者，建议先行血液透析，尽快纠正其内环境的紊乱，并同时行输尿管逆行插管或经皮肾穿刺造瘘术，引流肾，待病情稳定后再处理结石。

9.腔镜碎石术后并发症及处理

腔镜碎石术并发症的发生率与所用的设备、术者的技术水平和患者本身的条件等因素有关。

(1)近期并发症及其处理

①血尿：一般不严重，为输尿管黏膜挫伤造成，可自愈。

②胁腹疼痛：多由术中灌注压力过高造成，仅需对症处理或不需处理。

③发热：术后发热＞38℃者，原因有：a.术前尿路感染或肾积脓；b.结石体积大、结石返回肾盂内等因素增加了手术时间，视野不清加大了冲水压力。体外研究表明压力＞35mmHg会引起持续的肾盂静脉、淋巴管反流，当存在感染或冲洗温度较高时，更低的压力即可造成反流。处理方法：a.针对术前尿培养、药敏结果应用抗生素，控制尿路感染。如术前怀疑肾积脓，先行肾造瘘术，二期处理输尿管结石以避免发生脓毒症。b.术中如发现梗阻近端尿液浑浊，应回抽尿液，查看有无脓尿并送细菌培养和抗酸染色检查，呋喃西林或生理盐水冲洗，必要时加用抗生素。尽量缩短手术时间，减小冲水压力。

④黏膜下损伤：放置双“J”支架管引流1～2周。

⑤假道：放置双“J”支架管引流4～6周。

⑥穿孔：为主要的急性并发症之一，小的穿孔可放置双“J”管引流2～4周，如穿孔严重，应进行输尿管端端吻合术等进行输尿管修复。

⑦输尿管黏膜撕脱：为最严重的急性并发症之一，应积极手术重建(如自体肾移植、输尿管膀胱吻合术或回肠代输尿管术等)。

⑧尿漏：一般1周左右能自行停止，如漏尿量大、时间长，多有输尿管支架阻塞，应注意保持通畅。如支架管拔除后出现持续腹痛或腰痛，多为尿漏所致，应尽快施行输尿管插管引流。

(2)远期并发症及其处理：输尿管狭窄为主要的远期并发症之一，其发生率为0.6%～1%，输尿管黏膜损伤、假道形成或者穿孔、输尿管结石嵌顿伴息肉形成、多次ESWL致输尿管黏膜破坏等是输尿管狭窄的主要危险因素。远期并发症及其处理如下。

①输尿管狭窄：输尿管狭窄(激光)切开或狭窄段切除端端吻合术。

②输尿管闭塞：如术后发生输尿管狭窄，视具体情况可采用输尿管镜扩张或输尿管镜内切开、输尿管气囊扩张术，必要时输尿管狭窄段切除端端吻合术。下段闭塞，应行输尿管膀胱再

植术。

③输尿管反流：轻度者随访每3～6个月行B超检查，了解是否存在肾积水和（或）输尿管扩张；重度者宜行输尿管膀胱再植术。

## 第六节　尿道狭窄

尿道狭窄是泌尿外科的常见疾病之一，临床上经常处理的是机械性尿道狭窄，它是由尿道器质性病变造成的尿道管腔狭窄、尿流阻力增加发生的排尿障碍。

### 一、病因及分类

按照发病原因，临床上常将尿道狭窄分为创伤性（尿道损伤后瘢痕所致）、先天性（多由尿道瓣膜、尿道腔先天性狭小等）和炎症性尿道狭窄（多因留置尿管、淋病及结核所致）。

1.创伤性尿道狭窄

尿道任何部位的损伤，无论致伤原因或损伤程度如何，在创伤愈合过程中均会产生瘢痕，都有发生尿道狭窄的可能性，实际上是尿道损伤的后期并发症。也是泌尿外科临床最常见的继发性尿道狭窄。多因尿道严重损伤，初期处理不当或处理延误所致。

外伤性尿道狭窄的发病部位以球部尿道居多，占50%以上，后尿道狭窄占40%，悬垂部尿道狭窄较少，为9.5%～10%。一般情况下，狭窄部位与损伤部位一致。随着尿道腔内设备的发展及腔内操作增多，医源性尿道狭窄近年有逐渐增多趋势。医源性尿道狭窄的部位多在膜部尿道及球膜部之间。

2.先天性尿道狭窄

先天性尿道狭窄如先天性尿道外口狭窄、精阜肥大、尿道先天性缩窄等，系先天性畸形或发育障碍所致。

3.炎症性尿道狭窄

目前炎症性尿道狭窄较外伤性尿道狭窄少见。各种原因的尿道炎和尿道周围炎，均可导致炎症性尿道狭窄。炎症性尿道狭窄是由特异性或非特异性尿道感染所致。非特异性感染中，因包茎、包皮过长，包皮阴茎头炎症反复发作所致的尿道外口及阴茎部尿道狭窄较为常见。尿道结石嵌顿后亦可发生，留置导尿管不当所致的炎症性狭窄，近年来临床上似有明显的增加趋势。几乎全部为男性，显然与下列因素有关。

(1)男性尿道细长，生理弯曲和狭窄部位易缺血坏死，导尿管过粗过硬，留置时间过长或插管时损伤所致。

(2)尿道对身体血流动力学改变非常敏感，接受体外循环手术的患者留置导尿管易发生尿道狭窄。

(3)与导尿管质量有关。橡胶、乳胶、硅胶三种不同材料的导尿管留置导尿，其尿道的狭窄的发生率有明显差异，橡胶最高，乳胶次之，硅胶导尿管最少。动物实验表明，留置导尿管所致炎症，与导尿管不同材料的组织相容性及不同个体的敏感程度差异有关。硅胶导尿管仅引起组织的轻度水肿，乳胶导尿管引起中度炎症反应，而橡胶导尿管可引起严重的炎症渗出和出血。这类尿道狭窄可发生于尿道任何部位，但多见于海绵体部尿道，特别是阴茎阴囊交接处，治疗结果并不理想。

## 二、外伤性尿道狭窄

外伤性尿道狭窄是尿道外伤的后期并发症。尿道外伤后，损伤的尿道及尿道周围组织形成的瘢痕和瘢痕本身收缩，尿道管腔内径变小，影响排尿。外伤性尿道狭窄的部位以球部尿道最多，占 50%以上，后尿道次之，占 40%左右，悬垂部尿道最少，不到 10%。骑跨伤所致尿道狭窄多见于球部尿道；骨盆骨折所致狭窄多在膜部或球膜部交界处；尿道内器械损伤所致狭窄多发生于球部或膜部。

### （一）病因与发病机制

前尿道损伤时尿道黏膜连续性破坏，局部出血、尿外渗等引发炎症反应，波及尿道黏膜下的尿道海绵体或尿道海绵体本身有损伤导致结缔组织增生和纤维化形成尿道黏膜和尿道海绵体瘢痕，瘢痕的增生和收缩都可引起尿道管腔变小产生尿道狭窄。若尿道损伤程度轻，早期处理适当，伤后无感染，愈合后局部瘢痕组织就少，不会影响排尿。反之，即使是轻度损伤，亦可发生狭窄。尿道外伤手术时吻合对合差、留置尿管过粗、尿道扩张时损伤和局部感染未控制等都是促进尿道狭窄发生的因素。后尿道与前尿道不同，它没有尿道海绵体，后尿道损伤时发生尿道狭窄往往是尿道膜部或球膜部交界处断裂后，两断端分离，即使有些病例已行会师性手术，两断端间由于没有完全靠拢，两断端间血肿纤维化或其他组织形成瘢痕，形成独特的外伤性后尿道断端间瘢痕性狭窄，经尿道前列腺电切除后有时也可能形成后尿道狭窄。

### （二）分类

1.前尿道狭窄

狭窄部在膜部尿道的远段。

(1)前尿道单纯性狭窄：单发狭窄长度在 3cm 以内，无并发症。

(2)前尿道复杂性狭窄：前尿道狭窄有下列情况，①狭窄长度超过 3cm；②两处以上狭窄；③有结石、憩室、炎症性息肉、尿道炎或尿道周围炎、慢性尿瘘等并发症；④有假道。

2.后尿道狭窄

狭窄部位在膜部尿道及前列腺部尿道。

(1)后尿道单纯性狭窄：后尿道单发狭窄无并发症，狭窄长度 2cm 以内，括约肌功能正常。

(2)后尿道复杂性狭窄：①狭窄长度超过 2cm；②有结石、炎症性息肉、憩室、尿道直肠瘘等并发症；③尿道括约肌功能障碍；④有假道；⑤有严重骨盆畸形；⑥并发耻骨骨髓炎；⑦接近膀胱颈的高位狭窄。

### （三）临床表现

1.排尿困难

排尿困难是外伤性尿道狭窄最主要的症状，与狭窄的部位、长短和程度有关。轻者尿线稍细，排尿时间延长；尿线可呈扁状或分叉，重者尿不成线，呈滴沥状。接近尿道外口的狭窄，尿线细而射程远。球部尿道或后尿道狭窄，尿线无力，严重者一次排尿需反复增加腹压，尿液呈断续性滴沥，浸湿裤衩。随着逼尿肌代偿功能不全，可出现残余尿、慢性尿潴留和充盈性尿失禁等。

外伤性尿道狭窄的排尿困难较其他原因的尿道狭窄出现早，伤后出现排尿困难早说明尿道损伤和形成的狭窄亦多较严重。如在创伤早期以留置导尿管处理者，拔除导尿管后当即不能排尿或勉强排尿一至数次后即出现尿潴留者，尿道为断裂伤或严重破裂伤，瘢痕狭窄重；如伤后虽有排尿困难，以后稍有好转，而后又逐渐发生渐进性排尿困难者或拔除留置导尿管后数周或数月方发生渐进性排尿困难者，多示损伤较轻，形成的瘢痕狭窄较轻。排尿困难可在劳累、发热、性生活、尿道器械检查或尿道造影后加重，甚至出现尿潴留。这与尿道充血、水肿有关。排尿困难多不伴排尿疼痛；出现疼痛者，表明有炎症或其他尿道并发症。

2.感染

尿道狭窄可并发尿道炎、膀胱炎、尿道周围感染及生殖器感染，甚至上尿路感染，严重者会出现败血症。感染急性发作期全身寒战、高热、白细胞增加等。尿道周围蜂窝织炎表现为会阴部红肿、压痛，形成脓肿后可自行穿破皮肤形成尿瘘，尿瘘位于尿道外括约肌远端者仅排尿时瘘口有尿液溢出，位于近端者尿液持续溢出。急性附睾睾丸炎时，阴囊红肿、疼痛，常有全身症状。

3.肾功能损害

少数尿道狭窄患者因长期慢性尿道梗阻可导致慢性尿潴留和双侧上尿路积水，出现慢性肾功能不全，最终出现慢性肾衰竭。患者食欲不振、贫血、高血压、全身水肿等。

4.性功能障碍和男性不育

极少数尿道狭窄患者是以性功能障碍和男性不育就诊。尿道狭窄并发双侧附睾丸炎时致梗阻性无精症；多发性阴囊会阴部尿瘘和狭窄程度严重者，可出现射精后精液排出障碍；长段前尿道狭窄引起的严重阴茎下曲畸形等，可使患者无法性交及阴茎勃起功能障碍；骨盆骨折后尿道狭窄患者可出现射精和阴茎勃起功能障碍。资料显示，后尿道断裂伴单侧耻骨支骨折者阴茎勃起功能障碍的发病率为14%，而伴双侧耻骨支骨折者阴茎勃起功能障碍的发病率为65%，这些均可造成男性不育和性功能障碍。

5.其他

慢性尿道狭窄长期下尿路梗阻的患者可出现慢性尿潴留而膀胱充盈或巨大膀胱憩室，表现为下腹部肿块或肾积水表现为上腹部肿块。长期依靠增加腹压帮助排尿可引起疝、痔和脱肛等。

6.尿液改变

轻度尿道狭窄，尿液可无异常；狭窄严重者，可出现显微镜下血尿，甚至肉眼血尿。并发炎症、结石、瘘管等并发症者，可出现脓尿。

**(四)诊断**

外伤性尿道狭窄的诊断根据尿道外伤史、临床表现及体格检查，辅以必要的辅助诊断方法。诊断应明确狭窄部位、狭窄长度、严重程度。有无并发症如假道、瘘、憩室、结石等。评价尿道周围组织状态。有既往手术史者，应分析手术失败的原因。

1.尿道外伤史及临床表现

仔细询问病史及分析临床表现，对确定尿道狭窄部位及估计狭窄程度，以及有无并发症等都有重要价值。会阴部骑跨伤所致的尿道损伤引起球部尿道狭窄；骨盆骨折并发后尿道损伤所致尿道狭窄在后尿道。多次尿道扩张术治疗而效果不佳或扩张后有过大出血、尿道热、排尿困难加重者，应想到假道、感染或存在其他并发症的可能。

2.体格检查

(1)尿道触诊：沿尿道仔细触摸，可扪及狭窄部的尿道硬结，它的范围与尿道狭窄的长度有关，短者呈结节状，长者呈索状。注意有无压痛，尿道口有无脓性分泌物。压痛明显、有分泌物时，表明尿道有炎症存在，注意尿道海绵体与周围组织有无黏连，尿道周围组织瘢痕的范围。

(2)肛门直肠检查：直肠指检注意前列腺部瘢痕的范围。若前列腺有明显向上移位，说明尿道狭窄缺损较长，估计手术由会阴部显露尿道近端比较困难。前列腺检查对前列腺憩室、结石、脓肿等并发症的诊断十分重要。尤其应注意后尿道与直肠的关系，直肠指检时，前壁软而有一定活动度，如果僵硬而固定，则说明前列腺与直肠黏连严重，手术中损伤直肠的机会增加。如有膀胱造口，可借助尿道探子由尿道内口插入尿道，探子垫在尿道内，检查直肠与后尿道的关系更加清楚，能明确狭窄的近端。有尿道直肠瘘者，除可直接触到瘘口外，直肠镜检查可进一步确定瘘口的位置、炎症状况等。

(3)外阴及阴囊检查：外阴检查应注意皮肤有无炎症，炎症的性质(急性、亚急性、慢性)、尿瘘的位置、瘢痕的范围、阴囊的舒展性、有无湿疹、淋巴水肿等。尤其是尿道狭窄范围较长需要进行尿道成形术者，外阴及阴囊检查更显重要，因手术必须根据阴囊、外阴的情况来设计。

(4)膀胱及骨盆检查：注意了解膀胱大小，超声波测定残余尿量。原手术切口的位置。骨盆有无畸形，这对后尿道狭窄的治疗甚为重要。腹部瘢痕严重或曾多次手术者，尤其有骨盆损伤而有畸形者，尿道的近端可能有移位，其周围瘢痕必然严重。

3.尿道探子检查

尿道探子检查可确定狭窄部位、程度和长度，因此十分重要。由尿道外口将尿道探子送入尿道，狭窄处探子受阻，由此确定狭窄远端。尿道探子由大号开始，逐渐向小号探子过渡。狭窄部能通过探子的号数，即为尿道狭窄部位的宽度，这样也就确定了狭窄的程度。如有耻骨上膀胱造口，同时用两根探子作会师检查：一根探子由尿道外口向内插入，另一根探子经由耻骨上膀胱造口插入尿道内口，两根探子会师，再通过直肠指检，确定两根探子顶端的距离，明确狭窄的长度。

4.尿道影像学检查

(1)尿道造影：尿道造影检查能在造影片上清晰地显示狭窄部位、程度、长度和各种并发症，是诊断尿道狭窄的首选方法。造影方法有两种：逆行尿道造影和排尿性膀胱尿道造影。对于不严重的前尿道狭窄，逆行尿道造影多可满足诊断需要。但严重者，造影剂不能通过狭窄部位，不能确定狭窄的长度。尤其是后尿道狭窄，造影剂通过外括约肌时，有时呈细线状，有时根本不能通过，常误认为该处有狭窄。因此为使狭窄的近端尿道得到充盈，应行排尿性膀胱尿道造影或两种方法同时使用。如有耻骨上膀胱造口，造影剂于造口管注入，排尿时拍片；无造瘘者，可在行静脉肾盂造影的同时，行排尿性膀胱尿道造影，也可在内镜下先从尿道狭窄孔道内插入输尿管导管至膀胱再注入造影剂，甚至用注射器直接从下腹部穿刺入膀胱。尿道造影对尿道假道的诊断价值更大。

尿道造影方法：患者斜卧位，骨盆倾斜45°，清洁、消毒阴茎，置F10～12 Foley气囊导尿管于舟状窝，不用润滑剂，以免导尿管滑出；气囊注水1.5～3mL卡于舟状窝，胶带固定导尿管于阴茎头，以免滑脱。用一60mL注射器抽吸造影剂50mL，先排空导尿管中气泡，拉直阴茎缓慢注入造影剂。如果是在X线电视监视下连续摄片，在造影剂通过外括约肌时应摄片，且应看到回乳现象。如无X线电视监视，应在造影剂注入20mL时摄片，摄片前应嘱患者用力做排尿动作，以松弛尿道外括约肌，使造影剂进入并充盈后尿道。连续动态摄片可以更好地了解膀胱颈部和后尿道。完成逆行尿道造影后，向膀胱内注入15%泛影葡胺150～250mL左右，使造影剂充盈膀胱，分别摄斜位和正位排尿性膀胱尿道造影片。从尿道内注入造影剂除了用气囊导尿管外，还需夹住阴茎远端后摄片。

(2)超声检查：尿道超声是诊断前尿道狭窄安全、可靠的方法。经尿道外口逆行连续注入生理盐水，超声显示尿道腔为一管状均匀一致的无回声区；尿道黏膜为一薄的、光滑整齐的线状强回声；尿道海绵体在尿道黏膜周围呈柱状稍强回声结构；阴茎海绵体与尿道海绵体间为一厚的强回声结构即白膜所分离。当尿道狭窄时，纤维化的尿道海绵体限制了尿道腔的伸展性，超声显示无回声区的尿道腔变狭窄，稍强回声的尿道海绵体回声增强，厚度增加；如有严重狭窄或瘢痕形成时伴有声影。纤维化的尿道海绵体与正常阴茎海绵体分界清晰，通过超声仪上光标可准确测量狭窄的长度及狭窄腔的直径，判断狭窄程度。超声可清晰显示与尿道及会阴部有关的病理结构，如尿道结石、尿道周围脓肿、憩室、瘘管及假道等。尿道超声时患者取仰卧位或膀胱截石位，采用连续超声波，7.5MHz线阵探头直接置于阴茎腹侧，纵向显示阴茎部尿道，置于阴囊和会阴部显示球部尿道。在检查过程中，一助手从尿道外口连续注入生理盐水使尿道扩张，检查者同时通过横断和纵断连续多个切面扫描可获得尿道及周围结构的三维图像。在膀胱被充盈后由另一助手在耻骨联合上膀胱体表投影区加压使尿液顺行流经膀胱颈并接近狭窄区可更好地显示狭窄段尿道。这样，通过光标可准确测量狭窄的长度及狭窄腔的直径，以估计狭窄程度。尿道狭窄长度的显示受探头大小的限制，狭窄长度如果超过7～8cm，则在单一图像上不能完整显示。较长的狭窄可通过分离图像的方法成功显示，即将狭窄长度一半的图像冻结在一幅图上，剩余的图像以尿道黏膜线状强回声为依据准确地延续在另一图上，使尿道黏膜呈直线，这样，用光标仍可完整、准确地测量尿道狭窄的长度和狭窄腔直径。估计狭窄长度。McAninch等提出根据尿道海绵体纤维化及其侵占尿道腔的程度，将尿道狭窄分为以下三度：尿道海绵体纤维化并侵占尿道腔内不足1/3者为轻度；尿道海绵纤维化并侵占尿道内1/3～1/2为中度；尿道海绵体纤维化并侵占尿道腔内超过1/2者为重度。这种分类方法符合临床上尿道海绵体纤维化的程度。尿道超声检查的优势是可在泌尿科诊室或手术中对可疑狭窄段进行实时反复测量与评价而没有放射线接触，球部尿道在斜卧位X线摄片时判断狭窄长度可能存在误差，超声在测量球部尿道的狭窄长度时更加准确，在用补片法行尿道成形修复手术时，超声测量狭窄处直径结合手术预期的尿道管腔大小能精确计算出所需补片的宽度，超声发现尿道周围有较多瘢痕者行经尿道内切开术后80%会出现再狭窄。

(3)MRI:MRI具有横断面、冠状面及矢状面三维层面成像,组织对比度好,无射线等优点,已有尿道疾病的研究资料显示,MRI对骨盆骨折后尿道狭窄的诊断有一定参考价值,对前尿道狭窄的诊断意义不大。在$T_1$加权和$T_2$加权像上阴茎海绵体白膜和尿道海绵体白膜为低信号结构,与海绵体组织较易区别,在$T_2$加权像上,Buck筋膜为较高信号,与海绵体白膜界限清楚,球部海绵体白膜在球部尿道后壁形成一纵隔,在矢状面$T_2$加权像上球海绵体肌为一包绕球部尿道近端的低信号带,阴茎部尿道也清晰可见,但塌陷的尿道腔显影不清晰,只有在重$T_2$加权像上表现为一被高信号海绵体包裹的一低信号区。在冠状面上,球部和球膜尿道清晰可见,尿道周围纤维化在$T_1$加权和$T_2$加权像上均表现为低信号。

目前MRI一般仅用于骨盆骨折后尿道损伤的诊断,在矢状面和冠状面上后尿道显示清晰,可显示出前列腺尖向前后、上下移位的程度,尿道缺损长度,耻骨后血肿的大小、纤维化程度。

5.尿道膀胱镜检查

在尿道成形手术前应行尿道膀胱镜检查观察狭窄两断端尿道情况,估计“灰色尿道”的长度,排除膀胱或者尿道肿瘤,进一步明确尿道狭窄的诊断,并与影像学表现相比较,尿道膀胱镜检查不能完全替代尿道影像学检查,因为很多情况下,尿道膀胱镜无法通过狭窄段尿道,且在通过时因硬性尿道膀胱镜对狭窄段尿道有扩张作用而无法估计尿道海绵体纤维化程度。如有耻骨上膀胱造口者,也可经耻骨上膀胱造口通道采用软性膀胱镜观察膀胱颈和后尿道。

6.尿动力学检查

研究表明,尿道腔径缩小30%～50%至小于10F时,尿流率才发生明显改变,因此,尿流率测定对轻度尿道狭窄的诊断价值小,在老年患者,因前列腺增生,可使尿流率对尿道狭窄的判断更加困难,尿道压力分布测定(UPP)在尿道狭窄的诊断上也无法提供有价值的信息。对严重尿道狭窄至慢性下尿路梗阻患者应在治疗前后测定膀胱逼尿肌压力,以评价膀胱逼尿肌功能,在电视尿动力学检查仪(VCMG)上可显示出膀胱憩室、大量残余尿、膀胱输尿管反流等。

7.其他检查

术前对患者勃起功能也应进行评价与记录,尤其对膜部尿道狭窄患者更重要,以免术后患者将勃起功能障碍完全归咎于尿道重建手术,尽管尿道重建手术有时可导致这一并发症。对慢性尿道狭窄患者应行静脉肾盂造影(IVP)及双肾超声检查评价双侧上尿路的改变。

### (五)治疗

尿道狭窄治疗方法的选择应取决于狭窄病因、部位、程度、长度及并发症等;随着对尿道解剖、尿道狭窄病理等认识水平的提高及尿道重建外科技术的发展,尿道狭窄治疗总的成功率已达90%～95%。一般男性成人的最大尿流率大于15mL/s,尿道狭窄诊断明确者如果最大尿流率大于10mL/s、无残余尿、膀胱壁厚度正常和无反复尿路感染无须特殊处理,密切随访;最大尿流率小于10mL/s时,患者往往症状明显或反复出现血尿或尿感等并发症.B超检查也可见到明显的膀胱梗阻征象,如果症状影响患者生活,尿道狭窄需要处理,否则就密切随访;最大尿流率小于5mL/s,尿道狭窄应予积极治疗。

1.治疗原则

外伤性尿道狭窄的治疗方法很多,各临床工学者习惯用法亦不相同,但下列原则在不同的治疗方法中均应遵循:

(1)积极治疗尿道及尿道周围感染:正常尿道前段内都生存着一定的细菌,尿道狭窄者排尿不畅,细菌更易在粗糙尿道黏膜上附着和繁殖,尿道扩张和尿道造影等尿道内检查或操作均有可能使感染扩散,轻者可发生尿道周围炎、尿道热,重者可发生败血症,甚至发生中毒性休克。另一方面,尿道感染是手术失败的主要原因。有感染者应积极而合理地使用抗菌药物,有下列情况之一者,应先行耻骨上膀胱造瘘术,待感染充分控制后,再行尿道狭窄的根治性手术:①有急性或亚急性尿道炎或尿道周围炎;②尿道有脓血样分泌物由尿道口排出,压痛明显,排尿困难;③反复发作急性肾盂肾炎、急性前列腺炎、附睾炎;④并发膀胱结石、憩室、炎症感染;⑤并发尿道直肠瘘或尿道皮肤瘘;⑥耻骨后感染、残余脓肿、耻骨骨髓炎;⑦入院时血白细胞计数高于正常且中性增高特别明显,全身又无其他感染的病灶,疑有尿道内或尿道周围有潜在性化脓病灶,宜先行耻骨上膀胱造瘘术。造瘘的目的在于使尿液不再经过有感染的尿道,且使尿液引流通畅,一般需时 3 个月。造瘘期间,应每日冲洗膀胱 2～3 次,定期更换造瘘引流管及敷料。

(2)以恢复尿道的解剖连续性和完整性为原则,尽量避免施行永久性尿路改道手术。

(3)避免在治疗过程中发生新的并发症:悬垂部尿道手术要考虑如何预防尿瘘和阴茎弯曲畸形。后尿道手术中避免大出血;注意保护括约肌功能和性功能;预防直肠损伤。

(4)有明显慢性肾衰竭,应先行膀胱造瘘和其他全身治疗,待肾功能好转,贫血纠正、一般情况好转后再行尿道手术。

(5)如有尿道直肠瘘,应先行结肠造瘘。

(6)在选用具体治疗方法上,应遵循以下原则:

①对狭窄长度小于 2cm 的单纯性尿道狭窄均可先试用尿道扩张术,如果年扩张次数超过 2 次者应考虑其他手术治疗。但部分患者宁愿尿道扩张,而不愿接受其他手术治疗。如果尿道内切开术失败 2 次,也应改行开放尿道手术治疗,切忌滥用尿道内切开术,因为一次尿道内切开术的远期疗效与多次的无差异,且每次尿道内切开术本身也是对尿道的一次损伤,可加重尿道海绵体纤维化程度,增加开放尿道手术难度。

②膜部尿道内切开术可造成尿道外括约肌功能的永久性损伤。

③长段(大于 2cm)、多段及复杂性尿道狭窄首选开放尿道成形术。

④阴茎部尿道狭窄段较长者禁忌狭窄段切除、尿道对端吻合术,否则可造成阴茎腹侧瘢痕形成致阴茎弯曲。

⑤球部尿道狭窄一般不做尿道内切开术,因为狭窄段切除、尿道对端吻合术在球部尿道的效果非常理想。

⑥游离瓣一期尿道成形术要求移植床瘢痕较少,血供较好,一般只适应于尿道外口及舟状窝(龟头部尿道)狭窄和球部尿道狭窄,而游离瓣分期尿道成形术适应证较宽,可用于几乎所有前尿道各段的重建。

⑦带蒂瓣尿道成形术的成功率高于游离瓣尿道成形术,分期手术成功率高于一期手术。

2.治疗方法

(1)尿道扩张术:外伤性尿道狭窄瘢痕比较局限且比较坚实,单纯尿道扩张术只能对狭窄不严重的病例起到较好的作用。对于外伤性尿道狭窄,尿道扩张术的疗效有限,多数情况下只能起到一种辅助治疗的作用,仅用于下列情况:①尿道损伤经治疗后排尿正常,1年内可进行尿道扩张1～2次,用以了解尿道的情况,1年后如排尿仍保持正常,可不必再进行扩张;②尿道损伤愈合后,虽有排尿困难,但经一次尿道扩张后,足以维持一定时间的正常排尿,以后尿线又逐渐变细者,可定期进行扩张,间隔的时间,视情况而定;③尿道损伤或外伤性尿道狭窄手术后,出院前尿道扩张1次,以后根据排尿情况,嘱患者按时接受尿道扩张术,如排尿正常、扩张顺利,手术后扩张1～2次即可;④尿道黏膜损伤,完全愈合后,每1～2周扩张1次,共2～3次,观察无排尿困难,即不需继续扩张。但是,外伤性尿道狭窄有下列情况时,不应进行尿道扩张,考虑改用其他治疗方法:①12F号尿道探子不能通过狭窄者;②排尿在扩张后只能维持1～2日或仅数次正常排尿很快又出现排尿困难者;③尿道扩张后出现出血、疼痛、感染等并发症者;④有尿道瘘、尿道周围脓肿或尿道感染;⑤扩张后排尿困难不改善甚至加重,尿线变细者。

(2)尿道内切开术:尿道内切开术是指经尿道用冷刀切开狭窄瘢痕,松解瘢痕收缩以扩大尿道腔的方法。其基本原理为当冷刀切开狭窄瘢痕组织达周围松软的正常组织后,尿道腔才扩大并显露出无尿路上皮化的区域。尿道内切开术的远期效果取决于无上皮化区域能否上皮化,因此,每次尿道内切开术本身也是对尿道的一次损伤。尿道内切开器械有两种:一种是盲目的尿道内切开器(Otis尿道内切开器);一种是直视下尿道内切开镜。两种尿道内切开器械可相互配合使用。Otis尿道内切开器有一根形状稍扁的主杆,其背部有一槽沟,腹部有一可撑起的扩张杆,长16cm。前面是钝性尖头,后面有一旋钮可控制扩张杆的起落,并可在旋钮旁的水平原盘上直接读出扩张杆撑起的宽度。在置入Otis尿道内切开器前,先在背侧的槽沟内放一根尾部有手柄的细钢丝,其尖部附有一三角形小刀片。刀片杆插至头部时,刀片隐藏于槽沟内,当刀片杆向回抽时,刀刃被顶起部分外露,可纵行切割尿道壁。通过可控制的扩张杆和刀片便可根据需要切开一段狭窄的尿道,并可调节切开的部位、长度和深度。根据扩张杆的刻度和水平原盘的度数控制好刀片切割的位置,切割完毕应将刀片缩回槽沟内,以免取出切开器时损伤正常尿道。在使用扩张杆和刀片时,应以操纵扩张杆为主,将尿道扩张至适宜的宽度,再以刀片切开引起狭窄的瘢痕,使尿道达到要求的管径。

尿道内切开镜由0°内镜和尿道切开器两部分组成,可以通过尿道内切开镜在直视下进行尿道内切开手术:1972年Sachse首先描述了这种尿道手术刀和手术方法。尿道内切开器包括21F镜鞘、镜芯及置入镜鞘内的工作件。工作件可安置条状或半圆状的刀片,并有手柄控制刀片的动作。内镜从工作件的中间孔插入,便可在内镜下掌握刀片切割的方向和深度。尿道内切开术治疗尿道狭窄总的远期成功率为35%,治疗阴茎部尿道狭窄的远期成功率约为50%,对膜状狭窄、尿道海绵体累及程度较轻且对狭窄的疗效较好;一次尿道内切开术的远期疗效与反复多次尿道内切开术的疗效无显著差异。术后延长导尿管留置时间(至6周)并不能提高尿道内切开术的远期疗效,目前,单纯的尿道内切开术已很少应用。

(3)尿道内切开及电切或电灼术:冷切开同时电切尿道瘢痕组织是目前较多采用的方法,当瘢痕浅而少时,仅用冷刀切开即可。当瘢痕深而多时,单纯用冷切开效果不理想,再狭窄的发生率高。可在冷切开后，加用电切或电灼术：使用尿道膀胱镜电切开术，因无绝缘胶木保护，易使镜鞘带电，灼伤正常尿道。电切损伤面比冷刀切开要大，电能转变成热能对保留组织仍存在损伤。尿道内电切应避免使用大号电切环，一个 24F 电切环切割一次可损伤尿道周围。所以，用冷刀切开后，置 22F 电切环，选择瘢痕多，严重不平的创面，小范围彻底深切瘢痕，严格掌握电切边界，不要随意向两端延长，以免损伤邻近组织；电流大小适度，以免增加灼伤深度或不易切断。有学者认为，在冷切开后，电切原则上只用于切割悬挂物和主要瘢痕。

(4)尿道瘢痕切除对端吻合术：一期尿道狭窄瘢痕切除及对端吻合术，可以很好地恢复尿道连续性和内径，术后通畅率最高和最持久，再狭窄率和并发症最少，因而是治疗外伤性尿道狭窄特别是单纯性尿道狭窄的最好方法。最佳适应证一是 2～3cm 以内的往往是骑跨伤后的球部尿道狭窄，另一是骨盆骨折后膜部或球膜部交界处狭窄，对 1～2cm 以内悬垂部尿道狭窄也可应用。

这种手术的治疗要点是：①彻底切除尿道周围瘢痕组织和狭窄段尿道；②尿道的黏膜对黏膜吻合；③充分游离球部尿道，尽量保证吻合口无张力。各层组织对位缝合，局部血运良好，一般情况下是一期愈合，因而导尿管不必久置，一般 1 周即可，最多不超过两周；在直视下进行手术，便于正确识别尿道与假道，可使假道的发生率大大降低；手术后 2～3 周探查性尿道扩张 1～2 次，若排尿通畅以后即不需经常扩张尿道，可免除患者经常接受尿道扩张的痛苦。

后尿道狭窄采用切除吻合术比较困难，狭窄位置越高，范围越广，困难越大。主要原因是手术野范围狭小，显露不佳，进针不易，操作不便；其次是易损伤静脉丛造成大出血或误伤直肠。经会阴切口自球部尿道开始向后尿道深入游离，经耻骨上切口或耻骨上膀胱造口，用一粗尿道探子经膀胱颈插至尿道狭窄的近端，引导会阴手术组使其彻底切除瘢痕狭窄段而不损伤直肠或盲目游离造成假道，瘢痕切除后，再进一步游离两尿道断端，使之能在无张力下吻合。如果狭窄段缺损较长，可采用耻骨下支楔形切除或将尿道从阴茎海绵体脚的上方绕过缩短前尿道到前列腺尖部的距离，对既往多次手术失败，瘢痕较多，狭窄段长的病例，可采用经耻骨切口，但有发生耻骨骨髓炎的可能，部分患者术后发生压力性尿失禁。吻合时用直针、鱼钩针等方法可方便缝合。

(5)开放尿道成形术：对于复杂尿道狭窄，特别是长段狭窄，其他方法不能奏效者，可采用各种开放尿道成形术治疗。切除尿道狭窄瘢痕后，开放尿道成形术有两类方法，一是管状成形，另一是补片成形，前者分二期做效果好，若一期完成的手术，补片成形比管状成形效果好。尿道下裂多次手术局部严重不可利用的瘢痕、尿道硬化性苔藓不可逆性纤维化和尿道动静脉畸形或肿瘤等必须切除等情况外，一般认为均可适用一期尿道狭窄切开补片成形手术。缺损的尿道可用阴茎阴囊带蒂皮瓣，或游离阴茎、包皮或耳后皮肤、膀胱黏膜或口颊黏膜等形成管状或片状代替部分尿道。带蒂皮瓣适用于局部不适合做片状移植时，如多次手术后有重度瘢痕、有放射治疗史、狭窄段太长或经过括约肌等。口腔黏膜是目前认为最适合的尿道替代物。

(6)尿道拖入术：是切除尿道及尿道周围瘢痕组织后，将近端尿道腔切开，远端尿道充分游离，直达球部尿道，甚至悬垂部尿道，将一导尿管插入远端尿道内约 5cm，并用可吸收线将远端尿道缝合固定于导尿管上，导尿管的另一端，经尿道近端插入膀胱内，再经膀胱拉出，固定于腹壁上，借导尿管的牵引作用，使远端尿道断端拖至近端尿道断端上，以重建尿道的连续性。这种手术的优点是:充分游离远端尿道,近端不需大量的游离,同时不需吻合又达到了对位的目的,克服了后尿道手术视野小,手术操作困难的缺点。手术方法较尿道吻合术简便。缺点是这种手术的尿道对位是靠牵引的力量来维持,术中或术后牵引导尿管的松动均将影响对位,任何对位不良均会使手术失败。从对位的可靠程度来说,不如尿道吻合术确切。尿道牵引力的大小对手术的成败关系也大,力量过小手术后易于移位,力量过大有尿道坏死之虑,国外较少采用。

(7)其他治疗方法:激光和尿道内支架治疗尿道狭窄有一定疗效。激光通过产生的热效应破坏消除狭窄瘢痕。目前使用于治疗尿道狭窄的激光有 KTP 激光、Nd:YAG 激光、钬激光等。激光可以切开或气化瘢痕组织,远期效果尚待观察。尿道支架有临时和永久两种,Urolume 永久支架治疗复发性球部狭窄效果较好。

3.治疗失败的原因及预防

(1)手术方法选择不当:如无效的长期尿道扩张术、多次的尿道内切开术、长段的尿道狭窄勉强的尿道吻合术致使吻合口张力过高等。

(2)感染:切口感染使手术失败者,占再次手术病例的 1/3。感染的原因有:①术前在尿道或尿道周围有隐在性感染病灶,如小的脓肿、感染窦道、瘘管等;②膀胱内有严重感染、术前准备不够;③手术野直接污染;④术中止血不彻底、引流不通畅、血肿形成、继发感染;⑤有尿瘘、尿道周围炎、未能掌握治疗原则,过早施行手术。预防感染需要术前、术中、术后三个环节同时重视。手术前对手术要有周密计划,要注意发现和清除各种潜在感染因素,有尿瘘者,应先行耻骨上膀胱造口术,使尿流暂时改道,并经常冲洗膀胱,待炎症好转后再行手术。术中如发现局部有较重之感染,应先行切开引流,并作膀胱造口,勿急于作对端吻合术。术中要求彻底止血,防止血肿形成。手术毕彻底清洗切口,必要时用广谱抗生素稀释液冲洗切口,并应放置引流。术后会阴切口要保持干燥,防止大便污染。

(3)吻合口出血:继发性尿道出血,常在术后 5~7 日出现,青壮年居多,全发生于尿道吻合术。主要原因是吻合口全部或部分裂开。裂开出血的诱因多是阴茎勃起,其次为大便秘结腹压增加,感染可能是内在原因。青壮年患者手术后常规服用乙烯雌酚及镇静剂,必要时服用缓泻剂,或灌肠,协助患者排便,均可减低手术后出血的发生率。出血发生后,除全身使用抗生素及止血剂外,轻者会阴部加压包扎、冷敷,保持导尿管通畅,及时清除膀胱内积血,一般可控制出血。大量血块积聚于膀胱内时,不得不切开膀胱清除血块,尿道内留置一气囊导尿管,扩充气囊,适当牵引膀胱颈,使后尿道出血不再反流入膀胱内,会阴部再加适当压迫。这种方法虽可达到止血目的,但尿道吻合处可能再次发生狭窄。

(4)尿道扩张术操作不当:尿道扩张的号码应逐渐增加,一次最多增加两个号码。暴力尿道扩张易形成假道,也是手术失败的重要原因之一。手术后第 1 次尿道扩张术,最好由参加手术者亲自进行,因熟练手术中尿道情况,可减少损伤和假道的发生率。

(5)尿道吻合技术错误:常见者有瘢痕切除不够彻底、吻合口张力过大、错误的端-侧吻合、尿道黏膜对合差、尿道吻合在假道上等。

## 三、炎症性尿道狭窄

我国目前炎症性尿道狭窄较外伤性尿道狭窄少见。各种原因的尿道炎和尿道周围炎，均可导致炎症性尿道狭窄。临床上可分为特异性炎症性尿道狭窄和非特异性炎症性尿道狭窄，前者常见于淋病性尿道狭窄和结核性尿道狭窄。留置导尿管也可能引起尿道狭窄。炎症性尿道狭窄占尿道狭窄的16%～66.5%。尿道单次感染如经恰当治疗一般不会损伤尿路上皮，如果反复感染又未得到恰当治疗则可引起局部炎症，尤其是球部尿道炎及尿道周围炎，形成尿道狭窄瘢痕及尿道瘘等。炎症性尿道狭窄多为球部尿道的长段或多段狭窄，也可发生于尿道其他部位。病理上分为尿道黏膜黏连性狭窄和尿道海绵体瘢痕收缩性狭窄两种。狭窄程度取决于尿道海绵体受累纤维化的程度。

### （一）淋病性尿道狭窄

淋病性尿道狭窄是淋病奈瑟球菌性尿道炎治疗不恰当所致的最严重的后遗症，常由于淋病性尿道炎慢性迁延和反复感染造成。近年有增多趋势。

1.病理

淋病性尿道狭窄是由淋病性尿道炎发展而来的。淋病性尿道炎致尿道黏膜、黏膜腺体和黏膜下组织遭到破坏，这些部位初起时为慢性炎症浸润，以后瘢痕组织逐渐增生，尿道失去弹性，瘢痕增生和挛缩使尿道管腔狭小，形成狭窄。淋病性尿道狭窄部位多在前尿道。尿道外口及舟状窝为鳞状上皮细胞，对淋病双球菌的抵抗力强。阴茎部及球部尿道为柱状上皮，对淋病双球菌抵抗力较弱，而且有很多小窝及腺体，淋病奈瑟球菌易于在其内滋生。淋病奈瑟球菌感染如未经治疗，则中性粒细胞逐渐被巨噬细胞及淋巴细胞所取代，黏膜增厚变硬。黏膜固有层的感染可引起结缔组织增生，如感染轻微或治疗及时，结缔组织逐步吸收后可恢复正常，若感染严重，治疗不当，增多的纤维组织可引起尿道狭窄。淋菌性尿道狭窄常见四种类型：①膜状狭窄：狭窄呈薄膜状；②环状狭窄：狭窄长度在1cm以内；③管状狭窄；狭窄长度超过1cm，甚至可延及整个前尿道，其管腔可呈弯曲状或串珠状；④多发性狭窄。

2.临床表现

主要症状为排尿困难。排尿困难的症状发展缓慢，初起时多不引起患者注意。饮酒、性欲过度、受凉，可使狭窄部位充血、水肿、使排尿困难加重或诱发急性尿潴留。多数患者有慢性淋病或慢性尿道炎症状，有尿频、尿急、排尿疼痛等。尿道口常被黏液性或脓性分泌物封住。并发尿道瘘者较多，由于引流不畅，瘘管口经常有急性炎症发作，反复化脓、穿破，使会阴部或阴囊皮肤形成多数瘘管。长期慢性炎症使阴囊皮肤及会阴皮肤增厚，淋巴回流障碍。附睾炎、前列腺炎、精囊炎等生殖系统并发症亦相当常见。急性发作时，可有发冷、发热、血白细胞增高等全身症状。

3.诊断

诊断并不困难。询问病史十分重要，这类患者几乎均有冶游史及急性淋病史，以后逐渐发生排尿困难。需行康氏或华氏反应检查，以确定有无梅毒。通过尿道触诊、导尿检查、尿道探子检查及尿道造影检查，可进一步确定尿道狭窄的部位、程度和长度。有尿道分泌物者，应行显微镜检查、细菌培养及 NG-PCR 检查。尿液培养亦有必要，以明确有无尿路感染及细菌种类。老年患者应注意与前列腺梗阻性疾病鉴别，可以从病史、症状、直肠指检、尿道探子检查及膀胱-尿道造影等检查予以区别。

4.治疗

淋病性尿道狭窄的治疗，除积极抗炎症治疗外，原则上以尿道扩张为主，对不适于尿道扩张者，则行手术治疗。有效防治淋病奈瑟球菌性尿道炎是降低淋病性尿道狭窄发生率的根本措施。

(1)尿道扩张术：由于淋病性尿道狭窄的发展比较缓慢且局部瘢痕比较柔软，呈膜状或环状狭窄者较多；因此，许多病例可通过间断尿道扩张得以治愈。尿道扩张必须耐心仔细，初次扩张宜在麻醉下进行。若第 1 次扩张即能通过 F14 号探子，可不必用丝状探子，否则以应用丝状探子为宜，以免发生损伤及假道。每次扩张不宜增加号码过大，一般以不出血为原则，一般初期以每周扩张 1 次为宜，以后视具体情况逐渐延长扩张间隔时间。

(2)手术治疗：有下列情况者，应手术治疗：

①尿道外口狭窄：行尿道外口切开术，手术简单、效果确实。

②并发尿道瘘：有尿道瘘者，均应先行耻骨上膀胱造口术，使尿流暂时改道，炎症可迅速控制，瘘管不愈合者。行尿道扩张后排尿困难改善不明显者。

③环状狭窄或较短的管状狭窄，尿道扩张效果不显著者，可行尿道内切开术或其他腔内手术治疗。

④长期管状狭窄，尿道扩张失败者，可根据情况，行尿道成形术。

### (二)结核性尿道狭窄

结核性尿道狭窄很少见。

1.发病机制

结核性尿道狭窄是结核性尿道炎和结核性尿道周围炎进一步发展的结果。尿道结核一般也只有当出现尿道狭窄时才被发现，显然尿道结核是泌尿生殖系结核的一部分。尿道对结核菌有很强的抵抗力，尿道可受到生殖系结核与泌尿系结核的双重侵犯，但尿道结核仍很少见。尿道结核多因前列腺及精囊结核直接蔓延到后尿道或因泌尿系结核引起尿道感染，阴茎结核也可侵及尿道。尿道感染结核菌后先于黏膜上成形结核结节，结节扩大互相融合形成溃疡，溃疡的基底有肉芽组织增生、纤维化引起尿道狭窄。

2.病理

结核性尿道狭窄可发生于尿道的任何部位，可局限于一处，亦可为多发性尿道狭窄或长段尿道狭窄。瘢痕狭窄形成后，多数患者尿道结核性病变并未治愈，尿道黏膜上仍有溃疡及结核结节，黏膜下组织及尿道周围仍然有结核性炎症浸润，甚至形成结核性脓肿。部分患者可并发尿瘘。结核性尿道狭窄的患者易并发膀胱阴道瘘，尿道狭窄使排尽时膀胱压力更高，有病变的膀胱易发生穿孔或破裂，形成瘘管。

3.临床表现

结核性尿道狭窄直接产生的症状是排尿困难、尿线变细、无力；严重者尿呈滴沥状态，少数患者因完全尿道梗阻无尿而急诊入院。不同于外伤性和淋病性尿道狭窄的是，结核性尿道狭窄的排尿困难常伴有严重的尿道灼痛，并有结核性尿道炎的尿道刺激症状，排尿疼痛可向阴茎、睾丸、会阴部或肛门放射，有明显的血尿或脓尿。亦可出现尿道分泌物。这类患者往往患有严重泌尿生殖系结核病，尿频、尿急、排尿疼痛等膀胱刺激症状十分明显，反而使部分不能明确陈述排尿困难的症状，待进一步检查后方能明确诊断。结核性尿道狭窄局部常呈索状或结节状，多可触到并有压痛。前列腺多因严重结核病变而变硬、不平。有尿瘘者，常有稀薄脓性分泌物自瘘管口溢出，经久不愈。

4.诊断

诊断有赖于病史、临床表现、器械检查及X线检查。患者多有明显的泌尿生殖系统结核病史和症状，继之发生排尿困难。如果患病前既无尿道外伤史，又无淋病史，即应疑有结核性尿道狭窄。体格检查及尿道粗硬或呈索状，或有尿瘘者，结核性尿道狭窄的可能性更大。导尿检查及尿道炎可致尿道痉挛，发生排尿困难，结核性膀胱挛缩膀胱容量过小者，可出现尿失禁，类似于尿道狭窄的症状，但尿道器械可以经尿道插入膀胱。尿道狭窄者，器械在狭窄处受阻。尿道造影检查更能提供狭窄的部位、程度和范围。不过，必须指出的是，由于结核性尿道狭窄多同时有炎症并存，故尿道器械检查应当做到轻柔小心，尿道造影剂应选用刺激性较小的有机碘剂，浓度勿使用过高，以尽量减少因检查带来的痛苦和并发症。

5.治疗

结核性尿道狭窄的治疗是一个十分复杂的问题。这是因为：第一，结核性尿道狭窄仅仅是泌尿生殖系统结核病的一部分，患者多已有严重泌尿生殖系统结核病，肾功能已有明显损害；第二，结核性尿道狭窄的局部病变，与外伤性或淋病性尿道狭窄不同，当瘢痕发生，狭窄亦已形成时，结核性的炎症仍然可以蔓延发展，因而很难通过手术切除的方法彻底清除瘢痕狭窄及结核病灶，亦难通过间断尿道扩张恢复尿道的通畅；第三，如果尿道梗阻不予解除，则将进一步损害梗阻以上的泌尿器官，由于这些器官已有结核性病变，这样的梗阻所造成的损害，速度更快，破坏程度更为严重。

结核性尿道狭窄的治疗原则包括两个方面：治疗泌尿生殖系统其他主要结核病灶和解除尿道梗阻。

如果情况允许，则一般应在抗结核治疗及全身支持治疗的配合下，首先清除肾结核、附睾结核等病灶，期待膀胱结核、前列腺结核、尿道结核逐渐愈合后，再彻底处理尿道狭窄。但若梗阻较重，则不应盲目等待上述结核病灶的愈合，仍应早日采取措施暂时解除尿道梗阻（肾造瘘术或膀胱造口术），使肾功能不致进一步受损。如果患者入院时已呈垂危状态，或已有氮质血症，则应紧急施行肾造瘘术，使一般情况好转后，再处理肾结核、附睾结核等病灶，最后再根据具体情况，考虑选择解除尿道梗阻的治疗措施。

对结核性尿道狭窄的局部处理，则应从整个泌尿系统的具体情况出发，慎重地考虑治疗方法。如果肾结核已切除，对侧肾脏功能及形态正常，膀胱结核已治愈且容量基本正常者，可在尿道结核稳定后施行间断尿道扩张术。狭窄病变较局限者，亦可行尿道瘢痕切除对端吻合术。如果已有膀胱挛缩、膀胱瘘、对侧肾已有积水者，则以行尿路改道手术为宜，以维护肾脏功能，延长患者生命。

## 四、非特异性炎症尿道狭窄

非特异性尿道炎虽较常见，但由此引起的尿道狭窄不多。如炎症过重，反复发作与迁延不愈，引起尿道黏膜坏死、溃疡、最后瘢痕增生与挛缩而形成狭窄。临床上常见的有以下两种情况。

（1）反复包皮龟头炎所致的炎症性尿道外口及阴茎部尿道狭窄这类患者都有包茎，包皮外口小，有些呈针尖样，包皮垢和尿液积聚于包皮内，发生感染后尿道外口与龟头红肿、糜烂及溃疡，脓液引流不畅，尿道外口黏膜反复发炎，瘢痕增生，形成环状狭窄。包皮亦因炎症而增厚，有时包皮与龟头有广泛黏连。炎症可局限于尿道外口，亦可向舟状窝及阴茎部尿道发展，结果产生尿道外口及阴茎部尿道狭窄。出现排尿困难，严重者可引起慢性尿潴留和上尿路积水。防治措施是及时治疗包茎。已形成狭窄者，行尿道外口切开术。

（2）因留置导尿管不当所致的炎症性尿道狭窄因导尿管过粗、过硬、留置时间过长、消毒不严或留置气囊导尿管牵引不当，引起尿道发炎甚至压迫性坏死后，进一步形成狭窄。留置导尿管引起尿道狭窄，几乎仅见于男性，部位多在前尿道，尤多见于阴茎阴囊交界处。其发病机制尚未完全阐明，与下列因素有关：①男性尿道细长，在生理弯曲和狭窄部位易受导尿管的压迫，发生缺血坏死。导尿管过粗过硬、留置时间过长或插管时损害更易发生。因为男性尿道的两个生理弯曲：耻骨前弯和耻骨下弯，也正好位于阴茎阴囊交界部及尿道球部。虽然导尿管能随之弯曲，但导尿管本身具有一定弹性，在弯曲处容易压迫尿道，使尿道黏膜缺血坏死，若导尿管远端固定不牢靠而往返滑动，且因重力作用下坠，可加重其对尿道弯曲处的损伤，即所谓的弓弦效应。②Feme等证实，尿道对身体血流动力学改变特别敏感，接受体外循环手术的患者留置导尿管易发生尿道狭窄。③与导尿管质量有关。橡胶、乳胶、硅胶三种不同材料的导尿管留置导尿，尿道狭窄的发生率有显著差异，橡胶最高，乳胶次之，硅胶导尿管最少。动物实验亦证实，硅胶导尿管仅引起轻度组织水肿，乳胶导尿管引起中度炎症，而橡胶导尿管可引起严重炎症渗出和出血。导尿管性尿道狭窄重在预防，预防措施是：留置导尿管勿过粗、过硬，时间不要过长，如需牵引气囊导尿管，应注意牵引角度，勿使其对阴茎阴囊交界处形成压迫。不作牵引的留置导尿，将导尿管固定于下腹部正中，使阴茎耻骨前弯曲消失，避免导尿管远端往返滑动及因重力作用下坠加重对尿道弯曲处的压迫损伤，使用较细的硅胶导尿管能显著降低该类尿道狭窄的发生率。如留置导尿管后，尿道发生剧痛，尿道分泌物很多或呈脓性，有急性尿道炎者，应加强抗感染措施，必要时拔除留置导尿管，改行耻骨上膀胱造口术。治疗应根据狭窄的部位及狭窄的程度，分别采用尿道扩张术，腔内手术或尿道成形术。

# 第七章　常见胸腹创伤急危重症

## 第一节　闭合性气胸

胸膜腔是脏-壁层胸膜间的一个闭合的腔。由于肺的弹性回缩力，它是一负压腔。当某种诱因引起肺泡内压急剧升高时，病损的肺-胸膜发生破裂，胸膜腔与大气相通，气流便进入胸腔而形成自发性气胸。闭合性气胸是指部分患者由于在呼气时肺回缩，或因有浆液渗出物使脏层胸膜自行封闭，不再有空气漏入胸膜腔，成为闭合性（单纯性）气胸。

### 一、病因

正常情况下，胸膜腔内没有气体。当空气从肺部或胸壁的伤口进入胸膜腔，伤口闭合后可造成气胸。闭合性气胸最常见原因为自发性气胸，主要包括肋骨骨折、肺部肿瘤、肺囊性纤维化，以及慢性阻塞性肺疾病、肺气肿、肺间质纤维化等肺部基础疾病。

1.肺大疱

肺大疱是指由于各种原因导致肺泡腔内压力升高，肺泡壁破裂，互相融合，在肺组织形成的含气囊腔。通常位于肺尖部的肺大疱容易破裂，空气进入胸膜腔引起，属于自发性气胸。

2.肺部基础疾病

如慢性阻塞性肺疾病、肺结核、肺炎、肺部囊性纤维化等多种肺部基础疾病可引起肺气肿或导致肺组织损伤，进而导致肺部裂伤或塌陷，引起闭合性气胸。

慢性阻塞性肺疾病是导致继发性气胸的主要原因，是肺部结构受到严重破坏，肺气肿进展为肺大疱并破裂的结果。气管哮喘因气道痉挛，亦可使肺泡过度膨胀，肺泡内压增高破裂而致气胸。感染性疾病，如金黄色葡萄球菌肺炎、放线菌病、奴卡菌病等，可导致肺组织的坏死和脓肿形成，病变累及或穿破胸膜可引起气胸。其他可导致自发性气胸的疾病包括淋巴管肌瘤病、肺泡蛋白沉积症等。

3.胸部损伤

胸部损伤包括胸部直接损伤（如暴力击打、肋骨骨折等）和间接损伤（如针灸、胸腔穿刺等医疗操作），造成肺部或胸壁产生较小的伤口，引起闭合性气胸。

### 二、临床表现

患者的症状取决于胸膜腔积气量和肺萎陷程度，以胸闷、胸痛和呼吸困难为主。轻者可无明显症状或偶有胸闷、胸痛，重者可出现胸闷不适、气喘气急、胸痛、呼吸困难等症状。

### （一）典型症状

1.呼吸困难

气胸发作时患者均有呼吸困难，其严重程度与发作的过程、肺被压缩的程度和原有的肺功能状态有关。在年轻的呼吸功能正常的患者，可无明显的呼吸困难，即使肺被压缩80%，亦仅能在活动时稍感胸闷，而在患有慢性阻塞性肺气肿的老年患者，肺被轻度压缩就有明显的呼吸困难。急性发作的气胸，症状可能更明显；而慢性发作的气胸，健侧肺脏可以代偿性膨胀，临床症状可能会较轻。

2.胸痛

气胸发生时常突然出现尖锐性刺痛和刀割痛，与肺大疱突然破裂和肺被压缩的程度无关，可能与胸膜腔内压力增高、壁层胸膜受牵张有关。疼痛部位不固定，可局限在胸部，亦可向肩、背、上腹部放射。明显纵隔气肿存在时，可出现持续的胸骨后疼痛。疼痛是气胸患者最常见的主诉，而且在轻度气胸时，可能是惟一症状。

（1）小量气胸：患者症状较轻，可无明显症状，或偶尔出现胸闷、胸痛。

（2）中、大量气胸：患者可有胸闷不适、气喘气急、咳嗽、针刺样或刀割样胸痛等症状，起病较急，严重者可出现明显呼吸困难和低氧血症（血液中氧含量不足）。患病一侧胸部饱满，听诊时呼吸音减弱或消失。

### （二）伴随症状

当气胸严重，引起呼吸和循环障碍时，患者可出现心律失常、呼吸加快、皮肤发紫、疲乏无力等症状。

当气胸合并出血且出血量较多时，患者可出现面色苍白、血压下降等休克症状。

## 三、诊断

（1）患者有慢性肺基础疾病，有闭合性气胸病史或家族史或者肺部有肺大泡。因为绝大部分闭合性气胸是因为肺大泡破裂，肺部的气体经破裂的肺大泡漏出到患者的胸膜腔。

（2）患者有胸闷、胸痛、呼吸困难等闭合性气胸的临床症状和体征，可突发胸部撕裂样疼痛，是因为患者胸腔内有气体，气体增多后会造成胸腔内压力增高，增高的压力压迫患者胸壁会出现胸壁的疼痛。当患者胸腔内压力保持恒定后，胸痛随之消失，表现为胸闷的症状，部分病人会有刺激性的咳嗽。

（3）体格检查听诊患者患侧胸部呼吸音减低或消失，气管无移位。

（4）行胸片检查，可见患者胸腔内有气体，肺组织受气体压迫出现萎陷。若进行胸膜腔穿刺抽出气体，可进一步证实诊断。

## 四、辅助检查

1.胸部检查

医生首先通过胸部的视诊、叩诊和听诊来进行判断。观察胸廓的起伏及有无胸廓塌陷，胸部叩诊是否为鼓音，听诊时呼吸音是否减弱甚至消失，都有助于本病的诊断。

2.胸部X线检查

为最主要的检查方式。可显示不同程度的肺部受压和病变情况，患者的肺部X线常表现为典型的外凸弧形气胸线，大量气胸时，肺组织受压可表现为圆球形阴影。

3.胸部CT检查

对气胸量大小的判断、小量气胸的确诊，以及肺大疱和气胸的鉴别等方面，比X线更敏感和准确，此外还可以看到胸膜腔内的低密度气体影和萎缩的肺组织。

4.胸部超声检查

对于钝性创伤后气胸的鉴别更敏感，此外可以用来进一步确认和排除诊断。

## 五、鉴别诊断

1.慢性阻塞性肺疾病

该病也可有气促、呼吸困难等症状，但其起病缓慢，病程较长，胸部叩诊为过清音，且X线检查可出现肺纹理增粗、紊乱等改变，可与闭合性气胸相鉴别。

2.急性心肌梗死

该病患者也可出现胸闷、胸痛、呼吸困难等症状，但该病是由于心肌缺血坏死所导致，心电图检查会有明显改变，血清学检查可出现心肌标志物的改变，可与闭合性气胸相鉴别。

3.肺栓塞

急性起病时也可表现为呼吸困难、胸痛、烦躁不安等症状，但该病患者同时可有咯血和晕厥，且常有下肢或盆腔血栓性静脉炎，结合胸部X片可与闭合性气胸相鉴别。

4.肺大疱

位于肺部周边的肺大疱容易与气胸混淆，但肺大疱病史较长，进展缓慢，胸部X线可显示肺部有巨大空腔，空腔内部无肺纹理，可与闭合性气胸相鉴别。

## 六、治疗

发生气胸时间较长且积气量少的病人，无需特殊处理，胸腔内积气一般可在1～2周内自行吸收，但应注意观察其发展变化。中、大量气胸可先行胸腔穿刺，若一直抽不尽、另一侧亦有气胸、合并血胸、需行全身麻醉或需用机械通气等，均应放置胸腔闭式引流，以减轻积气对肺和纵隔的压迫，促进肺尽早膨胀，同时应用抗生素预防感染。

原来肺功能差者及老年人，以及有其他部位严重合并伤者，例如重型颅脑伤和重度休克病人，对闭合性气胸的处理应持积极态度。治疗中警惕发展为张力性气胸。单性闭合性气胸并不危及生命。如果保守治疗效果欠佳，可考虑外科手术。

### （一）急性期治疗

若患者气胸量较大，出现严重呼吸困难、心律失常、休克等症状，需要及时去急诊进行胸腔穿刺排气，迅速解除胸膜腔内压力，达到减压目的。

### （二）一般治疗

对于首次发生的症状较轻的闭合性气胸，以及小量气胸患者，可不进行药物及手术等治疗，通过严格卧床休息，保持相对安静的环境，密切关注病情变化，检查呼吸、心率、脉搏等生命体征，积气一般可在1～2周内自行吸收。必要时可高浓度吸氧减轻呼吸困难。

### （三）药物治疗

如头孢曲松等头孢类药物，可防治肺部感染及防止并发症，但少数患者服用后可有肠胃不适、过敏等不良反应。

### （四）手术治疗

大部分患者需进行胸腔穿刺或闭式引流，以排出积气，缓解症状。内科治疗无效者，患者多有长期气胸、复发性气胸、合并张力性气胸行引流术治疗失败、胸膜增厚致肺膨胀不全或多发性肺大疱等情况。临床中常用以下两种手术方法：

1.电视辅助胸腔镜手术

此手术可行肺大疱结扎、病变组织切除，具有创伤小、病人痛苦较轻、术后恢复情况快、不易复发等优点，目前已成为自发性气胸手术治疗的首选。

2.开胸手术

可通过开胸修补破口、肺大疱结扎、切除病变组织，术中擦拭胸腔壁层胸膜促进胸膜腔闭锁等，此方法远期效果最好，复发率最低。

(1)适用于穿刺抽气：适用于小量和中量气胸、呼吸困难等症状较轻的患者。穿刺部位通常在患侧胸部锁骨中线第二肋间，经皮肤消毒后用气胸针或细导管直接穿刺进入胸腔，进行抽气，每次抽气不宜超过1000mL。使用该方法时需注意可能出现的皮下气肿或纵膈气肿等并发症。

(2)胸腔闭式引流：适用于大量气胸、症状较严重、或抽气效果不佳的患者。在胸部插管，导管一端放入胸膜腔内，另一端放入水封瓶的水面下，利用气压差将胸膜腔内气体引流出体外，可迅速缓解症状。使用该方法时需注意可能出现的肺复张后肺水肿、感染、皮下气肿或纵膈气肿等并发症。

(3)胸膜固定术：适用于常复发的气胸患者。通过胸腔引流管将硬化剂注入胸膜腔，使脏层和壁层胸膜粘连，消除胸膜腔间隙，从而防止气胸复发。此法成功率高，主要并发症为胸痛、发热、滑石粉引起的急性呼吸窘迫综合征等。

(4)肺大疱闭合或切除术：适用于肺大疱破裂引起的闭合性气胸。可通过胸腔镜将胸膜腔内的肺大疱裂口闭合或切除。此法微创、安全、不易复发，但部分患者可有出血等并发症。

## 第二节　开放性气胸

开放性气胸是指胸壁破损使胸膜腔与外界相通，当胸膜破裂口较大，或因两层胸膜间有粘连或牵拉，使破裂口持续开放，吸气与呼气时空气自由进出胸膜腔，胸腔内的压力随着呼吸而不断变化，吸气时胸腔内压力减小，呼气时胸腔内压力增高。可引起一系列的病理、生理变化，出现严重的呼吸循环功能障碍，如不及时救治，可引起死亡。

## 一、病因

引起开放性气胸的主要原因是胸部损伤，所有可以导致胸部损伤的因素均可造成开放性气胸，如小弹片、低速枪弹、刀、玻璃等，常见于交通事故、工伤事故、武器、利器伤等。当胸壁缺损，胸膜腔和外界相通，空气经胸部伤口、肺、气管、软组织缺损处，随呼吸自由进出胸膜腔，造成正常负压消失，引起病理生理改变：伤侧胸腔压力等于大气压，肺受压萎陷，萎陷的程度取决于肺顺应性和胸膜有无粘连。健侧胸膜腔仍为负压，低于伤侧，使纵隔向健侧移位，健侧肺亦有一定程度的萎陷。同时由于健侧胸腔压力仍可随呼吸周期而增减，从而引起纵隔或扑动和残气对流，导致严重的通气、换气功能障碍。纵隔摆动引起心脏大血管来回扭曲以及胸腔负压受损，使静脉血回流受阻，心排出量减少。

1.通气障碍

形成开放性气胸时，外界空气经胸壁伤口或软组织缺损处，随呼吸自由进出胸膜腔。空气出入量与胸壁伤口大小有密切关系，胸内压几乎等于大气压，伤侧肺将完全萎陷，纵隔推移至对侧，压迫健侧肺，通气不足，塌陷肺泡区域的血液无法氧合，肺动、静脉分流增加，造成全身缺氧及二氧化碳蓄积。

2.循环障碍

伤侧胸内压显著高于健侧，纵隔向健侧移位，进一步使健侧肺扩张受限。呼、吸气时，两侧胸膜腔压力不均衡出现周期性变化，可发生纵隔扑动。胸膜腔内负压消失可影响静脉回流，纵隔扑动引起腔静脉和右心房连接处间隙扭曲，减少回心血量，引起循环障碍。

## 二、临床表现

开放性气胸患者在受伤后，伤员出现明显呼吸困难、鼻翼煽动、口唇发绀、颈静脉怒张、脉搏弱、发绀、休克等。伤侧胸壁可见伴有气体进出胸腔发出吸吮样声音的伤口，称为胸部吸吮伤口。

### （一）典型表现

1.呼吸困难

表现为张口呼吸、鼻翼煽动，吸气与呼气均感费力，呼吸频率加快，幅度变浅，常伴有呼吸音减弱或消失等。

2.脉搏弱

表现为脉细、脉弱、舌淡、苔薄，气短、乏力、语音低微等症状。

3.发绀

血液中去氧血红蛋白增多表现为皮肤和黏膜呈现青紫色。

4.休克

因呼吸循环功能受损，可继发出现物质代谢紊乱以及电解质、酸碱平衡紊乱或者其他器官功能障碍等，常表现为意识混浊，表情淡漠，烦躁不安，皮肤和黏膜苍白、潮湿、肢端发凉。

### （二）伴随症状

气管向健侧移位，伤侧胸部叩诊鼓音，呼吸音消失。

## 三、诊断依据

1.病史

是否有外伤史,如胸部被钝器所伤。

2.症状体征

患者胸部出现伤口,主要是由器械所伤,且胸腔膜能与外界相通,呼吸时空气能经过伤口的地方自由出入;患者出现严重的发绀,缺氧、呼吸困难、休克等症状。

3.相关检查

X线胸片、胸部CT等检查,除气胸征象外,常见胸腔积血的液平面和气管、纵隔、心影的明显移位,肺组织受压明显,呼吸时可有纵隔扑动。

根据以上患者病史、症状体征,结合影像学检查即可诊断。

## 四、辅助检查

### (一)体格检查

患侧胸壁可见有创口通入胸腔,并能听到空气随着呼吸进出的声音,叩诊呈鼓音,听诊呼吸音减弱或消失,有时可听到纵隔摆动声。

### (二)影像学检查

1.X线胸片检查

诊断的重要方法之一,了解肺部受压程度,肺内病变情况以及有无胸膜粘连、胸腔积液、纵隔移位等。提示外凸弧形的细线条形阴影即气胸线,气胸线以外透亮度增高,无肺纹理。大量气胸时,肺脏向肺门回缩,呈圆球形阴影。

2.胸部CT检查

对于气胸量大小的评价更为准确,提示胸膜腔内出现极低密度的气体影,伴有肺组织不同程度的萎缩改变。部分患者可伴有液气胸。

### (三)特殊检查

胸腹腔穿刺:如果患者血气胸和腹膜刺激征同时存在,则应该及早进行胸腹腔穿刺,胸腹腔穿刺是一种简便又可靠的诊断方法。

## 五、鉴别诊断

闭合性气胸、张力性加以鉴别:

1.闭合性气胸

为肺裂伤或胸壁穿透伤后,少量空气从肺内或胸膜内进入胸膜腔,肺部或胸壁的伤口闭合,不再有气体漏入到胸膜腔内,造成的胸膜腔积气成为闭合性气胸。无明显临床症状,胸膜腔穿刺抽出液体可明确诊断。

2.张力性气胸

是由肺裂伤、支气管损伤或胸壁穿透伤造成的,发生张力性气胸时伤口呈活瓣样,吸气时活瓣张开空气进入胸膜腔，呼吸时活瓣闭合气体不能排出，致使胸膜腔内的气体不断增加，压力不断增高，形成张力性气胸，可出现明显呼吸困难、发绀，甚至休克，胸腔穿刺负压消失并有高压气体排出可明确诊断。

## 六、并发症

1.胸腔积液

发生率为30%～40%，多在气胸发病后3～5天出现，通常小量胸腔积液，可无临床症状，或出现胸闷、胸痛、干咳等症状。积液不仅加重了肺萎陷，对于开放性气胸者还易发展为脓气胸。

2.血气胸

气胸引起胸膜粘连带中的血管撕裂而导致。表现为内出血症状，面色苍白、呼吸困难、脉细而弱、血压下降、休克等。其病情轻重与撕裂的血管大小有关。小的出血随血管的收缩和内皮的卷缩而可自动停止；大的血气胸则发病急骤，除胸痛、胸闷、气促外，还有头昏、心慌、面色苍白、皮肤凉湿、血压下降等出血性休克征象，X线检查可见液气平面，胸腔穿刺为全血。

3.感染性休克

表现为寒战、高热、多汗、出血、意识障碍、少尿等。

## 七、治疗

将开放性气胸立即变为闭合性气胸，赢得挽救生命的时间，并迅速转送至医院。使用无菌敷料如凡士林纱布、纱布、棉垫或清洁器材如塑料袋、衣物、碗杯等制作不透气敷料和压迫物，在伤员用力呼气末封盖吸吮伤口，并加压包扎。送达医院进一步处理为：给氧，补充血容量，纠正休克；清创、缝合胸壁伤口，并作闭式胸腔引流；给予抗生素，鼓励病人咳嗽排痰，预防感染；如疑有胸腔内脏器损伤或进行性出血，则需行开胸探查手术。

1.急性期治疗

根据病人当时所处现场的条件，自救或互救，尽快封闭胸壁创口，变开放性气胸为闭合性气胸。可用大型急救包，多层清洁布块或厚纱布垫，在伤员深呼气末敷盖创口并包扎固定。如有大块凡林纱布或无菌塑料布则更为合用。要求封闭敷料够厚以避免漏气，但不能往创口内填塞；范围应超过创缘5厘米以上；包扎固定牢靠。在伤员转送途中要密切注意敷料有无松动及滑脱，不能随便更换，并时刻警惕张力性气胸的发生。

2.一般治疗

吸氧、补液，必要时输血，防止休克。

3.药物治疗

由于个体差异大，用药不存在绝对的最好、最快、最有效，除常用非处方药外，应在医生指导下充分结合个人情况选择最合适的药物。

(1)患者手术后需要应用抗生素防止感染，如头孢拉定等。

(2)患者疼痛难忍受时可适当给予标准量的镇痛类药物。

4.手术治疗

气管内插管全身麻醉下行清创术：

(1)无胸内脏器损伤,无严重创口污染者,清创后予以缝合;伤口严重污染者,先行清创,延期缝合。

(2)胸内脏器损伤,应行手术,创口污染不严重,且位置恰当者,可扩大创口行胸内手术,反之则需另做剖胸切口。

(3)如果胸壁缺损过大,可行带蒂肌皮瓣填补法、骨膜片覆盖法、人工代用品修补法等方法进行修复。

(4)术后放置胸腔闭式引流管。

### 八、预后

对于开放性气胸的患者,如及时规范的治疗,则患者治愈率较高,一般预后良好;如患者没有得到及时的治疗,会危及患者生命。

## 第三节 张力性气胸

张力性气胸属于气胸的一种急症,张力性气胸为气管、支气管或肺损伤处形成活瓣,气体随每次吸气进入胸膜腔并积累增多,导致胸膜腔压力高于大气压,使肺脏受压、纵隔向健侧移位,影响正常的呼吸和血液循环。

### 一、病因

张力性气胸的根本原因是气管、支气管或肺损伤处形成活瓣,气体随着每次呼吸吸入胸膜腔并积累增多,气体只进不出,导致胸膜腔内压力逐渐增高,高于大气压,而伤侧肺严重萎缩,纵隔显著向健侧移位,压迫健侧肺,腔静脉回流障碍,导致患者迅速出现严重呼吸循环障碍,是可迅速致死的危急重症。

1.基本病因

张力性气胸可以继发于多种肺部疾病,如慢性阻塞性肺疾病、肺部感染、胸腔内子宫内膜异位症、矽肺、肺纤维化等,以及应用呼吸机辅助呼吸的患者。起病前有的患者可能持有重物、屏气、剧烈体力活动等诱因,但大多数患者在正常活动或安静休息时发生,偶有在睡眠中发病者。

2.诱发因素

持重物、屏气、剧烈体力活动等,可能诱发张力性气胸。

### 二、临床表现

患者极度呼吸困难,无法平躺,端坐呼吸。缺氧严重者可表现为皮肤黏膜青紫、烦躁不安、昏迷甚至窒息。

典型症状为严重的呼吸困难和胸痛:大多数患者起病急骤,突感气胸侧胸痛,针刺样或刀割样，持续时间短暂，可伴有刺激性咳嗽，系气体刺激胸膜所致。

张力性气胸时胸膜腔内压骤然升高，肺被压缩，纵隔移位，移向健侧肺，迅速出现严重呼吸循环障碍。

患者表情紧张、胸闷、挣扎坐起、烦躁不安、发绀、冷汗、脉速、虚脱、心律失常，甚至发生意识不清、呼吸衰竭。

## 三、诊断

根据临床症状、体征及影像学表现，可诊断张力性气胸。X线或胸部CT显示气胸线是确诊依据，若病情十分严重无法搬动患者做X线检查时，应当机立断在患侧胸腔行试验性穿刺，如抽出气体，可证实气胸的诊断。

## 四、辅助检查

1.查体

查体可见患侧胸部饱胀，肋间隙增宽，呼吸幅度减低，伴或不伴有皮下气肿。叩诊呈鼓音，听诊呼吸音消失，颈静脉怒张。胸膜腔穿刺有高压气体向外冲出。抽气后症状好转，但不久又见加重。

2.胸部X线检查

患者胸部X线检查会显示胸膜腔大量积气，胸腔膨隆，横膈下降，肋间隙增宽。肺可完全萎陷，气管和心影偏移至健侧，心脏边界变钝。

3.胸部CT检查

胸部CT可以查看到肺大泡或肺气肿的存在，还可观察胸腔积气、积液情况，肺部压缩情况、胸腔积气的范围和积气量也可在检查中获得。对于一些特殊情况的气胸，在X线胸片上容易漏诊，而CT则无影像重叠的限制，能明确诊断。

CT检查不仅只是为了诊断，对后续治疗尤其是手术治疗都提供了很好的临床证据。然而，常规胸部CT检查在急诊急救时也存在着局限性，因为CT仪器的本身特性，无法搬动行床旁检查，在搬运过程中危重患者容易出现意外情况，检查时间也比床旁胸片长，这对于迅速诊断是不利的。

## 五、鉴别诊断

张力性气胸的症状与以下疾病有相似之处，医生将从多个方面进行详细检查进行判断。

1.哮喘与慢性阻塞性疾病(COPD)

两者急性发作时均有不同程度的呼吸困难，体征亦与自发性气胸相似。哮喘患者常有反复阵发性喘息发作史，COPD患者的呼吸困难多呈长期缓慢进行性加重。当哮喘及COPD患者突发严重呼吸困难、冷汗、烦躁，并且支气管舒张剂、抗感染药物等药物的治疗效果不好且症状加剧，则应考虑并发气胸的可能，体征和影像学检查有助鉴别。

2.急性心肌梗死

有突然胸痛、胸闷甚至呼吸困难、休克等临床表现,但常有高血压、动脉粥样硬化、冠状动脉粥样硬化性心脏病史。体征、心电图、放射学检查、血清酶学检查等有助于诊断。

3.肺栓塞

大面积肺栓塞可突发起病,有呼吸困难、胸痛、烦躁不安、惊恐甚至濒死感,临床上酷似自发性气胸,但患者可有咯血、低热和晕厥,并常发生于有下肢或盆腔血栓性静脉炎或长期卧床的老年患者。CT 肺动脉造影检查可鉴别。

4.肺大泡

位于肺周边的肺大泡,尤其是巨型肺大泡容易被认为气胸。肺大泡通常起病缓慢,呼吸困难并不严重,而气胸症状多突然发生。

影像学上,肺大泡气腔呈圆形或卵圆形,泡内有细小的条纹理,为肺小叶或血管的残遗物。肺大泡向周围膨胀,将肺压向肺尖区、肋膈角及心膈角。而气胸则呈胸外侧的透光带,其中无肺纹理可见。从不同角度做胸部透视,可见肺大泡为圆形透光区,在大泡的边缘看不到发丝状气胸线。

肺大泡内压力与大气压相仿,抽气后,大泡容积无明显改变。如误对肺大泡抽气测压,甚易引起气胸,须认真鉴别。

5.其他

此外,还应与消化性溃疡穿孔、胸膜炎、肺癌、膈疝等,偶可有急起的胸痛、上腹痛及气促等疾病相鉴别。

## 六、并发症

1.疼痛

疼痛是胸腔闭式引流管留置的必然并发症,疼痛除能够引起其他相关并发症外更容易扩大患者的痛苦。减轻胸腔闭式引流管留置后的疼痛是非常重要的,因为疼痛的存在容易妨碍患者呼吸功能的锻炼和恢复,直接导致压迫的肺不容易复张,影响治疗效果。

2.胸腔内感染

逆行性胸腔内感染是胸腔闭式引流管长期留置的高危并发症,必须予以重视。在对胸腔引流管进行护理时,引流瓶一般推荐低于胸腔 60～100 厘米。而当患者需要行特殊检查时,应双重夹闭引流管以确保不发生逆流,更换引流瓶时也需要确保无菌操作。

3.脓气胸

由金黄色葡萄球菌、肺炎克雷伯杆菌、铜绿假单胞菌、结核分枝杆菌以及多种厌氧菌引起的坏死性肺炎、肺脓肿以及干酪样肺炎可并发脓气胸,也可因胸膜腔穿刺或肋间插管引流的医源性感染所致。病情多危重,常有支气管胸膜瘘形成。脓液中可查到病原菌。除积极使用抗生素外,还可考虑胸腔内生理盐水冲洗,必要时应根据具体情况考虑手术。

4.血气胸

气胸伴有胸膜腔出血,与胸膜粘连带内血管断裂有关,肺完全复张后,出血多能自行停止。

若出血不止，除抽气排液及适当输血外，应考虑开胸结扎出血的血管。

5.纵膈气肿与皮下气肿

由于肺泡破裂逸出的气体进入肺间质，形成间质性肺气肿。肺间质内的气体沿着血管鞘进入纵隔，甚至进入胸部或腹部皮下组织，导致皮下气肿。

张力性气胸抽气或闭式引流后，亦可沿针孔或切口出现皮下气肿或全身皮下气肿及纵隔气肿。大多数患者并无症状，但颈部可因皮下积气而变粗。气体积聚在纵隔间隙可压迫纵隔大血管，出现干咳、呼吸困难、呕吐及胸骨后疼痛，并向双肩或双臂放射。

6.复张性肺水肿

发生肺水肿的患者多在气胸发生后数天内出现。肺压缩程度较严重，使用较大管径引流或者给予较强负压吸引的患者，胸腔内气体快速排出胸腔，造成较大压力差，肺间质及实质造成充血水肿，胸部 CT 表现为局限的斑片状的间质渗出灶，合并有心功能不全者更容易发生。

7.纵膈摆动

胸腔闭式引流治疗自发性气胸过程时最危险的并发症即纵隔摆动。

主要原因可能为胸腔闭式引流时流速过快，因此多量积气的气胸患者在行胸腔闭式引流时要考虑患者的身体基本情况，严格控制引流速度。传统指南推荐间断引流 500ml，间隔时间为 25 分钟。当引流量明显减少时可以考虑行持续开放。这种引流方式可以有效减少纵隔摆动并发症的发生。

8.肺不张

肺不张的主要因素是患者在行胸腔闭式引流之后没有严格按照要求行咳痰、咳嗽等功能锻炼，以及闭式引流的失败导致的引流不畅等。胸腔闭式引流置管后需要及时行有效的功能锻炼，必要的时候行物理治疗促进肺复张。

9.导管堵塞

胸腔闭式引流管堵塞的主要原因是引流管受压和胸腔分泌物阻塞。一般认为，经胸腔闭式引流治疗自发性气胸容易产生分泌物堵塞管腔，所以在留置胸腔闭式引流管后需要将其有效固定，并时时观测水封瓶内水柱的波动情况，在一定的时间间隔内挤压引流管并确保其通畅性。

如果在观测过程中发现水封瓶中的水柱不随呼吸波动，在排除引流管阻塞的可能后，若考虑为肺复张良好导致即符合拔除引流管的指征，此时可以行拔管处理；如果怀疑引流管堵塞引起，需立刻进行处理。

10.引流管脱落

造成胸腔闭式引流管脱落的原因有很多，包括留置胸腔闭式引流管后的固定不稳、引流口缝线松动、引流口感染等等。处理办法包括引流管置入后的妥善固定，随时观察引流口缝线情况，引流口的定期消毒等等，尽量避免引流管脱落情况的发生。

11.切口感染

切口感染是长期留置胸腔闭式引流管的常见并发症。主要由于置管时间过长、换药时忽略了无菌观念、置管时器械的污染、患者本身存在感染因素等等。所以，对于置管后患者的切口情况观测（尤其是当出现渗血渗液时应该特别注意），强化无菌操作、勤换药等都可能改善患者的切口感染状况。

12.拔出引流管后的再发气胸

部分患者在将胸腔闭式引流管拔除后会出现呼吸困难和胸痛等临床表现。此时如果行胸部平片检查证实为气胸,则可能确诊为拔除引流管后的再发气胸并发症,这种情况下,常规需再次行胸腔闭式引流,直到气胸好转。

## 七、治疗

治疗目的是解除患侧肺压迫,促进患侧肺复张、消除病因及减少复发。

具体措施包括胸腔穿刺、闭式引流、胸腔镜手术或开胸手术等。手术应根据张力性气胸的发生频次、肺压缩程度、病情状态及有无并发症等情况做出适当的选择。部分轻症者可经胸腔穿刺排气治愈,但多数需作胸腔闭式引流帮助患侧肺复张。穿刺或闭式引流无效的患者(10%～20%)需手术治疗。

由于穿刺或闭式引流治疗的高复发率,常常会严重影响患者的生活质量。

### (一)急性期治疗

1.院外急救

张力性气胸的急救处理是尽快引流气体降低胸膜腔内压力。紧急时可先行穿刺抽气,可以提高张力性气胸患者的生存率。在危急状况下可用粗针头在患侧第2肋间锁骨中线处穿刺入胸膜腔,使高压气体喷出即能达到排气减压效果。

院外急救中,于插入针的接头处,缚扎一无菌橡胶手指套或者避孕套,将指端剪一小口,可起到活瓣作用,即呼气时可以从穿刺针处排气,吸气时指套闭合,阻止空气进入。条件允许时应进行标准的胸腔闭式引流术。

2.院内急救

在患者无血流动力学障碍时,应由先行影像学检查确诊张力性气胸后再行胸腔闭式引流术,若循环不稳定可临床诊断张力性气胸后即刻行胸腔闭式引流术,如下:

(1)局部浸润麻醉后,在积气最高部位放置胸腔引流管(通常是第2肋间锁骨中线),连接水封瓶。

(2)置管后定期复查胸片或胸CT观察气胸发展变化,鼓励患者咳嗽或水封瓶接负压吸引促使肺复张,肺复张后破裂位置与胸壁的胸膜可形成粘连,达到治愈的目的。

(3)同时应用抗生素预防感染。

(4)一般胸腔闭式引流安放48～72小时后拍摄X线胸片。

(5)待漏气停止、肺复张24小时后,经影像学检查证实肺复张良好,病情稳定,方可拔除胸管。

经闭式引流后,一般肺小裂口多可在3～7日内闭合。可通过夹闭胸引管的方法协助评估肺复张或裂口愈合的情况,应该注意的是,在夹闭胸腔闭式引流的时候,水封瓶还在冒泡的时候不能夹闭引流管,发现患者出现憋气或者皮下气肿的症状时要及时打开引流管。

### (二)一般治疗

患者病情稳定后,应给予吸氧,补充血容量;循环不稳定的患者,应积极纠正休克;鼓励患者自主排痰,预防感染。

### (三)药物治疗

由于个体差异大,用药不存在绝对的最好、最快、最有效,除常用非处方药外,应在医生指导下充分结合个人情况选择最合适的药物。

张力性气胸多为急性发作,须及时诊治,应迅速解除胸腔内正压以避免发生严重并发症,为避免因胸膜腔穿刺或肋间插管引流所致的医源性感染,应积极使用抗生素预防感染。

### (四)手术治疗

经穿刺或闭式引流治疗无效的气胸需要进行手术,主要适用于气胸持续不缓解、血气胸、双侧气胸、复发性气胸、张力性气胸引流失败者、胸膜增厚致肺膨胀不全或多发性肺大泡者。手术治疗较保守治疗相比成功率高,复发率低。

1.胸腔镜

直视下粘连带烙断术可促使受牵拉的破口关闭;对肺大泡或破裂口喷涂纤维蛋白胶或医用ZT胶或喷洒胸膜硬化剂(如滑石粉)进行胸膜固定术,或者用Nd-YAG激光、二氧化碳激光烧灼<20mm的肺大泡。电视辅助胸腔镜手术可行肺大泡切除、肺段或肺叶切除,具有微创、安全、不易复发等优点。

2.开胸手术

如无禁忌,亦可考虑开胸修补破口或肺大泡结扎。手术过程中用纱布擦拭胸腔上部壁层胸膜,有助于促进术后胸膜粘连。若肺内原有明显病变,可考虑肺叶或肺段切除。手术治疗远期效果最好,复发率最低。

## 八、预后

影响肺复张的因素包括患者年龄、基础肺疾病、气胸类型、肺压缩时间长短以及治疗措施等。

(1)肺持续漏气者肺复张的时间显然更长。

(2)老年人肺复张的时间较长。

(3)有基础肺疾病、肺压缩时间长的患者肺复张的时间亦长。

(4)有支气管胸膜瘘、脏层胸膜厚、支气管阻塞者,均可妨碍肺复张,还可能导致慢性持续性气胸。

## 九、复发

对于初次发作的张力性气胸患者,虽然其治疗有效率可达90%,但复发率也高达50%,再次发作的患者治疗后二次复发率可达85%。有研究表明手术治疗较胸腔闭式引流或胸腔穿刺治疗可以降低复发率。

## 十、特殊注意事项

患者发病和治疗期间禁止乘坐飞机,待肺完全复张2周后可在获得医生同意后乘坐飞机。但目前最佳的乘机间隔尚无定论。

# 第四节　创伤性血胸

胸膜腔内积血谓之血胸。创伤性血胸的发生率在胸部钝性伤中占25%～75%，在穿透性伤中占60%～80%。创伤性血胸的治疗旨在防治休克，及早清除胸膜腔积血以解除肺与纵隔受压和防止感染。

## 一、病因

造成血胸的出血来源：①肺组织裂伤出血由于肺动脉压力低，仅引起局部肺内血肿，出血多能自行停止。②胸壁血管出血一般为胸廓内血管或肋间血管损伤，它们来自体循环，压力高，出血不易自止，往往持续出血需要开胸止血。③心脏、主动脉、腔静脉以及肺动静脉主干出血则多为急性大出血，常常因抢救不及而致死。

## 二、临床表现

创伤性血胸的临床表现取决于出血量和速度，以及伴发损伤的严重程度。急性失血可引起循环血容量减少，心排出量降低。多量积血可压迫肺和纵隔，引起呼吸和循环功能障碍。小量血胸指胸腔积血量在500毫升以下，病人无明显症状和体征。中量血胸积血量500～1500毫升，病人可有内出血的症状，如面色苍白，呼吸困难，脉细而弱，血压下降等。查体发现伤侧呼吸运动减弱，下胸部叩诊浊音，呼吸音明显减弱。大量血胸积血量在1500毫升以上，病人表现有较严重的呼吸与循环功能障碍和休克症状，躁动不安、面色苍白、口渴、出冷汗、呼吸困难、脉搏细数和血压下降等。查体可见伤侧呼吸运动明显减弱，肋间隙变平，胸壁饱满，气管移向对侧，叩诊为浊实音，呼吸音明显减弱以至消失。

## 三、辅助检查

1.X线检查

小量血胸，X线检查可见肋膈角变浅，在膈肌顶平面以下；中量血胸X线检查可见积血上缘达肩胛角平面或膈顶上5厘米；大量血胸X线检查可见胸腔积液超过肺门平面甚至全血胸。

2.B超检查

B超检查可发现胸腔积液并对积液多少进行判断。

3.胸部CT检查

可明确有无胸腔积液积气，有无其他损伤，对复合性损伤尤其有帮助。

## 四、诊断

根据受伤史，内出血的症状、胸腔积液的体征结合X线胸片的表现，创伤性血胸的临床诊断一般不困难，但应注意，分类中对积血量的估计应考虑到随病人年龄和体格而有差异。

X线胸片上积血的上缘为液平面而非弧形阴影；重症病人只能于卧位进行X线检查时，小量血胸常被遗漏，中、大量血胸的影像也不典型，判断难以准确。另外，超声波检查可见到液平段，对估计积血量的多少，判别是否为凝固性血胸、以及在小量血胸时选定穿刺部位均有助益。诊断性胸腔穿刺抽出不凝固的血液亦具有确诊价值。诊断时应注意与肺不张、膈肌破裂、以及伤前就已存在的胸腔积液等相鉴别。

## 五、治疗

创伤性血胸的治疗旨在防治休克，及早清除胸膜腔积血以解除肺与纵隔受压和防治感染。小量血胸多能自行吸收，但要连续观察积血是否有增多的趋势。中量血胸可行胸腔穿刺抽出积血。对于积血量较多的中量血胸和大量血胸，均应进行胸腔闭式引流术。严重者需手术治疗，对于中、大量血胸病人以及开胸手术病人，需要常规应用抗生素。

1.出血已停止的血胸

(1)小量血胸可观察，后期可用物理疗法促进吸收。

(2)中量血胸可胸腔穿刺或闭式引流，若行胸腔穿刺抽液，穿刺后可在胸腔内注入抗生素防治感染。

(3)大量血胸应及时行胸腔闭式引流，尽快使血及气排出，肺及时复张。

2.进行性血胸

应在积极输血、输液等抗休克处理的同时，立即行剖胸手术止血。根据术中所见对肋间血管或胸廓内血管破裂予以缝扎止血；对肺破裂出血作缝合止血，肺组织损伤严重时可行部分切除或肺叶切除术；对破裂的心脏、大血管进行修复。

3.凝固性血胸

可采用链激酶或尿激酶溶于生理盐水内，5～10分钟缓慢注入胸内，8～24小时后将积血抽出。亦可待病情稳定，2周左右剖胸手术或在电视胸腔镜下施行手术，清除血凝块及附着在肺表面之纤维蛋白膜或纤维板，术后鼓励病人进行呼吸锻炼，使肺及早膨胀。

4.感染性血胸

应及时放置胸腔闭式引流，排除积脓，并保持引流通畅，必要时可进行双管对引并冲洗引流胸膜腔(后肋膈角处一根，胸前肺尖部一根)。加强全身抗感染治疗，选用大剂量对细菌敏感的抗生素，避免慢性脓胸的形成。若为多房性脓胸或保守治疗效果不佳者，应及早行廓清手术。

# 第五节　创伤性窒息

创伤性窒息是胸部闭合性创伤的一种少见的综合征。其典型症状是：结膜小出血，面、颈、上胸部皮肤出现密集的针尖大小的紫蓝色淤斑，以面部与眼眶部为明显。

### 一、病因

工矿事故、房屋倒塌、车辆挤压等。当胸部与上腹部受到暴力挤压时，患者声门紧闭，胸膜腔内压骤然剧增，右心房血液经无静脉瓣的上腔静脉系统逆流，造成末梢静脉及毛细血管过度充盈扩张并破裂出血。

### 二、临床表现

临床症状具有一定的特征以及典型病史，患者面、颈、上胸部皮肤出现针尖大小的紫蓝色淤血点，指压仍可暂时退色，以面部与眼眶部为明显。口腔、球结膜、鼻腔黏膜淤斑，甚至出血。球结膜下出血是本病特征性改变，严重者结膜肿胀突出，视网膜或视神经出血可产生暂时性或永久性视力障碍。鼓膜破裂可致外耳道出血、耳鸣，甚至听力障碍。伤后多数患者有暂时性意识障碍、烦躁不安、头昏、谵妄，甚至四肢痉挛性抽搐，瞳孔可扩大或极度缩小，这种意识障碍可能与脑内轻微点状出血和脑水肿有关，若有颅内静脉破裂，患者可发生昏迷或死亡。也会发生截瘫，甚至四肢麻痹，但一般预后较好。

创伤性窒息，可发生在无明显胸部创伤或肋骨骨折、气胸、血胸及易被漏诊的脊柱骨折。要特别注意是否伴有心脏挫伤，有学者统计，有一半心脏挫伤患者伴有创伤性窒息。

### 三、治疗

创伤性窒息的症状多能自行恢复，无须特殊处理，创伤性窒息所致出血点及淤斑，一般2～3周后自行吸收消退。患者预后取决于承受压力大小、持续时间长短和有无合并伤。少数伤员在压力移除后可发生心跳呼吸停止，应做好充分抢救准备，一旦发生心跳呼吸停止，应立即采取心肺复苏，成功的抢救仍可获得良好的效果。一般患者在严密观察下对症处理，有合并伤者应针对具体伤情给予积极治疗。

## 第六节 肺损伤

肺在胸腔占据了大部分空间，无论是开放伤或闭合伤，均容易引起肺的损伤。据统计，在严重胸部损伤患者中，有21%存在肺损伤，肺损伤的死亡率是35%，其中一半的死亡由非外伤直接导致。肺实质的损伤主要表现有损伤后肺功能不全、肺挫伤、肺裂伤及肺内异物等。

肺损伤的病因：肺损伤易被伴随的胸壁、胸膜损伤所掩盖，难以早期发现。造成肺损伤的原因多种多样，并且各种因素相互作用，常见的有：

1.直接损伤

被创击部位发生单一或多发肋骨骨折、胸骨骨折造成肺的撕裂伤。

2.损伤后的冲击波

常由减速伤引起，如高处坠落伤、高速子弹伤等引起肺泡内出血。

3.冲击伤

即临床上所说的爆震伤，是指爆炸时引起的冲击波正压和负压对胸内脏器所致的原发性损伤，可出现肺泡撕裂、出血、水肿等。

4.挤压伤

当胸部受到持续挤压时，声门处于闭合状况，升高的胸膜腔内压足以使肺破裂，如果挤压非常突然，即使声门未闭，也能造成肺破裂。

## 一、损伤后肺功能不全

全身各处严重的外伤后约10%的患者会突然出现肺功能不全，也称为休克肺、湿肺、肺硬化综合征。“休克肺”一词源于越战，用来形容无左心衰、无肺静脉回流障碍、无吸入伤(呼吸道烧伤、毒气吸入、吸纯氧、胃液误吸)，伴有肺实变的急性损伤后肺功能不全，休克肺的进展主要与最初的低血容量有关。为纠正低血容量而大量输血、血浆代用品常常导致血容量过多而加重病情。

“湿肺”一词源于二战，虽不十分确切，但仍广泛应用，用于形容休克时伴随着大量输血、输液，由肺挫伤本身及肺不张、肺水肿、气管支气管阻塞引起的氧合障碍。基于动物实验，一些学者认为，湿肺综合征的根本原因是自主神经系统受到刺激后的自我调节的结果。

肺硬化专用来形容患者肺的顺应性已降低到需额外施加很大的压力才能维持肺通气的状况，这种情况常出现在临终前。

### (一)症状及体征

损伤后肺功能不全表现为低血容量休克、发绀、心动过速、低温、少尿、出冷汗，常伴意识障碍，随着病情进展，逐渐出现呼吸窘迫。

胸片示双肺继发性的肺野模糊、不透光区融合成片。

### (二)治疗

纠正低血容量(大剂量的输血、输液以纠正低血容量常常加重肺损伤)、控制性通气、抗凝、物理治疗、使用抗生素预防肺部感染。

损伤后肺功能不全患者应转入ICU监护，需要对以下几点进行连续而精确的检测。

——心功能指数

——动脉压

——中心静脉压，有条件可做肺动脉压监测

——血气分析

——尿量，精确反应外周组织血液灌注和肾功能

——酸碱平衡

——褥疮的变化，特别在受压部位，如头枕部、肩胛骨、骶尾骨、脚跟等区域

常常需要通过气管插管做较长时间的辅助呼吸甚至控制性呼吸，此类患者损伤早期有以下几种通气模式可供选择：①正压通气：间歇性正压通气(IPPB)或持续性正压通气(CPPB)，正压通气常常和呼气末正压通气(PEEP)同时使用；②间歇性指令通气(IMV)；③连续气道正

压通气(CPAP)。这3种技术的使用获良好效果,不仅可使患者保存体力,而且还有利于支气管远端分泌物的排除,应定期给患者变换体位以维持通气/血流比例的平衡。吸入空气应湿化。

静脉补液应慎重而精确,包括输血、高渗溶液(20%的白蛋白、右旋糖酐等),生理盐水。一旦血压正常,立即限制补液、影响心肌收缩力的药物。血管活性药的使用酌情而定。抗生素的使用颇受争议,取决于对感染、脓毒血症等易感因素的具体评估。休克本身损伤了机体的免疫机制;多处伤口易于坏死或感染,Foley导尿管、气管切开、气管插管等构成了病原微生物侵入的潜在门户,支气管肺炎又常常加重原有损害,静脉插管也能引起败血症,这些因素促使预防性使用广谱抗生素。

在使用控制通气的早期,肌松药物的使用仍有必要,有助于减少肌肉活动,从而减少组织消耗氧气。

大剂量静脉内用肝素(或小剂量的皮下用药)仍有争论。赞同者认为,肝素能防止大血管内血栓形成,能有效地防止弥漫性血管内凝血,并有在脂肪栓塞患者中使用取得成功的例子。反对者则认为,肝素有引起严重(甚至是致命)出血及栓塞(很少造成危害)的危险。

提倡在早期大剂量使用甲强龙以对抗肺挫伤引起的早期损害,静脉内用1～3支/天,连续3d,以减少由休克缺氧引起的微循环渗出,肺毛细血管痉挛。

利尿剂现已广泛应用,以保持水电解质酸碱平衡,减轻肺水肿,改善通气和氧合,从而改善患者的预后。

$H_2$受体阻滞剂:西咪替丁、洛塞克等最近已广泛应用,用以减少胃酸,防止应激性溃疡。

## 二、肺挫伤

### (一)发病机制

肺挫伤大多为钝性伤所致,以交通伤最为常见。肺挫伤可以是单侧的或是双侧的。直接的打击、单纯性的减速伤、挤压伤、爆炸或高速子弹引起的损伤,都可导致肺挫伤。肺挫伤在闭合性胸部损伤中占13%。暴力局限时,往往仅产生小面积的肺实质挫伤,强大暴力可引起肺叶甚至整个肺的损伤。高速投射物亦可在弹道周围产生肺挫伤。钝性损伤时冲击波通过胸壁向内传导,挤压肺实质,然后释放造成损伤,引起肺实质的出血、水肿。外力消除后,变形的胸廓弹回,在增大胸内负压的一瞬间又可导致原损伤区的附加损伤。肺挫伤的严重程度与肋弓的弹性,胸部的柔韧性密切相关。外部的保护减缓打击力度,厚重的衣物能减轻挫伤。

### (二)病理

无论何种原因引起的肺挫伤,其病理学改变都是相似的。由于肺循环压力低,肺泡内及肺泡周围缺乏支持组织,加上毛细血管内压与血浆渗透压之间的平衡又不稳定,易使肺组织对创伤产生一系列独特反应。病理检查发现肺挫伤时,在大体上肺的完整性并无破坏,重量变重、含气少、不易萎缩,外观呈暗紫色。光镜下所见主要是肺泡毛细血管损伤,并有间质及肺泡内的血液渗出及间质性肺水肿。红细胞及渗出液广泛地充满肺泡内,肺泡间隙出血,而大多数肺泡壁是完整的。Fulton等动物实验观察到:在伤后12～24h里肺挫伤病变进行性发展,最初为肺泡和间质内出血，致使肺泡破坏，少量肺泡结构萎陷。在1～2h内，损伤的肺开始出现水肿，单核和多核细胞的浸润。伤后24h，肺的结构几乎由大量的性细胞和单核细胞成分所代替，而多形核细胞也与大量单核细胞混合出现，并含有蛋白的渗出液。

### （三）病理生理

肺挫伤后对呼吸和循环功能产生影响，其病理生理学基础主要表现如下。

1.肺气血屏障改变

由于挫伤后肺泡及间质充血、水肿，使肺泡间隔变厚，肺气血的屏障发生改变，氧气和二氧化碳的弥散距离增加，肺泡膜弥散功能降低，影响红细胞的氧含，使肺静脉血氧饱和度降低及二氧化碳滞留。由于肺比其他脏器具有易于渗漏体液至间质的特性，若在治疗中输注大量含钠溶液可引起胶体渗透压降低，使体液经毛细血管渗出增多，加重间质性肺水肿，也更加重了气血屏障的改变从而导致低氧血症。

2.肺内分流对低氧血症的影响

（1）肺顺应性降低所产生的影响：研究证实肺挫伤肺的肺泡表面活性物质出现障碍，肺泡表面活性物质减少，引起肺泡表面张力升高，肺顺应性降低，肺泡通气量减少，导致V/Q下降，造成肺内分流而引起低氧血症。

（2）肺不张所产生的影响：肺挫伤后由于肺实质结构的破坏，肺泡和间质出血、水肿，以及邻近肺泡充满血液而致肺不张外，尚因伤后血液、液体及细胞碎屑的积聚阻塞小气管及肺泡，以及气管及支气管黏膜因损伤刺激分泌物增多，胸壁软组织损伤所致疼痛使胸壁活动减低，咳嗽受抑制而影响气管内分泌物排除等因素更加重或引起肺不张，使肺通气与灌流失调，肺内分流增加。

3.肺挫伤与心排出量的关系

严重肺挫伤时，由于存在大量肺内分流和严重的低氧血症，为了维持氧的输送，因而机体代偿性地加快心率及增加心排出量，如低氧血症得不到纠正，患者长时间处于高心排，可导致心力衰竭，心脏先代偿则进一步引起组织灌注不足及乳酸增高，在呼吸性酸中毒基础上产生代谢性酸中毒，心肺功能互为因果，形成恶性循环。但应指出，在肺挫伤时也可伴有心肌挫伤，在这种情况下，心脏收缩力减弱，心排出量下降。

4.肺挫伤与成人呼吸窘迫综合征（ARDS）

ARDS是严重创伤后常见并发症之一，而肺挫伤更容易发生，一组3521例高速交通事故伤的报告中，将肺挫伤作为独立损伤，其ARDS的发生率最高，如有休克则更增加了ARDS发生率。肺挫伤后所致ARDS与肺出血、水肿、肺内分流、无效腔增大、肺顺应性降低及高凝状态等有直接关系，如果处理不当，病情加重，则增加了发生ARDS的可能性。此外，严重肺挫伤是因强大暴力引起，常合并其他部位损伤而出现休克，因此，肺的直接损伤或作为靶器官，在创伤及休克基础上机体组织产生一系列体液因子及细胞因子，引起一系列病理生理改变，成为创伤后ARDS发病的基本因素。

### （四）临床表现及诊断

1.临床表现

局限而不严重的肺挫伤，其症状往往为合并的胸壁损伤所掩盖。而多在X线检查时发现。严重病例有呼吸困难、发绀、心动过速及血压下降，咯血亦为常见的症状。患者肺部有湿性啰音，呼吸音减弱甚至消失。

2.血气分析

大多数患者有低氧血症，出现在创伤早期，X线胸片可能尚无明显表现。

3.X线所见

70%的病例X线的表现在受伤后1小时内出现，余下之30%可以延迟到4～6小时。而且肺挫伤程度与胸部X线表现出现时间没有明显关系。肺挫伤的X线表现为范围及部位不同的斑片状边缘模糊阴影。有时为融合成片状的不透光区。肺挫伤的不透光区不按肺叶、肺段的分布，因此不同于初期的支气管肺炎。

4.CT检查

肺挫伤后10分钟，扫描显示有改变，伤后2小时更为显著。

### （五）治疗

轻型的肺挫伤无需特殊治疗，一般很快就可吸收而好转。当肺严重挫伤时，应及时有效地进行处理。

(1)及时处理合并伤，如浮动骨折、内脏破裂、气胸及血胸等。

(2)保持呼吸道通畅：对气管内存在的血液、渗出液及分泌物必须及时清除。鼓励咳嗽排痰，可采用鼻导管吸痰。若不能达到目的，应行气管切开。气管切开除便于吸引外，尚可减少呼吸道的阻力和无效腔。对严重的肺挫伤、呼吸困难显著、潮气量低、有分泌物潴留的病员应及时行气管切开。

(3)止痛：适量给予止痛药物，或行肋间神经封闭，以减轻胸壁疼痛。

(4)给氧。

(5)抗感染：肺部感染是常见的合并症，可加重呼吸功能不全，所有患者均应给予广谱抗生素治疗。

(6)对严重肺挫伤应给予肾上腺皮质激素，其保护作用的机制被认为是激素可稳定溶酶体，降低毛细血管通透性和抗炎本性；可明显降低血管阻力，以使肺组织内减少分泌和水肿，并降低右心负荷，减少并发症。后期常规应用激素，能抑制血小板聚集，防止毛细血管床微栓形成，细胞内激肽和花生四烯酸的释放，能阻止补体激活和减少活化补体与细胞受体结合，以减少白细胞聚集和肺纤维化。皮质激素宜早期、大剂量、短疗程应用。

(7)限制水分及晶体液输入，适量输注白蛋白、血浆或全血。如果复苏时已输入大量液体，可给利尿剂。呋塞米能减轻肺静脉收缩，先降低肺毛细血管床的静水压，后产生利尿效果，一般用量为40～80mg，有助于肺水肿的消退。

(8)有支气管痉挛时，可用解痉药物。

(9)监测血pH值及血气，若有代谢性酸中毒，应予纠正。

(10)机械通气治疗：若患者出现呼吸窘迫和低氧血症，$PaO_2<60mmHg$，$PaCO_2>50mmHg$，肺内分流>25%，应立即进行气管内插管或气管切开给予机械通气治疗。对肺挫伤采用呼吸器治疗，能防止或减少肺出血、血肿，促进不张肺的膨胀，保证充分供氧，纠正低氧血症。

(11)手术治疗：由于肺挫伤病变广泛，而且所引起的功能紊乱亦非局限，绝大多数均不采用手术治疗。但当咳嗽剧烈和严重咯血的单肺叶挫伤，保守治疗未能控制，有切除明显充血及出血的损伤肺叶，而迅速改善患者情况。

## 三、肺裂伤

肺裂伤亦为常见的闭合性胸部创伤，由于肺循环压力较低，所引起的血胸和气胸，经适当处理后可很快恢复，需要手术治疗的严重肺裂伤不多，一组 210 例钝性创伤所致之肺损伤中，仅 13 例(62%)需要急症开胸手术，这些患者均为广泛性肺裂伤。

### (一)发病机制

闭合性损伤引起肺裂伤可有两种不同的机制。

胸部创伤发生肋骨骨折，尖锐的肋骨断端直接刺伤肺，裂口由胸膜表面向内朝肺门伸延，边缘比较整齐，如刀割。损伤程度可由浅表至中等深度，甚至肺组织被劈为两半。

非肋骨骨折直接引起的肺裂伤是在胸部遭受外力挤压的一瞬间，声门突然关闭，胸廓下陷，肺内、气管及血管压力突然增加，继而随着挤压力的消除，变形胸廓弹回，胸腔内压力产生急剧下降，如此的胸腔内压力骤然增加或降低产生剪力，导致肺破裂。这种裂伤多不整齐，呈锯齿状，常有多处裂口。

如果脏层胸膜未破裂，血液可聚积在裂口内形成血肿，或血液逸入气管，而引起大咯血；如果脏层胸膜破裂，则表现为血气胸。

### (二)临床表现及诊断

1.血胸及气胸

肺裂伤的主要表现为血胸及气胸，轻度的肺裂伤由于肺循环压力低，所引起的血、气胸多不严重，经胸腔穿刺或闭式引流等措施，可以很快恢复。甚至 X 线检查，亦见不到肺裂伤的残影。严重的肺裂伤常有严重的血气胸，有时采用闭式引流亦难以控制。患者可有皮下气肿、呼吸困难及紫红等表现。

2.休克

严重肺裂伤常伴有较大血管的损伤，因而出血量较多，可表现休克。Hankins 等报告 13 例广泛性肺裂伤中，9 例有休克。

3.咯血

创伤后咯血是肺损伤的证据，周边轻型裂伤可无咯血，或咯血出现时间较迟，血量少；严重的肺裂伤，可有大咯血，而且多在伤后很快发现。

4.支气管镜检查

可以确诊有无气管及支气管的断裂，有时尚可借以判断出血的部位。

5.X 线检查

对较重的肺裂伤，于气胸或血胸经引流后，X 线胸片可见大块状阴影。同时尚可观察有无肋骨骨折及其他胸内损伤。

6.注意合并伤

由于引起肺裂伤的暴力多较强大，因此除注意胸部本身的损伤外，尚应注意其他部位的合并伤。

（三）治疗

通常大多数轻型肺裂伤，以姑息治疗能够很快自行愈合，出现有以下情况，则应急诊开胸探查。

由胸腔闭式引流流出血液，每小时超过200mL，有活动性出血者。

严重漏气，经胸腔闭式引流后症状改善不明显，即使气管镜检查时发现支气管破裂者。

危及生命的大咯血。探查时，根据术中所见裂伤的严重程度。施行裂伤缝合、肺叶切除甚至全肺切除、对裂口较深施行单纯缝合的病例，应仔细找出漏气的支气管及出血的血管于经结扎或缝合，术后保持胸腔闭式引流通畅，促使肺及早膨胀。

# 第七节　膈肌损伤

膈肌破裂并不少见，闭合伤或开放伤均可引起。由枪弹或锐器刺入引起的膈肌损伤多为胸腹联合伤，常于手术时发现，并进行修补。而胸腹挤压伤、减速伤或撞伤引起的膈肌破裂，由于缺乏典型的临床征象，加之有合并伤存在，受伤早期往往不易及时做出正确诊断，是所有胸部创伤中最易漏诊的损伤。临床上凡低于第4前肋骨、侧胸第6肋和后背第8肋的胸部贯通伤或盲管伤均应想到膈肌损伤的可能。

## 一、病因

钝性伤所致膈肌破裂左侧明显多于右侧，其原因一般认为与肝及肾对右半膈肌有一定缓冲及保护作用，而对左半膈肌的保护作用较小有关；也有人认为是左半膈肌比右半膈肌薄弱所致。钝性伤引起的膈肌破裂，大多数裂口较大，常超过10cm。穿透伤所致膈肌破裂，左侧与右侧发生率相近，膈肌破口较小，大多数长度在2cm以内。小的膈肌破裂，其裂口有时被网膜堵塞，可以暂时不出现症状。膈肌裂口难以自然愈合，当腹内压增高时，可以使膈肌裂口扩大，更多的腹内脏器进入胸腔。进入胸腔的腹内脏器以胃最多见，其次依次为脾、结肠、小网膜、大网膜、小肠及肝脏等。

## 二、临床表现

膈肌破裂的临床表现主要与膈肌破裂的大小，进入胸腔内脏器的种类及多少以及是否发生梗阻及绞窄等有关。临床上可分为三种类型：

1.急性型

伤后早期，腹内脏器进入胸腔，使同侧肺萎陷，纵隔被推向健侧，引起患者呼吸与循环功能紊乱。临床上表现为呼吸困难、发绀、心率加速，甚至出现休克。检查时可见伤侧胸部膨隆，纵隔向对侧移位，叩诊呈鼓音，听诊呼吸音减弱，有时可听到肠鸣音。如进入胸内的胃或肠管遭受膈肌裂口的压迫，可出现胃肠梗阻的症状。

2.迁延型

指经过抢救伤情平稳或趋于恢复阶段者。若膈肌裂口不大,为大网膜封闭,可完全不出现症状。若部分腹腔脏器进入胸腔内而又未形成梗阻或绞窄,患者可仅表现为腹部不适,亦可有恶心、呕吐、胸骨后疼痛,疼痛可放射至肩部,在饱食后症状加重,可被误诊为溃疡病、胆道疾病,甚至心肌梗死等。

3.梗阻或绞窄型

进入胸腔的脏器(主要是胃及肠)可发生梗阻或绞窄,出现严重的胸痛、腹痛、呕吐等症状,可在伤后数小时、数月,甚至若干年后发生。因而对有胸腹创伤病史的肠梗阻患者,也应想到有无膈肌破裂的可能。

## 三、检查

1.X 线检查

对膈肌破裂的诊断有很大帮助。急性期患者,可插入鼻胃管作 X 线透视。

2.造影检查

口服或经胃管内注入造影剂证实胃在胸腔内即可确诊。

3.CT 检查

对诊断亦有很大帮助。

4.胸腔镜检查

对可疑病例行胸腔镜检查,既可明确诊断又可对部分病例在胸腔镜下行修补手术。

5.X 线钡餐检查

如患者伤情稳定或进入迁延期,X 线钡餐检查更能获得准确的诊断。

## 四、诊断

根据病因,临床表现和实验室检查可以作出诊断。

## 五、治疗

一旦确定诊断,应及早手术治疗。

1.术前准备

纠正水、电解质及酸碱平衡失调,维持生理状况的基本稳定,放置胃管减压,以减轻进入胸腔之膨胀的胃对心肺的影响,且可避免麻醉诱导时呕吐,配血待用,按全身麻醉术前给药。

2.手术方法

急性期如无其他需要开胸指征,多主张经腹切口,其优点是早期腹腔无明显粘连,进入胸腔内的脏器易于还纳入腹腔,也易于处理腹腔内脏损伤,但缝合膈肌时常显露困难。

对损伤时间较久,又无腹腔病变者,可经胸手术,尽量避免采用胸腹联合切口。手术时将进入胸腔的脏器还纳入腹腔后,修剪破裂的膈肌边缘,在无张力情况下,用粗丝线间断全层缝合,缝合距缺损边缘 1cm,如膈缺损过大,可采用自体游离植片或人造材料修补。术后应持续胃肠减压,防止腹胀,积极防治肺部并发症,使受压萎陷的肺及时复张。

# 第八节 胃十二指肠损伤

指各种具有一定强度的致伤因素造成的胃及十二指肠的破裂和穿孔，常见于上腹部外伤性损伤或是消化性溃疡。临床表现和治疗方式，取决于损伤的范围、程度以及有无其他的脏器损伤。尤其是十二指肠位置的损伤，常合并有一个或多个脏器损伤。

## 一、流行病学

胃十二指肠损伤约占腹腔脏器损伤的3%～5%。消化性溃疡引起的胃十二指肠穿孔，好发于老年人，尤其是长期服用非甾体抗炎药的患者。

## 二、病因

胃十二指肠损伤是一种常见的腹部外伤疾病，包括了机械性损伤、化学性损伤、疾病因素损伤等。机械性损伤以锐器伤、碰撞伤、挤压伤多见，多见于意外伤害、交通事故、胃镜检查或治疗、腹腔手术的患者。化学性损伤主要见于大量饮酒、长期服用非甾体抗炎药、大量使用激素等人群；疾病因素是消化性溃疡并发穿孔，常见于幽门螺旋杆菌感染和溃疡病患者。

### （一）基本病因

1.机械性损伤

开放性损伤常见于刀刺伤、枪伤、锐利异物损伤等，闭合性损伤见于碰撞伤、冲击伤、挤压伤等。医源性机械损伤包括洗胃、胃镜检查或治疗、心肺复苏损伤、腹腔手术等。

2.化学性损伤

大量饮酒，大量或长期服用非甾体抗炎药如布洛芬、吲哚美辛、阿司匹林等，长期使用糖皮质激素、氯吡格雷、双磷酸盐、西罗莫司等。

3.疾病因素

引起损伤的疾病主要是消化性溃疡，当溃疡穿透胃、十二指肠壁时可发生穿孔，其中幽门螺旋杆菌感染是消化性溃疡的主要病因。

### （二）诱发因素

主要是针对疾病因素中的消化性溃疡。部分消化性溃疡病人有明显的家族史，存在遗传易感性。长期吸烟、精神焦虑紧张、应激反应、胃石症、胃肠肿瘤、肝硬化、严重感染等情况是消化性溃疡并发穿孔常见的诱因。

## 三、临床表现

胃十二指肠损伤后临床表现差异性很大，从无明显症状到休克都可能出现。损伤的临床表现取决于损伤的范围、程度、有无其他的脏器损伤。如胃损伤者未伤及胃壁全层的无明显症状或仅有进食后疼痛，胃损伤出现全层破裂或出现十二指肠损伤者，会出现剧烈腹痛、腹膜刺激征。

### (一)典型表现

1.腹痛

(1)一般为上腹痛,根据疾病程度,性质可分为钝痛、灼痛、胀痛、剧痛等。

(2)胃壁部分损伤,仅有上腹部胀痛、进食后轻度钝痛。

(3)胃壁全层破裂或十二指肠破裂,可引起腹部剧痛。

(4)出现腹膜刺激征,可表现为上腹部局限性压痛、反跳痛、叩击痛。

(5)十二指肠损伤患者可在上腹痛疼痛缓解后出现放射性疼痛,包括右上腹、腰背部、右肩部、大腿内侧。

2.出血

症状表现取决于出血量、出血速度、出血部位、损伤性质、病人的年龄、身体循环功能强弱等。常见的表现包括呕血、便血、急性失血。

3.呕血

出血部位在幽门附近,出血量大、速度快者可有呕鲜红或有血块;出血量小、速度慢者多表现为呕棕褐色或咖啡色物。

4.便血

出血量大、速度快者可有便血,表现为暗红色血便、鲜血便。出血量小的、速度慢者表现为柏油样黑便。

5.急性失血

急性大量失血者由于循环血容量迅速减少可出现头晕、心慌乏力,肢体冷感、心率加快、血压偏低等,严重者出现晕厥、休克。

6.腹肌紧张

可引起强烈的腹肌紧张,严重者呈现木板样强直。

### (二)伴随症状

1.贫血

贫血取决于失血量、出血前有无贫血基础、出血后液体平衡状况等因素。

2.发热

合并腹膜感染的可出现感染性高热,也可因为循环衰竭影响体温调节中枢功能导致发热。

## 四、诊断

(1)由于胃十二指肠损伤的病因较多,损伤部位、程度、范围不同,出现的症状及全身情况也不尽相同。

(2)一般医生接诊后,会详细询问患者的病史,询问有哪些不适的症状(腹痛、呕血、黑便、心率加快、发热等)、发病时间、发病原因、疼痛部位(中上腹、右上腹、肩部、背部)、疼痛性质(钝痛、灼痛、胀痛、剧痛),然后做细致的体格检查。

(3)根据临床表现及体征初步判断后,开具对应的检查如腹部 X 片、腹部 B 超、CT 等,在排除其他疾病后，可明确诊断该病。一些紧急状态下，会同时先进行急救措施，再进行详细的检查。

## 五、辅助检查

1.实验室检查

大量失血的情况下，红细胞、血红蛋白、血细胞比容明显下降；白细胞计数、中性粒细胞升高；可有血、尿淀粉酶升高。粪便隐血阳性或强阳性。

2.影像学检查

腹部X线片可判断损伤的部位、程度。若膈下有游离气体提示胃十二指肠损伤。腹部B超对观察十二指肠血肿、积气、积液有帮助，怀疑合并有其它脏器损伤的时候可行该项检查。如发现腹腔积液，对判断腹腔内出血的诊断有帮助。如果怀疑有十二指肠壁血肿的，可行MRI检查。

3.内镜检查

胃十二指肠损伤通过内镜可直接看到伤口。腹腔镜探查适用于病情稳定又不能明确诊断的患者，可明确受伤部位、程度，是否有活动性出血。胃镜检查可明确诊断胃十二指肠自内向外穿孔的情况。

4.腹腔穿刺和灌洗

是常用的辅助诊断的方法，胃十二指肠损伤患者可抽取出肠液、血性液、胆汁样液、混浊样液等。

5.剖腹探查

以上检查后不能诊断或排查是否合并其他损伤的，可行剖腹探查，患者可出现阳性体征。

## 六、鉴别诊断

本病会和腹膜炎、急性胆囊炎、胰腺损伤等在症状上有相似之处，医生将从多个方面进行详细检查进行判断。

1.原发性腹膜炎

腹膜炎患者除了出现腹膜刺激征、腹痛等症状，还有全身中毒表现，如食欲不振、恶心、呕吐等，还有腹部体征，如腹部饱胀、腹式呼吸音弱或消失，结合腹部X片、超声及CT可明确诊断。

2.急性胆囊炎

约87%的患者出现中上腹疼痛及右上腹阵发绞痛，并有右肩胛区的牵涉痛，常伴恶心、呕吐、发热，体格检查有右上腹压痛及肌紧张，墨菲征阳性，白细胞计数升高（$10\sim15\times10^{9}$）。

3.胰腺损伤

胰腺损伤也可表现为上腹痛和腹肌紧张，还可以出现肩部放射疼痛。检查可发现血淀粉酶升高，超声检查发现胰腺回声不均、积血、积液。

## 七、并发症

并发症主要是手术并发症，包括术后出血、十二指肠残端破裂、吻合口破裂或瘘、肠梗阻。十二指肠瘘是十二指肠损伤最常见的并发症，临床表现为十二指肠内容物自瘘口流出，瘘口皮肤可出现糜烂及感染。治疗需要尽快进行带蒂肠片修补术、十二指肠空肠吻合术等。

## 八、治疗

胃十二指肠损伤治疗方式包括保守治疗和手术治疗，治疗的方式取决于损伤部位、程度、性质。仅涉及胃黏膜层、出血量小、无明显腹膜炎、无其他脏器合并伤，可行非手术治疗，并密切观察。损伤较重或是出现休克的，要尽快进行手术治疗，包括探查、止血、缝合等。

1.补充血容量

尽快建立有效的静脉输液通道，补充电解质。病情严重的应输血浆及白蛋白，纠正低蛋白血症和贫血。

2.抗感染

有腹膜感染现象的，需要尽快使用抗生素。

3.一般治疗

(1)保持呼吸道通畅，避免呕血时吸入引起窒息，必要时吸氧，禁食。

(2)严密监测病人生命体征，如心率、血压、呼吸、尿量及神志变化。

(3)老年病人或重症患者，根据情况进行心电监护。

(4)提供肠外营养包括水、葡萄糖、氨基酸、脂肪乳、电解质、多种微量元素和维生素，具体需要量根据患者病情、体重而定。手术时已作空肠造口者，肠管功能恢复后可给予肠内营养。

4.药物治疗

由于个体差异大，用药不存在绝对的最好、最快、最有效，除常用非处方药外，应在医生指导下充分结合个人情况选择最合适的药物。

胃十二指肠损伤患者的药物治疗包括对症治疗和对因治疗。

(1)抑酸药有抑制胃酸分泌作用，提高胃内 pH 值能够辅助止血。包括质子泵抑制剂如奥美拉唑、泮托拉唑、兰索拉唑等，$H_2$ 受体拮抗剂如西咪替丁、雷尼替丁、法莫替丁等。

①有腹膜感染需要使用广谱抗生素治疗。

②全身中毒症状重并有休克时，可以用一定剂量的激素减轻中毒症状、缓解病情。

③血压、中心静脉压低等情况可应用血管收缩剂或扩张剂。

④已经确诊、治疗方案已确定及手术后的病人可用哌替啶类止痛剂。

(2)对因治疗：针对疾病因素引起的，可积极治疗原发病。消化性溃疡的患者大部分有幽门螺旋杆菌感染，需要采用四联用药方法根除，包括铋剂、质子泵抑制剂和两个抗生素，抗生素选择依据不同地区的耐药情况而定。

5.手术治疗

(1)常规手术：单纯修补术适合于全身情况好、裂口较小、边缘整齐者。带蒂肠片修补术适合裂口较大不能直接缝合者。不宜缝合修补时可行十二指肠空肠 Roux-en-Y 吻合术,切除损伤肠段,行端侧吻合。十二指肠壁内血肿不能自行吸收者可采用浆膜切开血肿清除术。十二指肠严重损伤者可采取十二指肠憩室化手术。

(2)非常规手术:胃十二指肠切除适用于严重损伤患者,但手术创伤大,死亡率高,采用时要慎重。胃切除术适用于胃壁损毁广泛、严重的患者,一般也不采用。

6.其他治疗

(1)十二指肠减压:包括置胃管、胃造口、空肠造口等十二指肠减压、胆总管置 T 管引流等。对预防十二指肠瘘的发生十分重要。

(2)内镜治疗:主要用于出血患者的止血治疗。包括机械止血、药物局部注射治疗、热凝止血等联合,可以提高止血效果。

(3)介入治疗:内镜治疗不成功时,可通过血管介入栓塞胃十二指肠动脉,达到止血目的。

## 九、预后

单纯胃损伤预后良好。如有合并伤,死亡率高达 40%以上。尤其是十二指肠损伤,早期诊断和处理比较困难,其并发症率可高达 65%,死亡率达 20%,如果是拖延到 24 小时后治疗的,死亡率高达 40%。

## 十、后遗症

伤后可能出现十二指肠狭窄。轻度狭窄者,可发生间歇性呕吐。一般无腹胀,或仅有轻度上腹部膨隆,可见胃蠕动波。必要时可行十二指肠侧-侧吻合术、十二指肠空肠吻合术。

## 十一、特殊注意事项

老年人因为有一些基础疾病,需要长期用药,某些药物可引起的溃疡性穿孔,需要特别注意,必要时需要同时服用抑酸剂。如果有牙龈出血、黑便、腹痛等症状,要及时就医,必要时停药、换药。

## 十二、预防

(1)长期服用非甾体抗炎药等易引起胃十二指肠溃疡的药物,要密切关注胃肠功能变化。

(2)有幽门螺旋杆菌感染并发溃疡或胃炎者,需要做根除治疗。

(3)戒酒,避免大量摄入刺激性食物。

# 第九节 脾损伤

脾脏位于左下侧胸廓内季肋部的深处,重约 75～150 克,质地脆弱,是腹腔脏器中最易受损伤的器官之一,脾脏损伤的发生率在各种腹部创伤中可高达40%～50%。交通事故造成的脾破裂据首位(约占50%～60%),其他依次为坠落伤、打击伤、跌打伤、刀伤等。治疗显示,在腹部开发性损伤中,脾脏破裂约占10%,在腹部闭合性损伤中,脾破裂约占20%～40%,脾脏破裂病情比较凶险,又因常合并其他脏器的损伤,临床表现复杂,要求诊断及时,处理恰当,否则可危及生命,其死亡率为3%～23%,合并脾蒂或大血管损伤者死亡率可高达70%。

## 一、病因

1.外伤性脾损伤

按致伤因素不同,外伤性脾损伤可分为开放性脾损伤和闭合性脾损伤两类。①开放性脾损伤:多由划刺、子弹贯通和爆炸所致。往往合并其他脏器的损伤,战时尤其常见。②闭合性脾损伤:又称钝性脾损伤,多发生于交通事故,其次是坠落伤、左胸损伤和左上腹挫伤等。儿童以腹部外伤为主。

2.自发性脾损伤

有病理脾和正常脾自发性破裂之分,以前者多见,如疟疾脾或充血性脾肿大等。上述脾脏的原有疾病可作为自发性脾损伤的内因,而轻微的外伤,甚至日常活动都可能是自发性脾损伤的诱因。如发热、劳累、咳嗽、呕吐、性交、突然转身、分娩等都可能促发自发性脾损伤。

3.医源性脾损伤

可归纳为以下几种病因,①手术中损伤:是医源性脾损伤的最常见原因,较多发生于靠近脾脏的器官和组织的手术,以胃部、结肠、肾脏手术多见。②侵入性操作和治疗:如脾脏穿刺活检、经脾穿刺肝门静脉造影、脾动脉栓塞等。由于这些病人的脾脏本身存在脾充血肿大、凝血机制差等病理改变而易引起脾损伤。

## 二、病理生理

脾破裂大多是沿着脾段的边缘裂开,以脾脏的下级最常见,这是因为脾脏下级受肋弓的保护较差,而脾脏质地脆弱,易受损伤。脾损伤多不累及脾门部的主要大血管,如果破裂创口是沿着脾段方向,则少有脾段血管断裂,出血缓慢且持续时间短。如果裂口横过脾段,则血管受损较重,出血量大,持续时间长。如果涉及脾蒂和脾门的损伤,则短时间内就会大量出血,出现失血性休克,危及生命。

## 三、脾破裂的分型

1.中央破裂

指脾实质中央区破裂,多为局限性出血,常无明确失血表现。这类脾破裂的预后:①出血不止,血肿不断增大,最终造成破裂;②血肿继发感染;③血肿吸收自愈。

2.被膜下破裂

指脾被膜下实质裂伤,但被膜保持完整,多于包膜下形成张力性血肿。临床可暂无明确腹腔出血表现,且左季肋区疼痛亦可不明显,因此不易察觉。如果出血停止,可逐渐吸收,纤维化而自愈。但若出血持续,则可能造成脾破裂,导致大出血,而使病人和医生措手不及。

3.真性破裂

是指脾脏实质和被膜同时裂具有典型的腹腔内出血表现。是临床上最为常见的一种类型,严重者短时间内致人死亡。

4.迟发性破裂

中央破裂和被膜下破裂可继续发展而致使实质及被膜被胀裂,即成为真性破裂。

## 四、脾破裂的分级

国内外对于外伤性脾破裂的分级方法多达几十种,这些分级系统都是在实践的基础上总结而成的,各自从不同的侧面、不同程度地反映了脾破裂的特点和规律,很具有科学性和实用性。我国学者六届全国脾脏外科学术研讨会上讨论通过的“脾脏损伤程度分级”具有简单,实用。据此可迅速判断脾损伤的级别;概括全面,涉及从被膜到实质、从分支到主干

血管的所有损伤;适应我国目前常见的脾损伤机制的特点。已被国内广泛采用。该分级标准具体为:脾破裂分级Ⅰ级:脾被膜下破裂或被膜及实质轻度损伤,手术所见脾裂伤长度≤5.0cm,深度≤1.0cm;Ⅱ级:脾裂伤总长度>5.0cm,深度>1.0cm,但脾门未累及,或脾段血管受累;Ⅲ级:脾破裂伤及脾门部或脾部分离断,或脾叶血管受损;Ⅳ级:脾广泛破裂,或脾蒂、脾动静脉主干受损。

## 五、临床表现

1.症状

①低血压和失血性休克:随着失血量的增加,患者会出现烦躁、口渴、心悸、呼吸急促、皮肤苍白、四肢冰冷等失血性休克症状。体格检查会发现患者的血压进行性下降、脉搏快而弱等。在创伤后应激状态和合并其他脏器的损伤对脉搏和血压可能会有影响。如合并十二指肠破裂。腹膜受到十二指肠漏出的消化液刺激,早期出现低血压、脉快等表现,经过短时间可好转,但随即又会出现恶化;②腹痛:是最常见的症状,多因外伤所致的腹部软组织损伤等引起,而脾脏损伤所致的脾被膜感觉神经刺激常不能引起患者的重视。如伤情严重者突发剧烈的腹痛,自左上腹扩展至全腹,此系脾破裂出血的扩散对腹腔产生刺激所致,提示病情严重,结局不良。③恶心、呕吐:较常见,尤其是发病初期。主要是由于出血刺激腹膜自主神经所致。如果症状明显加重,还提示可能合并消化道穿孔、腹膜炎。④腹胀:多因出血所致。少量出血早期可能没有明显的腹胀,但随着时间的延长,由于腹膜炎出现,可导致肠麻痹而加重腹胀。

2.体征

病人弯腰曲背、神志淡漠、血压下降、脉搏增快,如腹腔出血量较多,可表现为腹胀,同时有腹部压痛、反跳痛和腹肌紧张。叩诊时腹部有移动性浊音,肠鸣音减弱。直肠指诊时Douglas窝饱满。有时因血液刺激左侧膈肌而有左肩牵涉痛,深呼吸时这种牵涉痛加重,此即Kehr征。

3.延迟性脾破裂

脾脏被膜下破裂形成的血肿和少数脾真性破裂后被网膜等周围组织包裹而形成局限性血

肿，可在36～48小时冲破被膜和凝血块而出现典型的出血和腹膜刺激症状。再次破裂一般发生在2周内，少数病例可延迟至数月以后发生。

## 六、诊断鉴别

外伤性脾破裂诊断一般不难，根据外伤史、临床表现以及腹腔穿刺的结果，正确率高达90%，然而出血量少，症状轻微的脾脏损伤易被忽视。另外，外伤所致的多发性脏器损伤的症状也不易同脾脏破裂区分。自发性脾损伤虽然和外伤性脾损伤的临床表现相似但由于没有明显的外伤史而常不能在术前确诊。因此在病情允许的情况下，应行B超、CT等影像学检查，进一步诊断，动态观察脾脏损伤的程度和范围。应当指出的是，这些客观指标，对临床分型分级、制定治疗方案和疗效评价也有重要的意义。

## 七、辅助检查

(1)实验室检查：脾破裂出血时血常规红细胞计数、血红蛋白等呈进行性下降，白细胞可略微升高，其他检查如电解质、凝血功能、血型、淀粉酶等虽对诊断无特异性，但也应作为腹部外伤的常规检查，助于鉴别诊断其他合并伤，判断病情。

(2)诊断性腹腔穿刺和腹腔灌洗：属侵入性检查，阳性率90%以上，且对于诊断腹腔内有无脏器损伤和哪一类脏器损伤有很大帮助。如抽出液体为新鲜不凝血或血性液体，证明腹腔内脏器出血，如果抽出液体混浊则是胃肠破裂的特征。

(3)超声检查：是首选方法，具有无创、经济、快捷等优点，能显示破碎的脾脏，较大的脾包膜下血肿及腹腔内积血。助于观察脾脏损伤的程度、分型等，可以帮助动态观察病情的发展。

(4)X线检查：有助于判断腹腔内出血的情况和有无合并胃肠道等空腔脏器的损伤。

(5)CT检查能清楚地显示脾脏的形态和解剖结构，对诊断脾脏实质裂伤或包膜下血肿的准确性很高。

(6)核素扫描可采用$^{99m}$锝胶态硫扫描或γ照相等技术诊断脾损伤，方法安全。

(7)选择性腹腔动脉造影这是一种侵入性检查，操作较复杂，有一定危险性。但诊断脾破裂的准确性颇高，能显示脾脏受损动脉和实质的部位。仅用于伤情稳定而其他方法未能明确诊断的闭合性损伤。

(8)磁共振成像：一般不用于急诊诊断，仅限于病情稳定、诊断困难的患者。在检查出血和血肿方面有优势。

(9)腹腔镜检查：诊断困难而剖腹指征不明确者可采用，可同时作为一种治疗手段。

(10)诊断性剖腹探查术：少数病例既不能排除外腹部损伤，又不能进行特殊检查，病情有逐渐恶化趋势，为了明确诊断和及时治疗而采用。

## 八、鉴别诊断

### 1.肝破裂

在各种腹部损伤中占15%～20%，右肝破裂较左肝多见，肝破裂的致伤因素，病理类型，临床表现都与脾破裂极为相似。肝、脾破裂的主要表现为腹腔内出血和出血性休克,脾破裂时血性腹膜炎所致的腹膜刺激征多不明显。但肝破裂后可能有胆汁进入腹腔,因此,腹痛和腹膜刺激征常较脾破裂者更为明显。肝破裂后,血液有时通过胆管进入十二指肠,病人出现黑便或呕血。B超是诊断肝脾破裂的首选方法。

2.左肾破裂

主要表现为左腰部疼痛,偶尔可以在左腰部摸到包块,腰肌紧张,常有血尿,X线有助于鉴别,肾盂造影可以确定诊断。

3.胰腺损伤

多发生在胰腺体、尾部损伤,血、尿淀粉酶升高可助于鉴别。

需要强调的是,上述的这些损伤有时可与脾损伤同时存在,因此证实有上述损伤存在时并不能排除合并脾损伤。此外,腹腔内恶性肿瘤破裂出血或异位妊娠(宫外孕)破裂出血也常需与脾破裂鉴别。

## 九、并发症

脾脏损伤的主要并发症为腹腔内出血、继发脾囊肿、脾脓肿以及手术相关的并发症,如术后出血、腹腔感染、肺感染、胰瘘、脾热和脾切除术后凶险性感染等。

## 十、治疗

近年来,随着对脾脏功能的深入认识以及超声、CT等现代影像技术的提高和普及,诊断观念也发生了相应的变化,现代脾脏外科的观念已经形成,不再一味地切除脾脏,而是在遵循“生命第一,保脾第二”原则的基础上,采用个体化的治疗原则,轻度损伤可以保守治疗,而较重的损伤则需要及时有效的手术治疗,手术治疗亦须根据患者的具体情况,选择最适合的术式。

### (一)非手术治疗(NOM)

1.NOM的适应证

拟实施NOM者一般应满足以下条件:①单纯性脾破裂。②伤后血液动力学稳定,输血量不多于2～4单位。③非开放性损伤。④病人年龄<50岁。⑤临床症状逐渐好转。从国外的经验看,NOM的适应证现在有逐渐拓宽的趋势:病理性脾破裂、开放性脾外伤以及高龄病人都可经NOM而痊愈。作为选择治疗方法的直接证据,CT所提供的影像学资料受到广泛的重视。我们认为,在具体条件下,由于医生对监测指标的把握因人而异,不同年龄和体质的病人对同一NOM措施的反应也不尽相同,因此,在临床工作中还要在遵循总体原则的前提下坚持“个体化”方案,过分依赖任何量化指标都并非明智之举。

2.NOM的具体措施

目前,国内外施行的NOM的具体措施大致相同,包括绝对卧床休息、严密的ICU监护、禁食、液体治疗、使用止血药物、预防性应用抗生素及CT或超声随诊等。治疗失败多发生在96小时以内,但出现在6～20天者亦并非罕见。失败的原因可为延迟出血、继发感染等。延迟性脾破裂一般发生在伤后2周以内。所以，非手术治疗期间应严格卧床休息2周以上，非手术治疗期间应避免咳嗽、大便用力等增加腹压因素，避免剧烈活动6～8周，避免肢体接触性体育运动至少6个月或直到CT显示陈旧病灶被完全吸收。在观察期间发现以下情况之一者，宜中转手术：①腹痛和/或局部腹膜刺激征持续加重；②24小时内输血量＞4单位而生命体征仍不稳定；③红细胞压积持续下降而通过输血仍不能得到迅速纠正；④通过观察不能排除腹内其它脏器的损伤。

3.选择性脾血管栓塞疗法

是另一种行之有效的微创手段。其适应证比较广泛，对某些涉及脾门区和脾蒂血管的损伤也有较好的效果，但术前需要维持病人的生命体征基本稳定和排除严重的脾外器官的损伤。其优点在于：①具有微创治疗的一般特点，创伤小、恢复快；②诊治并举。脾动脉造影可明确出血的部位、程度和速度，若结合CT则更能获得全面的伤情评估。栓塞止血后，可再次造影以明确止血效果；③由于脾脏具有双重血运，栓塞后，坏死脾组织可以再生，脾脏功能保存良好。

## （二）手术治疗

手术治疗的适应证：Powell等提出的脾破裂手术治疗的适应证现仍具有一定的代表性，它包括血液动力学不稳定、腹腔内脾外脏器损伤、ISS＞15、成人AAST分级＞Ⅲ、CT显示腹腔大量积血、活动性出血以及高能量创伤等指标。Cathey等建议有以下情况者也应剖腹探查：收缩压＜100mmHg、脉搏＞100次/分、红细胞压积＜30、PT＞13秒、意识不清、高龄等。

手术治疗方法：自上世纪70年代以来，在脾破裂治疗的过程中，行脾切除的指征开始受到严格的限制；而保脾手术则方兴未艾，并呈现出多样化和微创化的趋势。每种术式都有各自的适用范围，如何进行合理的选择就成为临床工作中新的课题。我们根据脾脏损伤程度分级提出了相应的治疗方案，并在大量的临床实践中证明了其可行性：Ⅰ级：非手术治疗，粘合凝固止血，缝合修补术；Ⅱ级：缝合修补术，脾部分切除术，破裂捆扎术，脾动脉结扎；Ⅲ级：脾部分切除术，脾动脉结扎；Ⅳ级：全脾切除＋自体脾组织移植。实施保脾性手术时，有以下两点应予注意：①必须遵循保脾四原则。即先保命后保脾、年龄小优先考虑保脾、根据具体情况选择术式以及各种术式的联合应用；②重视各种术式的技术要点。对于脾断面的处理，我们有比较成熟的经验：可采用缝合加网罩压迫包裹、填塞止血、胶粘法、物理止血以及综合无血术野技术等。脾切除后自体脾片移植的方法很多。我们经过观察证实，去被膜小脾块网膜囊内自体脾组织移植能最大限度地维持脾脏功能，比国外报道者早2～3个月发挥功能，现已成为规范化术式。另外，重度的脾裂伤出血可能较快、较多，可先行脾动脉结扎为其后的操作创造条件。尚有应用带血管蒂自体部分或半脾异位移植治疗严重外伤性脾破裂的术式，但开展很少。医源性脾损伤也应采用上述分级方法决定相应处置，在不显著延长手术时间和影响预后的前提下，应贯彻尽量保脾的原则。

几种手术治疗方法的简介：

1.局部粘合剂

主要应用于Ⅰ级脾损伤，也可用于脾修补术和部分脾切除术轻度渗血。

2.局部凝固止血

凝固方法较多，有激光、红外线、高热空气等，可先采用凝固方法处理创口，在局部涂抹生物材料，效果较好。

3.脾动脉结扎

脾动脉结扎并不至引起脾脏的坏死。目前该术式主要应用于脾损伤出血的治疗，与其他保脾手术联用效果较好。特点是保留了脾脏的完整结构。通过结扎脾动脉主干，减少了脾脏的血流量，同时缩小了脾脏的体积和张力，利于缝合和修补脾脏。

4.脾破裂缝合修补术

属保脾手术，技术较简单，在条件具备、手术适应证符合时，应首选。

5.部分脾切除术

适用于Ⅲ级脾破裂，损伤受局限，单纯修补难以止血或受损的脾组织已失去活力，部分脾切除后有半数以上的脾实质能保留者。

6.全脾切除术

国内采用较为广泛，尽管已经认识到脾切除术后会带来一系列不良后果，但是这一经典术式仍然具有不可替代的优势，其具有止血迅速彻底，适应证广泛等特点，在一些特殊情况下，仍然是唯一的选择。

7.全脾切除术＋自体脾组织片网膜囊内移植术

自上世纪80年代开始，已经被普遍认为是全脾切除术后弥补脾功能的有效方法。既满足了迅速切脾控制出血，确保患者生命安全的需要，又能安全可靠的补偿脾脏功能。

8.带血管蒂的自体脾组织移植

该手术难度较大，但是手术效果可靠，术后脾功能恢复快，在满足适应证和技术要求的条件下，不失为一种较好的治疗措施。

### 十一、预后

脾脏损伤病人的预后取决于脾损伤的程度、诊断是否及时和出血速度、失血量的多少、合并伤的轻重等。认真的术前准备、精细的手术操作和保留脾组织的量对预后也有一定影响。脾破裂如不及时治疗，90％以上由于失血性休克死于心脏、肺、肾等重要器官的衰竭。国内脾损伤的死亡率为5％，合并脏器损伤越多死亡率越高。

## 第十节　胆囊损伤

胆管损伤是指外伤或者腹部手术误伤引起的肝内、外胆管的损伤，分为外伤性和医源性胆管损伤两大类，后者占绝大多数。外伤性胆管损伤时，常伴有其他内脏损伤，特别是肝脏的破裂或肝门区其他结构的损伤，也可能伴有胃和十二指肠、胰腺、右肾等损伤。

### 一、病因

1.外伤性胆管损伤

主要见于腹部刀刺伤、枪击伤和交通事故等，临床较少见。

2.医源性胆管损伤

医源性胆管损伤是导致胆管损伤的常见因素，原因有以下几点。

(1)胆管先天性解剖变异。

(2)各种原因引起胆囊炎症的反复发作，局部组织粘连，胆囊三角解剖关系不清，较易导致在解剖三角区时损伤胆管。

(3)在胆道疾病手术过程中，由于手术操作者技术不熟练或操作不当等引起胆管损伤。

## 二、临床表现

### (一)创伤性胆管损伤

胆管破裂的主要表现是胆汁外溢，伤后早期伤口处流出胆汁或出现胆汁性腹膜炎，均为胆管损伤的典型表现。腹部创伤常为复合性损伤，特别是闭合性腹部挫伤，胆道损伤的表现常被休克、腹腔出血、腹膜炎或骨折等显著症状所掩盖。

胆管损伤的后期症状，根据胆管损伤部位、程度以及合并伤不同而不同。总的表现是胆道感染，胆管狭窄梗阻性黄疸或胆道瘘等，在其他损伤得到治疗后，胆管创伤的症状相对显现和突出，诊断也较易明确。

### (二)医源性胆管损伤

1.早期胆管损伤

(1)胆瘘：多见于胆管部分或完全被切断，或胆囊管残端漏的患者。胆管损伤的胆汁引流量大，持续时间长，若引流管放置不当，引流失败，患者多出现腹膜炎、肠麻痹，重者出现腹腔脓肿。

(2)梗阻性黄疸：多见于胆总管或肝总管部分或完全结扎或缝扎。患者常感到上腹部不适，尿液呈深黄色。

(3)胆总管十二指肠内瘘。在术后第 7 天从 T 形管内流出大量的发臭液体，内含棕黄色浑浊絮状物，有时甚至出现食物残渣。患者出现寒战、高热，但一般不出现黄疸或仅有轻度黄疸。

(4)感染。出现腹痛、发热、黄疸等症状。胆瘘患者继发感染后也可引起弥漫性腹膜炎、膈下脓肿、盆腔脓肿等，并可出现肠麻痹等中毒症状。

2.晚期胆管损伤

症状出现于首次手术后的 3 个月至 1 年。临床表现为不明原因的梗阻性黄疸，黄疸程度持续加深，部分患者甚至出现右上腹痛并有黄疸、发热等症状。

## 三、辅助检查

1.实验室检查

白细胞计数增多及中性粒细胞比例升高。胆道狭窄患者，其血清碱性磷酸酶水平升高，血清胆红素随症状波动。急性胆管炎发作时，血培养常呈阳性结果。

2.B 超检查

表现肝内胆管扩张，肝外胆管连续中断，胆总管显示不清。出现胆瘘时可见腹腔局部积液等。

3.磁共振胰胆管造影

可以显示损伤近端胆管扩张、远端胆管正常，损伤的部位、范围等。

## 四、诊断

1.术中诊断

(1)术中发现胆汁漏出。

(2)剖检切除的胆囊标本，发现胆囊管处有两个开口。

(3)术中造影显示胆管连续性中断、局部狭窄或造影剂外溢。

2.术后早期诊断

术后早期出现如下表现，要考虑胆管损伤。

(1)术后患者伤口敷料大量渗出胆汁或腹腔引流量大。

(2)胆囊切除术后24～48h出现黄疸，或有大量胆汁外渗持续1周以上者。

(3)上腹部手术后早期出现梗阻性黄疸。

## 五、治疗

尽早进行手术治疗，手术方式的选择根据胆管损伤的具体情况而定。

1.胆管切开

可缝合裂口，并在胆总管内放置T形管引流，如果裂口在胆总管，也可经裂口放置T形管。

2.胆管离断或切除一段

争取行胆管端-端吻合，并放置T形管或Y形管做支撑、引流。如果已无法完成端-端吻合，则可行胆管空肠Roux-en-Y吻合，并将胆管远端缝闭。如果损伤在胆总管，而胆囊管又无损伤，也可行胆囊空肠吻合。

3.瘢痕挛缩导致的胆管狭窄

如果胃手术是毕Ⅰ式吻合，可考虑在胃镜下行内镜逆行胰胆管造影(ERCP)检查，并在狭窄段放置支撑管或经皮经肝行胆管穿刺放置支撑管。也可行手术治疗，去除误结扎的缝线，或松解瘢痕，然后切开胆总管，放置T形管。

# 第十一节 肝损伤

肝脏是腹腔内最大的实质性器官，担负人体的重要生理功能。肝细胞对缺氧的耐受力较差，故有肝动脉和门静脉提供丰富的血液供应，并有大小胆管与血管伴行输送胆汁。它位于右上腹的深部，有下胸壁和膈肌的保护。但由于肝脏体积大，质地脆，一旦遭受暴力容易损伤，发生腹腔内出血或胆汁泄漏，引起出血性休克或胆汁性腹膜炎，后果严重，必须及时诊断和正确处理。

## 一、病因

按致伤原因肝创伤一般分为开放性损伤和闭合性损伤。开放性损伤一般有刀刺伤、火器伤等。刀刺伤相对较轻，病死率低。火器伤是由火药做动力发射的弹射物所致的开放性损伤，在战伤中多见，肝火器伤是腹部火器伤中最常见的。开放性损伤又可分为盲管伤及贯通伤两种。腹部闭合性损伤以钝性损伤多见，主要因为撞击、挤压所致，常见于公路交通事故、建筑物塌方，偶见于高处跌落、体育运动伤或殴打伤。

由于腹部闭合性损伤除肝创伤外常合并其他脏器损伤，而腹部表面无受伤征象，诊断相对有一些难度导致治疗延迟，因此钝性伤较危险，病死率往往高于开放性损伤。

## 二、临床表现

肝脏外伤患者一般有明确的右侧胸腹部外伤史，有口渴、恶心、呕吐。主要是低血容量性休克和腹膜炎。个别肝脏外伤患者发生腹内大出血，还可以出现腹胀等表现。由于致伤原因的不同，肝外伤的临床表现也不一致。

肝包膜下血肿或肝实质内小血肿，临床上主要现为肝区钝痛，查体可见肝大或上腹部包块。若血肿与胆道相通，则表现为胆道出血，引起上消化道出血，长期反复出血可导致慢性进行性贫血。若血肿内出血持续增加，肝包膜张力过大，在外力作用下突然破裂，发生急性失血性休克。因此对于包膜下血肿患者行非手术治疗时，必须注意延迟出血的可能。若血肿继发感染，可出现寒战、高热、肝区疼痛等肝脓肿的征象。

肝脏浅表裂伤时，由于出血量少、胆汁外渗不多，且在短时间内出血多能自行停止，一般仅有右上腹疼痛，很少出现休克及腹膜炎。

中央型肝破裂或开放性肝损伤肝组织碎裂程度广泛，一般都累及较大的血管及胆管。腹腔内出血、胆汁外渗多，肝脏外伤患者常出现急性休克症状及腹膜刺激症状。表现为腹部疼痛，颜面苍白，脉搏细数，血压下降，尿量减少等。腹部压痛明显，腹肌紧张。随着出血的增加，上述症状进一步加重。

肝脏严重碎裂伤或合并肝门附近大血管破裂时，如门静脉、下腔静脉等，可发生难以控制的大出血。大血管损伤可导致大量动力性失血而引起致命的低血容量性休克，往往死于救治过程中，丧失手术治疗的机会。

## 三、辅助检查

(1)轻度肝创伤早期无明显变化。由于失血迅速，血液浓缩，许多患者并不出现血红蛋白的变化，但肝创伤患者的白细胞计数可升高。

(2)腹腔穿刺对诊断腹腔内脏器破裂，尤其是对实质性器官裂伤的价值很大。一般抽得不凝固血液可认为有内脏损伤。但出血量少时可能有假阴性结果，故一次穿刺阴性不能除外内脏损伤。必要时在不同部位、不同时间作多次穿刺，或作腹腔诊断性灌洗以帮助诊断。

(3)定时测定红细胞、血红蛋白和红细胞压积观察其动态变化,如有进行性贫血表现,提示有内出血。

(4)B型超声检查不仅能发现腹腔内积血,而且对肝包膜下血肿和肝内血肿的诊断也有帮助,临床上较常用。

(5)X线检查如有肝包膜下血肿或肝内血肿时,X线摄片或透视可见肝脏阴影扩大和膈肌抬高。如同时发现有膈下游离气体,则提示合并空腔脏器损伤。

(6)肝放射性核素扫描诊断尚不明确的闭合性损伤,疑有肝包膜下或肝内血肿者,伤情不很紧急,患者情况允许时可作同位素肝扫描。有血肿者肝内表现有放射性缺损区。

(7)肝动脉造影对一些诊断确实困难的闭合性损伤,如怀疑肝内血肿,伤情不很紧急者可选用此法。可见肝内动脉分支动脉瘤形成或造影剂外溢等有诊断意义的征象。不能作为常规检查。

## 四、诊断

开放性肝损伤较易作出诊断,但需同时注意是否合并有胸腹联合伤。闭合性损伤伴有典型的失血性休克及腹膜刺激征者结合外伤病史易作出诊断。但对一些有合并伤的肝脏外伤患者,如脑外伤神志不清,多发性骨折伴休克,年老体弱反应迟钝者要提高警惕,以免漏诊。肝硬化或肝癌患者轻度外伤即可引起肝破裂,不可掉以轻心。腹部闭合性损伤是否合并肝损伤,涉及是否开腹手术的问题,因而对诊断的准确性要求高。诊断有疑问时经腹腔穿刺、腹腔灌洗及其他辅助检查多可协助诊断。

## 五、治疗

首先要考虑患者的全身情况及是否有复合伤,如是否有脑、肺、骨损伤。根据全身情况及合并伤的轻重缓急确定合理的救治计划。对单纯肝损伤的患者在积极纠正失血性休克的同时积极准备手术。

1.急救处理

保持呼吸道通畅,充分给氧。迅速建立两条以上的静脉通道保证输血输液通畅,避免重要脏器的血流灌注不足。在病情好转、平稳的情况下,做必要的检查,诊断明确后再做进一步治疗计划。休克严重者可在输血、补液扩容的同时积极手术。

2.非手术治疗

非手术治疗的指征:

(1)Ⅰ、Ⅱ级或Ⅲ级血肿(AAST分型)无活动出血,血肿不进行性扩大的患者。

(2)血流动力学稳定者,出血量不超过600ml。

(3)腹膜炎症状轻,患者神志清楚能配合体检者。

(4)无腹内合并伤者。上述情况可在动态监测生命体征、血红蛋白、腹围的情况下,暂不手术治疗。

患者应绝对卧床休息2周以上,镇静止痛,输血补液,预防感染,正确使用止血药物。抗生素的选择以胆汁可能存在的细菌为依据。止血药物以促凝、抗纤溶药物联用，必要时联用小血管收缩剂。腹胀患者可行胃肠减压术，以促进胃肠功能恢复，使腹内积血易于吸收。部分患者可行选择性肝动脉造影，查找出血灶后行栓塞治疗，效果较好。

3.手术治疗

当肝脏外伤患者有明显的腹腔内出血、腹膜炎症状或伴有腹内脏器合并伤时均应在纠正休克的同时行剖腹探查术。手术的基本原则为：

(1)止血。

(2)结扎胆管。

(3)清除坏死肝组织。

(4)引流。

(5)处理合并伤。

# 第十二节　胰腺损伤

胰腺损伤可分开放性穿透伤、闭合性钝器伤以及医源性手术误伤。其中闭合性钝器伤不易诊断，容易出现漏诊及误诊。胰腺损伤的主要临床表现是内出血及胰液性腹膜炎。治疗胰腺损伤的主要原则是彻底止血，处理合并的脏器伤，切除失活的胰腺组织和充分引流。

## 一、病因

胰腺损伤分开放性和闭合性两种，常因钝性暴力例如车祸所致。Northrup 认为胰腺钝性伤发生的机理是：①当暴务来自椎体右方时，挤压胰头部引起胰头挫伤，常合并肝脏、胆总管和十二指肠损伤。②上腹正中的暴力作用于横跨椎体的胰腺，常引起胰体部横断伤。③来自左方的暴力常易引起胰尾部损伤，可合并脾破裂。

开放性也即穿透性胰腺损伤，多由枪弹和锐器所致。闭合性和开放性胰腺损伤的发生率有很大的地域性差异，医源性损伤常因胃、十二指肠和脾切除等手术引起，偶可因逆行胰胆管造影所致。按照胰腺损伤的部位，胰头损伤约占 40%，胰体 15%，胰尾 30%，多发性损伤 16%。

## 二、临床表现

胰腺损伤患者一般需经过 8～12 小时才出现症状，其主要的临床表现是胰液性腹膜炎及内出血，尤其见于严重胰腺损伤或主胰管破裂时。胰液外溢刺激腹膜出现腹上区疼痛是早期症状，随着病情发展，患者可出现进行性腹胀，上腹疼痛加剧，并放射至肩背部，可同时伴恶心、呕吐等。体征主要与腹膜炎相关，表现为腹部压痛、反跳痛和肌紧张等，以及肠鸣音减弱或消失。另外，患者可因内出血和体液大量丢失而出现休克。脐周皮肤变色。

(1)早期诊断困难：胰腺属于腹膜后位器官，前有肋弓后有脊柱的保护，发生率低。即使在手术中探查也因其前面有小网膜和胃的覆盖，容易忽视胰腺的损伤。

(2)胰腺损伤早期，出血和胰液外溢被胰腺包膜和后腹膜包裹，患者症状和体征较轻微，且不典型。另外，胰腺损伤常合并其他脏器损伤(如肝脏、脾脏、胃、肠等)，这类患者病情急，其他脏器损伤的症状和体征较明显，往往会掩盖胰腺损伤的症状和体征。

## 三、辅助检查

开放性胰腺损伤的诊断并不难，上腹部或靠近脐部的枪弹伤，必须考虑到胰腺损伤的可能性，剖腹探查时，不难发现损伤部位。闭合性胰腺损伤的诊断甚难，术前获得正确诊断者不足半数，可做下列检查以确诊：

1.胰淀粉酶测定

在胰腺损伤患者中，约半数患者有血清淀粉酶水平升高，但其升高程度与胰腺损伤的严重性并不一致。20%胰腺横断伤患者的血清淀粉酶值正常。

2.腹腔穿刺或灌洗术

对高度怀疑胰腺损伤而血清淀粉酶正常的患者，可以行腹腔穿刺液或灌洗液淀粉酶检测。腹腔穿刺液测淀粉酶对诊断有一定价值。

3.特殊检查

腹部X线平片可显示腹膜后肿块、十二指肠襻增宽以及胃和横结肠异常移位。其他检查如B型超声波和CT检查、选择性腹腔动脉造影、逆行胰胆管造影、胰腺同位素扫描，虽可确定胰实质损伤、腹内血管破裂、胰管损伤和假性囊肿形成等。

4.剖腹探查

凡有腹腔内出血或腹膜炎者，就有剖腹探查的指征。

## 四、诊断

早期诊断可以减少胰腺损伤引起的并发症和死亡，胰腺损伤的早期诊断有赖于对胰腺损伤的高度重视和具备良好的外科解剖知识基础。胰腺损伤往往合并其他组织器官损伤，腹穿是诊断腹部损伤的简便、可靠的手段，腹腔穿刺抽出液做淀粉酶测定，可确定诊断，其阳性率可达80%以上。剖腹探查术中若发现有脂肪坏死及小网膜腔内积液，应分开胃结肠韧带，仔细探查胰腺，其损伤可分为挫伤、细小破损及断裂三种。

## 五、并发症

1.胰瘘

是胰腺损伤最常见的并发症，可高达20%～40%。胰头部损伤患者发生胰液漏比胰体尾部损伤患者多见。

2.胰腺脓肿

较少见，往往继发于较严重的胰腺挫伤区，挫伤的胰腺组织发生坏死，进一步形成脓肿。

3.大出血

早期腹腔内出血多来自胰腺创面出血，晚期出血多由于腹腔内大血管被胰液腐蚀破裂所致，是胰腺损伤后十分凶险的并发症之一。

4.胰腺假性囊肿

胰腺假性囊肿发生率为20%，大多由于未行手术治疗或术中未发现胰管损伤或胰液积聚于裂伤的胰腺实质中未得到充分引流所致。

5.胰腺功能不全

由于患者胰腺损伤严重，可发生胰腺功能不全。外分泌不足主要表现为腹胀、脂肪泻；内分泌不足表现为高血糖、高尿糖。

## 六、治疗

胰腺损伤的治疗方法主要取决于胰腺损伤的部位和程度，特别是主胰管的完整性以及有无十二指肠及其他脏器合并伤。

彻底止血，处理合并的脏器伤，切除失活的胰腺组织和充分引流，是治疗胰腺损伤的主要原则。具体的治疗如下：

对浅表胰组织挫伤、裂伤以及不伴有胰管伤者，可单纯修补和充分引流，最好的引流物是硅胶双套管。

胰体、尾部横断伤以及伴胰管损伤的严重撕裂伤，可切除远段胰腺，其中胰管予以结扎，断面双层缝合，然后外用大网膜包绕，胰床用双套管引流。术后并发症的发生率为7%，死亡率为14%。切除胰腺组织80%以下者并不会引起胰内、外分泌功能不足。如胰腺中段严重损伤，需切除胰腺组织90%以上时，术后则有发生胰腺功能不足之虞。可于清创后，取胰腺两断端各作空肠吻合术，但操作稍复杂。至于胰管修补术，操作不易，术后胰管狭窄的发生率高，不宜采用。

胰尾严重损伤的最简单方法是胰尾切除，如合并脾破裂，可同时切除脾脏。

伴主胰管损伤的胰头部撕裂伤或胰十二指肠严重合并伤的处理最为棘手，通常需施行胰十二指肠切除术，死亡率高达45%。胰头合并十二指肠损伤时，倘若十二指肠仍有生机，可考虑十二指肠憩室化手术。此手术为Berne等(1968)所提出，包括十二指肠损伤壁修补、胃窦切除和结肠前胃空肠吻合、迷走神经切断、十二指肠造口、胆总管T管引流，最后以双套管引流损伤区。近年来Jordan改进了操作，仅切开胃窦，用可吸收缝线作腔内缝合以闭幽门，胃窦切口与空肠侧侧吻合，可明显缩短手术时间。术后数周幽门处缝线吸收后，胃十二指肠腔可再通。凡胰头和十二指肠广泛损伤或合并胆总管损伤或胆总管或壶腹部出血无法控制，则需行胰十二指肠切除术，但死亡率可高达60%。

值得指出，对合并多脏器损伤的手术步骤，胰腺损伤应放在最后处理。胰床引流乃是最重要的措施。

胰腺损伤术后并发症的发生率甚高，最常见的是胰瘘、一般在6～8周后可自行愈合，少数则延至几个月，但仍有10%的胰瘘需再次手术。其他常见的并发症是胰腺脓肿、胰腺炎和假性胰腺囊肿。

# 第十三节　小肠损伤

小肠损伤是由闭合性、开放性、医源性、药物、肿瘤等因素等造成的小肠破裂穿孔。小肠及其系膜在腹腔内所占体积大、分布广、位置相对表浅，当外力作用于腹部时易造成小肠破裂，故在肠道损伤中比较常见。小肠损伤一经诊断，除非有手术禁忌证，均应尽快手术治疗。

## 一、病因

小肠损伤是一种较为常见的腹部外伤疾病，是由直接暴力和间接暴力所致，常见原因包括闭合性伤、开放性伤、医源性因素等，少数由肿瘤、药物性等其他因素引起。肠壁损伤后的病理改变根据损伤的深度、范围、类型而不同。

1.闭合性肠损伤

(1)闭合性肠损伤表现为挫伤、血肿、破裂。直接暴力将小肠挤压于腰椎体造成，经挤压肠管内容物急骤向上下移动，上至屈氏韧带，下到回盲瓣，形成高压闭袢性肠段，造成的小肠挫伤，严重者可引起小肠破裂。

(2)侧方暴力主要是外力沿体轴斜切的方向作用于腹部，使肠管连同系膜向一侧迅速移动，当移动范围超过固定肠管的系膜或韧带承受能力时，就可能造成肠管自附着处的撕裂。间接暴力致伤主要是由高处坠落、骤停、跌伤等原因，由于惯性，肠管在腹腔内剧烈震动，肠管内气体和液体突然传导到某段肠袢，腔内压力骤增，致肠管破裂。自身肌肉强烈收缩致伤较为少见，主要由于用力不当，使腹内压力升高所致。

2.开放性肠

损伤多由于锐器致伤，锐器进入或经过腹腔所致，可造成多发的肠破裂或复合性损伤。

3.医源性肠损伤

医疗过程中小肠损伤也时有发生，如腹腔穿刺时刺伤胀气的肠管、内镜操作时意外损伤肠管、手术时意外损伤肠管等等。

4.药物性肠损伤

以非甾体抗炎药常见，非甾体抗炎药具有解热、镇痛、抗炎等多种药理作用，其最常见的不良反应是损害消化道黏膜，可导致胃肠道、小肠损伤等并发症。

5.肿瘤性肠损伤

主要是肿瘤生长较大挤压小肠造成小肠缺氧性损伤，或腹部器官肿瘤扩散，癌细胞侵犯小肠造成小肠病理性损伤，较为少见。放射性小肠损伤是放射治疗常见的并发症之一，可分为急性和慢性放射性小肠损伤。

## 二、临床表现

小肠损伤临床表现取决于损伤的程度、损伤的时间以及是否伴有其他脏器损伤，主要表现为腹膜炎。小肠内容物外溢后可表现为剧烈腹痛，伴有恶心、呕吐。部分患者可出现内出血，严重者可发生失血性休克。但也有一部分患者因伤口或穿孔处裂口不大或被食物残渣、纤维蛋白素甚至突出的黏膜等堵塞住，肠道内容物没有外流污染腹腔，所以可能无腹膜炎的表现。

### （一）典型表现

1.腹痛

腹痛位置固定或范围逐渐扩大；腹痛剧烈伴有恶心、呕吐。

2.腹膜刺激征

受伤的早期，部分患者可有轻度或局限性腹膜刺激症状，可随着血肿的吸收而消失，也可因病情加重而出现腹膜炎。

3.内出血

轻症患者可见大便中带有血丝或血块，出现系膜血管断裂可伴随失血性休克。

### （二）伴随症状

1.失血性休克

少数患者可出现脸色苍白、皮肤湿冷、意识缺失、脉搏加快等症状。

2.发热

患者体温升高，特别是出现感染后，可有高热。

## 三、诊断

（1）直接或间接的暴力外伤史，作用部位主要位于腹部。

（2）自发腹痛且持续存在。

（3）腹痛位置固定或范围逐渐扩大。

（4）有腹膜刺激征。

（5）随诊发现腹部症状加重但无内出血征。

（6）有膈下游离气体征。

（7）局限性小肠气液平。

（8）B超有局部液性暗区或游离腹腔内有气体声影。

（9）腹腔穿刺有腹水。

（10）有感染中毒性休克。

## 四、辅助检查

### （一）实验室检查

1.血常规

可帮助医生了解患者基本身体情况。阳性患者检查结果显示白细胞计数增加、血细胞比容上升、血容量减少。

2.诊断性腹腔穿刺

腹腔穿刺可供小肠破损的有力证据，阳性患者肉眼见有肠内容物，镜检白细胞超过 5×

$10^8$/L。

3.诊断性腹腔灌洗

进一步了解是否有出血、合并胰腺损伤。红细胞超过 $1\times10^{10}$/L 提示有内出血,淀粉酶升高多提示有胰腺损伤。

### (二)影像学检查

1.腹部 X 线

诊断是否有小肠闭合性损伤合并穿孔。小肠损伤患者一般可显现膈下游离气体或侧腹部游离气体。

2.腹部 B 超

对小肠损伤的诊断有重要作用。若患者有局部液性暗区或游离腹腔内有气体声影,可进一步对患者肠破损确诊。

3.腹部 CT 检查

常规检查不能确诊者可行 CT 检查,能够发现小肠损伤患者早期的腹腔游离气体。

## 五、鉴别诊断

本病会和其他腹腔脏器损伤在症状上有相似之处,医生将从多个方面进行详细检查进行判断。

1.脾脏损伤

多由坠落伤、刀伤、跌打伤等因素所致,主要表现为休克、腹痛、恶心、腹胀等症状,通过腹部 CT 判定损伤位置可鉴别。

2.胃十二指肠损伤

胃十二指肠损伤也是一种常见的腹部外伤疾病,胃损伤出现全层破裂或出现十二指肠损伤者,也会出现明显的腹膜炎症状,需要鉴别。

3.结肠损伤

结肠损伤不常见,是各种开放性外伤、交通事故、医源性损伤导致的结肠破裂穿孔。典型症状为持续性腹痛,腹膜感染,部分症状不典型的患者,可能因为延误治疗导致重度感染。检查发现结肠肠壁连续性中断或腹腔游离气体可诊断。

## 六、并发症

1.出血

表现腹痛缓解后突然加剧或腹腔引流液是鲜红血液,患者可有烦躁、面色苍白、血压下降等表现。

2.腹腔脓肿

持续发热,同时有腹胀腹痛等消化系统症状,也可出现膀胱刺激征。

## 七、治疗

小肠损伤的治疗方法以手术治疗为主,同时需采取综合措施,包括补液和营养支持治疗、禁食和胃肠减压、抗生素应用及感染性休克的治疗。小肠损伤往往是与腹部损伤同时发生，小肠损伤一经确诊，除非条件限制，均需手术治疗。

1.急性期治疗

如果出现感染性休克，需及时进行抢救，包括补充足量的血容量、纠正酸中毒，同时大剂量联用广谱抗生素。治疗的主要药物是应用皮质类固醇如地塞米松治疗，但精神病患者、高血压及糖尿病等患者禁用。

2.一般治疗

主要是补液和营养治疗，禁食可减少消化液分泌，从而减少肠内容物的继续外溢或感染扩散，减少细菌和毒素进入血液循环，有利于病情的改善。

还可建立静脉通道，纠正水、电解质及酸碱平衡失调，对出现休克和弥漫性腹膜炎的患者，需要进行中心静脉插管补液。

3.药物治疗

由于个体差异大，用药不存在绝对的最好、最快、最有效，除常用非处方药外，应在医生指导下充分结合个人情况选择最合适的药物。

早期广谱抗感染治疗，后续根据细菌培养和药敏试验的结果加以调整，严重的腹内感染者，可选用第三代头孢菌素。

4.手术治疗

(1)肠修补术：适用于创缘新鲜的小穿孔或线状裂口，可以用丝线间断横行缝合。生命体征不稳定、感染性休克、严重心肺功能障碍者禁用此术。

(2)肠切除术：肠切除术适用于：

①肠壁破裂口的缺损大、创面不整齐、污染严重以及缝合后可能发生肠腔狭窄的纵行裂伤。

②在有限的小段肠管区域内有多处不规则穿孔。

③肠管有严重挫伤或出血。

④肠管系膜缘有大量血肿。

⑤肠壁内有大血肿。

⑥肠壁与系膜间有＞3cm 以上的大段撕脱。

⑦系膜严重挫伤、横行撕脱或撕裂导致肠壁血运障碍。

⑧肠管受到严重挤压伤，无法确认还纳入腹腔后的肠管是否不发生继发的肠坏死。

此外，有学者认为，当撕裂的长度等于或超过肠管直径的 50％或当一小段肠管多处撕裂的总长度等于或大于肠管直径的 50％时都应当行肠管切除术。

(3)肠造瘘术：适用于空肠回肠穿孔超过 36～48h，肠段挫伤或腹腔污染特别严重的患者，尤其术中不允许肠切除吻合时，可考虑肠外置造口，待术后机体恢复，腹腔条件好转再行造瘘还纳。

5.其他治疗

(1)胃肠减压：可使用胃管从鼻腔或口腔插入，降低胃内压，减少胃膨胀，促进胃肠血液循环，本方法适用于小肠破损伴肠梗阻患者。

(2)腹腔冲洗：腹腔手术后有残留腹腔污染物患者或腹腔污染严重者，除彻底清除污染物和液体外，应使用温生理盐水反复冲洗腹腔。

## 八、预后

单纯性小肠损伤预后较好，死亡率在5%以下，合并有其他脏器伤的，死亡率急骤上升。预后还取决于伤后治疗的时间，伤后12小时内手术死亡率为7.3%，而伤后12小时后手术死亡率高达27.3%。

## 九、特殊注意事项

(1)定期门诊随访，若出现剧烈腹痛、腹胀、肛门停止排气排便等不适，应尽快到医院就诊。

(2)未确诊前不可用止痛药，应禁食、禁饮、禁热敷，以免掩盖病情以及加重病情。

## 十、预防

小肠损伤目前尚无有效预防手段，日常注意交通安全，避免呆在危险的环境，避免跌倒、撞击，远离锐器等可以减少外伤的发生。

# 第十四节　直肠肛管损伤

直肠、肛管的损伤发生率并不高，但直肠损伤的处理比较复杂，其原因是：直肠内细菌多，易感染；直肠周围间隙多，血运差，感染易扩散形成间隙脓肿；直肠损伤合并其他脏器损伤，如骨盆骨折、盆腔大出血、尿道损伤或肛门括约肌损伤，处理困难；直肠损伤发病率低，外科医生缺乏足够的经验，早期诊断因难，易误诊、漏诊。

## 一、病因

1.会阴和肛门部插入伤

意外事故，如高处跌落，坐于木桩、铁杆等棒状物，刺伤直肠和肛管。高处坠落造成的骨盆骨折也可刺伤直肠或损伤盆腔其他脏器。

2.直肠异物

如食入的尖锐异物可造成直肠局部损伤，同性恋经直肠性交也可引起损伤，性变态者将异物插入直肠也易损伤肛管或直肠。

3.意外创伤，交通事故，会阴、臀部的钝器或重物击伤

可广泛撕裂肛门皮肤、肛管、肛门括约肌或直肠，举重或排便用力过猛有时造成直肠撕裂。

4.火器伤

战时多见，如弹片、刺刀等都可致损伤。

## 二、临床表现

症状按损伤部位和范围不同。疼痛是常见的症状，可延迟于损伤后数小时或数日出现。腹膜内损伤有疼痛，并有急性腹膜炎的表现。腹膜外损伤无腹膜炎表现。疼痛也不明显，但感染一般严重，多合并厌氧菌感染。出血和休克常见。合并尿道或膀胱损伤时，直肠和伤口内有尿液，尿有血和粪便，尿道破裂有尿外渗至直肠腔内。晚期直肠伤的并发症表现有直肠膀胱瘘、直肠阴道瘘、直肠外瘘及直肠狭窄、大便失禁等。

## 三、辅助检查

1.直肠指诊

临床有下列情况均应常规作直肠指检：①暴力所致的肛管损伤，如撞伤、坠落伤；②肛门刺伤；③骨盆挤压伤，下腹部踢伤；④伤后有肛门流血者。直肠指检不但可发现伤口大小及数量，还可判断肛门括约肌损伤情况，为治疗提供参考。直肠指检时指套上常染有血迹或尿液，如损伤部位低，可扪到破口，破损区有肿胀和压痛等即可确诊。

2.阴道指诊

对疑有直肠伤的已婚妇女进行阴道指诊，也有助于诊断，可触及直肠前壁破裂口，并明确是否合并阴道破裂。

3.内镜检查

对指诊阴性者，进行直肠镜或乙状结肠镜检查可发现指诊未能达到或遗漏的直肠破裂，因其能直观损伤部位、范围和严重程度，常能提供处理依据。

4.X 线检查

也是诊断直肠破裂必不可少的重要手段。发现膈下游离气体提示腹膜内直肠破裂；通过骨盆相可了解骨盆骨折状况和金属异物的部位，在骨盆壁软组织见到气泡则提示腹膜外直肠破裂。

5.血常规检查

白细胞计数及中性粒细胞增多。

## 四、诊断

肛门和肛管损伤容易诊断。腹膜内损伤症状明显，亦容易诊断。第二类损伤即腹膜反折以下，肛提肌以上的损伤，由于症状不明显，且合并伤多，对病情程度的估计比较困难。

## 五、治疗

直肠、肛管损伤的治疗应依病情而定，具体应考虑如下情况。

1.损伤原因

①损伤的严重程度和深度、大小；②腹膜内或腹膜外损伤；③是否合并有血管损伤；④是否

合并其他脏器的损伤；⑤有无括约肌损伤；⑥损伤后伤口及组织、腹腔的污染程度；⑦损伤与治疗的时间间隔；⑧患者全身情况。

2.处理原则

①彻底细致地止血；②细致地清创，尽量去除伤口或直肠内异物；③近端完全性粪便改道转流，同时清洁冲洗远端结肠；④修补直肠伤口并及时缝合括约肌；⑤直肠、肛管后或周围间隙的充分引流，必要时伤口也需引流；⑥大量广谱的抗生素；⑦恰当地处理合并伤对于腹膜内直肠损伤，可按结肠损伤的处理原则，需加行直肠后间隙引流。根据腹腔污染程度决定是否行乙状结肠造口术。腹膜外直肠损伤，一般应先剖腹探查后再行结肠造口，并大量冲洗肠腔，同时应经会阴清创、修补直肠损伤，并行直肠间隙引流。肛管的损伤如损伤轻，周围无污染，只需行单纯清创缝合。如损伤重，位置深，括约肌也有损伤时，应行结肠造口，清创时尽量保留括约肌，并行修补，以免肛门功能不良。术后伤口愈合后应定期扩肛和扩张直肠，预防狭窄。

# 第八章　动物咬伤

## 第一节　毒蛇咬伤

全世界共有蛇类3340多种，毒蛇超过660种，致命性毒蛇近200种；游蛇1700种以上，其中100余种含少量毒素或低毒类蛇，极少数可能致命。我国有210多种，隶9科66属，其中毒蛇60余种，剧毒类10余种。蛇咬伤多发生在4～10月，热带、亚热带地区一年四季均可发生。目前，我国尚未形成统一、规范的蛇伤诊疗标准，总体死亡率和致残率仍偏高。本共识依据普及、规范、提高和国际化交流的原则，参照相关国际指南，结合近年来我国蛇伤的救治经验与研究，由本领域的知名专家集体编写而成，旨在制定一个适合我国国情的蛇伤救治指导性文件，进而帮助临床医生确立蛇伤救治的规范治疗方案。

### 一、蛇种类

蛇是爬行纲有鳞目蛇亚目动物，按现行分类系统，共分为三亚目、十一科。包括盲蛇亚目：盲蛇科、异鳞蛇科和细盲蛇科；原蛇亚目：蟒科、筒蛇科、针尾蛇科、内鳞蛇科和瘰鳞蛇科；新蛇亚目：游蛇科（细分多个亚科）、眼镜蛇科（眼镜蛇亚科、扁尾蛇亚科、海蛇亚科）和蝰科（白头蝰亚科、蝰亚科、蝮亚科），除游蛇科大部分外，此亚目都是毒蛇。我国常见蛇种类如下：

1.无毒蛇

如王锦蛇、赤链蛇、乌梢蛇、滑鼠蛇、灰鼠蛇、玉斑锦蛇、翠青蛇、草游蛇、鱼游蛇、小头蛇、水蛇等。

2.毒蛇

根据蛇毒对机体的效应分为神经毒类、血液毒类、细胞毒类和混合毒类蛇。①神经毒类：金环蛇、银环蛇、海蛇等。②血液毒类：竹叶青、烙铁头、蝰蛇等。③细胞毒类：眼镜蛇等。④混合毒类：眼镜王蛇、蝮蛇、尖吻蝮（五步蛇）等。

### 二、蛇毒的中毒机理

毒蛇主要经中空的大牙向被咬对象注入毒液，大牙由毒腺导管与位于上颌咬肌下方的毒囊相连，毒液是毒蛇捕获猎物和帮助其分解消化食物的透明或淡黄色黏稠液体，捕食时咬肌收缩挤压毒囊，毒液沿毒腺导管从大牙注入咬伤部位，经淋巴管和静脉系统吸收。蛇毒是自然界成分最复杂、最浓缩的天然高效价毒素之一。毒液多为淡黄色或乳白色半透明黏稠状液体，成分达100多种。每种蛇毒含有多种不同的毒性成分，各种毒性组分在不同蛇毒中含量有较大差异，同种毒蛇的毒性组分可因地域分布、季节性、蛇龄等不同而异。蛇毒组分由酶、多肽、糖蛋白和金属离子等组成，其中毒性蛋白质达数十种，蛋白类占蛇毒总量的90%～95%以上。蛇毒可对机体神经系统、血液系统、肌肉组织、循环系统、泌尿系统、内分泌系统、消化系统等产生损害作用。

1.神经毒

神经毒素主要为β神经毒素(β-NT)和α神经毒素(α-NT)，分别作用于运动神经末梢(突触前)和运动终板(突触后)的乙酰胆碱受体，β-NT抑制乙酰胆碱释放，α-NT竞争乙酰胆碱受体，均可阻滞神经的正常传导而致神经肌肉弛缓性麻痹，大多神经毒类蛇毒含有突触前和突触后神经毒素。早期临床表现为眼睑下垂、吞咽困难，继而呼吸肌麻痹、呼吸衰竭，甚至呼吸停止。

2.血液毒

血液毒素种类繁多，分别作用于血液系统的各个部分。蛇毒蛋白酶直接或间接作用于血管壁，破坏血管壁的有关结构，而且诱导缓激肽、组胺、5-羟色胺等的释放，

直接损害毛细血管内皮细胞，抑制血小板聚集而导致出血。蛇毒溶血因子可直接作用于血细胞膜，使其渗透性和脆性增加。磷脂酶A可使血液中的卵磷脂水解而成为溶血卵磷脂，

产生溶血作用。蛇毒促凝因子可促使血液凝血和微循环血栓形成，继而引起弥散性血管内凝血(DIC)；类凝血酶具有类似凝血酶的活性，既可促进纤维蛋白单体生成，又可激活纤溶系统，在蛇毒纤维蛋白溶解酶的共同作用下引起去纤维蛋白血症，亦称类DIC反应，这种出凝血功能障碍统称为蛇毒诱发消耗性凝血病(VICC)。VICC表现为出血，轻者皮下出血、鼻出血、牙龈出血，重者可引起血液失凝状态、伤口流血不止、血尿、消化道出血，甚至脑出血。

3.细胞毒

蛇毒中的透明质酸酶可使伤口局部组织透明质酸解聚、细胞间质溶解和组织通透性增大，除产生局部肿胀、疼痛等症状外，还促使蛇毒素更易经淋巴管和毛细血管吸收进入血循环而出现全身中毒症状。蛋白水解酶可损害血管和组织，同时释放组胺、5-羟色胺、肾上腺素等多种血管活性物质；心脏毒素(或称为膜毒素、肌肉毒素、眼镜蛇胺等)可引起细胞破坏、组织坏死，轻者局部肿胀、皮肤软组织坏死，严重者出现大片坏死，可深达肌肉筋膜和骨膜，导致患肢残废，还可直接引起心肌损害，甚至心肌细胞变性坏死。

## 三、临床表现

毒蛇咬伤的临床表现各不相同，20%～50%的毒蛇(近75%的海蛇)为“干咬”，即毒蛇咬而不释放毒素，无明显中毒症状和体征；产生明显症状和体征的毒蛇咬伤低于毒蛇咬伤总量的50%。神经毒性发作可在数分钟内，一般不超过6h，神经功能恢复可能需要数天甚至数周；凝血功能可在几小时内发生异常，可持续2周以上。

1.局部表现

毒蛇咬伤局部可见两颗较大呈“:.”分布的毒牙咬痕，亦有呈“::”形，除毒牙痕外，还可出

现副毒牙痕迹的分布形状;而有两排整齐深浅一致的牙痕多属无毒蛇咬伤。神经毒类毒蛇咬伤的局部症状不明显,无红、肿、痛、出血等,或初起仅有轻微的痛、肿和麻痒感,牙痕小且不渗液,容易被临床医生忽视或轻视,导致严重后果。血液毒素类毒蛇咬伤后局部出现明显的肿胀、疼痛、瘀斑,轻者血自牙痕或伤口处流出难以凝固,严重者可出现伤口流血不止。细胞毒类毒蛇咬伤主要导致局部剧痛、红肿、水泡和皮肤、软组织坏死,眼镜蛇、五步蛇极易引起潜行性皮下组织坏死。

2.全身表现

(1)无毒蛇咬伤表现:局部可有成排细小牙痕,牙周伴或不伴轻微充血,无其它中毒症状,少数出现头晕、恶心、心悸、乏力等症状,往往是紧张、恐惧情绪所致。

(2)神经毒表现:四肢无力、吞咽困难、言语不清、复视、眼睑下垂、呼吸浅慢、窒息感、瞳孔对光反射与调节消失、呼吸麻痹、昏迷,危重者甚至出现自主呼吸停止和心跳骤停。

(3)血液毒表现:皮下出血、淤斑,全身各部位如鼻腔、牙龈、巩膜、尿道、消化道、甚至脑部均可出血。合并 DIC 时除全身出血外,还会出现皮肤潮冷、口渴、脉速、血压下降、休克;血管内溶血时有黄疸、酱油样尿,严重者出现急性肾衰竭。蝰蛇、某些烙窝毒蛇和海蛇等咬伤易引起急性肾损伤,其原因包括长时间低血压或低血容量、DIC、微血管病性溶血、蛇毒对肾小管的直接毒性效应、血红蛋白尿、肌红蛋白尿和横纹肌溶解引起高血钾等,导致急性肾小管坏死、急性弥散性间质性肾炎、急性肾皮质坏死、肾血管炎、细胞外基质增生性肾小球肾炎等,最终可能发展成急性肾衰竭。

(4)细胞毒表现:肿胀可延及整个患肢甚至躯干,溃烂坏死严重者可致患肢残废;心肌损害出现心功能不全;横纹肌破坏可出现肌红蛋白尿合并肾功能不全;病情恶化可出现全身炎症反应综合征(SIRS)甚至多器官功能障碍综合征(MODS)。

(5)混合毒表现:同时出现神经毒素、血液毒素和/或细胞毒素的临床表现,如眼镜王蛇咬伤以神经毒素表现为主,合并细胞毒素表现;五步蛇咬伤以血液毒素和细胞毒素表现为主。

## 四、辅助检查

1.实验室检查

血常规示白细胞增高,中性粒细胞升高,核左移;出血过多或溶血时红细胞减少,血红蛋白下降;出现 VICC 可伴血小板减少。急性血管内溶血时有血红蛋白尿。

肌肉损害时出现肌红蛋白尿;肾功能不全时少尿,有蛋白和管型,相对密度下降。凝血纤溶系统检查可见出凝血时间、凝血酶原时间、部分凝血活酶时间、纤维蛋白原、D-二聚体、抗凝血酶Ⅲ和“3P”试验等异常,有助血液毒素中毒诊断。血液生化和胆红素、转氨酶、肌酶、血尿素氮、血肌酐等检查利于发现肝、肾、心脏等器官功能损害情况。血气分析利于评价呼吸功能和酸碱度。血乳酸可判断外周组织代谢情况。降钙素原、超敏 C 反应蛋白等有利判断是否合并感染。

2.影像检查

心电图检查有利于判断心脏受累情况,有助于发现心律失常、ST-T 改变、房室传导阻滞、高钾血症、心肌缺血或梗死等。胸片可发现肺部受损情况，尤其肺水肿、肺出血和胸腔积液等。CT 和 MRI 对判断颅内出血或脑梗死颇有用，也可判断其他部位有无出血等改变。超声有助于探查心包积液、心功能障碍、胸腹腔积液或其他潜在病变等。

四肢肌肉和胸大肌等可出现肌电进行性衰减，肌电图有助于神经肌肉麻痹诊断。

## 五、蛇伤诊断与鉴别诊断

1.毒蛇与无毒蛇咬伤鉴别

（1）牙印形状：毒蛇咬伤的牙印有 1～4 个，一般 2 个，牙痕较深而粗大，并且有一定的间距，呈“八”字形或倒“八”字形排列；无毒蛇咬伤的牙痕比较浅而细小，个数较多，间距较密，呈锯齿状或弧形两排排列。

（2）伤口情况：毒蛇咬伤所致的伤口多有麻木或剧痛感，并逐渐加重，伤肢迅速肿胀，伤口出血少许或出血不止，部分伤口出现水/血泡和瘀斑、溃疡和坏死；但金环蛇和银环蛇咬伤后无明显的伤口局部症状。无毒蛇咬伤所致的伤口无麻木感、肿胀、出血和坏死等，仅表现为外伤样的少许疼痛，数分钟后疼痛逐渐减轻或彻底消失。

2.常见毒蛇咬伤的鉴别

见表 8-1-1。

**见表 8-1-1 常见各种毒蛇咬伤的鉴别**

| 蛇伤种类 | 局部症状 | 全身症状 | 实验室检查 |
|---|---|---|---|
| 眼镜王蛇 | 先有痒或麻木感，后可伴轻度肿痛 | 一般在咬伤后数分钟至 4 小时左右出现全身中毒反应，胸闷、乏力、视物模糊、眼睑下垂、呼吸困难、甚至呼吸停止 | 白细胞升高、凝血功能正常、心电图表现为窦性心动过缓、束支传导阻滞 |
| 眼镜蛇 | 肿胀、疼痛、皮肤及软组织坏死 | 头晕、乏力、心悸、呼吸急促、心衰、MODS | 白细胞升高、MODS 表现、凝血功能正常、心电图表现为窦性心动过速、心律不齐、ST-T 改变 |
| 金/银环蛇 | 伤口无红肿与疼痛，仅有微痒或轻微麻木感 | 一般在咬伤后 1～6 小时出现全身中毒反应，胸闷、乏力、视物模糊、眼睑下垂、呼吸困难、呼吸停止 | 凝血功能正常，肝、肾功能正常，心电图检查可有窦性心动过缓、束支传导阻滞 |
| 海蛇 | 伤口无红肿与疼痛，仅有微痒或轻微麻木感 | 一般在咬伤后 2～6 小时出现全身中毒反应，胸闷、乏力、视物模糊、眼睑下垂、呼吸困难、呼吸停止，可伴有头痛、肌痛 | 血钾升高、肌红蛋白尿、凝血功能正常，肝、肾功能异常，心电图表现为窦性心动过缓、束支传导阻滞 |

续表

| 蛇伤种类 | 局部症状 | 全身症状 | 实验室检查 |
|---|---|---|---|
| 尖吻蝮蛇 | 持续剧烈灼痛、肿胀严重、伤口出血多、附近有较多较大的水/血泡。组织坏死和溃烂的范大围而且深 | 发病急，病情凶险。心悸、胸闷、视力模糊、全身散在性紫癜、尿少，皮下出血淤斑、全身各部均可出血 | Hb、PLT减少，出血及凝血时间延长，血块收缩不良，蛋白尿、血尿，肝、肾功能异常，心电图检查可有窦性心动过速 |
| 蝮蛇 | 伤口有明显肿胀及刺痛，并逐渐加重，向外蔓延；常伴有皮下出血性瘀斑、伤口流血不止 | 一般伤后1～6小时出现全身中毒反应，视力模糊，复视，眼睑下垂，伤肢活动障碍，张口困难，颈强，全身肌肉酸痛，呼吸困难，尿少或尿闭，出现酱油样尿 | 白细胞增高、谷丙转氨酶升高、血钠降低、血钾升高、红细胞脆性增加、纤维蛋白原减少；尿检：隐血试验阳性、管型及蛋白尿；心电图检查可有窦性心律不齐、右束枝传导阻滞 |
| 竹叶青 | 局部肿胀、伤口剧烈灼痛、伤口流血不止 | 皮下出血淤斑、五官及内脏出血 | 红细胞及血红蛋白减少；尿检：有血尿；凝血时间延长、APTT、PT、TT延长，Fig减少，“3P”和FDP阳性 |
| 烙铁头 | 局部肿胀、伤口剧烈灼痛、伤口流血不止、可出现小水/血泡 | 皮下出血淤斑、五官及内脏出血 | 红细胞及血红蛋白减少；尿检：有蛋白尿及管型尿，血尿；凝血时间延长、APTT、PT、TT延长，Fig减少，“3P”和FDP阳性 |
| 蛇 | 伤口剧烈灼痛，出血较多，肿胀扩展迅速，伤口附近有大量水血泡、瘀斑，组织坏死，溃烂严重 | 病情急、进展快、皮下及内脏、五官出血严重；早期血尿、严重者可出现溶血、贫血及黄疸；急性肾功能衰竭 | 红细胞、血红蛋白减少；血中胆红素、尿胆素增加；凝血时间延长，APTT、PT、TT延长，Fig减少，“3P”和FDP阳性 |

3.严重程度判断

蛇伤严重程度判断有多种方法，各种评估方法各有优劣，比较常见的有2种：

(1)临床严重度简易评估方法：此法简便易记、实用性强，适用于急诊医师接诊和临床判断，但内容相对粗略。见表8-1-2。

**表8-1-2　蛇伤临床严重度简易评估表**

| 严重程度 | 临床表现 |
|---|---|
| 无中毒 | 仅有牙痕(“干”咬) |
| 轻度 | 仅有局部表现，如疼痛、瘀血、非进行性肿胀 |
| 中度 | 肿胀进行性发展、有全身症状或体征，和/或实验室结果异常 |
| 重度 | 神经功能异常表现、呼吸窘迫、和/或血流动力学不稳定/休克等 |

(2)蛇咬伤严重度评分量表(SSS)：这种评分方法分类项目多、内容详细、客观性好，已被多数国家广泛采纳，尤其适用于国际学术交流，但可记忆性欠佳。SSS的应用明显减少抗蛇毒

血清用量，降低治疗费用。

## 六、蛇伤救治

### （一）救治总原则

迅速辨明是否为毒蛇咬伤，分类处理；对毒蛇咬伤应立即清除局部毒液，阻止毒素的继续吸收，拮抗或中和已吸收的毒素；根据蛇毒种类尽快使用相应的抗蛇毒血清；防治各种合并症。

### （二）现场急救原则

迅速清除和破坏局部毒液，减缓毒液吸收，尽快送至医院。有条件时迅速负压吸出局部蛇毒，同时使用可破坏局部蛇毒的药物如胰蛋白酶、依地酸二钠（仅用于血液毒）进行伤口内注射，或1/1000高锰酸钾溶液行伤口内冲洗。总之，要尽量实施无伤害处理，避免无效的耗时性措施。不要等待症状发作以确定是否中毒，而应立即送医院急诊处理。主要急救措施：

1.脱离

立即远离被蛇咬的地方，如蛇咬住不放，可用棍棒或其他工具促使其离开；在水中被蛇（如海蛇）咬伤应立即将受伤者移送到岸边或船上，以免发生淹溺。

2.认蛇

尽量记住蛇的基本特征，如蛇形、蛇头、蛇体和颜色，有条件者拍摄致伤蛇照片，避免裸手去捕捉或拾捡蛇，以免二次被咬。

3.解压

去除受伤部位的各种受限物品，如戒指、手镯/脚链、手表、较紧的衣/裤袖、鞋子等，以免因后续的肿胀导致无法取出，加重局部伤害。

4.镇定

尽量保持冷静，避免慌张、激动。

5.制动

尽量全身完全制动，尤其受伤肢体，可用夹板固定伤肢以保持制动，伤口相对低位（保持在心脏水平以下），使用门板等担架替代物将伤者送至可转运的地方，并尽快送医疗机构诊治。

6.包扎

绷带加压固定是唯一推荐用于神经毒类毒蛇咬伤的急救方法，该方法不会引起局部肿胀，但操作略复杂。其余类型毒蛇咬伤局部可用加压垫法，其操作简单、有效。这两种方法对各种毒蛇咬伤均有较好的效果。

7.禁忌

除有效的负压吸毒和破坏局部蛇毒的措施外，避免迷信草药和其他未经证实或不安全的急救措施。

8.呼救

呼叫120，尽快将伤者送至医院。

9.止痛

如有条件，可给予对乙酰氨基酚或阿片类口服止痛，避免饮酒止痛。

10.复苏

急救人员到达现场急救时，原则上应在健侧肢体建立静脉通道，并留取血标本备检，根据情况给予生命体征监测，必要时给予液体复苏。如患者出现恶心、呕吐现象，应将其置于左侧卧位，并密切观察气道和呼吸，随时准备复苏，如意识丧失、呼吸心跳停止，应立即进行心肺复苏。

### （三）院内救治

1.抗蛇毒血清使用

抗蛇毒血清免疫球蛋白（抗蛇毒血清）是免疫对抗一种或多种蛇毒的动物（马或绵羊）血浆中提取出来的免疫球蛋白或免疫球蛋白片段，是治疗蛇咬伤中毒唯一切实有效的抗蛇毒药，高品质抗蛇毒血清的使用已被广泛接受，是否使用抗蛇毒血清是蛇咬伤治疗最重要的决策。抗蛇毒血清的使用主要遵守以下三项基本原则：早期用药、同种专一、异种联合。被毒蛇咬伤后越早使用抗蛇毒血清，疗效越好，恢复越快，预后越佳。同种毒素类型的蛇咬伤，选择高特异性的同种抗蛇毒血清，可取得显而易见的效果，如金环蛇/银环蛇、眼镜蛇、蝮蛇、五步蛇咬伤可分别使用抗银环蛇毒血清、抗眼镜蛇毒血清、抗蝮蛇毒血清、抗五步蛇毒血清。每种毒蛇含有的毒素中，无论种类还是含量均有差异，仅使用某种同类血清，可能只对部分毒素有效，联合使用两种或以上同类抗蛇毒血清，尽可能增加对毒素的覆盖面和覆盖强度，可以更全面有效地对抗异种蛇毒。对无特异性抗蛇毒血清的毒蛇咬伤，应联合使用同类或相似毒性的抗蛇毒血清。如竹叶青蛇咬伤可用抗五步蛇毒血清，必要时加用抗蝮蛇毒血清；蝰蛇、铬铁头蛇咬伤可使用抗五步蛇毒血清及抗蝮蛇毒血清；眼镜王蛇咬伤使用抗银环蛇毒血清，必要时加用抗眼镜蛇毒血清；海蛇咬伤可使用抗眼镜蛇毒血清，必要时加用抗银环蛇毒血清。

（1）使用指征：抗蛇毒血清使用越早越有利，但只要中毒症状持续存在，均应使用抗蛇毒血清，几天或几周仍可考虑使用。抗蛇毒血清使用的主要指征是明确或疑似蛇咬伤，伴有至少1项及以上全身或局部中毒表现者：①全身中毒表现：如出凝血障碍，除咬伤部位之外的全身其他部位自发性出血、出血时间延长、纤维蛋白原降低，国际标准化比率（INR）＞1.2，凝血酶原时间超过正常高限4～5s以上，血小板＜$10\times10^9$/L；神经系统中毒表现，如上睑下垂、外眼肌麻痹、瞳孔散大、肌无力或瘫痪、肌束震颤等；心血管表现，如低血压、休克、心律失常、异常心电图；急性肾损伤或肾衰竭表现，如少尿或无尿、BUN/Cr升高、黑尿或褐尿、其他血管内溶血证据、横纹肌溶解（肌痛或高钾血症）、血红蛋白尿或肌红蛋白尿等。②局部中毒表现：蛇咬伤48h内局部肿胀超过咬伤肢体一半者；指、趾咬伤后肿胀，出现广泛水泡者；肿胀快速进展者，如手足咬伤几小时内肿胀超过手腕或踝关节者；咬伤后毒素回流淋巴结肿痛者；已知可引起局部坏死的蛇类咬伤者，如中华眼镜蛇、五步蛇等。

（2）禁忌证：抗蛇毒血清对蛇咬伤中毒者无绝对禁忌证。抗蛇毒血清皮试不能预测过敏反应，但现行制度仍应在皮试阴性情况下使用；对皮试阳性者，考虑缓慢滴注或脱敏用药。

对有血清病、严重过敏或过敏性休克史者，应根据中毒严重程度，权衡使用利弊，谨慎决定是否用药。确需用药者，酌情减量，缓慢滴入，密切监测用药反应，并备好肾上腺素等抢救药物和复苏器具。

（3）用量：抗蛇毒血清的用量国内外无统一标准，主要根据病情和临床经验做出决定。欧美是多价抗蛇毒血清，初始剂量4～6支，对有致命性蛇咬伤的病例，如休克或严重活动性出血，初始剂量增为8～12支，中位剂量是9支（四分位范围6～15支）。经使用初始剂量后，若中毒症状得到控制，如肿胀和压痛不再进展，PT、Fbg、PLT恢复正常或明显得到改善、临床情况稳定（无低血压或明显活动性出血）、神经毒性症状恢复或明显改善，每6小时再给2支，连续追加3次（即于初始剂量后6小时、12小时和18小时各追加1次），以后根据临床情况决定追加与否；如给药两次后中毒症状未得到控制，应按第1次剂量重复用药1次，其后再考虑2支，每6小时1次×3次。我国是单价抗蛇毒血清，初始剂量给予2～4支是合理的，根据中毒严重程度决定增量与否，但一次性超大剂量可能增加过敏或血清病风险，不应盲目超大剂量用药。通常凝血障碍者使用充分中和剂量的抗蛇毒血清后，凝血功能障碍恢复的中位时间是6小时。因此，建议每6～8小时监测临床和实验室指标1次，根据检查结果可考虑每次追加剂量2支，至少2～3次。如初始给药出血停止后1～2小时再发或神经或心血管中毒表现加重，应立即追加抗蛇毒血清。毒蛇咬伤成人和儿童释放毒素量是相同的，但儿童体表面积、体质量更小，被毒蛇咬伤后中毒程度较成人更为严重。因此，儿童被毒蛇咬伤后抗蛇毒血清的用量应与成人一致，体质量剂量比应高于成人。同理，体质量小的伤者其中毒程度可能较体质量大者更严重。妊娠并非抗蛇毒血清的禁忌证，孕妇被毒蛇咬伤后胎儿死亡/流产率和母体病死率分别为20%左右和4%～5%，抗蛇毒血清仍是毒蛇咬伤母体生存的唯一有效药物。

（4）使用途径：静脉用药是使用抗蛇毒血清的有效途径。在健侧肢体开通静脉通道更有利于抗蛇毒血清迅速进入血液循环。静脉推注时，应缓慢注入（≤2ml/min）；静脉滴注者，将抗蛇毒血清加入100～250ml生理盐水中，1小时内滴完，滴速应先慢后快（初始时予25～50ml/h×10min，余量250ml/h滴入），用药开始1小时内应密切监测不良反应。如患者来院已经作了局部加压固定或结扎，应在滴入抗蛇毒血清数分钟后再解除固定或结扎（如结扎局部肢/指有疑似坏死表现，应立即解除）。抗蛇毒血清原则上不作肌肉注射，因其吸收极慢且不稳定，只有在无法静脉用药或偏远落后地区，才考虑肌肉注射。

（5）使用后监测：抗蛇毒血清是异种血清，易于发生过敏或不良反应，因此在使用过程中、使用后均应密切观察，主要做好临床表现观察和实验室结果监测。前者主要观察生命体征、伤口肿胀范围、出血情况（每15～30分钟）、出入量，过敏或血清病表现（如皮疹、畏寒、发热、肌痛、关节痛等）；后者主要监测血常规如白细胞（WBC）、血红蛋白（Hb）、血小板（PLT），电解质、肝肾功能、心肌酶或肌酶、凝血功能［如凝血酶原时间（PT）、部分凝血活酶时间（APTT）、纤维蛋白原（Fig）、纤维蛋白降解产物（FDP）等。根据观察情况，决定复查时间，如每6h评估WBC、PLT、凝血功能，直至病情稳定。

（6）抗蛇毒血清反应：抗蛇毒血清反应的发生率约2.7%。抗蛇毒血清皮试是临床常规操作，但它预测潜在高敏反应的敏感性和特异性低，且抗蛇毒血清使用前应用激素预处理未能降低早期过敏反应的发生率。使用血清前必须常规备用肾上腺素等抢救药物和器具，充分的容量补充可减轻低血压反应。血清反应可分为三类：①过敏反应。开始用药后数分钟至几个小时内出现，瘙痒最多见，可有荨麻疹、干咳、发热、恶心、呕吐、腹痛、心动过速等，少数可出现严重致命性反应，如低血压或过敏性休克、支气管痉挛和喉头水肿等。②过敏原反应。多因血清受污染所致，常于治疗开始后1～2h出现，表现为寒战、发热、血管扩张、血压下降，儿童可诱发热性惊厥。③血清病反应。于用药后1至数周(平均7天)出现,表现为发热、恶心、呕吐、腹泻、瘙痒、再发荨麻疹等,可有乏力、关节痛、关节周围肿胀、淋巴结肿痛、肌痛、多发性神经炎、蛋白尿,罕有脑病。发生血清反应时的临床处理:立即停止使用抗蛇毒血清;保持气道通畅,给予氧疗,必要时气管插管;给予抗组胺药,如苯海拉明25～50mg静脉注射;西米替丁300mg静脉注射;合并气喘者可给予β-受体激动剂,如雾化吸入沙丁胺醇0.15mg/kg(≤10mg/kg),必要时20～30min重复。非致命性反应者,可给肾上腺素0.3～0.5mg皮下注射。严重或致命性反应者,给予1∶10000的肾上腺素溶液3～5ml(30～50μg)缓慢静脉注射,同时可给予苯海拉明和/或糖皮质激素静脉注射等,必要时液体复苏、气管插管、机械通气。

2.伤口处理

伤口处理应在使用抗蛇毒血清后及早进行。清创的主要目的是发现和清除可能残留的断牙、局部坏死组织、污染创面或感染灶。少数蛇咬伤伤口肿胀明显,有发展为筋膜室综合征的风险,需及时切开减压。此外,伤口不要求作预防性切开,因切开增加出血和损伤神经、血管或肌腱以及诱发感染的风险,如凝血功能障碍未纠正,导致出血不易控制。有条件时可采取负压器吸引伤口,或者采用胰蛋白酶或1/1000高锰酸钾溶液伤口内注射冲洗,以破坏或排出伤口局部蛇毒。坏死皮肤、组织的清理或植皮应在出凝血功能基本恢复,病情稳定后再实施。如确定肢体或指/趾坏疽,可考虑截去坏疽的部分。

蛇毒中毒可出现筋膜室综合征样改变,但蛇伤患者的筋膜室综合征的诊断不能凭“软指征”(如室筋膜变硬、明显损伤处以外部位疼痛和被动牵拉疼痛等)确定,组织测压(筋膜间室压力>30～40mmHg或舒张压与筋膜间室压差<30～40mmHg)是诊断和排除蛇毒诱导性筋膜室综合征(SVCS)的重要手段,同时应结合临床是否伴有神经功能障碍和/或血管受压及血流受影响进行综合诊断,以免误诊和不必要的切开。不提倡预防性筋膜切开,因其不能改变预后。对明确诊断SVCS患者,使用抗蛇毒血清可降低组织压和肌坏死,有可能减少或避免筋膜切开术的需求。

3.蛇毒入眼处理

蛇毒入眼主要是喷毒眼镜蛇(黑颈眼镜蛇)的蛇毒喷入眼睛,现场立即用大量清水、生理盐水或乳酸林格液冲洗,局部无需用油类或软膏等药物。到医院后仍需彻底冲洗,局部可用0.5%肾上腺素滴剂或4%利多卡因滴眼液止痛;检查排除角膜是否擦伤,可用氯霉素、四环素或环丙沙星等抗生素滴眼液预防眼内炎或角膜混浊,原则上不要使用抗蛇毒血清和激素。

4.消肿止痛

消肿止痛是蛇咬伤救治的重要措施之一。非甾体抗炎药(NSAIDs)易促进或加重出血,阿片类药物止痛较NSAIDs更安全。适当抬高肿胀疼痛的肢体,约相当于胸骨角水平或略高,有利于促进血液和淋巴回流及肿胀部位组织间隙的液体吸收,减轻疼痛和局部压力,促进肿胀消退和疼痛缓解。如局部张力性大水泡或血泡有破裂风险者,应针吸疱液减压,不宜剪切或撕去疱膜,如为脓性疱液,应针吸送培养。

5.预防破伤风

毒蛇口腔及毒牙可能带有破伤风梭菌,毒蛇和无毒蛇咬伤均应常规使用破伤风抗毒素(TAT)或马破伤风免疫球蛋白,但破伤风皮试应避开抗蛇毒血清使用过程,至少在抗蛇毒血清使用1小时后再开始皮试和用药，以避免过敏或不良反应重叠。

6.抗感染治疗

蛇咬伤不需常规预防性抗感染，对有局部组织坏死、伤口脓性分泌物或脓肿形成者，应给予抗感染治疗。

7.新斯的明

在充分抗蛇毒血清的基础上，对神经毒性蛇伤患者，出现肌无力时可考虑给予新斯的明1.5～2.0mg肌肉注射(儿童0.025～0.08mg/kg)，如注射后5～30min神经症状明显改善(眼睑下垂消失或呼吸能力提高等)，30min后考虑重复新斯的明0.5mg静脉注射或皮下注射，阿托品0.6mg/8h，直至病情完全好转，期间密切监测气道，必要时气管插管。新斯的明有增加分泌物的不良反应，遇到患者气管分泌物增多时，应少用或停用，使用莨菪类药可减轻其不良反应。

8.糖皮质激素

早期使用可减轻蛇毒引起的炎症反应、溶血反应和过敏反应，降低毛细血管的通透性，减轻局部肿胀和出血。

9.中医药

祖国医学对蛇伤有独特研究，如季德胜蛇药片等，其他中医中药亦有不少药剂配方，对轻中度中毒者可能有一定的疗效。

10.局部负压封闭引流术(VSD)

小规模临床研究显示，负压封闭引流对患肢肿胀、溃烂，甚至坏死有良好的疗效，有助于预防骨筋膜室综合征的发生，此方法仍需更多临床验证。

11.防治并发症

出现呼吸衰竭、休克、心肌损害、心力衰竭、DIC、急性肾衰竭、继发感染等并发症时，应及时处理；特别是呼吸衰竭，其发病急、死亡率高，应及时应用人工呼吸机辅助呼吸。早期使用山莨菪碱(654-2)和激素可有助于防治蛇毒引起的MODS。

## 七、蛇伤防范及注意事项

社区蛇咬伤教育是最重要的预防办法。夏秋两季是蛇伤的高发季节，而长江以南各省为蛇伤高发区域。蛇类的昼夜活动有一定规律，眼镜蛇与眼镜王蛇喜欢白天活动(9:00～15:00)，银环蛇则多在晚上(18:00～22:00)，而蝮蛇白天晚上均有活动。蛇是变温动物，气温达到18℃以上才出来活动，所以特别要注意在闷热欲雨或雨后初晴时蛇经常出洞活动。万一遇到蛇，如果它不主动攻击，千万不要惊扰它，尤其不要振动地面，最好绕道而行。不要试图裸手去抓蛇或捡拾看似死亡的蛇，大多数蛇咬伤者是抓蛇或打扰蛇所致。对毒蛇养殖户，加强蛇作业中的个人防护，使用有效的防护工具，如配备防咬伤手套、靴子等装备，并对蛇作业人员进行严格上岗前培训，规范工作程序。

# 第二节 犬咬伤

犬咬伤是指犬齿咬合、切割人体组织导致的皮肤破损、组织撕裂、出血和感染等损伤。除了一般化脓性感染外，还可引起狂犬病、破伤风、气性坏疽等特殊感染。犬咬伤是急诊外科常见的问题，正确的早期伤口处理、易感染伤口预防性抗生素应用、根据需要及免疫史进行狂犬病等疾病的预防是犬咬伤处理的基本原则。目前国内尚无可供临床参考的犬咬伤处置共识，为规范临床诊疗行为，提高犬咬伤诊治水平，降低病死率，防治并发症，专家组制定了本共识。

全世界每年有近亿人次被犬咬伤，我国是世界上犬只数量最多的国家，早在 2012 年就达到 1.3 亿只，每年咬伤人数超过 1200 万。犬咬伤是狂犬病病毒最主要的传播方式，狂犬病的病死率几乎是 100%。从世界范围看，每年因狂犬病死亡人数约 5.9 万人，99%的人狂犬病病例是由犬只传播的，小部分是通过野生动物传播（如狐狸、狼、豺狼、蝙蝠、浣熊、臭鼬或猫鼬等）。虽然近年来我国人狂犬病病例逐年下降，但仍然是世界卫生组织（WHO）认定的狂犬病高风险国家之一，犬咬伤不仅可以导致复杂、严重的伤口和并发症，还可以导致机体组织、器官损毁、身体残疾甚至死亡。近几年狂犬病一直居我国 37 种法定报告传染病死亡数前列，对我国人民群众的身心健康和社会安定造成了危害。

## 一、犬咬伤评估

### （一）生命体征评估

犬咬伤软组织损伤严重、合并症多，伤情复杂，严重者可危及生命。对危及生命的患者，首先要稳定生命体征，关键在于维持气道通畅、给予呼吸支持、稳定血流动力学，控制出血。

1.气道管理

根据患者情况选择合适的气道管理方式，如立即清除口腔及气道分泌物或异物，采取手法开放气道、呼吸球囊或气管插管保证气道通畅，紧急情况下可采用环甲膜穿刺，必要时气管切开。

2.呼吸支持

如果在开放气道的前提下，患者仍呼吸窘迫，如呼吸频率小于 10 次/分或大于 30 次/分，或仍有明显的呼吸困难，应及时采用呼吸支持，并给予氧气吸入。

3.循环支持

对于血流动力学不稳定的患者，建议立即开通静脉通路，首选的扩容液为平衡液并尽快使用血制品。如果扩容效果不佳，可选用血管活性药物。

4.出血控制

对于活动性外出血，首选推荐直接压迫止血，如果压迫止血无效，对于四肢的出血，建议使用止血带进行止血；对于体腔的出血，建议填塞止血等。

5.疼痛镇静控制

根据咬伤部位，结合疼痛分级评估，给予适当镇痛治疗，对于出现躁动，可行镇静控制。

## （二）创口评估

1.犬咬伤临床表现

犬咬伤可导致从小伤口到较大且复杂的伤口，如：划伤、穿刺伤、撕裂伤等的多种损伤。大型犬的咬合可产生强大力量并伴有撕扯，可导致严重损伤。致死性的损伤通常发生在幼儿的头部和颈部，或见于幼儿重要器官的直接贯穿伤。当大龄儿童或成人被犬咬伤时，四肢（尤其是优势手）是最易受伤的部位。

2.伤口感染特征

咬伤伤口感染的临床表现包括发热、红肿、压痛、脓性分泌物和淋巴管炎，并发症包括皮下脓肿、手部间隙感染、骨髓炎、脓毒性关节炎和菌血症。感染的全身体征包括发热和淋巴结肿大等。局部蜂窝织炎可亚急性发作，损伤后24～72小时开始出现；不到20%的患者会发生全身性感染，但可能累及骨、关节、血液和脑膜。咬伤后治疗延迟是导致犬咬伤后感染发生率高的重要因素之一。受伤后超过24小时才就诊的患者很可能已经出现感染，并且就诊的原因往往是因为感染性症状或体征。

3.实验室检查

对于有感染的咬伤伤口和全身性感染体征的患者，需要在抗生素治疗前进行需氧和厌氧菌血培养。发生了蜂窝织炎、关节感染、骨髓炎或脓毒症的患者，全血白细胞计数、C反应蛋白和红细胞沉降率可能增高，但这些指标正常不能排除上述感染。

4.伤口分泌物培养

临床未发生感染的咬伤伤口不需要进行伤口培养，因为伤口培养结果并不与感染发生的可能性相关，且与随后发生感染患者的病原体无关。

5.影像学检查

超声检查可有助于识别感染伤口的脓肿形成以及定位感染伤口内的异物。关节附近的深部咬伤有必要行X线平片和（或）计算机断层（CT）扫描检查，以评估骨或关节破坏以及异物（如嵌入的牙齿）证据。对于明显感染的伤口，需要影像学检查判断骨和软组织损伤及骨髓炎相关的改变。头部的犬咬伤偶尔会穿透颅骨，也可导致凹陷性颅骨骨折、局部感染和（或）脑脓肿。因此，对于深及头皮的犬咬伤（包括刺伤）患者，需要进行头部CT和（或）MRI检查，尤其是对于2岁以内的婴儿。CT扫描显示颅骨骨折、刺穿颅骨外板、颅内积气则表明穿透伤的存在。

所有犬咬伤创口均应仔细探查。

犬咬伤伤口可见于全身各个部位，成人以四肢，尤其上肢、手部最常见，咬伤部位为四肢占54%～85%（其中手部为18%～68%），其次为头颈部占15%～27%。儿童以头、面、颈部最常见，4岁以下者约2/3位于头面颈部，年龄越小，头面颈部和会阴部咬伤的比例越高。犬的咬合力根据犬只大小和品种而不同，为310～31790kPa（相当于3.162～324.258kg/$cm^2$），由于犬强大的咬合力和撕扯力，所致的严重咬伤软组织损伤严重，伤情复杂。即便表面看起来并不引人注目的穿刺伤，也可能并发重要的神经、血管、肌腱、韧带甚至是骨骼损伤。因此，所有的犬咬伤创口均需进行仔细的探查，避免遗漏严重的合并损伤。

### （三）狂犬病暴露风险评估

狂犬病是由狂犬病病毒感染引起的急性脑炎或脑膜脑炎的一种动物源性传染病。在狂犬病流行地区，5～14 岁的儿童是主要受害者，约有 40%是小于 15 岁的儿童。中国人狂犬病病例从 1996 年的 159 例，逐年上升，在 2007 年达近 20 多年的峰值，为 3300 例，随着我国对狂犬病防控的加强，人狂犬病病例逐年下降，2018 年为 422 例。据我国国家级监测点位于安徽、广西、贵州、湖南、山东、江苏等省的数据，我国犬只平均密度仍在逐年上升，2012、2013、2015、2016 年分别为：6.60、6.70、6.90、7.03 只/100 人。根据中国疾病预防控制中心近 20 年的统计数据，我国每年接种人用狂犬病疫苗超过 1500 万人，其中犬咬伤的约占 80%，约 1200 万人。我国 90%以上的人狂犬病病例分布在农村地区，且大多数为低收入者。此外，我国人狂犬病病例年龄分布情况以 15 岁以下和 50 岁以上人群发病较多。1996—2008 年近 25%的病例为 15 岁以下儿童。犬咬伤在我国多发，且伤口严重程度相差很大，因此对犬咬伤患者进行风险暴露评估和免疫预防处置显得尤为重要。

### （四）破伤风暴露风险评估

犬咬伤伤口为污染伤口，是破伤风高风险暴露。伤口考虑进行破伤风的免疫预防措施。对于任何皮肤破损的咬伤，应确定患者的破伤风免疫接种状态，合理使用吸附破伤风疫苗、破伤风抗毒素、和破伤风人免疫球蛋白。

## 二、创口处理

对于有活动性出血的伤口应给予直接压迫止血，并应在伤口远端区域进行神经血管评估。深至重要结构的伤口应作为严重穿透伤处理。伤口的处理不仅有利于重要解剖结构及功能恢复，同时是预防伤口感染，预防破伤风、狂犬病的重要措施，临床必须给予伤口处置足够的重视，避免不必要的并发症的出现。

1.伤口冲洗和清洗

用肥皂水（或其他弱碱性清洗剂）和流动清水交替清洗所有咬伤处约 15 分钟，然后用无菌纱布或脱脂棉将伤口处残留液吸尽，若清洗时疼痛剧烈，可给予局部麻醉，如条件允许，可以使用专业的清洗设备对伤口内部进行冲洗，以确保达到有效冲洗，最后用生理盐水冲洗伤口，避免在伤口处残留肥皂水或其他清洗剂。有证据表明，即使在没有狂犬病免疫球蛋白的情况下，通过有效的伤口清洗加立即接种狂犬病疫苗并完成暴露后预防程序，99%以上的患者可以存活。

2.消毒处理

彻底冲洗后用稀碘伏或其他具有灭活病毒能力的医用制剂涂擦或清洗伤口内部，可以灭活伤口局部残存的狂犬病病毒。

3.清创及扩创

犬咬伤伤口尤其撕裂伤清创去除坏死组织，必要时行扩创术。

4.一期闭合

伤口闭合的方法因咬伤类型不同而在一定程度上有差异，划伤及简单穿刺伤不需要一期闭合。单纯撕裂伤伤口,可采取一期伤口闭合。如果美观需要时,如面部撕裂伤,也可以对这类伤口选择一期修复。给予恰当的伤口处理对于接受伤口闭合患者的预后和降低感染风险极为重要。缝合咬伤伤口时,需要进行充分的冲洗、清创,避免深部缝合(如果可能),预防性抗生素治疗以及密切随访。

5.延迟闭合

6 小时以上的伤口;易感染的患者(如免疫机能受损、无脾或脾功能障碍、静脉淤滞、成人糖尿病)。这类发生感染风险较高的伤口不建议进行一期闭合。早期治疗中进行伤口清洁和失活组织清创,将咬伤伤口开放引流,定时更换敷料,至受伤 72 小时以后可视伤口情况行延迟闭合。

## 三、狂犬病预防

1.主动免疫预防

人用狂犬病疫苗:目前我国使用的人用狂犬病疫苗均为经过浓缩、纯化的细胞培养疫苗。执行的人用狂犬病疫苗免疫程序有"5 针法"(即 Essen 法,分别于第 0、3、7、14、28 天各肌肉注射 1 剂)和"4 针法"(即 Zagreb 法,2-1-1 免疫程序,分别于第 0、7、21 天各肌肉注射 2 剂、1 剂、1 剂)。人用狂犬病疫苗注射部位在 2 周岁及以上者选择三角肌;2 周岁以下者选择大腿前外侧肌肉。狂犬病为致死性疾病,暴露后进行人用狂犬病疫苗接种无任何禁忌。

推荐意见 6:首次暴露及再次暴露人用狂犬病疫苗推荐接种程序。①首次暴露人群选择"5 针法"或"2-1-1"程序完成全程免疫接种;②完成全程免疫半年内再次暴露,不需要接种;③完成全程免疫超过半年未到 1 年再次暴露,加强接种 2 剂,即"五针法"0、3d;④完成全程免疫 1～3 年再次暴露,加强接种 3 剂,即"五针法"0、3、7 天;⑤完成全程免疫超过 3 年再次暴露,需重新全程免疫接种。

2.被动免疫预防

狂犬病被动免疫制剂的机制是在伤口局部浸润注射以中和伤口经清洗、消毒后残留的病毒,产生局部免疫保护。目前我国的狂犬病被动免疫制剂有:人源狂犬病免疫球蛋白(通用名:狂犬病人免疫球蛋白)和马源狂犬病 F(ab')2 片段制剂(通用名:抗狂犬病血清)。狂犬病人免疫球蛋白和抗狂犬病血清的使用剂量分别为 20IU/kg 体重和 40IU/kg 体重。对于伤口多而严重的病例,被动免疫制剂剂量不足以浸润注射全部伤口的,可以将其适当稀释以满足全部伤口的浸润注射。狂犬病病毒在进入神经组织前,通常有一段时间在局部肌肉细胞中缓慢复制,且疫苗初次免疫后的 1 周内人体尚不能产生较高水平的中和抗体。故首剂疫苗免疫时应给予但未给予狂犬病被动免疫制剂的,如果仍在首剂疫苗注射后 7 天以内,应尽早注射狂犬病被动免疫制剂。狂犬病人免疫球蛋白使用前无需皮试。抗狂犬病血清使用前需皮试,如皮试呈现阳性反应,但不得不使用时,需在准备好过敏反应救治条件的情况下采用脱敏注射方法继续使用。

## 四、感染的预防

1.普通感染预防

预防性应用抗生素可减少一些犬咬伤的感染发生率。尤其是高危伤口，如深部刺伤；挤压伤相关的中度到重度伤口；在有静脉和/或淋巴受损区域的伤口；手部、生殖器、面部、靠近骨或关节（尤其是手和人工关节）等部位需要闭合的伤口；发生在缺乏抵抗力的宿主的咬伤（如免疫功能受损、无脾或脾功能障碍及成人糖尿病患者）。

2.破伤风预防

犬咬伤为破伤风易感伤口，尤其是穿刺伤及撕裂伤的伤口，应结合破伤风主动免疫史，评估是否需要注射破伤风被动免疫制剂。

## 五、咬伤感染的处置

临床医生应密切观察伤口情况，早期识别感染征象，并注意可能的病原体。如果咬伤伤口疑似被感染，应采取以下措施：在应用抗生素前，取伤口分泌物和血液做需氧及厌氧菌培养；如果已经形成脓肿或怀疑存在骨、关节或其他重要深部结构的感染，可能需进行手术探查和清创术，引流物应送需氧及厌氧菌培养；对接受了口服抗生素治疗疗效不佳，有全身感染症状或感染有进展的患者应根据药物敏感试验结果更换敏感抗生素或更改为静脉给药。

## 六、心理干预

对于犬咬伤患者及其家属，部分患者会出现恐惧、害怕犬类；家属出现自责、担心伤口愈合不良等心理问题，甚至出现创伤后应激障碍综合征（PTSD），对于 PTSD 的患儿如果没有给予积极恰当的干预，可能会导致大脑发育障碍、生物行为或社会行为异常。据报道犬咬伤患者中 50％出现至少 1 个月的 PTSD 症状。

狂犬病恐怖症，又称为癔症性假性狂犬病是一种对狂犬病过分恐惧的心理疾病，通常伴有强迫症、恐惧症。轻者害怕接触动物，怕被伤到，甚至看到动物就联想到狂犬病、联想到自身是否已被传染，重者即使接种疫苗，也不能消除自身的不安和恐惧，给伤者身心健康带来严重危害，根本原因是对狂犬病的认识不足，必要时心理干预治疗。

# 第九章　骨科常见急危重症

## 第一节　筋膜间隔区综合征

筋膜间隙综合征(CS)系肢体创伤后发生在四肢特定的筋膜间隙内的进行性病变,即由于间隙内容物的增加,压力增高,致间隙内容物主要是肌肉与神经干发生进行性缺血坏死。近年来又出现慢性引发性或用力性间隙综合征。

### 一、病因

凡可使筋膜间隙内容物体积增加、压力增高或使筋膜间隔区的容积减小,致其内容物体积相对增加者,均可发生筋膜间隙综合征。常见的原因有:

1.肢体的挤压伤

肢体受重物砸伤、挤压伤或重物较长时间压迫,例如地震时建筑物倒塌压砸于肢体上产生最多,1976 年唐山地震中在 1000 余病例中有 18 例。其次,醉酒、CO 中毒等昏迷患者肢体压于自己的躯干或肢体之下,受压组织缺血,于压力除去后,血液再灌流,使受伤组织主要是肌肉组织出血、反应性肿胀,使间隔区内容物的体积增加,随之压力增高而发病。

2.肢体血管损伤

肢体主要血管损伤,受其供养的肌肉等组织缺血在 4 小时以上,修复血管恢复血流后,肌肉等组织反应性肿胀,使间隙内容物增加,压力增高,而发生本症。例如股动脉或腘动脉损伤,在 4 小时以后修复血管,可能发生小腿筋膜间隙综合征。肢体创伤出血,在急救时上止血带时间较长,例如 2～3 小时,肢体尚未坏死,除去止血带之后,肢体反应性肿胀严重者,在下肢可发生小腿筋膜间隙综合征。肱骨髁上骨折,骨折处压迫、刺激或损伤肱动脉,导致痉挛或血流淤滞,致前臂肌肉缺血,发生 Volkmann 挛缩,亦是筋膜间隙综合征之一。

3.肢体骨折内出血

肢体骨折,出血流入筋膜间隙内,由于筋膜间隙的完整结构并未受到破坏,积血无法溢出而内容物体积增加,使压力增高而发病,可见于胫骨骨折及前臂骨折等。

4.石膏或夹板固定不当

不少文献报道,外用小夹板或石膏夹板固定,由于固定过紧压力太大,使筋膜间隙容积压缩,损伤组织、肿胀,亦使间隙内容物增加,如不及时放松夹板,可发生本症。见于前臂或小腿骨折。

5.髂腰肌出血

因外伤或血友病出血，受肌鞘的限制，出血肿胀，压力增加，呈屈髋畸形，可压迫股神经致股四头肌麻痹。

6.慢性用力性筋膜间隙综合征(CECS)

见于运动及锻炼者，尤以长跑等下肢锻炼者，可发生。主要见于小腿的后深间隙，外后间隙及外前间隙，由于长时间运动，小腿肌肉代谢物增加至该间隙内压力慢性增加，而渐发生症状，其不像急性创伤性间隙综合征的症状体征多，而主要是局部疼痛，休息后可缓解，但在某次运动后可急性发作而需治疗。如 Van Zoest 等报道 46 例小腿后深间隙 CECS 病例，并对间隙内测压高者行筋膜切开治疗，Goldfarb 和 Kaeding 报道 1 例 21 岁踢足球者双侧小腿外前间隙 CECS，有 1 年的历史，于一次运动后急性发作，小腿外侧间隙测压 100mmHg，诊为双小腿外侧间隙慢性用力性间隙综合征急性发作。急行手术行筋膜切开，4 周后该男子又回到足球场上。

7.臂内侧筋膜间隙综合征(MBFCS)

为 Pillai 等报道行肱动脉血管造影损伤了锁骨下臂丛，系臂内侧筋膜间隙血肿压迫所致。

8.毛细血管渗出症

Matsumura 等报道 1 例 26 岁女性，患全身毛细血管渗出症，合并了胫前筋膜间隙综合征，测压 70mmHg，急行筋膜切开而愈。

9.其他

截石位手术时，两小腿置于托架上，小腿三头肌受压超过 5 小时，也可致本症。Macintosh 报道 5 例，术后出现小腿后筋膜间隙综合征。前臂及手部输液渗出，也可致手筋膜间隙综合征。

## 二、发病机制

当肢体遭砸压或其他上述病因之后，筋膜间隙内的肌肉出血、肿胀，使间隙内容物的体积增加，由于受骨筋膜管的约束，不能向周围扩张，而使间隙内压力增高。压力增高使间隙内淋巴与静脉回流的阻力增加，而静脉压增高，进而使毛细血管内压力增高，从而渗出增加，更增加了间隔区内容物的体积，使间隙内压进一步升高，形成恶性循环，即内容物增加→内压升高→静脉压升高→毛细血管压升高→渗出增加→内容物增加。一般情况下，间隔区内压增高，均不至大于该间隙内动脉干收缩压，因而通过该间隔区供养远端的动脉血流减少，但不至中断，肢体远端脉搏减弱以至摸不清，但末端均有血供而不至坏死。由于间隙内压的增高可使区内组织毛细血管压闭，微循环受阻致组织灌流减少，因缺血、缺氧而坏死。毛细血管在缺氧状态下，其通透性增加，又增加了渗出，形成恶性循环。

间隔区外肢体表面皮肤，可有肿胀水疱，因有邻近血供，一般不发生坏死，但可由于血供减少而神经功能(皮肤感觉)减退。

## 三、病理

皮肤、神经干与肌肉对缺血的耐受性不同，肌肉耐受缺血时间最短，大约完全缺血 4 小时即可发生坏死，虽血供复通，肌肉也不能恢复，肌肉中心坏死严重，周围靠肌膜部，可有肌细胞存活。神经干对缺血的耐受性虽较肌肉长，但比较敏感，缺血 30 分钟，即可出现神经功能障碍；缺血 12～24 小时，可致永久性功能丧失；缺血 6 小时，血供复通后，神经干不完全坏死功能部分回逆。皮肤对缺血耐受性最强，肢体皮肤，虽部分缺血，但一般无坏死。肌肉组织坏死，其代谢产物的吸收将引起全身症状及有关病理生理改变（见后述）。大约 1 个月，坏死的肌肉因纤维化而开始挛缩，使筋膜间隙内容物减少，因而压力减低，静脉及淋巴回流改善，肿胀开始消退，伤后 1～2 个月间，肢体肿胀可完全消退。但由于肌肉挛缩已经形成，于 3～4 个月间呈现挛缩畸形。在前臂，屈腕屈指肌坏死形成屈腕屈指畸形，由于正中及尺神经损害，而使手内肌麻痹。在小腿，则因不同肌组挛缩而发生不同畸形，最多见为马蹄内翻畸形，系由于胫后深及胫后浅间隙的屈踝屈趾肌挛缩所致；如仅后深间隙肌组坏死，常为屈跗、屈趾畸形。在前臂，通常受累最严重的肌肉为指深屈肌及拇长屈肌，在伸肌中为深层的拇长展、拇伸、指伸肌受累，在小腿以胫前间隙肌组及胫后深间隙肌组受累最重。

肌肉缺血区的中心是坏死组织，其外围为坏死与纤维组织相交织的区域所包裹，其外层为可逆性的缺血区，于血供复通后，可望恢复。坏死区为黄绿色软块，完全无出血，较易去除。在较轻的病例，坏死的肌纤维可被吞噬移除，而肌肉周围邻近部分有再生的肌纤维束替代。此时挛缩的肌肉又有所恢复，挛缩减轻。恢复较显著的是指伸、腕伸肌，屈肌的恢复较差，儿童的恢复能力较成人者为强。故对缺血挛缩病例，应有半年以上的恢复期，观察其恢复情况，恢复停顿后，再施行手术治疗。

## 四、临床表现

筋膜间隙综合征的发病一般均比较迅速，严重者大约 24 小时即可形成典型的症状和体征。

1.症状

疼痛及活动障碍是主要症状。肢体损伤后一般均诉疼痛，但在筋膜间隙综合征的早期，其疼痛是进行性的，该肢体不因肢体固定或经处理而减轻疼痛，肌肉因缺血而疼痛加重，直至肌肉完全坏死之前，疼痛持续加重而不缓解。由于该肌损伤肿胀，主动活动发生障碍。

2.体征

肿胀、压痛及肌肉被动牵拉痛是本病重要体征。肢体肿胀是最早的体征，在前臂、小腿等处，由于有较坚韧的筋膜包绕，肿胀不甚严重，但皮肤肿胀明显，常起水疱。肌腹处明显压痛是筋膜间隙内肌肉缺血的重要体征。于肢体末端被动牵拉该肌，如前臂掌侧筋膜间隙综合征时，被动牵拉伸直手指，则引起屈指肌的严重疼痛。

通过筋膜间隔区的动脉干供养的肢体末端，颜色大都正常，微血管充盈时间基本正常，但脉搏常减弱或摸不清。神经干对缺血的反应很敏感，缺血短时间即可出现神经传导功能障碍，表现为所支配的肢体末端的感觉减退、肌力减弱，神经传导功能完全丧失，则支配区感觉完全丧失。

如不治疗，筋膜间隙综合征的病理继续发展，肌肉神经干等相继坏死，故晚期体征主要有肢体挛缩畸形及神经干损伤两个方面。在前臂，屈侧肌肉挛缩较伸侧为严重，故呈屈腕、屈指畸形，尺神经与正中神经支配之手内肌与手指感觉麻痹。在小腿，其背(后)侧肌群肌肉丰富，挛缩程度远较胫前肌组为严重，故多呈现固定马蹄内翻畸形。如仅后深间隔的趾屈总肌、踇长屈肌等挛缩，则为屈趾屈踇畸形。由于胫后浅间隔的小腿三头肌并未挛缩，无马蹄畸形，当足下垂时，足趾可以伸直，而于踝背屈时，则屈踇屈趾畸形出现，被动不能伸直足趾。胫后神经走行于胫后深间隔中，当其坏死时，足底感觉丧失，足内肌麻痹。腓深神经在胫前间隔区，坏死时，伸踝伸趾麻痹。腓浅神经、腓肠神经走行于小腿深筋膜之外，一般均无坏死，支配区之感觉存在。

3.好发部位

根据前述肢体筋膜间隙的解剖特点，筋膜间隙综合征在上肢最好发生于前臂掌侧及背侧筋膜间隙；下肢好发生于胫后深间隙及胫前间隙，其次为胫后浅间隙。前臂桡侧肱桡肌间隙及小腿外侧、腓骨肌间隙，虽然也位于前臂及小腿，但其间隙的骨壁仅是单骨(桡骨或腓骨)，而不是骨间膜及双骨，因而该间隙也具有相对的可扩展性，发生在该间隙的筋膜间隙综合征较少。手内骨间肌间隙也是可以发生筋膜间隙综合征的部位。上臂间区及髂腰肌间隙偶有发生。

## 五、诊断

筋膜间隙的诊断贵在一个“早”字。早期诊断的依据是：①患肢受压挤等伤史，普遍肿胀，并有剧烈疼痛；②筋膜间隙触之张力增高，明显压痛；③肌肉活动障碍，在前臂表现为手指伸屈障碍，小腿表现为足趾背屈及跖屈障碍；④筋膜间隙内的肌肉被动牵拉疼痛，在前臂掌侧间隙，被动牵拉手指伸直时，明显疼痛，大都不能完全伸直手指。在小腿胫前间隔隙，被动牵拉足趾跖屈引起疼痛，而在胫后深间隙则被动牵拉足趾背屈引起疼痛；⑤通过间隙的神经干的功能障碍，感觉障碍早于运动障碍。具备上述②、③、④三项，即可确定诊断。

筋膜间隙测压即间区内压(ICP)在早期诊断的重要性，在于筋膜间隙综合征的病理机制中，间隙压力增高是关键一环，因此，直接测量间隙内的压力，对明确诊断及手术指征有重要参考意义。

最简单的测压装置为 Whiteside 法(图 9-1-1)，利用普通汞柱血压表，连接三通管，三通之另二端，一端连普通针头，另一 T 端连接注射器，内盛生理盐水。将汞柱血压表与被测肢体置于同一平面。针内充满盐水，刚刚刺入筋膜间隙内而不进入肌组织之中，将注射器抽 20mL 空气，推入时将盐水加入注入，使针头在间隙内通畅而不被组织所堵塞，汞柱即可显示筋膜间隙内的压力。正常压力在 10mmHg 以下，10～30mmHg 即为增高，超过 30mmHg 为明显增高，已具有切开减压之指征。刘瑞林、朱庆仑测得正常筋膜间隙压力在 12.57mmHg 左右。

1.连续输液测压

系 Matsen 介绍，在针的前端有数个侧孔，管内充以肝素盐水，连接传感器，针刺入筋膜间隙达 2cm，测试前输入肝素盐水 0.7mL。其缺点是输液可使局部液压稍高。

2.有芯导管

针头内带棉质芯，Schotander 报道此芯系由 8～10μm 棉质编织而成。此针刺入筋膜间隙后，借棉质吸引组织液不需输液而连续测压。但用日久之后，棉质芯可因生物变质而使测压不准，且价格贵。

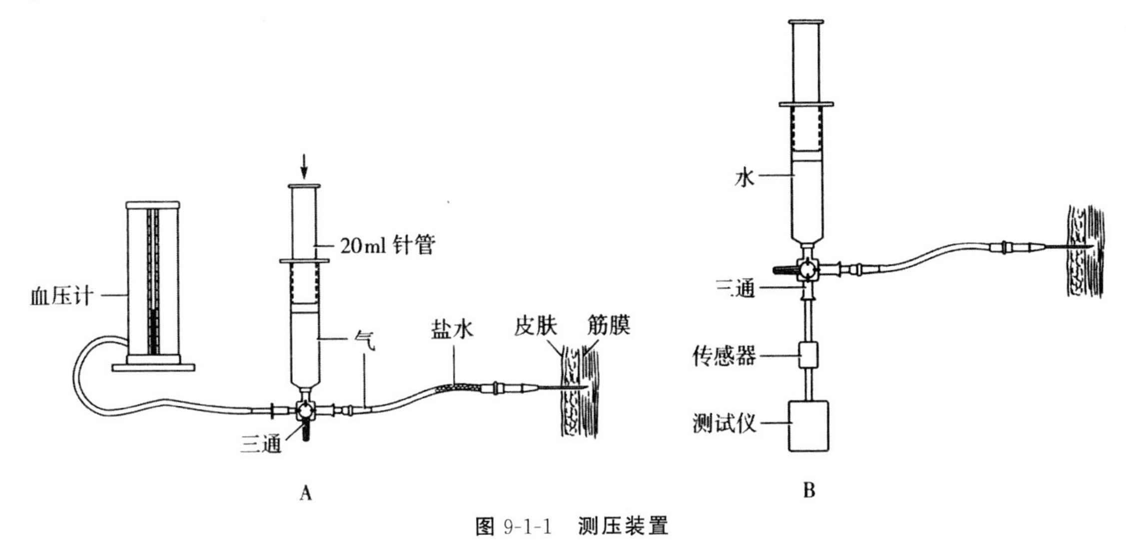


**图** 9-1-1　**测压装置**

A.Whiteside 法测压；B.传感器装置测压

3.裂隙导管测压

系 Roraheck 报道，用聚乙烯管，长 20cm，前端 3mm 分成裂隙，刺入筋膜间隙中，可连续测压 24 小时，以观察筋膜间室内压改变。缺点是前端裂隙有时可被堵塞，需冲洗。

上述几种方法均较输液法为准确。

陈延航设计一种应用微型传感器的组织液压测量仪，测量筋膜间隙的压力，正常筋膜间隙内的压力可以为负值，正常不超过 10mmHg。

(1)近红外线光谱学：用以检查组织的氧饱和度。此方法过去仅用实验，Genlilello 等对志愿者进行检测，并同时测间区内灌流压（CPP）进行比较受试者 15 人，用典型小腿三头肌压迫模型，在 30 分钟期间，压迫逐渐增加到 Sto(2) 从基线（86%±4%）减少到 60%、40%、20% 和<10%，同时测 ICP，检测指标包括腓神经深支传导速度，浅支感觉和疼痛评分，结果表明 Sto(2) 和 CPP 与缺血程度一致，腓深神经传导速度和浅感觉表明 Sto(2) 敏感性高于 CPP，当 Sto(2) 敏感为 94%，CPP 为 76%，故学者认为 Sto(2) 检测更好，特别是在 ICU 患者更为适用于监测 CS。

(2)肌内氧分压（$PO_2$）和腓深神经肌反应电位（MRP）：监测筋膜间区综合征，Willy 等对 22 例健康受试者用此方法检测 CS。用气囊止血带加压小腿、肌组织压达 30～40mmHg，则低氧和低 MRP 出现，当压力达 50mmHg 时 MRP 降至 0，$PO_2$<1mmHg，加压至 75mmHg，则无例外的肌肉缺血，结论为当肌肉软组织受伤，组织压达 30mmHg，即应切开筋膜减压。

(3)MRI 检查下肢慢性用力性筋膜间隙综合征（CECS），系使用新的双鸟笼线圈和扫描中运动序列改进成像，对 8 例正常人和 42 例疑为 CECS 患者进行检查，包括静止像、对称的拮抗足背屈运动中，静止、对称拮抗跖屈运动中，重复静止像系列，接收器工作持续性曲线分析显示相关的 $T_2$ 信号强度阈值设置为 1.54 小时，结果 42 例中 14 例被证实患 CECS，对 CECS 诊断的敏感性为96%,特异性为90%,精确性为96%,进一步的研究,这种非侵袭性方法可作为临床怀疑CECS患者的筛选工具。

## 六、治疗

筋膜间隙综合征的后果是十分严重的,神经干及肌肉坏死致肢体畸形及神经麻痹,且修复困难。避免此种后果的唯一方法,就是早期诊断.早期治疗。如治疗及时且措施正确,则筋膜间隙内的肌肉可免于坏死,神经功能不受损害,而完全恢复。

筋膜间隙综合征本身是一种具有恶性循环、进行性坏死的疾患,伤后24小时即可形成,故应按急症治疗,不可拖延。一般认为在发病24小时内治疗者,可以完全恢复。有学者报道1组包括CO中毒及输液漏入软组织之病例,自伤后至出现筋膜间隙综合征的时间,最短者为2~4小时,7~10小时者占多数,少数长达24小时。进行手术切开筋膜减压的时间对预后至关重要,早期即24小时内行切开筋膜减压的病例,除合并有神经本身损伤外,均获得完全恢复,功能正常。晚期筋膜切开的病例,因时间早晚而预后不同,36小时切开的病例,前臂、前臂深层肌肉尚未坏死,术后手功能仍可恢复正常;3~8天切开的病例,深层肌肉组织已大部坏死,但浅层肌肉尚好,术后留有轻度缺血挛缩畸形,伤后18天~3个月行切开的病例,对肌肉缺血挛缩无改善。

1.非手术治疗

用保守方法治疗早期筋膜间隙综合征的适应证是:肢体明显肿胀、压痛,皮肤有张力性水疱,肌肉被动牵拉痛,经Whiteside穿刺测筋膜间隙压力未高于30mmHg者。采用制动,抬高患肢,严密观察,经7~10天,肿胀消退,症状消失,可完全治愈而不留任何后遗症。

刘瑞林与朱庆仑用甘露醇治疗早期筋膜间隙综合征31例,其中小腿19例,前臂6例,大腿及上臂各3例。所有病例肢体明显肿胀疼痛,被动牵拉痛阳性,缺血神经支配的肌肉麻痹。其中14例经穿刺测压,测得筋膜间隙的压力最高为88mmHg,最低为30mmHg,平均(60.57±5.52)mmHg,健侧压力为12.57mmHg。从受伤到开始治疗时间最早为6小时,最迟120小时,平均29小时。先以20%甘露醇注射液250mL静脉快速输入,2小时后再同样输入1次,两次之间静脉通道以缓慢输液维持。经两次输入甘露醇后,症状明显改善,肿胀迅速消退,疼痛减轻或消失,尿量增加。治疗后再测压,有降为0者,平均为(19.14±5.12)mmHg。多数病例仅两次治疗即可缓解。

虽然非手术治疗可以使某些筋膜间隙综合征缓解,但由于本症发展迅速、后果严重,对其治疗,宁可失之于切开过早,而不可失之于延误。

2.手术治疗

手术切开筋膜减压是治疗筋膜间隙综合征的有效方法,如手术方法正确,减压彻底,术后处理恰当,则患者将顺利恢复。

(1)手术指征:①肢体明显肿胀与疼痛;②该筋膜间隙张力大、压痛;③该组肌肉被动牵拉疼痛;④有或无神经功能障碍体征;⑤筋膜间隙测压在30mmHg以上。具有这些体征者,应即行手术切开。对可疑是否切开减压者,宁可切开,并无不良后果,不可失之于观察。

(2)手术方法:学者主张选用局麻,亦可选用臂丛、硬膜外麻醉。手术操作忌用止血带。

①前臂掌侧减压术:切开筋膜减压应达肿胀肌组的全长,切开长度不够,减压不彻底,是减压效果不好的主要原因。至于皮肤切口的长度则有两种意见,一种为行S形全长切口,另一种为做几个间断小切口,也达全长,于小切口之间将筋膜全长切开(图 9-1-2)。前者较为敞开,减压彻底;后者如皮肤肿胀严重,则减压有可能不彻底,至腕上如组织肿胀严重压力大者,应切至腕横韧带。

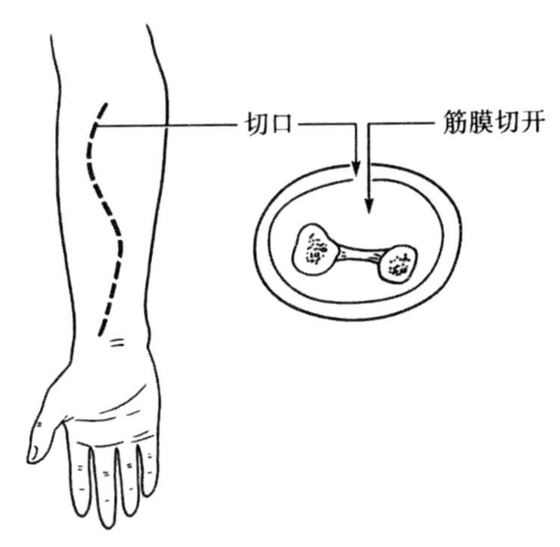


图 9-1-2　前臂掌侧筋膜横切开

筋膜切开后,即见肌腹膨出于切口之外,观察肌肉的血供与颜色,逐渐红润好转。除伴有血管损伤者外,一般不探查深部组织,术前桡动脉搏动减弱者,术后脉搏迅速改善。

前臂掌背两侧筋膜间隙综合征病例,一般掌侧重于背侧,是否掌背两面均行筋膜切开?学者的经验是仅彻底切开掌侧筋膜,就可使掌背两侧筋膜间隙得到减压。有学者行尸体解剖发现,前臂尺侧筋膜间隔附着于尺骨近全长,将掌背两间区完全分开,而在桡侧则不然,仅在桡骨中 1/3 桡腕长短伸肌之间,有 6～8cm 长附着于桡骨的筋膜间隔,在前臂上 1/3 肌腹丰满处,掌背肌组之间并无筋膜间隔。因此,当前臂掌侧皮肤与筋膜近全长切开后,桡侧筋膜向背侧退缩,使背侧区筋膜间隙的容积加大而得到减压。

②小腿筋膜切开术:可采用小腿双切口筋膜切开减压,如行小腿前外侧皮肤切口近小腿全长,可切开胫前筋膜间隙与外侧筋膜间隙两个间隙减压,即向前牵拉,可显出胫前外筋膜,将其近全长切开,再将皮切口向外侧牵拉,使腓浅神经留于筋膜原处,在外侧筋膜上做近全长切开(图 9-1-3A)。

胫后浅深两个间区的减压,可以通过胫骨内缘后侧的皮肤切口进行,在大隐静脉后切开皮肤近全长,在腓肠肌前缘处切开小腿筋膜使胫后浅间隙减压(图 9-1-3B)。将腓肠比目鱼肌向后牵开,显出附着于胫骨内后缘的小腿深间区筋膜,将其全长切开,则使胫后深间隙得到减压。

筋膜切开后,间隙内肌肉膨出,如有肌膜较肥厚仍约束肌腹不得减压者,可行肌膜切开。

小腿筋膜间隙综合征如累及上述 4 个间隙,则 4 个间隙均应减压;若并非累及 4 个间隙,则仅切开受累间隙筋膜减压;在胫后浅、深筋膜间隙二者,深间隙受累较浅间隙为多,单独浅间隙受累者极少,故深浅间隙筋膜多同时切开减压。Sebik 和 Dogan 报道关节镜下行慢性用力性胫前筋膜间隙综合征的筋膜切开治疗，皮肤切口 1cm，在关节镜下切开胫前外筋膜做 36 例小腿 CECS，随诊 2 年，全部病例皆愈。

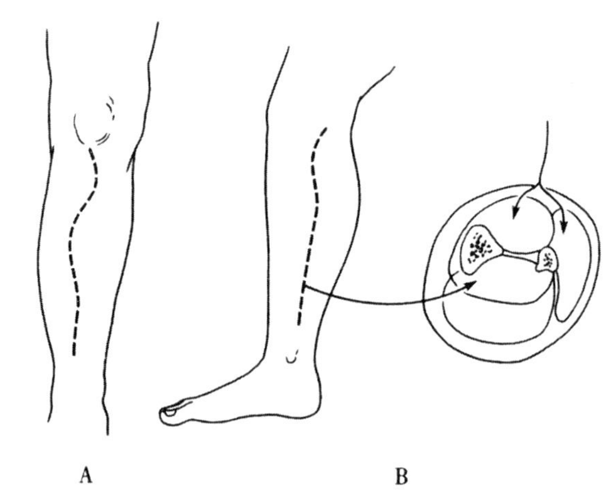


图 9-1-3　小腿四个筋膜间隙切开减压的部位

A.前侧切口；B.内侧切口

③掌骨间隙减压术：手骨间筋膜间隙综合征常见的受累间隙为第 2、3、4 掌骨间间隙及拇内收肌间隙，对其减压应在手背、第 2、3 掌骨之尺侧做直切开，使肌肉减压，对拇内收肌间隙则在虎口背侧切开，稍牵开第 1 背侧骨间肌，切开拇内收肌肌膜，使之减压。

(3)术后处理：筋膜切开减压后的处理关系着手术治疗的成败，故甚为重要。必须指出，正确处理和切开时间的早晚即肌肉是否已经坏死是手术成败的决定因素。

手术切开时机较早，切开后肌肉颜色迅速转红恢复血供者，应用大量无菌的大网眼纱布覆盖。筋膜间隙内肌肉等组织减压后，由于淋巴与静脉回流，渗出物很多，故需用大量无菌敷料。筋膜间隙切开减压是一个无菌手术，避免继发感染的主要方法是基本不换敷料，避免污染及尽早延期或二期缝合消灭伤口。因此在伤后 3～4 天之内，如敷料未曾湿透，则不需更换；如已湿透，则应在手术室条件下更换敷料。术后 4 天如肢体末端呈现皮肤皱纹等消肿现象，则应在手术室打开敷料检查，如已消退，可从切口两端开始延期缝合数针，拉拢皮肤(图 9-1-4)，中间伤口如前述处理。到 7～8 天时再打开敷料，视消肿情况，在两端做早期二期缝合，遗留中间不能缝合的部位，如表面肉芽新鲜，可立即行植皮或待 10～12 天时再次缝合或植皮消灭创面。一般均可做到 10 天左右消灭创面，避免感染。由于切口中肉芽瘢痕不多，以后肌肉活动功能恢复都较满意。

筋膜切开后发生感染的因素有二，一为更换敷料污染，二为存在有坏死组织，发生感染。对于切开筋膜减压较晚的病例，深部肌肉已经坏死，只要表面肌肉未坏死，又未探查深部组织，则仍同上述早期切开的病例一样处理。如伤口已感染，则只有剪除其坏死肌肉组织，更换敷料，二期愈合。

3.筋膜间隙综合征的中晚期治疗

(1)中期治疗：筋膜间隙综合征病例至伤后 3～4 周，肢体肿胀开始消退，疼痛消失，可视为中期，此时肌肉已坏死，神经干也已遭受损害，但挛缩畸形尚未出现，应尽快进行肌肉活动锻炼促其恢复，同时仔细检查受累神经的功能，如能残存部分功能，则说明该神经尚未遭受不可恢复的损害，在神经外膜及干内正在进行着纤维化的演变，如神经功能无进一步恢复者，应行手术探查，在手术显微镜下做神经松解，以期获得进一步功能恢复。

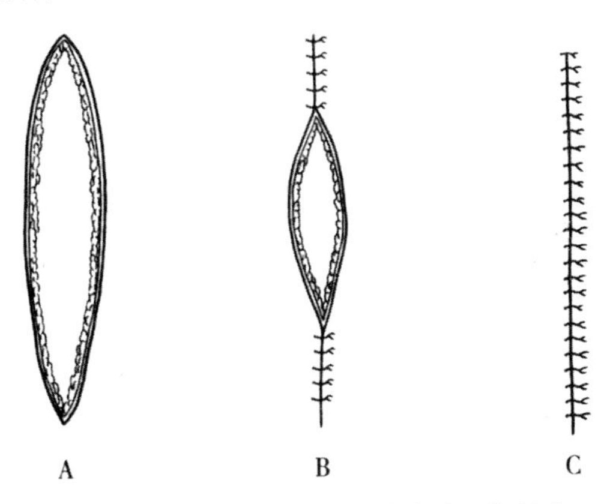


图 9-1-4　减张切口的延期缝合或二期缝合

我们的经验是，神经受累出现功能障碍之后，治疗以早为好，中期正是做神经松解的时机，前臂正中神经，小腿胫后神经于松解术之后，常有较满意的恢复，例如手掌指正中神经感觉的恢复和鱼际肌肉的恢复，足底胫后神经感觉和屈趾功能的恢复，这对手、足功能都是很重要的。

神经松解术的方法以简单为好，于显露受损神经段之后，勿从基床上将神经游离，因神经干的血供系从周围组织供给，在筋膜间隙综合征的中期，组织缺血刚恢复到一定程度，但完全没有达到正常水平，游离神经干将会使之再缺血，阻碍其恢复，主要的方法是于肌肉间隙显露神经干后，常见到该神经干变细，表面有纤维条压紧，使之不能呈柔软膨出状，松解的步骤是先切开神经表面的纤维组织，再切开神经外膜，不再做束间松解与分离，如此减压后，有助于神经血供和功能的恢复，周围肌肉缺血，也不做过多处理与探查。VanZoest 等比较筋膜切开与保守治疗对 CECS 治疗的结果，46 例中 27 例间隙测压高者行筋膜切开，而 19 例测压不太高者行非手术治疗，3 年随诊筋膜切开者 52%满意，48%不满意，而保守治疗者 84%无症状。

(2)晚期治疗：松解挛缩及矫正畸形手术，不宜做得太早，尤其在儿童，应待其残余肌肉的功能恢复到最大限度，筋膜间隙缺血挛缩，除肌肉缺血坏死挛缩外，还有组织粘连，而加强锻炼常可使部分粘连得到缓解，深屈肌、浅屈肌、伸肌都挛缩时，一次手术做得很彻底，其效果并不见得好，因屈指深浅肌均松解或延长后，肌力丧失较多，加以术后固定，又可发生粘连，使锻炼效果不大，而分次手术，一次仅解决一部分，如浅屈肌一次，深屈肌一次，术后锻炼较易，恢复的效果也较好，不论术前或术后，积极锻炼肌肉活动是主要康复方法。

晚期治疗的目的有三，即矫正畸形、恢复肌肉活动力量及恢复神经功能。

①前臂肌群缺血挛缩：主要为指屈肌与腕屈肌挛缩所致垂腕及屈指畸形，拇对掌功能丧失及手感觉丧失。由于受累肌肉多及长段神经干损坏，治疗较为困难。

缺血挛缩的分级：以前臂缺血挛缩为例，可分为轻、中、重三度。轻度系腕屈肌无挛缩，仅手指轻度屈曲挛缩，于腕掌屈时，手指可近于伸直，屈指活动肌力在 4 级，正中神经支配区感觉存在，手内肌无麻痹；中度挛缩则腕指均有屈曲挛缩，但尚有屈曲活动，肌力在 3 级，正中神经功能不完全丧失；重度挛缩则严重垂腕屈指畸形，肌力在 2 级以下，正中神经功能丧失。

对于轻度屈曲挛缩畸形及神经功能部分或未丧失的病例，分段延长屈指肌肉的挛缩索条及神经松解术是可选择的方法。在前臂掌侧显露出指浅屈肌的肌腹及其与肌腱结合部，被动牵拉该指，看其挛缩的索条，将其在不同部位予以横断(图 9-1-5)，则该肌挛缩得到改善。同法处理指深屈肌及拇长屈肌。对正中神经做松解术见中期治疗。术后固定腕指于伸直位，由于未做肌腱延长术，可以适当早期活动手指，屈伸指间关节活动，而固定掌腕及掌指关节。3 周后除去固定，进行手指及腕关节活动，但夜间仍应固定腕与手指在伸直位 3 个月，以防挛缩复发。

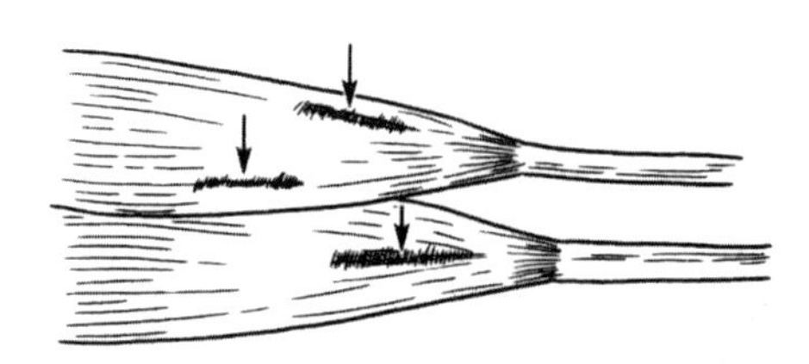

图 9-1-5　前臂屈肌轻度挛缩，可在不同部位切断挛缩之索条

中度挛缩除神经松解外，主要是矫正畸形与恢复屈伸指活动，由于肌力较差，单纯做肌腱延长，将使屈指力进一步减弱，握物功能恢复差，可供选择的手术有：肌肉中坏死组织切除仅适用于尚存在较多健康肌肉的病例，切除坏死块后，仍有较好的肌力活动。如大部已坏死，则切除坏死组织后，残肌所留不多，又易损伤其神经支，则效果不佳。近排腕骨切除或缩短尺桡骨，是相对延长肌腱的代替办法，肌力丧失不多。

重度挛缩由于指深屈肌、拇长屈肌及指浅屈肌大部坏死纤维化，残存正常肌肉无几，尚须将坏死的肌肉切除，而以较健康的屈腕或伸腕肌或其他肌肉代替。Seddon 手术是治疗此种挛缩的一种方法，正中神经纤维化的一段亦需切除，行神经移植。如无屈腕或伸腕肌可供转位接于屈指肌，则可以带蒂背阔肌转位或带神经血管的游离肌肉移植修复屈指功能。

②小腿肌缺血挛缩：矫正畸形，恢复足负重功能是治疗目的。在较轻胫后深筋膜间隙，主要畸形是屈踇、屈趾及足内收挛缩畸形，治疗方法是于内踝下弧形切口，显露胫后肌腱，将其 Z 形切断，进行延长，再于截距突起下显露趾长屈肌腱与踇长屈肌腱，进行 Z 形切断延长(图 9-1-6)。术后以短腿石膏固定足及趾在矫正位置 4 周。对于重度马蹄内翻畸形，可行三关节固定术。

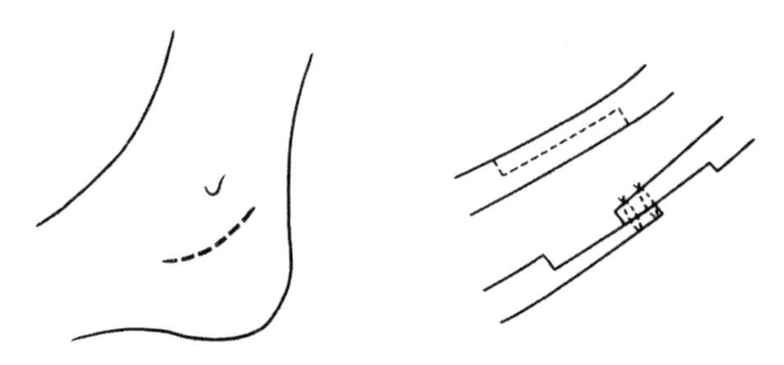

图 9-1-6　内踝下踇屈、趾屈肌腱 Z 形延长

## 七、并发症

筋膜间隙综合征的并发症主要有二：①筋膜切开的伤口感染，其原因及处理已于前述。②合并急性肾功能衰竭，此种并发症在单纯筋膜间隙综合征病例发生者并不多，在一组18例中仅2例单独小腿筋膜间隙综合征者合并急性肾功能衰竭，另2例，1为大腿加小腿，1为上臂加前臂砸压伤，发生了急性肾功能衰竭，其主要病源伤为大腿及上臂。

# 第二节　脂肪栓塞综合征

脂肪栓塞综合征(FES)是指骨盆或长骨骨折后24～48小时出现呼吸困难、意识障碍和瘀点。很少发生于上肢骨折患者，儿童发生率仅为成人的1%。随着骨折积极的开放手术治疗，其发生率有大幅度下降。但FES仍然是创伤骨折后威胁患者生命的严重并发症。

## 一、病因

脂肪栓塞综合征是由于脂肪栓子进入血流阻塞小血管，尤其是阻塞肺内毛细血管，使其发生一系列的病理改变和临床表现。由于脂肪栓子归属不同，其临床表现各异。

## 二、发病机制

脂肪栓子的来源，目前仍未取得统一的看法，主要有机械学说和化学毒素学说。

1.机械学说

Bauss于1924年提出，认为含脂肪细胞的组织受损伤后，细胞破裂释放出脂肪小滴状的脂质。如果伤处血管破裂，脂肪小滴进入血循环即可引起脂肪栓塞，并认为外伤后局部血管外压力大于静脉内压，是造成上述过程的原因。

2.化学毒素学说

通过死亡病例检查，这类病例脂肪栓子的绝对量大大超过骨折中的脂肪量。并且有些非外伤性疾病也可以发生本病。Warthins等认为单纯用骨折后脂肪外移的学说不能解释。Lethman Moor等认为外伤后，机体在急性应激状态下，某种因素使血管内出血高凝状态，血中脂肪乳糜微粒的凝集状态发生改变，因而使微粒凝集成大的脂肪球，形成栓子。正常乳糜微粒为0.5～1.25μm，多数脂肪栓子的直径则在10～40μm，有的可大至100～200μm。所以认为脂肪栓子来源于血内脂肪。

以中性脂肪为核心的脂栓，在脂酶的作用下，可以水解成甘油和游离脂肪酸，在肺内积累。游离脂肪酸的毒性反应，可以使血管内皮细胞间的连接发生分离，形成肺间质水肿，肺上皮细胞损害，因而导致肺泡内渗出性出血。

3.栓子进入血流的过程及去向

骨髓内含有大量血管及脂肪，又处于竖硬的骨壳内，这是骨折后脂肪小滴进入静脉发生脂肪栓塞的诱因。临床上由于骨折端移动，局部组织内压力的变化，手法整复，手术及其他因素，均可使脂肪栓子进入血循环。

脂肪栓子去向有三：①直径＜7～20μm 者可通过肺血管进入体循环；②被肺泡上皮细胞吞噬后脱落肺中，由痰排出；③直径大的栓子停留在肺血管床内，在脂酶作用下水解，产生甘油和游离脂肪酸并逐渐消失。

## 三、临床表现

脂肪栓塞综合征临床表现差异很大，Sevitt 将其分为 3 种类型，即暴发型、完全型（典型症状群）和不完全型（部分症状群，亚临床型）。不完全型按病变部位又可分纯肺型、纯脑型、兼有肺型和脑型两种症状者，其中以纯脑型最少见。

一般病例可有 4 小时～15 天的潜伏期（平均约为 46 小时）。临床出现症状时间可自伤后数小时开始至一周左右，80％的病例于伤后 48 小时以内发病。

1.暴发型

伤后短期清醒，又很快发生昏迷，谵妄，有时出现痉挛，手足抽搐等脑症状，可于 1～3 天内死亡。由于出血点及肺部 X 线病变等典型症状不完全，临床诊断困难，很多病例尸检时才能确诊。

2.完全型（典型症状群）

伤后经过 12～24 小时清醒期后，开始发热，体温突然升高，出现脉快、呼吸系统症状（呼吸快、啰音、咳脂痰）和脑症状（意识障碍、嗜睡、朦胧或昏迷）以及周身乏力，症状迅速加重，可出现抽搐或瘫痪。呼吸中枢受累时，可有呼吸不规则、潮式呼吸，严重者可呼吸骤停，皮肤有出血斑。

3.不完全型（部分症状群，亚临床型）

缺乏典型症状或无症状，不注意时易被忽略。这类患者如处理不当，可突然变成暴发型或成为典型症状群，尤其在搬动患者或伤肢活动时可以诱发。

多数脂肪栓塞属于不完全型（部分症状群），仅有部分症状，病情轻微，又可分为以下四型：

（1）无呼吸症状者：脑症状较轻微，患者仅有发热、心动过速及皮肤出血点，可有动脉氧分压下降。

（2）无脑及神经系统症状者：主要为呼吸困难、低氧血症、发热、心动过速及皮肤出血点等。

（3）无明显脑及呼吸症状者：主要表现为皮肤出血点、发热、心动过速，其中出血点可能是引起注意的要点。

（4）无皮肤出血点者：最不易确诊。

## 四、诊断

Gurd 归纳脂肪栓塞临床诊断，分为主要标准、次要标准和参考标准。

1.主要标准

（1）低氧血症 $PaO_2$＜60mmHg。

(2)脑功能障碍。

(3)腋窝或结膜出现瘀斑,皮下出血。

(4)肺水肿。

2.次要标准

(1)心动过速(心率超过110次/分)。

(2)发热(体温超过38.5℃)。

(3)眼底检查发现视网膜栓子。

(4)脂肪尿或痰液出现脂肪。

(5)血细胞比容降低或血小板减少。

(6)血沉增快。

凡临床症状有主要标准两项以上或主要标准只有一项,而次要标准在四项以上者,可以确诊。

目前对脂栓综合征的确诊指标尚在探索中。

## 五、鉴别诊断

须注意与脑外伤、休克、败血症、中毒、肺挫伤及肺炎等鉴别。

1.休克

脂肪栓塞一般血压不下降,没有周围循环衰竭,血液不但无休克时的浓缩,反而稀释,并有血红蛋白下降,血小板减少,血细胞比容减少等。但两者晚期均有DIC现象。因此,有人认为脂栓是弥散性血管内凝血引起的后果。Wersy等1973年报道21例儿童病例,其中1/3有休克,认为休克可以增加损伤部位的脂肪吸收。伤后2～3天脉搏突然增快,除休克外,临床应注意:脂肪栓塞;败血症(感染或同时存在的脓毒性休克,可以引起脂肪栓塞)。

2.颅脑伤

无颅脑伤的伤员,如果出现神经系统症状,应注意观察有无脂肪栓塞的可能。

Evarts将颅脑伤与脂肪栓塞临床症状鉴别如下(表9-2-1)。

表9-2-1 脂肪栓塞与颅脑伤的鉴别

| 鉴别要点 | 脂肪栓塞 | 颅脑伤 |
|---|---|---|
| 间歇清醒期 | 18～24小时 | 6～10小时 |
| BH神志变化 | 严重昏迷 | 中度昏迷 |
| 昏迷的发生 | 突然 | 逐渐 |
| 心率 | 140～160/min | 减慢 |
| 呼吸 | 35次/分 | 减慢 |
| 局部症状 | 常无 | 常有 |
| 去大脑强直 | 早期昏迷不久发生 | 临终时才发生 |

## 六、预后

症状较轻的脂栓(亚临床型)早期处理,预后较好,暴发型预后不良。清醒期很短即进入昏迷的患者表示病情十分危险。病死率很难统计,发生症状的脂肪栓塞病死率为10%～20%。死亡原因多为脂栓分解,释放游离脂栓,导致出血性肺炎。因此肺脂栓被认为是脂肪栓塞死亡的主要原因。

脂肪栓塞治疗后,有的病例可有癫痫性精神症状、性情变化、去大脑强直、尿崩症、视力障碍、心肌损害、肾功能障碍等后遗症,但发生率不高。

## 七、预防

对骨折进行确实的外固定,操作注意采用轻柔的手法,这对预防脂肪栓塞的发生十分重要。骨折部位如果固定不良,搬动患者容易诱发本病,须加注意。有人认为骨折后立即进行内固定,其脂栓发生率较保守疗法低,可能与骨折局部异常活动减少有关。另外患肢抬高也有预防作用。手法粗暴,打髓内钉用力过猛,均可使血内栓子增加,当脂栓症状发作时,随意搬动患者,可以加重症状。

预防感染及防治休克对预防脂肪栓塞的发生均很重要。创伤后发生休克者,特别是休克时间长,程度重者,发生脂栓时症状严重。对这种病例应注意纠正低血容量,输血应以新鲜血为主。

此外,维持血液正常pH,纠正酸中毒,给氧,并可使用蛋白酶抑制药。抑肽酶是蛋白分解酶的阻滞药,可抑制激肽酶系统的活性,并可影响脂肪代谢,稳定血压,对脂栓有预防作用,重病者每日可用40万U静滴6～10小时。

## 八、治疗

到目前为止,尚无一种药物可以直接溶解脂肪,消除脂栓,因此均应以症状治疗为主。主要措施是对重要脏器(肺、脑)的保护,纠正缺氧和酸中毒,防止各种并发症。以往治疗由于把重点放在血中脂肪酶活动和红细胞积聚等问题上,对其病理生理基础上引起的一系列病理变化缺少针对措施,因而疗效不够理想。近年来主张把治疗重点放在肺和中枢神经方面,尤其把纠正低氧血症,支持呼吸功能作为重点,效果较以前好。

1.呼吸支持疗法

脂肪栓塞在某种程度上有自愈倾向,死亡原因多由于呼吸障碍发生低血氧引起。因此目前认为治疗呼吸功能障碍和纠正低血氧是最基本的治疗措施。Murrau等将症状分为轻型和重型两类。

(1)轻型:有心动过速、缺氧,动脉氧分压($PaO_2$)60mmHg,二氧化碳分压($PaCO_2$)>50mmHg,但无神志改变,无肺水肿。这类患者可用鼻饲管或氧气面罩给氧,使动脉氧分压维持在70mmHg以上,必要时可间歇给予正压呼吸。

治疗过程中,应系统进行血气分析,作为控制指标。如血氧不能升高,应调整给氧量,并预防二氧化碳潴留。如果不能收到效果，并有肺水肿出现，即属重型病例。

(2)重型：主要指标为神志变化和动脉氧分压下降至50mmHg以下，开始时可无肺水肿，但数小时后经过X线检查可以发现肺部征象。这类病例病死率高，治疗效果与动脉血氧是否增高有直接关系。

Pontoppidan主张对呼吸超过35次/分，动脉氧分压在60mmHg以下者，采用定容或定压呼吸器，用含氧40%～60%的气体做间歇正压通气(IPPV)保持呼吸率12～18次/分，最大潮气量1000mL左右。如果动脉氧停留在60mmHg以下，则应将呼吸终末正压通气(PEEP)增加10cm$H_2O$，以提高肺容量和防止肺不张，使肺泡动脉单位气体交换再活跃，静脉血转流减少，以改变低血氧。但Gossling指出，用正压呼吸时，肺泡压力不可超过35cm$H_2O$，否则会使硬化的肺泡遭受损害，空气漏人间隙内。

当肺炎开始消散，肺部功能改变后，呼吸终末正压可逐次降低2cm$H_2O$，但氧气仍须维持40%浓度，直至每天血气分析，氧分压在60mmHg以上，呼吸低于20次/分，肺部X线检查明显改变时，可逐步间歇停用呼吸机。无不良反应时，可拔除插管，继续吸入40%湿氧。

治疗期间，须注意保护肺部，使用喷雾剂协助排痰，应用抗生素防止继发性肺炎，如控制呼吸超过4天以上者，应行气管切开。

PEEP在整个呼吸周期中，呼吸道处于正压状态，能使萎缩的肺泡重新开放，使在正压吸气时吹胀的肺泡在呼吸末期不再关闭，因而增加了肺内滞留气量，使肺的顺应性增加，氧输送率有所改变，从而可以提高换气效应，减少肺循环的血液分流，目前认为是治疗急性呼吸功能衰竭的有效手段。应用PEEP开始可用5cm$H_2O$，逐渐增至10～15cm$H_2O$，个别患者可大至25cm$H_2O$。压力高低须视动脉氧分压等各项指标而定。但PEEP压力过大可使胸腔内压力过高，影响静脉回流，减低心排出量并有发生气胸及纵隔积气等合并症的可能。因此，应用时除血气分析等以外，须仔细听诊及X线检查有无肺萎缩或气体进入组织间隙。当肺部情况好转时，应逐渐停用。

2.保护脑部

(1)头部降温，用冰袋冷敷以减少耗氧量，保护脑组织。

(2)脱水疗法，用以治疗脑水肿。

(3)镇静药，与脑外伤冬眠疗法相同。

3.药物治疗

(1)激素：有一定治疗价值。可以保持血小板膜和细胞微粒体膜的稳定性，阻滞由脂肪酸引起的肺部炎症反应，降低毛细血管的通透性，防止血流在毛细血管内滞留，减少肺水肿和脂酸的局部潴留。也有人认为，激素可以限制肺中中性脂肪栓子破坏产生的脂肪酸产物，有稳定肺泡表面活性物质的作用，可以改变气体交换，提高肺泡内氧的弥散率，使低氧血症得到纠正。应用时间应越早越好，一般主张在呼吸气短时即应用，在有效呼吸支持下，血氧分压仍不能维持在60mmHg以上时，皮质激素更需使用。如时间延迟，一旦肺炎形成即无效果。氢化可的松用量第1天可1000mg，第2天500mg，第3天200mg，3～5天后可骤停或地塞米松每天100～200mg。

(2)右旋糖酐-40：虽不具备溶解脂肪的作用，但可使：①血容量增大；②使红细胞表面负有阴电荷，互相排斥，不凝集；③使小血管内膜光滑；④增加微循环内的冲刷力。但有心力衰竭、肺水肿时用药须谨慎，一般用量 500mL 每 12～24 小时 1 次。

(3)肝素：其作用究竟是减轻 DIC 使血小板解聚改善微循环，还是促进脂肪分解，尚不清楚。但可刺激蛋白酶的释放，减少早期脂栓的形成。脂酶活性增加后，可抑制从血小板释放 5-羟色胺及其他脂类。有人认为，肝素有溶解乳糜的作用，使乳糜微粒进入组织间，并可增加血清中脂肪酶的活性，对脂血症有澄清作用，并可防止 5-羟色胺的成长，增加微循环。剂量为 2500U，6～8 小时 1 次，由于剂量小，一般不会引起出血和血肿。

也有人认为，应用肝素可能有害，如 Gardner 实验性血栓，使用肝素的动物病死率升高。日本藤田、盐川等也支持这种说法，认为肝素可能促进脂肪栓水解，产生多量游离脂肪酸，有毒性反应，并可使血管渗透性增加，产生水肿，加重低氧血症，故反对使用。

(4)白蛋白：可与体内多余的游离脂肪酸结合，降低血中游离脂肪酸的浓度，减少其对血管的损伤；还可维持胶体渗透压防止肺间质水肿。

其他如抑肽酶、蛇根碱、利尿药、乙醇等也有应用，但存在争议。

另外，加强抗感染。心动过速或心律不齐时，应用强心类药物防止心衰发生。严重缺钙时，给予适量补充。支气管痉挛时给予气管扩张药等均很重要。

近年来认为早期高压氧治疗对于脂肪栓塞综合征有较好的治疗作用，可以减少并发症和后遗症的发生，降低致残率及死亡率。

## 第三节　挤压综合征

外伤后血液和组织蛋白破坏分解后的有毒中间代谢产物被吸收入血引起的外伤后急性肾小管坏死和由其引起的急性肾功能衰竭。此为广泛性软组织挫伤的伤者晚发性死亡的常见原因。

### 一、病因

挤压综合征多发生为于房屋倒塌、工程塌方、交通事故等意外伤害中，战时或发生强烈地震等严重自然灾害时可成批出现。此外，偶见于昏迷与手术的患者，肢体长时间被固定体位的自压而致。

### 二、病理生理

肌肉遭受重物砸压伤，出现出血及肿胀，肌肉组织发生坏死，并释放出大量代谢产物，肌红蛋白、钾离子、肌酸、肌酐、肌肉缺血缺氧、酸中毒等可促使钾离子从细胞内向外逸出，从而使血钾浓度迅速升高。肢体挤压伤后，出现低血容量休克使周围血管收缩，肾脏表现为缺血，肾血流量和肾小球滤过减少，肾小管主要依靠肾小球出球动脉供血，肾小球动脉收缩，可加重肾小管缺血程度，甚至坏死。休克时五羟色胺、肾素增多，可加重肾小管的损害。肌肉组织坏死后释放的大量肌红蛋白需肾小管滤过，在酸中毒、酸性尿情况下可沉积于肾小管，形成肌红蛋白管型，加重肾损害程度，终至发生急性肾功能衰竭。

## 三、临床表现

受伤肢体严重肿胀是局部主要体征。除肌肉损伤所致疼痛及活动障碍外，全身表现如下：

1.休克

除创伤因素外，大量血浆渗入组织区中，可使有效血容量明显减少而发生轻度或中度休克。

2.肌红蛋白尿

是诊断挤压综合征的一项重要依据，于休克状态被解除后即可呈现茶褐色或红棕色肌红蛋白尿。尿量明显减少，比重升高，尿呈酸性，内含红细胞、血红蛋白、肌红蛋白，并有白蛋白、肌酸、肌酐、色素颗粒管型等，肌红蛋白尿是区别挤压综合征与其他原因的急性肾功能衰竭的根据。在受压肌肉恢复血流后 12 小时，肌红蛋白尿浓度最高，以后逐渐降低，2～3 天后尿液逐渐变清，尿比重渐固定在 1.010 左右。

3.酸中毒

肌肉坏死产生的大量酸性物质，使血液 pH 下降，NPN 增加及尿素氮迅速增加，导致代谢性酸中毒，血液二氧化碳结合力下降。此种酸中毒，由于其肌肉坏死等进行性加重，较难于纠正。

4.高钾血症

已如前述，肌肉组织坏死，释放出大量钾离子至血液，发生肾功能衰竭，排尿少，排钾困难，使体内血钾浓度迅速升高。在少尿期中，高钾血症是导致死亡的主要原因。高钾血症的临床表现主要有精神恍惚，烦躁不安，对事物反应迟钝，全身软弱，唇周围或肢体麻木，腱反射减弱或消失.心搏缓慢，可出现心律不齐，甚至心搏骤停而死亡。高钾血症的诊断，除血钾高外，心电图在早期即呈现典型表现，实验室检查除血钾、尿素氮、肌酐增加外，肌酸激酶增高可达 60000U/L。

## 四、诊断

肢体肌肉丰富部位遭受砸压损伤，即应警惕发生挤压综合征的可能。在伤后 24 小时内发生无尿或尿量少于每小时 17mL，尿液褐红，出现肌红蛋白，则挤压综合征的诊断即可成立。

对于合并有休克的病例，其少尿或无尿可为血容量不足所致，其与挤压综合征之急性肾衰所致之少尿或无尿，可用输液试验来鉴别。在半小时内快速输入 5%葡萄糖 500mL，如尿量增加，且比重减低，则表示肾功能良好，尿少系由于血容量不足所致；如快速输液后仍无尿，可于 15 分钟内快速输入 20%甘露醇 250mL，此后如每小时尿量超过 40mL，表示肾功能良好。如输甘露醇后仍无尿或尿量少于 20mL/h，则表示有急性肾功能衰竭。根据挤压伤病史及局部体征，则挤压综合征的诊断成立。

## 五、治疗

在四川汶川地震伤的挤压综合征病例，其肌肉坏死有两个特点，一为大腿深部肌肉坏死较浅表者为重，二为肌肉坏死早期界限不清，可能有多处坏死，系多处压伤所致，这就使得坏死肌肉的清创切除不易在一次完成，可能需根据坏死情况，行多次清创切除坏死肌肉，在未行筋膜切开减压的肢体，如持续肿胀、疼痛、患者发热，则对该肢体 MR 扫描，可发现高信号区，即为缺血坏死之肌肉，亦需对其切除以减少对肾功能的损害。

1.全身治疗

主要治疗针对急性肾功能衰竭，有效的方法是血液透析治疗。在四川地震伤中，透析 7～35 天，肾功能恢复正常，卢世璧组有 2 例死亡，在肾功能衰竭早期，尚有一定尿量时，可用利尿疗法，见下预防节中。肾功能恢复期中，从少尿到多尿，日量可达 5000mL，此时应注意水及电解质平衡。

2.截肢

肢体挤压伤严重，肢体近于毁损者，则应截肢，卢世璧组有 2 例，康鹏德组 48 例中有 22 例截肢。

3.筋膜切开减压

对于一般情况下不发生筋膜间隙综合征的肢体段如大腿、上臂及臀部等部位的砸压伤，如何处理意见不一致。这些肢体段的筋膜较薄弱，肌肉肿胀时可向外扩大，故肢体肿胀严重。但筋膜间隙内压力并不太高，除原始压伤部分坏死肌肉外，进行性肌肉坏死很少。在 12 例大腿砸压伤发生挤压综合征的 7 例中，1 例死亡，2 例股肌稍硬，因伸膝位时间长达 2 个月之久，股四头肌稍挛缩，开始屈膝 30°～35°，经锻炼后好转，余 4 例股四头肌恢复柔软正常。8 例上臂砸压伤中有 2 例发生挤压综合征，其中 1 例肌肉稍硬，但无缺血挛缩，有臂神经痛，余各例肱肌皆柔软，未影响肘关节活动。由此后果可见，大腿与上臂肌群受砸压伤后，虽然发生挤压综合征者高达 45%，但发生肌肉缺血坏死继而挛缩者则极为少见。由此可以推论，此种肌肉组织除原始损伤所致挫灭或压迫坏死部分外，很少再发生坏死，故不发生缺血挛缩。

基于上述观察可知，挤压综合征发生急性肾功能衰竭，主要由于受砸压损伤肌肉的代谢产物所致。对筋膜间隙综合征，切开筋膜减压的目的，是打断其病理改变中的恶性循环，改善血供，避免肌肉神经等坏死。而对大腿上臂等挤压伤未出现筋膜间隙综合征时，间隙内未发生缺血的恶性循环，行筋膜切开只能减低筋膜间隙中的内压，敞开创口，使组织代谢产物的一部分由伤口渗出，从而减轻对肾脏的毒害与负担，但却冒着伤口感染的危险。Robinson 等认为大腿筋膜间隙损伤的治疗，非手术治疗优于手术。

## 六、预防

由于挤压综合征的病死率较高，对于肢体挤压、砸、轧伤后，预防急性肾功能衰竭即挤压综合征的发生，是迫切的重要问题。预防措施如下。

1.伤后补液（乳酸钠林格液）

伤后尽快补液十分重要，如胶体液可使用血浆或右旋糖酐。输液量的计算可按下述公式：

每1%受压面积输入胶体液80～100mL，每受压1小时，每千克体重补液3～4mL，加24小时需量1500mL计算，为伤后第1日补液量，以后根据情况调整。对已发生挤压综合征者，则不能按上述公式计算，并控制输液量。

2.碱化尿液

由于挤压综合征常有酸中毒，故早期补充血容量时，即应用碱性药物以碱化尿液，预防酸中毒，防止肌红蛋白与酸性尿液作用后在肾小管中沉积。可口服碳酸氢钠液(8‰～10‰加适量食盐及糖)或静脉输入5%碳酸氢钠，每日维持摄入或输入量在25～30mg。

3.利尿

在血压稳定之后，可进行利尿，使在肾实质受到损害之前，有较多的碱性尿液通过肾小管，增加肌红蛋白等有害物质的排泄。可选用20%甘露醇快速静脉输入，其高渗透压作用可使肾脏血流增加，使肾小球滤过率增加，肾小管保持充盈状态，减轻肾间质水肿，防止肾小管中凝集物沉淀，从而保护肾脏功能，因此宜在挤压砸伤后早期应用。

4.解除肾血管痉挛

组织挤压伤后，血液中可有肾素、组胺等收缩血管物质浓度增加，使肾脏血管收缩痉挛。早期与输甘露醇同时可加入血管扩张药物以解除肾血管痉挛，增加肾血流。可选用的药物配制为：

氨茶碱250mg加入50%葡萄糖溶液40mL静注或普鲁卡因1～3g加入10%葡萄糖溶液配成0.1%～0.3%溶液静滴。

利尿合剂：

普鲁卡因0.5～1.5g
维生素C1～3g
安钠咖0.25～0.75g
氨茶碱0.125～0.25g
}加入10%葡萄糖溶液500mL静滴

5.筋膜切开

对于大腿砸压伤，发生挤压综合征者高达58.3%，故应及早切开筋膜减压，释放渗出物，改善循环。切口应在肌肉肿胀最严重的部位，长达肿胀区之外不必探查深部。术后处，理同前述。对于上臂、臀部等部位，可视局部组织肿胀程度及张力大小而定，对肿胀严重、张力大者，亦应切开筋膜减压。

## 第四节　枕寰关节脱位

创伤性寰枕关节脱位是一种相对罕见的致命性损伤，患者多死于事发现场。寰枕关节脱位或不稳定多发生于儿童，是成人的2～3倍，占颈椎外伤人数0.7%～1%。以往文献多以个案病例和伤后存活率等形式来报道。随着现场急救技术的普及和提高以及转运条件的大大改善，在美国约80%的寰枕关节脱位的患者能被送达医院急救中心。

## 一、解剖特点

枕骨大孔两侧各有一枕骨髁,其表面隆凸与寰椎侧块的上关节凹面互相咬合,构成枕寰关节。属于椭圆关节,头部可借助此关节做有限的俯、仰和侧屈活动。枕寰关节借助于枕寰前、后膜及关节囊、韧带加强其稳定性。该部深在,又有诸多骨和肌肉保护,不易遭受外伤。

## 二、损伤机制

高速行进的车辆肇事和高处跌落伤是枕寰椎脱位的主要致伤原因。头面部遭到突然打击,而颈和躯干的惯性继续向前,可能在枕骨和寰椎联结处造成剪切作用,导致枕寰关节脱位。因此,枕寰关节向后脱位多见。也可因暴力骤停后肌肉猛烈收缩而复位。分娩创伤是新生儿枕寰脱位的重要原因,多见于臀位产或暴力器械引产致上颈椎在产程中过伸、旋转等致伤。

## 三、临床表现

患者绝大多数立即死亡,而幸存者也都有极为严重的高位颈脊髓损伤征象,四肢瘫痪和呼吸困难是主要临床表现。尸检发现枕骨和寰椎分离,颈脊髓完全横断。但也有轻度脊髓损伤或不伴神经根损伤者,枕颈部疼痛和头部活动受限是局部症状的主要表现形式。

## 四、诊断

1.Powers 比率测量法

由于枕寰区结构复杂,骨影重叠不易做出判断。采用 Powers 比率的变化较为准确。其测量方法是,设枕骨大孔的前缘为 b 点,枕骨大孔后缘为 d 点,寰椎前弓为 a 点,后弓为 c 点,测量 bc 和 ad 距离,在正常条件条件下 bc∶ad 比率为 0.77,通常<1.0,如果两者比值>1.15 即表示枕寰后脱位。另一种简单测量方法是,从齿突尖到枕骨大孔前缘,正常 4～5mm,成年人在颈椎伸屈时,该距离水平移位范围为 10mm,任何超出这种范围即表示脱位或不稳定。在 CT 扫描图像上测量较普通 X 线片上测量更容易些。

2.Chamberlain 线法和 McGregor 线法

正常成人齿突上端中央恰位于枕大孔前缘中患下方,两者间距约 5mm,婴儿和幼儿可达 10mm。此法实用价值比 Chamberlain 线法和 McGregor 线法大。需坐位拍摄,球管与胶片距离为 1.8m。

3.Wackenheim 线

颅底斜坡的延长线,正常时该线与齿突尖部相切,如果枕骨前脱位,该线与齿突相交;如果寰枕分离或枕骨向后脱位,该线与齿突尖部分开。

4.Dublin 线法

下颌骨后侧骨皮质至寰椎前弓的距离 a、至齿突的距离 b,在中立侧位 X 线片上分别是 2～5mm 和 9～12mm,此法的缺点是双侧下颌骨后侧骨皮质影像受头部旋转影响太大,测量结果不定。

5.其他方法

(1)正常颈椎侧位X线片,中立位时齿突与枕大孔前缘中点在一条垂线上,成人两者间距为4～5mm。屈伸活动时,最大水平位移不超10mm,超过此值视为寰枕关节不稳定。

(2)CT三维重建对枕骨髁的旋转脱位的诊断很有帮助,MRI对骨性脱位等解剖结构不如CT清楚,但它可以清楚地判断损伤区域的韧带及软组织损伤程度,对判断脑干、延脊髓的完整性及损伤程度有益。

## 五、损伤分型

根据文献报道,依据侧位X线片,提出以下分型。

1.前脱位型(Ⅰ型)

枕骨髁相对于寰椎侧块向前移位,是最多见的类型,偶见单侧脱位。

2.纵向脱位型(Ⅱ型)

枕骨髁相对于寰椎侧块垂直向上移位＞2mm,牵拉损伤所致,由于枕骨与枢椎间的韧带受到损伤,会同时发生寰枢椎间分离。

3.后脱位型(Ⅲ型)

枕骨髁相对于寰椎侧块向后移位,此型相对少见。

## 六、病理改变

1.稳定结构损伤

有学者对创伤性寰枕关节脱位者做了尸检发现:所有标本寰枕间的韧带(覆膜、翼状韧带、寰枕前后膜和侧块关节囊等)均见撕裂,而翼状韧带完整者则表现为枕骨髁撕脱骨折。

2.神经组织损伤

一旦损伤即是致命性损伤。创伤性寰枕关节脱位后短暂存活者,死者的脊髓嵌压于枕大孔后缘与齿突之间。寰枕关节脱位可引起颈延髓交界处完全横断;如部分横断,脑桥、延髓和高位颈脊髓挫伤或牵拉伤等,可同时合并低位脑神经和脊神经的损伤。第Ⅸ～Ⅺ对脑神经在寰枕关节脱位分离时受到牵拉,均有损伤的可能,双侧舌咽神经损伤使颈动脉窦失神经支配,可产生严重的高血压,脊髓完全损伤可引起低血压,延髓损伤可引起心动过缓、心律失常和呼吸骤停。伤后心肺功能失常表现最突出,尤其是呼吸困难或停止最早出现,其原因与呼吸中枢损伤、膈神经麻痹、低位脑神经损伤引起气道梗阻有关。

3.椎动脉损伤

经过血管造影证实创伤性寰枕关节脱位可引起椎动脉损伤。椎动脉损伤可以是骨性直接压迫、牵拉、管壁痉挛、内膜撕裂或血栓形成。有人研究,双侧椎动脉受压时间＜15分钟,上颈髓会出现可复性缺血性功能变化,超过20分钟会出现永久性功能改变或形成血栓。

4.合并损伤

颅脑损伤,意识丧失的患者常常掩盖寰枕关节的脱位;上颈椎的损伤,枢椎椎弓骨折,寰椎和齿突骨折等；寰椎横韧带损伤，占36%；枕骨髁Ⅲ型骨折（翼状韧带撕脱骨折），占30%～50%；此外，可能合并下颌骨骨折或颌下软组织挫伤，多由过伸暴力所致。

### 七、治疗原则

寰枕脱位的急救需从两方面实施：①呼吸功能衰竭和脊髓损伤的治疗；②脱位的复位和恢复稳定性的治疗。由于损伤的严重性，患者于事故现场情况危急，很容易因呼吸功能障碍猝死，现场救治时头颈部制动很重要，防止脊髓进一步损伤。首先将颈椎制动于中立位，必要时气管插管维持通气，入院后可行气管切开术。呼吸循环稳定后，尽快稳定枕颈部，尽可能复位。需要注意的是，所有寰枕脱位的患者都不能用颈托制动，因为颈托有纵向牵引的作用，可重复损伤的力学机制，加重神经损伤的危险。

所有的寰枕脱位患者在术前头颈部制动上均建议采用Halo-vest制动。儿童采用非手术治疗，用Halo-vest制动。成人则不同，非手术治疗不易达到坚强稳定，需要手术行寰枕或枕枢间骨性融合。

## 第五节　肱骨干骨折

### 一、概述

肱骨干骨折是较为常见的骨折，约占所有骨折的3%。近年来不论手术治疗还是非手术治疗的方法都有所发展。大多数肱骨干骨折通过非手术治疗可以获得好或较好的结果。正确的非手术及手术治疗需要对肱骨的解剖、骨折类型和患者伤前的活动水平和期望获得的结果等有所了解。

### 二、解剖

肱骨干是指从近端胸大肌的止点处到远端髁上。近端肱骨干横断面呈圆形，远端在前后径上呈扁状。肱骨前方界线近端为大结节前方，远端为冠状突窝。内侧界线从近端的小结节到远端内上髁。外侧界限近端大结节后方到外上髁。三角肌止于肱骨干近端前外侧的三角肌结节。桡神经切迹内走行着桡神经和肱深动脉。肱骨干后方是三头肌的起点，有螺旋状骨凹。内外侧肌间隔将上臂分成前间隔和后间隔。前间隔包括肱二头肌、喙肱肌、和肱肌。肱动、静脉及正中神经、肌皮神经及尺神经沿肱二头肌内侧走行。后间隔包含肱三头肌和桡神经。

肱骨干部的血供由肱动脉分支提供。肱骨干的滋养动脉从内侧中段远端进入肱骨。有些患者还有第2条滋养动脉，它从桡神经切迹进入。桡神经和肱深动脉穿过外侧肌间隔，内侧肌间隔被尺神经、上尺侧副动脉及下尺侧副动脉的后分支穿过。当骨折线在胸大肌止点近端时，由于肩袖的作用，近端骨块呈外展和内旋畸形，远骨折端由于胸大肌作用向内侧移位。当骨折线位于胸大肌以远三角肌止点以近时，远骨折端由于三角肌的作用向外侧移位，近骨折端则由于胸大肌、背阔肌及大圆肌的作用向内侧移位。当骨折线位于三角肌止点以远时，近端骨折块外展屈曲，而远折端向近端移位。

## 三、损伤机制

肱骨干骨折可由直接或间接暴力造成。最常见的损伤机制包括高处坠落时手外伸、摩托车祸伤以及上臂直接受力。极度肌肉收缩也可造成肱骨干骨折。老年人摔倒造成的肱骨干骨折往往不形成粉碎状。高能量损伤常造成粉碎骨折和软组织严重伤。某学者对肱骨干施加外力造成的实验性骨折显示，单纯的压缩力造成肱骨近端或远端骨折，折弯力造成典型的横断骨折。扭转力会造成螺旋形骨折。弯曲和扭转力结合可导致斜行骨折，并常伴有蝶形骨块。肱骨干骨折后的移位方向，根据骨折部位不同受不同肌肉牵拉的影响，会出现不同方向的移位.

## 四、骨折分类

AO/ASIF 对肱骨干骨折的分类是基于骨折的粉碎程度：A 型简单骨折，B 型有蝶块，C 型呈粉碎状，进一步将每一类型再依骨折形态分成不同的亚型。

## 五、临床表现与诊断

肱骨干骨折患者常主诉上臂疼痛、肿胀及畸形，有反常活动和骨擦感。对无移位的骨折患者的临床症状也许很轻。由于肱骨干骨折常由高能量暴力造成，所以医生应该特别注意合并症的检查。首先应处理危及生命的损伤，然后再对肢体做系统检查。若有指征则应使用多普勒探测脉搏来判断血管情况，用测压仪来监测筋膜间隔的压力。对肿胀严重或有较重组织损伤以及多发伤的患者更应注意仔细检查。

肱骨干的标准 X 线片应包括正侧位。X 线片中应包含肩、肘关节，这样可以识别合并的关节脱位或关节内骨折。照 X 线片时应转动患者，而不是转动肱骨干来获取正位和侧位，对粉碎性骨折或骨折移位大的患者，牵引下拍片可能有所帮助。有时对侧肱骨全长 X 线片对术前计划的制定也有所帮助。CT 扫描不常应用；对病理骨折，一些特殊的检查能帮助确定病变的范围，这些包括锝骨扫描、CT、MRI 检查。

## 六、治疗

### （一）手法复位外固定

按常规规定先将手法复位用的工具器械、牵引和外固定用品准备齐全，助手及术者各立其位。

1.麻醉

臂丛麻醉或 1%～2%普鲁卡因血肿内麻醉。

2.体位

伤员靠坐位或平卧位。伤肢放于适中位，即肩关节外展 90°，前屈 30°～45°，肘关节屈曲

90°,腕关节0°。前臂旋后中间位。

3.固定方法

(1)一般固定:用一布带经过伤侧腋窝,绕经胸前及背后向健侧牵引固定,作为对抗牵引,用一扩张木板撑开布带;助手一手将肘关节屈曲90°,一手握住肱骨远端缓缓牵引伤肢,逐渐纠正骨折端重叠、成角及旋转移位,以便手法整复骨折端侧方移位。此种助手的人力牵引亦可改用上肢螺旋牵引架进行,牵引效果更好。

(2)侧方加压手法复位整复骨折的侧方移位:术者用两手掌分别抵压于移位的两侧骨折端,用力互相对压,即可使骨折的移位整复。例如三角肌止点以上骨折者,术者用两手掌分;抵压于近侧骨折端的内侧和远侧骨折端的外侧,两手互相对压使骨折端复位;如三角肌止点以下(即肱骨中1/3处)骨折者,术者用两手掌分别抵压于近侧骨折端的前侧和远侧骨折端的后侧,两手互相对压使骨折端复位;肱骨下1/3部位骨折移位者,术者用两手掌分别抵压于移位的两骨折端的两个侧方,互相对压使骨折端复位。当骨折端复位后,助手将牵引力稍放松一些,使骨折端互相抵紧,以免再移位。再行外固定治疗。在骨折复位的过程中,如发现骨折端复位后有弹性样的再移位或术者两手掌对压整复时,骨折端可以勉强对位,但两手稍放松时,骨折端又再移位,应考虑骨折端间有软组织嵌入,可考虑切开复位内固定治疗。粉碎性骨折时,特别肱骨中下1/3处的粉碎性骨折易于损伤桡神经,手法复位时要根据骨折片移位情况,在牵引和对抗牵引下进行稳准的手法复位,肱骨干骨折引起上臂严重肿胀或在其他医院已行过手法复位者,不宜再行手法复位外固定者,最安全的办法是用尺骨鹰嘴克氏针持续牵引,使上臂肿胀消退,待上臂肿胀基本消退后再行手法复位外固定治疗。

(3)外固定方法:在骨折端移位整复满意后,固定治疗有以下几种。

①上肢石膏加外展架固定:骨折端复位后于牵引情况下,用上肢石膏加压塑形固定,使骨折端不致再移位,再用外展架固定。如为非稳定性骨折,在外展架上可行持续固定。

②U形石膏或O形石膏固定:多用于稳定性中、下1/3骨折复位后,将石膏绷带做成长石膏条,使伤肢屈肘90°。用石膏条绕过肘关节,经上臂前后侧交接于肩部,外用绷带包扎,加压塑形固定骨折端,并用三角巾悬吊前臂。

③夹板固定:骨折端移位整复后,在牵引情况下用夹板固定,如骨折端仍有轻度侧方或成角移位者或防止骨折端再移位时,均可用纸压垫加压矫正或维持骨折端的对位。纸压垫安放位置要根据三点挤压力维持骨折端复位原则,结合骨折端移位方向而定。肱骨干中1/3骨折做局部夹板固定;上1/3骨折时用超肩关节的夹板固定;下1/3骨折时,用超肘关节的夹板固定。夹板固定后,再用一块木托板托起前臂;并用三角巾悬吊于胸前。

(4)功能锻炼:当骨折复位外固定后,不论用何种方法外固定,于伤员无痛苦时,即开始伤肢未固定关节的功能活动锻炼,并加强全身的功能锻炼,使骨折能按时愈合。

### (二)切开复位内固定

1.适应证

(1)闭合性骨折:因骨折端间嵌入软组织或手法复位达不到功能复位的要求或肱骨有多段骨折者。

(2)开放性骨折:伤后时间在8小时以内,经过彻底清创术保证不会发生感染者。

(3)其他

①同一肢有多处骨和关节损伤者,例如合并肩关节或肘关节脱位或同侧前臂骨折者。

②肱骨骨折合并血管或桡神经损伤,需要手术探查处理者。

2.固定方法

(1)普通钢板螺丝钉固定:一般用于肱骨中1/3骨折,如横断型骨折或短斜型骨折,最好采用6孔钢板螺丝钉固定。普通6孔钢板内固定治疗肱骨干骨折,是一种传统的治疗方法,能维持肱骨干的对位对线,但对骨折端没有加压作用,骨折易发生分离和移动,同时术中尽量避免广泛剥离组织和骨膜,防止破坏了局部血供,影响骨折愈合。在中段骨折,易造成桡神经牵拉和压迫性损伤。术后要加用夹板或上肢石膏托外固定。

(2)加压钢板固定:使用方法及适应证与上同。加压钢板对骨折端有加压作用。断面接触紧密,特别自动加压钢板,在上肢肌肉收缩和重力的作用下,其接触面更大更紧,自动加压钢板的螺帽与钢板孔边之间可以滑动而产生自动加压,钢板材料强度坚硬,能承受骨折的张力,使骨折起到了有效的固定作用。因此骨折不易产生分离和移动,有利于骨折早期愈合,外固定可早期解除或不固定,避免了因固定时间过长,造成肌肉萎缩无力、骨质疏松和关节功能障碍。只要手术适应证选择合理,术中不广泛剥离组织和骨膜,避免牵拉桡神经时间过长,根据骨折类型和部位术后给予合适外固定,可以减少并发症的发生。加压钢板优于普通钢板。

(3)交锁髓内钉固定:特别是静力性交锁髓内钉适用中段及上段骨折或粉碎性骨折、多节段骨折以及病理性骨折治疗。可以通过闭合复位穿钉,不需剥离组织和骨膜,对骨折端血供影响小,骨折愈合率高,感染率低。在生物力学上,交锁钉除了拉伸刚度与加压钢板接近外,其抗轴向压缩、抗弯曲、抗扭转等性能均优于加压钢板,而没有内锁作用的肱骨髓内钉不能有效控制骨折端的分离和旋转,这是一种比较坚强的内固定,完全能够满足患肢术后早期进行主动功能锻炼的要求。文献报道交锁钉治疗肱骨骨折,其医源性桡神经损伤发生率较低。顺行插钉时,交锁髓内钉插钉部位通常选择在大结节内侧,骨锥在钻洞时必须穿透冈上肌腱及肩峰下滑膜囊,可能发生肩袖损伤,引起肩关节活动障碍、疼痛。根据不同的骨折类型,选择顺行或逆行髓内钉,顺行法适应于肱骨近中段骨折,逆行法适应于肱骨中远段骨折。

(4)锁定钢板固定:其特点雷同加压钢板,但由于对骨膜破坏少,同时对旋转控制强,愈合速度和质量均有一定程度的提高,带有瞄准器的锁定钢板可以进一步减少创伤以及对骨膜的剥离,不再特别强调解剖复位。目前经常的错误为钢板长度短,不符合桥式钢板的原则。部分医师目前常是采用经皮锁定钢板技术取得成功,但理论上存在桡神经侵袭的可能性,故不建议推广。锁定钢板固定植入的微创特点与取钢板非微创的矛盾尚未被很好地解决。

(5)外固定支架技术:曾经有一个时期外固定技术风靡,优点为创伤小,患者容易接受,住院时间减少;但不足也是非常明显,例如骨不连和延迟愈合发生比例高,小比例的针孔感染,神经损害等,需要有经验的医师定期调整外固定支架。但对于软组织状况不佳的病例,有时是良好的选择。

3.手术步骤

(1)钢板螺丝钉内固定:在臂丛麻醉或全身麻醉下,患者仰卧位,伤侧肩部稍垫高,伤肢放于胸前,以骨折部位为中心,做上臂前外侧纵切口,长约8cm,切开皮肤、皮下组织及深筋膜,显露三角肌，肱二头肌和肱三头肌，并从肱二、三头肌间隙纵行分开肌肉，显露骨折端，清除其间的血块，少剥离骨膜。中下1/3段骨折术中可显露并保护桡神经。骨折复位后6孔普通钢板或加压钢板螺丝内固定。按层缝合切口，使用普通钢板螺丝钉术后要加用夹板或上肢石膏托外固定。

(2)顺行交锁髓内钉：术前测量肱骨髓腔大小及尺度，选择合适的髓内钉。在臂丛麻痹或全身麻醉下，患者取仰卧位，患肢置于可透X线桌面，与C形臂X线机射线方向垂直。肩峰中点前方纵向切开皮肤2～3cm，纵行劈开三角肌，切开肩袖，骨锥穿刺于肱骨大结节内侧、肱骨大结节与肱骨头关节面边缘之间。插入导针，C形臂X线机辅助下闭合复位扩髓，扩髓时保持骨折复位，直至插入髓内钉。扩髓大小比实际所选髓内钉大1mm，髓内钉远端止于尺骨鹰嘴上方1～2cm，尾端埋入骨面5mm。先锁定远端锁钉，应置于椭圆形孔最远端，有利于术后骨折间加压，促进骨折愈合。加压后再给予近端锁钉。术后进行功能锻炼。文献报道交锁钉治疗肱骨骨折，其医源性桡神经损伤发生率为0～3%。多数学者认为是术中手法复位操作不当引起，建议轻柔操作，一旦复位，紧握骨折远端，保持复位条件下插入导针，扩髓，置髓内钉，这样可防止桡神经损伤和术中骨折端粉碎，如遇粉碎性骨折，扩髓锉需达远端髓腔内后再扩髓。远端锁钉的操作注意避免肱动脉、正中神经和尺神经损伤。近端锁钉的操作要注意在安全区内，上臂近1/3有90°的安全区，位于上臂近端后外侧象限，螺钉方向自后外向前内，避免过深。

(3)逆行交锁髓内钉：术前测量肱骨髓腔大小及长度，选择合适的髓内钉。在臂丛麻醉或全身麻醉下，患者取仰卧位，上肢外展，前臂自然下垂。患肢置于可透X线桌面，与C形臂X线机射线方向垂直。做肘后侧切口，于肱骨鹰嘴窝上方劈开肱三头肌长约6cm，显露鹰嘴窝及其近侧肱骨。整复肱骨骨折后，于鹰嘴窝近侧2.5cm处钻孔，扩至1cm宽、2cm长，注意肱骨下端骨质较硬，钻孔时较为困难。用空心扩髓器沿导针扩孔，将髓腔直径扩至大于髓内钉直径1mm。通过导针测量髓内钉长度。插入髓内钉时尽量用手推入，仅在必要时轻柔捶击。髓内钉通过骨折线后立即矫正旋转移位，使大结节与外上髁在同一直线上，钉的近端距肱骨结节不应少于2cm，远端不应深入髓腔1cm，先锁定近端锁钉，加压后再给予近端锁钉，术中注意避免神经、血管损伤。缝合伤口，术后进行功能锻炼。

(4)螺丝钉(加压螺丝钉)固定：适用长斜行或长螺旋形骨折。将骨折端复位用2或3枚螺丝钉内固定，术后必须加有效的外固定。也可以作为组合技术的一个要素使用。

3.并发症处理

(1)神经损伤：以桡神经损伤为最多见，肱骨中下1/3骨折，易由骨折端的挤压或挫伤引起不完全性桡神经损伤，一般于2～3个月，如无神经功能恢复表现，再行手术探查。在观察期间，将腕关节置于功能位，使用可牵引手指伸直的活动支架，自行活动伤侧手指各关节，以防畸形或僵硬。耐心的认真的肌电图检查可以提供有价值的信息。

(2)血管损伤：在肱骨干骨折并发症中并不少见，一般肱动脉损伤不会引起肢体坏死但也可造成供血不足，所以仍应手术修复血管。应着力于早期发现早期探查。

(3)骨折不连接

①在肱骨中下 1/3 骨折常有见到,导致骨折不愈合的原因有很多,其中与损伤暴力、骨折的解剖位置及治疗方法有较大关系,创伤及反复多次的复位使骨折处的骨膜及周围软组织受到严重损害,骨折端软组织内的血管受到严重损伤,造成骨折修复所需的营养供应中断,从而影响骨折的愈合。骨折的解剖位置亦影响骨折的愈合,骨折线在三角肌止点以下,这类骨折仅用小夹板或石膏托外固定加颈腕吊带悬吊,在长斜行及螺旋形骨折易致缩短,在横行及短斜行骨折则容易分离,这是导致需要多次复位的重要原因,亦是骨折不愈合的原因之一。过早拆除外固定、手术时损害了血供、适应证选择不当、骨折端间嵌有软组织。

②肱骨三段或多段骨折未能妥善处理,一般采用植骨加内固定治疗。术后感染也造成骨小连接。特别是内固定不正确、不牢固是切开复位病例失败的主要原因。骨折的愈合是一个连续不断的过程,在整个过程中应无发生再移位的不良应力的干扰,尤其是剪切及旋转应力,因此骨折端必须得到合理的固定。在正常的骨折愈合过程中,膜内骨化与软骨骨化是同时进行的,在骨折端反复存在不良应力的干扰下,来自骨髓腔、骨膜及周围软组织的新生血管的形成和相互间的对接过程受到影响,膜内骨化与软骨骨化将会变得缓慢甚至终止,使骨折愈合延迟或不愈合。

(4)畸形愈合:因为肩关节的活动范围大。肱骨骨折虽有些成角、旋转或短缩畸形,也不大影响伤肢的活动功能,但如肱骨骨折移位特别严重,达不到骨折功能复位的要求,严重地破坏了上肢生物力学关系,以后会给肩关节或肘关节带来损伤性关节炎,也会给伤员带来痛苦,因此对青壮年及少年伤员,在有条件治疗时,还是应该施行截骨术矫正畸形愈合。如为肱骨干骨折成角畸形明显,需要进行截骨矫正者,截骨的部位选肱骨颈骨松质部为好,否则,于肱骨干骨折部截骨可产生骨不连;如当肱骨颈骨折严重畸形者,更应于肱骨颈部做截骨矫正治疗。

(5)肩、肘关节功能障碍:多见于老年伤员。因此对老年伤员不但不能长时间使用广泛范围固定,还要使伤员尽早加强肌肉、关节功能活动,若已经发生肩或肘关节功能障碍,更要加强其功能活动锻炼,并辅以理疗和体疗,使之尽快恢复关节功能。

## 第六节　前臂骨折

### 一、前臂解剖生理

前臂由并行的尺桡两根长骨组成,尺骨上端膨大,下端细小;桡骨上端则细小,而下端膨大,尺桡骨上端互相构成上尺桡关节,并与肱骨下端构成肱尺关节及肱桡关节;尺桡骨下端互相构成下尺桡关节,桡骨下端与腕骨构成桡腕关节;上下尺桡关节主前臂旋转活动,前臂的旋转活动包括桡骨的自转和桡骨围绕尺骨的公转活动;前臂旋转的轴线位于自桡骨头中心到尺骨下端中心的连线上。从前臂掌侧正面观,见尺骨较直,桡骨中部约有 9.3°的弧度凸向背侧;此两骨的弧度均有利于前臂旋转活动。前臂旋转活动是桡骨围绕着尺骨,两骨间有骨间膜紧密相连,可以任意做旋前和旋后活动。

### （一）尺桡骨

桡骨本身具有两个弯曲，称为旋转弓。桡骨颈斜行向远侧及尺侧，桡骨干的近侧则斜行向远侧及桡侧，两侧之间形成了一个夹角，称为旋后弓，恰处于桡骨结节的水平。桡骨干的远侧斜行向远及尺侧，与近侧段之间又形成了一个夹角，称旋前弓，此角恰位于旋前圆肌粗隆处。旋前弓和旋后弓分别处于桡骨远近端连线（桡骨旋转轴）的两侧。这两个旋转弓并不在同一平面上，以致桡骨的正侧面都可以见到这个弯曲。尺骨近端的冠状突、鹰嘴突所围成的半月切迹，与肱骨的滑车构成关节，称肱尺关节，为解剖上肘关节的主要部分。远端变圆形成尺骨小头，小头远侧为圆形关节面与三角纤维软骨盘相对；侧方的拱桥形关节面与桡骨的尺侧切迹关节面相关节，称下尺桡关节，尺骨远端 1/3 处有轻度的向尺侧的弯曲。

### （二）上尺桡关节

为桡骨头与尺骨桡侧切迹构成关节，由附着在尺骨桡侧切迹前后缘的环状韧带包绕桡骨头，防止脱位，因环状韧带是一个坚韧具有一定弹性的纤维束，能够保持桡骨头在旋转时的一定张力。起于尺骨桡侧切迹下缘，止于桡骨颈的方形韧带，有一定限制桡骨旋转作用，当前臂旋前时，方形韧带后部纤维紧张，防止桡骨过度旋前；当前臂旋后时，方形韧带前部纤维紧张，防止桡骨过度旋后。上尺桡关节的活动主要是桡骨头在环状韧带、尺骨桡侧切迹及肱骨小头的关节腔内运动，在前臂旋转轴上做自转的旋转活动。

### （三）下尺桡关节

由尺骨头、桡骨尺侧切迹、三角软骨和掌背侧韧带组成，下尺桡关节的活动主要是桡骨远端围绕尺骨头旋转，前臂旋前时下尺桡背侧韧带变为紧张，前臂旋后时，掌侧韧带变为紧张，以限制前臂过度的旋转活动。当下尺桡关节对合不佳或其他病变使前臂旋转活动受限时，切除尺骨头即可消除下尺桡韧带和三角软骨对下尺桡关节束缚作用，可以增加前臂的旋转活动。

### （四）前臂骨间膜

骨间膜是一致密的纤维结缔组织，膜状，远近侧均较薄，而中部较厚韧。掌侧纤维起于尺骨骨间嵴，斜向近侧止于桡骨骨间嵴；背侧纤维则方向相反，走向近侧和尺侧。近侧部有一束加厚的纤维称为斜索。前臂骨间膜不仅为前臂肌肉提供止点，也由桡骨向尺骨传导应力。更重要的是骨间膜为前臂的旋转活动，限定了一个最大的活动范围。前臂的旋转活动是不能超越此范围的，否则将受到骨间膜的制约。当前臂中立位时，两骨中部距离最宽，为 1.5～2.0cm，此时骨间膜上下一致紧张，亦为最紧张，两骨的骨间嵴互相对峙，很稳定，旋后位次之，旋前位骨间隙最窄，骨间膜最松弛，骨间嵴亦不对峙，两骨间的稳定即消失。骨间膜的瘢痕挛缩将造成前臂旋转功能障碍。

### （五）前臂肌群

上 2/3 肌肉丰富，下 1/3 多是肌腱，因而上部粗下部细，外形椭圆，前臂有四组肌肉：①屈肌群起于肱骨内上髁；②伸肌群起于肱骨外上髁；③旋前肌群，即为旋前圆肌和旋前方肌；④旋后肌群，即为旋后肌、肱二头肌及肱桡肌等。此四组肌肉的作用，可使前臂旋转，能够伸腕伸指和屈腕屈指，由于前臂肌肉多是跨关节或跨尺桡两骨的，故若前臂发生骨折，亦可导致骨折端的各种移位，如骨干骨折端的侧方重叠及成角移位，主要为前臂伸屈肌群的作用，而骨折端的旋转移位主要为旋前或旋后肌群的作用。由于骨折部位的不同，前臂骨折端产生的移位也有不同，手法复位外固定治疗时，均需注意肌肉的牵拉作用，使之易于整复。

## 二、桡尺骨双骨折

### （一）损伤机制

前臂受到不同性质的暴力，会造成不同特点的骨折。

1.直接暴力

打击、碰撞等直接暴力作用在前臂上引起的尺桡骨骨折，骨折线常在同一水平，骨折多为横形、蝶形或粉碎性。

2.间接暴力

暴力间接作用在前臂上，多为跌倒时手掌着地，暴力传导至桡骨，并经骨间膜传导至尺骨。桡骨中上 1/3 处骨折常为横行、短斜行或带小蝶形片的粉碎骨折。骨折常向掌侧成角，短缩重叠移位严重，骨间膜损伤较重。骨折水平常为桡骨高于尺骨。

3.绞压扭转

多为工作中不慎将前臂卷入旋转的机器中致伤，此种损伤常造成尺、桡骨的多段骨折，易合并肘关节及肱骨的损伤。软组织损伤常较严重，常有皮肤撕脱及挫裂，多为开放骨折。肌肉、肌腱常有断裂，也易于合并神经血管损伤。尺、桡骨骨折的损伤机制则是多样化的。

### （二）骨折分类

桡尺骨骨折通常根据骨折的位置、骨折的形式、骨折移位的程度、骨折是否粉碎或是否有骨缺损以及骨折闭合或开放进行分类。每一因素都对骨折治疗的选择和预后有影响。

较为常用的是矫形创伤协会分类方法及 AO 组织关于长管状骨骨折的综合分类，但前臂的骨折分类在临床应用并不广泛。

为了描述的方便，根据尺、桡骨长轴上的位置将其分为 3 部分。

桡骨近段：桡骨结节至桡骨弓的起始部；桡骨中段：整个桡骨弓（远至骨干开始变直处）；桡骨远段：桡骨弓远点至干骺端分界处。尺骨的划分与桡骨平齐。上下尺桡关节损伤对尺桡骨骨折的治疗和预后有很大影响，因此，判断尺桡骨骨折是否合并上下尺桡关节损伤是绝对必要的。有效的治疗要求将骨折和关节损伤作为一个整体进行处理。

### （三）临床表现

在成人，无移位的尺桡骨骨折罕见。症状和体征包括疼痛、畸形、前臂和手部的功能丧失。检查者不能尝试引出骨擦感，这既引起患者疼痛，也易加重软组织损伤。但在闭合整复时，要感觉骨折复位时的错动。

物理检查包括详细的桡神经、正中神经、尺神经的运动和感觉功能的评价。神经损伤在尺、桡骨骨折的闭合损伤中并不常见。需仔细检查前臂的血运情况及肿胀程度。如果前臂肿胀明显且张力大，可能已经存在骨筋膜间室综合征或正在进展中。必须详细检查以判定或除外这种情况。判定骨筋膜间室综合征最有价值的临床检查是手指被动伸直活动，如果出现前臂疼痛或疼痛加剧，则很可能存在骨筋膜间室综合征，而桡动脉搏动存在并不能排除骨筋膜间室综合征。如果患者失去感觉或不配合，需测定筋膜间室压力。确诊后需立即进行切开减张。

开放骨折，尤其是枪伤，通常合并神经及大血管的损伤。对此必须仔细地判定。开放性骨折需要紧急治疗。首先应在伤口上加盖无菌敷料。在急诊室探查伤口是错误的，这很容易将污染带至深层，增加感染机会。在手术室正规清创时可以更加客观和全面地评价软组织损伤程度。

尺桡骨骨折的X线表现决定于损伤机制和所受暴力的程度。低能量损伤的骨折线通常为横断或短斜行，而高能量损伤的骨折线常为严重粉碎或呈多段骨折，常合并广泛的软组织损伤。对可疑前臂骨折，至少应拍摄前后位和侧位X线片，有时需要加拍斜位片。X线片上必须包括肘和腕关节。准确的影像学判定可能需要拍上下尺桡关节多视角的X线片，以决定是否存在关节的脱位或半脱位。通过桡骨干、桡骨颈以及桡骨头中心的直线在任何投射位置都应通过肱骨小头的中心。合并的关节损伤对诊断是至关重要的，它对治疗和预后有重要影响。在普通前后位及侧位X线片上，很难判定前臂的旋转力线。通过改良的Evans方法常有帮助。

### （四）治疗方法

包括石膏制动、钢板螺丝钉固定、髓内针固定以及外固定架固定等。每种方法都有其适应证。绝大多数的尺桡骨骨折能够通过解剖复位、稳定的钢板固定以及早期的功能锻炼而得到有效治疗。

手术与非手术的选择移位的尺桡骨骨折主要通过手术治疗。一般不能采用闭合复位的保守疗法，除非患者有手术禁忌证。手术治疗的适应证如下。成人无移位的尺桡骨骨折极少见。

1.*石膏制动*

（1）要点：对无移位的骨折用塑形好的长臂石膏制动于肘关节屈曲90°，前臂中立位。石膏应从腋窝至掌指关节，保证手指充分活动。骨折有可能在石膏内发生成角。如果颈腕吊带托在骨折远端的石膏部分，当前臂近端的肌肉肿胀消退或萎缩时，因为前臂远端的软组织少，石膏仍保持贴服，骨折发生成角畸形。防止这种成角的方法是在骨折处近端的管形石膏上固定一钢丝环，颈腕吊带通过钢丝环使用。无论多么理想的石膏外固定，无移位骨折都有可能发生移位。因此，在骨折后的4周内应每周拍摄1次X线片，严密随诊，一旦发生移位，应切开复位内固定。

（2）严格掌握闭合复位、石膏制动的适应证：由于解剖结构的特点，闭合复位很难使尺桡骨骨折获得满意的复位及保持良好的位置。对绝大多数移位的尺桡骨骨折不建议常规进行闭合复位、石膏制动。闭合复位治疗的尺桡骨骨折，最终结果不满意率高，且不愈合及畸形愈合率较高。当骨折发生在尺桡骨远端时，闭合整复的结果比较满意。

（3）整复的技巧：闭合整复时，必须使肌肉松弛，最好在臂丛或全身麻醉下进行。X线透视下，屈肘90°，对牵引部位进行保护，牵引拇、示、环指及上臂下段，直接触摸下对尺骨进行复位。根据桡骨结节位像，将前臂置于适度的旋后位置对桡骨进行整复。当骨折对位对线满意后，用包括肘关节的石膏固定并完善塑形。拍前后及侧位X线片评价复位。不能达到接近解剖复位的任何位置都不能接受。根据桡骨骨折的位置，前臂通常置于旋后或中立位进行制动。

外伤产生的尺桡骨弓形骨折（塑性弯曲）少见，可导致前臂旋转功能的严重障碍。如果怀疑这种情况，应拍健侧X线片进行对比。纠正这种畸形所需力量很大，容易造成移位骨折，且外固定难于控制骨折端的位置。文献中建议最好行髓内针固定,但积水潭医院有数例通过闭合整复获得良好功能的病例。

(4)石膏制动后的处置:鼓励患者进行手指的主动屈伸活动以利消肿,每日数次,间歇进行,仔细观察手部的血液循环以及运动能力,直到肿胀消失。如发现血液循环有问题,应立即剖开石膏及衬垫。缺血挛缩远比骨折错位的后果严重。

石膏制动后的1个月内应每周拍摄1次X线片进行复查:以后,每2周复查1次,直至骨折愈合。可于4～6周时更换石膏1次,应注意此时即使存在一些骨痂,骨折仍有发生成角的可能。

2.切开复位内固定

(1)手术时间:移位的成人尺桡骨骨折应尽早进行内固定,最好在伤后24～48小时内。除非合并其他严重损伤不允许手术。尽早手术无论是在手术操作还是在功能恢复方面均有好处。

(2)手术入路:除非血管有损伤,手术应在止血带下进行。对桡骨骨折,一般采用掌侧Henry切口。入路在肱桡肌与桡侧腕屈肌之间。对桡骨远1/3及近1/3骨折应将钢板放在掌侧,虽然这违背钢板应放在张力带侧(背侧)的原则,但掌侧软组织覆盖好,且掌侧骨面平整,易于置放钢板,并非单纯依赖张力带理论。对桡骨中1/3骨折最好将钢板置放在桡侧,塑型适宜的钢板置放在桡侧可以最好地保持桡骨最大弧度,但将钢板放在掌侧更易操作。过去常采用的背外侧Thompson切口,入路在桡侧腕短伸肌与指总伸肌之间,因容易损伤骨间背侧神经而越来越少被采用。该切口在中远段受到拇长展肌和拇短伸肌的影响使操作不便且背侧骨面不平整也较少应用。对尺骨骨折,沿尺骨嵴偏前或偏后切口,使皮肤切口在肌肉上方,而不是直接在骨嵴上方。尽量使尺、桡骨切口之间的皮肤宽度最大。入路在尺侧腕伸肌与尺侧腕屈肌之间,钢板可置放在掌侧或背侧骨面,取决于骨面与钢板适合的情况或粉碎骨块的位置。

(3)钢板螺丝钉内固定:动力加压钢板(DCP)固定治疗前臂骨折是目前大多数学者首选的方法。其要点为:①骨折部位的显露:术中应在骨膜下切开暴露骨折端,但应最小程度的剥离骨膜,即仅在骨折部位及置放钢板的位置剥离骨膜。取Henry切口时,切开旋前圆肌止点时应将前臂旋前,因旋前圆肌止于桡骨背侧,这样可避免切断肌肉组织,减少出血;切开旋后肌止点时则应将前臂旋后,因旋后肌止于桡骨掌侧。②钢板螺丝钉的选择:钢板的长度要根据钢板的宽度、骨折的形态以及骨折碎块的数量来选择。一般每一主骨折段至少要用3枚螺丝钉固定。现在多采用3.5mm系列动力加压钢板(DCP),因为4.5mm的动力加压钢板在钢板取出后再骨折的发生率明显高于3.5mm系列的钢板。当骨折不稳定或骨折粉碎严重时,需适当增加钢板的长度。置放钢板时,使骨折两端的钢板长度尽量保持一致,以便没有螺丝钉离骨折线的距离小于1cm,否则会在螺丝钉孔和骨折之间产生劈裂,损害固定效果。因此,最好选用较长的钢板,使接近骨折的1个钉孔不拧入螺丝钉。对斜行骨折,要在另一个方向单独应用拉力螺丝钉或通过钢板应用板块间拉力螺丝钉。通过骨折或相关骨块的拉力螺丝钉固定,可使固定的稳定性增加40%。③骨折的复位:尽可能地将粉碎的骨板块保留并与主要骨折块之间用拉力螺丝钉固定,以获得折块间加压。当尺、桡骨双骨折时,需将2处骨折分别暴露,在应用钢板固定前,将2处骨折都进行复位并临时固定,否则,当先固定一处骨折而复位另一处骨折时,先行的固定和复位有可能失效。对不稳定骨折，可先用1枚螺丝钉将钢板与一侧骨段固定，然后再将骨折另一端与骨钢板复合体复位，采取这种方法，软组织剥离较小，且较易处理骨折端粉碎骨块。桡骨钢板的准确塑型可以防止人为的桡骨弧度的改变。为了保持正常的桡骨弧度，将钢板轻微倾斜置放到骨干长轴上是可以接受的。

(4)切口的关闭：术后要求只缝合皮肤及皮下，不要缝合深筋膜。前臂深筋膜很紧，如勉强缝合，其水肿和出血会使前臂骨筋膜间室压力增加，可能引起缺血性挛缩。术后应放置引流，以减轻血肿及肿胀，术后24小时后拔除。

(5)术后处理：要根据每例患者的具体情况进行处理。如骨折粉碎不严重，内固定稳定，术后不需要外固定，可用敷料加压包扎，抬高患肢直到肿胀开始消退。患者麻醉一恢复，即应指导患者开始行肘部、腕部及手指的轻微主动活动。术后10天左右，患者通常基本恢复前臂及相邻关节的活动范围。如果患者不能很好配合或没有获得稳定的内固定，加压包扎后，可用前臂"U"形石膏制动10～12天。伤口拆线后，再用长臂石膏托制动。石膏托必须在X线片显示有骨愈合后才能去除，通常在术后6周以后。在有骨愈合证据以前，应禁止患者参加体育活动及患肢持重物。定期复查，每月1次，每次拍X线片。在获得稳定内固定的情况下，很难确定骨愈合的准确时间。如果没有不愈合的放射学征象存在，如激惹性骨痂、骨折端骨吸收或螺钉松动，也没有临床失败的征象，如感染和疼痛，则可认为愈合在正常地发展。X线片上显示骨折线消失，且没有刺激性骨痂，是骨折愈合的确切指征，平均愈合时间一般为8～12周。

3.髓内针固定治疗尺桡骨骨折

鉴于尺桡骨形态的复杂性以及骨折后要求解剖复位，一般不能应用髓内针治疗尺桡骨骨折。因为髓内针固定难于使骨折解剖复位，尤其是很难控制骨折端的旋转。仅在某些特殊情况下应用，其适应证：节段性骨折；皮肤条件差(如烧伤后)的患者；加压钢板术后内固定失效及不愈合；多发骨折患者的前臂骨折；骨质疏松患者的前臂骨折等。

### (五)并发症

1.不愈合和畸形愈合

尺、桡骨骨干骨折的不愈合率相对较低。Anderson报告的330个(244例)尺、桡骨骨折应用加压钢板内固定的病例中，有9例不愈合(2.7%)，4例迟延愈合(1.2%)。通常由于感染、开放复位及内固定不稳定或没有获得满意的复位以及采取闭合复位进行治疗。准确的切开复位和稳定内固定一般能够控制不愈合的发生。对不愈合者通常需要2次手术治疗。

2.感染

尽管采取了各种措施防止感染，一些开放骨折和切开复位的闭合骨折仍会发生感染。在一些有广泛软组织损伤的患者中，其发生率较高。Stern和Drury报告3.1%(2/81)出现了骨髓炎，2例均有广泛软组织挫伤。如发生感染，需要切开伤口进行引流、扩创和充分灌洗。要进行伤口分泌物培养和药物敏感试验，并应用合理的抗生素进行治疗。浅表的感染通常仅应用抗生素即可。对较深的感染，则需要切开伤口进行引流或使用石膏外固定。如内固定没有失效，则不需要取出。尽管有感染存在，通过切开引流和应用抗生素，许多骨折仍能够获得骨折愈合。骨折愈合后，则可取出内固定物。

对内固定物失效和明显不愈合的晚期感染，应取出内固定物及所有死骨；开放伤口进行换药并放置灌洗装置。如果扩创后骨折端有骨缺损，通过换药消除感染后，可用一长钢板固定骨折并进行植骨。术前要作一系列检查以确保植骨安全。另外，有时可应用外固定架固定。如骨缺损超过6cm，则可行带血管蒂的游离腓骨移植以桥接骨缺损。

3.神经损伤

神经损伤在尺桡骨闭合性骨折和仅有小伤口的开放性骨折中少见，通常发生在合并广泛软组织缺损的损伤中。在这种损伤中，如果主要神经失去功能，应在清创时进行探查，以发现神经连续性是否完整的如伤口清洁，软组织床充分，可行一期修复；否则可将两端进行缝合，并与邻近的软组织进行固定，阻止其回缩，为晚期修复创造条件。若神经损伤是手术所致，则应作如下处理：部分神经损伤可观察数周或数月，看是否有恢复，如术后3个月无恢复，应行探查术；完全损伤时，且进行手术时未显露神经，则应在术后数小时或数天进行探查，以发现神经损伤是否由于钢板压迫或缝合所致；如果在术中观察到神经，而且术者确信神经没有损伤，则不必进行探查，等待神经恢复是合适的处理。

4.血管损伤

如果尺、桡动脉功能正常，侧支循环好，损伤其中任何一支，对手的血运没有明显影响。因此，当一支动脉损伤时，可给予结扎处理。除非在几乎离断的开放性创伤中，出现两支主要动脉均发生撕脱的情况，此时，通常神经、肌腱和骨骼的损伤也非常严重，有可能需要进行截肢术。但在一些合适的病例可行断肢再植或血管吻合。

5.骨筋膜间室综合征

前臂筋膜间室综合征通常与骨折合并有肱骨髁上骨折、前臂刀刺伤、软组织挤压伤以及术中止血不彻底或关闭伤口时缝合深筋膜有关。以往诊断筋膜间室综合征总结出“SP”征，即疼痛、苍白、感觉异常、麻痹瘫痪、脉搏消失。前臂掌侧张力大、手指被动过伸疼是早期诊断骨筋膜间室综合征的重要依据。存在桡动脉搏动也不能排除骨筋膜间室综合征。对感觉迟钝、疼痛抑制或神志不清醒的患者应作筋膜间室压力测定，以确定诊断，避免延误治疗。当组织压升高达40～45mmHg(舒张压为70mmHg)时，应考虑进行切开减张术。当组织压大于或等于舒张压时，组织灌注停止，即使远端动脉存在搏动也应该进行切开减张。切开减张时，应从肘关节到腕关节作广泛的筋膜切开，包括纤维束及腕横韧带。可通过术中关闭切口前放松止血带并进行彻底止血、不缝合深筋膜而只缝合皮肤和皮下而避免手术后的骨筋膜室综合征。

6.创伤后尺、桡骨骨桥形成(交叉愈合)

尺、桡骨交叉愈合发生率较低。骨桥形成常出现在有下列情况时：①同一水平粉碎、移位严重的双骨骨折；②前臂挤压伤；③合并颅脑损伤；④植骨位于尺、桡骨之间；⑤经同一切口暴露尺、桡2骨；⑥感染；⑦螺钉过长穿过骨间膜。如果发生交叉愈合后前臂固定于较好的功能位置，最好不作任何处理；如前臂位置不佳，可通过截骨将前臂置于较理想的功能位置。有时可以尝试进行骨桥切除，曾有获得较好功能的报道。切除后应彻底止血，并在骨桥切除的部位植入软组织进行隔开。

7.再骨折

包括钢板取出过早、原骨折部位再骨折以及创伤引起钢板一端部位的骨折。加压钢板提供了坚强内固定，传导到前臂的正常应力受到钢板的遮挡，从而使骨骼受到的应力减弱，坚强内固定后的钢板下皮质骨变薄、萎缩，几乎成松质骨的特点，如果软组织剥离广泛，缺血性坏死和再血管化会进一步减弱皮质骨的强度。过早取出钢板，即使较小的创伤也可引起原骨折部位或邻近部位的骨折。骨折愈合后，只有当①钢板位于皮下引起患者明显不适；②患者计划重返原来的对抗性体育活动时，才考虑取出钢板。如果要取出钢板，至少应在术后18个月以上。过早取出钢板，再骨折的发生率较高。钢板取出后，上肢应至少保护8周，并避免较强的外力活动，6个月后再完全恢复正常活动。再骨折与以下因素关系密切：①原始损伤能量高，压砸、开放损伤或多发损伤发生率高；②粉碎骨折原始复位时未获得理想的复位与加压；③X线片显示骨折未完全愈合。

## 三、桡尺骨开放骨折

### （一）概述

桡尺骨开放骨折的发生率较高，在全身的骨折中，其发生率仅低于胫骨骨折。其高比例与桡尺骨骨折损伤机制中高能量损伤的频率以及桡尺骨位置较浅有关。

### （二）骨折分类

应用Smith以及Gustilo和Anderson改良的分类方法，尺桡骨开放骨折可分为3型：

Ⅰ型：伤口清洁，小于1cm。

Ⅱ型：伤口大于1cm，没有广泛软组织损伤、皮瓣或撕脱。

Ⅲ型：节段性开放骨折，合并广泛软组织损伤的开放性骨折或创伤性截肢。

1984年，Gustilo等人又将第Ⅲ型分为A、B、$C_3$个亚型。ⅢA型：枪伤，骨折有足够的软组织覆盖，不论是否有广泛软组织撕裂伤、皮瓣或高能量创伤，不考虑伤口大小；ⅢB型：农业损伤，合并广泛软组织损伤、骨膜剥离和骨骼外露，通常伴有严重污染；ⅢC型：开放性骨折合并需要修补的血管损伤。第Ⅰ、Ⅱ型伤口明显多于第Ⅲ型伤口，通常由骨折片的尖端刺破皮肤造成。

### （三）治疗方法

1.治疗步骤

进行细微而广泛的清创后，必须对骨折进行一期切开复位内固定或外固定架固定。如果不能准确判断软组织是否仍然存在血运，可以在2～3天后再次甚至多次扩创术。

如果没有感染迹象，术后静脉应用抗生素2天。对植皮的开放伤口，应在2天后再给予口服抗生素5～7天较为安全。如果开放伤口较清洁，没有感染迹象，可在关闭或覆盖伤口时进行植骨。近年来，大多数学者认为，如果清创彻底，一期内固定是安全可靠的。

2.伴随软组织损伤的处理

ⅢB及ⅢC型损伤，不采用某种形式的固定，则处理软组织损伤极其困难。外固定架可对骨折提供较好的稳定，有利于对软组织进行修复。提倡对软组织进行早期重建，结果明显好于晚期重建者。

3.外固定架的应用

对合并软组织缺损、骨缺损和严重粉碎的开放性尺桡骨骨折，外固定架的应用越来越广泛。它们有3种基本的类型：Hoffmann单边单平面型、Hoffmann双边双平面型以及Hoffmann-Vidal贯穿型。由于有损伤血管神经组织的危险，贯穿固定的外固定架在前臂骨折中的应用受到了一定的限制。应用外国定架的指征如下：

(1)合并严重的皮肤和软组织开放损伤。

(2)合并骨缺损或骨折粉碎需维持肢体长度。

(3)合并软组织缺损的开放性肘关节骨折脱位而不能应用内固定者。

(4)某些不稳定的桡骨远端关节内骨折。

(5)感染性不愈合。

4.内固定与外固定的灵活应用

无论选择内固定或外固定架，都应根据具体情况而定。对某些患者-骨应用内固定，而对另一骨用外固定架固定可能是最好的固定方法，尤其是一些长骨远、近端的骨折。当选择内固定时，要保证固定的强度来稳定前臂骨折，以便对伤口进行处理。和处理其他开放骨折一样，对伤口进行充分的冲洗和彻底的清创是最重要的。在急诊室进行伤口培养后，应静脉应用抗生素，并在术中和术后继续应用。注意必须注射破伤风抗毒素。

## 四、单纯桡骨干骨折

由于前臂肌肉较完整地覆盖桡骨近2/3，单纯桡骨干骨折在成人少见。绝大多数能够导致桡骨骨折的损伤，也常可造成尺骨骨折，而且在日常的功能状态下，桡骨的位置较之尺骨更不容易受到外力的直接损伤。

无移位的桡骨干骨折极少见，通常行长臂石膏或前臂U形石膏制动，前臂置于轻微或完全旋后位，旋后程度取决于骨折端是位于旋前圆肌止点以上还是以下。石膏制动后骨折仍有可能发生移位，起初的几周内应定期拍X线片复查，直到骨折愈合才能去除石膏。

移位的桡骨骨折最好行切开复位内固定(ORIF)。由于近骨折段很短，行钢板内固定较为困难，但通常骨折近段可用2或3枚螺丝钉固定。建议行前方Henry切口，切口的近段应至肘关节，以便充分显露神经、血管结构。必须辨认并分离桡侧血管返支，分离并保护桡神经及其浅、深支，应翻起旋后肌的尺侧缘以免损伤桡神经深支。如果必须切开环状韧带以便显露，则应在关闭切口前予以修补。术后处理同尺、桡骨切开复位内固定术后。

## 五、Galeazzi骨折

### (一)概述

其发生率为前臂骨折的3%～6%。可能在原始损伤时出现下尺、桡关节半脱位，也可能在治疗中逐渐产生下尺、桡关节半脱位。Campbell曾称这种骨折为“必须骨折”，意思是要获得良好的功能，必须采取切开复位内固定。

该损伤难于复位及复位后难于维持的4个主要因素：①即使进行石膏固定，手部的重力作用仍会引起下尺桡关节半脱位及骨折向背侧成角；②位于掌侧的旋前圆肌的作用，可使桡骨向尺侧靠拢，并牵拉其向近侧及掌侧移位；③肱桡肌的收缩可使远骨折段旋转并向近侧移位；

④拇外展肌及拇伸肌可使桡骨远骨折段向尺侧靠拢，向近侧移位。

### （二）损伤机制

Galeazzi 骨折脱位可因直接打击腕关节或桡骨远 1/3 的桡背侧而造成；也可因跌倒时，前臂旋前，手掌撑地时外力传导所致；还可因机器绞伤而造成。其发生率为 Monteggia 骨折脱位的 3 倍。

### （三）临床表现与诊断

症状和体征与创伤严重程度有关。移位不明显的骨折仅有疼痛、肿胀和压痛；骨折移位明显时，桡骨短缩、成角、下尺桡关节压痛、尺骨头向背侧膨出。多为闭合骨折，发生开放性骨折时多为桡骨近骨折端穿破皮肤所致，伤口较小。合并神经、血管损伤者罕见。

X 线表现：骨折部位通常位于桡骨中下 1/3 交界处，为横断或短斜行，粉碎多不严重。若桡骨骨折移位显著，下尺、桡关节将出现半脱位或完全脱位。正位 X 线片上，桡骨短缩，下尺、桡关节的间隙增大；侧位 X 线片上，桡骨骨折通常向背侧成角，尺骨头向背侧突出。下尺、桡关节损伤通常是单纯韧带损伤，但有时也会造成尺骨茎突撕脱骨折。

### （四）治疗方法

1.治疗及固定方法的选择

由于 Galeazzi 骨折脱位中阻碍骨折复位的力量强大，闭合复位的治疗效果较差。即使原始骨折无移位，在石膏固定过程中发生移位的可能性也较大。要获得良好的旋转功能，并避免关节紊乱及关节炎的发生，必须使骨折获得解剖复位。进行切开复位内固定是必然的选择。

由于桡骨远端髓腔宽大，髓内针不能有效的控制骨折端的旋转及短缩移位，进行钢板螺丝钉内固定是最好的固定方法，但钢板要足够长，螺丝钉在 2 层皮质均应获得良好的把持。

2.手术入路

取前方 Henry 切口，由桡侧腕屈肌和肱桡肌之间进入。将桡动脉及伴行静脉拉向尺侧，肱桡肌和桡神经浅支拉向桡侧，其他结构均拉向尺侧。骨折几乎总是位于旋前方肌止点的上界处，切断旋前方肌的桡骨止点并将其翻向尺侧即可显露骨折断端。

3.骨折复位

骨折通常粉碎不严重，但如有粉碎骨块，应尽可能将其复位。较大的蝶形骨块需要先与主骨折段复位并用拉力螺丝钉固定后，再复位主骨折端。骨折复位前要先选定合适长度的钢板。

4.钢板的应用

桡骨掌侧平坦，有利于置放钢板。单纯横断骨折，一般用 6 孔 3.5mm 系列的钢板固定即可，如骨折呈粉碎状或呈斜行时，可用 8 孔钢板：骨折线两端尽量使钢板等长，以保证骨折端的每一侧至少有 3 枚 3.5mm 螺丝钉固定，且没有螺丝钉离骨折线小于 1cm，必要时接近骨折处的钢板钉孔不用螺丝钉固定。骨折线呈横断时，可用钢板使骨折端获得加压；如骨折为斜行，可用拉力螺丝钉使骨折端获得加压。如皮质骨螺丝钉不能有很好的把持，应更换为松质骨螺丝钉，尤其是在骨折远端。有时钢板需要塑形以适应桡骨远端的形状，否则有可能引起下尺、桡关节半脱位或脱位。当骨折粉碎明显时，应使用中和钢板，不能进行骨折端的加压，以免桡骨发生短缩，此时还应取自体髂骨植骨。

5.下尺桡关节的复位及稳定性的评价

要通过细致的触诊判断下尺、桡关节是否获得复位以及是否稳定。骨折复位后，下尺桡关节可能出现以下3种情况：

(1)下尺桡关节已复位且稳定：这种情况最常见。关闭切口后，石膏制动48小时即可去石膏进行功能活动。每次复查时注意检查下尺桡关节。

(2)下尺桡关节可复位但不稳定：通常在前臂完全旋后位稳定。将前臂置于完全旋后位，用长臂石膏制动4周，然后允许前臂自完全旋后位至中立位的活动，6周后允许完全的旋转活动，但夜间仍用石膏托将前臂制动于旋后位，直至伤后3个月。如下尺桡关节不稳定，则复位下尺桡关节后，钻入直径2.0mm克氏针固定3周，穿针处恰位于下尺桡关节近端。有时也可用1枚螺丝钉进行固定，如固定下胫腓关节一样，但取出时相对较麻烦。如果下尺桡关节不稳定是由于尺骨茎突较大骨折块所致，则应行切开复位内固定，前臂旋后位石膏制动4～6周。

(3)下尺桡关节不能复位：这种情况极少见。通常由于桡骨骨折复位不良或者软组织嵌入关节造成。如桡骨骨折复位满意，则应切开下尺、桡关节进行复位。腕关节背侧单独切口进入，注意保护尺神经背侧感觉支。下尺桡关节不稳定通常是背侧不稳定，一般由背侧软组织撕裂所致，可通过直接修补背侧软组织或关节囊而获得稳定。修复背侧软组织及关闭切口时要将前臂置于旋后位。术后用石膏制动前臂于旋后位3周。

6.切口的关闭

将旋前圆肌覆盖在钢板表面，但不必再缝合至桡骨，不可缝合深筋膜。术后石膏制动。石膏制动后再拍X线片证实下尺桡关节已完全复位。

7.术后处理

术后制动时间取决于下尺桡关节的稳定情况。术后如存在下尺桡关节不稳定，则可用石膏制动，具体时间可见前述；如术后在前臂旋转过程中下尺桡关节稳定，可不用石膏制动，鼓励进行早期活动。石膏制动期间鼓励患者主动活动手指，要等到前臂主动活动范围的恢复接近正常时再开始抗阻力活动。因为钢板有较好的软组织覆盖，一般不需要常规取出，除非是年轻的运动员。取出钢板后要保护一段时间，防止发生再骨折。

### （五）并发症

包括骨折不愈合、畸形愈合及感染。有时还可出现下尺桡关节半脱位或脱位。在急性骨折脱位患者，通过良好的手术技术及内固定，这些并发症大都可以避免。

对骨折不愈合和畸形愈合，应重新复位固定及植骨。如骨折端吸收明显，应取全层髂骨植入，以恢复桡骨长度，并使下尺桡关节恢复对应关系，以期获得较好的功能。

对轻、中度的畸形愈合，出现前臂旋转受限且疼痛时，在桡骨骨折牢固愈合后，可考虑进行尺骨远端的重建。若桡骨愈合后发生短缩，同时有尺腕关节撞击症状，可考虑行尺骨短缩。更复杂的关节内畸形可采用Bowers描述的半切除术加关节成形术，尽量避免进行尺骨远端切除。如要切除，应作骨膜下切除，以保留完整的尺侧副韧带复合体。另一种切除尺骨远端的方法是将下尺桡关节进行融合，同时截除关节以近的尺骨远段，使尺骨远端形成“假关节”。

## 六、无移位的尺骨干骨折

对无移位或轻度移位的尺骨干骨折，可首先使用石膏制动，后更换为功能支架固定。在急性肿胀和症状消失后去除石膏，而功能支架在固定骨折的同时允许肘、腕关节活动，前臂至少保护8周或骨折部位压痛消失以及X线片显示骨痂出现。任何合并有血管损伤者都要考虑进行切开复位。

## 七、Monteggia 骨折脱位

### （一）骨折分类

Monteggia 骨折脱位约占前臂骨折总数的5%。Monteggia 描述这种损伤为尺骨近1/3骨折合并桡骨头向前脱位。Bado 扩展了 Monteggia 骨折脱位的概念，包含了任何部位的尺骨骨折合并桡骨头脱位，并将其分为4种类型（图9-6-1）：

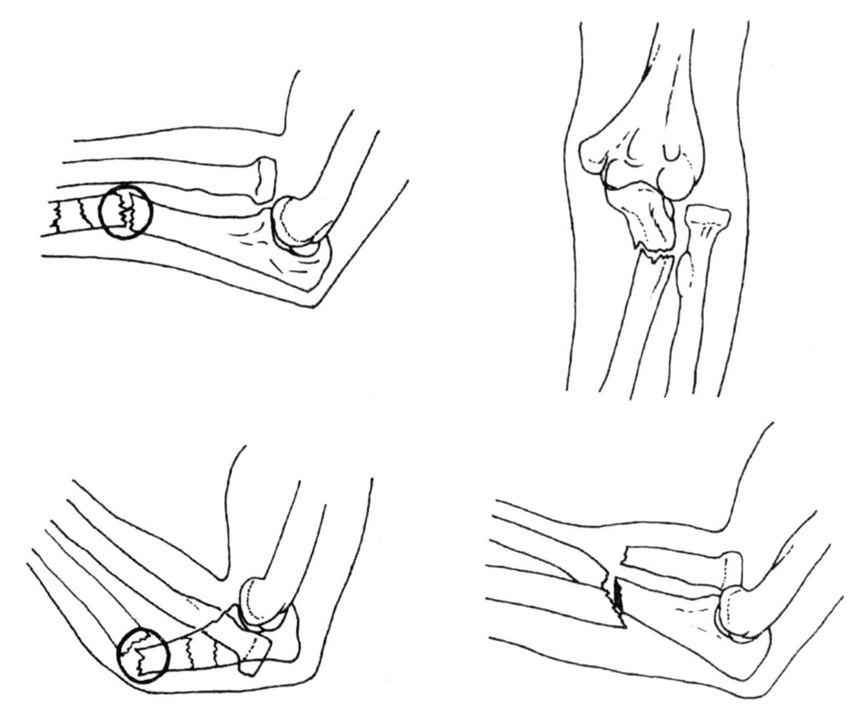

图9-6-1 Monteggia 骨折的分类

Ⅰ型：任何水平的尺骨干骨折，向掌侧成角，合并桡骨头前脱位。

Ⅱ型：尺骨干骨折向背侧成角，合并桡骨头后外侧脱位。

Ⅲ型：尺骨干骺端骨折，合并桡骨头向外或前外侧脱位。

Ⅳ型：尺、桡骨近1/3骨折，合并桡骨头前脱位。

在以上4种类型中，Ⅰ型最多见，约占全部 Monteggia 骨折脱位的60%～80%，Ⅲ型和Ⅱ型次之，Ⅳ型最少见。

### （二）损伤机制

Ⅰ型损伤的发生机制是前臂的强力旋前。因为研究中发现，Ⅰ型损伤既没有沿尺骨嵴的皮下青肿，也没有直接暴力所导致的骨折端粉碎骨块。

Ⅱ型损伤是肘关节内侧副韧带撕裂造成肘关节后脱位前出现了尺骨干骨折。

Ⅲ型损伤对肘关节的原始作用是外展力量，在这一条件下，如果前臂被动旋后，桡骨头则向后外侧脱位；如果前臂被动旋前，桡骨头则向前外侧脱位。

Ⅳ型损伤是Ⅰ型损伤合并桡骨干骨折。

### （三）临床表现

症状体征包括疼痛、肘关节肿胀、畸形、骨擦音以及骨折处异常活动等。通常可以触摸到脱位的桡骨头。必须进行细致的神经检查，因为神经损伤，尤其是桡神经损伤在 Monteggia 骨折脱位中时常发生。绝大多数的神经损伤发生在 BadoⅡ型损伤。任何前臂损伤，均应对其上、下关节进行仔细检查。若腕关节或肘关节出现压痛，即应高度怀疑合并有关节损伤。

任何有尺骨移位骨折的上肢损伤必须拍摄标准的肘关节前后位及侧位 X 线片。前臂处于中立位，只有当肱骨及前臂平放在 X 线片暗盒上并屈肘 90°时，才能获得标准的肘关节侧位片。

若肱桡关节对位正常，无论前臂位置如何，桡骨干的长轴均应通过肱骨小头的中心。

### （四）治疗方法

过去治疗 Monteggia 损伤常常采用闭合复位及石膏制动，但现在认为闭合复位仅对小儿患者疗效较好。推荐对尺骨骨折行切开复位、加压钢板内固定以及对桡骨头脱位进行闭合复位。

Monteggia 骨折脱位需要进行急诊处理。如有可能，在急诊室即应进行桡骨头脱位的复位。手术亦应尽快施行。

术中必须行 X 线透视或拍 X 线片来确定桡骨头的复位及稳定情况，但要获得更可靠的结果，最好拍照 X 线片。

术中取仰卧位，患肢外展于手术桌上；也可通过健侧卧位，将患肢置于身体上进行。后者可使手术者在术中更自由地活动整个上肢。通过牵引及对桡骨头的直接推压可使桡骨头获得复位。大部分病例可行桡骨头闭合复位，仅行尺骨骨折的切开复位内固定。桡骨头脱位不能闭合复位者少于 10%。

当桡骨头不能闭合复位时，采用 Boyd 入路行切开复位。皮肤切口近端起自肱骨干外侧，向下经过肱骨外上髁、桡骨头和尺骨干间隙，直到尺骨嵴。深层近端通过腕伸肌和肱三头肌间隙，远端通过尺侧腕伸肌和肘肌之间。在肘肌的深层显露出旋后肌纤维，将前臂旋前，使骨间背侧神经远离旋后肌的尺骨起点。切开旋后肌在尺骨的起点，显露关节囊，纵行切开，注意避免损伤肘关节外侧副韧带的尺骨止点，显露出骨折端及桡骨头。

术中于骨折线处作骨膜下剥离。向下延长切口时，避免损伤尺神经的背侧感觉支。尺骨复位后，用 3.5mm 系列动力加压钢板或骨盆重建钢板将尺骨临时固定，拍 X 线片或透视证实桡骨头已复位以及尺骨长度恢复后，依次用螺丝钉固定。尺骨固定完成后，可被动活动肘关节来评价桡骨头的稳定性，通常在 X 线透视下观察，并最后拍 X 线片记录复位及固定。不缝合深筋膜，深层置放引流。术后以长臂石膏后托制动患肢于前臂中立位。

### （五）术后处理与康复

术后5～7天去除原始敷料及石膏托，根据术中桡骨头稳定情况，改用石膏托或支架制动。若患者配合好，且术中作肘关节及前臂充分活动时，骨折端及桡骨头稳定，术后7～10天即可去除石膏托进行肘关节主动屈伸、前臂主动旋前、旋后活动。最初要在医生的指导下进行。若术中骨折部位不够稳定或桡骨头稳定性较差，则可用长臂石膏制动6周后再进行活动练习。术后2、4和6周须拍X线片复查。6周后，如内固定稳定以及骨折部位有愈合迹象，则去除一切外固定及保护(颈腕吊带除外)。

几点需要注意的问题：

1.术前有桡神经损伤症状

若Monteggia损伤时即伴有桡神经损伤症状，当桡骨头容易复位时，不主张在手术的同时行神经探查。这种损伤症状通常是由于神经受牵拉所致的神经麻痹，绝大多数病例可在6～12周内恢复功能。如伤后3个月仍未恢复，则应行探查。

2.开放骨折

开放骨折需急诊处理。如伤口允许，最好一期行切开复位钢板内固定。伤口不一定一期关闭，必要时多次清创直到获得清洁的伤口。当伤口污染严重不允许进行钢板固定时，可行外固定架固定，以便于伤口的观察和处理。

3.骨折粉碎

尺骨干骨折粉碎严重时，要获得解剖长度难度很大。若桡骨头复位后稳定，可借以帮助重建尺骨长度并行钢板固定。如桡骨头不稳定，则应切开肘关节，直视下确保桡骨头复位，再恢复尺骨长度。可用1块或2块3.5mm系列骨盆重建钢板塑形后固定尺骨骨折，必要时，可用张力带钢丝辅助钢板固定，以增加骨折端的稳定。

4.尺、桡骨双骨折

对BadoⅣ型损伤，先用钢板固定尺骨骨折更容易。在切开复位桡骨干骨折之前先复位桡骨头。如果桡骨头复位有困难，则通过延长桡骨或尺骨的切口显露肘关节以复位桡骨头。不主张通过一个切口同时显露尺、桡骨骨折。

5.桡骨头闭合复位不成功

如不能复位桡骨头，行切开复位。这种情况通常是由于前关节囊或环状韧带阻挡所引起。切除引起阻挡的部分关节囊后，桡骨头很容易获得复位。如果有利于桡骨头的稳定，则修补关节囊。如环状韧带组织尚完整则予以修补，但不主张进行重建。在关节囊及环状韧带撕裂严重，不能修补而桡骨头复位后又不稳定的情况，Crenshaw主张利用前臂深筋膜重建环状韧带。该重建结构应在尺骨的桡骨切迹以远、桡骨结节以近环绕桡骨颈，松紧要适宜，不能限制前臂的旋前、旋后功能。

6.桡骨头骨折

若桡骨头骨折块足够大，应尽可能进行切开复位内固定(ORIF)；如不能恢复桡骨头的完整，则行桡骨头切除；若切除桡骨头后引起肘关节不稳定，则进行桡骨头假体置换或修补肘关节内侧副韧带。桡骨头假体置换改善了肘关节内、外侧方向上的稳定性，但不能改善前、后方向上的稳定性。

7.植骨

在尺骨骨折中，如骨折粉碎大于骨干周径的50%，而不能恢复解剖位置或骨折处血供受到明显损害时，应取松质骨植骨。如尺、桡骨均发生骨折，则植骨时要置放到骨间膜的相对面，以免引起骨桥形成。

### （六）并发症

Monteggia骨折可出现与其他骨折相同的并发症，如感染、内固定失效、不愈合和畸形愈合等，这些并发症绝大多数是由于损伤严重、组织的活性差、固定不稳定和技术上的错误所造成的。

Monteggia骨折有其独特的并发症，包括诊断错误、神经损伤、桡骨头再脱位和尺桡骨骨桥形成。

1.诊断错误

经验以及对肘关节和前臂位置关系的充分理解可以减少诊断上的错误。强调对存在肘关节压痛的任何移位的尺骨或前臂骨折拍摄标准的肘关节X线片，以保证诊断的准确性。

2.神经损伤

必须详细记录骨折发生时的急性神经损伤，特别要注意桡神经和正中神经终末支（即背侧骨间神经和掌侧骨间神经）的损伤。

术前不存在而术后出现的神经症状通常发生在桡神经或正中神经。这些损伤通常在复位时神经受到桡骨头的压迫或过度牵拉所造成。因撕裂或直接切割造成的神经损伤极为少见。

在桡骨头复位时应轻柔操作，在切开复位时对桡神经和正中神经终末支的细微解剖可大大减少医源性的神经损伤。术后神经麻痹至少要观察12周方可进行手术探查，绝大多数并不需要手术而能自行恢复。

3.桡骨头不稳定

若术中尺骨骨折获得了解剖复位，对桡骨头周围的组织进行修补后再发生桡骨头脱位的可能性较小。如术后出现桡骨头脱位，应重新评价尺骨骨折复位的准确性。若尺骨骨折已获得解剖复位，可在麻醉下闭合复位桡骨头，并且用长臂石膏制动；若伤后4周内进行手术，则对桡骨头脱位进行闭合复位有可能获得成功；如尺骨骨折没有获得解剖复位，则应取出内固定，重新复位尺骨骨折并切开复位桡骨头。伤后6周以上的桡骨头脱位一般需要进行桡骨头切除或人工桡骨头假体置换。

4.尺、桡骨骨桥形成

易发生在开放损伤合并严重软组织损伤以及术中进行了植骨的病例。为避免骨桥形成，建议在术中将植骨置于骨间膜的相对侧，术后服用吲哚美辛。前臂近端骨桥切除存在许多问题。Richards曾切除2例前臂近端骨桥并置入硅橡胶片作为隔离，没有再形成骨桥，前臂旋转功能虽有改善，但仍明显受限。

## 八、桡骨远端骨折

### （一）概述

桡骨远端骨折是指位于距桡腕关节面 2～3cm 内的松质骨骨折，桡骨干皮质骨向松质骨移行部以远的部分。近年来也有学者将其范围扩大至旋前方肌近侧缘以远。尺骨远端一般是指尺骨干皮质骨向松质骨移行部以远的膨大部分。各国学者更加重视骨折是否波及桡腕或下尺桡关节，移位程度和稳定性，这些因素对骨折严重程度的判断，治疗及预后是很重要的。过去某些观点认为桡骨远端骨折即便畸形明显对功能影响也不严重，这种观点肯定是不全面的。特别是近十年来，对于桡骨远端骨折复位与重建的要求越来越高，并发展了不同的治疗方法。

### （二）分类

Colles 骨折是最常见的骨折，典型表现为“餐叉状”畸形。主要包括桡骨远端向背侧移位和倾斜、桡偏、桡骨短缩。骨折常涉及桡腕关节和下尺桡关节。尺骨茎突骨折亦是常见的合并损伤。

Smith 骨折也称为反 Colles 骨折，典型表现为“工兵铲”样畸形。主要包括桡骨远端向掌侧移位，短缩。Thomas 将 Smith 骨折分为 3 型（图 9-6-2）。

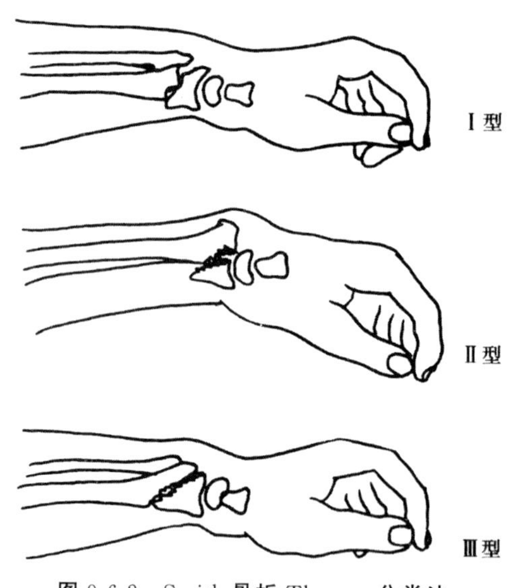


图 9-6-2 Smith 骨折 Thomas 分类法

Ⅰ型，关节外骨折；Ⅱ型，骨折线涉及背侧关节面的边缘；Ⅲ型，骨折线通过关节面。常见骨折块连同腕骨向掌侧的近端移位，出现腕关节掌侧脱位或半脱位（类似掌侧 Barton 骨折）。

Barton 骨折是桡骨远端掌侧缘或背侧缘的通关节骨折，常伴有脱位或半脱位。它与 Colles 骨折和 Smith 骨折的不同点在于脱位是最多见的。也有学者将背侧 Barton 骨折归入 Colles 骨折；将掌侧 Barton 骨折归入 Smith 骨折中（ThomasⅢ型）。

一个具有使用价值的分类方法，必须能判断骨折的类型和严重程度，并能帮助选择治疗方案，判断预后。对桡骨远端骨折许多不同的分类法，总的趋势是试图更精确地描述桡骨远端骨折的各种类型及严重程度。比较常用的有以下几种：

1.Frykman 分类法。

Ⅰ型:关节外骨折,无尺骨茎突骨折;Ⅱ型:关节外骨折,合并尺骨茎突骨折;Ⅲ型、Ⅳ型:关节内骨折,涉及桡腕关节,合并尺骨茎突骨折;Ⅴ型:关节内骨折,涉及下尺桡关节,无尺骨茎突骨折;Ⅵ型:关节内骨折,涉及下尺桡关节,合并尺骨茎突骨折;Ⅶ型:关节内骨折,涉及桡腕关节和下尺桡关节,无尺骨茎突骨折;Ⅷ型:关节内骨折,涉及桡腕关节和下尺桡关节,合并尺骨茎突骨折。

2.Coony 分类法(图 9-6-3 表 9-6-1)

**表 9-6-1　桡骨远端骨折的通用分类法**(Cooney)

| 骨折类型 | 治疗建议 |
|---|---|
| Ⅰ关节外骨折,无移位 | 石膏 |
| Ⅱ关节外骨折,有移位 | |
| a 可闭合复位,稳定 | 石膏 |
| b 可闭合复位,不稳定 | 经皮穿针 |
| c 不可闭合复位 | 切开复位和外固定架 |
| Ⅲ关节内骨折,无移位 | 石膏,经皮穿针 |
| Ⅳ关节内骨折,移位 | |
| a 可闭合复位,稳定 | 经皮穿针 |
| b 可闭合复位,不稳定 | 外固定架+经皮穿针 |
| c 不可闭合复位 | 切开复位,经皮穿针,外固定架 |
| d 粉碎骨折 | 切开复位,钢板内固定+植骨,外固定架 |

3.AO 分类法

将桡骨远端骨折分为:A:关节外骨折;B:部分关节内骨折;C:复杂的关节内骨折。每一型又分为 3 个亚型。例如,C1:单纯关节面和干骺端骨折;C2:单纯关节面骨折伴有复杂的干骺端骨折;C3:复杂的关节面骨折和干骺端骨折。

目前各种分类方法,更强调实用、易行,并能帮助选择治疗方案,判断预后。各种分类方法侧重点不同,还没有一种方案得到大家一致认可。但各位学者已达到共识,桡骨远端关节外和关节内骨折相比,治疗上有更多的不同要求。桡骨远端骨折临床分类的建议是要引起人们对关节内骨折的注意,并采取更积极的措施。

治疗的选择取决于是否存在潜在的不稳定。原始移位程度对判断不稳定的存在可提供一些依据。骨折原始存在掌倾角背倾>20°,骨折端掌背侧缘粉碎,桡骨短缩 5mm 或更多,关节内粉碎骨折,关节面移位大于 2mm,前后移位大于 1cm 多提示骨折不稳定。闭合复位存在困难或难以维持复位而发生再移位。

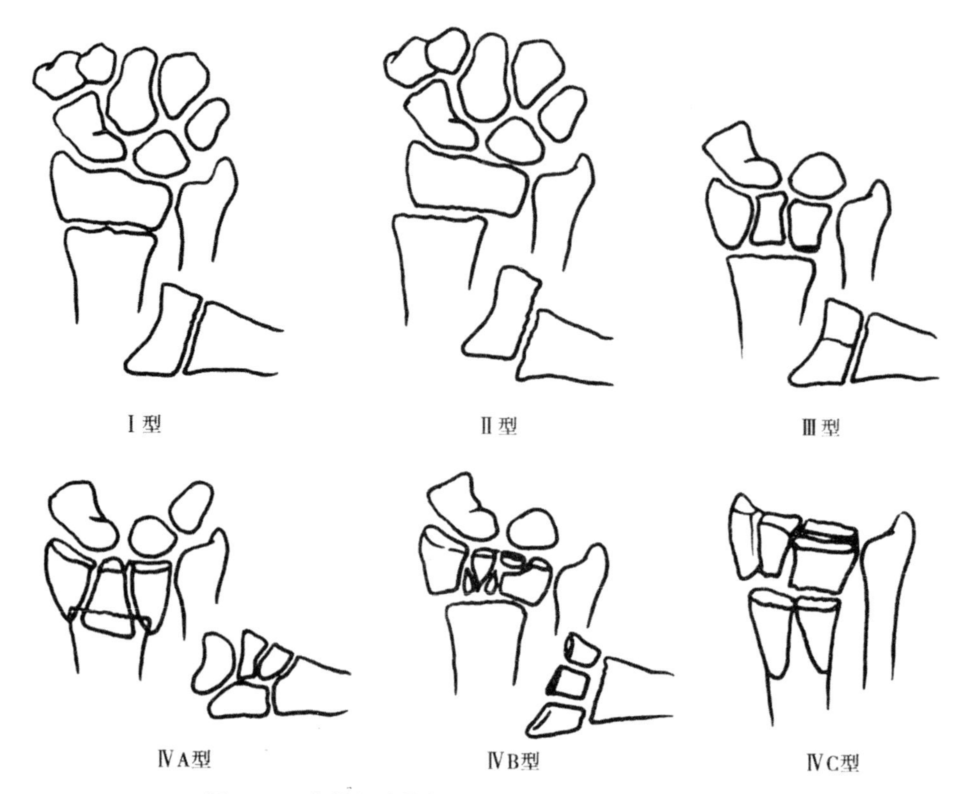


图 9-6-3 桡骨远端骨折的通用分类法(Coonv 分类法)

Ⅰ型,关节外无移位骨折;Ⅱ型,关节外移位骨折;Ⅲ型,关节内无移位骨折;ⅣA型,关节内移位骨折,复位较稳定;ⅣB型,关节内移位骨折,复位后容易发生在移位;ⅣC型,复位常失败

## (三)临床表现

1.Colles 骨折

占前臂骨折的 75%,多见于中老年人,女性明显多于男性。桡骨远端向背侧移位和倾斜。老年人骨质疏松,较小的暴力就可以造成桡骨远端粉碎骨折。年轻人,损伤暴力较大,多见关节内骨折,往往关节面移位较大。

伤后腕部疼痛,通常手和前臂可见明显肿胀和淤血,骨折移位明显者可见典型的"餐叉状"畸形。临床检查桡骨远端有压痛,可触及移位的骨折端及骨擦音(感)。伴有纤维软骨盘损伤或下尺桡关节脱位的患者,尺骨茎突可有压痛或向背侧突起。手指的屈伸活动,前臂旋转活动均因疼痛而受限。如伴有神经损伤,手指感觉减弱。检查时不仅要检查桡骨骨折部位,还要注意检查尺骨远端、腕、肘、肩关节。骨折端复位固定后还应再次检查神经、肌腱的功能,观察有无改变。青壮年患者,尤其是高处坠落手掌撑地受伤时,骨折近端可以穿出旋前方肌而达掌侧皮下,局部皮下明显淤血。不仅复位存在困难,且由于软组织损伤重而影响预后。

Colles 骨折典型 X 线表现特点:桡骨远端骨折块向背侧移位,向桡侧移位,骨折块旋后,骨折向掌侧成角,桡骨短缩。掌倾角呈负角,尺偏角变小。桡腕关节和下尺桡关节可分别单独受累,也可同时受累。骨折涉及关节面时,常伴有关节面的移位、塌陷、旋转、压缩。这些表现往往与骨折的稳定性,复位的难易,治疗方法的选择有着密切的关系。X 线平片观察关节内骨折有一定局限性,可采用 CT 检查。CT 检查是判断关节内骨折块移位程度的可靠方法。

X线片上常见桡骨远端骨折伴有尺骨茎突骨折，并有不同程度分离，应警惕三角纤维软骨复合体损伤。三角纤维软骨复合体损伤可留有腕尺侧疼痛，于前臂旋转活动时明显，有时还伴有弹响。

2.Smith骨折

Smith骨折也以老年人多见，但就其发生率来看，比Colles骨折低得多。其损伤畸形恰好与Colles骨折相反，临床检查除了骨折部肿胀，疼痛，屈伸活动受限外，骨折远端向掌侧移位，典型病例呈“工兵铲”样畸形。由于骨折块向掌侧移位，有时掌侧骨皮质粉碎形成骨折碎块移向屈肌鞘管，压迫腕管，刺激正中神经，产生感觉障碍和过敏，出现腕管综合征。Smith骨折可以是关节外骨折，也可以是关节内骨折。有些病例还伴有腕关节掌侧脱位（即ThomasⅢ型）。ThomasⅡ型、Ⅲ型稳定性较差，手法复位后常发生再移位，需行手术治疗。

Smith骨折典型X线表现特点：桡骨远端骨折端以远向掌侧移位，向背侧成角，掌侧骨皮质常有粉碎骨折块，骨折块旋转，桡骨短缩。游离的掌侧骨折块常刺激或压迫腕管。有时伴有尺骨茎突骨折。

3.Barton骨折

Barton骨折较少见，约占桡骨远端骨折的3%。多见于成年男性，交通伤和坠落伤等高能量损伤。伤后腕关节肿胀、疼痛、活动受限。骨折端有时可触及移位的骨折块。但局部畸形没有类似于Colles骨折和Smith骨折的典型表现。Barton骨折属于关节内骨折，常伴有掌侧和背侧腕关节半脱位和脱位。也有学者将掌侧Barton骨折归入Smith骨折的ThomasⅢ型。Barton骨折稳定性较差，特别是掌侧Barton骨折复位后易发生再移位，常需手术治疗。

Barton骨折典型X线表现特点：骨折位于桡骨远端背侧缘或掌侧缘，骨折线通关节面。骨折片较小时见于撕脱骨折；骨折块较大时常与腕关节一起向掌侧或背侧半脱位。骨折块不大而韧带损伤较重者也可出现腕关节脱位或半脱位。

桡骨远端掌侧通关节的斜行骨块，多见于较年轻的患者，CT检查显示桡腕关节存在明显的半脱位。切开复位，螺钉内固定，畸形全部矫正。术后2个月，功能恢复正常。

4.桡骨远端骨折不稳定性及其特点

(1)桡骨远端不稳定骨折：桡骨远端骨折复位不满意或复位后再移位的病例大部分为不稳定骨折。传统分类的Colles骨折、Smith骨折、Barton骨折中均可发生。Cooney、Knirk、Jupiter等人指出不稳定骨折的特点：①桡骨远端背（掌）侧皮质粉碎，关节面移位大于2mm；②掌倾角向背侧倾斜超过20～25度；③桡骨短缩大于5mm；④前后移位大于1cm；⑤复位后不稳定，易发生再移位。桡骨远端不稳定骨折在纵向牵引下骨折块复位困难，骨折端的骨皮质支撑不满意，有时尚可能在骨折端夹有肌腱或骨膜。某些病例骨折复位后尽管以夹板和石膏固定，但骨折仍易移位。这种不稳定骨折复位后发生再移位的比例较高。患者往往出现外观畸形纠正不满意，腕关节肿胀时间长，腕关节功能恢复差，晚期症状较多。

涉及关节内的粉碎骨折，也属不稳定骨折（见骨折分类部分）。关节面破坏严重，集分离、嵌插、压缩、旋转、脱位等多种改变在一起，手法复位往往无效或只能部分改善，而这种改善由于没有可靠的支撑，复位后常发生再移位。这种关节内的不稳定骨折主要影响的是桡腕、桡尺和下尺桡关节的相适合的关系，如果治疗不当，则其结果不会满意，患者的腕关节可能是疼痛、无力、僵硬、功能严重障碍，并可出现创伤性关节炎。

X 线平片显示不清或有疑问时，则应行 CT 检查以判断关节脱位，关节内骨折块粉碎及移位的程度。根据影像学表现和复位情况，有经验的医生大多可以判定不稳定骨折的存在。此时手法复位，石膏固定往往不能奏效，应及时根据损伤情况采取经皮穿针固定，外固定架固定或切开复位内固定等方法治疗。

不稳定骨折的影像学表现：

①背（掌）侧骨皮质粉碎。通常是不稳定的关键指标，并与掌倾角负角和桡骨短缩有密切关系。某些高能量损伤造成的骨折，损伤范围甚至可达到桡骨下 1/3。

②关节内粉碎骨折，关节内移位。Knirk 和 Jupiter 建议，当关节内移位大于 2mm 时与其他关节内骨折治疗的原则相一致，应尽可能恢复关节面完整。如果关节面破坏严重，且复位不理想，则对腕关节功能恢复产生影响，如疼痛，僵硬等，创伤性关节炎发生比例也增高。因此关节内骨折闭合复位后关节面移位不应超过 2mm。

关节内严重粉碎骨折及移位是明显不稳定的表现，但大多数损伤判断起来并不是很容易的。关节内骨块的分离大于 2mm 常常发生进行性关节内移位，持续的关节内移位最常见于桡骨远端掌（背）侧偏尺侧部分的压缩骨折，系月骨撞击桡骨远端的月骨窝所产生的垂直压缩骨折，由于无软组织附着，难以闭合复位。桡腕关节中央骨块压缩骨折或移位骨折涉及桡腕关节和下尺桡关节，不仅复位困难且提示损伤较广泛。

③掌倾角呈负角，桡偏，骨折块旋转，脱位或半脱位。这种影响不仅涉及桡腕关节和下尺桡关节的负荷传导、关节的彼此相互关系，当移位严重时，甚至影响到近排腕骨的排列关系，伴有关节脱位或半脱位，造成腕关节不稳定。桡骨远端骨折伴有脱位或半脱位，不论骨折块大小均提示除骨折外还伴有周围韧带关节囊广泛损伤。

④桡骨短缩直接影响到桡腕关节和下尺桡关节的关系，改变近排腕骨与桡尺骨的排列关系，进一步影响到腕关节负荷的传导、分布，远期可产生尺骨撞击综合征，腕关节不稳定。桡骨短缩往往会产生桡侧偏移，并对三角纤维软骨复合体产生影响，有可能造成三角纤维软骨复合体撕裂。在关节面复位满意的情况下，桡骨短缩应不超过 3mm，大多数患者功能恢复还是满意的。

由于骨折块重叠，干扰医生对损伤程度的判断和由于疼痛患者不能按要求体位拍摄 X 线片时，可选择 CT 检查。CT 检查较之 X 平片能更直观，更准确地反映关节内骨折的情况。水平位相可以较清楚反映桡骨远端骨折粉碎、移位、旋转的情况，有无下尺桡脱位；冠状位相可反映骨折的移位、压缩、关节面的完整性、舟月分离、舟骨骨折、下尺桡分离、尺侧偏移、桡骨短缩；矢状位相对于判断骨折移位、压缩、旋转、关节面的完整性，掌背侧骨皮质支撑情况，桡腕关节掌背侧脱位和半脱位均有价值。

(2)桡骨远端骨折合并腕关节不稳定：较多见掌侧半脱位和背侧半脱位。一般多见于关节内骨折分离或损伤严重畸形明显的患者。

(3)桡骨远端骨折合并舟月分离或舟骨骨折：桡骨远端骨折合并舟月分离，舟骨骨折临床上并不少见。一般多见于年轻男性，高能量损伤患者。伤后也表现为腕关节肿胀疼痛，活动受限，鼻咽窝可以有明显压痛。如双侧腕关节正侧片显示舟月间隙和舟月骨间角差异明显则更支持以上诊断。疑有舟骨骨折可加照舟状骨位 X 线片。疑有舟月分离时可拍尺偏位腕关节正位像，观察舟月间隙是否增宽。对诊断有困难的患者可行 CT 检查。

(4)开放性骨折：桡骨远端开放骨折是急诊手术的适应证。如果损伤是由低能量损伤所致，清创后早期可以闭合伤口；损伤是由高能量所致，伤口污染严重，应密切注意厌氧菌如气性坏疽等感染。软组织挫伤重或伴有软组织和皮肤缺损，除彻底清创外，还应注意保护血管神经、肌腱，并充分考虑到软组织覆盖及远期功能恢复的需要。可采用外固定架来维持骨折复位和对线，内固定应慎用。应用大剂量广谱抗生素防止感染，伤口灌注或延期关闭。伴有血管、神经和肌腱损伤，断裂者，有条件需要修复的应尽早修复，无条件一期修复的应尽可能为二期修复创造条件。

(5)茎突骨折：茎突骨折包括桡骨茎突骨折和尺骨茎突骨折。

直接外力造成桡骨茎突骨折多因汽车摇把所致，称为 Hutchinson 骨折。现在已少见。

间接外力造成桡骨茎突骨折多见于摔伤。受伤时手掌着地，腕关节尺偏，暴力沿舟状骨传导至桡骨远端的舟状骨窝，在暴力的冲击下，导致桡骨茎突骨折。临床检查除局部压痛外，有时还可触及移位的骨折块或骨擦音。这种骨折属于关节内骨折。X 线片显示：骨折线多起自桡骨远端舟状骨窝和月骨窝相交的嵴上，几乎呈水平状向桡侧皮质骨延伸，移位明显者可见桡骨远端关节面受到破坏，骨折块向桡侧移位、旋转。移位大的骨折块可以有明显的向掌侧和背侧移位的表现。治疗以手法复位为主。尺偏牵引并向移位的反方向推挤骨折块。石膏固定于腕关节中立位 4 周。有些病例手法复位困难，需警惕是否有肌腱或骨膜嵌夹的可能。

复位失败，可行手术切开复位固定。

桡骨茎突骨折还可以因腕关节强力，极度尺偏，使桡侧副韧带受到突然、强力的牵拉，造成桡骨茎突撕脱骨折。X 线片显示桡骨茎突骨折块较小，移位常较明显。这种桡骨茎突骨折虽也属关节内骨折，但因位于舟状骨窝的边缘，不在负重区。所以其损伤的意义对腕关节来说更接近桡侧副韧带损伤。还需警惕是否伴有腕关节尺侧偏移不稳定。

单纯尺骨茎突骨折或尺骨远端骨折很少见，常合并发生于桡骨远端骨折时，尺侧副韧带或三角纤维软骨复合体的牵拉、挤压，造成尺骨茎突撕脱骨折或尺骨茎突基底骨折。X 线检查可见尺骨茎突骨折，且骨折块常有分离。分离较明显的要注意桡腕关节和下尺桡关节的关系，警惕三角纤维软骨复合体损伤。治疗多以石膏固定为主；疑有三角纤维软骨复合体损伤可考虑腕关节镜检查以及镜下修补术。

### (四)治疗方法

1.桡骨远端无移位骨折

一般属于稳定骨折，可以是关节外骨折也可以是关节内骨折。这类骨折的治疗目标是防止骨折部位发生进一步损伤。可采用前臂桡背侧石膏托或夹板固定，固定范围自肘至掌指关节。患肢固定于中立位或轻度屈曲尺偏位，固定 4 周(图 9-6-4)。注意固定期间手指、肘关节、肩关节的功能训练。去除固定后加强对患者的腕关节主动训练指导是很重要的，大部分患者能够在医生指导下经过自己的努力得到康复。

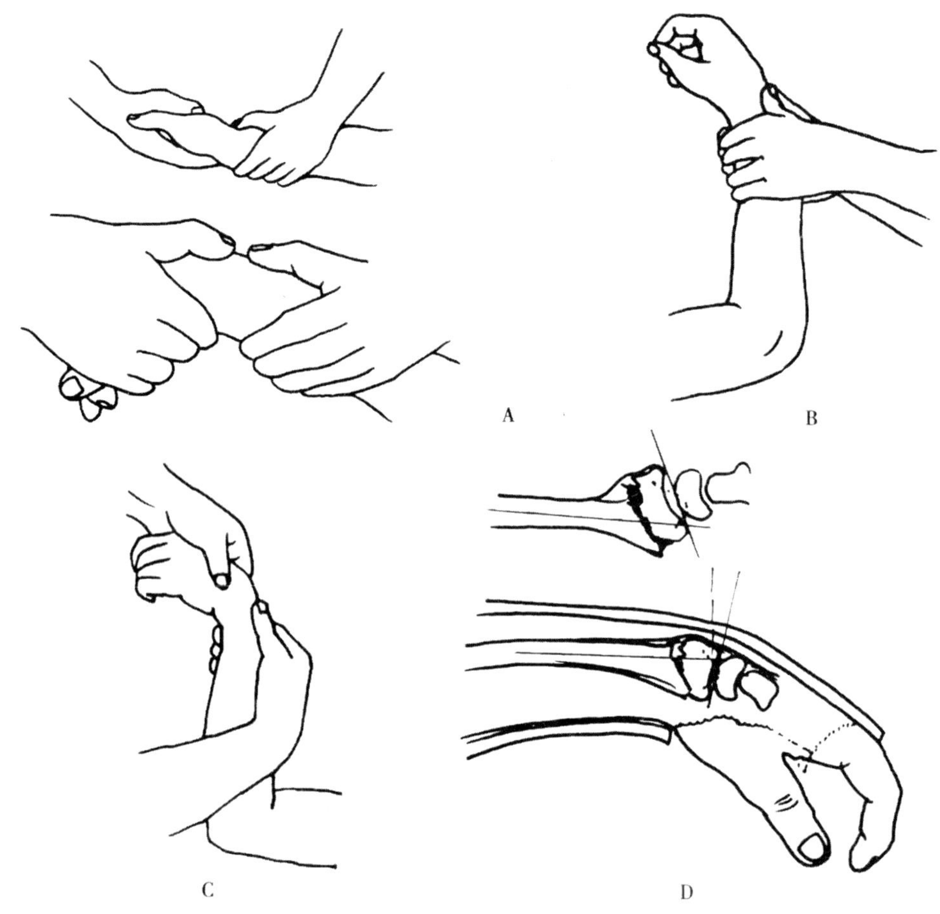


图 9-6-4　桡骨远端移位骨折（Colles 骨折）手法复位示意图

2.桡骨远端移位骨折

桡骨远端移位骨折应尽早复位，有利于减轻伤后肿胀和疼痛。桡骨远端移位骨折的治疗要根据骨折的类型、粉碎程度、原始移位程度等因素，也就是骨折的稳定性来选择一较好的治疗方式。

(1)闭合复位石膏（夹板）外固定：首先是要尽可能准确复位骨折部位。复位时可采用臂丛阻滞麻醉或周围神经阻滞麻醉。采用与前臂纵轴方向一致的持续纵向对抗牵引。双手拇指置于骨折远端背侧，推压向背侧或掌侧移位之远折端使其复位，Colles 骨折则予以外固定于中立位或轻度掌屈尺偏位。过度掌屈和尺偏由于改变了桡腕关节的接触部位，同时依靠腕掌屈而使院关节背侧韧带紧张，几乎不能维持复位。因此过度掌屈和尺偏实际上不仅对骨折稳定没有帮助反而增加了再移位的趋势；此外，过度屈曲还可以引起腕管内压力增加，并使屈肌腱的正常功能受到影响。固定后需拍摄腕关节正侧位 X 线片，用以判断复位效果，并安排定期复查。但有些病例仍有可能发生再移位，应考虑为不稳定骨折，需给予进一步处理。

复位失败的病例，需对比原始 X 线片和复位后的 X 线片，判断骨折的稳定性，必要时行 CT 检查，提供更详细的骨折情况。

(2)外固定架：桡骨远端不稳定骨折，石膏固定仍不能维持复位后的位置，可考虑外固定架固定。

桡骨远端骨折后桡骨背(掌)侧皮质粉碎,骨折端成角,重叠移位以及嵌插,均使闭合复位存在一定的困难或者复位处难以维持复位,尤其是桡骨长度难以维持,外固定架可以持续维持轴向的牵引,克服桡骨背(掌)侧皮质粉碎、骨折端重叠移位甚至嵌插以及桡骨短缩等不利于稳定的因素而维持复位。

X线片显示移位大,畸形明显,关节面破坏,桡骨缩短约1.2mm,桡骨下1/3严重粉碎,失去支撑,极不稳定;采用外固定架固定,畸形纠正:

外固定架的优点在于操作简单,损伤小,长轴方向的牵引还可视病情变化而调整。严重粉碎骨折,桡骨短缩明显,外固定架是很好的固定方法。目前使用的外固定架主要有3种类型。超关节型:最常用,固定可靠,病例选择面宽;但超关节固定易出现腕关节僵硬,早期功能差等缺点。动态外固定架:可以早期活动腕关节,有一定的轴向牵引作用;但为防止掌倾角变成负角,限制背伸。AO的小型外固定架:特点是固定不通过关节,有利于关节早期活动。但由于固定针位于桡骨远端,其应用范围限于关节内粉碎骨折较轻,骨折块较大,特别是掌侧皮质需较完整的病例。

某些关节内骨折在使用外固定架的同时,加用桡骨茎突经皮穿针来固定桡骨远端的骨折块,进一步扩大了外固定架应用范围。

(3)经皮穿针固定:采用经皮穿针固定(或称多根针固定)治疗桡骨远端骨折,可单独使用也可与其他外固定方法联合使用。

闭合复位经皮穿针固定的第一种方法是将克氏针从桡骨茎突或远端骨块的尺背侧弯曲处打入桡骨干近端髓腔,类似于髓内固定。克氏针在髓腔内紧贴一侧桡骨皮质而产生弯曲,弯曲的克氏针产生一定的张力,可以对桡骨折端的移位或成角维持复位。第二种方法是桡骨远端骨折经牵引复位后,将克氏针通过桡骨茎突穿入直到桡骨干未损伤的皮质处。也可以将克氏针先从尺骨穿入,贯通尺骨直到克氏针达到桡骨茎突内侧皮质或者完全通过桡骨。如果克氏针贯穿尺桡骨,则肘关节必须用石膏固定,以免因前臂旋转而造成克氏针弯曲折断。

闭合复位经皮穿针固定适用于粉碎不十分严重和骨质疏松不严重的桡骨远端骨折。所有的手术操作过程应该与其他无菌手术要求一样。克氏针插入后都应经X线拍片或C形臂透视证实骨折复位的情况和克氏针插入的位置,以便及时调整。完成固定后露于皮外的针尾应剪短,尾部弯勾,用无菌纱布覆盖。前臂石膏托固定3～6周(视骨折粉碎的程度),去除石膏后,开始腕关节功能训练。需注意防止发生针道感染、固定针松动、折断以及随之发生的骨折再移位。术后患者需要仔细随访,有异常情况及时处理。

对于严重不稳定的骨折,不论是关节内骨折或关节外骨折采用经皮穿针的同时可以加用外固定架、必要时加植骨、甚至切开复位加经皮穿针加植骨的不同组合方式。

(4)切开复位:切开复位主要用于关节内骨折。这种类型的骨折损伤严重、复杂,手法复位多不能奏效或复位后稳定性极差,可考虑切开复位内固定。在制定手术方案时要考虑到患者的年龄、性别、职业和运动要求。X线平片显示不够理想时可行CT检查。

手术切口和固定方法的选择取决于骨折的类型。掌侧切口是较常用的,如果原始移位和粉碎部分在背侧,也可考虑采用背侧切口,偶尔也用联合切口。骨折块较大,较完整的可选用克氏针，螺钉或可吸收棒固定；桡骨远端粉碎骨折或涉及桡骨远端月骨窝的压缩骨折，多采用微型钢板固定；粉碎较严重或骨压缩大于4～5mm的桡骨远端骨折，常选择局部植骨填充后T形或π形钢板固定。手术要严格无菌操作，积极预防感染，控制其他可能产生感染的因素。一旦感染往往会给腕关节和手部的功能带来明显影响。

桡骨远端骨折块分别向掌背侧和近端移位，掌侧骨块旋转90°，手法复位无效；术中见掌侧骨块旋转，断端间夹有部分旋前方肌纤维（止血钳所指旋转骨块）；切开复位钢板螺钉内固定，复位满意。

由于桡骨远端骨折系松质骨骨折，常存有干骺端骨缺损，植骨可以为关节内骨折提供支撑，促进愈合，减少外固定时间为尽早开始功能训练减少并发症创造条件。植骨材料大多使用自体骨，异体骨、人工骨、可吸收材料等替代品也逐渐应用于临床。

早期功能训练是恢复功能的重要措施，在条件许可下应尽早开始主被动功能训练。系统的康复治疗对于腕关节功能恢复是十分有利的。

近年随着腕关节镜的发展，镜下手术逐渐在临床应用。桡骨远端骨折关节镜下复位或与克氏针撬拨相结合，复位后用克氏针固定，如固定强度不够可加用石膏外固定或外固定架。另外关节镜在腕关节韧带损伤，腕关节不稳定，关节软骨损伤，三角纤维软骨复合体损伤方面的诊断作用是其他方法不能取代的，其准确率可达90%以上。并可在关节镜探查的同时进行韧带，三角纤维软骨复合体修补术；三角纤维软骨复合体部分切除术；损伤的关节软骨清除，磨削术等。

近年来，随着人工关节的不断研究发展，不同形状、不同材质的人工腕关节已在临床使用。人工关节为那些因腕关节严重创伤后，关节僵硬和严重创伤性关节炎的患者，提供了一个可供选择的新方法。如应用得当，患者的腕关节功能可得到明显改善，提高生活质量。

## （五）并发症

1.腕部神经损伤

桡骨远端骨折常可累及位于腕关节周围的正中神经、尺神经和桡神经感觉支。其中桡骨远端骨折畸形引起的腕管压迫，出现正中神经损伤是桡骨远端骨折常见的并发症之一，桡神经感觉支损伤常引起剧烈疼痛，正中神经损伤除支配区感觉迟钝外还可伴有大鱼际肌萎缩，拇指外展功能受限。急性损伤可因过度腕背伸的牵拉，向掌侧成角骨折端的挤压以及直接外力的碾挫及切割损伤，还可因局部血肿，水肿，骨折移位和游离骨块的刺激和压迫，引起腕管容积变小，出现腕管综合征。值得注意的是闭合整复后不应固定于腕关节极度掌屈位。及时复位骨折有利于减轻局部压力，常可在几天内缓解症状。如果症状加重可行腕管减压术或骨块切开复位术。慢性正中神经病变可由瘢痕粘连，压迫所致。一般观察3个月，如有必要可行探查松解术和骨块切除术。

另外，桡骨远端骨折还会引起反射性交感神经营养不良（Sudeck骨萎缩）。患者早期表现为患手感觉过敏、疼痛、肿胀。手指皮肤色暗，多汗，皮温稍低，但关节活动不受限。X线片有时可见点状脱钙。继续发展，皮肤变硬、发亮，色青紫。疼痛加重，特别是运动时。关节出现固定挛缩，韧带及掌腱膜增厚。X线片表现骨质疏松。晚期，皮肤变薄、变干、冰凉、色苍白、感觉减退。疼痛扩散，手各关节僵硬。X线片可见骨质严重疏松，皮质骨菲薄。治疗：①加强功能训练。不论是保守治疗或手术治疗的患者，都应积极鼓励患者尽早进行功能锻炼。②理疗。配合功能锻炼，可以更好的改善关节和肌肉的状态。③控制疼痛。药物治疗可给予止疼剂、镇静剂、血管扩张剂等。经皮电神经刺激疗法，周围神经阻滞，交感神经节封闭，交感神经切断术都是可选择的方法，但需在有条件的医院或疼痛中心里进行。

2.肌腱损伤

肌腱损伤可分为原始损伤和继发损伤。原始损伤见于肌腱嵌夹，断裂。腕部的肌腱有时可嵌夹在桡骨远端骨折移位的骨块之间，因此而导致骨折复位失败、骨折畸形愈合、局部肌腱粘连而屈伸功能受限。以伸拇长肌腱发生的概率最高。复位时发现骨折复位困难，肌腱屈伸多表现为某一个姿势或某一个特定动作受限。疑有肌腱嵌夹时，不宜反复手法复位，以免肌腱断裂，需及早手术治疗。肌腱断裂常由于切割，碾挫等暴力造成。表现为该肌腱支配的运动不能进行，较表浅的肌腱运动时不能触及肌腱的滑动，有开放伤口时往往可看见部分肌腱断端。单根肌腱断裂因协同肌的作用和疼痛等因素干扰不易判断，需仔细检查。肌腱断裂应尽可能一期修复，条件不允许时可考虑二期治疗。

继发损伤多见于桡骨远端骨折后瘢痰组织的粘连，及外伤对肌腱周围血运，营养的影响，使肌腱活动度下降，营养不良；骨折畸形或局部增生形成骨突，肌腱沟不平滑，造成肌腱断裂。Lister 结节骨折造成伸拇长肌腱断裂最多见。

3.肩手综合征

本病多见于老年患者。主要是由于长期用颈腕吊带固定，石膏固定或术后疼痛给功能锻炼带来不便，而引起肩关节及手部僵硬，活动明显受限。治疗过程中首先应向患者讲明伤情，消除害怕心理，鼓励患者在医生指导下尽早开始关节和肌肉的功能训练，必要时还可加以理疗治疗。

4.创伤性骨性关节炎

各种原因造成复位不良或复位后再移位未能纠正，常导致腕关节创伤性关节炎。这是桡骨远端骨折远期并发症主要原因之一。也是骨折后腕关节疼痛的主要原因。因此，复位后应每周复查 1 次 X 线片，判断并调整复位情况，是必要的。

5.桡骨远端骨折畸形愈合

常见于不稳定的桡骨远端骨折。手法复位后发生再移位未能及时发现并纠正或手法复位不满意，当时又不具备手术条件；骨折严重粉碎、骨质疏松、内固定未能达到足够的强度，不适当的功能训练等因素都可引起骨折畸形愈合。

骨折畸形愈合的治疗比较复杂，需根据畸形的程度，对功能的影响，来制定治疗计划。总的原则是最大限度地恢复桡腕关节的功能，减轻疼痛症状。畸形不严重，桡腕关节和下尺桡关节结构关系基本正常者，可通过正确的康复治疗来恢复腕关节的功能；畸形严重，影响腕关节功能恢复者，应及时手术治疗，有利于功能早日恢复。桡骨远端截骨楔形植骨矫形术，尺骨小头切除术，尺骨短缩术等均是可行的方法。

# 第七节 骨盆骨折

骨盆骨折是一种严重外伤，多由直接暴力骨盆挤压所致。多见于交通事故和塌方。战时则为火器伤。骨盆骨折创伤在，半数以上伴有合并症或多发伤。最严重的是创伤性失血性休克，及盆腔脏器合并伤，救治不当有很高的死亡率。

## 一、发病机制

骨盆骨折多为直接暴力撞击挤压骨盆或从高处坠落冲撞所致运动时突然用力过猛，起于骨盆的肌肉突然猛烈收缩，亦可造成其起点处的骨盆撕脱骨折。低能量损伤所致的骨折大多不破坏骨盆环的稳定，治疗上相对容易但是，中、高能量损伤，特别是机动车交通伤多不仅限于骨盆，在骨盆环受到破坏的同时常合并广泛的软组织伤、盆内脏器伤或其他骨骼及内脏伤因此，骨盆骨折常为多发伤中的一个损伤。多发伤中有骨盆骨折者为20％机动车创伤中有骨盆骨折者为25％～84.5％。骨盆骨折是机动车事故死亡的三大原因之一，仅次于颅脑伤和胸部损伤。损伤后的早期死亡主要是由于大量出血、休克多器官功能衰竭与感染等所致在严重的骨盆创伤的救治中防止危及生命的出血和及时诊断治疗合并伤，是降低病死率的关键。

(1)局部表现受伤部位疼痛，翻身及下肢活动困难。检查可见耻骨联合处肿胀、压痛，耻骨联合增宽髂前上棘因骨折移位而左右不对称髋关节活动受限骨盆挤压、分离试验阳性，即两手置双侧髂前上棘处用力向两侧分离或向中间挤压，引起剧痛；亦可于侧卧位挤压有腹膜后出血者，腹痛腹胀肠鸣音减弱或消失膀胱或尿道损伤可出现尿痛血尿或排尿困难直肠损伤时肛门出血，肛门指诊有血迹。神经损伤时下肢相应部位神经麻痹。

(2)全身情况出血多时即表现神志淡漠皮肤苍白四肢厥冷尿少脉快、血压下降等失血性休克征象，多为伴有血管损伤内出血所致。疼痛广泛，活动下肢或坐位时加重。局部肿胀，在会阴部、耻骨联合处可见皮下瘀斑，压痛明显。从两侧髂嵴部位向内挤压或向外分离。

## 二、疾病分类

### (一)依据骨盆骨折后形态分类

可分为压缩型分离型和中间型。

1.压缩型

骨盆侧方受到撞击致伤例如机动车辆撞击骨盆侧方或人体被摔倒侧位着地，夜间地震侧卧位被砸伤等骨盆受到侧方砸击力先使其前环薄弱处耻骨上下支发生骨折应力的继续，使髂骨翼向内压(或内翻)，在后环骶髂关节或其邻近发生骨折或脱位侧方的应力使骨盆向对侧挤压并变形。耻骨联合常向对侧移位髂骨翼向内翻骨盆为环状伤侧骨盆向内压、内翻使骨盆环发生向对侧扭转变形。

2.分离型

系骨盆受到前后方向的砸击或两髋分开的暴力，例如摔倒在地俯卧位骶部被砸压；或俯卧床上骶后被建筑物砸压髂前部着地，两侧髂骨组成的骨盆环前宽后窄反冲力使着地重的一侧髂骨翼向外翻，先使前环耻坐骨支骨折或耻骨联合分离，应力的继续髂骨更向外翻，使骶髂关节或其邻近发生损伤骨盆环的变形是伤侧髂骨翼向外翻或扭转，使与对侧半骨盆分开，故称分离型或开书型由于髂骨外翻使髋关节处于外旋位。

3.中间型

骨盆前后环发生骨折或脱位但骨盆无扭转变形。

### （二）依据骨盆环稳定性分类

前环骨折如耻骨支骨折，髂前上棘撕脱骨折等均不破坏骨盆的稳定性，后环骶髂关节及其两侧的骨折脱位和耻骨联合分离，都破坏了骨盆的稳定性，为不稳定骨折依据骨折部位分类除前述稳定骨折的部位外不稳定骨折的骨折部位和变形如下。

1.骶髂关节脱位

骶髂关节的上半部为韧带关节，无软骨关节面，在骶骨与髂骨之间有许多凸起与凹陷互相嵌插借纤维组织相连，颇为坚固。骶髂关节的下半部有耳状软骨面小量滑膜及前后关节囊韧带，是真正的关节，比较薄弱常见骶髂关节脱位又分为 3 种：

（1）经耳状关节与韧带关节脱位。

（2）经耳状关节与骶 1、2 侧块骨折发生脱位。

（3）经耳状关节与髂骨翼后部斜骨折发生脱位。前者脱位的骨折线与身体长轴平行脱位的半侧骨盆受腰肌及腹肌牵拉向上移位很不稳定，不易保持复位，后者髂骨翼后部斜骨折线对脱位半侧骨盆向上移位有一定阻力。

2.骶髂关节韧带损伤

施加于骨盆的暴力使骨盆前环发生骨折，使骶髂关节的前侧韧带或后侧韧带损伤，该关节间隙张开但由于一侧韧带尚存而未发生脱位骨盆的旋转稳定性部分破坏发生变形。

3.髂骨翼后部直线骨折

骨盆后环中骶髂关节保持完整，在该关节外侧髂骨翼后部发生与骶髂关节平行的直线骨折，骨折线外侧的半个骨盆受腰肌腹肌牵拉向上移位。

4.骶孔直线骨折

骶髂关节完整在其内侧 4 个骶骨前后孔发生纵骨折各骨折线连起来使上 4 个骶骨侧翼与骶骨管分离该侧半骨盆连骶骨侧翼被牵拉向上移位，由于骶$_1$ 侧翼上方为第 5 腰椎横突，该侧骶骨翼上移的应力，可撞击第 5 腰椎横突发生骨折此类型损伤，骨折线与身体纵轴平行，靠近体中线向上牵拉的肌力强大，故很不稳定，该侧骨盆上移位较多可达 5cm 以上。复位时需要强大的牵引力。

以上 4 类不稳定骨盆骨折的后环损伤部位都在骶髂关节或其邻近其损伤机制及骨盆变形有共同的规律。

在骶髂关节脱位髂骨翼后部直线骨折及骶孔直线骨折中，均可见到压缩型、分离型与中间型。在骶髂关节后侧韧带损伤，前环耻、坐骨支骨折骨盆向对侧扭转变形；其分离型，骶髂关节前面韧带损伤前环耻坐骨支骨折伤侧髂骨翼外翻，骨盆向伤侧扭转变形无中间型。

5.骶骨骨折

多为直接打击所致骶骨发生裂隙骨折，未发生变位者不影响骨盆的稳定性。由挤压砸击所致的骶骨骨折严重者亦发生变位及前环骨折，就成为不稳定性骨盆骨折由于骶骨管中有马尾神经存在，移位骨折可致马尾损伤。Denis 等将骶骨骨折分为 3 区：Ⅰ区为骶骨翼骨折，腰 5 神经根从其前方经过，可受到骨折的损伤；Ⅱ区为骶管孔区骶 1～3 孔区骨折可损伤坐骨神经，但一般无膀胱功能障碍；Ⅲ区为骶管区，骶管骨折移位可损伤马尾，其表现为骶区肛门会阴区麻木及括约肌功能障碍。

### （三）Tile 分类

Tile 总结了各种骨盆骨折的分类后提出了系统分类：

A 型（稳定型）：骨盆环骨折，移位不大未破坏骨盆环的稳定性，如耻骨支坐骨支骨折，髂前上棘撕脱骨折，髂翼骨折等。

B 型（旋转不稳定型）：骨盆的旋转稳定性遭受破坏，但垂直方向并无移位，仅发生了旋转不稳定。根据损伤机制不同分为 B1 开书型即前述分离型骨折和 B2 骨盆侧方压缩骨折即压缩型。

C 型旋转与垂直不稳定，骨盆骨折即发生旋转移位，又发生垂直移位 C1 单侧骶髂关节脱位、C2 双侧骶髂关节脱位和骶髂关节脱位并有髋臼骨折。

## 三、临床表现

1.骨盆环骨折

骨折线贯穿骨盆环状结构，使骨盆环中断。单发骨折常见有单侧耻骨支骨折、耻骨联合分离、单侧髂骨骨折、髋臼骨折和单侧骶髂关节半脱位伴有小片骨折。多发骨折常见有两侧耻骨支骨折、耻骨支骨折伴耻骨联合分离、耻骨伴髂骨骨折和耻骨骨折伴骶髂关节脱位。

2.骨盆边缘骨折

常见的有髂骨翼骨折，耻骨单支部分骨折，髋臼边缘骨折和骶尾骨骨折等，骨折线形可呈横形或斜形，移位可不甚明显。

3.骨盆撕脱骨折

骨折的部位常位于强大肌肉附着的地方，如髂前上棘、髂前下棘和坐骨结节等，骨折碎片常较少，并常有移位。

## 四、并发症

1.腹膜后血肿

骨盆各骨主要为松质骨，盆壁肌肉多，邻近又有许多动脉丛和静脉丛，血液供应丰富，盆腔与后肤膜的间隙又系疏松结缔组织构成，有巨大空隙可容纳出血，因此骨折后可引起广泛出血。巨大肤膜后血肿可蔓延到肾区、膈下或肠系膜。患者常有休克，并可有腹痛、腹胀、肠鸣减弱及腹肌紧张等腹膜刺激的症状。为了与腹腔内出血鉴别，可进行腹腔诊断性穿刺，但穿刺不宜过深，以免进入腹膜后血肿内，误认为是腹腔内出血。故必需严密细致观察，反复检查。

2.尿道或膀胱损伤

对骨盆骨折的患者应经常考虑下尿路损伤的可能性，尿道损伤远较膀胱损伤为多见。患者可出现排尿困难、尿道口溢血现象。双侧耻骨支骨折及耻骨联合分离时，尿道膜部损伤的发生率较高。

3.直肠损伤

除非骨盆骨折伴有阴部开放性损伤时，直肠损伤并不是常见的合并症，直肠破裂如发生在腹膜反折以上，可引起弥散性腹膜炎；如发生在反折以下，则可发生直肠周围感染，常为厌氧菌感染。

4.神经损伤

多在骶骨骨折时发生，组成腰骶神经干的骶 1 及骶 2 最易受损伤，可出现臀肌、腘绳肌和小腿腓肠肌群的肌力减弱，小腿后方及足外侧部分感觉丧失。骶神经损伤严重时可出现跟腱反射消失，但很少出现括约肌功能障碍，予后与神经损伤程度有关，轻度损伤予后好，一般一年内可望恢复。

## 五、诊断

骨盆骨折多系高能量外力所致常并发低血容量性休克和脏器伤。临床检查首先要对患者全身情况做出判断尤其要注意有无威胁生命的出血及呼吸和神智状态；其次要确定骨盆有无骨折和骨盆环是否稳定同时必须明确有无合并伤。

## 六、放射学检查

1.骨盆后前位 X 线片

X 线平片检查一般可明确骨折部位骨折类型及其移位情况，亦常能提示可能发生的并发症。全骨盆后前位 X 线片可显示骨盆全貌对疑有骨盆骨折者应常规拍摄全骨盆后前位 X 线片以防漏诊对骨盆后前位 X 线片上显示有骨盆环骨折者，为明确了解骨折移位情况还应再摄骨盆入口位和出口位片。

2.骨盆入口位片

患者仰卧，X 射线从颅侧投向尾侧，与片盒成 60°倾斜摄片本位片可显示耻骨段骨折移位；骨盆向内、向外旋转和向内移位的程度；骶髂关节向后移位及骶骨骨折是否侵犯椎管；同样可显示坐骨棘撕脱骨折。

3.骨盆出口位片

X 线是从尾侧投向颅侧，与片盒成 45°角本片可显示桶柄型损伤与耻骨体骨折，对确定半骨盆有无向上旋转移位是很有用的，在本片上同样可显示骶骨或髂骨骨折移位情况。

CT 检查对骨盆骨折虽不属常规但它可在多个平面上清晰显示骶髂关节及其周围骨折或髋臼骨折的移位情况，因此凡涉及后环和髋臼的骨折应行 CT 检查骨盆三维重建 CT 或螺旋 CT 检查更能从整体显示骨盆损伤后的全貌，对指导骨折治疗颇有助益但应铭记对血流动力学不稳定和多发伤患者，后前位全骨盆 X 线片是最基本和最重要的放射学检查不要在拍摄特殊X线片上花费时间,更为重要的是尽快复苏。

## 七、治疗

应根据全身情况,首先对休克及各种危及生命的合并症进行处理。

(1)休克的防治。患者因腹膜后大量出血,常合并休克。应严密观察进行输血、输液、骨盆骨折的输血可多达数千毫升,若经积极抢救大量输血后,血压仍继续下降,未能纠正休克,可考虑结扎一侧或两侧髂内动脉或经导管行髂内动脉栓塞术。

(2)膀胱破裂可进行修补,同时作耻骨上膀胱造瘘术。对尿道断裂,宜先放置导尿管,防止尿外渗及感染,并留置导尿管直至尿道愈合。若导尿管插入有困难时,可进行耻骨上膀胱造瘘及尿道会师术。

(3)直肠损伤,应进行剖腹探查,做结肠造口术,使粪便暂时改道,缝合直肠裂口,直肠内放置肛管排气。

(4)骨盆骨折的处理

①对骨盆边缘性骨折。只需卧床休息。髂前上棘骨折患者置于屈髋位;坐骨结节骨折置于伸髋位。卧床休息3~4周即可。

②对骨盆单环骨折有分离时,可用骨盆兜带悬吊牵引固定。骨盆兜带用厚帆布制成,其宽度上抵髂骨翼,下达股骨大转子,悬吊重量以将臀部抬离床面为宜。5~6周后换用石膏短裤固定。

③对骨盆双环骨折有纵向错位时,可在麻醉下行手法复位。复位方法是患者仰卧时,两下肢分别由助手把持作牵引,用宽布带衬厚棉垫绕过会阴部向头侧作对抗牵引,术者先将患侧髂骨向外轻轻推开,以松介嵌插,然后助手在牵引下将患侧下肢外展,术者用双手将髂骨嵴向远侧推压,矫正向上移位,此时可听到骨折复位的“喀嚓”声,患者改变健侧卧位,术者用手掌挤压髂骨翼,使骨折面互相嵌插。最后患者骶部和髂嵴部垫薄棉垫,用宽15~20厘米胶布条环绕骨盆予以固定。同时患肢作持续骨牵引。3周后去骨牵引,6~8周后去固定的胶布。固定期间行股四头肌收缩和关节活动的锻炼。三个月后可负重行走。

④对有移位的骶骨或尾骨骨折脱位可在局麻下,用手指经肛门内将骨折向后推挤复位。陈旧性尾骨骨折疼痛严重者,可在局部作强地松龙封闭。

⑤髋关节中心性脱位,除患肢作骨牵引外,于大粗隆处宜再作一侧方牵引。予以复位。

⑥对累及髋臼的错位性骨折,手法不能整复时,应予以开放复位内固定,恢复髋臼的介剖关节面。

# 第八节 特殊部位烧伤的早期处理

烧伤早期治疗的宗旨不仅在于抢救生命,而且要尽可能预防和减轻后遗畸形,恢复功能。再加上必要的后期整形,使之恢复一定的劳动能力,重新参加正常的社会生活,而不是单纯以治愈率和病死率来计算。当然，在任何情况下，尤其是大面积烧伤危重患者，均应以抢救生命为先。影响烧伤治愈后劳动能力恢复的因素很多，包括伤情、早期治疗经过、康复治疗、后期整形、患者意志和社会因素等。就伤情而言，烧伤面积、深度和部位等与预后直接相关。就部位而言，头面部、颈部、手、足及会阴部等部位又是烧伤治疗主要部位，其治疗要求高而且复杂，烧伤后期畸形发生率高，故称为特殊部位的烧伤。

## 一、头、面、颈部烧伤的早期处理

### （一）概述

头部烧伤时因头发对烧伤损害有一定保护作用，而且头皮较厚，故一般头皮烧伤多不深。头皮的毛囊，汗腺，皮脂腺及血管丰富，生长能力强，烧伤后易于愈合。然而，头皮的毛囊、汗腺不但多而且深，虽有利于愈合，但也成为病原菌的庇护所，不易清洁，特别是枕部、顶后等经常受压部位，创面潮湿，极易感染，加以创面渗出液往往与残留头发粘着，妨碍引流，使感染易于扩散，形成反复发作或经久不愈的糜烂创面。

面部组织疏松，血液循环丰富，故烧伤后水肿明显。伤后 6～8 小时面部即肿胀变形，重者使眼睑外翻，眼不能睁开，口唇肿胀，张口困难。一般在伤后 36～48 小时开始回收，肿胀逐渐消退。深度烧伤时，由于Ⅲ度焦痂缺乏弹性，肿胀外观可不明显，水肿渗液转向深层，致使颈部软组织和后咽部水肿，有时可导致或加重呼吸道梗阻。面部烧伤常伴眼、耳、鼻、口腔等器官的烧伤，五官分泌物常使面部创面潮湿软化而感染，反过来面部创面感染也可并发或加重五官特别是眼、耳的感染。面部皮肤，血液循环好，汗腺、皮脂腺、毛囊（特别是须部）较多，故面部烧伤后愈合能力强。加以早期深度不易分辨，有时外表似深度烧伤，处理得当，也可能愈合。

颈部烧伤很常见，往往伴有颜面部或上胸部烧伤。其中热液由上往下流者，液体积聚于颈前衣领处，使颈部烧伤较颜面部深，同时由于颈部组织疏松，烧伤后水肿明显，易引起颈部压迫，甚至导致呼吸困难，若伴有吸入性损伤，更加重其呼吸困难。其次因颈部皮肤与颈阔肌紧密相连而维持颈前皮肤的伸缩和形状，颈部烧伤后形成的瘢痕易导致颈部功能障碍。故颈部烧伤后正确的早期处理有其特殊性。

### （二）入院评估

1.病史询问

（1）烧伤时情况（包括原因、环境），受伤时间。

（2）患者神志、一般情况。

（3）烧伤时是否伴有冲击伤，脑部、胸腹以及四肢的复合伤。

（4）入院前的诊疗经过。

2.体格检查

（1）一般情况的检查：检查患者的神志、生命体征等基本情况，是否有休克表现。

（2）身体各大脏器的检查。

（3）头面颈的局部检查：检查时注意烧伤的深度、面积与部位。眼烧伤注意视力的改变，必要时请眼科医师会诊；鼻口烧伤时注意鼻毛的改变，发音变化，有无呼吸困难，并进一步明确是否合并吸入性损伤。

3.检查资料

(1)血常规。

(2)生化检查。

(3)血型、凝血功能。

(4)酌情行X线、B超或纤支镜检查。

## (三)病情分析

依据受伤时病史及临床表现,结合实验室检查即可明确诊断。

## (四)治疗计划

1.头部烧伤的处理

(1)保护头皮勿使感染。

(2)头皮烧伤一般愈合较快。如无感染,浅Ⅱ度烧伤1～2周愈合;深Ⅱ度处理,可先观察,控制感染,让其自然愈合,若愈合困难,再予以植皮;Ⅲ度烧伤可考虑切、削痂植皮。

(3)颅骨烧伤。①小范围的颅骨烧伤:可进行早期焦痂切除或将坏死的外板或全层切除,进行局部皮瓣或双蒂皮瓣移植。②大块颅骨外板坏死:一般须待周围软组织愈合后进行手术,手术可一次将坏死骨质凿除,并于新鲜的骨质创面上植皮;若外板坏死范围较大,则采用骨钻多处钻孔的方法。孔之间距约0.5cm,不宜过大,钻至出血的健康骨质或骨髓腔为止,并用咬骨钳轻轻咬除孔周坏死骨质,待肉芽生长后,再行游离植皮。③大块颅骨全层坏死:一般面积较小局部皮瓣或远位皮瓣可以覆盖时,可以考虑早期切除皮瓣覆盖,面积较大时可在局部切除坏死骨质,于硬膜肉芽创面上皮片移植。④过大的颅骨缺损,待以后全部伤口愈合后,再进行修复。

(4)脑膜或脑组织损伤:早期由于脑实质的正常和坏死组织界限不清,不宜进行切除,故尽可能将颅骨保存(如有颅骨下感染,可进行钻孔引流),待肉芽形成后,再移除坏死颅骨。行游离植皮或带蒂皮瓣移植修复。

2.面部烧伤的处理

(1)中小面积烧伤伤员如果面部烧伤为Ⅱ度,急救时可用10℃以下的冷水持续湿敷数小时左右,能减轻疼痛,清洁创面,减少渗出及防止或减轻继发性损害。

(2)经常清洁五官,以减少污染机会。

(3)面部烧伤早期宜行暴露疗法,因面部凸凹不平,不便包扎,且包扎后妨碍面部活动,伤员感觉不舒适;更为重要的是妨碍五官护理,不能及时清除其分泌物,易使创面感染。创面可不涂用药物。浅Ⅱ度烧伤多可痂下愈合;深Ⅱ度创面,若感染不重,也能自愈,但愈后瘢痕增生一般较多,影响五官功能,因此移植部分自体皮可减轻愈后的功能障碍。

(4)面部Ⅲ度烧伤,一般不采用早期切痂植皮。这是因为早期深度不易分辨,切痂平面不够清楚,同时面部血液循环丰富,切痂时出血多。伤后2～3周焦痂分离时,在浅麻醉下去除焦痂,清创后分区用大张皮片覆盖,若已形成肉芽创面,术前应湿敷2～3天,术中除去表层肉芽,清洗后再予以大张皮片覆盖,如Ⅲ度烧伤仅为皮肤全层,也可考虑早期切除,大张皮片覆盖。此外也可用异体皮片于术前覆盖肉芽创面或术中自体皮片覆盖。

(5)面部植皮一般采取分区植皮的原则。

3.眼烧伤的处理

(1)眼睑浅度烧伤处理主要在于防止感染,促进伤口愈合。

(2)眼睑深度烧伤,如病情允许,可行早期切痂并用中厚或全厚皮片植皮。

(3)眼睑烧伤特别是角膜暴露者,应注意保护眼球,防止发生暴露性角膜炎及眼内感染。若已发生暴露性角膜炎,则按眼球烧伤处理。

(4)眼球烧伤

①急救时用大量清洁水持续冲洗,也可嘱伤员将面部浸入水中,不断睁闭眼睛,将损伤物质清洗干净,冲洗时间不少于10分钟。

②眼球内残屑应在表面麻醉下移除。

③及早用抗生素液滴眼,防止感染。

④用1%阿托品液或油膏点眼散瞳,每日3～4次,防止并发虹膜睫状体炎。

⑤在角膜溃疡愈合后,可滴用0.5%皮质激素,减少炎症及疤痕增生,伤口愈合前,激素对角膜溃疡的愈合不利,应用时要慎重。

⑥结合膜深度烧伤者,应注意防止睑球粘连。

⑦为了减轻结合膜缺血、改善角膜营养、减轻组织坏死,可用维生素A、D乳剂滴眼或试服血管扩张剂。

⑧为减轻烧伤后组织代谢产物蛋白溶解酶的附加损害,可应用抑肽酶以抑制激肽的作用。对减轻炎症、防止烧伤周围组织的坏死及促进上皮愈合有一定作用。每天可结膜下注射500～1000U。

⑨施行眼的各种治疗时,皆应注意严格无菌操作,防止将创面细菌带入眼内及交叉感染。操作应轻柔,特别是已有角膜深层溃疡时,切忌挤压眼球,以防角膜穿破。

4.耳烧伤的处理

①耳壳皮肤烧伤未波及耳软骨或未并发耳软骨炎者,其愈合过程及处理与一般皮肤烧伤相同。

②波及耳软骨的Ⅲ度烧伤往往伴有化脓性耳软骨炎,治疗主要在于控制感染,防止耳软骨继续毁损。

③外耳道烧伤由于局部肿胀,耳道闭塞,引流不通畅,有利于细菌繁殖,容易感染。感染后更加重了耳道的肿胀,形成恶性循环。严重者可波及软骨引起化脓性耳软骨炎或穿破鼓膜导致化脓性中耳炎。处理上,重在清洁与干燥,保持外耳道引流通畅。

5.颈部烧伤的处理

(1)烧伤后72小时内应警惕呼吸困难和梗阻。

(2)一般采取头后仰,暴露或半暴露疗法。

(3)切痂植皮应根据创面深度自颈阔肌浅面或深面切除。

## 二、手部烧伤的早期处理

### （一）概述

手为人的劳动器官，且为暴露部位，故致伤机会较多。且手结构精细，深度烧伤后常遗留瘢痕畸形和功能障碍，严重者可丧失劳动力。手背深度烧伤较多且易于损伤深层组织，特别是掌指关节和近端指间关节处的伸肌腱与关节囊易于破坏；而且愈合后往往因瘢痕增生，使手发生严重挛缩畸形与明显功能障碍。手背烧伤后畸形的典型表现为：指间关节过度屈曲，掌指关节过度背伸，手掌向前突出、拇指内收、掌横弓消失。手掌烧伤一般不太深，有时呈蜡白色似Ⅲ度烧伤的创面，也可自行愈合。但接触烧伤时则可较深，使手掌皮肤缺损。然而由于手掌皮下脂肪多，且有掌腱膜的覆盖，故除电烧伤外，一般也少有损伤屈肌腱者。手掌烧伤的畸形，主要系因瘢痕挛缩引起，表现为手指屈曲不能伸直或手指和手掌粘连不能自由活动。

### （二）入院评估

1.病史询问

（1）烧伤时情况（包括原因、环境），受伤时间。

（2）患者一般情况。

（3）入院前的诊疗经过。

2.体格检查

（1）一般情况的检查：检查患者的神志、生命体征等基本情况。

（2）身体各大脏器的检查。

（3）局部检查：检查时注意烧伤的深度、面积，是否伴有上肢的环形烧伤和焦痂形成，手指末梢血运及感觉。

3.检查资料

（1）血常规。

（2）生化检查。

（3）血型、凝血功能。

### （三）病情分析

依据受伤时病史及临床表现即可明确诊断。

### （四）治疗计划

1.治疗原则

（1）尽快消灭创面：是处理手部烧伤的最基本原则，也是最大限度地保存手功能的根本措施。如果全身情况允许，宜尽早切除或削除手部深度烧伤的焦痂或痂皮，进行植皮覆盖创面。早期未能切痂者，应积极清除坏死组织及早植皮或将陈旧的肉芽组织切除后植皮。一般3周内能消灭创面者，功能恢复较好，超过3周者，多有明显的关节功能障碍。

（2）减轻水肿：减轻水肿程度和缩短水肿时间甚为重要。主要措施是早期活动和抬高患肢，手要高过肘，肘要高过肩。前臂特别是腕部若有环形缩窄性深度烧伤影响手部循环时，应行焦痂切开以减压。

(3)早期活动:为了便于早期活动,宜采用暴露或半暴露疗法,并可每日浸泡在水中活动,及鼓励伤员自理生活,如用汤匙吃饭,手拿书报阅读等。如此不但能达到物理治疗的目的,而且更能激励伤员与伤残作斗争的信心和勇气,充分调动其积极性。

(4)保持手的功能位:伤员因为怕痛,常将腕关节屈曲、掌指关节过伸、第一指间关节屈曲和拇指内收,这种非功能位应及早纠正。腕关节于单纯手背烧伤时宜掌屈,手掌烧伤时宜背屈,全手烧伤时则保持于中间位。手背烧伤时,掌指关节屈曲 80～90 度,使侧副韧带维持于最长的位置;指间关节伸直或屈曲 5～10 度,以避免伸指肌腱中央分腱的紧张和损伤;拇指宜保持外展对指位。为了较好地维持此种功能位,白天不活动时,可用简单的布垫悬吊,夜间可用夹板固定。

(5)预防感染:控制感染的关键在于尽快清除坏死组织,及时植皮,消灭创面。对深度烧伤最好采用暴露疗法,使焦痂迅速干燥或局部用药,以减低细菌浓度,防止侵袭性感染。坏死组织多、感染严重时,可进行浸泡或抗菌液湿敷。如焦痂或痂皮已自溶或痂下积脓,应及时将焦痂或痂皮清除。

2.创面处理

(1)手背烧伤的处理

①浅度手背烧伤若能避免感染,多能自愈,愈后无瘢痕或功能障碍。暴露或包扎疗法均可。

②深Ⅱ度及没有损伤肌腱、骨质等深层组织毁损的Ⅲ度手背烧伤:Ⅲ度创面难以自行愈合,而深Ⅱ度创面虽然依靠残存上皮细胞的生长扩散,以及瘢痕组织的收缩,3～5 周可能自行愈合,但在长期愈合的过程中,很易并发感染。感染后,不但创面加深,而且纤维组织增生,愈后瘢痕挛缩严重,影响手的功能。故对手背部深Ⅱ度烧伤以及未损毁肌腱、骨质的Ⅲ度烧伤,在全身情况允许时,应尽早予以切痂或削痂植皮或保留变性真皮大张自体皮移植。

③肌腱、骨质广泛毁损的Ⅲ度烧伤:早期切痂多不易将坏死组织清除干净;且清除后的创面软组织过少,植皮存活率甚低,不但不能早期消灭创面,反而使肌腱、关节囊等暴露,加重其坏死程度。应采用蚕食脱痂分次清除坏死组织的方法,使肉芽组织形成后再植皮覆盖创面。

(2)手掌深度烧伤的处理:手掌烧伤一般较浅,能自行愈合。但深度烧伤者亦以早期切痂植皮为宜。接近Ⅲ度的深Ⅱ度手掌烧伤,虽能自愈,但愈合后挛缩瘢痕畸形严重,应早期切除焦痂,于掌腱腹上移植皮片。手掌Ⅲ度烧伤一般范围较局限,但深度深,组织损害严重,若不及时清除坏死组织,容易感染,导致严重的继发性损害甚至全手坏死。所以也宜早期切痂。坏死组织要彻底清除,但要避免损害神经、血管和肌腱,尽量保留掌腱膜,一般热力烧伤多可于掌腱膜上行游离植皮;但某些特殊烧伤(如电接触烧伤),深部组织损害严重时,切除坏死组织后可遗留组织缺损的空腔,常有肌腱、骨质、神经、血管外露,则需移植带蒂皮瓣,不但能保证存活,而且可以保护暴露的神经、血管、肌腱,供给部分营养,减少坏死机会。

## 三、会阴部烧伤早期处理

### (一)概述

会阴部较隐蔽,一般不易烧伤,但站立时下肢火焰烧伤或臀部跌坐在高温热源上,也可烧伤会阴部。

## (二)入院评估

1.病史询问

(1)烧伤时情况(包括原因、环境),受伤时间。

(2)患者一般情况。

(3)入院前的诊疗经过。

2.体格检查

(1)一般情况的检查:检查患者的神志、生命体征等基本情况。

(2)身体各大脏器的检查。

(3)局部检查:检查时注意烧伤的深度、面积,有无肛门、阴茎、阴囊深度烧伤,有无创面污染或感染。

3.检查资料

(1)三大常规。

(2)血生化检查。

(3)血型、凝血功能。

## (三)病情分析

诊断:依据受伤时病史及临床表现即可明确诊断。

## (四)治疗计划

1.创面治疗原则

(1)一般均采用暴露疗法。双下肢应分开,使会阴部能充分暴露,且注意清洁干燥。局部潮湿、感染较重而全身烧伤面积不大者,可予浸泡,清除坏死组织。

(2)会阴部烧伤一般不早期切痂,而多采用蚕食脱痂。此处皮肤较厚,毛囊、汗腺较多,加以深度烧伤较少,故大多能自行愈合。若脱痂后为肉芽创面,则可行游离植皮。植皮后予以暴露,及时清除皮片间分泌物;大便后应予清洗,不可移动皮片(特别2~3天内更应注意)。

(3)会阴部烧伤愈合过程中,应注意臀沟两侧的粘连愈合,形成蹼状瘢痕,甚至假性肛门或阴道闭锁。所以深度烧伤者应尽快植皮,减少愈合后的瘢痕。

(4)会阴部烧伤常伴有外生殖器烧伤。阴茎阴囊皮肤皱缩,有伸缩性,故烧伤后凭借上皮生长和瘢痕收缩,多能自行愈合,一般不需切痂植皮。但深度烧伤范围广者,脱痂后可移植小片薄层自体皮,加速愈合,减少瘢痕。阴茎环形深度烧伤,可移植环形皮片,并予缝合固定;若包皮较长,可背侧切开,利用其未烧伤的内层皮肤,翻转移植于创面上。女性外生殖器烧伤后应注意分开阴唇,防止粘连愈合后致阴道瘢痕闭锁。

2.治疗方案

(1)留置导尿管,加强会阴部护理,避免二便污染。

(2)创面暴露疗法,浅Ⅱ度及深Ⅱ度创面用烧伤敷料换药或外用烧伤药膏直至创面愈合。Ⅲ度创面换药处理,脱痂后培育肉芽创面行皮片移植修复。

(3)全身应用抗生素。

(4)创面愈合后的瘢痕康复治疗。

## 四、足部烧伤的早期处理

### （一）概述

足部烧伤较常见。按足部解剖、功能与修复要求包括下述七区：足背区、踝前区、跟腱区、足跟区、足弓区、足底前浮肿区和趾区。足背-踝前区烧伤多见，烧伤后瘢痕增生与挛缩较常见，跟腱Ⅲ深度烧伤多为皮肤烧伤，损及跟腱者较少，足底与全足Ⅲ度烧伤罕见。

### （二）入院评估

1.病史询问

（1）烧伤时情况（包括原因、环境），受伤时间。

（2）患者一般情况。

（3）入院前的诊疗经过。

2.体格检查

（1）一般情况的检查：检查患者的神志、生命体征等基本情况。

（2）局部检查：检查时注意烧伤的深度、面积，有无环形焦痂，足趾的血运及感觉，有无足趾坏死。

3.检查资料

（1）三大常规。

（2）血生化检查。

（3）血型、凝血功能。

# 第九节　烧伤感染

## 一、烧伤途径及发病机制

烧伤致病菌侵入途径是多渠道的，概括起来主要通过剖面、肠道、呼吸道、静脉和尿路等。

### （一）烧伤创面感染

烧伤创面是病原菌侵入机体的主要途径。可根据创面病原菌密度和侵入深度区分为非侵袭性感染和侵袭性感染。

1.非侵袭性感染

烧伤创面坏死组织的存在，成为病原菌生长繁殖的良好培养基，适宜的温度和湿度有利于病原菌在创面上生长繁殖。如果烧伤创面较小，深度较浅，细菌毒力较低，伤员全身情况较好，即使创面脓性分泌物较多、菌量较高，如果能及时引流清除，临床上也很少发生侵袭性感染。所谓非侵袭性感染，基本可以将其定义为：烧伤创面有少量细菌定植；或虽创面上有大量细菌生长，但仅限于创面表面；或细菌穿透部分焦痂，及至焦痂全层，此时痂下定植的细菌不一定侵入邻近的活组织，其菌量＜$10^5$CFU/g 组织。临床表现除有轻度或中度发热，白细胞略增高外,无其他明显全身感染症状。

2.侵袭性感染

系指病原菌侵袭至痂下活组织。根据活组织中病原菌侵入的程度将其分为:①局灶性侵袭,系指痂下周围活组织上的微小细菌病灶;②普通侵袭,即细菌广泛侵袭至皮下组织;③微血管侵袭,是细菌累及微血管和淋巴管。临床上可见创面水肿、分泌物增多或创面干燥、局部有凹陷;创面出现坏死灶,随病情发展正常皮肤亦可见局灶性或大片坏死斑,同时伴有全身感染中毒症状,患者常在短期内死亡。上述特点多见于革兰杆菌(如大肠杆菌,特别是铜绿假单胞菌)或真菌(如曲霉菌、毛霉菌)所致的侵袭性感染;念珠菌、金黄色葡萄球菌的创面侵袭性感染;痂下活组织中常见脓性或干酪性病灶,组织上的菌量常超过 105CFU/g 组织。

3.烧伤创面脓毒症

是侵袭性感染的弥散和发展。

### (二)吸入性损伤继发肺部感染

烧伤合并中度以上吸入性损伤者,肺部感染的发生率明显高于无吸入性损伤者肺部感染的发生率,提示吸入性损伤造成肺感染的机会显著增加。烧伤合并吸入性损伤不仅增加了肺部感染的机会,而且使肺部感染来的早,中度吸入性损伤患者中,肺部感染的发生时间为伤后第 1 周,而合并重度吸入性损伤者,肺部感染发生于伤后第 2 天左右,无合并吸入性损伤者,肺部感染的发生时间平均在第 2 周左右。吸入性损伤后不仅气道黏膜分泌增加,而且大量黏膜坏死脱落。若脱落的黏膜与分泌物未能及时清除,可堵塞支气管而引起肺不张,造成肺部感染。气道内大量分泌物和坏死组织,也有利于细菌生长繁殖,这就为细菌的人血提供了机会。烧伤合并吸入性损伤可造成肺部感染,肺脏可成为细菌入血途径。严重烧伤后呼吸道可成为全身性感染的重要途径,尤其是合并吸入性损伤,气管切开的患者。另外,应用于气管切开的一些装置,如超声雾化器、输氧装置中的湿化瓶等,亦是病原菌侵入机体的途径之一。

### (三)静脉导管感染

烧伤临床治疗中往往需行静脉切开或行深静脉内置管,若处理不当是病原菌入侵机体的主要途径之一。静脉内置管不仅引发静脉炎、化脓性血栓性静脉炎,而且是菌血症乃至脓毒血症的根源。有时在某些烧伤死亡病例中,患者生前有全身炎症反应(如心率和呼吸加快、高热或低温等)或脓毒症表现,但生前未发现烧伤静脉感染的局部症状和体征,相当一部分病例尸检时才证实化脓性血栓性静脉炎病灶的存在。因此,由静脉内导管感染造成的死亡,实际上比烧伤临床观察到的为高。引发静脉导管脓毒症大致有 4 个主要因素:①静脉内置管时间,置管存留时间长于 72 小时发生导管脓毒症的危险是等于或少于 72 小时的 5.76 倍;②静脉内输入高价营养液是导管脓毒症的另一个危险因素,高营养液易导致血管内皮细胞损伤,促使血栓形成;营养液中的高糖、氨基酸、脂肪乳剂等成分也分别适合某些细菌的生长,因此,易引发脓毒症等并发症;③经创面静脉留置导管,脓毒症的发生机会多于经正常皮肤者,且与创面培养的菌种相符合,说明静脉导管脓毒症的发生可能与插管时的导管污染和(或)创面的逆行感染等因素有关;④经中心静脉置管发生导管脓毒症的危险比经外周静脉插管的危险性高。因此,为了减少或避免烧伤后病原菌由静脉的侵入,治疗中能穿刺的尽量避免切开;能利用浅静脉者不用中心静脉,置管周围部位每日严格消毒和护理;严格限制置管时间于 72 小时内,特别注意经创面置管者；如有输液不畅，立即拔除导管，其尖端做培养和药物敏感试验；若浅表静脉发生化脓性血栓性静脉炎，除立即拔除导管、取出分泌物做涂片检查并选择相应的抗菌药物外，应同时切除有病变的静脉，并将其做细菌培养与病理检查。在切除静脉前先在静脉近端结扎，以免手术挤压时导致病原菌扩散。静脉切除后的伤口，全部敞开，用抗生素纱布湿敷引流每日交换4～5次，待伤口新鲜时，行植皮或Ⅱ期缝合。

### （四）尿路感染

尿道可成为病原菌入侵的途径，主要见于严重烧伤患者长期留置尿管者，其次可见于阴部烧伤之后，细菌逆行感染所致。致病菌种以大肠杆菌、铜绿假单孢菌多见，有时亦可见肠菌。因此，强调除治疗必须观察每小时尿量外，一旦无排尿困难，应尽早拔除导尿管，让患者自行排尿，并应及时封闭会阴部创面，以减少或避免病原菌由尿路感染之可能性。

### （五）烧伤后细菌和内毒素移位

(1)大面积烧伤患者入院后不久，在休克期内尚未见创面感染，却出现明显的脓毒症表现；大面积烧伤患者，有时创面感染的菌种并不与血培养阳性的菌种相一致；烧伤早期创面未出现明显感染时血培养已阳性，而且入血的菌种为肠道内菌。提示内源性肠道可能是烧伤感染病原菌的侵入途径。低血容量性休克导致肠黏膜屏障缺血再灌注氧自由基损伤，造成细菌移位，侵入血流。

(2)肠道营养不良是促进肠黏膜损伤、导致细菌移位的另一重要致病因素。早期进食的患者门静脉、肠黏膜下血流量改善，肠淋巴流量亦改善，肠黏膜损伤程度轻，DNA、RNA 和蛋白质含水量量均上升，而血液中的内毒素、TNF 和 MDA 值均减低，说明早期肠道进食之益处。若烧伤后较长时间不进食，特别是在内毒素的作用下，肠黏膜可发生进行性萎缩，小肠绒毛高度、肠壁厚度以及绒毛数量都显著减少，其减少程度与进食的早晚直接相关，这提示烧伤后早期肠道喂养对减轻肠黏膜损伤，防治细菌移位有重要意义，除此之外，营养不良特别蛋白质营养不良与细菌移位有一定关系，细菌移位发生率的增高与蛋白质营养不良持续时间呈正相关。

(3)肠道菌群失调易导致肠道内细菌移位，引发内源性感染的发生。

(4)细菌经肠道移位至肠系膜淋巴结、内脏、血液循环，是一个渐进过程，可将其分为三个阶段：

①亚临床感染：肠道细菌的移位限于肠系膜淋巴结，细菌与防御功能之间可能处于一种相持状态，临床表现并不明显，可能只是一些发热反应等，暂称为亚临床感染。

②毒血症阶段：随着细菌突破肠系膜淋巴结的局部防御屏障，侵入肝、脾等单核吞噬细胞系统所属脏器，机体对细菌、内毒素等抗原刺激可产生强烈反应，包括心血管系统的反应，但因为发生在休克期，只能表现为休克加重或夹杂一些全身性感染的征兆(如意识障碍、呼吸紧迫等)，但血培养尚无菌生长。

③当机体、肠黏膜、单核吞噬细胞系统防御功能进一步衰竭，肠道细菌、内毒素进行性侵入血循环，并在血液中生长繁殖，血培养阳性时，已属晚期阶段。其发生时间相当于临床所见的早期暴发性菌血症时。

### （六）免疫功能下降

严重烧伤后细胞及体液免疫功能均受抑制，突出表现在 T 淋巴细胞和单核吞噬细胞功能异常。机体非特异性免疫防御功能与细菌移位有一定关系。生理条件是，覆盖体表内、外表面的黏膜需要分泌型 IgA 加以保护。IgA 在肠黏膜表面的重要功能是防止肠道中腔菌群在肠黏膜表面的定植，并中和肠腔中的毒素和酶等。一旦肠腔中 IgA 含量降低，势必造成细菌移位的发生。于勇对大鼠造成体表 40%Ⅲ度烫伤，24 小时后肠内容物 lgA 含量明显降低，同时肝、脾、肺和肠系膜淋巴结细菌阳性率均明显升高，提示烧伤后肠道内 IgA 水平的降低是导致肠道细菌移位的原因之一。

如上所述，烧伤后肠源性微生物侵入的机制极其复杂，可由多种因素相互作用而诱发。国内外学者已形成共识，即严重烧伤后细菌、内毒素通过肠黏膜移位至黏膜淋巴结、门静脉，且可激活腹腔内巨噬细胞、肝枯否细胞。过去人们将这些细胞视为单纯清除异物，抵御感染的“清道夫”，而实际上它们是一类多功能的分泌细胞，被激活后可以释放一系列具有直接细胞毒性或有很强生物活性的物质，如 TNF、IL-1、IL-6、IL-10 等细胞素。它们或是直接攻击靶细胞或是进一步调节免疫物质释放影响各种生理活动，如体温、代谢等。其结果是造成机体剧烈的炎症反应，并可表现为高热、高动力型循环、高代谢等“脓毒症的临床症候群”，鉴于烧伤诱发肠源性感染的重要性，许多研究者认为，肠道可能是 MODS 的始动器官，已有大量的实验研究支持这种假说，而相应的临床证据尚有待进一步收集。

## 二、诊断

### （一）概述

感染和脓毒症是临床上常用的名词术语，是当前烧伤外科和 ICU 所面临的棘手难题，特别是由其诱发的脓毒性休克及多器官功能障碍综合征（MODS），已成烧伤外科危重患者的主要死亡原因。

### （二）入院评估

1.病史询问

（1）尽快查明烧伤原因，是否是特殊原因烧伤。

（2）了解受伤环境，注意有无呼吸道烧伤和复合伤。

（3）受伤入院情况及受伤时间。

（4）入院前创面处理情况及抗生素应用情况，是否已作抗破治疗。

（5）饮食、大小便情况。

（6）烧伤临床症状：精神抑郁、烦躁或谵语；腹胀、腹泻或消化道出血。

2.体格检查

（1）一般情况：生命体征，包括患者神志、血压、脉搏、呼吸、体温等。

（2）局部检查

①估算烧伤面积、深度，有无Ⅲ度环状焦痂压迫，组织肿胀程度，创面分泌物情况，焦痂溶脱情况，有无出血及坏死斑情况。创面肉芽组织生长情况及创周红肿程度，创面异味等等。

②注意口鼻周围烧伤，有无呼吸道烧伤。

(3)全身检查

①观察尿量及其颜色,注意有无血红蛋白尿。

②全身体格检查,心肺初步检查,胃肠情况,并注意有无复合伤。

③舌象情况:在抗休克过程中,舌质的润燥常能反映体液的丢失情况,并有助于补液快慢、多少的判断。舌质色泽的鲜暗常可反映呼吸、循环功能的状况。当肾功能损害、尿少时,观舌补液也有一定的参考价值。而在烧伤脓毒症患者中,舌象变化往往较全身其他症候出现为早,对协助脓毒症的早期诊断有一定的实用价值。

(4)检查项目:创面及血的细菌培养。

## (三)病情分析

1.诊断

(1)一般情况:①体温高达 39.0℃或低于 35.5℃,连续 3 天以上;②心率高于 120 次/分;③白细胞高于$12.0\times10^9$/L 或低于 $4.0\times10^9$/L,其中中性粒细胞多于 80%;④呼吸频率高于 28 次/分;⑤烧伤临床症状:精神抑郁、烦躁或谵语;腹胀、腹泻或消化道出血;舌质绛红、毛刺,干而无津表现。细菌培养阳性。

(2)明显水肿或正水平衡(>20mL/kg/24h)。

(3)高血糖(>120mg/dL)。

(4)炎症指标:白细胞增多(>12000μ－1)或减少(4000μl－1),白细胞数正常但幼稚细胞>10%,C-反应蛋白>正常值＋2SD,前钙降素>正常值＋2SD。

(5)血流动力学指标:低血压(SBP<90mmHg、MAP<70、SPB<40mmHg 或<2SD),$SVO_{<}$70%,CI<3.5L/min/M。

(6)组织灌流指标:高乳酸血症(>1mmol/L),毛细管充盈减弱或斑点状。

(7)器官功能障碍:动脉低氧血症($PaO_2$/$FiO_2$<300),急性少尿(尿量<0.5mL/kg/h 至少 2 小时),血肌酐增高>0.5mg/dL,凝血障碍(INR>1.5,aPTT>60 秒),肠胀气(肠鸣消失),血小板减少(<1000 000/μL)。

2.分型

(1)脓毒症 SIRS＋感染或疑似感染。

(2)严重脓毒症:脓毒症伴脏器功能障碍、低灌流或低血压。

(3)脓毒症休克:脓毒症恰当补液难以纠正的动脉低血压(收缩压<90mmHg 或基础值下降>40mmHg)。

## (四)治疗计划

1.防治休克

(1)有效复苏:严重烧伤后细菌移位与休克关系密切。复苏过程不能满足于血压、尿量等一般的检测指标进行判断休克和指导复苏,更重要的是需纠正潜在隐性代偿性休克。虽然,此时血压正常,脉率<100 次/分,尿量>30mL/h,但实际上胃肠道仍处在缺血缺氧状态。按正规的复苏方法,即使血流动力学各项指标于伤后 12～24 小时已恢复正常,但肠道仍显示缺血状态,直至 72 小时开始才能接近正常,反映胃肠道缺血时间较长,都会导致肠内细菌和内毒素入血。因此,在有效复苏的同时加用山莨菪碱改善胃肠道微循环,缩短胃肠缺血时间,有助于防治肠源性感染。

(2)烧伤低血容量性休克和肠源性感染的发生率密切相关,所以严重烧伤后尽早开始补充血容量、纠正休克应属第一措施。因此尽快纠正休克就有抗感染的意义。快速复苏,避免持续的低灌注和再灌注损伤:研究证明,缺血再灌注可导致肠黏膜损伤和细菌移位。为避免或减轻氧自由基损害,主张在严密心肺监护下,加快补液速度,加大补液量,使尿量达到80mL/h。对延迟复苏的烧伤患者,应在入院后2～3小时输入24小时总入量的1/3,并强调在复苏中使用维生素C、维生素E和甘露醇等氧自由基清除剂。

2.早期肠道喂养

这一措施不但能增中肠黏膜的血液灌注,维护其屏障与免疫功能,而且能增加其他脏器的血液灌注,能有效地防治细菌移位。通常主张休克期通过十二指肠喂养管进行肠道喂养,这不仅能减轻胃的负担,是增加营养的重要手段,而且是防治细菌移位与减轻全身性炎症反应和其他内脏并发症的辅助措施,值得临床推广使用。

3.清除病灶、针对病原菌尽早、合理使用抗生素

从动物实验结果可知,严重烧伤后肠源性感染发生之早(细菌侵入可在3小时之内,肠道内毒素的侵入更早),播散之广(肝、脾、肺、肾等),提示在大面积烧伤的抗休克阶段,尤其是延迟补液的患者,应加入抗感染的措施,短期使用较广谱、针对易经肠道侵入的几种常驻菌如大肠杆菌、沙门菌、铜绿假单胞菌、变形杆菌甚至金黄色葡萄球菌等的药物。因为大面积烧伤早期发生全身性感染的概率不但高,而且病死率也最高。研究证明,严重烧伤后肠源性感染经常发生于伤后早期,休克复苏阶段即有发生脓毒血症的报道,因此,在这一阶段针对常见的肠道菌使用较广谱的抗生素,对防治肠源性感染是非常必要的。多数学者主张应用两种抗生素兼顾革兰阳性菌和革兰阴性菌,这既有预防作用又有治疗意义。

4.监护与支持脏器功能

但应避免支持治疗的损害。

5.抗炎药物

(1)内毒素:多克隆抗血清,Lipid A单抗,多抗,BPI蛋白。

(2)TNF-α、单抗、sTNFR。

(3)IL-1、IL-1受体拮抗剂。

(4)PAF、$PLA_2$拮抗剂、PAF拮抗剂、灭活剂。

(5)缓激肽、拮抗剂。

(6)花生四烯酸、PGE1、血栓素抑制剂、血栓素、综合抑制剂(酮康唑)、(布洛芬)。

(7)NO、NOS抑制剂(L-NAME)、iNOS抑制剂(L-NMMA)、GMP抑制剂(美兰)、NO清除剂(PHP)。

(8)粒细胞、IFN-、G-CSF、GM-CSF。

(9)补体系统、Cl抑制剂。

(10)抗凝、AntithrombinⅢ、TFPI(抑制Ⅹ、Ⅸ因子)、活化蛋白C。

(11)免疫调理、皮质激素、IVIG(增强抗力)。

### （五）病程观察

（1）体温、心率、呼吸、血压等一般情况。

（2）监测每小时尿量。

（3）神志变化。

（4）血象、电解质、血气。

### （六）临床经验

铜绿假单胞菌感染占第一位，金黄色葡萄球菌占第二位，大肠杆菌占第三位，从中可以说明创面感染是烧伤脓毒症发病的主要原因。创面感染发生的越早，脓毒症发生的来势凶猛，其预后越差，创面越大、程度越深则感染发生率越高，脓毒症的发病率和病死率也较高。

# 第十章　妇产科常见急危重症

## 第一节　妊娠高血压综合征

妊娠高血压综合征是妊娠期特有的疾病，国内发病率为9.1%～10.4%，约15%妊娠期相关死亡是该病所致。妊娠高血压综合征的主要病理基础是全身小动脉痉挛、血管通透性增加、血液黏度增高及组织缺血、缺氧等，表现为高血压、蛋白尿等，严重影响母体健康及胎儿正常发育。

### 一、流行病学

1983—1988年，全国25省市部分地区370万人口，开展了统一标准的前瞻性妊娠高血压综合征流行病学的调查。在67813例孕产妇中，妊娠高血压综合征6398例，平均发病率9.4%，其中子痫120例，占妊娠高血压综合征1.9%，根据全国妊娠高血压综合征协作组1984年报道，轻、中度妊娠高血压综合征的围生儿死亡率为17.8‰及21.2‰，而先兆子痫及子痫的围生儿死亡率高达58.6‰及33.9‰。随着妊娠高血压综合征的病情加重，母儿的预后越来越差，迄今为止，妊娠高血压综合征仍为孕产妇及围生儿死亡的重要原因之一。

### 二、高危因素与病因

#### （一）高危因素

初产妇、孕妇年龄<18岁或>40岁、多胎妊娠、妊娠期高血压病史及家族史、慢性高血压、慢性肾炎、抗磷脂综合征、糖尿病、血管紧张素基因$T_{235}$阳性、营养不良、低社会经济状况均与妊娠高血压综合征发病风险增加相关。

#### （二）病因

1.异常滋养层细胞侵入子宫肌层

研究认为先兆子痫患者胎盘有不完整的滋养层细胞侵入子宫动脉，蜕膜血管与血管内滋养母细胞并存，子宫螺旋动脉发生广泛改变，包括血管内皮损伤、组成血管壁的原生质不足、肌内膜细胞增殖及脂类首先在肌内膜细胞其次在巨噬细胞中积聚，最终发展为动脉粥样硬化。动脉粥样硬化将导致动脉瘤性扩张，使螺旋动脉不能适应常规功能，同时动脉粥样硬化导致螺旋动脉腔狭窄、闭锁，引起胎盘血流量灌注减少，引发妊娠高血压综合征一系列症状。

2.免疫机制

妊娠被认为是成功的自然同种异体移植。胎儿在妊娠期内不受排斥是因胎盘的免疫屏障作用、胎膜细胞可抑制 NK 细胞对胎儿的损伤、母体内免疫抑制细胞及免疫抑制物的作用，其中以胎盘的免疫屏障作用最重要。

研究发现先兆子痫呈间接免疫，镜下确定胎盘母体面表现急性移植排斥，针对胎盘抗原性形成的封闭抗体下降，使胎盘局部免疫反应与滋养细胞表达 TCX 抗原形成的保护性作用减弱。本病患者妊娠 12～24 周辅助性 T 细胞明显低于正常孕妇，血清 $Th_1/Th_2$ 不平衡，$Th_2$ 呈高水平，从而使巨噬细胞激活释放细胞因子如肿瘤坏死因子-α、白细胞介素-1，使血液中血小板源性生长因子、内皮缩血管肽(又称内皮素)、纤溶酶原激活物抑制物-1 等含量增加，造成毛细血管高凝状态及毛细血管通透性增加。先兆子痫孕妇组织相容性抗原 HLA-DR4 明显高于正常孕妇。HLA-DR4 在妊娠高血压综合征发病中的作用可能为：①直接作为免疫基因，通过免疫基因产物如抗原影响巨噬细胞呈递抗原；②与疾病致病基因连锁不平衡；③使母胎间抗原呈递及识别功能降低，导致封闭抗体产生不足，最终导致妊娠高血压综合征的发生。

3.血管内皮细胞受损

炎性介质如肿瘤坏死因子、白细胞介素-6、极低密度脂蛋白等可能促成氧化应激，导致类脂过氧化物持续生成，产生大量毒性因子，引起血管内皮损伤，改变一氧化氮产物，干扰前列腺素(PG)平衡。当血管内皮细胞受损时血管舒张因子前列环素分泌减少，由血小板分泌的血栓素 $A_2$ 增加，导致前列环素与血栓素 $A_2$ 比例下降，提高血管紧张素Ⅱ的敏感性，使血压升高，导致一系列病理变化。研究认为这些炎症介质、毒性因子可能来源于胎盘及蜕膜。因此胎盘血管内皮损伤可能先于全身其他器官。

4.遗传因素

妊娠高血压综合征的家族多发性提示该病可能存在遗传因素。研究发现携带血管紧张素原基因变异 $T_{235}$ 的妇女妊娠高血压综合征的发生率较高。也有发现妇女纯合子基因突变有异常滋养细胞浸润。遗传性血栓形成可能发生先兆子痫。单基因假设能够解释先兆子痫的发生，但多基因遗传也不能排除。

5.营养缺乏

已发现多种营养物质如以白蛋白减少为主的低蛋白血症以及钙、镁、锌、硒等缺乏与先兆子痫发生发展有关。研究发现妊娠高血压综合征患者细胞内钙离子升高，血清钙下降，从而导致血管平滑肌细胞收缩，血压上升。对有高危因素的孕妇从孕 20 周起每日补钙 2g 可降低妊娠高血压综合征的发生率；硒可防止机体受脂质过氧化物的损害，提高机体的免疫功能，维持细胞膜的完整性，避免血管壁损伤。血硒下降可使前列环素合成减少，血栓素增加；锌在核酸和蛋白质的合成中有重要作用；维生素 E 和维生素 C 均为抗氧化剂，可抑制磷脂过氧化作用，减轻内皮细胞的损伤。若自孕 16 周开始每日补充维生素 E 400U 和维生素 C 100mg，可使妊娠高血压综合征的发生率下降 18%。

6.胰岛素抵抗

近来研究发现妊娠高血压综合征患者存在胰岛素抵抗，高胰岛素血症可导致一氧化氮合成下降及脂质代谢紊乱，影响前列腺素 $E_2$ 的合成，增加外周血管的阻力，升高血压。因此认为胰岛素抵抗与妊娠高血压综合征的发生密切相关，但尚需进一步研究。其他因素如血清抗氧化剂活性、血浆高半胱氨酸浓度等的作用仍在研究。

## 三、病理生理

全身小动脉痉挛是妊娠高血压综合征的基本病理生理变化，特别是在直径<200μm 的小动脉更易发生痉挛，如眼底、眼结膜、甲床等小动脉，其特点为收缩的一段小动脉与舒张的另一段小动脉相交替，使血管呈梭形分段。小动脉痉挛使阻力增加引起血压增高。大血管的营养血管缺血缺氧，可使血管壁及供血器官受损，且收缩与舒张交替的痉挛性特征可加重血管损伤。

1.脑血管痉挛

引起脑组织缺血、缺氧、水肿，临床上出现头晕、头痛、眼花、呕吐及抽搐等症状。脑血管长期痉挛，血管壁受损，血液外渗，脑组织可出现点状及斑状出血，严重者发生脑血栓形成、脑出血、抽搐和昏迷。脑血管病是妊娠高血压综合征死亡的第一位原因，占 42.9%。

2.冠状血管痉挛

心肌缺血，出现左胸痛，严重者心肌间质水肿，点状出血及坏死，再加上全身血管总阻力增加，血液黏度增加，水钠潴留，易导致左心衰竭及肺水肿。因心力衰竭而死亡是妊娠高血压综合征的第二位死因，占 23.8%。

3.肾血管痉挛

肾血流量减少，肾小球受损，缺血、缺氧、血管通透性升高，此时，不能从肾脏滤过的血浆蛋白得以滤过，出现蛋白尿，重症患者肾小球血管壁内皮细胞肿胀，体积增大，血流阻滞，在内皮细胞下及细胞间，有纤维素样物质沉积，可发生血管内凝血，血栓形成，肾功能受损，出现少尿及肾衰竭。

4.肝脏小动脉痉挛

肝脏缺血、缺氧，严重者因血管破裂，肝实质出血及肝被膜下血肿，出现上腹不适，甚至血肿破裂致腹腔大出血死亡。

5.视网膜小血管痉挛

缺血或水肿，出现眼花和黑矇，严重者引起视网膜脱离，导致暂时性失明。

6.血液

(1)容量：由于全身小动脉痉挛，血管壁渗透性增加，血液浓缩，血细胞比容上升。当血细胞比容下降时，多合并贫血或红细胞受损或溶血。

(2)凝血：妊娠高血压综合征患者伴有一定量的凝血因子缺乏或变异所致的高凝血状态，特别是重症患者可发生微血管病性溶血，主要表现为血小板减少（血小板少于 $100\times10^9/L$）、肝酶升高、溶血，即 HELLP 综合征，反映了凝血功能的严重损害及疾病的严重程度。

7.子宫胎盘血流灌注

血管痉挛导致胎盘灌流下降。异常滋养层细胞侵入使螺旋动脉平均直径仅为正常孕妇螺旋动脉直径 2/5，加之伴有内皮损害及胎盘血管急性动脉粥样硬化，使胎盘功能下降，宫内发育迟缓，胎儿窘迫。若胎盘血管破裂可致胎盘早剥，严重时母儿死亡。

## 四、分类与临床表现

妊娠高血压综合征分类与临床表现见表 10-1-1。

表 10-1-1　妊娠高血压综合征的分类及临床表现

| 分类 | 临床表现 |
| --- | --- |
| 妊娠期高血压 | 妊娠期首次出现 BP≥140/90mmHg，并于产后 12 周恢复正常；尿蛋白（－），少数患者可伴有上腹部不适或血小板减少；产后方可确诊先兆子痫 |
| 轻度 | 妊娠 20 周以后出现 BP≥140/90mmHg；尿蛋白≥0.3g/24h 或随机尿蛋白（＋）；可伴有上腹不适、头痛等症状 |
| 重度 | BP≥160/110mmHg；尿蛋白≥2g/24h 或随机尿蛋白（＋＋），血清肌酐＞106μmol/L，血小板＜$100\times10^9$/L；血 LDH 升高；血清 ALT 或 AST 升高；持续性头痛或其他脑神经或视觉障碍；持续性上腹不适 |
| 子痫 | 先兆子痫孕妇抽搐不能用其他原因解释 |
| 慢性高血压合并先兆子痫 | 高血压孕妇妊娠 20 周以前无尿蛋白，若出现尿蛋白≥0.3g/24h；高血压孕妇妊娠 20 周后突然尿蛋白增加或血压进一步升高或血小板＜$100\times10^9$/L |
| 妊娠合并慢性高血压 | 妊娠前或妊娠 20 周前舒张压≥90mmHg（除外滋养细胞疾病），妊娠期无明显加重；或妊娠 20 周后首次诊断高血压并持续到产后 12 周后 |

通常正常妊娠、贫血及低蛋白血症均可发生水肿，妊娠高血压综合征的水肿无特异性，因此不能作为其诊断标准及分类依据。

血压较基础血压升高 30/15mmHg，然而低于 140/90mmHg 时，不作为诊断依据，但必须严密观察。

重度先兆子痫是妊娠 20 周后出现高血压、蛋白尿伴随以下至少一种临床症状或体征者（表 10-1-2）。

表 10-1-2　重度先兆子痫的临床症状和体征

| 临床症状和体征 |
| --- |
| 收缩压≥160～180mmHg 或舒张压≥110mmHg |
| 24 小时尿蛋白＞5g 或随机尿蛋白（＋＋＋）以上 |
| 中枢神经系统功能障碍 |
| 精神状态改变和严重头痛（频发，常规镇痛药不缓解） |
| 脑血管意外 |
| 视物模糊，眼底点状出血，极少数患者发生皮质性盲 |
| 肝细胞功能障碍，肝细胞损伤，血清转氨酶至少升高 2 倍 |
| 上腹部或右上象限痛等肝被膜肿胀症状，肝被膜下出血或肝破裂 |
| 少尿，24 小时尿量＜500mL |
| 肺水肿，心力衰竭 |
| 血小板＜$100\times10^9$/L |
| 凝血功能障碍 |
| 微血管病性溶血（血 LDH 升高） |
| 宫内发育迟缓，羊水过少，胎盘早剥 |

子痫前可有不断加重的重度先兆子痫，但子痫也可发生于血压升高不显著、无蛋白尿或水肿病例。通常产前子痫较多，约25%子痫发生于产后48小时。

子痫抽搐进展迅速，前驱症状短暂，表现为抽搐、面部充血、口吐白沫、深昏迷；随之深部肌肉僵硬，很快发展成典型的全身高张阵挛惊厥、有节律的肌肉收缩和紧张，持续约1～1.5分钟，其间无呼吸动作；此后抽搐停止，呼吸恢复，但患者仍昏迷，最后意识恢复，但困惑、易激惹、烦躁。

## 五、诊断及鉴别诊断

### （一）诊断

根据病史、临床表现、体征及辅助检查即可作出诊断，同时应注意有无并发症及凝血机制障碍。

1.病史

患者有本病的高危因素及上述临床表现，特别应注意有无头痛、视力改变、上腹不适等。

2.高血压

高血压的定义是持续血压升高至收缩压≥140mmHg或舒张压≥90mmHg。舒张压不随患者情绪变化而剧烈变化是妊娠期高血压诊断和评估预后的一个重要指标。若间隔4小时或4小时以上的两次测量舒张压≥90mmHg，可诊断为高血压。为确保测量准确性，袖带应环绕上臂周长至少3/4，否则测量值偏高；若上臂直径超过30cm，应使用加宽袖带。

3.尿蛋白

尿蛋白的定义是指24小时内尿液中蛋白质含量≥300mg或间隔6小时的两次随机尿液蛋白浓度为30mg/L（定性＋）。蛋白尿在24小时内有明显波动，应留取24小时尿作定量检查。避免阴道分泌物或羊水污染尿液。泌尿系感染、严重贫血、心力衰竭和难产均可导致蛋白尿。

4.水肿

体重异常增加是多数患者的首发症状，孕妇体重突然增加≥0.9kg/周，或2.7kg/4周是先兆子痫的信号。水肿特点是自踝部逐渐向上延伸的凹陷性水肿，经休息后不缓解。水肿局限于膝以下为“＋”，延及大腿为“＋＋”，延及外阴及腹壁为“＋＋＋”，全身水肿或伴有腹水为“＋＋＋＋”。

5.辅助检查

血液检查：包括全血细胞计数、血红蛋白含量、血细胞比容、血黏度、凝血功能，根据病情轻重可反复检查。

肝肾功能测定：肝细胞功能受损可致ALT、AST升高。患者可出现以白蛋白缺乏为主的低蛋白血症，白/球蛋白比值倒置。肾功能受损时，血肌酐、尿素氮、尿酸升高，肌酐升高与病情严重程度相平行。尿酸在慢性高血压患者中升高不明显，因此可用于本病与慢性高血压的鉴别诊断。重度先兆子痫与子痫应测定电解质与二氧化碳结合力，以早期发现酸中毒并纠正。

尿液检查：应测尿比重、尿常规，当尿常规≥1.020时说明尿液浓缩，尿蛋白（＋）时尿蛋白含量300mg/24h,当尿蛋白(+++)时尿蛋白含量5g/24h。尿蛋白检查在重度先兆子痫患者应每日1次。

眼底检查:视网膜小动脉的痉挛程度反映全身小血管痉挛的程度反映本病的严重程度。通常眼底检查可见视网膜小动脉痉挛、视网膜水肿、絮状渗出或出血,严重时可发生视网膜脱离。患者可出现视物模糊或失明。

其他:心电图、超声心动图、胎盘功能、胎儿成熟度检查、脑血流图检查等,视病情而定。

### (二)预测性诊断

目前尚无有效、可靠和经济的预测妊娠高血压综合征的方法。下述方法有一定预测价值,应在妊娠中期进行。预测为阳性者,应密切随诊。

1.平均动脉压(MAP)测定

此法简单易行。计算公式为MAP=(收缩压+2×舒张压)÷3。当MAP≥85mmHg时,提示有发生先兆子痫的倾向。当MAP≥140mmHg时,易发生脑血管意外,导致孕妇昏迷或死亡。

2.翻身试验

有妊娠高血压综合征发生倾向的孕妇,血管紧张素Ⅱ的敏感性增加,仰卧时妊娠子宫压迫腹主动脉,血压升高。测定方法为:孕妇左侧卧位测血压直至血压稳定后,翻身仰卧5分钟再测血压,若仰卧位舒张压较左侧卧位≥20mmHg,提示有发生先兆子痫倾向,其阳性预测值33%。

3.尿酸测定

孕24周血清尿酸值>5.9mg/L,是33%先兆子痫孕妇的预测值。

4.血液流变学检测

低血容量及血液黏度高是妊娠高血压综合征的基础。当血细胞比容≥0.35,全血黏度>3.6,血浆黏度>1.6时,提示有发生先兆子痫的倾向。

5.尿钙测定

妊娠高血压综合征患者尿钙排泄量明显降低。尿Ca/Cr比值降低早于妊娠高血压综合征的发生,若≤0.04有预测先兆子痫的价值。

### (三)鉴别诊断

先兆子痫应与慢性肾炎合并妊娠相鉴别,子痫应与癫痫、脑炎、脑肿瘤、脑血管畸形破裂出血、糖尿病高渗性昏迷、低血糖昏迷相鉴别。

## 六、治疗

妊娠高血压综合征治疗的目的和原则是争取母体可以完全恢复健康,胎儿生后能够存活,以对母儿影响最小的方式终止妊娠。

### (一)妊娠期高血压

可住院也可在家治疗。

1.休息

保证充足的睡眠,取左侧卧位,休息不短于10小时。左侧卧位可减轻子宫对腹主动脉、下腔静脉的压迫，使回心血量增加，改善子宫胎盘的血供。有研究发现左侧卧位24小时可使舒张压降低10mmHg。

2.镇静

对于精神紧张、焦虑或睡眠欠佳者可给予镇静剂。如地西泮2.5～5mg每日3次，或5mg睡前口服。

3.密切监护母儿状态

应询问孕妇有无头痛、视力改变、上腹不适等症状。嘱患者每日测体重及血压，每2日复查尿蛋白。定期监测血液、胎儿发育状况和胎盘功能。血压继续增高，按轻度先兆子痫治疗。

4.间断吸氧

可增加血氧含量，改善全身主要器官和胎盘的氧供。

5.饮食

应包括充足的蛋白质、热量，不限盐和液体，但对于全身水肿者应适当限制盐的摄入。补充多种维生素及矿物质。

### (二)先兆子痫

应住院治疗，防止子痫及并发症发生。治疗原则为休息、镇静、解痉、降压、合理扩容和必要时利尿、密切监测母胎状态、适时终止妊娠。

1.休息

同妊娠期高血压。

2.镇静

适当镇静可消除患者的焦虑和精神紧张，达到降低血压、缓解症状及预防子痫发作的作用。

(1)地西泮：具有较强的镇静、抗惊厥、肌肉松弛作用，对胎儿及新生儿的影响较小。用法：2.5～5mg口服，每日3次，或10mg肌内注射或静脉缓慢推入(＞2分钟)。必要时间隔15分钟后重复给药；亦可直肠给药，20mg加入0.9%氯化钠保留灌肠。1小时内用药超过30mg可能发生呼吸抑制，24小时总量不超过100mg。

(2)冬眠药物：冬眠药物可广泛抑制神经系统，有助于解痉降压，控制子痫抽搐。用法：①哌替啶50mg，异丙嗪25mg肌内注射，间隔12小时可重复使用，若估计6小时内分娩者禁用；②哌替啶100mg，氯丙嗪50mg，异丙嗪50mg加入10%葡萄糖注射液500mL静脉滴注；紧急情况下，可将1/3量加入25%葡萄糖注射液20mL缓慢静脉推注(＞5分钟)。余2/3量加入10%葡萄糖注射液250mL静脉滴注。由于氯丙嗪可使血压急剧下降，导致肾及子宫胎盘血供减少，导致胎儿缺氧，且对母儿肝脏有一定的损害作用，现仅应用于硫酸镁治疗效果不佳者。

(3)其他镇静药物：苯巴比妥钠、异戊巴比妥钠、吗啡等具有较好的抗惊厥、抗抽搐作用，可用于子痫发作时控制抽搐及产后预防或控制子痫发作。由于该药可致胎儿呼吸抑制，分娩6小时前宜慎重。

3.解痉

首选药物为硫酸镁。

(1)作用机制:①镁离子抑制运动神经末梢释放乙酰胆碱,阻断神经肌肉接头间的信息传导,使骨骼肌松弛;②镁离子刺激血管内皮细胞合成前列环素,抑制内皮缩血管肽合成,降低机体对血管紧张素Ⅱ的反应,从而缓解血管痉挛状态;③镁离子通过阻断谷氨酸通道阻止钙离子内流,解除血管痉挛、减少血管内皮损伤;④镁离子可提高孕妇和胎儿血红蛋白的结合力,改善氧代谢。

(2)用药指征:①控制子痫抽搐及防止再抽搐;②预防重度先兆子痫发展成为子痫;③先兆子痫临产前用药预防抽搐。

(3)用药方案:静脉给药结合肌内注射。①首次负荷剂量20%硫酸镁20mL加入10%葡萄糖注射液20mL中,缓慢静脉推注,5～10分钟推完;继之25%硫酸镁60mL加入5%葡萄糖注射液500mL静脉滴注,滴速为1～2g/h;②根据血压情况,决定是否加用肌内注射,用法为25%硫酸镁20mL加2%利多卡因2mL臀肌深部注射,每日1～2次。每日总量为25～30g,用药过程中监测血清镁离子浓度。

(4)毒性反应:正常孕妇血清镁离子浓度为0.75～1mmol/L,治疗有效浓度为3～3.5mmol/L,若血清镁离子浓度超过5mmol/L即可发生镁中毒。首先表现为膝反射减弱或消失,继之出现全身肌张力减退、呼吸困难、复视、语言不清,严重者可出现呼吸肌麻痹,甚至呼吸停止、心脏停搏,危及生命。

(5)注意事项:①膝反射必须存在;②呼吸每分钟不少于16次;③尿量每小时不少于25mL,24小时尿量不少于600mL,尿少提示肾衰竭,易发生硫酸镁积蓄中毒;④需备解毒药钙剂,一旦发生镁中毒应立即静脉注射10%葡萄糖酸钙10mL,1g葡萄糖酸钙静脉推注可以逆转轻至中度呼吸抑制。肾衰竭时应减量或停用硫酸镁;有条件时监测血镁浓度;产后24～48小时停药。

4.降压药物

降压的目的是为了延长孕周或改变围生期结局,主要是防止脑血管意外。因此,治疗妊娠高血压综合征以解痉为主,辅以镇静,必要时降压。对于血压≥160/110mmHg,或舒张压≥110mmHg或平均动脉压≥140mmHg,以及原发性高血压、妊娠前高血压已用降压药者,须应用降压药物。降压药物选择的原则:对胎儿无不良反应,不影响心排血量、肾血浆流量及子宫胎盘灌注量,不致血压急剧下降或下降过低。理想降压至收缩压140～155mmHg,舒张压90～105mmHg。如舒张压降至90mmHg以下,应停药,以免影响子宫胎盘灌注而对胎儿造成危害,因此,必须合理应用。

(1)肼屈嗪:周围血管扩张剂,能扩张周围小动脉,使外周阻力降低,从而降低血压,并能增加心排血量、肾血浆流量及子宫胎盘血流量。降压作用快,舒张压下降较显著。用法:每15～20分钟给药5～10mg,直至出现满意反应(舒张压控制在90～100mmHg);或10～20mg,每日2～3次口服;或40mg加入5%葡萄糖注射液500mL内静脉滴注。在妊娠高血压综合征性心脏病心力衰竭者,不宜应用此药。妊娠早期慎用。不良反应为头痛、心率加快、潮热等。

(2)哌唑嗪:为α受体拮抗药,能扩张容量血管,降低心脏前负荷,又能扩张阻力血管,降低后负荷。用法:0.5～2.0mg,日服3次。

酚妥拉明(苄胺唑啉):为α受体拮抗药,能作用于神经细胞突触处,阻断交感神经的去甲肾上腺素对血管的紧张作用，使小动脉扩张，降低血压，减轻心脏后负荷。用法：酚妥拉明10mg加入5%葡萄糖注射液100mL静脉滴注，以0.1mg/min速度滴注。每日可用10～30mg。

拉贝洛尔(柳胺苄心定)：为α、β肾上腺素受体拮抗药，降低血压但不影响肾及胎盘血流量，并可对抗血小板凝集，促进胎儿肺成熟。该药显效快，不引起血压过低或反射性心动过速。用法：100mg口服，2次/日，最大量240mg/d，或盐酸拉贝洛尔20mg静脉注射，10分钟后剂量加倍，最大单次剂量80mg，直到血压被控制。每日最大总量220mg。不良反应为头皮刺痛及呕吐。

硝苯地平：钙通道阻滞药，可解除外周血管痉挛，使全身血管扩张，血压下降，由于其降压作用迅速，目前不主张舌下含化。用法：10mg口服，每日3次，24小时总量不超过60mg。其不良反应为心悸、头痛，与硫酸镁有协同作用。

尼莫地平：亦为钙通道阻滞药，其优点在于可选择性地扩张脑血管。用法：20mg口服，每日2～3次；或20～40mg加入5%葡萄糖注射液250mL静脉滴注，每日1次，每日总量不超过360mg。该药不良反应为头痛、恶心、心悸及颜面潮红。

甲基多巴：可兴奋血管运动中枢的α受体，抑制外周交感神经而降低血压，妊娠期使用效果较好。用法：250mg口服，每日3次。其不良反应为嗜睡、便秘、口干、心动过缓。

硝普钠：强有力的速效血管扩张剂，扩张周围血管使血压下降。由于药物能迅速通过胎盘进入胎儿体内，并保持较高浓度，其代谢产物(氰化物)对胎儿有毒性作用，不宜在妊娠期使用。分娩期或产后血压过高，应用其他降压药效果不佳时，方考虑使用。用法为50mg加入5%葡萄糖注射液1000mL内，缓慢静脉滴注。用药不宜超过72小时。用药期间，应严密监测血压及心率。

肾素-血管紧张素抑制剂类药物：可导致宫内发育迟缓、胎儿畸形、新生儿呼吸窘迫综合征、新生儿早发性高血压，妊娠期应禁用。

5.扩容

一般不主张应用扩容剂，仅用于严重的低蛋白血症、贫血，可选用人血白蛋白、血浆、全血等。扩容的药物：人血白蛋白，适用于低血浆蛋白，20～30g/d，1g白蛋白可吸水12mL，25～30g可吸水300～360mL；全血200～400mL/d，适用于贫血、间质性水肿者；血浆、低分子右旋糖酐，可疏通微循环，使尿量增加，减少血小板黏附，500mL/d，500mL低分子右旋糖酐可扩容450mL，维持2小时。

6.利尿药物

一般不主张应用，仅用于全身性水肿、急性心力衰竭、肺水肿、血容量过多且伴有潜在性肺水肿者。常用利尿剂有呋塞米、甘露醇等。

7.抗凝治疗

抗凝适应证：①慢性弥散性血管内凝血(DIC)血凝亢进，表现为血小板减少，血、尿中纤维蛋白原降解产物(FDP)增多；②高脂血症，胆固醇/甘油三酯<1；③妊娠高血压综合征伴宫内发育迟缓及胎盘功能不佳。

肝素为常用抗凝剂。

作用机制：①增加血管壁和细胞表面负电荷而降低血黏度；②与抗凝血酶Ⅲ结合，灭活凝血酶及被激活的凝血因子;③抑制血小板集聚;④能灭活血管紧张素从而抑制其介导的血管收缩,降低血压;⑤具有抗醛固酮作用,增加肾小球滤过率;⑥能增加脂蛋白酶和肝脂酶活性,降低甘油三酯的含量;⑦具有轻度抗组胺作用,减低血管壁通透性,减少血浆胶体渗出。

用药方法:应在解痉的基础上应用肝素:5%葡萄糖+肝素 50mg 静滴 6 小时,每日 1 次;或 12.5mg 皮下注射,每日 2 次,肝素分子量大,又带负电荷,故不通过胎盘及乳房屏障。低分子量肝素(LMWH),0.2~0.3mL 皮下注射,每日 1 次,7 天为 1 个疗程,它具有较强的抗Ⅹa 作用,无需监测。

8.适时终止妊娠

终止妊娠是治疗妊娠高血压综合征的有效措施。

(1)终止妊娠的指征:①先兆子痫患者经积极治疗 24~48 小时仍无明显好转者;②先兆子痫患者孕周已超过 34 周;③先兆子痫患者孕龄不足 34 周,胎盘功能减退,胎儿已成熟者;④先兆子痫患者孕龄不足 34 周,胎盘功能减退,胎儿尚未成熟者,可用地塞米松促胎肺成熟后终止妊娠;⑤子痫控制后 2 小时可考虑终止妊娠。

(2)终止妊娠的方式:①引产:适用于病情控制后,宫颈条件成熟者;②剖宫产:适用于有产科指征者,宫颈条件不成熟,不能在短时间内经阴道分娩,引产失败,胎盘功能明显减退,或已有胎儿窘迫征象者。

(3)延长妊娠的指征:①孕龄不足 32 周经治疗症状好转,无器官功能障碍或胎儿情况恶化,可考虑延长孕周;②孕龄 32~34 周,24 小时尿蛋白定量<5g;轻度宫内发育迟缓、胎儿监测指标良好;羊水轻度减少,彩色多普勒超声测量显示无舒张期脐动脉血反流;重度先兆子痫经治疗后血压下降;无症状、仅有实验室检查提示胎儿缺氧经治疗后好转者。

产后子痫多发生在产后 24 小时直至 10 日内,故产后不应放松子痫的预防。

### (三)子痫的处理

子痫是妊娠高血压综合征最严重的阶段,是妊娠高血压综合征所致母儿死亡的最主要原因,应积极处理。立即左侧卧位减少误吸,开放呼吸道,建立静脉通道。

1.子痫处理原则

控制抽搐,纠正缺氧和酸中毒,控制血压,抽搐控制后终止妊娠。

(1)控制抽搐:①25%硫酸镁 20mL 加入 25%葡萄糖注射液 20mL 静脉推注(>5 分钟),继之以 2~3g/h 静脉滴注,维持血药浓度,同时应用有效镇静药物,控制抽搐;②20%甘露醇 250mL 快速静脉滴注降低颅压;③静脉注射地西泮:地西泮具有镇静、松弛肌肉和抗惊厥作用,对胎儿和新生儿影响小,且可减少体内儿茶酚胺分泌,有助于子宫收缩和宫颈口扩张,对产前及产时子痫间尤为适用。方法:地西泮 10mg+25%葡萄糖注射液 10mL 静脉缓慢推注,可有效控制抽搐。如再次抽搐可重复用药。静脉推注后,为维持疗效可以地西泮 40mg+5%葡萄糖注射液 500mL 于 24 小时内滴完;④静注地塞米松:地塞米松能减少毛细血管通透性,减轻脑水肿,并能增加尿量。常用于子痫治疗。方法:地塞米松 20~30mg 加入 10%葡萄糖注射液中静脉滴注;⑤抽搐难以控制或病人烦躁不安可用人工冬眠。冬眠 1 号组成:氯丙嗪 50mg,异丙嗪 50mg,哌替啶 100mg,以上为一个剂量,共 6mL。用法:冬眠 1 号 1/2 剂量(3mL)加入 5%葡萄糖注射液静脉滴注。

血压过高时给予降压药。

纠正缺氧和酸中毒：面罩和气囊吸氧，根据二氧化碳结合力及尿素氮值给予适量4%碳酸氢钠纠正酸中毒。

(2)终止妊娠：抽搐控制后2小时可考虑终止妊娠。对于早发性先兆子痫治疗效果较好者，可适当延长孕周，但须严密监护孕妇和胎儿。

2.护理

保持环境安静，避免声光刺激；吸氧，防止口舌咬伤；防止窒息；防止坠地受伤；密切观察体温、脉搏、呼吸、血压、神志、尿量(应保留导尿管监测)等。

3.密切观察病情变化

及早发现心力衰竭、脑出血、脑水肿、HELLP综合征、肾衰竭、DIC等并发症，并积极处理。

### (四)妊娠高血压综合征的并发症处理

1.脑出血

脑出血俗称脑溢血，为脑实质内的出血，出血来自脑内动脉、静脉或毛细血管，以深部交通支小动脉出血最为多见。妊娠高血压综合征的脑出血与一般高血压性脑出血一样，多与血压骤升有关。脑出血时起病急剧，常有剧烈头痛、喷射性呕吐、抽搐大发作、昏迷、肢体瘫痪，严重时死亡。颅脑超声、CT或磁共振可帮助诊断。

处理：目的是降低颅内压和控制脑水肿，预防脑疝形成，防止再次出血，控制高血压，妥善处理妊娠，提高母婴存活率。

(1)保持安静，减少搬动及干扰，头部抬高，头部敷冰袋，保持局部低温，减少出血及降低局部脑代谢率。

(2)保持呼吸通畅，防止误吸，根据血氧和状态监测进行氧疗。

(3)保持水电解质平衡，急性期因脑水肿、出血，入量不宜过多，根据心肺功能及尿量决定入量，一般为1500～2000mL，发病4小时内禁食。

(4)预防感染。

(5)降低颅内压：20%甘露醇250mL静脉滴注，20～30分钟滴完，每4～8小时1次，如心功能不好则每次可用100～125mL，心衰及肾衰时不用。10%甘油500mL缓慢滴注，每日1～2次，起效慢但持续时间长，无反跳作用。如心肾衰竭可用呋塞米降低颅压，但效果较差。地塞米松10～20mg滴注，也有助于降低颅内压，但效果不肯定。

(6)降血压：在妊娠高血压综合征并发脑出血时血压升高，降压药物要能迅速降压，但不降低心脏输出量，保证重要生命器官灌注及子宫胎盘血流，并对母婴无不利影响。产科常用的高血压危象时的降压药物有肼屈嗪、拉贝洛尔、硝苯地平、硝普钠。

(7)止血治疗：一般止血药如维生素K、肾上腺色腙(安络血)等可用但效果不肯定。如有DIC则按DIC治疗，补充纤维蛋白原、凝血酶原、血小板等凝血物质。

(8)手术治疗：血肿清除术、血肿穿刺抽血、脑室引流。

(9)及时终止妊娠。当脑出血诊断明确，有开颅手术的适应证和条件时应及时以剖宫产终止妊娠，至于脑手术的时机应与神经外科医生商议，可在剖宫产术前或术后，或同时进行。

2.心力衰竭

重度妊娠高血压综合征患者伴贫血或低蛋白血症者易出现妊娠高血压综合征性心脏病。发生心力衰竭时有发绀、呼吸困难，咳粉红色泡沫痰，端坐呼吸；心脏可扩大，心率120～160次/分，部分病人可有奔马律；肺底可有湿性啰音；心电图显示心肌损害。

处理：

(1)前倾坐位，双腿下垂。10～20分钟后可以减少大约25%肺血容量或400mL的回心血量。

(2)纠正缺氧：用鼻导管或面罩给氧。前者可用70%乙醇，后者用30%～40%乙醇作为去泡沫剂接氧气瓶使用，氧流量4～8L/min。伴二氧化碳潴留时可正压给氧。

(3)毛花苷C 0.2～0.4mg加入50%葡萄糖注射液20mL缓慢静推，2～4小时后可重复1次。

(4)呋塞米(速尿)20～40mg加入50%葡萄糖注射液缓慢静推，以快速利尿减轻心脏负担。

(5)吗啡10mg皮下注射或哌替啶50～100mg肌内注射以镇静。

(6)糖皮质激素：地塞米松20mg静脉注射或静滴有利于减轻肺毛细血管通透性，扩张支气管作用。

(7)纠正酸中毒。

(8)使用氨茶碱0.25g稀释后静脉推注或静滴。其具有解除支气管痉挛，扩张肺血管，强心利尿等作用。

(9)使用广谱抗生素预防感染。

(10)严格控制每日输液量，约1000mL为宜，不能量出为入。

在心力衰竭控制后，应尽快剖宫产终止妊娠，手术以硬膜外麻醉为宜，术中及术后应控制输液量，术后应用抗生素预防感染。

3.急性肾衰竭

妊娠高血压综合征引起的肾性急性肾衰竭以急性肾小管坏死或双侧肾皮质坏死最常见，典型的临床过程分为少尿期、多尿期、恢复期3期。

诊断：在妊娠高血压综合征的基础上，24小时内血浆肌酐增加44.2mol/L (0.5mg/dL)，尿素氮增加3.57mmol/L(10mg/dL)或出现少尿、无尿。

处理：

(1)少尿期

①维持液体平衡：处理原则是“量出为入，调整平衡”。严格计算24小时出入液量。一般情况下，每日入液量＝前一日显性失水量＋不显性失水量(约500mL)－内生水量(约400mL)。判断补液量是否恰当，观察每日体重变化及血钠水平，有无脱水或水肿征象，监测中心静脉压(6～10cm$H_2O$)，观察心率、血压、呼吸、胸片血管影等。

②处理高钾血症：重在预防，包括控制感染，纠正酸中毒，及时清创，早期发现和处理消化道出血等。治疗：根据具体情况选用以下方法：a.10%葡萄糖酸钙10～20mL静注(高钾心脏毒性时首选)。b.11.2%乳酸钠40～200mL静注，伴代谢性酸中毒时可给5%碳酸氢钠250mL

静滴。c.25%葡萄糖注射液500mL+正规胰岛素16～20IU静滴。d.钠型离子交换树脂15～20g+25%山梨醇溶液100mL口服(每日3次)。不能作为急救措施,但对预防和治疗非高分解代谢型高钾血症有效。

③纠正代谢性酸中毒:轻度代谢性酸中毒不需纠正。$CO_2$-CP<17mmol/L时可给予碳酸氢钠0.5～1.0g口服,每日3次;$CO_2$-CP<13mmol/L时可适当静脉补碱。

④防治感染:注意无菌操作、尽量不做侵袭性检查和治疗等,但不主张预防性使用抗生素。对感染早诊断早治疗。治疗应根据药敏试验合理选用对肾无毒性或肾毒性较小的抗菌药物,如头孢三代。不宜用氨基糖苷类、四环素族及磺胺药等。

⑤营养支持:最初48～72小时应限制蛋白质,以后渐进补充,可以血制品和必需氨基酸为氮源。

⑥透析治疗:近年来已普遍公认透析在预防和治疗并发症、缩短病程、降低围生期死亡率上发挥着不可替代的重要作用。主要可分为间歇性血液透析、腹膜透析或连续性肾脏替代治疗3种方法。根据使用的时机,可分为预防性和治疗性两类。目前多数主张早期预防性透析和每天透析。透析的目标是使血BUN≤10.7mmol/L。血液透析效果确切,疗效好,其应用指征为:a.少尿或无尿3天以上。b.血肌酐>530.41μmol/L。c.血钾>6mmol/L。d.血pH<7.25或$CO_2$-CP<15mmol/L。e.不能控制的水中毒、心力衰竭、脑水肿。

⑦降压治疗:应选择对胎儿无不良反应,不影响肾血流量、心搏出量及子宫胎盘灌注量的药物。治疗标准以控制舒张压在90～100mmHg为宜。肼屈嗪:10～20mg口服,每日2～3次或每15～20分钟给药5～10mg,直到舒张压满意。拉贝洛尔:首剂20mg,若10分钟内无效,可再给予40mg,10分钟内仍无效可再给予80mg,总量不超过240mg/d。硝苯地平控释片:10mg口服,每日3次,24小时总量不超过60mg。甲基多巴:250mg口服,每日3次。解除肾血管痉挛不宜用硫酸镁,因少尿可引起镁中毒;但有学者报道在必要时,即使患者24小时尿量少于600mL或用药前4小时尿量少于100mL,只要膝反射存在,呼吸不少于16次/分,仍可以使用。

⑧终止妊娠:在早期预防性透析的基础上,若胎龄已超过36周,或虽未满36周而经检查提示胎儿成熟,且母亲情况允许,可考虑终止妊娠。

(2)多尿期

①饮食可逐渐增加蛋白质。

②尿量增至2500mL/d时,入液量应改为尿量的2/3。

③连续监测血电解质浓度,必要时适当补钾。

④血BUN、Cr在接近正常或暂停透析1～2天后,血BUN、Cr不再上升,可考虑停止透析。

(3)恢复期:用药剂量和种类仍要注意,可用中药调理。

4.HELLP综合征

HELLP综合征是妊娠高血压综合征的严重并发症,本病以溶血、肝酶升高及血小板减少为特点,常危及母儿生命。国内报道重度妊娠高血压综合征患者HELLP综合征的发病率约2.7%,国外为4%～16%。其高危因素有多产妇、>25岁和既往不良妊娠史者。

(1)病因与发病机制:本病的主要病理改变与妊娠高血压综合征相同,如血管痉挛、血管内皮损伤、血小板聚集与消耗、纤维蛋白沉积和终末器官缺血等,但发展为HELLP综合征的启动机制尚不清楚。血管内皮细胞损伤可引起管腔内纤维蛋白沉积,使管腔内流动的有形物质和损伤部位接触后遭到破坏,血小板被激活释放出缩血管物质,包括血栓素$A_2$、内皮缩血管肽等,导致血管收缩,促使血管内皮进一步损伤,促进血小板聚集,增加了血小板消耗而使血小板减少;红细胞通过内皮损伤的血管和纤维蛋白网沉淀物时变形、破坏而发生溶血;血管内皮损伤,末梢血管痉挛,在门脉周围和(或)肝实质形成局灶性肝细胞坏死、出血和玻璃样物质沉积,肝窦内也有大片纤维素样物质沉着,甚至出现肝被膜下或肝实质内出血,引起肝酶升高和肝区疼痛,偶可导致肝被膜破裂。

HELLP综合征的发生可能与自身免疫机制有关,研究表明该病患者血中补体被激活,过敏毒素、C3a、C5a及终末C5b～9补体复合物水平升高,可刺激巨噬细胞、白细胞及血小板合成血管活性物质,使血管痉挛性收缩,内皮细胞损伤引起血小板聚集、消耗,导致血小板减少、溶血及肝酶升高。

(2)对母儿的影响

①对孕产妇影响:HELLP综合征孕产妇可并发肺水肿、胎盘早剥、体腔积液、产后出血、DIC、肾衰竭、肝破裂等,剖宫产率高,死亡率明显增高。资料表明,多器官功能衰竭及DIC是HELLP综合征所致最主要的死亡原因。

②对胎儿影响:因胎盘供血、供氧不足,胎盘功能减退,导致宫内发育迟缓、死胎、死产、早产。

(3)临床表现:该病多数起病急剧,大部分发生于产前,15%患者可在妊娠17～26周出现症状。多数患者有重度先兆子痫的基本特征,约20%的患者血压正常或轻度升高,15%的孕妇可既无高血压也无明显的蛋白尿。

典型的临床表现为乏力、右上腹疼痛。90%发病前数天有全身不适,45%～86%的患者有恶心、呕吐及非特异性病毒感染症状。多数患者有出血倾向,表现为血尿、血便、黏膜出血、牙龈出血等。孕妇可并发胎盘早剥、急性肺水肿、肾衰竭、肝被膜下血肿、DIC等。可引起胎儿缺氧、早产、宫内发育迟缓,甚至围生儿死亡。

(4)诊断标准及分类

①诊断:本病表现多为非特异性症状,诊断的关键是对有右上腹或上腹疼痛、恶心、呕吐的妊娠高血压综合征患者保持高度警惕,通过实验室检查确诊。a.血管内溶血:血红蛋白60～90g/L,外周血涂片中见变形红细胞。血清总胆红素>20.5μmol/L,以间接胆红素为主,血细胞比容<0.30,网织红细胞>0.015。b.肝酶升高:血清ALT、AST、LDH均升高,其中LDH升高出现最早。c.血小板减少:血小板计数<$100\times10^9$/L。

符合上述标准者均可诊断。

②分类:完全性HELLP综合征的诊断:a.外周血涂片中见变形红细胞,网织红细胞增多,总胆红素>20.5μmol/L,LDH升高尤其>600IU/L,以上任何一项异常均提示溶血;b.ALT及AST升高;c.血小板计数<$100\times10^9$/L。以上三项全部符合可诊断为完全性HELLP综合征。部分性HELLP综合征的诊断:血小板减少、溶血或肝酶异常这三个指标中任一项或两项

异常。

某学者根据血小板减少程度，将 HELLP 综合征分 3 级：Ⅰ级：血小板≤$50\times10^9$/L；Ⅱ级：血小板计数>$50\times10^9$/L，<$100\times10^9$/L；Ⅲ级：血小板计数>$100\times10^9$/L，<$150\times10^9$/L。

除血小板计数外，AST 和 LDH 水平与该病的严重程度也有密切关系，国外有研究将 AST>2000IU/L 及 LDH>3000IU/L 称为暴发型，暴发型死亡率接近 100%。

(5)鉴别诊断：HELLP 综合征与重度先兆子痫、子痫、溶血性尿毒症综合征、血小板减少性紫癜、妊娠急性脂肪肝有极相似的临床表现和实验室结果，应予鉴别。右上腹的症状和体征尚需和胆囊炎、肝炎、胃肠炎、胰腺炎等疾病相鉴别(表 10-1-3)。

**表 10-1-3 HELLP 综合征的鉴别诊断**

| | HELLP 综合征 | 血小板减少性紫癜 | 溶血性尿毒症综合征 | 妊娠急性脂肪肝 |
|---|---|---|---|---|
| 主要损害器官 | 肝脏 | 神经系统 | 肾脏 | 肝脏 |
| 妊娠期 | 中晚期 | 中孕 | 产后 | 晚孕 |
| 血小板 | 下降 | 下降 | 下降 | 正常/下降 |
| PT/APTT | 正常 | 正常 | 正常 | 下降 |
| 溶血 | + | + | +/− | |
| 血糖 | 正常 | 正常 | 正常 | 降低 |
| 纤维蛋白原 | 正常 | 正常 | 正常 | 降低 |
| 肌酐 | 正常或升高 | 升高 | 升高 | 降低 |

注：PT：凝血酶原时间；APTT：活化部分促凝血酶原激酶时间

(6)治疗

①积极治疗妊娠高血压综合征：以解痉、镇静、降压及合理扩容、必要时利尿为治疗原则。同时应积极防治心衰、肺水肿、高血压脑病、胎盘早剥、肾衰等严重并发症。

②肾上腺皮质激素：可使血小板计数、乳酸脱氢酶、肝功能等各项参数改善，尿量增加，平均动脉压下降，并可促使胎儿肺成熟。孕期每 12 小时静注地塞米松 10mg，产后应继续应用 3 次，以免出现血小板再次降低、肝功恶化、少尿等危险。研究表明大剂量地塞米松应用并未明显改善 HELLP 综合征疗效。

③控制出血、输注血小板：血小板>$40\times10^9$/L 时不易出血。<$20\times10^9$/L 或有出血时，应输浓缩血小板、新鲜冻干血浆，但预防性输血小板并不能预防产后出血的发生。剖宫产前纠正血小板减少尤为重要。血小板在体内被快速消耗且作用时间短，一般不必重复输注。

④输注新鲜冰冻血浆：新鲜冷冻血浆置换患者血浆，去除毒素、免疫复合物、血小板聚集抑制因子的危害，降低血液黏稠度，补充缺乏的血浆因子等。对改善 HELLP 综合征临床症状及降低围生期死亡率极有效，但对纠正暴发型 HELLP 综合征无效。

⑤抗血栓药物的应用：当血小板计数<$75\times10^9$/L 时，可给予阿司匹林 50～80mg/d 口服，可抑制血栓素的生成。或双嘧达莫 100mg/d，口服，与阿司匹林合用有抑制 ADP 所引起的血小板聚集和血栓形成的作用，应注意监测凝血酶原时间和凝血酶原活动度。

⑥肝素的应用：多数患者发病与妊娠高血压综合征有关，血液高凝状态易导致 DIC 的发

生，当临床及实验室检查结果均符合DIC早期诊断标准且无产兆时，可给予小剂量肝素静滴，肝素用量为3125U(25mg)加入25%葡萄糖注射液200mL静脉缓滴。如已临产或即将行剖宫产时禁用。

⑦产科处理：a.终止妊娠的时机：孕龄≥32周或胎肺已成熟、胎儿宫内窘迫、先兆肝破裂及病情恶化者，应立即终止妊娠；病情稳定、妊娠<32周、胎肺不成熟及胎儿情况良好者，应考虑对症处理、延长孕周，通常在期待治疗4日内终止妊娠。期待治疗的目的是促进胎肺成熟，提高新生儿成活率。b.分娩方式：HELLP综合征不是剖宫产指征，分娩方式依产科因素而定。母亲病情稳定、无DIC发生、无胎儿窘迫时，应在严密监护母儿的情况下进行引产。但大多数病例宫颈不成熟，子宫对缩宫素或前列腺素不敏感，常致引产失败，需行剖宫产结束分娩。c.麻醉选择：因血小板减少，有局部出血危险，故阴部阻滞麻醉和硬膜外麻醉禁忌，经阴道分娩者宜采用局部浸润麻醉，剖宫产采用局部浸润麻醉或全身麻醉。d.产后处理：一般产后4～5天血小板和肝功能可恢复，多数患者可于产后48小时内症状减轻或消失，若产后72小时病情无缓解，甚至恶化或伴有多器官功能衰竭时，可以用血浆交换疗法。

## 第二节　产后出血

胎儿娩出后24小时内出血量超过500mL，则为产后出血。一般多发生于产后2小时内超过400mL，是导致孕产妇死亡的主要原因之一。

### 一、胎盘因素所致出血

胎盘因素是导致产后出血的第二大原因，仅次于子宫收缩乏力，文献报道约占产后出血总数的7%～24%。近年来由于剖宫产及宫腔操作增加，胎盘因素所致产后出血的比例有明显上升趋势，成为严重产后出血且必须切除子宫的最常见原因。主要包括胎盘剥离不全、胎盘剥离后滞留、胎盘嵌顿、胎盘粘连、胎盘植入、胎盘和(或)胎膜残留以及前置胎盘等。

#### (一)分类

1.胎盘剥离不全

多见于宫缩乏力或第三产程处理不当，如胎盘未剥离而过早牵拉脐带或刺激子宫，使胎盘部分自宫壁剥离，影响宫缩，剥离面血窦开放引起出血不止。

2.胎盘剥离后滞留

多由宫缩乏力或膀胱充盈等因素影响胎盘下降，胎盘从宫壁完全剥离后未能排出而潴留在宫腔内影响子宫收缩。

3.胎盘嵌顿

由于使用宫缩剂不当或第三产程过早及粗暴按摩子宫等，引起宫颈内口附近子宫肌呈痉挛性收缩，形成狭窄环，使已全部剥离的胎盘嵌顿于宫腔内，影响子宫收缩致出血。

4.胎盘粘连

在引起产后出血的胎盘因素中胎盘粘连最常见，胎儿娩出后胎盘全部或部分粘连于子宫壁上，不能自行剥离，称为胎盘粘连，易引起产后出血。胎盘粘连包括所有胎盘小叶的异常粘连(全部胎盘粘连)，累及几个胎盘小叶(部分胎盘粘连)，或累及一个胎盘小叶(灶性胎盘粘连)。

5.胎盘植入

指胎盘绒毛因子宫蜕膜发育不良等原因而植入子宫肌层，临床上较少见。根据胎盘植入面积又可分为完全性与部分性两类。其发生与既往有过宫内膜损伤及感染有关，绒毛可侵入深肌层达浆膜层甚至穿透浆膜层形成穿透性胎盘，可引起子宫自发破裂。

6.胎盘小叶、副胎盘和(或)胎膜残留

部分胎盘小叶、副胎盘或部分胎膜残留于宫腔内，影响子宫收缩而出血。常因过早牵拉脐带、过早用力揉挤子宫所致。

7.胎盘剥离出血活跃

胎盘剥离过程中出血过多。

8.胎盘早剥

子宫卒中子宫肌纤维水肿弹性下降，易引起宫缩乏力而致产后出血。

9.前置胎盘

在引起剖宫产产后出血的胎盘因素中，最常见的即前置胎盘。前置胎盘易并发产后出血原因主要有以下三点：首先在胎盘前置时，胎盘附着于子宫下段或覆盖于子宫颈中，其附着部位肌肉薄弱或缺乏，胎盘剥离后，不能有效收缩关闭血管，从而导致出血不止，引起产后出血；其次前置胎盘易发生胎盘粘连及植入肌层，胎盘剥离时出血较多；第三点是当胎盘附着于子宫前壁时，切开子宫很容易损伤胎盘而出血。

### (二)高危因素

在蜕膜形成缺陷的情况下胎盘粘连比较常见，许多临床资料显示发生胎盘粘连、植入、滞留、前置胎盘与多胎、多产、炎症、化学药物刺激、机械损伤等因素造成子宫内膜损伤有密切关系。随着人工流产次数的增多，胎盘因素所引起的产后出血也逐渐增多，多次吸宫或刮宫过深损伤子宫内膜及其浅肌层可造成再次妊娠时子宫蜕膜发育不良，因代偿性扩大胎盘面积或增加覆着深度以摄取足够营养，使胎盘粘连甚至植入发生率增加。另外，子宫内膜面积减少可引起胎盘面积增加或发生异位形成前置胎盘造成产后大出血。部分患者由于人工流产术中无菌技术操作不严或过早性生活引起子宫内膜炎。

### (三)临床特点

胎盘因素导致的产后出血一般表现为胎盘娩出前阴道多量流血，常伴有宫缩乏力，子宫不呈球状收缩，宫底上升，脐带不下移。胎盘娩出、宫缩改善后出血停止。出血的特点为间歇性，血色暗红，有凝血块。胎盘小叶或副胎盘残留是在胎儿娩出后胎盘自然娩出，但阴道流血较多，似子宫收缩不良，应仔细检查胎盘是否完整和胎膜近胎盘周围有无血管分支或有无胎盘小叶缺如的粗糙面。完全性胎盘粘连或植入在手取胎盘前往往出血极少或不出血，而在试图娩出胎盘时可出现大量出血，甚至有时牵拉脐带可导致子宫内翻。胎盘嵌顿时在子宫下段可发现狭窄环。胎盘嵌顿引起的产后出血比较隐匿，出血量与血流动力学的改变不相符。

B超声像特征：正常产后子宫声像图为子宫体积明显增大，宫壁均匀增厚，内膜显示清晰。单纯胎盘残留与胎盘粘连均表现为宫腔内光点密集及边缘轮廓较清晰的光团，提示胎盘胎膜瘤。胎盘植入则表现为宫腔内见胎盘组织样回声，其与部分子宫肌壁关系密切，局部子宫肌壁明显薄于对侧。

### （四）治疗

(1)胎盘剥离不全及粘连绝大多数可徒手剥离取出。手取胎盘的方法为在适当的镇痛或麻醉下，一手在腹壁按压固定宫底，另一手沿着脐带通过阴道进入子宫。触到胎盘后，即用手掌尺侧进入胎盘边缘与宫壁之间逐步将胎盘与子宫分离，部分残留用手不能取出者，用大号刮匙刮取残留物，最好在B超引导下刮宫。若徒手剥离胎盘时，手感分不清附着界限则切忌以手指用力分离胎盘，因很可能是完全性胎盘粘连或胎盘植入。

(2)完全性胎盘粘连或胎盘植入以子宫切除为宜。若出血不多需保留子宫者可保守治疗，子宫动脉栓塞术或药物(甲氨蝶呤或米非司酮)治疗都有较好效果。

①药物治疗：a.米非司酮：是一种受体水平抗孕激素药物，它能抑制滋养细胞增殖，诱导和促进其凋亡，能引起胎盘绒毛膜滋养层细胞周期动力学发生明显变化，阻断细胞周期的运转，从而抑制滋养层细胞的增殖过程，引起蜕膜和绒毛组织的变性。用法：米非司酮 50mg 口服，3次/天，共服用12天。b. MTX：MTX 用法 10mg 肌内注射，1次/天，共7天；或 MTX 1mg/kg 单次肌内注射。如血β-hCG下降不满意一周后可重复一次用药。c.中药治疗：生化汤主要成分有当归8g，川芎3g，桃仁6g，炙甘草5g，蒲黄5g，红花6g，益母草9g，泽兰3g，炮姜6g，南山楂6g，五灵脂6g，水煎服，每日1剂，2次/天，5天为1个疗程。

②盆腔血管栓塞术由经验丰富的放射介入医生进行，其栓塞成功率可达95%。对还有生育要求的产妇，可避免子宫切除。介入栓塞的方法是局部麻醉下将一导管置入腹主动脉内，应用荧光显影技术确定出血血管，并放入可吸收的明胶海绵栓塞出血血管，达到止血目的。若出血部位不明确，可将明胶海绵置入髂内血管。此法对多数宫腔出血有效。

③胎盘剥离后滞留：首先导尿排空膀胱，用手按摩宫底使子宫收缩，另一手轻轻牵拉脐带协助胎盘娩出。

④胎盘嵌顿在子宫狭窄环以上者，可使用静脉全身麻醉下，待子宫狭窄环松解后，用手取出胎盘当无困难。

⑤胎盘剥离出血活跃：胎盘剥离过程中出现阴道大量流血需立即徒手剥离胎盘娩出，并给予按摩子宫及应用宫缩制剂。

⑥前置胎盘剥离面出血者，可“8”字缝合剥离面止血。或用垂体后叶素6U稀释于20mL生理盐水中，于子宫内膜下多点注射，显效快，可重复使用，无明显不良反应。B-lynch 缝合术也是治疗前置胎盘产后出血较好的保守治疗手段。胎盘早剥子宫卒中并有凝血功能障碍者，要输新鲜血浆，补充凝血因子。Fg＜1.5g/L时，输纤维蛋白原，输2～4g，可升高1g/L，BPC＜$50\times10^9$/L，输BPC悬液。

⑦宫腔填塞术：前置胎盘或胎盘粘连所导致的产后出血，填塞可以控制出血。宫腔填塞主要有两类方法，填塞球囊或填塞纱布。可供填塞的球囊有专为宫腔填塞而设计的，能更好地适

应宫腔形状，如 Bakri 紧急填塞球囊导管；原用于其他部位止血的球囊，但并不十分适合宫腔形状，如森布管、Rusch 泌尿外科静压球囊导管；利用产房现有条件的自制球囊，如手套或避孕套。宫腔填塞纱布是一种传统的方法，其缺点是不易填紧，且因纱布吸血而发生隐匿性出血，建议统一使用规格为 10cm×460cm 长的纱布，所填入纱布应于 24 小时内取出，宫腔填塞期间须予抗生素预防感染；取出纱条前应先使用缩宫素，促进子宫收缩，减少出血。

### （五）预防

加强婚前宣教，做好计划生育，减少非意愿妊娠，减少人工流产次数，以降低产后出血的发生率。为了预防产后出血，重视第三产程的观察和处理，胎儿娩出后配合手法按摩子宫，正确及时使用缩宫药物，以利胎盘剥离排出，密切观察出血量，仔细检查胎盘、胎膜娩出是否完整，胎膜边缘有无断裂的血管残痕，如有，应在当时取出。胎盘未娩出前有较多阴道流血或胎儿娩出后 10 分钟未见胎盘自然剥离征象时要及时实施宫腔探查及人工剥离胎盘术可以减少产后出血。有文献报道第三产程用米索前列腺醇 400μg＋NS 5mL 灌肠，能减少产后出血量。

对于前置胎盘者，尤其是中央型及部分型前置胎盘，需做好产后出血抢救的各项准备工作，应由有经验的高年资医生上台参与手术，手术者术前要亲自参与 B 超检查，了解胎盘的位置及胎盘下缘与子宫颈内口的关系，选择合适的手术切口，从而有效降低产后出血的发生率，术中要仔细检查子宫颈内口是否有活动性出血，因为有可能发生阴道出血但宫腔无出血而掩盖了出血现象。

## 二、软产道损伤

软产道损伤是指子宫下段、子宫颈、阴道、盆底及会阴等软组织在分娩时所引起的损伤。在妊娠期间，软产道组织出现一系列生理性改变，如子宫、阴道、盆底等处的肌纤维增生和肥大，软产道各部的血管增多与充血，淋巴管较扩张，结缔组织变松软，以及阴道壁黏膜增厚、皱襞增多等，因而使软产道组织血液丰富，弹性增加，并且有一定的伸展性。由于这些变化，在分娩时能经受一定程度的压力和扩张，因而有利于胎儿的通过与娩出。但有时由于分娩过程所需的软产道扩张程度已超过最大限度，如娩出巨大胎儿时，或软产道本身有病变不能相应扩张，或在娩出胎儿的助产中操作不当，均可导致不同程度的软产道损伤。

### （一）临床表现及诊断

胎儿娩出后出血，血色鲜红能自凝，出血量与裂伤程度以及是否累及血管相关，裂伤较深或波及血管时，出血较多。检查子宫收缩良好，则应仔细检查软产道可明确裂伤及出血部位。特别是急产、阴道助产、臀牵引手术产等，应全面检查会阴、阴道、宫颈以便明确是否有裂伤。有时产道裂伤形成血肿，造成隐性失血，小血肿无症状，若大血肿位于腹膜后及阔韧带等部位，表现为分娩后及剖宫产术后出现心慌、头晕、面色苍白、皮肤湿冷、血压下降、脉搏细速、尿量减少，阴道出血不多、子宫收缩正常、按压子宫无明显血液流出，B 超检查有助于明确诊断。

### （二）分类及处理

1.会阴阴道裂伤

阴道壁和会阴部的裂伤，是产妇在分娩时最常见的并发症。阴道、会阴裂伤按损伤程度可分为4度：Ⅰ度裂伤是指会阴部皮肤及阴道入口黏膜撕裂；Ⅱ度裂伤指裂伤已达会阴体筋膜及肌层，累及阴道后壁黏膜，向阴道后壁两侧沟延伸并向上撕裂，解剖结构不易辨认；Ⅲ度裂伤指裂伤向会阴深部扩展，肛门外括约肌已断裂，直肠黏膜尚完整；Ⅳ度裂伤指肛门、直肠和阴道完全贯通，直肠肠腔外露，组织损伤严重。发生会阴裂伤后，应立即修补、缝合，缝合时应按解剖层次缝合，注意缝至裂伤底部，避免遗留无效腔，更要避免缝线穿过直肠黏膜，否则将形成瘘管。同时缝合时必须注意止血及无菌操作，避免发生血肿及感染。对于Ⅲ、Ⅳ度裂伤，首先用Allis钳夹住括约肌断端(断裂时括约肌回缩)，用2-0缝线间断缝合，然后用3-0缝线修补直肠，再行阴道黏膜，会阴部肌肉和皮肤缝合。术后注意应用抗生素预防感染。

2.外阴、阴蒂裂伤

阴道分娩时，保护会阴不得当，仅注意保护会阴体，强力压迫后联合，忽略胎头仰伸助其成为俯屈状态，虽会阴未裂伤而导致外阴大小阴唇或前庭阴蒂裂伤小动脉破裂出血，分娩后应仔细检查，发现活动性出血用细线缝合。

3.宫颈裂伤

宫口未开全时，产妇即用力屏气；宫缩过强，宫颈尚未充分扩张而已被先露部的压力所冲破；胎儿方位异常，如枕横位、枕后位、颜面位，宫颈着力不均匀造成损伤及先天性宫颈发育异常的产妇，行阴道助产手术或阴道手术的操作方法不够正确，如产钳之钳叶，误置在宫颈之外，或用产钳旋转胎头的方法不当；在第一产程时曾用力把宫颈托上，企图刺激宫缩与促使宫颈口迅速扩张；这些均有可能引起宫颈撕裂。

疑为宫颈裂伤应暴露宫颈直视下观察，若裂伤浅且无明显出血，可不予缝合并不作宫颈裂伤诊断，若裂伤深且出血多，有活动性出血，应用两把卵圆钳牵拉裂伤两侧的宫颈，在裂口顶端0.5cm健康组织处先缝合一针，避免裂伤缩血管出血形成血肿，之后间断缝合，最后一针应距宫颈外侧端0.5cm处止，以减少日后发生宫颈口狭窄的可能性。若经检查宫颈裂口已达穹窿涉及子宫下段时，特别是3点、9点部位的裂伤，可伤及子宫动脉，若勉强盲目缝合，还可能伤及输尿管和膀胱，此时应剖腹探查，结合腹部、阴道行裂伤修补术。

4.阔韧带、腹膜后血肿

凡分娩后及剖宫产术后出现阴道出血正常、子宫收缩正常、按压子宫无明显血液流出，进行性贫血和剧烈腹痛伴腹部包块者应考虑本病的可能。超声波能检查出膀胱后由于出血形成的暗区或反光团块，并可探及子宫破裂处子宫壁不完整，该处可见到血肿暗区或中强反光团块及条索状反光带。较大的或伴有感染的血肿，需待血肿部分吸收或感染控制后才可见到此征象。阔韧带、后腹膜血肿的处理：

(1)保守治疗：监测生命体征，4～6小时复查血常规、凝血功能。B超检查动态观察血肿有无进行性增大。快速补充足够的血容量，抗休克治疗。

(2)急诊剖腹探查：腹膜后血肿是否需切开探查，须按其血肿范围、血流动力学相关指标变化情况来决定，不可以盲目地剖腹探查，增加手术的风险性。腹膜后血肿多由盆壁静脉丛、骨盆小血管出血形成，由于血肿能在腹膜后产生填塞及压迫作用，出血可能自行停止，此种血肿若切开，破坏后腹膜完整性，可引起无法控制出血的危险。若动态观察见血肿属稳定型，范围不大，张力小，无搏动等，无需切开探查。反之，观察见血肿属扩张型，范围大，张力高，有搏动，应及时切开探查并作相应处理。阔韧带血肿一般行剖腹探查止血。若由剖宫产术后所致的腹膜后血肿可拆除子宫下段切口可吸收缝线，从新全层连续缝合子宫下段切口，缝合子宫下段切口时超过子宫下段切口两侧 1.5～2cm，观察切口无出血，阔韧带、后腹膜血肿无增大后，常规关闭腹腔；若子宫破裂合并感染则切除子宫。另外，清理腹腔时不要彻底清理干净血肿，因为血肿可起到压迫作用，防止继续出血，如彻底清理，剥离面渗血更难处理。

(3)介入治疗：选择性子宫动脉栓塞术适用于阔韧带血肿难以找出子宫动脉者。可寻找出血部位，直接进行出血部位栓塞。

(4)术后加强抗感染对症治疗。

### (三)预防

预防软产道损伤，应于产前综合评估胎儿大小及产道情况，及时发现巨大儿，畸形胎儿及发育异常的产道。及时正确处理产程，产妇临产后应密切观察宫缩情况，产程进展，勿使第一产程延长。提高接产技术，第二产程宫口开全，接产者在胎头拨露时帮助胎头俯屈，不可使胎头和胎肩娩出过快，并注意保护会阴，及时做会阴切开，防止会阴组织过度扩张，导致盆底组织破损，软产道撕裂出血。提高阴道手术助产技术，正确操作，减少助产对软产道的损伤。手术过程中动作轻柔，精确止血，尽可能避免因软产道损伤造成的产后出血。

## 三、凝血功能障碍

凝血功能障碍指任何原发或继发的凝血功能异常，均能导致产后出血。其抢救失败，是导致孕产妇死亡的主要原因。

### (一)病因与发病机制

特发性血小板减少性紫癜、再生障碍性贫血、白血病、血友病、维生素 K 缺乏症、人工心脏瓣膜置换术后抗凝治疗、严重肝病等产科合并症可引起原发性凝血功能异常。胎盘早剥、死胎、羊水栓塞、重度子痫前期、子痫、HELLP 综合征等产科并发症，均可引起弥散性血管内凝血(DIC)而导致继发性凝血功能障碍。

正常凝血功能的维持依赖于凝血与抗凝血、纤溶与抗纤溶、血小板功能和血管内皮细胞功能四大系统的相互协调。正常妊娠时，若出现明显的血管内皮损伤、血小板活化增强、凝血酶原活性增加、高凝状态导致继发性纤溶亢进和抗纤溶活性增强，而这四个方面相互影响相互渗透，从而维持正常妊娠处于凝血与抗凝血、纤溶与抗纤溶的动态平衡中，即所谓的生理性高凝状态。当存在产科合并症或并发症时打破了这种平衡而出现凝血功能障碍。其主要机制如下：

(1)血管内皮细胞损伤、激活凝血因子Ⅻ，启动内源性凝血系统。

(2)组织严重破坏使大量组织因子进入血液，启动外源性凝血系统：创伤性分娩、胎盘早期剥离、死胎等情况下均有严重的组织损伤或坏死，大量促凝物质入血，其中尤以组织凝血活酶(即凝血因子Ⅲ，或称组织因子)为多。

(3)促凝物质进入血液：羊水栓塞时一定量的羊水或其他异物颗粒进入血液可以通过表面接触使因子Ⅻ活化，从而激活内源性凝血系统。急性胰腺炎时，蛋白酶进入血液能促使凝血酶原变成凝血酶。抗原抗体复合物能激活因子Ⅻ或损伤血小板引起血小板聚集并释放促凝物质(如血小板因子等)。补体的激活在DIC的发生发展中也起着重要的作用。

(4)血细胞大量破坏:正常的中性粒细胞和单核细胞内有促凝物质,在大量内毒素或败血症时中性粒细胞合成并释放组织因子;在急性早幼粒细胞性白血病患者,此类白血病细胞胞质中含有凝血活酶样物质,当白血病细胞大量坏死时,这些物质就大量释放入血,通过外源性凝血系统的启动而引起DIC。内毒素、免疫复合物、颗粒物质、凝血酶等都可直接损伤血小板,促进它的聚集。微血管内皮细胞的损伤,内皮下胶原的暴露是引起局部血小板黏附、聚集、释放反应的主要原因。血小板发生黏附、释放和聚集后,除有血小板凝集物形成,堵塞微血管外,还能进一步激活血小板的凝血活性,促进DIC的形成。

(5)凝血因子合成和代谢异常:重症肝炎、妊娠脂肪肝、HELIP综合征等疾病可导致凝血因子在肝脏的合成障碍,致使凝血因子缺乏,进而导致凝血功能障碍。

(6)血小板的减少:特发性血小板减少性紫癜和再生障碍性贫血,循环中血小板的减少,是导致凝血功能障碍的主要原因。

### (二)临床表现

凝血功能障碍的主要临床表现为出血以及出血引起的休克和多器官功能衰竭。出血的发生时间随病因和病情进展情况而异,可在胎盘娩出前,亦可在胎盘娩出后。大多发现时已处于消耗性低凝或继发性纤溶亢进阶段,临床上可出现全身不同部位的出血,最多见的是子宫大量出血或少量持续不断的出血。开始还可见到血凝块,但血块很快又溶解,最后表现为血不凝。此外,常有皮下、静脉穿刺部位,伤口、齿龈、胃肠道出血或血尿。大量出血时呈现面色苍白、脉搏细弱、血压下降等休克的表现,呼吸困难、少尿、无尿、恶心、呕吐、腹部或背部疼痛、发热、黄疸、低血压、意识障碍(严重者发生昏迷)及各种精神神经症状等多器官功能衰竭的表现。

### (三)诊断及实验室检查

凝血功能障碍,主要依靠临床表现结合病因及各种实验室检查来确诊。

1.特发性血小板减少性紫癜

多见于成年女性,主要表现为皮肤黏膜出血。轻者仅有四肢及躯干皮肤的出血点、紫癜及瘀斑、鼻出血、牙龈出血,严重者可出现消化道、生殖道、视网膜及颅内出血。实验室检查,通常血小板$<100\times10^9$/L,骨髓检查,巨核细胞正常或增多,成熟型血小板减少,血小板相关抗体(PAIg)及血小板相关补体($PAC_3$)阳性,血小板生存时间明显缩短。

2.再生障碍性贫血

主要表现为骨髓造血功能低下,全血细胞减少和贫血、出血、感染综合征。呈现全血细胞减少,正细胞正色素性贫血,网织红细胞百分数$<0.01$,淋巴细胞比例增高。骨髓多部位增生低下,幼粒细胞、幼红细胞、巨核细胞均减少,非造血细胞比例增高,骨髓小粒空虚。

3.血友病

是一组因遗传性凝血活酶生成障碍引起的出血性疾病。分为血友病A、血友病B及遗传性因子Ⅺ缺乏症。其中血友病A最常见。血友病A发病基础是由于FⅧ缺乏,导致内源性途径凝血障碍。血友病B是由于缺乏FⅨ,引起内源性途径凝血功能障碍。实验室检查,凝血时间(CT)通常正常或延长,活化部分凝血活酶时间(APTT)延长,简易凝血活酶生成实验

(STGT)异常;凝血酶原生成实验(TGT)异常。可通过 TGT 纠正实验、FⅧ、FⅨ活性及抗原测定进行分型。也可以行基因诊断确诊。

4.维生素 K 缺乏症

一般情况下,维生素 K 缺乏症的发生率极低,其和长期摄入不足、吸收障碍、严重肝病及服用维生素 K 拮抗剂有关。由于人体内的凝血因子 FⅩ、FⅨ、FⅦ、凝血酶原及其调节蛋白 PC、PS 等的生成,都需要维生素 K 参与。实验室检查,PT 延长、APTT 延长;FⅩ、FⅨ、FⅦ、凝血酶原活性低下。

5.重度肝病

肝脏是除 $Ca^{2+}$ 和组织因子外,其他凝血因子合成的场所,重度肝病时,实验室检查多表现为肝损害的一系列生化改变、凝血酶原时间(PT)、APTT 延长和多种凝血因子的异常,甚至出现 DIC。

6.DIC

是胎盘早剥、死胎、羊水栓塞、重度子痫前期、HELLP 综合征等产科并发症引起产后出血的共同病理改变。通常血小板<$100\times10^9$/L 或进行性下降;血浆纤维蛋白原含量<1.5g/L 或进行性下降;3P 实验阳性或血浆 FDP>20mg/L,或 D-二聚体水平升高或阳性;PT 缩短或延长 3 秒以上,或 APTT 缩短或延长 10 秒以上。

### (四)治疗

凝血功能障碍的处理原则为:早期诊断和动态监测,积极处理原发病,同时改善微循环,纠正休克,补充耗损的凝血因子,保护和维持重要脏器的功能。

1.早期诊断和动态监测

及早诊断和早期合理治疗是提高凝血功能障碍所致产后出血救治成功率的根本保证。临床有凝血功能障碍高发的产科并发症和合并症或发生各种原因所致的产后出血,都应该及时进行相关出凝血指标的测定。同时在治疗过程中动态监测血小板、纤维蛋白原、纤维蛋白降解物、D-二聚体、PT、APTT、凝血酶时间(TT)的变化,可以监控病情的演变情况指导临床治疗。

2.积极治疗原发病

病因治疗是首要治疗原则,只有去除诱发因素,才有可能治愈凝血功能障碍所致的产后出血。

3.纠正休克

出血隐匿时休克症状可能为首发症状。

4.补充凝血因子

各种病因引起的凝血功能障碍中,大都有凝血因子的异常。因此积极补充凝血因子和血小板是治疗的一项重要措施。可通过输注新鲜冰冻血浆、凝血酶原复合物、纤维蛋白原、冷沉淀(含Ⅷ因子和纤维蛋白原)、单采血小板、红细胞等血制品来解决。

(1)血小板:血小板低于$(20\sim50)\times10^9$/L 或血小板降低出现不可控制的渗血时使用。可输注血小板 10U,有效时间为 48 小时。

(2)新鲜冰冻血浆:是新鲜抗凝全血于 6~8 小时内分离血浆并快速冰冻,几乎保存了血液中所有的凝血因子、血浆蛋白、纤维蛋白原。使用剂量 10~15mL/kg。

(3)冷沉淀:输注冷沉淀主要为纠正纤维蛋白原的缺乏,如纤维蛋白原浓度高于1.5g/L不必输注冷沉淀。冷沉淀常用剂量1～1.5U/10kg。

(4)纤维蛋白原:输入纤维蛋白原1g可提升血液中纤维蛋白原25mg/dL,1次可输入纤维蛋白原2～4g。

(5)凝血酶原复合物,含因子Ⅴ、Ⅶ、Ⅸ、Ⅹ,可输注400～800U/d。

(6)近年研究发现,重组活化凝血因子Ⅶa(rFⅦa)可用于治疗常规处理无效的难治性妇产科出血性疾病,并取得了满意疗效。产后出血患者应用rFⅦa的先决条件是:①血液指标:血红蛋白>70g/L,国际标准化比率(INR)<1.5,纤维蛋白原≥1g/L,血小板≥$50\times10^9$/L。②建议用碳酸氢钠提升血液pH至≥7.2(pH≤7.1时,rFⅦa有效性降低)。③尽可能恢复体温至生理范围。rFⅦa应用的时机是:①无血可输或拒绝输血时。②在代谢并发症或器官损伤出现之前。③在子宫切除或侵入性操作前。推荐的用药方案是:初始剂量是40～60μg/kg,静脉注射;初次用药15～30分钟后仍然出血,考虑追加40～60μg/kg的剂量;如果继续有出血,可间隔15～30分钟重复给药3～4次;如果总剂量超过200μg/kg后效果仍然不理想,必须重新检查使用rFⅦa的先决条件,只有实施纠正措施后,才能继续给100μg/kg。

5.肝素的应用

在DIC高凝阶段主张及早应用肝素,禁止在有显著出血倾向或纤溶亢进阶段应用肝素。

6.抗纤溶药物的应用

在DIC患者中,可以在肝素化和补充凝血因子的基础上应用抗纤溶药物,如:氨基己酸、氨甲环酸、氨甲苯酸等。

总之,凝血功能障碍性产后出血是产后出血处理中最难治的特殊类型,除了按常规的产后出血处理步骤和方法进行外,更要注重原发病因素的去除和DIC的纠正,同时要注重重要脏器功能的保护,才能提高抢救的成功率,降低孕产妇死亡率。

## 四、稀释性凝集病所致的产科出血

### (一)概述

稀释性凝集病是指大失血时由于只补充晶体及红细胞导致血小板缺失及可溶性凝集因子的不足,引起的功能性凝集异常。在妊娠期(如胎盘早剥时),更常见于产后期(如子宫收缩乏力性继发性出血),可由于大量汹涌出血,输血、输液不能止血反而造成稀释性凝集病,其原因是储存的血液和红细胞制品缺乏Ⅴ、Ⅷ、Ⅺ因子、血小板和全部可溶血液凝固因子,故严重的出血不输注必要的血液成分止血因子,将会导致低蛋白血症、凝血酶原和凝血激酶时间延长。

### (二)临床表现

一般认为,失血时输入不含凝血因子的液体和红细胞达1个循环血量时,血浆中凝血因子和血小板浓度会下降至开始值的37%,在交换2个循环血量之后会降低至基础浓度的14%,便发生稀释性凝集病。在这种情况下第一个下降的凝血因子是纤维蛋白原(FIB),因此,稀释性凝集病的严重程度可以从纤维蛋白原浓度估计,但要除外纤维蛋白原下降的其他原因(如弥散性血管内凝血,DIC)。研究显示,大量输血使凝血酶原标准单位(INR)和部分凝血活酶时间比率(APTT 比率)增高到 1.5～1.8 时,血浆因子Ⅴ和Ⅷ通常降低到 30%以下。故有人将 INR 和 APTT 比率增加到对照值 1.5～1.8 成为稀释性凝血障碍的诊断和实施治疗干预的临界值。由于对大量输血所致稀释性凝血障碍一直未有一致的诊断标准,目前多以 INR 和 APTT 比率增加到 1.5～1.8、FIB＜1g/L,同时伴创面出血明显增加作为诊断依据。

如果失血量超过 1 个血容量以上就可以发生消耗性凝血障碍如 DIC 或稀释性凝集病,但 DIC 并不常见。DIC 的诊断依据是全部凝血参数均明显异常。DIC 可出现低纤维蛋白血症,血小板减少症和部分凝血活酶时间(APTT)、凝血酶原时间(PT)延长。由于 DIC 继发产生纤溶,可以检出纤维蛋白崩解后散落的亚单位——栓溶二聚体(D-Dimers),对 DIC 最特异的试验是 D-Dimers,稀释性凝集病虽也表现血小板减少症,低纤维蛋白血症及 APTT、PT 延长,但 D-Dimers 试验阴性。DIC 的纤维蛋白原降解产物(FDP)比稀释性凝集病高,对 DIC 也较敏感,但不如 D-Dimers 特异。

**(三)处理**

纠正稀释性凝集病主要是补充新鲜冰冻血浆(FFP)、冷沉蛋白、新鲜血或浓缩血小板。目前临床上最容易得到的是 FFP,当凝血障碍伴 APTT 和 PT 显著延长或 FIB 明显减少时应首选 FFP。因为 FFP 含有生理浓度的所有凝血因子,70kg 成人输入 1U FFP(250mL)通常可改善 PT 5%～6%和 APTT 1%,按 15mL/kg 输入 FFP 可使血浆凝血因子活性增加 8%～10%。为了获得和维持临界水平以上的凝血因子,推荐短期内快速输入足够剂量的 FFP 如 5～20mL/kg。发生稀释性凝集病时第一个下降的凝血因子是纤维蛋白原,如果单独输入 FFP 不足以提供所需纤维蛋白原时应考虑采用浓缩纤维蛋白原 2～4g,或含有纤维蛋白原、因子Ⅷ和Ⅻ及 von Willebrand 因子的冷沉淀。在治疗稀释性凝集病的过程中,血细胞比容(Hct)下降会增加出血危险,尤其是有血小板减少症时,因此不要推迟红细胞的输注,有建议稀释性凝血障碍时应设法提高 Hct 到高于 70～80g/L 的氧供临界水平。多数大出血患者在交换了 2 个血容量之后会出现血小板减少症,故血小板计数如果低于 $50\times10^9$/L,应当输用血小板治疗。输 1 个单位血小板一般可升高血小板$(5\sim10)\times10^9$/L。重组的Ⅶ激活因子(rⅦa,诺七)与组织因子(TF)相互作用能直接激活凝血,产生大量的凝血酶,因为 TF 全部表达在破损血管的内皮,促凝作用不会影响全身循环。因此在严重稀释性凝集病中,应早期给予 rⅦa。

综上所述,妊娠期(如胎盘早剥时)及产后期(如子宫收缩乏力性继发性出血)大量汹涌出血的患者,要防止稀释性凝集病的发生。如果 FIB＜1g/L,INR 和 APTT 比率＞1.5～1.8 及创面出血增加,应考虑稀释性凝血障碍。处理首选 FFP,必要时给予 FIB、血小板或其他凝血因子制品。

## 第三节　子宫破裂

子宫破裂是妊娠晚期或分娩过程中子宫体部或子宫下段发生破裂。分为不完全性破裂——浆膜层完整,子宫腔与腹腔不相通和完全性子宫破裂——子宫肌层全层破裂。

## 一、病因及分类

20 世纪 60 年代以前，子宫破裂多由胎先露下降受阻时的不规范助产所致。随着围生医学的发展，因难产手术和滥用缩宫素而导致的子宫破裂很少发生，子宫破裂比较常见的原因为急产、多产、外伤、臀位助产及前次剖宫产史和肌瘤切除所致的瘢痕子宫。诊断性刮宫或宫腔镜手术时子宫穿孔及不合理应用可卡因也可导致子宫破裂。近年来，剖宫产率的增加、前列腺素使用不当及剖宫产的瘢痕子宫再次妊娠的阴道分娩也是导致子宫破裂的原因，另外，自发性子宫破裂也时有发生。

分类：

1.子宫壁的完整性分类

(1)完全性子宫破裂：指宫壁全层破裂，使宫腔与腹腔相通。

(2)不完全性子宫破裂：指子宫肌层全部或部分破裂，浆膜层尚未穿破，宫腔与腹腔未相通，胎儿及其附属物仍在宫腔内。

2.按是否有子宫瘢痕分类

(1)瘢痕子宫破裂：占 87.1%。主要与前次剖宫产术式有关。ACOG 研究表明，在剖宫产的瘢痕子宫再次妊娠的阴道分娩（VBAC）试产中，前次剖宫产术式为子宫经典切口或 T 形切口者子宫破裂概率为4%～9%，子宫下段纵切口者子宫破裂概率为 1%～7%，而子宫下段横切口者子宫破裂概率仅为 0.1%～1.5%。究其原因，是因为子宫体和子宫下段的组织构成不同（子宫体部含有 60%平滑肌和 20%结缔组织，而子宫下段则含有 80%的结缔组织）及肌纤维的走向特点使得子宫的纵向强度弱而横向强度高，而下段横向强度最大。同时前次剖宫产的操作技巧以及本次妊娠胎盘的位置、宫腔压力、妊娠间距等均与子宫破裂的发生有一定关系。以不全破裂多见。荷兰 Zwart 报道瘢痕子宫破裂发生率为 0.51‰。

(2)非瘢痕子宫破裂：主要有以下原因。①阻塞性难产致子宫破裂，包括头盆不称、胎位异常。破裂以子宫下段为主；②损伤性子宫破裂；③不恰当地应用催产素；④宫颈难产。国内报道一例系第一胎孕足月，临产 5 小时，胎头从前穹窿娩出，宫口未开，分娩后出血不多，行修补术；⑤子宫发育异常。荷兰 Zwart 报道非瘢痕子宫破裂发生率为 0.08‰。

## 二、临床表现

1.子宫破裂发生的时间

9.5%～35%发生在妊娠期，常见为瘢痕子宫破裂、外伤和子宫发育异常；89.5%发生在临产后和分娩过程中，常见为阻塞性难产、不恰当地应用催产素、手术助产损伤、瘢痕子宫破裂等，少数见于中孕引产。

2.主要临床表现

(1)先兆子宫破裂：病理性缩复环形成、下腹部压痛、胎心率改变及血尿，是先兆子宫破裂的四大主要表现。研究表明，在子宫破裂前，胎心率与宫缩有明显的异常改变，可作为早期诊断的指标之一。在第一产程中。全程胎心监护能发现严重的心动过缓（4%）、心动过速（8%）、变异减少(24%)、宫缩过强(10%)和宫缩消失(22%);在第二产程中异常胎心率监护图形显著增多,变异减少发生率为47.8%;严重的变异减速占26.1%,宫缩过强占22%,宫缩消失占13%,异常的胎心率监护图形是子宫破裂的先兆,因而在瘢痕子宫再次妊娠的晚期和试产过程中,应加强对胎儿心率和子宫收缩的监护,有胎心率异常时需警惕子宫瘢痕破裂。

(2)子宫破裂:荷兰Zwart报道210例子宫破裂,出现下腹部持续性疼痛69%,胎心异常67%,阴道流血27%,病理性缩复环20%,宫缩消失14%;162例出现全部症状,91例(56%)仅出现腹痛和胎心率改变。国内解左平报道11例子宫破裂病例,其中出现下腹部持续性疼痛7例,病理性缩复环4例,肉眼血尿4例,血性羊水5例,腹壁可触及胎体4例,胎心消失7例。

完全性子宫破裂:破裂时剧痛,随后宫缩停止,转为安静,后持续性腹痛,阴道流鲜红血,出现休克特征。腹部检查。全腹压痛、反跳痛和腹肌紧张,压痛显著,破口处压痛更为明显,可叩及移动性浊音。腹部可清楚触及胎儿肢体,胎动、胎心音消失,而子宫缩小,位于胎儿一侧,阴道检查:宫颈口较前缩小,先露部上升,有时能触及裂口,能摸到缩小的子宫及排出子宫外的胎儿。但阴道检查常可加重病情,一般不必做。

不完全性子宫破裂:浆膜层尚未穿破,先兆征象不明显,开始时腹部轻微疼痛,子宫瘢痕部位有压痛,此时瘢痕已有部分裂开,但胎膜未破,若不立即行剖宫产术,瘢痕裂口会逐渐扩大,出现典型的子宫破裂的症状和体征。而子宫下段剖宫产切口瘢痕裂开,特别是瘢痕不完全裂开时,出血很少,且因有腹膜覆盖,因而缺乏明显的症状与体征,即所谓"安静状态破裂"。常在二次剖宫产手术时才发现,亦可以在自然分娩产后常规探查宫腔时发现。若形成阔韧带内血肿,则在宫体一侧可触及有压痛的包块,胎心音不规则。子宫体部瘢痕破裂多为完全破裂。

## 三、辅助检查

(1)对于无明显症状的不完全性子宫破裂、子宫下段的瘢痕破裂及子宫后壁破裂,诊断较难,超声显示为:在无宫缩及宫内压力增加的情况下,子宫下段变得菲薄,甚至切口处肌层部分或全部缺损,有液体积聚,在膀胱充盈时,可出现楼梯样的皱褶,有一处较薄,峡部两侧不对称;当子宫下段受羊水流动、胎动、宫缩等影响时,羊膜囊迅速向子宫下段缺损的部位膨出,该声像图表现是先兆子宫破裂的确诊特征;子宫下段厚薄不均匀,肌层失去连续性是先兆子宫破裂有意义的征兆;但若子宫下段均匀变薄,厚度>3cm,且有明确的肌层,则表明无下段瘢痕缺损。若有内出血则表现为子宫壁混合性回声光团,内部回声杂乱,边界不清,回声分布不均,其外侧子宫浆膜层连续完整。或表现为一外凸低回声光团,内回声欠均匀,胎心异常或消失;腹腔穿刺可抽出血性液体。

(2)子宫完全性破裂超声特点子宫收缩成球形位于腹腔一侧,子宫肌壁较为疏松,可见子宫破裂口,浆膜层连续性中断,胎头变形,胎儿位于腹腔内,多数已死亡,胎儿周围环绕羊水及血液。胎膜囊可完整或不完整,胎盘多数亦随胎囊娩出腹腔,腹腔内可探及程度不等的不规则液性暗区,腹腔穿刺可抽出血性液体。

另外,计算机断层扫描CT或磁共振成像MRI可清晰显示胎儿在子宫外,子宫肌层连续性中断而做出诊断,但价格昂贵,难以广泛临床使用。

## 四、鉴别诊断

根据临床症状及超声影像学特点，典型的妊娠子宫破裂并不难诊断，但尚需与以下疾病鉴别：

1.妊娠合并子宫肌瘤

不完全性妊娠子宫破裂与妊娠合并子宫肌瘤，肌瘤有完整包膜，有立体感，且不会突然发生，检查细致并结合临床及随诊可鉴别。

2.子宫占位病变

完全性妊娠子宫破裂，子宫收缩于后方成团块状，容易误诊为子宫内口实性占位。此时观察腹腔是否有积液，仔细观察团块状回声内见宫腔波回声及包膜有连续性中断，结合临床可鉴别；超声诊断失误是由于仅注意对胎儿的检查，而忽略了病史以及胎儿周围有无子宫壁的回声，加之已排入腹腔的胎儿羊膜囊完整，囊内有少量的羊水，造成类似宫内妊娠的表现。而已收缩的子宫又误认为子宫内口的实性占位，导致误诊。

3.腹腔妊娠

由于胎盘附着异常，血液供应不足，极少能存活至足月。仔细检查子宫轻度增大或不增大，子宫壁完整，宫腔内无胎儿及胎盘。本院曾收治1例瘢痕子宫、孕27周利凡诺引产术后3天，腹痛2天，行MRI拟诊腹腔妊娠转入本院，本院超声提示子宫破裂，急诊剖腹探查，见子宫下段瘢痕完全破裂，胎膜囊完整，胎头变形，胎儿位于腹腔内，已死亡，胎盘亦随胎囊娩出腹腔，腹腔内约50mL血浆液性液体。

## 五、治疗

先兆子宫破裂发现先兆子宫破裂时，应立即采取有效措施抑制子宫收缩，并尽快行剖宫产术。

子宫破裂一旦诊断，无论胎儿是否存活，均应在纠正休克、防治感染的同时行剖腹探查术，手术原则是简单、迅速，能达到止血目的。根据产妇的全身情况、子宫破裂的程度与部位、产妇有无生育要求、手术距离发生破裂的时间长短以及有无感染而决定采取不同的手术方式。子宫破裂时间短、裂口小且边缘整齐、无明显感染、需保留生育功能者，可行裂口修补术。破裂口较大且撕裂不整齐或感染明显者，应行子宫次全切除术。子宫裂口延及宫颈口者可考虑做子宫全切术。前次下段剖宫产瘢痕裂开，产妇已有小孩，应行裂口吻合术，同时行双侧输卵管结扎术。剖腹探查除注意子宫破裂的部位外，应仔细检查膀胱、输尿管、宫颈和阴道，如发现有裂伤，应同时行这些脏器的修补术。对个别产程长、感染严重病例，是否需做全子宫切除术或次全子宫切除术或仅缝合裂口加双侧输卵管结扎术，需视具体情况而定。

术前、术中、术后大剂量有效抗生素防治感染。子宫破裂应尽可能就地抢救，必须转院者，除抗休克治疗外，尚应包扎腹部，减少震动的情况下转送。

## 六、预后评估

其预后与是否及时得到抢救与处理有很大关系。国内报道子宫破裂孕产妇死亡率约12%,国外报道在工业化国家为5%,而在发展中国家高达55%,近年有下降。大约三分之二的子宫破裂继发于瘢痕子宫,复发性子宫破裂与妊娠期和围生期患病率高相关。尽管子宫破裂修补是治疗子宫破裂的可行方法,但是再次妊娠复发性子宫破裂发生概率增加,尤其是沿子宫纵轴方向破裂和距上次破裂时间很短而再次妊娠者发生再次破裂的风险增加。

## 七、预防

为避免子宫破裂的发生及提高子宫破裂的治愈率,仍应加强计划生育宣传及实施,做好预防保健工作,严格掌握药物(催产素、前列腺素等)引产及剖宫产指征,产时严密观察,禁止暴力压腹,避免损伤较大的阴道助产,提高产科质量。只有采取综合的措施,才能更好地预防子宫破裂的发生,保障母婴安全。

预防子宫破裂有如下措施:①加强产科医务人员职业道德及操作技术的培训,培养爱岗敬业精神。规范剖宫产术式,有建议子宫行子宫下段切口,且切口缝合2层较缝合1层发生子宫破裂风险低。②加强高危孕产妇管理,尤其是对瘢痕子宫孕妇的管理,落实提早住院,B超了解子宫切口瘢痕情况,及时发现瘢痕子宫隐性破裂;但超声预测的阳性值仍存在争议,国外有学者认为孕晚期子宫下段瘢痕处3.5mm发生子宫破裂风险低。

对剖宫产再孕者,下列情况禁忌阴道试产:①前次剖宫产为子宫体部切口,子宫下段纵切口或T形切口。②前次妊娠剖宫产指征依然存在。③二次以上剖宫产史或原切口感染史。④前次手术方式不详。⑤剖宫产不足2年再次妊娠。⑥既往有子宫破裂史。超声观察子宫瘢痕处有胎盘附着,易致胎盘植入、粘连出血及子宫破裂。⑦有不适于阴道分娩的内外科合并症或产科并发症。⑧妊娠妇女及家属拒绝阴道试产。⑨不具备抢救急症患者的条件。

具备阴道试产者产程中通过胎心监护和B超严密监测子宫瘢痕变化,由于发生先兆子宫破裂时多伴有胎儿供血受阻而致胎心不规则或消失,因此分娩期持续胎心监护及时发现胎心变化,结合体征可早期诊断先兆子宫破裂,及时施行剖宫产。另外,对子宫破裂的高危人群如:早产或过期产,足月引产产妇,超重的产妇,需严密观察,严防子宫破裂的发生。

# 第四节　凝血功能障碍

凝血功能障碍指任何原发或继发的凝血功能异常,均能导致产后出血。其抢救失败,是导致孕产妇死亡的主要原因。

## 一、病因与发病机制

特发性血小板减少性紫癜、再生障碍性贫血、白血病、血友病、维生素K缺乏症、人工心脏瓣膜置换术后抗凝治疗、严重肝病等产科合并症可引起原发性凝血功能异常。胎盘早剥、死胎、羊水栓塞、重度子痫前期、子痫、HELLP综合征等产科并发症，均可引起弥散性血管内凝血(DIC)而导致继发性凝血功能障碍。

正常凝血功能的维持依赖于凝血与抗凝血、纤溶与抗纤溶、血小板功能和血管内皮细胞功能四大系统的相互协调。正常妊娠时，若出现明显的血管内皮损伤、血小板活化增强、凝血酶原活性增加、高凝状态导致继发性纤溶亢进和抗纤溶活性增强，而这四个方面相互影响相互渗透，从而维持正常妊娠处于凝血与抗凝血、纤溶与抗纤溶的动态平衡中，即所谓的生理性高凝状态。当存在产科合并症或并发症时打破了这种平衡而出现凝血功能障碍。其主要机制如下：

(1)血管内皮细胞损伤、激活凝血因子Ⅻ，启动内源性凝血系统。

(2)组织严重破坏使大量组织因子进入血液，启动外源性凝血系统：创伤性分娩、胎盘早期剥离、死胎等情况下均有严重的组织损伤或坏死，大量促凝物质入血，其中尤以组织凝血活酶(即凝血因子Ⅲ或称组织因子)为多。

(3)促凝物质进入血液：羊水栓塞时一定量的羊水或其他异物颗粒进入血液可以通过表面接触使因子Ⅻ活化，从而激活内源性凝血系统。急性胰腺炎时，蛋白酶进入血液能促使凝血酶原变成凝血酶。抗原抗体复合物能激活因子Ⅻ或损伤血小板引起血小板聚集并释放促凝物质(如血小板因子等)。补体的激活在DIC的发生发展中也起着重要的作用。

(4)血细胞大量破坏：正常的中性粒细胞和单核细胞内有促凝物质，在大量内毒素或败血症时中性粒细胞合成并释放组织因子；在急性早幼粒细胞性白血病患者，此类白血病细胞胞质中含有凝血活酶样物质，当白血病细胞大量坏死时，这些物质就大量释放入血，通过外源性凝血系统的启动而引起DIC。内毒素、免疫复合物、颗粒物质、凝血酶等都可直接损伤血小板，促进它的聚集。微血管内皮细胞的损伤，内皮下胶原的暴露是引起局部血小板黏附、聚集、释放反应的主要原因。血小板发生黏附、释放和聚集后，除有血小板凝集物形成，堵塞微血管外，还能进一步激活血小板的凝血活性，促进DIC的形成。

(5)凝血因子合成和代谢异常：重症肝炎、妊娠脂肪肝、HELIP综合征等疾病可导致凝血因子在肝脏的合成障碍，致使凝血因子缺乏，进而导致凝血功能障碍。

(6)血小板的减少：特发性血小板减少性紫癜和再生障碍性贫血，循环中血小板的减少，是导致凝血功能障碍的主要原因。

## 二、临床表现

凝血功能障碍的主要临床表现为出血以及出血引起的休克和多器官功能衰竭。出血的发生时间随病因和病情进展情况而异，可在胎盘娩出前，亦可在胎盘娩出后。大多发现时已处于消耗性低凝或继发性纤溶亢进阶段，临床上可出现全身不同部位的出血，最多见的是子宫大量出血或少量持续不断的出血。开始还可见到血凝块，但血块很快又溶解，最后表现为血不凝。此外，常有皮下、静脉穿刺部位，伤口、齿龈、胃肠道出血或血尿。大量出血时呈现面色苍白、脉搏细弱、血压下降等休克的表现，呼吸困难、少尿、无尿、恶心、呕吐、腹部或背部疼痛、发热、黄疸、低血压、意识障碍(严重者发生昏迷)及各种精神神经症状等多器官功能衰竭的表现。

## 三、诊断及实验室检查

凝血功能障碍,主要依靠临床表现结合病因及各种实验室检查来确诊。

1.特发性血小板减少性紫癜

多见于成年女性,主要表现为皮肤黏膜出血。轻者仅有四肢及躯干皮肤的出血点、紫癜及瘀斑、鼻出血、牙龈出血,严重者可出现消化道、生殖道、视网膜及颅内出血。实验室检查,通常血小板$<100\times10^9/L$,骨髓检查,巨核细胞正常或增多,成熟型血小板减少,血小板相关抗体(PAIg)及血小板相关补体($PAC_3$)阳性,血小板生存时间明显缩短。

2.再生障碍性贫血

主要表现为骨髓造血功能低下,全血细胞减少和贫血、出血、感染综合征。呈现全血细胞减少,正细胞正色素性贫血,网织红细胞百分数$<0.01$,淋巴细胞比例增高。骨髓多部位增生低下,幼粒细胞、幼红细胞、巨核细胞均减少,非造血细胞比例增高,骨髓小粒空虚。

3.血友病

是一组因遗传性凝血活酶生成障碍引起的出血性疾病。分为血友病A、血友病B及遗传性因子Ⅺ缺乏症。其中血友病A最常见。血友病A发病基础是由于FⅧ缺乏,导致内源性途径凝血障碍。血友病B是由于缺乏FⅨ,引起内源性途径凝血功能障碍。实验室检查,凝血时间(CT)通常正常或延长,活化部分凝血活酶时间(APTT)延长,简易凝血活酶生成实验(STGT)异常;凝血酶原生成实验(TGT)异常。可通过TGT纠正实验、FⅧ、FⅨ活性及抗原测定进行分型。也可以行基因诊断确诊。

4.维生素K缺乏症

一般情况下,维生素K缺乏症的发生率极低,其和长期摄入不足、吸收障碍、严重肝病及服用维生素K拮抗剂有关。由于人体内的凝血因子FⅩ、FⅨ、FⅦ、凝血酶原及其调节蛋白PC、PS等的生成,都需要维生素K参与。实验室检查,PT延长、APTT延长;FⅩ、FⅨ、FⅦ、凝血酶原活性低下。

5.重度肝病

肝脏是除$Ca^{2+}$和组织因子外,其他凝血因子合成的场所,重度肝病时,实验室检查多表现为肝损害的一系列生化改变、凝血酶原时间(PT)、APTT延长和多种凝血因子的异常,甚至出现DIC。

6.DIC

是胎盘早剥、死胎、羊水栓塞、重度子痫前期、HELLP综合征等产科并发症引起产后出血的共同病理改变。通常血小板$<100\times10^9/L$或进行性下降;血浆纤维蛋白原含量$<1.5g/L$或进行性下降;3P实验阳性或血浆FDP$>20mg/L$,或D-二聚体水平升高或阳性;PT缩短或延长3秒以上或APTT缩短或延长10秒以上。

## 四、治疗

凝血功能障碍的处理原则为:早期诊断和动态监测,积极处理原发病,同时改善微循环,纠正休克，补充耗损的凝血因子，保护和维持重要脏器的功能。

1.早期诊断和动态监测

及早诊断和早期合理治疗是提高凝血功能障碍所致产后出血救治成功率的根本保证。临床有凝血功能障碍高发的产科并发症和合并症或发生各种原因所致的产后出血，都应该及时进行相关出凝血指标的测定。同时在治疗过程中动态监测血小板、纤维蛋白原、纤维蛋白降解物、D-二聚体、PT、APTT、凝血酶时间（TT）的变化，可以监控病情的演变情况指导临床治疗。

2.积极治疗原发病

病因治疗是首要治疗原则，只有去除诱发因素，才有可能治愈凝血功能障碍所致的产后出血。

3.纠正休克

出血隐匿时休克症状可能为首发症状。

4.补充凝血因子

各种病因引起的凝血功能障碍中，大都有凝血因子的异常。因此积极补充凝血因子和血小板是治疗的一项重要措施。可通过输注新鲜冰冻血浆、凝血酶原复合物、纤维蛋白原、冷沉淀（含Ⅷ因子和纤维蛋白原）、单采血小板、红细胞等血制品来解决。

（1）血小板：血小板低于（20～50）×$10^9$/L 或血小板降低出现不可控制的渗血时使用。可输注血小板 10U，有效时间为 48 小时。

（2）新鲜冰冻血浆：是新鲜抗凝全血于 6～8 小时内分离血浆并快速冰冻，几乎保存了血液中所有的凝血因子、血浆蛋白、纤维蛋白原。使用剂量 10～15mL/kg。

（3）冷沉淀：输注冷沉淀主要为纠正纤维蛋白原的缺乏，如纤维蛋白原浓度高于 1.5g/L 不必输注冷沉淀。冷沉淀常用剂量 1～1.5U/10kg。

（4）纤维蛋白原：输入纤维蛋白原 1g 可提升血液中纤维蛋白原 25mg/dL，1 次可输入纤维蛋白原2～4g。

（5）凝血酶原复合物，含因子Ⅴ、Ⅶ、Ⅸ、Ⅹ，可输注 400～800U/d。

（6）近年研究发现，重组活化凝血因子Ⅶa（rFⅦa）可用于治疗常规处理无效的难治性妇产科出血性疾病，并取得了满意疗效。产后出血患者应用 rFⅦa 的先决条件是：①血液指标：血红蛋白＞70g/L，国际标准化比率（INR）＜1.5，纤维蛋白原≥1g/L，血小板≥50×$10^9$/L。②建议用碳酸氢钠提升血液 pH 至≥7.2（pH≤7.1 时，rFⅦa 有效性降低）。③尽可能恢复体温至生理范围。rFⅦa 应用的时机是：①无血可输或拒绝输血时。②在代谢并发症或器官损伤出现之前。③在子宫切除或侵入性操作前。推荐的用药方案是：初始剂量是 40～60μg/kg，静脉注射；初次用药 15～30 分钟后仍然出血，考虑追加 40～60μg/kg 的剂量；如果继续有出血，可间隔 15～30 分钟重复给药 3～4 次；如果总剂量超过 200μg/kg 后效果仍然不理想，必须重新检查使用 rFⅦa 的先决条件，只有实施纠正措施后，才能继续给 100μg/kg。

5.肝素的应用

在 DIC 高凝阶段主张及早应用肝素，禁止在有显著出血倾向或纤溶亢进阶段应用肝素。

6.抗纤溶药物的应用

在 DIC 患者中，可以在肝素化和补充凝血因子的基础上应用抗纤溶药物，如：氨基己酸、氨甲环酸、氨甲苯酸等。

总之,凝血功能障碍性产后出血是产后出血处理中最难治的特殊类型,除了按常规的产后出血处理步骤和方法进行外,更要注重原发病因素的去除和 DIC 的纠正,同时要注重重要脏器功能的保护,才能提高抢救的成功率,降低孕产妇死亡率。

## 第五节 羊水栓塞

羊水栓塞是分娩过程中,羊水及其内容物进入母血循环,形成肺栓塞、休克、凝血障碍以及多脏器功能衰竭的严重综合征,是产科发病率低而病死率极高的并发症,产妇病死率达 80%以上。羊水栓塞起病急,病势凶险,多于发病后短时间死亡,避免诱发因素,及时诊断,尽早组织抢救、治疗,是抢救存活的关键。

### 一、病因

1.病原及致病因素

羊水栓塞的病因与羊水进入母体循环有关是学者们的共识,但是对致病机制的看法则有不同,晚期妊娠时,羊水中水分占 98%,其他为无机盐、碳水化合物及蛋白质,如白蛋白、免疫球蛋白(A、G)等,此外尚有脂质如脂肪酸以及胆红素、尿素、肌酐、各种激素和酶,如果已进入产程羊水中还含有特别是在产程中产生的大量的各种前列腺素;但重要的是还有胎脂块,自胎儿皮肤脱落下的鳞形细胞、毳毛及胎粪,在胎粪中含有大量的组胺、玻璃酸酶。很多学者认为这一类有形物质进入血流是在 AFE 中引起肺血管机械性阻塞的主要原因。而产程中产生的前列腺素类物质进入人体血流,由于其缩血管作用,加强了羊水栓塞病理生理变化的进程;值得注意的是羊水中物质进入母体的致敏问题也成为人们关注的焦点,人们早就提出 AFE 的重要原因之一就是羊水所致的过敏性休克。在 20 世纪 60 年代,一些学者发现在子宫的静脉内出现鳞形细胞,但患者无羊水栓塞的临床症状;另外,又有一些患者有典型的羊水栓塞的急性心、肺功能衰竭及肺水肿症状,而尸检时并未找到羊水中所含的胎儿物质;Clark 等(1995)在 46 例 AFE 病例中发现有 40%患者有药物过敏史,基于以上理由,Clark 认为过敏可能也是导致发病的主要原因,他甚至建议用妊娠过敏样综合征以取代羊水栓塞这个名称。

Clark 认为羊水栓塞的表现与过敏及中毒性休克(内毒素性)相似,这些进入循环的物质,通过内源性介质,诸如组胺、缓激肽、细胞活素、前列腺素、白细胞三烯、血栓烷等导致临床症状的产生。不过,败血症患者有高热,AFE 则无此表现;过敏性反应中经常出现的皮肤表现、上呼吸道血管神经性水肿等表现,AFE 患者亦不见此表现;而且过敏性反应应先有致敏的过程,AFE 患者则同样地可以发生在初产妇。所以也有人对此提出质疑。重要的是近几年中,有很多学者着重研究了内源性介质在 AFE 发病过程中所起的作用,例如 Agegami 等对兔注射含有白细胞三烯的羊水,兔经常以死亡为结局,若对兔先以白细胞三烯的抑制剂预处理,则兔可免于死亡。Kitzmiller 等则认为 PGF2 在 AFE 中起了重要作用,PGF2 只在临产后的羊水中可以测到，对注射PGF和妇女在产程中取得的羊水可以出现AFE的表现。Maradny等则认为在AFE复杂的病理生理过程中，血管内皮素使血流动力学受到一定影响，血管内皮素是人的冠状动脉和肺动脉及人类支气管强有力的收缩剂，对兔及培养中人上皮细胞给以人羊水处理后，血管上皮素水平升高，特别是在注射含有胎粪的羊水后升高更为明显，而注射生理盐水则无此表现。

Khong等最近提出血管上皮素-1可能在AFE的发病上起一定作用，血管上皮素-1是一种强而有力的血管及支气管收缩物质，他们用免疫组织化学染色法证实在2例AFE死亡病例的肺小叶上皮、支气管上皮及小叶中巨噬细胞均有表达，其染色较浅，而在羊水中鳞形细胞有广泛表达。因此，血管上皮素可能在AFE的早期引起短暂的肺动脉高压的血流动力学变化。所以AFE的病因十分复杂，目前尚难以一种学说来解释其所有变化，故研究尚须不断深入。

2.羊水进入母体的途径进入母体循环的羊水量至今无人也无法计算，但羊水进入母体的途径有以下几种：

（1）宫颈内静脉：在产程中，宫颈扩张使宫颈内静脉有可能撕裂或在手术扩张宫颈、剥离胎膜时、安置内监护器引起宫颈内静脉损伤，静脉壁的破裂、开放，是羊水进入母体的一个重要途径。

（2）胎盘附着处或其附近：胎盘附着处有丰富的静脉窦，如胎盘附着处附近胎膜破裂，羊水则有可能通过此裂隙进入子宫静脉。

（3）胎膜周围血管：如胎膜已破裂，胎膜下蜕膜血窦开放，强烈的宫缩亦有可能将羊水挤入血窦而进入母体循环。另外，剖宫产子宫切口也日益成为羊水进入母体的重要途径之一。Clark所报道的46例羊水栓塞中，8例在剖宫产刚结束时发生，Gilbert报道的53例羊水栓塞中，32例（60％）有剖宫产史。

3.羊水进入母体循环的条件一般情况下，羊水很难进入母体循环；但若存在以下条件，羊水则有可能直接进入母体循环：

（1）损伤：产程中，宫颈扩张过程过速或某些手术操作损伤宫颈内静脉或剥离胎膜时蜕膜血窦破裂。

（2）过高的宫内压：不恰当或不正确地使用缩宫素以致宫缩过强。最近用米索前列醇引产，已有剂量大而宫缩过强以致发生AFE的报道；另外在第2产程中强力压迫子宫以迫使胎儿娩出，这些都是人为地导致AFE的重要因素；而双胎、巨大儿、羊水过多则系病理性因素的宫腔内压过高而使羊水经破裂的胎膜从开放的血窦进入母体血循环。

（3）某些病理性妊娠因素：胎盘早期剥离、前置胎盘、胎盘边缘血窦破裂，羊水可经破裂的羊膜及已开放的血窦进入母血循环。

## 二、发病机制

（1）肺高压，急性呼吸循环衰竭羊水及其内容物如上皮细胞、黏液、毳毛、胎脂、胎便等微粒物质一旦入血先栓塞肺小血管发生机械性梗死，继之微粒物质的化学介质特性刺激肺组织产生和释放前列腺素E2、前列腺素F2α、5-羟色胺、组胺及白三烯等物质，使肺血管发生痉挛，致肺动脉压升高，右心负荷加重，发生右心衰竭，肺动脉高压使肺血流灌注下降，有效的气体交换不足，肺泡毛细血管缺血缺氧增加了肺毛细血管的通透性，而液体渗出导致肺水肿和肺出血，发生急性呼吸衰竭，左心房回心血量和左心室排血量骤减而发生循环衰竭，各组织器官缺血缺氧，最终发生多脏器功能衰竭。死亡病例中的75%死于此种原因。此外，羊水中作用于胎儿的抗原物质可引起过敏反应而导致休克。

(2)弥散性血管内凝血羊水进入母体循环后引起凝血功能障碍，一般认为羊水中含的促凝物质类似于组织凝血活酶(Ⅲ因子)，可激活外源性凝血系统，导致DIC。除此外羊水中还含有第Ⅹ因子激活物质、肺表面活性物质及胎粪中的胰蛋白酶样物质，这些促凝物质促使血小板聚积，使凝血酶原转化为凝血酶，同样通过血液的外凝系统激活了血凝而发生急性DIC，血中纤维蛋白原被消耗而下降，纤溶系统被激活造成高纤溶症及凝血障碍。此外纤维蛋白裂解产物蓄积，羊水本身又抑制子宫收缩，使子宫张力下降，致使子宫血不凝而出血不止，加重休克。

(3)过敏性休克随着免疫学技术的发展，无论羊水有无胎粪污染，都能测到Sialyltn抗原，有胎粪污染的羊水含量更高，羊水中的这些微栓物质作为过敏原，能刺激机体产生如组胺、白三烯等化学介质发生过敏性休克，其特点为心肺功能受损程度、血压下降等休克表现和出血量不成比例。

(4)多脏器功能衰竭DIC等病理变化常使母体多脏器受累，以休克肾、急性肾小管坏死、广泛出血性肝坏死、肺及脾出血等最为常见。临床表现为急性肝、肾功能衰竭。当两个以上重要器官同时或相继发生功能衰竭时称为多系统脏器衰竭(MSOF)，其病死率几乎达100%。

羊水进入血循环后，阻塞肺小血管，引起肺动脉高压，Ⅰ型变态反应和凝血机制异常，而导致机体发生一系列病理生理变化。

## 三、临床表现

羊水栓塞多发生在分娩过程中，尤其在胎儿即将娩出前或产后短时间内，极少超过产后48小时。罕见的羊水栓塞发生在临产前或妊娠中期手术，经腹羊膜腔穿刺术创伤和生理盐水羊膜腔灌注术，剖宫产术者多发生在手术过程中。Clark所分析的羊水栓塞患者，70%发生在产程中胎儿娩出前，11%发生在阴道分娩胎儿刚刚娩出后，19%发生在剖宫产术中。

羊水栓塞典型的临床表现为突然发生的急性心肺功能障碍、肺动脉高压、严重低氧血症、深度低血压、凝血功能障碍和难以控制的出血。表现为呼吸困难、发绀、循环衰竭、凝血障碍及昏迷五大主要症状。

1.急性心肺功能衰竭

主要是在产程中，尤其是在刚破膜后不久或分娩前后短时间内，产妇突然发生烦躁不安、寒战、气急等先兆症状；继而出现呼吸困难、发绀、抽搐、昏迷、血压下降、肺底部啰音等过敏样反应和急剧的心肺功能障碍的症状。严重者发病急骤甚至没有先兆症状，仅惊叫一声或打一个哈欠，血压迅速下降或消失，产妇可在数分钟内迅速死亡。经肺动脉导管发现在羊水栓塞的患者，有瞬时的肺动脉压升高，左心功能不全，有一定程度的肺水肿或成人呼吸窘迫综合征。

2.严重的低氧血症

由于肺动脉高压和休克，患者出现严重的低氧血症，出现发绀、呼吸困难，血氧分压及氧饱和度急剧下降，$PaO_2$ 可降至 80mmHg 以下，一般在 60～80mmHg。

3.休克

由肺动脉高压引起的心力衰竭、急性循环呼吸衰竭及变态反应引起心源性和过敏性休克。患者出现烦躁不安、寒战、发绀、四肢厥冷、出冷汗、心率快、脉速而弱、血压下降；DIC 高凝期的微血栓形成，使急性左心输出量低下或心脏骤停致循环衰竭；凝血功能障碍凝血因子消耗致出血等均会引起急性循环衰竭、缺血、缺氧等休克的临床表现。

4.凝血障碍

高凝期出现与出血不成比例的休克，此期持续时期很短，一般难以发现，凝血后期由于微血栓致脏器功能障碍。患者经过短暂的高凝期后，继之发生难以控制的全身广泛性出血，大量阴道流血，切口渗血、全身皮肤黏膜出血、消化道大出血甚至暴发性坏疽。有部分患者有急性严重的 DIC 而无心肺症状，在这部分患者以致命的消耗性凝血继发严重的广泛性出血表现为主，是羊水栓塞的顿挫型。

5.急性肾衰竭与多脏器功能衰竭

羊水栓塞后期患者出现少尿或无尿和尿毒症的表现。这主要是由于循环功能衰竭引起的肾缺血及 DIC 高凝期形成的血栓堵塞肾内小血管，引起肾脏缺血、缺氧，导致肾脏器质性损害。羊水栓塞弥散性血管内凝血可发生在多个器官系统，DIC 微血栓终末器官功能紊乱的发病率如下：皮肤 70％、肺 50％、肾 50％、垂体后叶 50％、肝脏 35％、肾上腺 30％、心脏 20％。

一般把呼吸困难、发绀、循环衰竭、凝血障碍及昏迷列为羊水栓塞五大主要症状。Clark 等于 1995 年根据美国国家登记统计资料分析 46 例羊水栓塞患者主要症状体征出现频率为：缺氧 100％、低血压 100％、胎儿窘迫 100％、肺栓塞或成人呼吸窘迫综合征 93％、心脏骤停 87％、发绀 83％、凝血 83％、呼吸困难 49％、支气管痉挛 15％、瞬时高血压 11％、抽搐 48％、弛缓失张 23％、咳嗽 7％、头痛 7％、胸痛 2％。同时报道超过 50％的患者出现继发于凝血的产后出血。

## 四、诊断

### （一）临床诊断

美国羊水栓塞临床诊断标准包括：①急性低血压或心脏骤停；②急性缺氧，表现为呼吸困难、发绀或呼吸停止；③凝血机制障碍，实验室数据表明血管内纤维蛋白溶解或无法解释的严重出血；④以上症状发生在子宫颈扩张、子宫肌收缩、分娩、剖宫产时或产后 30 分钟内；⑤对上述症状缺乏其他有意义的解释。

### （二）实验室诊断

1.检测母亲外周血浆 Sialyl Tn 抗原浓度

Sialyl Tn 是一种存在于胎粪和羊水中的抗原物质，在出现羊水栓塞症状的患者，其血清中 Sialyl Tn 明显升高，羊水栓塞发生是因为母-胎屏障被破坏，使羊水及其有形成分入血。羊水和胎粪进入母血后使 Sialyl Tn 抗原出现在母血中，可用其敏感的单克隆抗体检测。有学者发现胎粪和羊水中的 Sialyl Tn 抗原能与单克隆抗体 TKH-2 特异性结合。羊水粪染的产妇血清中的 Sialyl Tn 抗原 20.3±15.4U/mL，略微高于羊水清亮产妇，而在羊水栓塞或羊水栓塞样综合征患者血清中 Sialyl Tn 抗原有明显升高 105.6±59.0U/mL，P＜0.01。该方法可以较为直接地证实胎粪或羊水来源的黏蛋白是否进入了母体循环，是一种简单、无创、敏感的诊断羊水栓塞的方法。

2.血涂片羊水有形成分的检查

取母亲中心静脉(下腔静脉、右心房、肺动脉)血，离心后分三层，下层为血细胞，上层为血浆，中层为一层薄的蛋白样组织，其中该层可查找到羊水中的毳毛、胎脂、鳞状上皮、黏液，如为阳性说明有羊水进入母体血循环中。亦有从气管分泌物中找中羊水角化细胞。有学者对血中羊水成分检查的方法进行改良；取外周血 2～3mL 于肝素抗凝管中、混匀、离心，从血浆液面 1mm 处取 10～20μl 血浆于载玻片上寻找脂肪颗粒及羊齿状结晶及羊水其他有形物质。将余下的全部血浆移到另一试管内，再离心，将沉淀物分别染成涂片、中等厚度片和厚片共 3 张，待干或酒精灯烘干、瑞氏染色，油镜下寻找角化上皮、羊齿状结晶等羊水成分，其中羊齿状结晶在涂片干后不经染色即可镜检。在 18 例羊水栓塞患者中 15 例找到羊水成分，11 例找到脂肪颗粒，其中有 9 例为羊水结晶与脂肪颗粒均于同一标本内找到。可见羊水栓塞患者外周血中羊水的有形物质检出率为 83.33%，而对照组正常产妇其外周血羊水有形成分检出率为 11.11%，差异有显著性。对照组中未检出角化上皮及羊水结晶，仅见脂肪颗粒。

国外有学者对心脏病分娩时产妇进行 Swan-Gang 导管监测时，在肺动脉内也发现羊水成分，无任何 AFE 临床症状。因此认为血中有羊水成分不能确认为羊水栓塞。在我们多年的临床实践中，认为有羊水栓塞的典型临床症状，配合外周血羊水成分检测阳性，有利于羊水栓塞的早期诊断，早期处理。因方法简单、快速，在基层医院可进行检测，因此，目前在临床中仍有一定应用价值，特别是基层医院。

3.抗羊颌下腺黏液性糖蛋白的单克隆抗体(TKH-2)诊断羊水栓塞

TKH-2 能检测到胎粪上清液中极低浓度的 Siglyl Tn 抗原，被 TKH-2 识别的抗原不但在胎粪中大量存在，同时也可出现在清亮的羊水中。用放射免疫检测法在胎粪污染的羊水和清亮的羊水中都可测到 Siglyl Tn 抗原。现发现 Siglyl Tn 抗原是胎粪和羊水中的特征成分之一。随着免疫组织技术的不断发展，通过羊水栓塞死亡的人体组织研究，用免疫组织方法诊断羊水栓塞，特别是抗羊颌下腺黏液性糖蛋白的单克隆抗体(TKH-2)诊断羊水栓塞是最敏感的方法之一，也是进一步研究的重点。

4.检测锌-粪卟啉(Znep-1)

Znep-1 是胎粪的成分之一，可通过荧光测定法在高压液相色谱仪上测定，是一种快速无损、敏感的诊断方法，以 35nmol/L 作为临界值。在国外有将血清 Znep-1 和 Sialyl Tn 抗原测定作为羊水栓塞首选的早期诊断方法，亦可用于诊断不典型的羊水栓塞。

5.急性 DIC 的实验室诊断

(1)血小板计数：血小板减少是急性 DIC 的一个特征，发生羊水栓塞时，外凝系统被激活，在凝血酶的作用下，血小板聚集为微血栓存在于肺、肝、脾等内脏器官的微血管内，故外周血液中的血小板数减少，常低于 $100\times10^9$/L 或进行性下降，甚至低于 $50\times10^9$/L，血小板下降可作为 DIC 的基本指标之一。

(2)血浆纤维蛋白原含量<1.5g 或呈进行性下降。

(3)3P 试验阳性或血浆 FDP>20ng/L 或血浆 D-2 聚体水平较正常增高 4 倍以上。

(4)PT 延长或缩短 3 秒以上，APTT 延长或缩短 10 秒以上。多数患者 APTT 在 50～250 秒，甚至>250 秒。

(5)抗凝血酶Ⅲ(AT-Ⅲ)活性<60%。

(6)外周血破碎红细胞>2%～10%、进行性贫血、血红蛋白尿等。

(7)血浆内皮素-1(ET-1)水平>80mg/L。

由于 DIC 早期临床表现缺乏特异性，而常规检查项目在 DIC 的早期呈现阳性结果的很少，近年提出前 DIC(Pre-DIC)的主要诊断依赖分子标志物的检查。主要标志物有：凝血酶原片段 1 和 2(F1+2)、凝血酶、抗凝血酶复合物(TAT)、纤维蛋白肽 A(FPA)、可溶性纤维素单体复合物(SFMC)、抗凝血酶Ⅲ(AT-Ⅲ)、β-血小板球蛋白(β-TG)、纤维蛋白降解产物(FDP)、D-二聚体、纤溶酶-纤溶酶抑制复合物(PIC)等，这些项目目前在一般的医院尚未开展。DIC 的早期有血小板进行性下降、FDP 和 D-二聚体进行性增高。SFMC、TAT、PIC 增高或部分项目增高对确定 DIC 的存在有参考意义。羊水栓塞所致的 DIC 是来自羊水中组织因子进入血液及继发性缺氧激活凝血因子形成微血栓；纤溶系统也被激活。其临床表现为凝血因子的消耗所致的出血和微血栓所致的脏器功能不全。其实验室检查是凝固系统的抑制物 AT-Ⅲ和纤溶系的抑制物同等程度被消耗。

### (三)其他辅助诊断

#### 1.胸部 X 线检查

90%以上的患者可出现肺部 X 线异常改变，主要表现为肺栓塞及肺水肿。肺水肿时可见双肺圆形或密度高低不等的片状影，呈非节段性分布。多数分布于两肺下叶，以右侧多见，一般数天内可消失。可伴有肺不张、右心影扩大。上腔静脉及奇静脉增宽。但肺部 X 线正常也不能排除羊水栓塞。

#### 2.超声心动图检查

超声心动图对提供心脏功能状态和指导治疗是需要的，在羊水栓塞的患者可见右心房扩大、房间隔移向左边，有时见左心变成 D 型，显示右心高压。三尖瓣关闭不全，显示严重的右心功能障碍。经食管超声心动图(TOE)检查最近用于羊水栓塞心肺功能的检测，常显示严重右心功能不全，包括右心扩大，舒张期室间隔平坦、三尖瓣反流和肺动脉高压，TOE 检查并可排除大的肺血栓。

#### 3.血气分析

主要表现是严重低氧血症，并是进行性下降，血氧饱和度常在 80%以下；严重缺氧时可≤40mmHg。动脉血气分析显示代谢性酸中毒或呼吸性酸中毒，常呈现混合性酸中毒。$PaCO_2$>40mmHg，BE、$HCO_3^-$ 浓度降低。

#### 4.心电图

可显示窦性心动过速，ST-T 变化，心脏缺血缺氧的心电图改变。

5.放射性核素扫描或肺动脉造影

放射性核素[131]碘肺扫描有显影缺如，充填缺损。此方法简单、快速及安全。肺动脉造影可诊断肺栓塞，X线征象可见肺动脉内充盈缺损或血管中断、肺段血管纹理减少。肺动脉造影还可以测量肺动脉楔压，对辅助诊断有帮助，但其方法并发症较多，目前很少应用。

6.死亡后诊断及病理论断

(1)取右心室血液检查：患者死亡后，取右心血置试管内离心，取沉淀物上层作涂片，找羊水中的有形成分，发现羊水中的有形成分如角化物、胎脂、毳毛等可作诊断。但因在非羊水栓塞死亡的产妇肺中亦有发现羊水有形成分，因而此法只能作参考。

(2)肥大细胞类胰蛋白酶的免疫组化检测：在过敏反应时，T细胞和肥大细胞释放的颗粒中有一种肥大细胞类胰蛋白酶(Met)参与体内过敏反应，过敏休克和羊水栓塞死亡的尸体，检测其血液和肺组织，其Met含量增多。Met是一种中性蛋白酶，参与过敏反应过程，在血清中相当稳定，是肥大细胞脱颗粒易于观察的一种标识。用免疫组化法检测体内组织Met增多，可提示体内存在过敏反应，结合病理形态改变，可增加过敏性休克诊断的可靠性。

(3)羊水中角蛋白的检测：在尸解病例中取肺脏组织，在肺脏的小血管内出现角化物、胎脂、胎粪、毳毛等可做出羊水栓塞的诊断。传统的HE染色染出的脱落的角化上皮和血管内脱落的上皮很难鉴别，特异性不强。中国医科大学法医学系用曲苯利蓝-2B染液，在羊水吸入死亡的胎儿肺脏及羊水栓塞死亡的产妇肺脏的小血管内，均检出条索状蓝色均匀一致的角化上皮，此种方法对脱落的角化上皮染色具有特异性，而对血管内皮不染色，因此能区别血管内皮，具有很强的特异性和准确性。

(4)羊水栓塞主要的病理改变：在肺小动脉和肺毛细血管中发现角化鳞状上皮、无定形碎片，胎脂、黏液或毳毛等所组成的羊水栓子，可诊断为羊水栓塞。羊水成形物质多见于肺、肾，也可见于心、脑、子宫、阔韧带等，最特征性的改变是肺小动脉和毛细管内见羊水有形成分。特殊免疫组化抗羊颌下腺黏液性糖蛋白的单克隆抗体(TKH2)标记羊水成分中的神经氨酸2N2乙酰氨基半乳糖抗原(Sialyl Tn)、肺肥大细胞类胰蛋血酶等可以协助诊断。

目前早期诊断羊水栓塞仍然比较困难，临床上仍是依靠典型的临床表现、体征及从中心静脉或动脉插管中找到胎儿鳞状上皮或碎片和相应的辅助检查，协助诊断。确诊羊水栓塞主要依据是病理尸体解剖。

### (四)鉴别诊断

羊水栓塞应与肺血栓、过敏性反应、休克、产后出血、子痫抽搐、胎盘早剥、心肌梗死、急性肺水肿、充血性心力衰竭、空气栓塞、气胸等作鉴别诊断。

1.肺血栓

妊娠晚期，血黏度增加，血液处于高凝状态，偶有因下肢深静脉或盆腔静脉血栓脱落致肺血栓，其症状与羊水栓塞相似。肺血栓多见于阴道产后或剖宫产后数天，下地活动时突然发病；突发性胸痛、呼吸困难、发绀、休克、突然死亡。根据无羊水栓塞诱因，发病经过与羊水栓塞不同，血液学检查无DIC改变。胸部X线表现及CT对肺栓塞的诊断有很大帮助。

2.过敏反应

羊水栓塞早期症状常见过敏样反应、寒战，需与过敏反应鉴别。过敏反应患者常有或在输液中发生症状，少见发绀、缺氧、呼吸困难等症状。血液检查无 DIC 改变，无严重的缺氧，X 线肺部无羊水栓塞的表现。用抗过敏药地塞米松推注症状迅速好转。

3.子痫

羊水栓塞常有昏迷、抽搐，应与子痫鉴别。子痫时血压明显升高，有蛋白尿，出现典型的子痫抽搐。根据发病经过临床症状、体征、辅助检查常可鉴别。

4.急性充血性心力衰竭

羊水栓塞呼吸困难、缺氧须与急性充血性心力衰竭相鉴别。后者常见有心脏病的病史、心界扩大、奔马律、双肺弥散性湿啰音，少见休克。血液学检查无 DIC 改变。

5.出血性休克

患者出现出血症状，伴休克；常有面色苍白、出冷汗，其症状与延缓型羊水栓塞相似。而产后出血性休克常有出血原因存在如宫缩乏力、子宫破裂、胎盘因素、软产道损伤、血液病等；休克时伴中心静脉压下降。根据病史，体征、血液 DIC 检查、胸片等可以鉴别。羊水栓塞的休克常有呼吸困难及发绀、中心静脉压上升，临床上两者有时难以完全区别。然而在治疗上有相同之处。

6.心肌梗死

是冠状动脉急性闭塞，血流中断，心肌因严重而持久缺血以致局部坏死所致。患者常剧烈胸痛，胸部紧缩感，有冠心病或心肌病病史，少数见于梅毒性主动脉炎。无肺部啰音，心绞痛发作时心电图有特殊改变，示 ST 段明显抬高或胸前导联出现 T 波高耸或缺血图形。

7.脑血管急症

脑血管瘤或脑血管畸形破裂，常见突然昏迷、抽搐、缺氧、休克、瞳孔散大等。根据神经系统检查有病理反射定位体征、偏瘫、CT 检查可以鉴别。

8.气胸

系肺泡和脏层胸膜破裂，肺内气体通过裂孔进入胸腔所致，在产程中用力屏气可发生突发性气胸，常见症状有胸痛、伴刺激性咳嗽、呼吸困难、发绀、肺部呼吸音低。叩诊鼓音。患侧胸部或颈部隆起，有捻发感。X 线见患侧透明度增高，纵隔偏移，血压常正常。

## 五、治疗

羊水栓塞患者多数死于急性肺动脉高压、呼吸循环衰竭、心脏骤停及难以控制的凝血功能障碍。急救处理原则包括生命支持、稳定产妇的心肺状态、正压供气、抗休克、维持血管的灌注、纠正凝血功能障碍等措施。

### （一）纠正呼吸循环衰竭

心肺复苏及高级生命支持羊水栓塞时由于急剧血流动力学的变化致心脏骤停、心肺衰竭，如不能及时复苏，大部分患者可在 10 分钟内死亡。产科急救医师必须熟练掌握心肺复苏(CPR)技术，包括基础生命支持(BLS)和高级生命支持(ACLS)，熟悉妊娠期间母体生理改变对复苏效果的影响。基础生命支持采用初级 CABD 方案：①进行胸外按压、心前区叩击复律，必要时心脏电击除颤；②开放气道；③提供正压呼吸；④评估。目标是针对恢复道气通畅、建立呼吸循环。高级生命支持采用高级 ABCD 方案，包括：①尽快气管插管（A）；②确定气管套管位置正确、确定供氧正常、高流量正压供氧（B）；③建立静脉通道，检查心率并监护，使用合适药物（C）；④评估，鉴别诊断处理可逆转的病因（D）。

复苏用药包括：①肾上腺素 0.5～1mg 静推，可重复用药，隔 3～5 分钟重复一次。②碳酸氢钠，复苏早期不主张用碳酸氢钠纠正酸中毒，主要通过 ABCD 方案以改善通气换气及血液循环。多主张经历一段时间 CPR 后临床无明显改善，才考虑用碳酸氢钠，并根据血气分析指导用量。③心率缓慢可用阿托品，每次 0.5～1mg 静推。④用药途径，近 10 多年来已放弃使用心腔注射，改用静脉注射或气管内给药，用 0.9% NaCl 10mL 稀释，经导管注入气管内。但多次气管内给药可致动脉氧分压下降，一次注射中断 CPR 的时间不能超过 10 秒。

### （二）正压供氧，改善肺内氧的交换

羊水栓塞的起始症状是由于肺动脉痉挛和栓塞，血管阻力升高，产生急性肺动脉高压；出现严重的呼吸困难、发绀和低氧，应立即行气管内插管呼气末正压供氧，以改善肺泡毛细血管缺氧，减少肺泡渗出液及肺水肿，从而改善肺呼吸功能，减轻心脏负担及脑缺氧，有利于昏迷的复醒。充分吸氧可最大限度地缓解脑和心肌缺血及酸中毒引起的肺动脉痉挛，改善缺氧，避免由于缺氧造成的心、脑、肾缺氧而致的多脏器功能衰竭。

### （三）抗过敏

患者出现寒战，咳嗽、胸闷与出血量不成比例的血压下降时，可给地塞米松 20mg 静脉缓注。临床诊断为羊水栓塞者再给地塞米松 20mg 加入 10%葡萄糖液 250～500mL 静脉滴注；或氢化可的松 200mg 静脉推注，然后以 100～300mg 置于葡萄糖液中静脉点滴，每日可用 500～1000mg。在美国国家羊水栓塞登记册中已认可用高剂量的类固醇治疗羊水栓塞，但并无统一的用量标准。目前，临床上以用地塞米松较多，较少使用氢化可的松。

### （四）抗休克

休克主要因过敏反应、心肺功能衰竭、肺动脉高压、迷走神经反射、DIC 高凝期及消耗性低凝期出血所致。补充血容量、恢复组织血流灌注量是抢救休克的关键。应立即开放两条输液通道，放置中心静脉导管，测定中心静脉压；必要时也可作输液用。休克早期以补充晶体液及胶体液为主，常选用乳酸钠林格溶液（含钠 130mmol/L、乳酸 28mmol/L），各种平衡盐液。胶体液常用右旋糖酐 70、羟乙基淀粉（706 代血浆）、全血、血浆等。最好选用新鲜冰冻血浆，因内含有纤维蛋白原及抗凝血酶Ⅲ（AT-Ⅲ）；在补充血容量的同时可有利于改善凝血功能障碍。伴有出血时，如血红蛋白低于 50～70g/L、红细胞低于 $1.8\times10^{12}$/L、血细胞比容低于 24%时，应补充全血。补液量和速度最好以血流动力学监测指标作指导，当 CVP 超过 18cm$H_2O$ 时，应注意肺水肿的发生。有条件的应采用 Swan-Ganz 导管行血流动力学监测。血液循环恢复灌注良好的指标为：尿量＞30mL/h，收缩压＞100mmHg，脉压＞30mmHg，中心静脉压为 5.1～10.2cm$H_2O$。

对于由于急性呼吸循环衰竭而致的休克，及经补充血容量仍不能纠正的休克可使用正性心肌药物，常用多巴胺。多巴胺是体内合成肾上腺素的前体，具有 β 受体激动作用，也有一定 α 受体激动作用，低浓度时有增强 α 受体兴奋作用，能增强心肌收缩力，增加心排出量，对外周血管有轻度收缩，高浓度时 β 受体兴奋作用，对内脏血管（肾，肠系膜，冠状动脉）有扩张作用，

可增加心，肾的血流量。多巴胺用量一般 40～100mg 加入 5%葡萄糖溶液 250mL 静滴，根据血压调节用量，起始剂量 0.5～1.0μg/(kg·min)可逐渐增加至 2～10μg/(kg·min)。多巴酚丁胺 20mg 加入 5%葡萄糖液 100mL 中，按 5～10μg/(kg·min)静脉滴注。每日总量可达 240～480mg，但滴速不宜过快。抗休克的另一个选择药物为去甲肾上腺素，它可以升压并同时增加心肌输出量和肾灌注量。

### （五）解除肺血管及支气管痉挛，减轻肺动脉高压

解除肺血管及支气管痉挛降低肺动脉高压的药物有：①盐酸罂粟碱：可阻断迷走神经反射引起的肺血管及支气管平滑肌的痉挛，促进气体的交换，解除迷走神经对心脏的抑制，对冠状动脉、肺及脑血管均有扩张作用。用盐酸罂粟碱 30～60mg 加入 5%葡萄糖 250mL 静滴，可隔 12 小时重复使用，每天总量不超过 300mg，是解除肺动脉高压的首选药物。②血管扩张剂：酚妥拉明为 α 肾上腺素受体阻滞剂，直接扩张小动脉和毛细血管解除肺动脉高压，起始剂量 0.1mg/min，维持剂量 0.1～0.3mg/min。可将酚妥拉明 10～20mg 加入 5%葡萄糖液 250mL 内缓慢滴注，用静脉泵控制滴速。不良反应有低血压，心动过速，停药后消失。血管扩张剂可抑制肺动脉收缩，可降低肺动脉压力，从而降低右心室后负荷，增加右心排出量，改善通气，改善肺气体弥散交换功能，减轻心脏前负荷。常用药物除酚妥拉明外还可选用肼屈嗪、前列环素静脉滴注。最近有应用一氧化氮吸入，气管内滴入硝普钠的；用 0.9%生理盐水稀释的硝普钠液少量分次气管内滴入。血管扩张剂与非洋地黄类增强心肌收缩力的药物合用更合理更有效。在临床上对肺动脉高压、肺水肿或伴休克患者多采用多巴胺和酚妥拉明联合静脉滴注，有较好的效果。血管扩张剂常见的不良反应有体循环血压下降，用药过程中应特别注意初始用药剂量，密切观察患者血压的变化。③氨茶碱能解除血管痉挛，舒张支气管平滑肌，降低静脉压与右心负担，可兴奋心肌，增加心搏出量，适用于急性肺水肿。每次 250mg 加入 10%葡萄糖溶液 20mL 静脉缓慢滴注。④阿托品能阻断迷走神经对心脏的抑制，使心率加快，改善微循环，增加回心血量，减轻肺血管及支气管痉挛，增加氧的交换。每次 0.5～1mg 静脉注射。心率减慢者可使用。

### （六）处理凝血功能障碍

羊水栓塞 DIC 的发生率约 50%，往往造成严重的难以控制的出血，是羊水栓塞患者死亡的主要原因之一。凝血功能障碍表现为微血管病性溶血，低纤维蛋白原血症、凝血时间延长、出血时间延长及纤维蛋白降解产物增加。处理方面包括抗凝、肝素的应用、补充凝血因子等。

1.抗凝治疗肝素的应用

由于羊水栓塞并发 DIC 其原发病灶容易去除，是否应用肝素治疗似有争议。大多数学者认为应在羊水栓塞的早期应用肝素。羊水进入母体循环后血高凝状态一般发生在起始症状 4 分钟至 1 小时之间，在此段期间应该及时应用肝素，早期用肝素是抢救成功的关键。肝素具有强大的抗凝作用，它能作用于血液凝固的多个环节，抑制凝血活酶的生成，对抗已形成的凝血活酶，阻止纤维蛋白的形成，其作用是通过加速抗凝血酶Ⅲ（AT-Ⅲ）对凝血酶的中和作用，阻止凝血酶激活因子Ⅷ，影响纤维蛋白单体的聚合和加速 AT-Ⅲ中和激活的因子Ⅸ、Ⅺ和Ⅹ。阻止血小板及各种凝血因子的大量耗损，并能阻止血小板凝集和破坏，防止微血栓形成，肝素主要用于抗凝，对已形成的血栓无溶解作用，故应用宜早。在羊水栓塞病因已祛除，在 DIC 凝血

因子大量消耗期，以出血为主的消耗性低凝期不宜使用肝素；或在小剂量肝素使用下补充凝血因子。现广州地区使用肝素的方法一般是：肝素剂量用0.5～1mg/kg（每1mg肝素相当于125U），先用肝素25mg静脉推注，迅速抗凝，另25mg肝素稀释于5%葡萄糖100～250mL，静脉点滴。亦可采用间歇静脉滴注法，肝素50mg溶于5%葡萄糖100～150mL，在30～60分钟内滴完，以后根据病情每6～8小时用药一次，24小时总量不超过200mg。在我们的临床实践中，处理过的羊水栓塞患者，多在短期由高凝期进入消耗性低凝期，且病因（妊娠）多已祛除，羊水栓塞在病因祛除后DIC过程可自然缓解，一般不必多次，反复使用肝素，更不必达肝素化。故很少用间歇静脉滴注法。一般以在羊水栓塞起始高凝期用肝素50mg，检查有凝血因子消耗，即及时补充凝血因子和新鲜冰冻血浆。新鲜冰冻血浆除血小板外，含有全部凝血因子，还含有AT-Ⅲ成分，可加强肝素的作用，又有防止DIC再发的作用。在应用肝素过程中应密切监测，应做凝血时间（试管法），监测凝血时间在25～30分钟为肝素适量；<12分钟为肝素用量不足；>30分钟出血症状加重考虑为肝素过量。肝素过量时应立即停用肝素，需用鱼精蛋白对抗，1mg鱼精蛋白可中和100U（1mg）普通肝素。临床上用药剂量可等于或稍多于最后一次肝素的剂量。一般用量为25～50mg，每次剂量不超过50mg。经静脉缓慢滴注，约10分钟滴完。肝素有效的判断包括：①出血倾向改善；②纤维蛋白原比治疗前上升400mg/L以上；③血小板比治疗前上升$50\times10^{9}$/L以上；④FDP比治疗前下降1/4；⑤凝血酶原时间比治疗前缩短5秒以上；⑥AT-Ⅲ回升；⑦纤维蛋白肽A转为正常。停用肝素的指征：①临床上病情明显好转；②凝血酶原时间缩短至接近正常，纤维蛋白原升至1.5g以上，血小板逐渐回升；③凝血时间超过肝素治疗前2倍以上或超过30分钟；④出现肝素过量症状，体征及实验室检查异常。

低分子肝素（LMWH）有显著的抗Ⅹα和抗Ⅱα（凝血酶）作用。与普通肝素相比，因肽链较短，而保留部分凝血酶活性。抗因子Ⅹα与抗凝血酶活性之比为3.8∶1，在拥有较强抗Ⅹα作用的同时对Ⅱα影响较小，较少引起出血的危险。主要用于血栓栓塞性疾病。近年有报道用于治疗早、中期DIC，但羊水栓塞DIC发病急促，用广谱的抗凝药物普通肝素为宜。

2.凝血因子的补充

DIC在高凝状态下，消耗了大量凝血因子和血小板，迅速转入消耗性低凝期，患者出现难以控制的出血，血液不凝，凝血因子减低，血小板减少，纤维蛋白原下降，在这种情况下必须补充凝血因子。新近的观点认为在活动性未控制的DIC患者，输入洗涤浓缩红细胞，浓缩血小板，AT-Ⅲ浓缩物等血液成分是安全的。临床上常用的凝血因子种类有：①新鲜冰冻血浆（FFP）：除血小板外，制品内含有全部凝血因子，其浓度与新鲜全血相似。一般200mL一袋的FFP内含有血浆蛋白60～80g/L，纤维蛋白原2～4g/L，其他凝血因子0.7～1.0U/mL，及天然的抗凝血物质如AT-Ⅲ、蛋白C及凝血酶。一般认为，若输注FFP的剂量10～20mL/kg体重，则多数凝血因子水平将上升25%～50%。由于大多数凝血因子在比较低的水平就能止血，故应用FFP的剂量不必太大，以免发生循环超负荷的危险，通常FFP的首次剂量为10mL/kg，维持剂量为5mL/kg。②浓缩血小板：当血小板计数<$50\times10^{9}$/L，应输注血小板，剂量至少1U/10kg体重。③冷沉淀：一般以400mL全血分离的血浆制备的冷沉淀为1袋，其容量为20～30mL。每袋冷沉淀中含有因子Ⅷ约100U，含约等于200mL血浆中的von

Willebrand 因子(vWF),此外,还含有 250～500mL/L 的纤维蛋白及其他共同沉淀物,包含各种免疫球蛋白等。④纤维蛋白原:当纤维蛋白原<1.5g/L 可输注纤维蛋白原或冷沉淀,每天用 2～4g,使血中纤维蛋白原含量达到 1g/L 为适度。⑤AT-Ⅲ浓缩剂的应用:肝素的抗凝作用主要在于它能增强 AT-Ⅲ的生物学活性。如血中 AT-Ⅲ含量过低,则肝素的抗凝作用明显减弱。只有 AT-Ⅲ浓度达到正常时,肝素的疗效才能发挥出来。因此,有人主张对 AT-Ⅲ水平较低的患者,应首先应用 AT-Ⅲ浓缩剂,然后再用肝素抗凝,往往会收到更好的疗效。在肝素治疗开始时,补充 AT-Ⅲ既可以提高疗效,又可以恢复正常的凝血与抗凝血的平衡。现国内已有 AT-Ⅲ浓缩剂制剂,但未普及,可用正常人血浆或全血代替。冻干制品每瓶含 AT-Ⅲ 1000U,初剂量为 50U/kg,静注,维持剂量为每小时 5～10U/kg。⑥凝血酶原复合物(pec):每瓶 pec 内约含有 500U 的因子Ⅸ和略低的因子Ⅱ、Ⅶ和Ⅹ,由于该制品内含有不足量的活化的凝血因子,所以有些制品内已加入肝素和(或)抗凝血Ⅲ(AT-Ⅲ)以防止应用后发生血栓栓塞。使用 pec 特有的危险是发生血栓性栓塞并发症;虽然在制剂中添加少量肝素后血栓栓塞并发症大为减少。

羊水栓塞所致的弥散性血管内凝血(DIC)的处理原则是积极祛除病因,尽早使用肝素抗凝治疗。当病情需要时可输注血制品做替代治疗,但所有的血制品必须在抗凝的基础上应用。在采用血制品进行替代治疗之前,最好先测定抗凝血酶Ⅲ(AT-Ⅲ)的含量。若 AT-Ⅲ水平显著降低,表明 DIC 的病理过程仍在继续,此时只能输注浓缩红细胞、浓缩血小板、AT-Ⅲ浓缩剂或输含 AT-Ⅲ成分的新鲜冰冻血浆,避免应用全血、纤维蛋白原浓缩剂及冷沉淀。AT-Ⅲ含量恢复正常是 DIC 病理过程得到控制的有力证据,此时补充任何所需要的血液制品都是安全的。补充凝血因子应在成功抗凝治疗及 DIC 过程停止后仍有持续出血者(DIC 过程停止的指征是观察 AT-Ⅲ水平被纠正),则凝血因子缺乏具有高度可能性,此时补充凝血因子既必要又安全。凝血因子补充的量应视病情而定,一般认为成功抗凝治疗以后,输注血小板及凝血因子的剂量,应使血小板计数$>80\times10^9/L$,凝血酶原时间<20 秒,纤维蛋白原>1.5g/L。若未达到上述标准,应继续补充凝血因子和输注血小板。

3.抗纤溶治疗

最近多数学者再次强调,抗纤溶药物如六氨基已酸,抗血纤溶芳酸,氨甲环酸等使用通常是危险的,其可以延长微血栓存在的时间,加重器官功能的损害。因此,抗纤溶治疗,绝对不能应用于 DIC 过程高凝状态在继续的患者,因为此时仍需要纤溶活性以便尽快地消除微血栓,改善脏器的血流,恢复脏器功能。抗纤溶治疗只有在原发病及激发因素治疗、抗凝治疗、补充凝血因子 3 个治疗程序已经采用,DIC 过程已基本停止,而存在纤维蛋白原溶解亢进的患者。

### (七)预防感染

常规预防性使用抗生素。使用对肝肾功能损害较小的抗生素。

### (八)纠正酸碱紊乱

羊水栓塞患者常有代谢性酸中毒或呼吸性酸中毒,常呈现混合性酸中毒。羊水栓塞时治疗代谢性酸中毒通过加强肺部通气,以排出 $CO_2$ 和肾排出 $H^+$,使 $H^+$-$Na^+$ 交换增加,保留 $Na^+$ 和 $HCO_3^-$,以调节酸碱平衡。轻症酸中毒者,清除病因、纠正脱水后,能自行纠正,一般无需碱剂治疗,而重症者则需补充碱剂。

### (九)产科处理原则

羊水栓塞发生后,原则上应先改善母体呼吸循环功能,纠正凝血功能障碍,病情稳定后即应立刻终止妊娠,祛除病因,否则病情仍会继续恶化。产科处理几个原则为:①如在第一产程发病,经紧急处理,产妇血压、脉搏平稳后,胎儿未能立即娩出,应行剖宫产术结束分娩;②如在第2产程发病,则应及时行产钳助产结束分娩;③产后如大量出血,凝血功能障碍应及时输注新鲜血、新鲜冰冻血浆、补充凝血因子、浓缩纤维蛋白原抑肽酶等。若经积极处理仍未能控制出血时即行子宫切除术,可减少胎盘剥离面大血窦的出血,又可阻断残留子宫壁的羊水及有形物质进入母血循环。子宫切除后因凝血功能障碍手术创面渗血而致的腹腔内出血,一般情况下使用凝血因子能奏效;若同时伴有腹膜后血肿、盆腔阔韧带血肿等可在使用凝血因子的同时行剖腹探查止血。亦有使用髂内动脉介入栓塞术,阻止子宫及阴道创面的出血,疗效未肯定;④关于子宫收缩剂的应用,可常规的应用适量的缩宫素及前列腺素,但不可大量应用,加大宫缩剂的用量未能达到减少出血的效果,同时可能将子宫血窦中的羊水及其有形物质再次挤入母体循环而加重病情。

## 六、预防

羊水栓塞尚无特殊的预防方法,提出以下几点应注意的问题:①做好计划生育工作。②不行人工剥膜引产,人工破膜应避开宫缩,需引产或加强宫缩者,在人工破膜后2小时再决定是否采用催产素静脉滴注。1991年Beischer认为需行引产而人工破膜等待4～6小时仍未引产则采用静脉滴注催产素,避免宫缩过程及胎儿宫内缺氧。③掌握催产素使用指征及常规,专人看护观察,以防宫缩过强,必要时应用镇静剂及宫肌松弛药物。④严格掌握剖宫产指征,宫壁切口边缘出血处用钳夹后缝合,减少羊水进入母血循环。⑤中期妊娠钳刮术,先破膜后再用宫缩药。采用羊膜腔内注药引产,应选用细针穿刺,在B超指引下避开胎盘,争取一次成功,避免胎盘血窦破裂而发生羊水栓塞。用水囊引产者,注入量不要过多,速度不要过快,避免子宫破裂而引起羊水栓塞。对晚期妊娠活胎引产,不适宜应用米非司酮、卡孕栓及各种不规范的引产方法,因其可诱发强烈宫缩而发生羊水栓塞。米索前列醇用于孕晚期引产的适宜剂量仍未明确,宜用最低有效剂量,剂量过大易引起宫缩过强致羊水栓塞及子宫破裂。

1.一氧化氮的吸入

2006年McDonnell报道使用一氧化氮迅速改变一例临产期羊水栓塞的血流动力学变化:患者35岁,$G_2P_0$,孕41周+6天在硬膜外麻醉下自然分娩,阴道检查时见粪染羊水。在分娩过程中突发心血管功能衰竭,出现呼吸困难、发绀,心脏骤停、无呼吸和脉搏。即给胸部按压、心肺复苏、气管插管、紧急给麻黄碱6mg静注。2分钟后心率在140～160/min,呼吸速,胎心60/min。当时诊断为局部麻醉反应和心血管神经系统的并发症。即在全身麻醉下行剖宫产结束分娩,关腹后产妇出现新鲜的阴道出血和身体多个部位出血。当时考虑羊水栓塞。在心脏骤停初始症状1小时后,患者的凝血功能显示:PR 1.7,APTT 78秒,血浆纤维蛋白原0.9g/L,血红蛋白12.2g/dL,血小板计数$169\times10^8$/L。已输晶体液2000mL,2U红细胞,2U的新鲜冰冻血浆。手术后转入ICU,患者仍然低氧,X-ray显示肺部广泛浸润,给正性肌力药物及血管活性药物(去甲肾上腺素)。血液呈现不凝状况。PR 2.8,APTT＞250 秒,纤维蛋白原 0.3g/L,血红蛋白 7.3g/L,血小板计数 $51\times10^9$/L。

在起始症状出现 45 分钟后,行经食管超声心动图(TOE)检查,TOE 显示严重的右心功能不全,包括右心扩大、舒张期室间隔平坦,严重的三尖瓣反流和肺动脉高压(68mmHg),在肺循环没有发现血栓物质。患者持续的心血管功能衰竭,发绀、低氧、凝血功能障碍和急性右心衰竭。在急性右心衰竭和肺功动脉高压的情况下,使用一氧化氮的吸入,一氧化氮吸入控制在 40ppm。结果血流动力学有显著的改善,在吸入 NO 治疗 2 小时以后正性肌力药物需要量明显减少,配合其他综合治疗,约一天后 $FiO_2$ 从 100%降至 40%:在第 2 天成功拔管,第 4 天撤离 ICU。

在 1999 年 Tanus-Santos and Moreno 报道过使用 NO 作为选择性的血管扩张剂用于治疗羊水栓塞。鉴于羊水栓塞时肺动脉高压是血流动力学变化的关键,因此,使用 NO 是一种合乎逻辑的选择。吸入 NO 的浓度 40ppm 是在常用剂量的上限,但仍是安全剂量的范围。我们认为 NO 应用于羊水栓塞的治疗是一种有益的,是应该考虑的新的羊水栓塞综合治疗方法之一。

2.连续性血液透析滤过在羊水栓塞引起的 DIC 患者中的应用

2001 年 Yuhko Kaneko 等撰文讨论连续性血液透析滤过(CHDF),在羊水栓塞中的应用,并报道一例成功的病例。患者 27 岁,孕 38 周行剖宫产术。手术后半小时子宫出血、阴道出血没有血块。B 超发现腹腔内出血。术后 4 小时患者休克,血红蛋白由 10.7g/dL 降至 3.4g/dL,BP 46/22mmHg,P 140 次/分。诊断为心血管功能衰竭所致的休克。使用浓缩 RBC、平衡液、静滴多巴胺。实验室检查有 DIC 存在,PT 20.2 秒,纤维蛋白原 35mg/dL,FDP＞40μg/mL,AT-Ⅲ 58.0%,血小板 82000/μL,血氧分析呈代谢性酸中毒,BE 8.4MEq/L。用新鲜冰冻血浆、富集血小板、AT-Ⅲ治疗 DIC。发病大约 9 小时患者使用连续性静脉滤过。使用高通量聚丙烯纤维膜 APF-06 秒,由细胞外液交换人工细胞外液(置换液)每小时 200mL,在使用连续性静脉滤过 24 小时以后,患者 PT 降为 11 秒、APTT 47.7 秒,纤维蛋白原 460mg/dL,FDP 20～40μg/dL,血小板 133.000/μL。患者一般情况显著改善;盐酸多巴胺用量由 15μg/(kg·min)降至 5μg/(kg·min)。随后患者情况一天天好转,住院 24 天后母婴痊愈出院,母亲和胎儿没有任何并发症。

CHDF 是用人工细胞外液(置换液)连续的置换患者血液中存在的羊水物质,包括那些含在羊水中的胎粪。CHDF 可以清除分子量从 30kD 的物质;包括细胞因子 IL-6、(MW21kD)和 IL-8(mw8kD)。CHDF 在临床上应用于清除炎性细胞因子,由于血滤器允许滤出 50kD 以下的中分子量物质,而主要的炎症因子如 TNT-a、IL-1、IL-6、IL-8、IL-2 和 IL-10 的分子量均在 50kD 以下,血滤可将它们从血液中清除。因此 CHDF 可以清除 AFE 患者血液中超量的细胞因子,可防止过度炎症反应。

AFE 使用 CHDF 和血液滤过是有益的,血滤对清除高分子重量的物质比 CHDF 好,而 CHDF 对清除中分子量物质和合并代谢性的中毒、多脏器功能衰竭的患者较好。持续时间为 10 余小时至 7 天不等,AFE 漏入母体血液中的羊水是短暂、可限的,因此对 AFE 患者短时间的 CHDF 可见效。血滤对血流动力学影响远较血液透析为小,对过度炎症反应综合征的治疗有较明显的效果，目前已广泛用于危重病抢救。

3.重组活化凝血因子Ⅶa(rFⅡa)在 AFE 合并 DIC 中的应用

目前把血浆置换、体内膜肺(ECMO)、重组激活因子Ⅶa 的联合应用认为是治疗凝血功能障碍的新方法。羊水栓塞时，羊水中含有促凝物质，具有组织因子(组织凝血活酶)的活性，羊水进入母体循环后，促凝物质即可激活外凝血系统，因子Ⅳ与因子Ⅶ结合，在钙存在的条件下激活因子(Ⅹa)，形成复合物即凝血酶原，使凝血酶原形成凝血酶，后者使纤维蛋白原转化为纤维蛋白。rFⅦa 最初用于治疗血友病患者，近年来已成功地用于治疗和预防非血友病的严重出血，常用于伴有 DIC 的难治性出血。用于羊水栓塞合并 DIC 可减少凝血因子用量，治疗效果显著。文献报道，当使用常规的方法未能控制严重产后出血时，应用 rFⅦa 是非常有效和安全的。产后出血患者应用 rFⅦa 的先决条件是：血红蛋白＞70g/L，国际标准化比率(INR)＜1.5，纤维蛋白≥1g/L，血小板≥$50\times10^{9}$/L。推荐的用药初始剂量是 40～60μg/kg，静脉注射初次用药 15～30 分钟后仍然出血，考虑追加 40～60μg/kg 的剂量；如果继续出血，可间隔 15～30 分钟重复给药 3～4 次。最近 Franchiai 等总结 118 例患者，rFⅦa 的平均用量为 716μg/kg，90％的患者能有效地停止或减少出血。

# 参考文献


1.张文武.急诊内科学.4 版.北京:人民卫生出版社,2017.

2.沈洪,刘中民.急诊与灾难医学.3 版.北京:人民卫生出版社,2018.

3.李春盛.急诊医学高级教程.北京:中华医学电子音像出版社,2016.

4.曹小平,曹钰.急诊医学.北京:科学出版社,2020.

5.马青变.急诊医学精要.北京:科学出版社,2019.

6.陈玉国.急诊医学.2 版.北京:北京大学医学出版社,2020.

7.方铭,胡敏.实用急诊手册.北京:化学工业出版社,2019.

8.兰超,李莉.急诊 ICU 手册.郑州:河南科学技术出版社,2019.

9.王振杰,何先弟,吴晓飞.实用急诊医学.4 版.北京:科学出版社,2020.

10.王丽云,刘君芳,安立红,等.临床急诊急救学.青岛:中国海洋大学出版社,2015.

11.徐鹤.心内科急危重症救治手册.郑州:河南科学技术出版社,2019.

12.李春盛.急危重症医学进展.北京:人民卫生出版社,2017.

13.赵性泉.神经科急危重症救治手册.郑州:河南科学技术出版社,2019.

14.梁名吉.呼吸内科急危重症.北京:中国协和医科大学出版社,2018.

15.张国梁.急危重症诊疗要点.北京:中国纺织出版社,2020.

16.李春盛.急诊科疾病临床诊疗思维.北京:人民卫生出版社,2018.

17.王辰.呼吸危重症临床思维与实践.北京:人民卫生出版社,2016.

18.庚俐莉.呼吸科急危重症救治手册.郑州:河南科学技术出版社,2019.

19.姜保国.创伤外科危重症治疗学.2 版.北京:北京大学医学出版社,2019.

20.王辰,詹庆元.哈里森内科学.19 版:呼吸与危重症医学分册.北京:北京大学医学出版社,2017.

21.陈荣昌.呼吸与危重症医学.北京:中华医学电子音像出版社,2019.

22.王辰,迟春花.呼吸与危重症医学.北京:科学技术文献出版社,2017.

23.王辰.呼吸与危重症医学.北京:人民卫生出版社,2015.

24.王朝晖.消化内科急危重症救治手册.郑州:河南科学技术出版社,2019.

25.梁名吉.消化内科急危重症.北京:中国协和医科大学出版社,2018.

26.赵性泉.神经科急危重症救治手册.郑州:河南科学技术出版社,2019.

27.孙丕通,白长川,张绪新.神经外科危重症中西医结合治疗.北京:人民卫生出版社,2018.

28.陶艳玲,莫蓓蓉,何茹.63 项危重症护理必备技能.太原:山西科学技术出版社,2019.
29.张波.急危重症护理学.4 版.北京:人民卫生出版社,2017.
30.狄树亭,万紫旭.急危重症护理.2 版.北京:人民卫生出版社,2020.
31.张海燕,甘秀妮.急危重症护理学.北京:北京大学医学出版社,2015.
32.胡爱招,王明弘.急危重症护理学.4 版.北京:人民卫生出版社,2018.
33.徐凤玲.危重症护理技术操作规范.合肥:中国科学技术大学出版社,2020.